學會經絡書

無痛手療

宣印 SHAUN 著

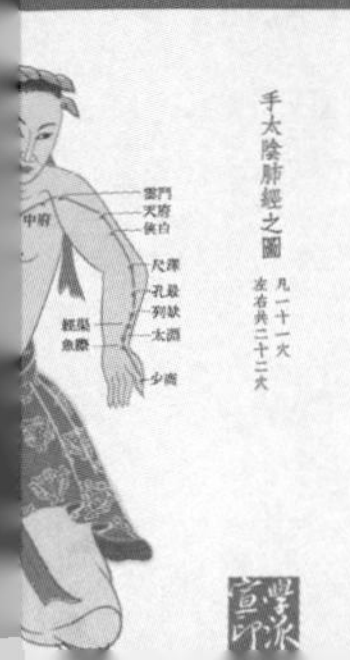

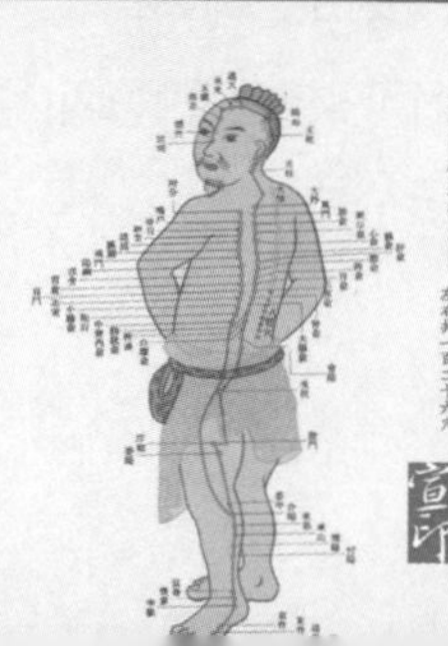

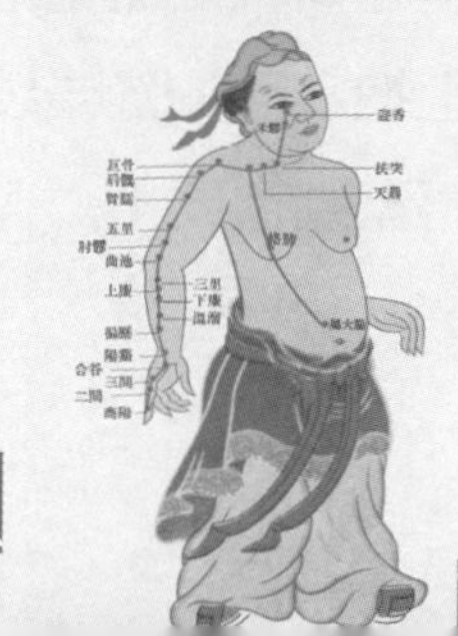

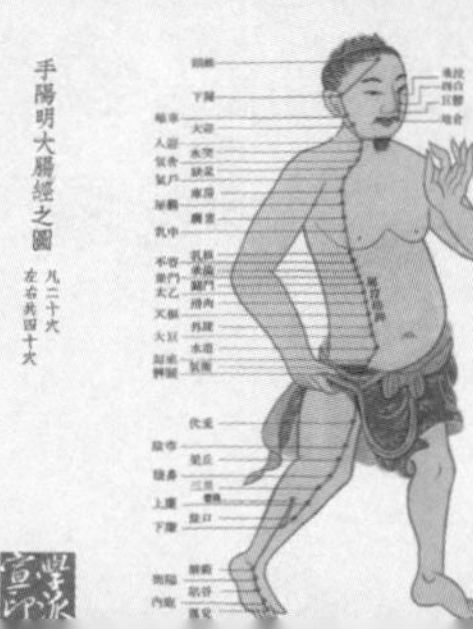

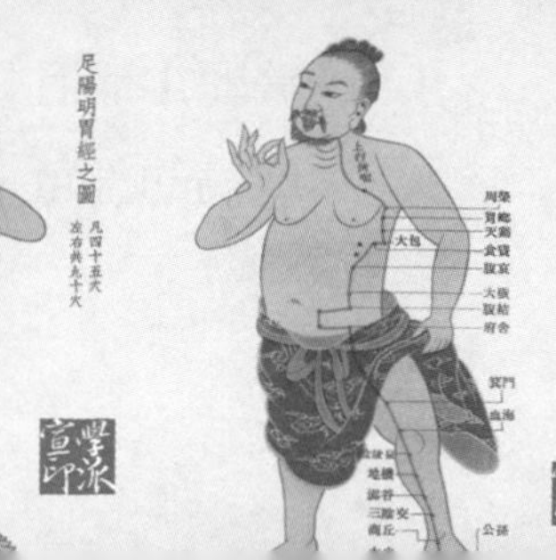

序

發心！自助助人

宣印學派打造全天然的養生法，「經絡拳」幫自己美容、養生、保健，並完善人格，成長心智，擴大心胸，從心性層面帶來改變。「喜悅禪」活化生命細胞，運用脈輪的發聲法，很強的超聲波可令聽者迅速地達到暢通經絡、淨化身心、轉化疾病、喚醒自性等各種不可思議之效果，並促進人類安定祥和。

我們推廣「食療」先於未病，「打氣」外用亦能怡情養身。在操作後通常得到明顯效果，不但可解決許多疼痛，也是居家保健的良方！

「經絡學說」是老祖宗留下的國學瑰寶。宣印推廣經絡拳一路走來，發現很多學員生活中的動作不小心，以致傷筋動骨後而演變成陳年老症，或者瞬間罹患大病，心中無準繩而急亂投醫。

其實經絡是一套強大的自我修復系統，因此我將三十年的臨床經驗、各類症狀作整理歸類，貫通多年實務經驗與學習，學派將 30 年絕學全部交給你，用一些簡單有效的打氣撥筋法，並非複雜無臨床經驗的說教；其動作簡單，效果卻驚人，疾病痠痛能很明顯消失。

出版此書的動心起念是讓讀者可以在《無痛手療》用較短時間內臨床疼痛點的經絡打氣與推揉，不須吃藥、沒有侵入性等手法作用於體表部位，我提倡『做身體的良醫』。

我們鑽研臉部、身體、四肢「打氣＋放筋＋氣動」應用於美容養生，提供了有效途徑打通氣血、舒瘂止痛、活血化瘀，讓自己比過去更健康、美麗；而且打氣撥筋後，能馬上把身心的舒暢感帶回來，減輕腦內壓力、痠痛的部位會感覺變輕鬆，不再緊繃僵硬！

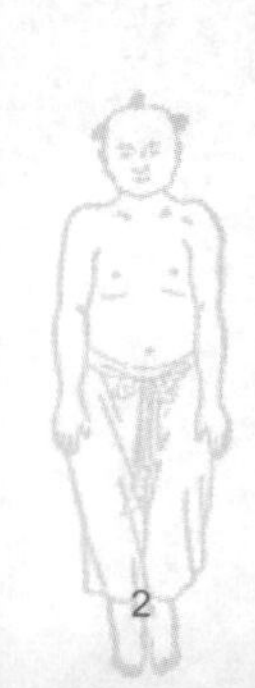

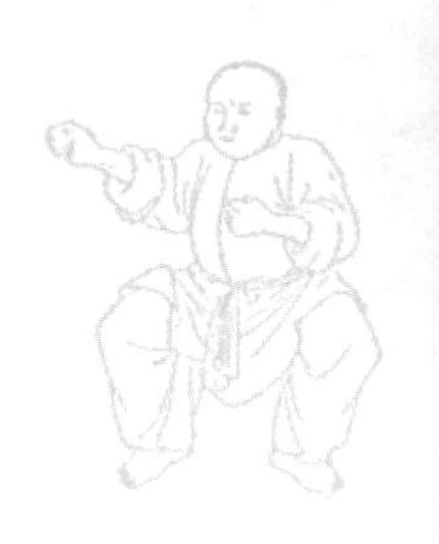

因此我們宣印學派的課程，在社區大學及各社區授課非常受到尊重，老師們不藏私的授課「疏通經脈治病的自癒力」，幫助很多學員在家自己操作，益氣排毒，若學成之後，造福更廣大的人群。

宣印學派所舉辦多年的培訓師資，目前最受喜愛的授權課程，鼓勵認證老師「發善心」帶領學員至慈善機構進行義診服務，「讓自己變健康，也幫助他人健康」。歡迎讀者跟我們聯繫，我們很樂意義務推廣經絡拳。

當心性成長後，大多數的身心疾病都會痊癒，從而活出精彩人生。

～宣印

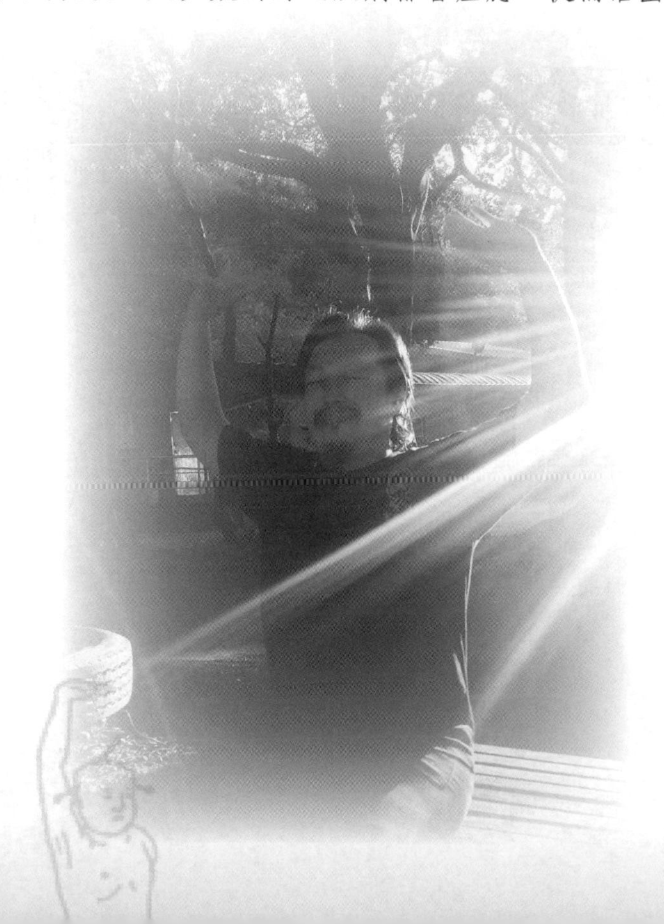

目 錄

你的經絡拳篇

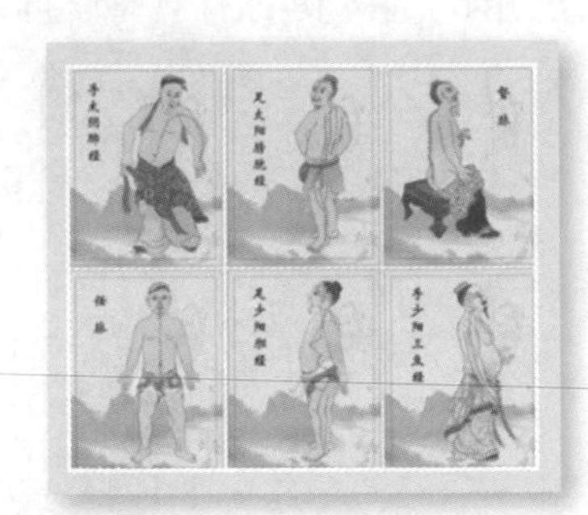

經絡新發現篇

經絡拳神奇應用篇

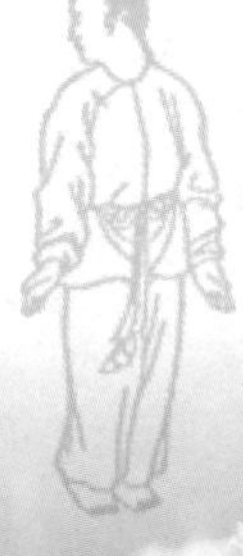
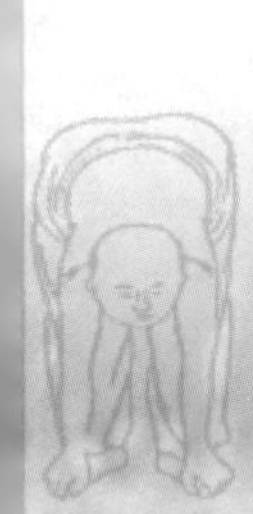
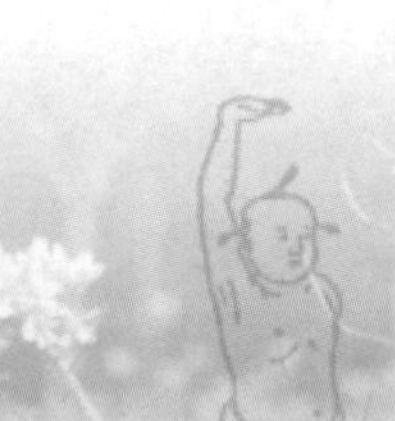
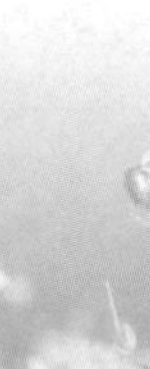
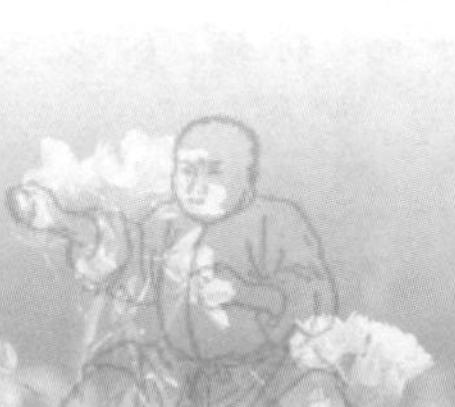

九段錦練功篇

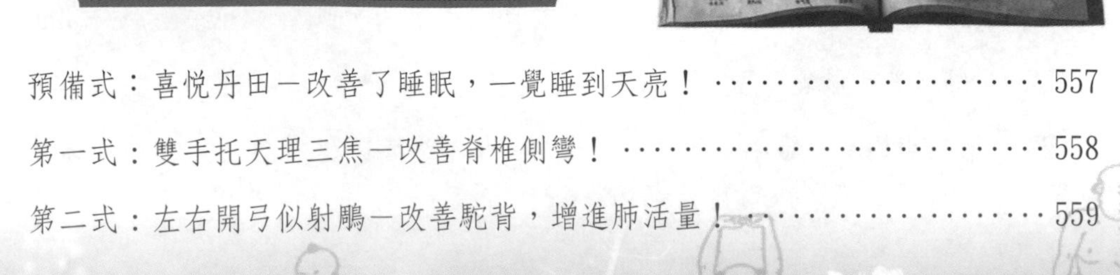

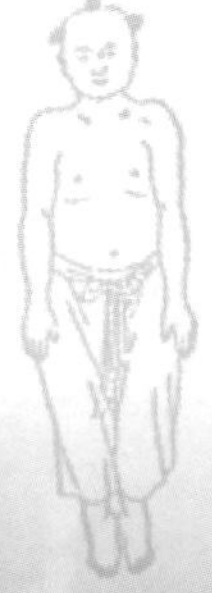

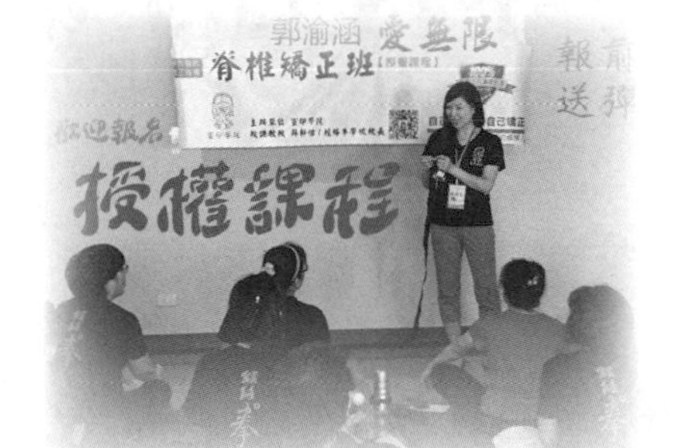

經絡拳推廣篇

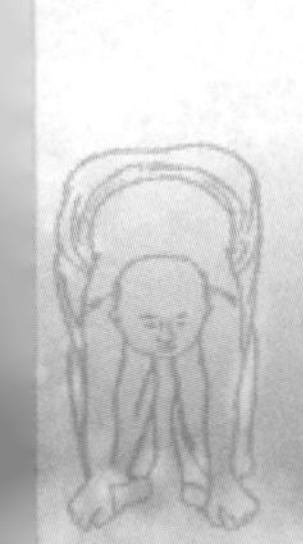
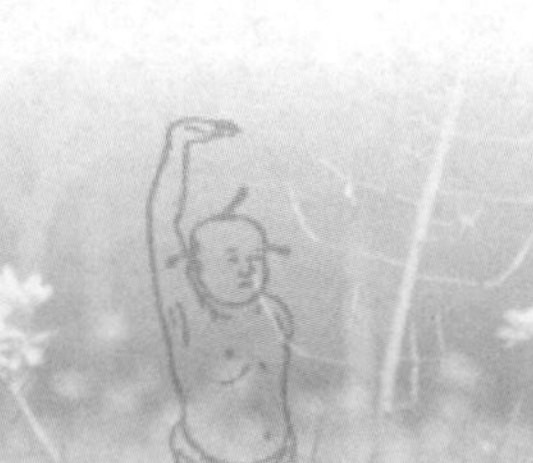
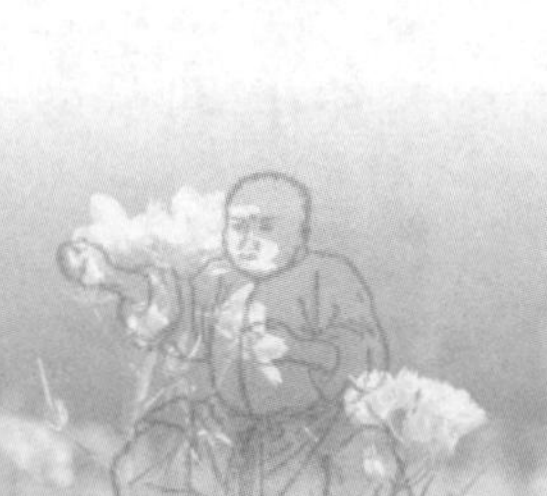
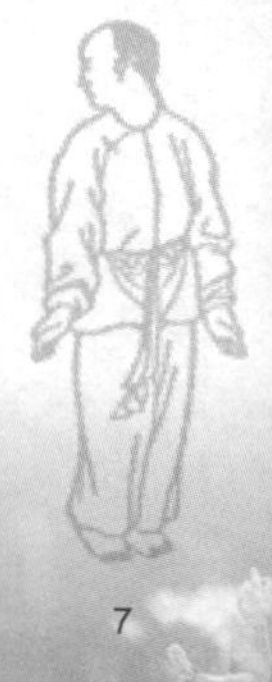

你的經絡拳篇

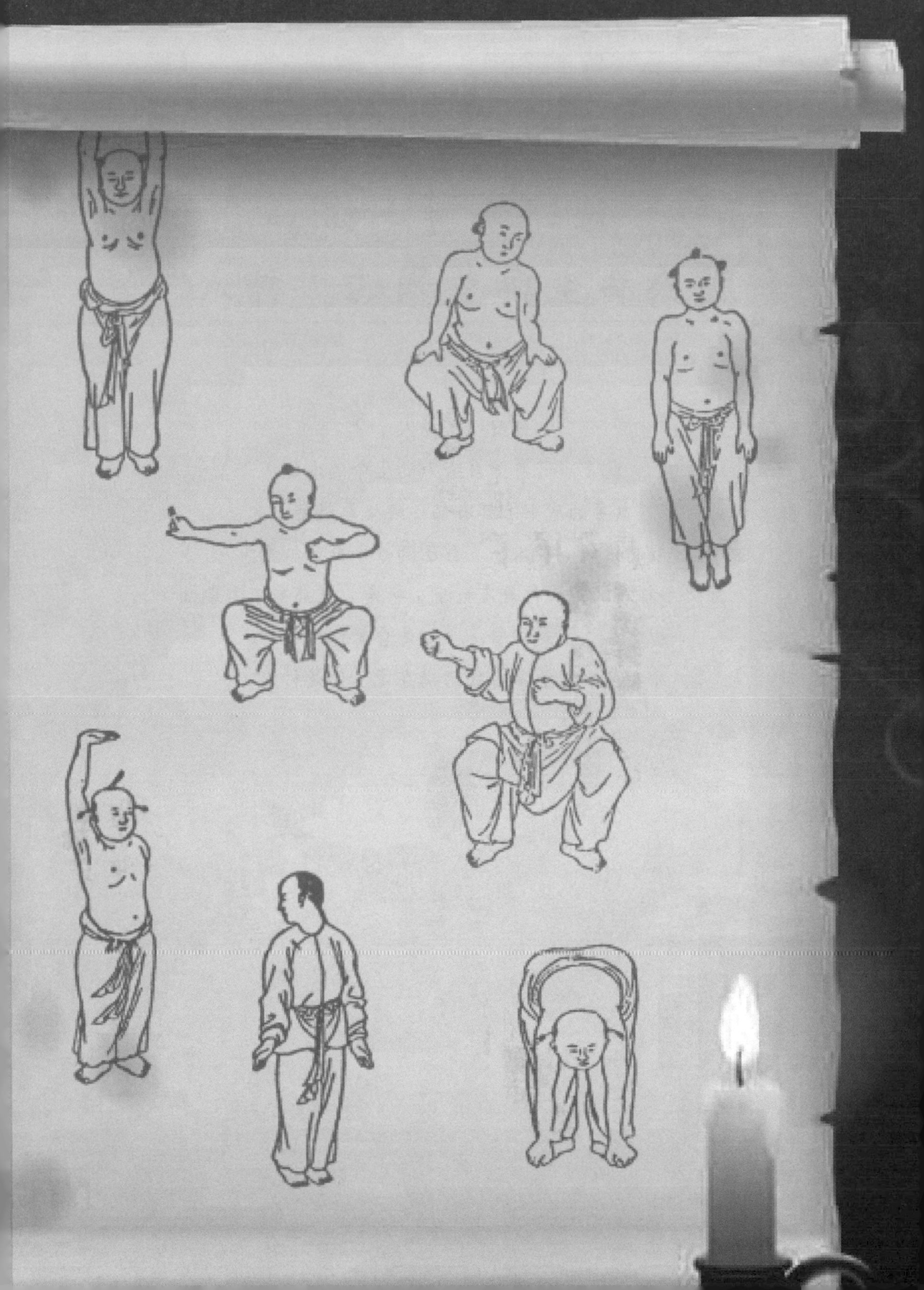

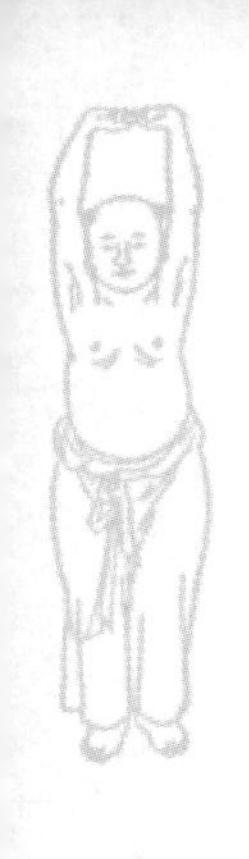

前言

經絡拳幫「你」成為養生與養顏的「神人」

什麼叫「神人」？

就是激發身體自癒力的生命的本能，

本書的底下，都有個「經絡拳教室」，

我們推廣「神人」「自己的性命自己救！」，

經絡拳推廣的是「打氣不打瘀」，是「無痛」不是劇痛，

經絡拳「不是神醫」，但是會幫你成為神人，

讀者可以理解本書的架構在說「你是神人」。

零基礎也不怕 Point 1
帶著「經絡拳」環遊世界，教導很多人

針灸流傳數千年至今，「宣印學派」則在 1989 年開始，如春雷般推動「經絡拳」，方法簡單，實用有效，易記易學，更能廣為推行，造福更多朋友。

古代中醫有句話說：「一針、二灸、三用藥」，針排在最前，可見要做良醫需精於針術，才能準確用藥，因為經絡可以指導用藥的方向。更有「學醫不知經絡，開口動手便錯。」之說。

經絡拳強調人是一個完整、平衡的個體，一旦失衡則身體違和，故有「上病下治、下病上治、左病右治、右病左治」的理論，由此可知，只要氣血通暢平順，不僅單一病症能被治癒，連帶全身上下所有問題，也都能獲得有效的改善。「打氣操」既可疏通局部氣阻，當然也能由「點」而「線」、由「線」而「面」，從頭到腳、由上到下，讓體內所有新陳代謝及循環作用都能順利運作，進而達到「全面性」的氣血暢通。

我們知道吃藥，不管中藥、西藥，都可能傷及臟腑，最大的後續問題，就是降低身體的抵抗力。

經絡拳推廣的，就是少吃藥，甚至不吃藥，如果你反覆地吃抗生素，身體就會產生有效的細菌的群體失調，甚至慢慢地產生過敏和毒素，經絡拳要讓每一個讀者親身體驗，進而堅信一個理論，只有使用最天然的食物，或天然的一些器具，跟身體的調整，可以達到養生和養顏，這才是真正健康又美麗的祕訣。

打經絡拳從內而外，打到平衡、自然，才能夠持久，才能夠健康。如

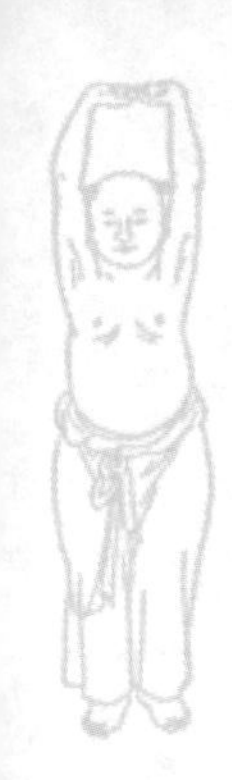

果你不知道該打哪裡，或者不知道該吃什麼好，本書就是為了這個孕育而生的，讓健康和美麗伴你一生，更是一個你最真誠又貼心的好朋友。

TIPS

希望大家能夠帶著「經絡拳」出國，帶著它環遊世界，教導很多人，我們未來會把這本書翻成日語，翻成英語，甚至翻成德語，來讓大家更瞭解如何用有效的方法獲得健康，然後養顏又養生，也相信大家透過了這本書，在研讀和操作之後，一定會有所收獲。

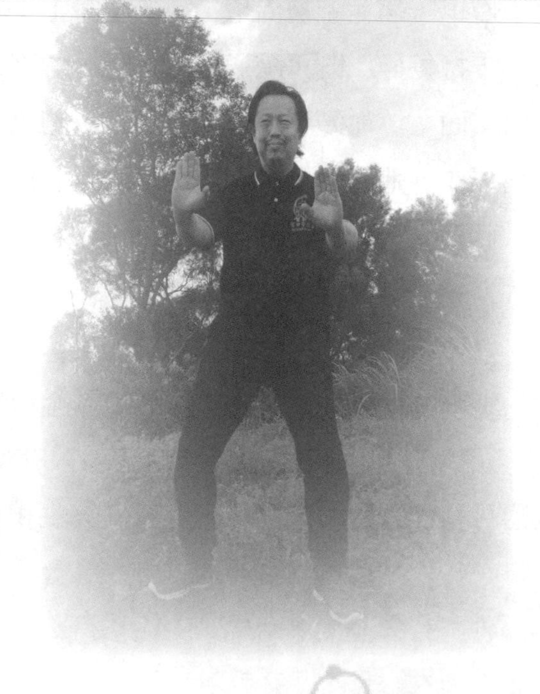

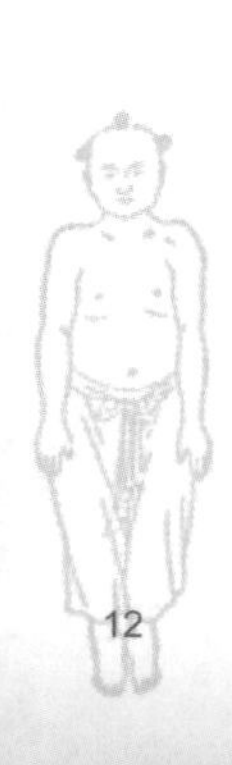

零基礎也不怕 Point 2
久坐的人，傷脾！養氣在「尾椎骨」

【先瞭解】

久坐的人，傷脾、傷腸、傷胃。如何讓自己健康？坐久的腰，有可能讓骨盆腔會往後傾，腰沒有受力，後面腎俞就會變冰冷冰涼，產生壓迫。

【這樣做】

建議雙手搓熱，用手掌心搓搓腎俞，你會發現腰輕鬆多了，晚上也比較不會頻尿。在雙手搓熱過程，舌抵上顎，縮腹又提肛，盡量用力地把腰往前推，這個時候背拉直，用心地上下來回搓一百下，休息一會兒之後，再操作，可能的話，每隔兩個小時做一次，你就會發現久坐不是問題。

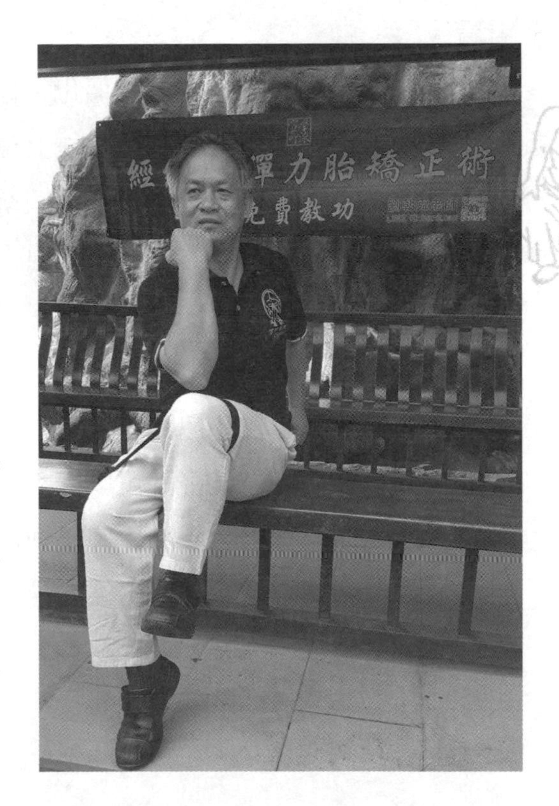

如果腰痠很嚴重，你可以用彈力胎把二條大腿膝蓋上方的「血海穴」綁起來，整個腰背就挺直了，你就可以長期久坐，也不會有腰痠背痛的問題，這個就叫做「神人」，知道自己怎麼治療，知道自己如何提升自己的免疫力。

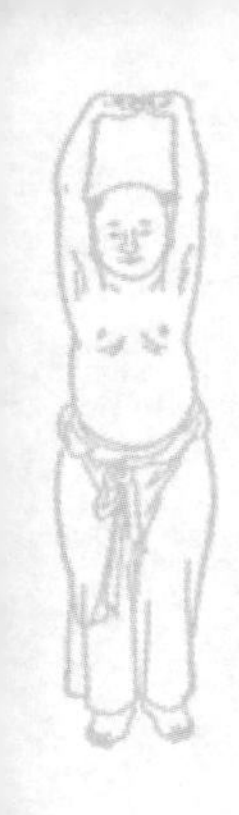

【宣師說】

養生和養顏，說穿了，就是重視如何「養」，要養什麼？也就是「養氣」的概念，只要氣有了，就可以養血，氣血調和身體的健康和美麗就與你同在。否則皮膚就會老化，不管再用什麼樣的化妝品，都無法真正地解決，要知道，身體上的病痛，絕大多數都是從內部引發出來的。

以感冒為例，如果是屬於風熱型的，就用大蒜，紫皮的大蒜，會更好；屬於風寒型的，就用老薑。把大蒜或老薑切片，直接在兩邊太陽穴，按著揉一揉；接著按揉兩邊迎香穴；接著按揉兩邊風池穴。每個部位，大約按揉三十秒，之後感受一下效果好不好。

也可以利用食物直接接觸身體，如果有寒氣，可以用薑塊刮一刮身體，把寒氣引流出來，這些都是長時間臨床的經驗，效果好不好，你自己看看。

如果久坐之後，覺得筋骨僵化，你想要打氣的時候，首先你要先確認一件事情，你的腳力有沒有辦法往上竄流到腰部，再從腰部發力到脊椎，再從脊椎送往肩膀，最後再送到兩個拳頭。不是光用手在敲，而是要用身體的氣帶動你的雙拳，再把氣傳遞出去，這個最好的方法是什麼呢？就叫做「平行屈蹲」。

方法：兩腳分開之後，與肩同寬，腳尖對準正前方，雙手自然而然的，在大腿往前延展出去時把雙手推出去，再放鬆下來，覺得已經把腰背的力量帶出去了，接下來直接就可以把雙手往下慢慢地延展，看看能不能接到地面。如果你能夠自然而然地延展到地面，你的柔軟度特別好，柔軟度好的人，氣就比較容易從腳慢慢往上帶，雙手的拳就會越來越有能量，記得膝蓋要保持平行。

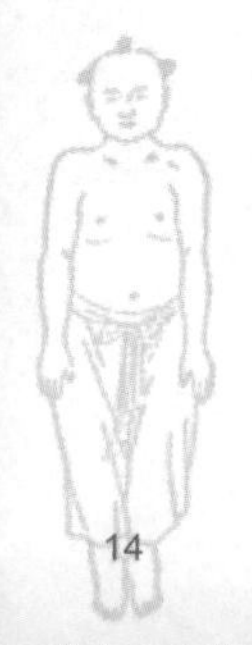

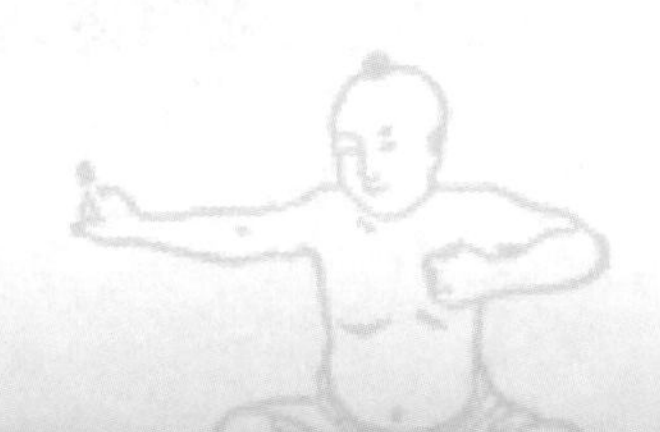

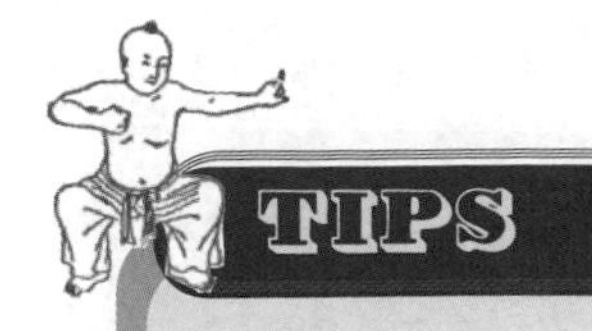

TIPS

脊柱延展，雙手自然地往下接到地面，引力拉力是最少，有柔軟度，送往全身振動率變高了，一旦血液循環變好，代謝效率提高，就能促使乳酸被迅速排掉。

身體僵化的問題在哪裡？問題在尾椎骨，尾椎骨必須往上翹，把尾椎骨附近整個臀部的肌群，用矯正棒振盪一下，讓這個部位氣鬆的時候，尾椎骨再往後翹，自然而然，身體就能夠往前放鬆下去。

「尾椎骨」的氣夠了！你才能夠把氣振動打入身體，當你不夠柔軟，你自己打氣振盪，效果是很差的。

【這樣做】

想成為神人嗎？你就先做這個動作，能不能腳自然地挺直，整個身體彎下去之後，氣動膀胱經，雙手一開始的時候，可以把臀部往上頂高，前彎動作的時候，輕鬆的碰到地面，而且是掌心去摸到的，這個很重要，起來的時候，要按住雙腳膝蓋，然後推上來，拉直，這樣反覆地做動作。

先摸到大腿之後，再往下延展，一定要過這樣的高度，柔軟度，才能夠真正把雙手的能量，從脊柱送往手部來，從腿的力量往上送，這樣就可以了，然後，起來抬頭挺胸，整個人就會大大地強化，這個就是能量，當身體充滿了能量之氣，當然就越能夠把「氣」送往雙手。這是每一天必然要做的，你想要獲得健康，你得要這樣操作。

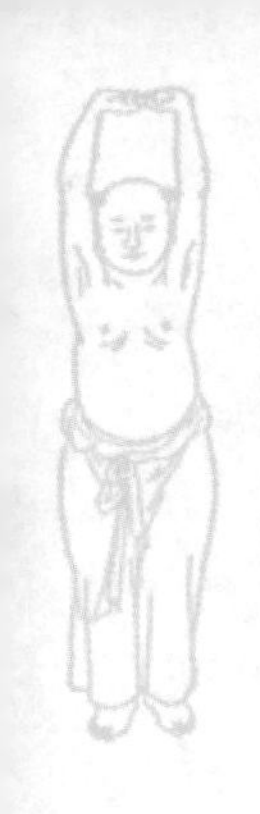

零基礎也不怕 Point 3

去晨練，打一套九段錦

【先瞭解】

當身體上有任何痛，要把重點放在「呼氣」的概念，因為身體在痛的時候，就是吸得比較多，呼得比較少，因此，呼氣久一點的，可以調整副交感神經，讓身體達到一個放鬆狀態。

【這樣做】

舉例，當你偏頭痛時，通常是腦部的供氧出現了問題，這個時候有可能供氧過多，引起偏頭痛。通常在醫院裡，醫生會拿一個小塑膠袋，把袋子打開，將袋子開口的一頭捂住鼻子和嘴巴，用力向袋內呼氣，以減少大腦的氧氣，反覆操作數次，偏頭痛症就會緩解，以致最後消失。

【宣師說】

說明一件事，**呼氣可以放鬆身體**。如果在打經絡拳的過程，出拳時「呼氣」稍微多一點，不打氣時，稍微放鬆一下，就是「吸氣」，就有放鬆的效果。有很多人，學經絡拳的時候，身體有很多的毒素沒有代謝掉，就容易卡住，這個時候身體就會形成所謂的虛胖，當虛胖的體質越來越嚴重之後，就不知道該怎麼調整身體。

我們的雙手是萬能的，你只要掌握一個原理，手有能量，每一天給它十分鐘，它就可以幫助你打通你的經絡，排

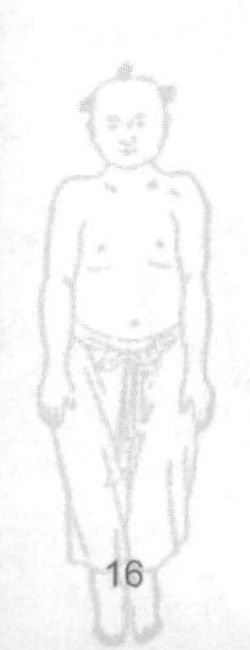

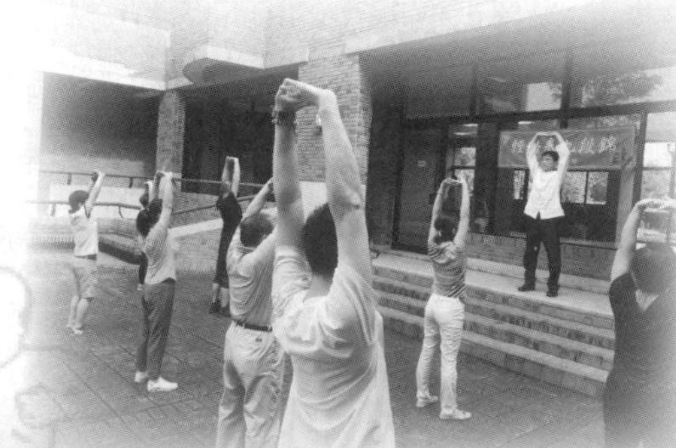

除你的毒素，而且還可以幫自己和家人，互相掃除身體上的障礙。

到底是哪一條經先處理會比較好？首先是膽經，膽經在身體的側面，大家比較容易忽略，要先強化膽經，讓身體的代謝提升，而且比較不容易肥胖，膽經在診治上來講，是子午流注法裡面的第一個順位，子時。你可以從膽經開始，再進入到了肝經，就按照這個流程去跑，身體會覺得很好，而且很不錯。

鼓勵大家早上起來的晨練，去打一套九段錦，這些方法的目標，就是幫助身體充電，然後去燃燒身體多餘的卡路里，比跑步更安全，所以當我們的身體轉弱的時候，我們可以透過早上來練習，但是不要太激烈，當身體有練習之後，身體的骨關節、肌肉的血液流量，會比較多，這個時候，腦部比較容易缺血。

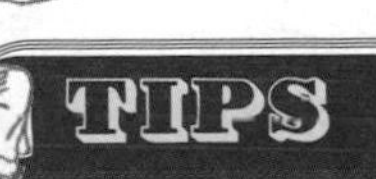

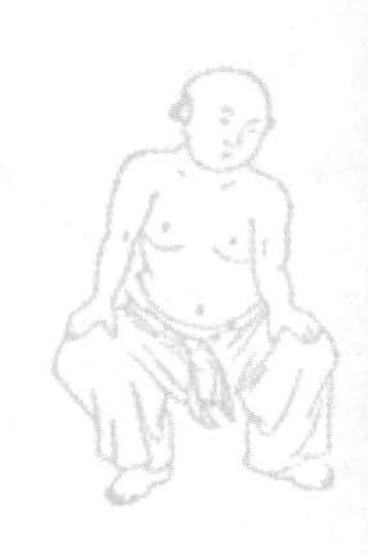

建議不要馬上跑去睡回籠覺，希望做完運動之後，要稍微輕鬆地靜心，靜坐一下，調整一下會比較好，要睡，也是到了下午午睡的時間，養成這種習慣，你會比較健康。

如果你過度地激烈運動，你就想要去睡回籠覺。

因此請你不要過度打拳，而是要輕鬆適度，這才是正確的長期養生方法。晨練時，選擇比較柔和的經絡拳運動，這樣對人體的健康會比較好。

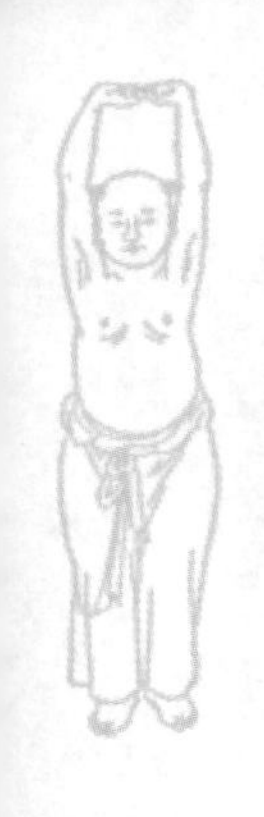

零基礎也不怕 Point 4
氣夠了！想吃什麼就吃什麼，你的病就好了

【先瞭解】

人在生病的時候，最大的特徵就是沒胃口、不想吃東西；當時是用自癒力來自我改善。

【宣師說】

就像我們養的貓和狗，牠生病的時候，牠是趴在那裡，不吃不喝的，等到一段時間牠調整好了，牠自己治好了之後，牠就來吃東西了，人也是一樣，當我們生病的時候，開始要先學會打氣一下，當氣夠的時候，想吃什麼就吃什麼，你的病就好了，這個觀念你們一定要瞭解。

【這樣做】

每個人的體質不一樣，有各式各樣的問題需要調整，我們再談到一個概念，當我們元氣不足的時候，這個時候叫氣虛體質，氣虛的時候，你可以多強化一下脾經，同時食療裡面，多吃一點山藥，可以補氣。當你是屬於陰虛體質的，身體的能量不夠，就是陰液虧損的問題，一般都是年紀比較偏大的人，建議多處理一下腎經，有時候把兩腳打開，懸吊在牆壁上，把腿部的筋揉一揉、捏一捏，讓腎氣足，多吃一點黑芝麻、黑木耳，這是補陰的概念。

當我們是屬於陽虛體質的人，他表現出來的，一定會胃寒，建議多處理胃經，打胃經的時候，多吃一點豆類，尤其是黑豆，或者是核桃，能

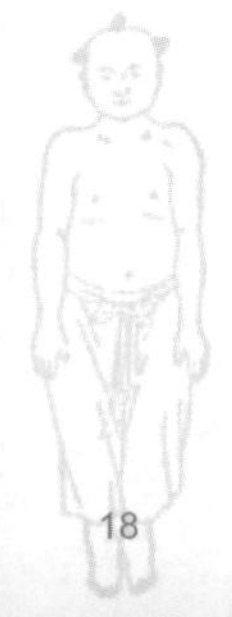

夠讓身體溫暖的食物，應屬牛肉或羊肉；寒虛體質的人，身體上最大的特徵，會比較胖一點，越胖的人他本身就會出現三高的問題，建議處理一下膽經，多吃一點薏仁，或是薏仁加陳皮，都可以讓身體獲得改善。

沒有陳皮，改用烏梅也很好。烏梅和老薑紅茶搭配，最容易祛寒濕體質。濕熱體質的特徵，臉部會有一種污垢泛光之感，濕熱體質很容易誘導出心臟病，建議打心包經，手部心包經在運動的時候，全身容易流汗，例如重力訓練，手在用力的時候，通常容易流汗，這個時候對心臟有幫助，但是不能過度喔！飲食當中，紅色的食物就很有幫助，代表性的食物是紅豆。

氣瘀體質的人，特徵就是，看到他表情都不是很開心，經常有壓抑的性格，神情不自然、不快樂，處理的就是心經，多吃一點麥類的食物，例如啤酒、蕎麥類的，都可以獲得紓解。瘀血體質的人，臉色都比較暗沉，筋骨特別容易痠痛。

現代人的瘀血體質太多了，建議多打肝經，尤其是月經不順的人，大部分都是瘀血體質的人，建議多吃行氣的檸檬、柑橘類的東西，還有黑木耳，都是可以活血，可以讓皮膚更亮的食物。

過敏體質的人，容易產生皮膚炎，到處產生過敏，與肺經有關聯，只要打肺經，過敏體質就會好好地改善，過敏就是過度，或者是不足，所以只要能夠平衡、

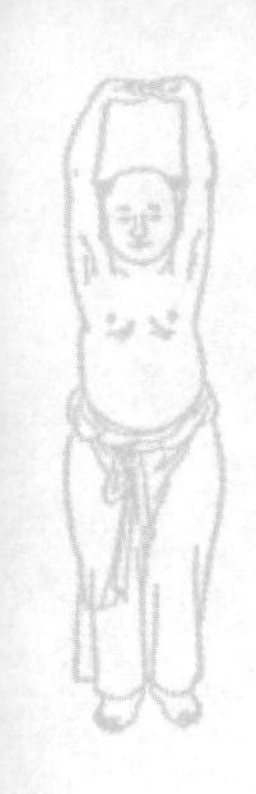

均衡的飲食，都不錯，針對於過敏，應該有很多種方法可以改善，今天只能提出一個簡單的說法，我想「均衡的飲食」是最好的方法。這是針對各式各樣的體質，我們所提出來的方法，所以本書就是讓你們知道，其實食物是可以調整體質，跟經絡可以搭配。

比方說耳鳴，經過耳朵的經絡就是三焦經，有關耳鳴問題，就可以振盪一下三焦經；比方說喉嚨、鼻子和口腔牙齒問題，這全都是大腸經循行之處，可以處理大腸經；在處理耳鳴的部分，可以把辣椒打成泥，加一點點溫水，直接用辣椒去搓揉刺激一下耳朵，讓耳朵發紅、發熱，最好用泡椒是更好，這樣揉一揉之後會發現，只要耳朵部位的血液充盈，耳鳴的問題就改善很多了。

TIPS

食物在這裡，是一種療程，不是光嘴巴吃，食物可以透過經絡的皮部來享用，可以達到舒緩耳鳴等的問題，所以食物的神奇功效可多了。

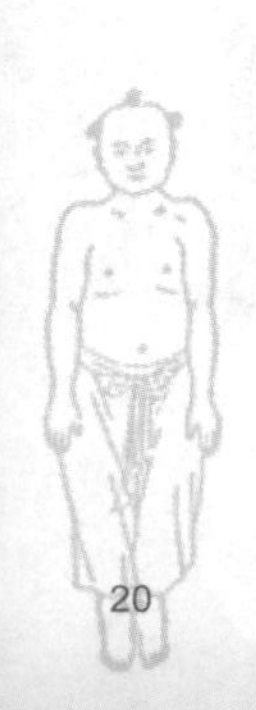

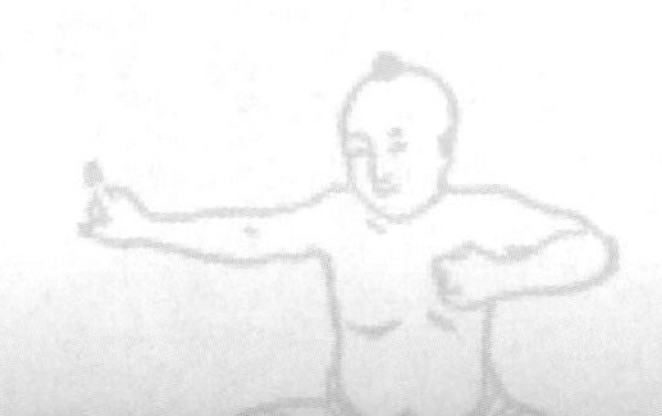

零基礎也不怕 Point 5
你要懂「食療」，你就成為神人

我們有很多生活上的食衣住行，一定要用簡單的方法來幫助身體，才可以獲得健康，如果一直用高科技的，一些所謂的超高科技文明的東西，事實上對身體不見得會很好。

【先瞭解】

學會如何用最簡單、最自然的方法，這樣可以減少身體不必要的傷害，當身體狀況轉弱，是不是飲食要做調整呢？食療；讓你真正體驗到藥膳其「功效在飽足之後，收益在享受之中」的神奇功效！

【這樣做】

五臟即心、肝、脾、肺、腎，其中心主血脈、肺主氣、肝主生發、脾主運化、腎主藏精。日常對身體五臟的補養尤為重要。五色入五臟；白色潤肺，黃色益脾，紅色補心，青色養肝，黑色補腎。五臟養生，這樣吃就對了！

青色，入肝經，解毒，代表性的綠豆，綠茶，就是很好的解毒食物；

紅色，入心經，增加心臟的動力，讓我們比較不會焦慮，而且還能夠提升精神，吃紅色的食物有個很好的功效，可以減少病毒的感染，所以它是清血、補血又通血。如果身體上有寒涼之症的時候，用紅豆做紅豆湯，對身體是很有幫助的。

黃色，入脾，能夠促進新陳代謝，皮膚就比較細緻，代表性的食物如：

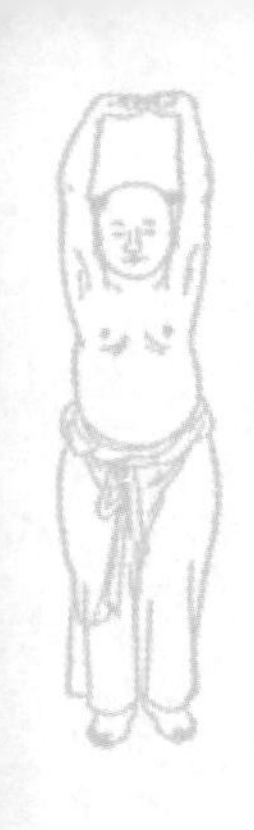

玉米、黃豆、小米。

白色，入肺，強化肺的動力來源，白一定有蛋白質和鈣質，又可以補鈣，又能夠讓身體出現了能量，代表性的食物如：薏仁、懷山、杏仁。

黑色，入腎經，增加腎臟的元氣，黑又是延年益壽代表性的食物，胺基酸特別多，裡面的微量元素又特別多，例如鋅、鍺、矽、鐵都有，可以防癌又提高免疫力。如果動脈比較差的人，要多吃黑色的食物，代表性的食物如：紫米、黑芝麻、黑豆，如果有更年期的問題，要調節月經的疼痛的，讓你的皮膚更加地煥發美麗的，多吃黑色的就對了。

【宣師說】

食物的價值，看臟腑需要，怎麼去應用，會獲得更好的健康。

比方，脾胃不好的人，就多吃小米，腎功能不好的人，就多吃黑豆，心臟不夠強，新陳代謝比較差的人，就多吃紅豆，經常會有火氣上來的，就吃清肝火的綠豆，身體上的脾胃運化差，皮膚都不好，經常會長斑，或是皮膚會癢，想要皺紋少一點，就吃薏仁、小麥和燕麥，小麥是利於皮膚，燕麥是利於血管，小麥是融合的，是涵蓋五臟六腑的，都可以使用。

當歸酒，幫助身體保持溫暖，當經期來不舒服的時候，喝點當歸酒，安眠又能夠讓頭髮烏黑，而且髮絲非常的細緻。當體態上腰特別胖、腿特別細，那就是心臟的動力不夠，多吃點紅豆，促進利水利尿，整個腰就瘦下來了。當身體會怕寒、怕涼，不知道該怎麼辦，可多吃芋頭、番薯補補氣，稍微吃一點紫色的更好，加一點薑下去燉，加一點黑糖，就會感覺到身體很舒服了。

黑豆茶，就是平常的滋陰補腎食物；紫米甜酒釀吃久了，腹部溫暖，而且斑少了，斑越少，頭部就越輕爽，甜酒釀是糯米做的，紫米做的好處是可以補氣，讓身體全身活化，把氣送往皮膚，所以皮膚就特別的滑嫩，

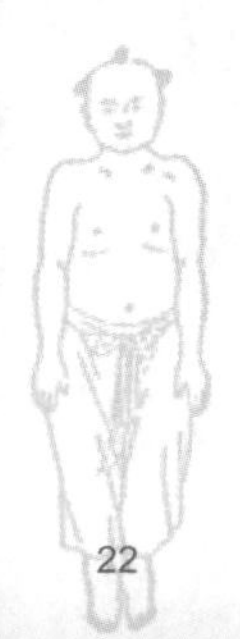

特別漂亮，所以要養顏，甜酒釀是好辦法。

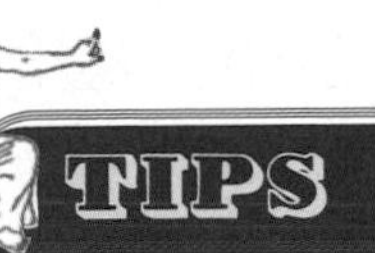

TIPS

身體本來就有一個自癒力，就某個角度而言，醫生是治病，但是如果你要把病真的治好的，絕對不是靠藥物，而是靠你自己。

本書在激發你有能力去察覺，如何利用廚房的食物，跟大自然的工具來幫助你。比方說用水晶，變成針來刺，這樣的體外療法，利用水晶本身的能量，它可以消炎、可以淨化；你用薑，放在針裡面就變成針灸，去按揉，會感覺到自己本身的肌力抒發了，可以達到溫筋的作用，去除寒症。其實當神人一點都不難，你只要建立起一個天然食物清單，成為你最好的藥物；善用自己的雙手，成為自己最好的、可信任的醫生，你就可以輕輕鬆鬆地讓各種症狀獲得改善。如果沒氣的時候，透過經絡拳的打氣，就可以讓自己越來越健康。想要瘦身、長壽、美麗，一天當中離不開什麼菜？我認為就是黃色的、紅色的和綠色的。黃色的就是小黃瓜或大黃瓜，既可美白、消炎，還可以促進新陳代謝；綠色的就是花椰菜，可以增加皮膚抗損傷的能力，保持身體皮膚的彈性，皮膚比較光滑，提升免疫力的效果是很好的；紅色的番茄可以讓人保持年輕，提高身體上的茄紅素，可以預防及改善心血管的問題。這三種食物，隨時都可以拿來做菜，如：把番茄做成番茄炒蛋就是很好的一道菜。

身體的自癒力是天生的，而經絡拳的工作就是激發你天生的自癒力，

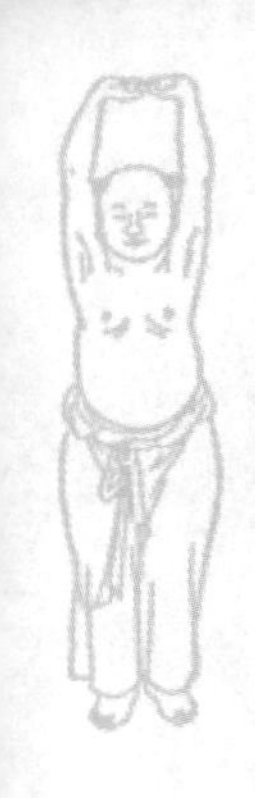

把它激發出來，就這樣而已，最終治好你的問題的是誰？是你自己的自癒能力，不是經絡拳。我常講「經絡拳無效療法」，就是說，經絡拳是沒有療效的，有效的是你被激發出來的「天生的自癒力」，經絡拳充其量是個激活自癒力的媒介、方法和工具。所以，你是神醫，經絡拳不是，因為你是神人，如果你能夠醫好自己，神人又稱為神醫，如果你沒有醫好自己，至少你可以從幫助別人的過程，在別人心目中你也是個神醫。

不管如何，經絡拳是一個非常講求自然平衡的好方法，病一旦發生之後，真的是三分靠治療，七分靠調養，經絡拳就是調養的好夥伴，你相信自己有七分的時間去調養的話，病就會慢慢地越來越少了。

身體最重要的部分並不是治療，而是調養，調養就是休息。

打經絡拳是一種休息，如果你今天無法休息，你就請人幫你打打氣，但不是幫你打到瘀血，這樣子你的身體就有充分的時間休息了，規律的生活大約三週之後，你就是一條活龍了，就健康了。

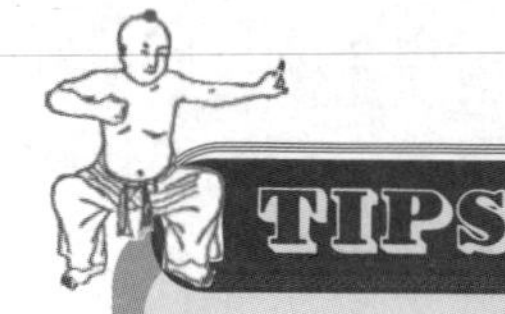

建議你早上做「經絡拳晨練」，有八段錦、九段錦、伸筋操、五禽戲、六禽戲、易筋經、鬆筋太極和彈力帶的相關課程，有各式各樣的骨盆操，希望能夠幫助大家，特別地改善自己的亞健康狀態，累積已久的慢性病，還需要身體的一些姿態的調整、經絡的調整，才會獲得健康，尤其是律動操，才展現出你是不是年輕了，所以我們有很完整的一套律動操，希望能夠幫助大家，還是要做到適度的運動，這是很重要的。

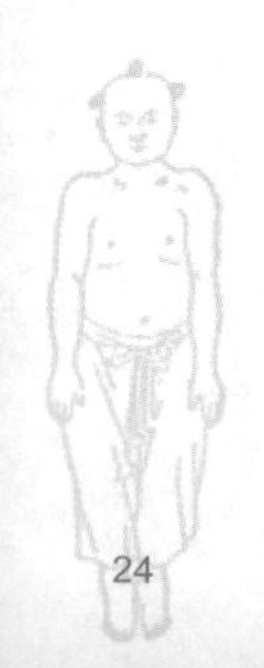

人體是心靈的載體，而心靈是能夠幫助及指揮身體的，心一旦接受「身體能夠自我療癒」信念，它就可以指揮你的身體去接受、實踐這個信念；如果你不相信了，那就只能讓醫院來指揮你，遵從醫生的指揮，最終的結果，我只能說「自求多福」。

【這樣做】

你可以先試一下，發生感冒，先不到醫院去，怎麼樣讓自癒系統起來，強化一下能量，然後提升免疫力，讓你有一次可以不用去醫院，可以自己把感冒給治好了，學會跟身體一起從事一場防衛戰。你先試一試，在頸部和背部噴一下筋膜液，再用薑塊在頸部和背部輕輕的刮一刮，把風熱濕寒之氣引流出來，不用刮到瘀血，如果在引流的過程當中，發現到氣不夠，可以用蒜頭直接貼在上面，不用抹，五分鐘就拿起來了，就補氣進去了，在上面用掌心拍一拍，會發現到效果很好。

原來廚房裡面，到處都是藥材，裡面都是可以吃的，也可以拿來自我療癒之用。

希望讀者要把整本書看完，感受一下，原來是可以靠善用自己冰箱裡面的食材，改善身體的不適。

如果冰箱沒有可用的「食材」，就到附近的超市買就可以了。而不是常到藥房去買「西藥」，這樣既可造福人群，也能減少社會的醫療支出，也是功德一件，希望能對讀者很有幫助。

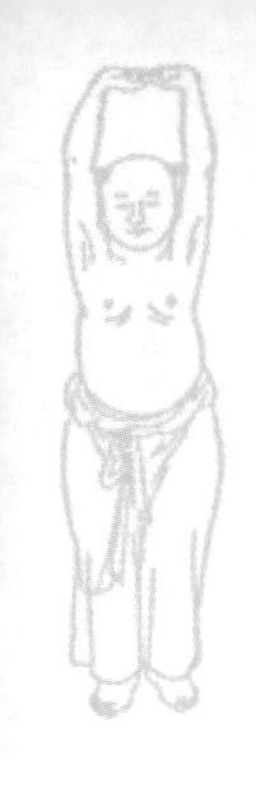

零基礎也不怕 Point 6
經絡拳是「心到手到．手到病去」

【先瞭解】

當你身體沒什麼能量、懶洋洋的、身體沒氣，是因為「命門」沒有動力，整個身體就沒有動能。

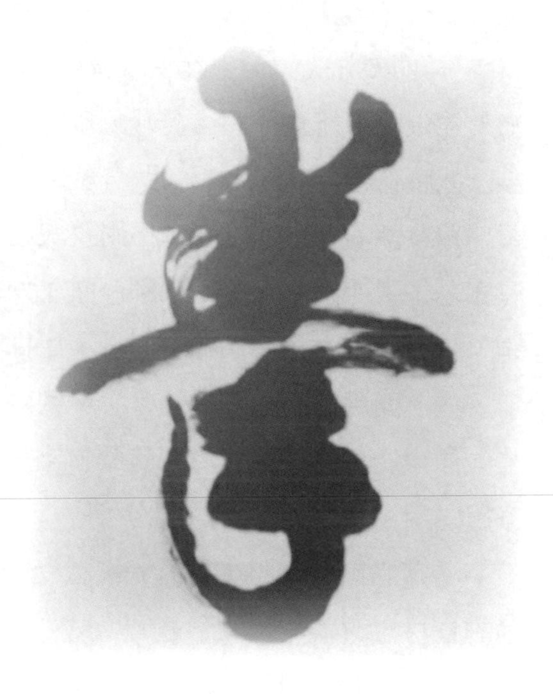

【這樣做】

告訴讀者，你的腰肌就像手臂一樣，你稍微把後背和手臂弓起來的時候，命門往後推的時候，氣往後推，身體就像一個抱球的概念，你就做這樣的一個縮腹動作，雙手往前推，雙手往後拉，推的過程當中，抱氣的過程，有點像是推一座山的力量，慢慢地練起來，這個氣就會送到全身。當腳的能量沒出來的時候，那是因為無法拱著腰，腹部沒有收縮。

【宣師說】

身體的氣上不來，是「照海」出問題了。

照海是屬於一個比較特別的脈絡，照海本身就是一個幫助你睡眠的好經絡，照海是屬於腎經，陰虛火旺的人會睡不好，睡不好就沒有能量，

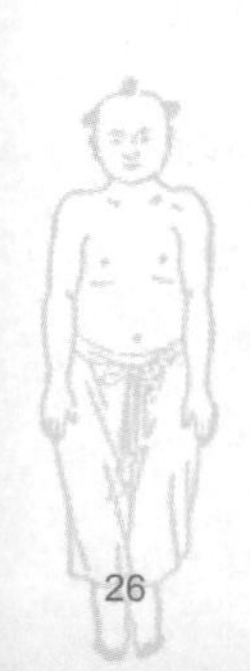

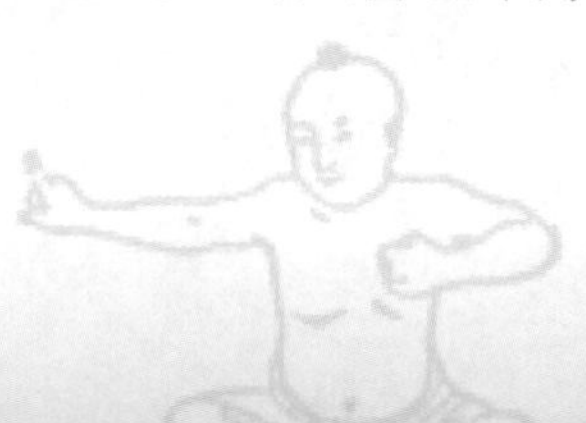

我鼓勵大家多揉一揉照海，在這個地方泡腳也有幫助，也可以用薑，把照海推一推之後，踝關節就舒服了，照海跟陰蹻脈的連動性是很高的，陰蹻脈本身是可以連到頭部的。

因此，當你的身體特別有活力，是因為「照海」沒有問題，可以把氣送往全身。

建議你，先把照海穴多處理一下，就會感覺到身體的氣送往腰背，然後送往全身。

我請你看看：你能不能把腹部收縮起來，後背是拱腰的，這種血液的擴張度是很大的，虎背熊腰，像一種動力，像一隻老虎一樣，雙手一推就出去了，這就是太極的原理。

TIPS

因此當身體能量不夠，來上課學習經絡拳吧！學會「心到手到・手到病去」，用「什麼樣的穴位」，打開一輩子不知道的關鍵的那一個點，那一點打開之後，好睡了，身體有能量了。

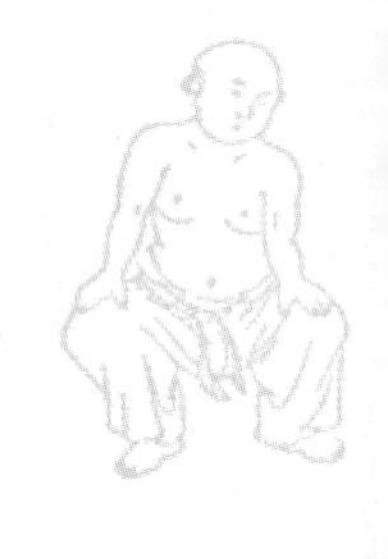

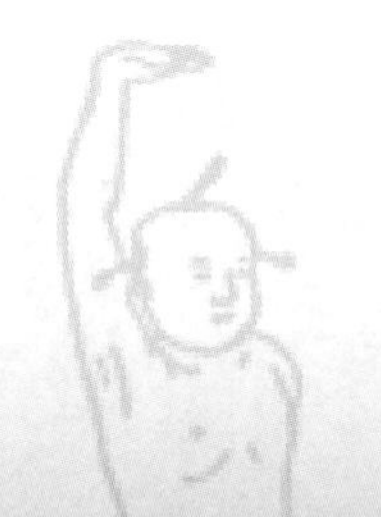

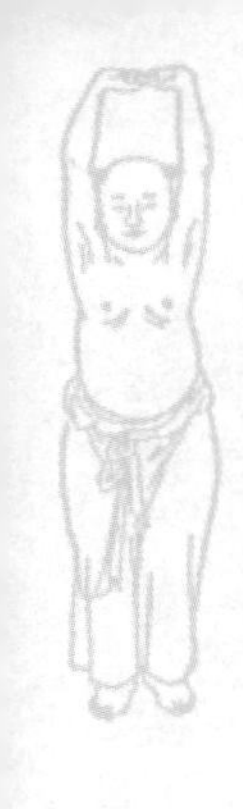

經絡拳教室

親愛的家人：當你對自己有自信了，我稱你為「神人」。不管各式各樣的方法，我們都可以幫助讀者獲得健康，讓自己氣色越來越好，皮膚也越來越嬌嫩，經絡越來越暢通。

我鼓勵大家這一本書看完之後，年紀如果超過五十歲以上的人，應該每一週有一天到兩天時間，全部都盡量吃蔬果類，讓腸胃稍微休息一下。

本書用到了好多大自然的方法，尤其是大自然的原木類。植物和動物之間的關聯度是很高的，我們吃的青菜對人體是很幫助，但是它一下就用完了，有些植物的生命比人類更久，它在幾百年當中，儲存了很多的能量，這些能量能夠幫助我們引流身體上的垃圾。

當身體轉弱，借力使力，藉由大自然的力量來幫助我們做引流「氣機」，不要過度地使用我們的雙手，一直拍一直拍，拍到瘀血之後，病是可以治好，但是長久來看，會耗氣耗能。經絡拳推廣的是「打氣不打瘀」，這是神人。是「無痛」不是劇痛。

感謝所有對經絡拳支持的朋友，希望經絡拳的課程有帶給大家生命的洗禮與祝福。我們開辦各種身心靈的養生課程，願我們在未來的日子裡，繼續一起學習、成長。

宣印祝福 經絡拳師生「心到手到・手到病去」！

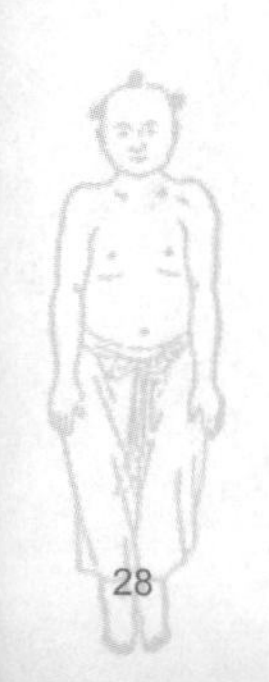

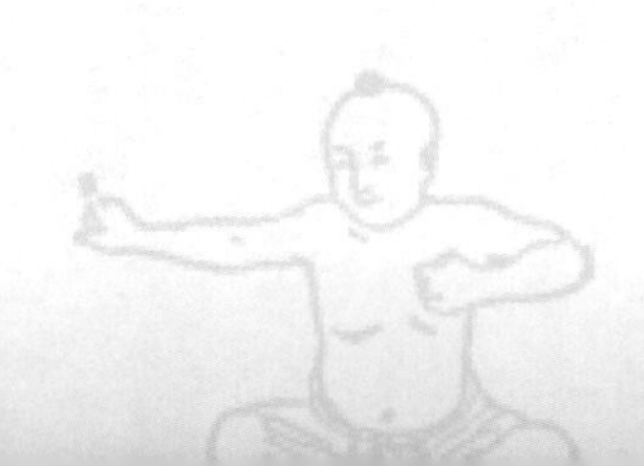

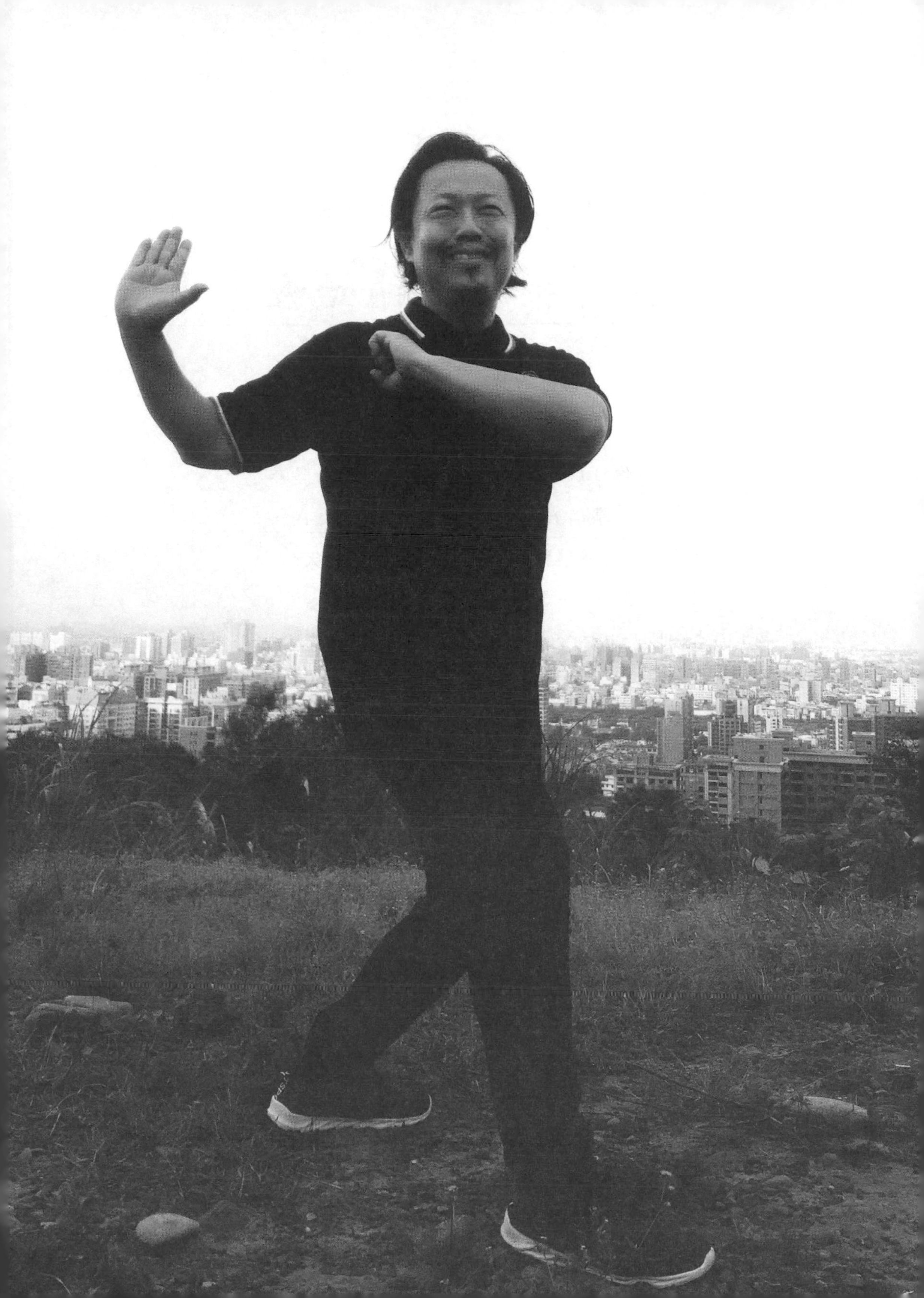

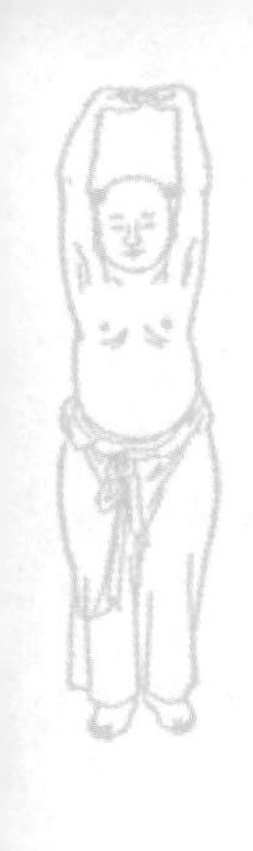

01

從「手」開始！非從「拍打」開始喔！！

新手不怕學不會！

你可以一次就上手，何必要學十多年？

準備好了嗎？這一次，一天之內，

絕對讓你的「打經絡拳」功力大增！

全書內容豐富，實用性強，

適合廣大中醫、中西醫結合人員和經絡拳愛好者閱讀，

絕對豪華氣派，物超所值！

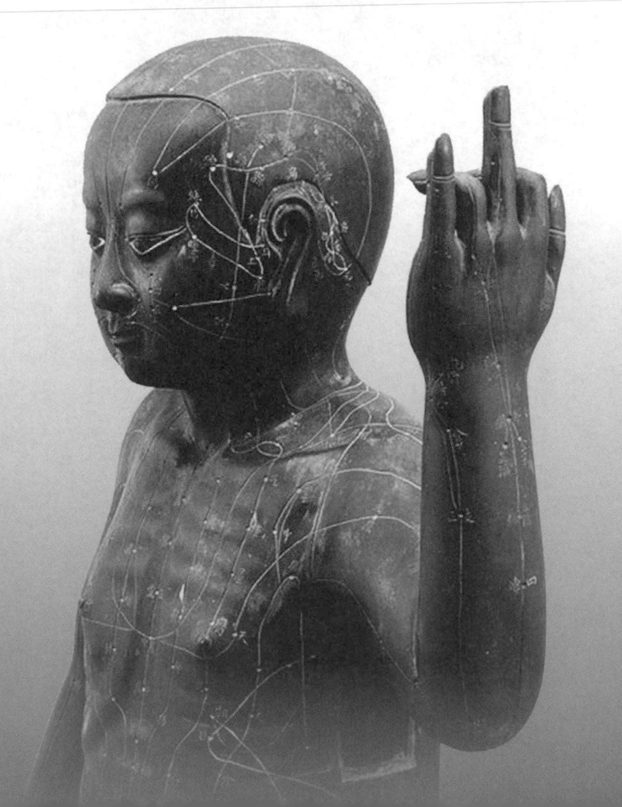

零基礎也不怕 Point 1
養生！「從手開始」幫你徹底解密！

宣印學派推廣從「手」開始，可以祛病強身，是因為「打氣」可以調節人體功能，主要有平衡陰陽、疏通經絡氣血、祛溼散寒、調整臟器，使人體的陰陽得以重新達到「平衡」狀態，這是新時代的自我保健法。

經絡拳推廣「從手開始」從 1989 到今天，已經被越來越多人所接受，是 21 世紀的「自然療法」。手是經脈的反射區，也是臟腑的反射區，人們可以透過自己的手，去碰觸身體的任何地方，身體可以透過手來獲得改善，但是手一定要有治療的能量才可以的。

「手三陰」和「手三陽」的脈絡是分別連結到胸腔和腦部，連結到人體的主要器官，是生命的關鍵點，當手的關節出現了瘀堵時，有可能在每一節的手指關節卡住了，有可能就會造成胸、腦裡面的臟腑出問題。手部組織一旦糾結在一起，筋縮之後，就會經常地頭痛，就像腳一樣，腳一旦打不直，筋縮之後，一定會腰痛。保持手的柔暢度，對於胸腔的心肺、頭部的五官和腦部功能，似乎可以達到預防和保健的作用。

左手比較痛！可能有便祕的問題

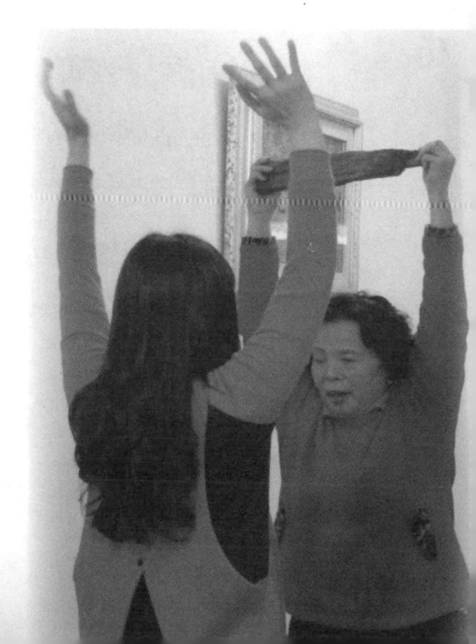

氣血在雙手當中，掌握了相當大手部的能量，手不僅可以治療，也可以用來診斷。左手靠近心臟，所以血液循環會比較強一點，嚴格說起來，左邊的氣會比較多，右邊的血會比較多，左邊是屬於「氣」，右邊是屬於「血」，男生要有氣，女生要有血，所以左

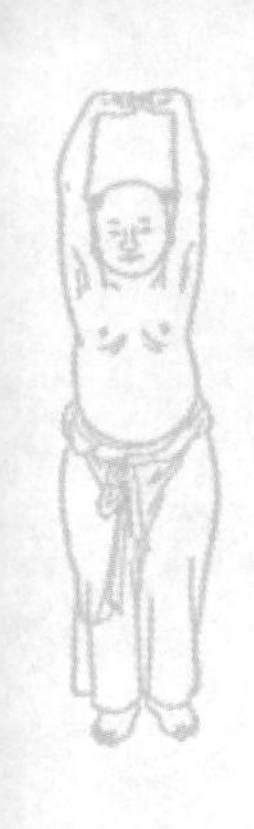

右兩邊可能有點不太一樣。

手的診斷方法非常多，舉例說明：當手心發熱時，就是脾比較虛弱的時候，當老人家的手心非常燙，但是又沒汗，代表脾很虛，最近胃口一定不好、乏力，可以請對方拍拍手，讓身體動一動、散散熱，就會好多了，或是用手握一些大自然的東西，例如：水晶、原木……等，消熱一下，身體就好多了。

研究發現，降結腸在人體的左邊，左手比較痛的人，可能有便祕的問題，便祕越嚴重的人，手就會越暗沉、越刺痛；過量食用肉類的人，左手就會痛。同樣的吃過量蔬菜會便祕的人，因為升結腸在右邊，右手就會痛。

透過以上幾個觀點，可以發現到，手不但可以做診斷，同時也可以透過手慢慢地刺激，來改善身體的症狀，養生保健「從手開始」，真的是太好了。

第1招　搓手！能疏通經絡

常常搓手心，可以溫暖臟腑；常常搓手背，可以暖身、潤肺、強腎；手指是健康的反射區，常搓手，讓手變熱了，就可以提高免疫力，想要延年益壽，讀者應該 從「手」開始，在經絡氣血凝滯或空虛時，透過對經絡穴位的「搓搓作用」，引導手部經絡中的氣血循環，使衰弱的臟腑器官得以亢奮，恢復功能，並而趕走疾病。

搓掌刺激掌心血管，強身健體。雙手合掌對搓時，兩手的大魚際緊貼，兩手交替搓，搓擦兩分鐘，搓到雙手發熱為度，額前會微微出汗，整個手掌會發熱，可改善呼吸道的功能、促進新陳代謝及提高免疫功能，建議早晚各操作一次。或睡前搓掌三分鐘，可提高睡眠品質。

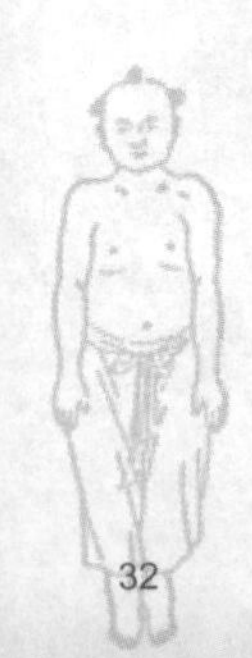

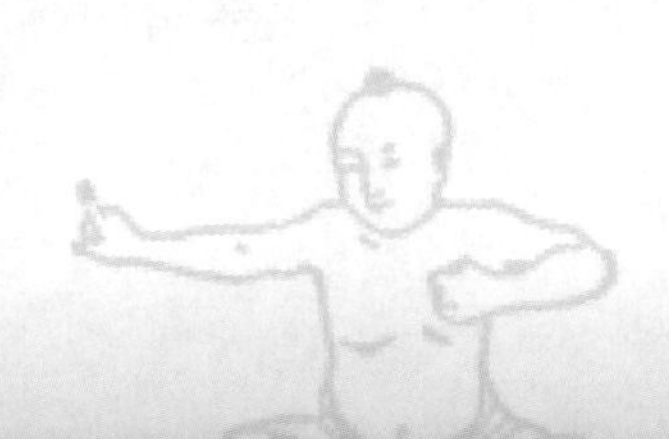

第 2 招 拍手！能祛濕散寒

「從手開始」，不光只是「搓手」而已，還可以「拍手」疏通經絡氣血的作用，還可以祛風散寒、祛濕除邪。很多人在進行所謂的「拍手功」，拍手，可以振盪氣脈，可以連動手部的手三陰、手三陽，啓動整個經脈的循行，還能夠振動到足三陰和足三陽，可以把身體的寒氣、濁氣和廢氣，透過指尖、手掌心或是有毛孔可以出汗的地方，給代謝掉，幾乎是沒有副作用的。

當人的氣血不足，或是沒有活力、沒有精神，可以用雙手來帶動一下，透過拍手的聲波來傳遞氣，氣一到，血就熱起來了，拍手的時候會感覺到身體熱起來，這時氣血就動起來了。「經絡拳拍手功」可以預防慢性病，如經常性感冒、頭痛、喉嚨痛……等，手冰涼，甚至手形變了，有些人透過單純的拍手功，就改善了很多的慢性病。

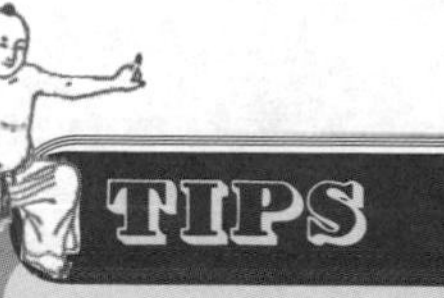

TIPS

拍手，增加身體陽氣。癌細胞是厭氧細胞，不需要氧氣就可以繁殖，如果不斷地去提升身體的含氧量，就可以改善酸性體質，血液就會變得比較健康。拍手，可以增加身體的陽氣，對於防癌或是適度地抗癌，不能說絕對有效，但也不會有什麼壞處，所以拍拍手，偶爾流流汗，有時候感冒也會改善了，因此拍手確實能有效地達到預防的作用。

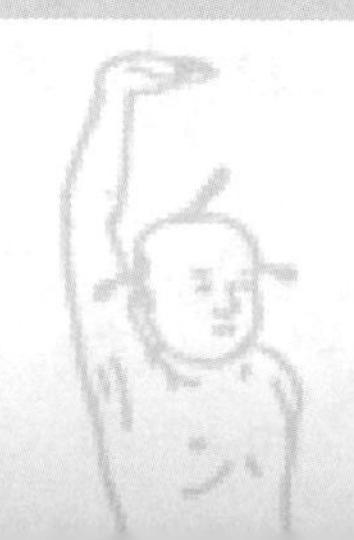

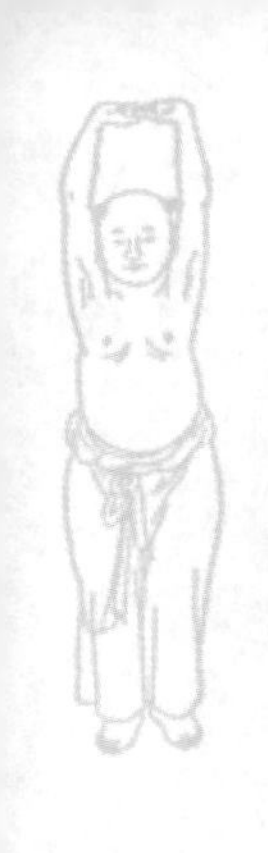

零基礎也不怕 Point 2
「經絡拳」不是「拍打」

近幾年，養生界出現了「拍手」以外的另外一種想法，那就是「拍打」。

拍打，就是把手直接拍在身體上。在拍的過程，類似「刮痧」，會把身體裡面的瘀血給代謝出來，很像在「拔罐」，會使皮下組織出血，促進血液循環，對於血管有刺激性的作用。

「拍打」的理論是建立在：有病就會有瘀，就會有痧，痧越重，病就越重，所以「拍打」似乎變成治病的一種手法。

宣印學派強調：「拍打」的手法絕對不是「經絡拳」，任何人只要被重重地拍打，就會痧青，就像暴力一樣。

宣印學派認為：所謂的「出痧＝排毒」，這是一個不負責任的態度，甚至根本不是醫學。想要治病，並不是只要拍打，就能夠治癒，如果每個人都能夠透過雙手拍打就能夠治癒了，那為什麼還要有醫院！為什麼要有醫生！

所以，有關於「拍打拉筋能夠治百病」，這是一個錯誤的觀點和想法。

簡單說明，拍打或拉筋，只是一種健身的活動，並不是醫學，對於能夠治百病的說法，更是沒有強大的理論基礎的。

提醒大家，身體如果過度不恰當地拍打，特別是造成軟組織的傷害時，那將會造成更加地緊繃，更加地瘀滯，所以不可能治療百病，更不可能改善任何的疾病。

「拍手功」不是「拍打功」。「拍手功」是很清楚地沒有去侵犯身體，

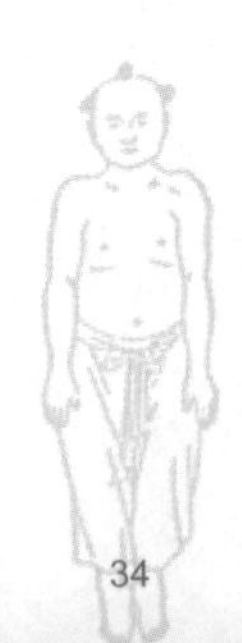

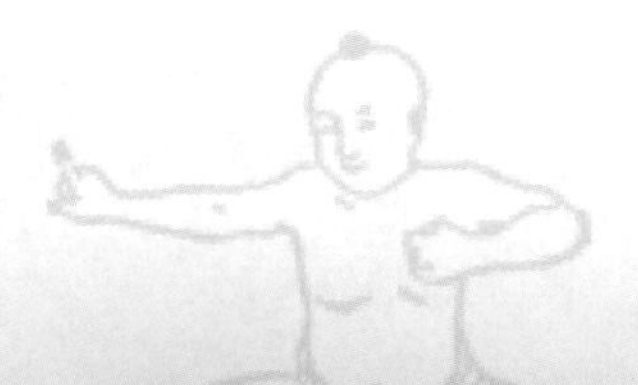

當手有能量時，才有資格輕輕地把能量送進身體裡，是透過振動波的能量進入的，而振動的氣血，不是把皮膚拍出瘀血點，也不是頭破血流、血流成河的概念。

如果糖尿病、高血壓透過手拍一拍就會好，事實上也不是很長久的，而是雙手的能量進入體內，把能量給轉動了，達到了疏筋活血的作用，而這個作用起到了一種緩解性，至於能不能治本？其實是不能的，治本是在於身體的本身，所以，如果說雙手可以治百病，那也是騙人的。

零基礎也不怕 Point 3
很多人都在問：什麼是「經絡拳」？

談「從手開始」，談的是「手」對於人體的幫助，是將手進階地增加能量之後，適度地握住這個能量，找到適當的角度，把氣灌進體內的概念。

「經絡拳」不提倡過度拉筋；過度地拉筋，有可能會超越身體組織的彈性，那就會進入到更嚴重的拉傷。

宣師認為，如果拉筋什麼病都能治，那就「不是醫學了，是神學」！一個沒有驗證性的東西，根本不值得推廣。

學習經絡拳，讓自己的手有溫度、有氣、有血之後，間接地把氣血補注在相對的脈絡上，來達到《黃帝內經》所說的全息、反射療法的概念。

「經絡拳」是在保護老祖宗所留下來的人類資產，讓大家更瞭解《黃

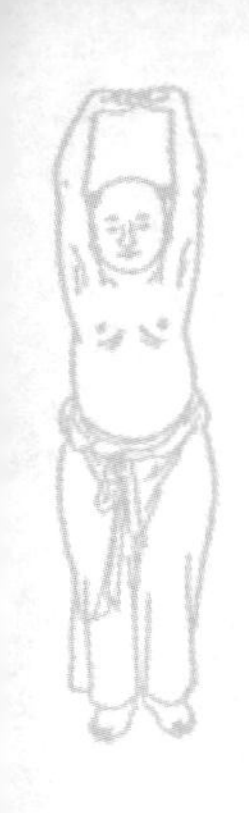

帝內經》的養生精神。

《內經》的健康生活：「上古之人，其知道者，法於陰陽，和於術數，食飲有節，起居有常，不妄作勞，故能形與神俱，而盡終其天年，度百歲乃去。」

如果想要活到天年，就不要過激運動，因為那是在耗損自己，例如：跑馬拉松，或者是極速運動的人，就是短命者，反而會危害健康越來越嚴重。

人活到一百二十歲是很正常的，重點是經絡要暢通，要正氣存內，邪不可干。

經絡拳在振盪的過程中，不是用力地拍打，而是恬淡虛無，感覺沒什麼，但卻是有什麼，輕輕地振動，讓身心舒暢，達到內經所言「精神內守，病安從來」的境界，才是符合內經的養生理論。

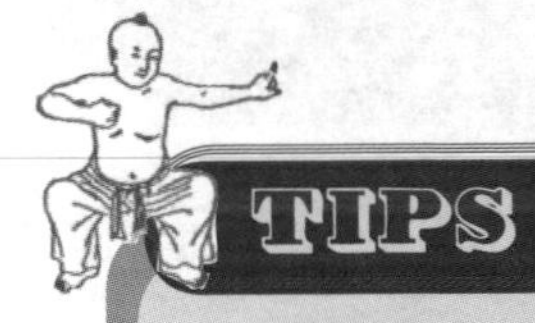

《黃帝內經》所提到的「上醫治未病」，在自己還沒有生病的時候，趕快來增加手的能量，讓手有溫度、有能量，手到哪裡，身體健康就到哪裡，就能沒病沒災。學習經絡拳，是要保護自己的身體健康，而且還能夠保護自己家人、同事、朋友，乃至自己的長輩。

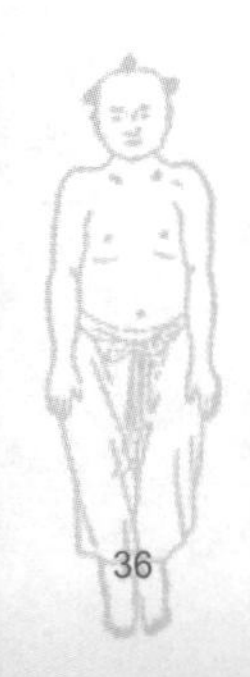

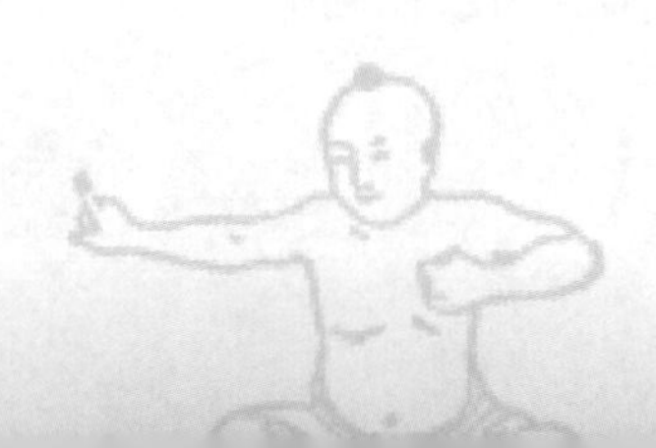

零基礎也不怕 Point 4
小叮嚀：不直接處理痛點

經絡拳不需要「重打」

當身體有能量的時候，就算是拿鐵條來打都沒有關係。當身體有能量時，重打叫做鍛鍊，但是人沒能量時，重打就會斷裂，骨頭斷裂，肌肉老損斷裂，生命就會受到危害。

人的關節在痙攣、不舒服的時候，絕對不可以拉筋，這種被動式的運動，可能會增加其危險度。

坊間有太多的民間療法、徒手療法。

說穿了，沒有哪一種方法是絕對安全的。

宣印學派認為最安全的手法就是「自己的雙手」，用有能量的手，去提升肌肉的能量，來調動神經系統的傳遞，來增加自己肌肉的放鬆，讓纖維的張力得到舒緩，讓關節能自我調整其錯位，絕對不要用力去打、去拉扯。

有些動作並不是每一個人都適合，經絡拳所推廣的，是老人家都能做，連嬰兒也都能做的。

經絡拳不直接處理痛點

經絡拳對於一般軟組織的改善，有一定的效果，尤其是對於軟組織裡面的肌腱、韌帶、關節還有肌群、肌肉……等等，這些部位所形成的壓力、拉力和痠痛度，都可以獲得紓解。

經絡拳從來不在軟組織所發生的疼痛部位下手，都是找到適度的位置

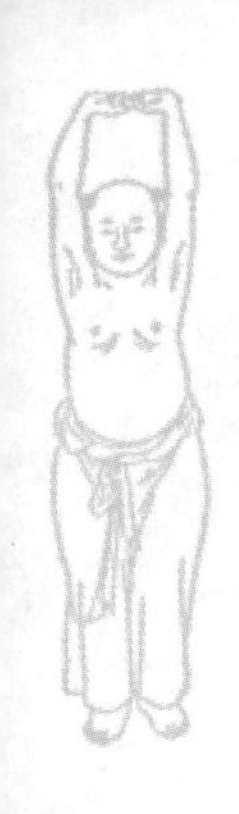

給予緩和，甚至左病右醫、右病左醫，或者是上病下醫………全面地調整，讓能量導引，以達到效果。

學習經絡拳，建議大家可以用西醫物理學的治療基礎，甚至眼光，來看經絡拳。

或者是用比較科學的角度，來看經絡拳是什麼概念，來讓身體的整個能量做轉換，甚至守衡；同時也希望大家可以用西醫的物理學角度去看所有民間的民俗療法，到底對自己是有幫助的？還是有害的？

經絡拳並非萬能

平時利用自己閒暇的時間，用優雅輕鬆愉快的心情來打經絡拳，對於身體的關節或是任何不舒服的地方，只要輕輕地握拳，把能量送進去就好了。

能適度地調整身體，不要只想著要治什麼病，沒有人的雙手敲一敲、打一打，就一定能治什麼病的，人的手並沒有那麼厲害。

但是手能夠聚起能量，真正能讓手有能量的，是自己的心、是自己的腦波、是自己的習性、是自己健康的態度和生活方式。

現代人由於追求快速療法，所以才會誕生出一些不是真正的醫師，不是真正的醫療概念來害了大家，反而誤導了病情。

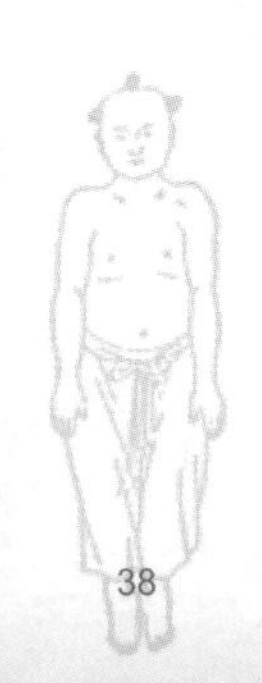

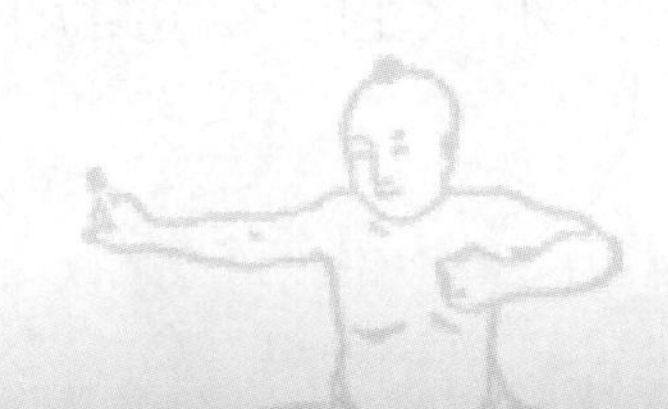

零基礎也不怕 Point 5
歡迎認識「經絡拳」─無痛養生

宣師推廣經絡拳已經長達二十七年了，這些年來看到了好多的大師，過度地炫染「拍打」的厲害，雖然有時候會有效，但事實並不是如此，希望大家能夠冷靜、再冷靜，重新再思考一下，到底什麼方法最適合自己來養生。

經絡拳是結合「傳統的自然醫學」以及「西方的現代科學」兩個角度，運用不同的手法和技法，能夠讓身體減少疼痛，以盡量不吃藥為原則，來讓自己達到「無痛養生」。

經絡拳是一種生活文化，乃至於休閒、養生，或者是旅遊、保健，平常都可以帶著走的。

有時候是沒有聲音的，是一種調氣，把氣調上來，有時候是一種知識的調整。

經絡拳在養生界裡，有一種優越性存在，有著文化的質感，除了能降低疾病的發生率，同時也提升了每個人生活的品質，讓自己能夠享受生活。

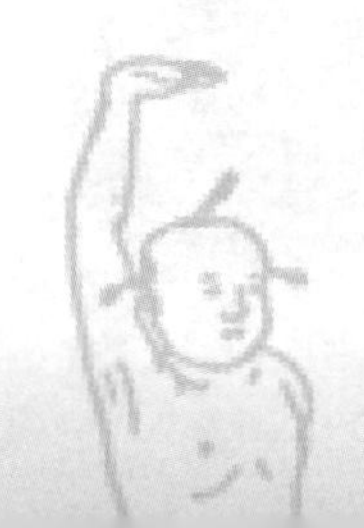

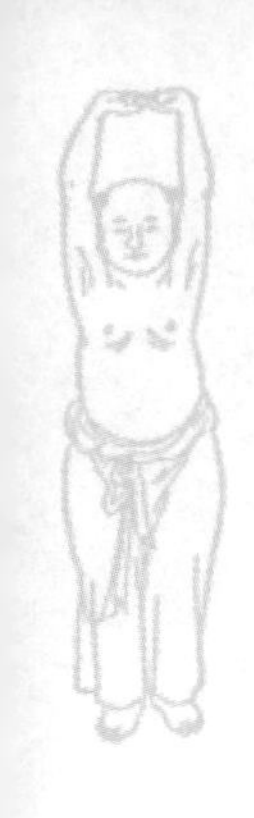

經絡拳教室

任何人都能學習經絡拳；小孩子從出生開始，就應該好好地去感受經絡拳，有愛心地給孩子拍拍，將愛透過經絡拳的能量轉移進去，即使動作很像是在拍背，但是是用經絡拳愛的能量，給予的振動、給予的振盪，是一種舒服的感覺，如此便可以適度地改善孩子的體質，對於孩子的消化系統、呼吸系統……一定有幫助。

所以，從手開始，可以從嬰兒開始，從孩子開始，人老了更要學會如何地自我保健，經絡拳是一個好動作，是一個好方法，很期盼小孩、老人，都應該來學學經絡拳。

感謝所有經絡拳人的支持，讓這本《經絡拳無痛手療》的書能夠出版，希望未來經絡拳的身心靈課程，能夠帶給大家獲得健康的祝福，也很開心能與大家共同成長，一同來享受更健康喜悅的生活，期望在未來的日子當中，大家一起成長，一起學習，祝大家：「心到手到，手到病去」，歡迎大家來認識經絡拳，從手開始。

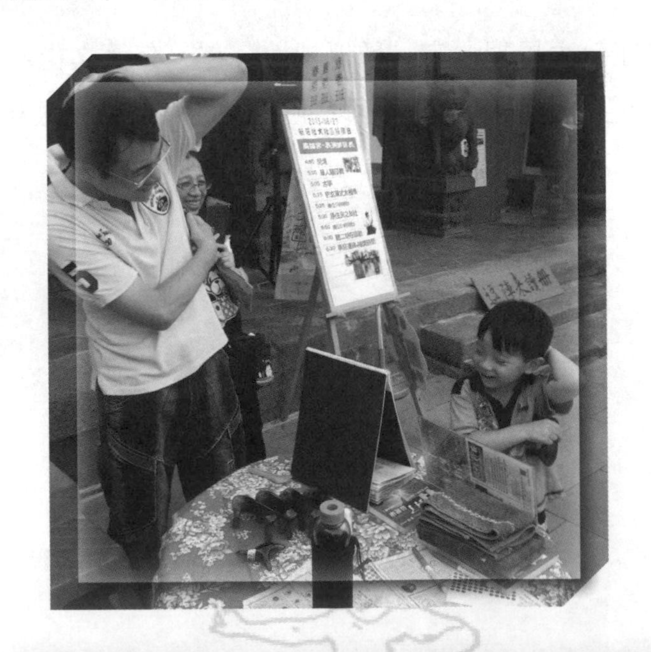

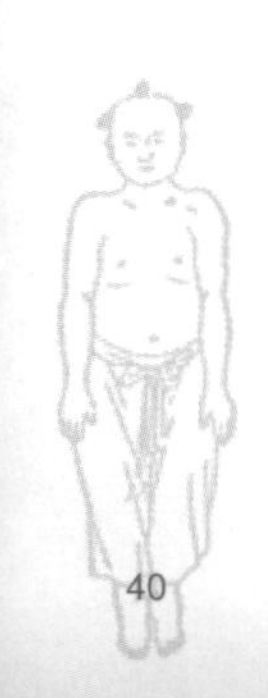

02

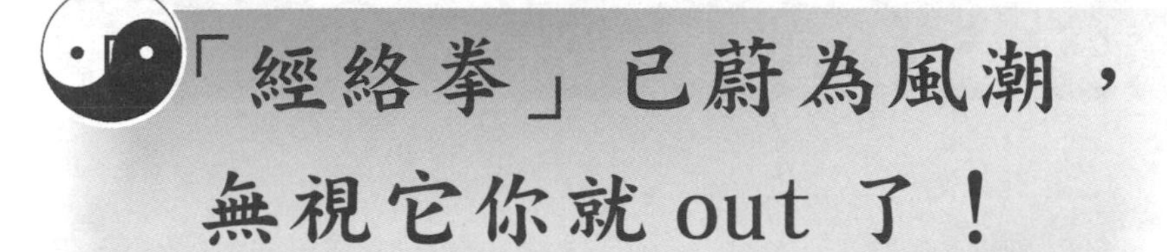

「經絡拳」已蔚為風潮，無視它你就 out 了！

陰陽平衡，就是最美麗健康的人

天地萬物當中，一切都離不開經絡拳

經絡拳，隨手就可以養生

經絡拳，幫你培養元氣

利用經絡拳來「打氣」，就能「養氣」

經絡拳不是宗教，自己就是宗教

經絡拳可以結合食物

經絡拳是靈活運用的，每個人都是自己的醫師

經絡拳是與天地之間，合而為一

經絡拳對於人類歷史有著重大的改變

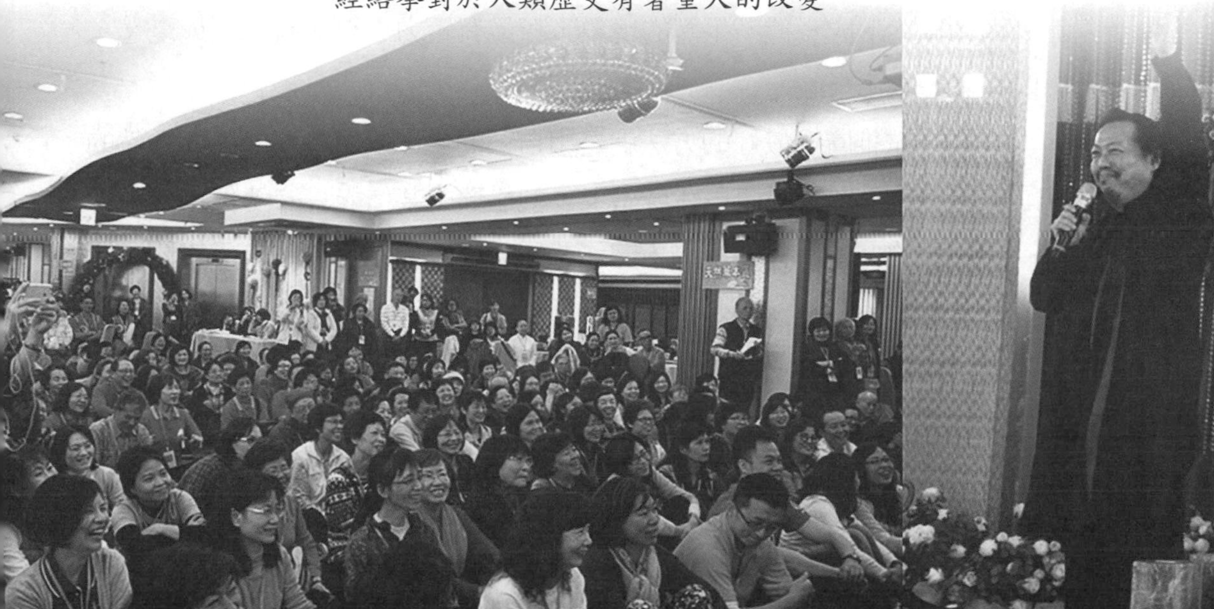

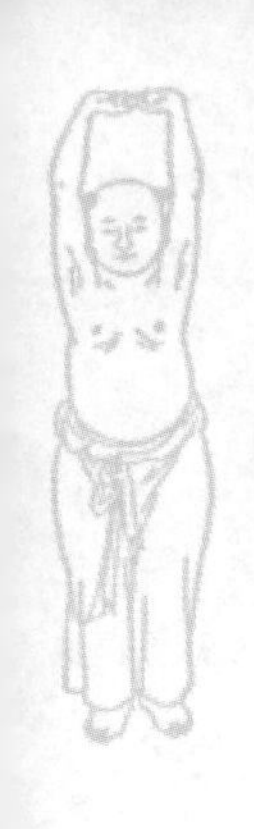

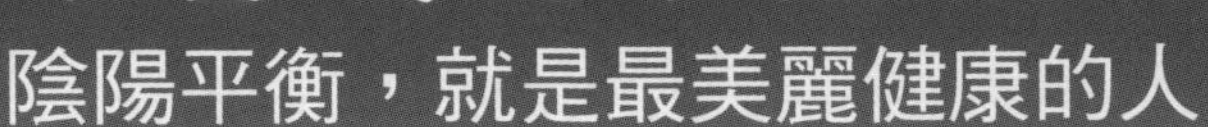

零基礎也不怕 Point 1

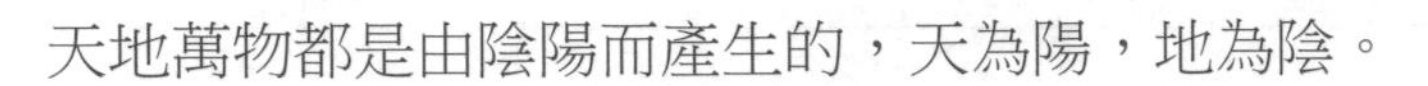

陰陽平衡，就是最美麗健康的人

天地萬物都是由陰陽而產生的，天為陽，地為陰。

人體也是一樣，有男有女，手掌是陰，手背是陽。

所謂「陽中有陰，陰中有陽」。

就好像男生以腎為主，稱為「氣」，女生以肝為主，稱為「血」，但事實上女生真正不足的是氣，所以女生最重要的經絡，應該是要處理「腎經」，而男生最重要處理的是「肝經」，要多休息不要過度勞累。

萬物之間陰陽的組合，就是要去瞭解如何能獲得平衡，陰陽平衡的人，就是最美麗健康的人。

當臉色不夠紅潤、頭髮不夠亮、經常掉髮、身體的顏色變得暗沉，這些現象都是身體內血液的能量不夠旺盛，稱為「血虛」，或是出現經絡不通的問題。

有些人身體會到處長痘子，不管是後背、額頭、手臂，通常這種現象都是因為體內形成一種不平衡的現象，可能有壓力，可能有煩惱或憂愁，想要將其釋放出來。

宣印學派推廣，最好的方法就是用自己的手，或用手拿一些大自然的水晶或原木……等等，使用在身體上，就能形成某種能量的轉化和釋放。

天地萬物當中，一切都離不開經絡拳。一開始一定是用自己的雙手，來增加自己的氣血。

如果手的能量不夠時，可以隨時拿一些對人體有幫助的養生品，來協助幫忙自己。

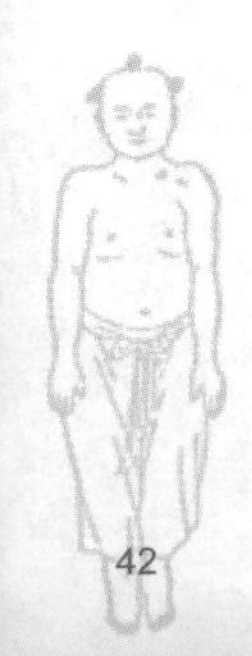

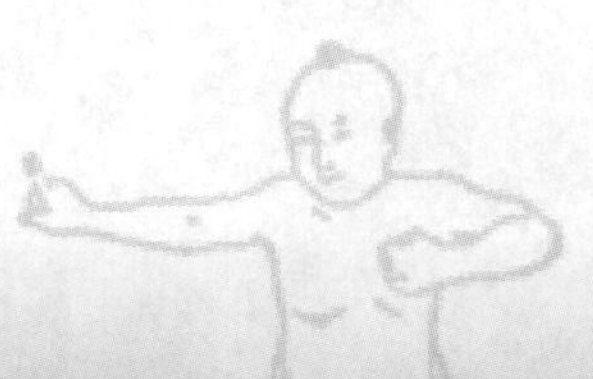

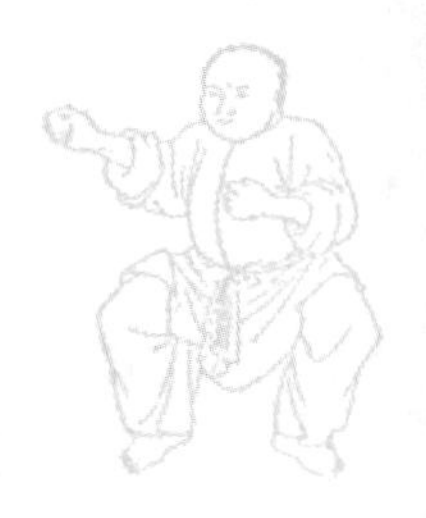

TIPS

當頭髮在掉的時候，是因為裡面的氣血不足，如果手的能量不夠時，用手一直推頭髮，氣血是不夠滋潤的，這時如果能用刮痧板或是刮痧片，直接在頭皮上刮一刮，引動一下，能量就可以獲得補充。

零基礎也不怕 Point 2
經絡拳，隨手就可以養生

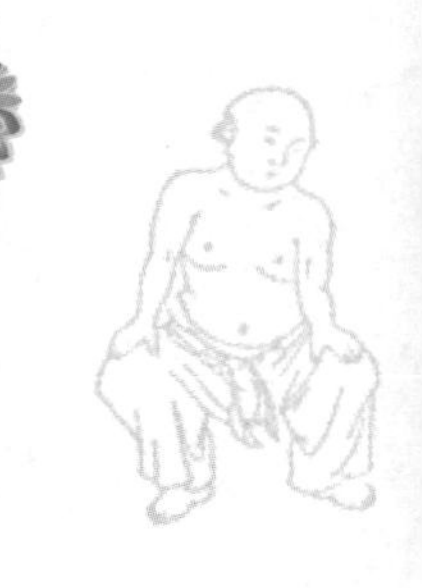

現代人可能沒有太多的時間去做運動，也沒有太多的資源可以吃貴的保健品，宣印學派建議大家不如從「手」開始，隨手就可以養生，讓經絡拳成為生活的一部分，就可以健康快樂。

【這樣做】

經絡拳用「手」的概念，可分為「磨」、「揉」、「打」、「壓」、「按」、「振動」。

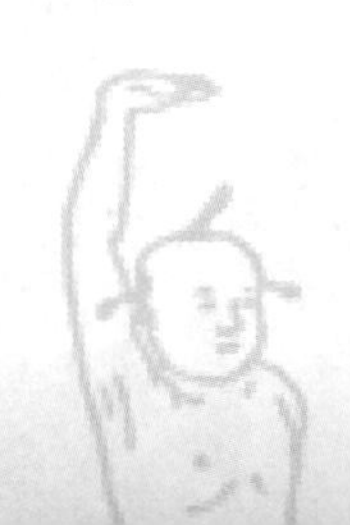

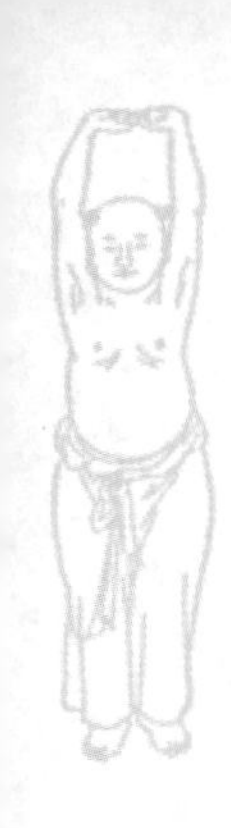

※ 磨

平時有空，多多把手掌心搓熱，越磨擦越生熱，如果膝蓋不舒服，就用雙手直接磨膝眼，腰不舒服，就磨後腎……等等，磨擦生熱就是「灸療」的概念，這樣子或許就不用再去泡腳了，全身也不用花很多的費用去治療了。

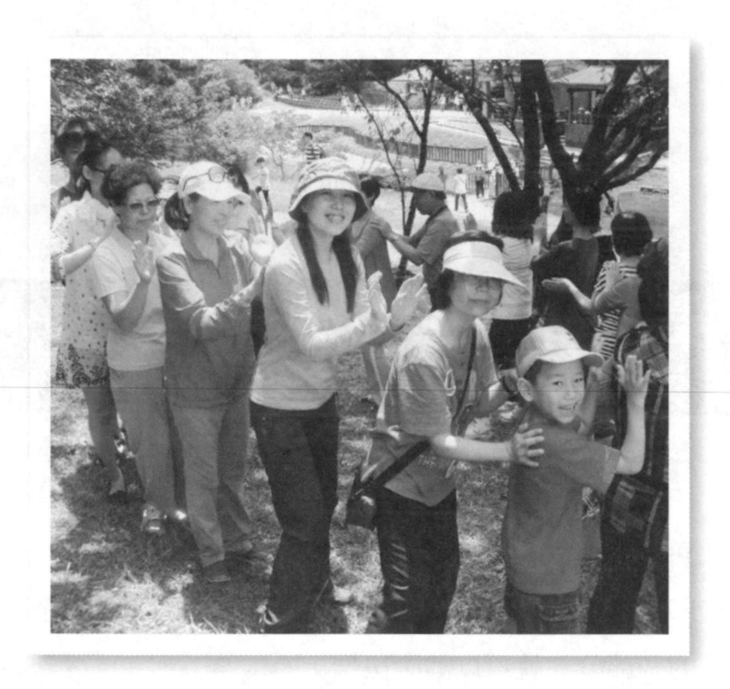

※ 揉

人體的關節上下大概三指寬，都是筋骨、筋膜最重要的地方，這地方很容易萎縮、痙攣、僵化，乃至於嚴重地變形，用手在這些地方邊揉邊理，可以讓筋骨稍微獲得放鬆，然後把所有的痠痛度改善了，關節就輕鬆了。

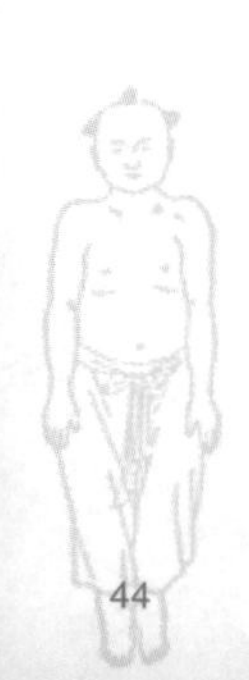

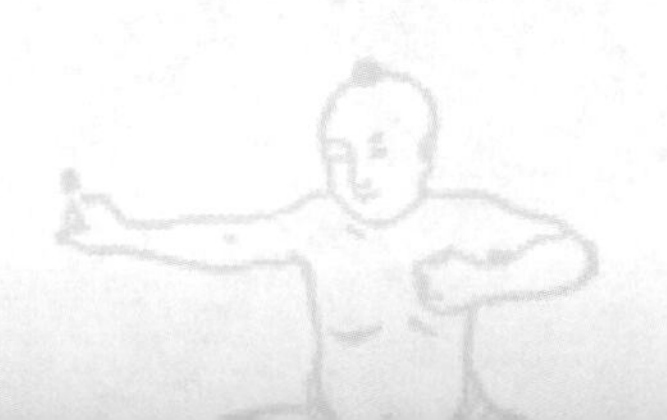

※ 打

照顧脊柱最好的方法就是「打」，脊柱越敲就越不容易退化，平時經常把脊柱從頭到尾椎骨輕輕地敲一敲，可以刺激活絡，也可以預防腰痠背痛， 敲不到的地方可以請別人來代勞。

※ 壓

對於身體比較軟弱的地方，可以用手去壓一壓，「壓」，是一種深層的按摩，不斷地壓也是一種「零平衡療法」，壓一壓腹部，可以讓腹部開始釋放裡面的壓力，其他如：兩脅、肩胛骨、手肘、腋下，連膝蓋附近、小腿肚都可以壓，身體軟軟的地方都可以稍微壓一下，胸部都可以壓，也可以診斷有沒有硬塊。

※ 按

針對身體各個比較凹陷的地方，尤其偏向穴位的地方，可以深層按一下，其他如：頭、臉、耳朵或十指末稍、腳趾末稍，都可以用力按一按、弄熱。

※ 振動

以上所提到的手法：「磨」、「揉」、「打」、「壓」、「按」這些方法，最後有一個很重要的理論，就是「振動」。全身可以用雙手，不管是掌拍或是龍拳、虎拳、象拳，針對身體不同的角度，就用不同的拳法，輕輕地振盪，把能量灌進去，把氣貫穿全身，就可以把所有的能量給啟動了。如果身體剛開始的時候氣不夠，可以先掌拍，然後再進行有關磨、揉、打、壓、按……等，這種自然而然促進身體新陳代謝的方法，叫經絡拳。

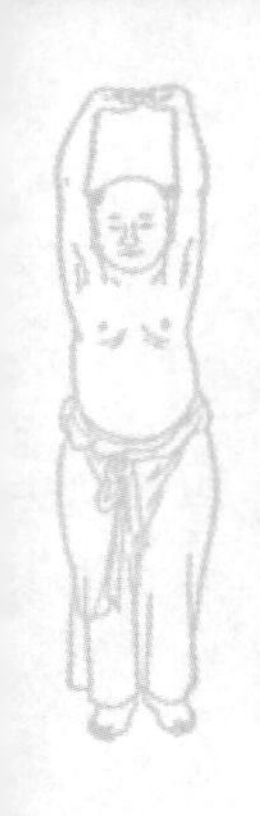

零基礎也不怕 Point 3
經絡拳，幫你培養元氣

【先瞭解】

當內在陰陽失去平衡時，外在就會有很多疾病，現在的社會已經是失去平衡的狀態，開銷越來越多，但收入卻越來越少，在這種不平衡之下，人怎麼可能不生病。

政府的健保給付什麼時候會終止？

無法再提供更好的醫療資源了，大家該怎麼辦？

經絡拳已經在幫大家做準備了，在雙手握拳的那一刻，就是元氣的根本，啟動了人體生命活動的原動力，用經絡拳來彌補自己的元氣，身體哪邊沒能量，就補一補吧！

【這樣做】

舉例，覺得胸口悶悶的時候，請提起雙拳，把鳳拳拉高，一邊振盪「膻中」，一邊小小地吸氣。

吐氣的時候就按著「膻中」，再輕輕振盪吸氣，吐氣時再按住……反覆操作，很快的整個氣血就調動上來了。

心臟的含氧量增加，心情會舒暢許多；心情好，腸胃功能就開始旺盛了，這就是元氣。

元氣可以用到很多地方，都是根據這個原理，吸氣時振盪，把氣灌進去，吐氣時做「零平衡療法」，放鬆或揉一揉，能揉就揉、能搓就搓、能按就按，慢慢就會發現到有了原動力的元氣。

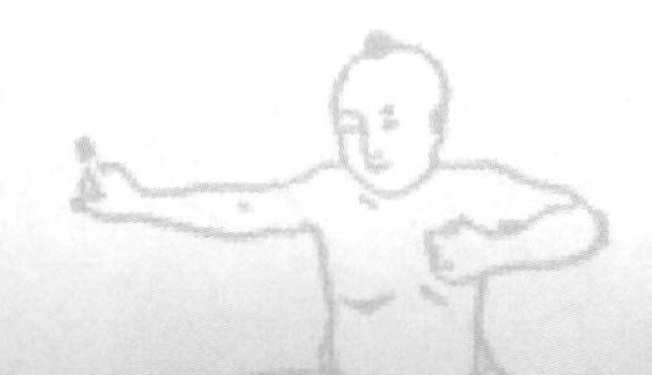

運用自然的雙手，給身體溫和激發組織器官的生理活動，病理現象就能獲得舒緩和改善。

當身體的功能可能已經在衰弱時，就要開始去修補。

修補的辦法不是用藥物，而是要用一些具體的方法，才能夠護住自己的精氣，才不會使其外漏，才不會越來越老化。

用經絡拳來養生，天天操作都是很安全的，比走路還安全。

在操作上，要知道如何照顧身體的每一個器官、組織，乃至於脈絡，讓身體越來越好，這些方案都離不開雙手，也離不開經絡拳。

當人的經絡能量不足了、腎氣不足了，人就開始老化，元氣就不夠了，當脾胃之氣一旦又不足了，就開始後天失調。

宣印學派提倡要「養氣」，利用經絡拳來「打氣」可以「養氣」，養氣必須要養胃，胃不好了，就必須趕快修打脾胃經。

【宣師說】

人們常說吃到美好的食物，自然而然心情就會比較好。

所以吃飯要講究氣氛，如果在氣氛不佳的情況下用餐，就會很傷胃，所以人要在心情愉快的情況下，來養胃，來養氣，來打氣，來體會經絡拳，這才是最標準的，當心情不好的時候，經絡拳是不能用的，反而越用會越不好。

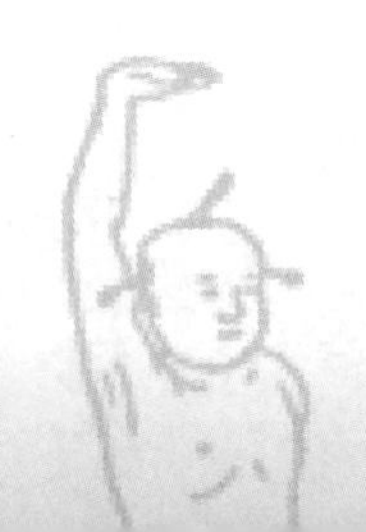

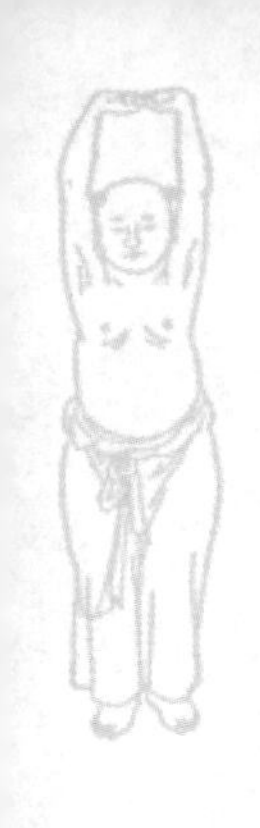

零基礎也不怕 Point 4
經絡拳不是宗教，自己就是宗教

經絡拳的另外一個含意，不是鼓勵大家去信仰某個宗教，而是鼓勵大家要相信自己，自己就是宗教，要用自己的雙拳開始去護法，護持自己的身體，護持自己的心靈，讓自己能不賭氣、不發脾氣，在面對任何問題的發生時，能開始自我去修養、修打、修氣，調整自己真氣的運行。如此一來，身體不僅不會被外來的疾病所入侵，連內在都可以運氣，來提高身體的免疫力，達到健康長壽的目的。

生命本來就是一種氣的運動，氣如果不能動了，那麼血就無法運行，氣機就不能暢通。

現在這個時代，如果離開了智慧型手機，似乎就好像跟這個社會脫節了，智慧型手機已經蔚為風潮了。

但是智慧型手機並不能夠消除人的怒、悲和氣，人過度悲傷時，就變得沒氣了；過喜則氣緩，沒力了，人的情緒的問題，並不會因為使用這些高科技而真正地解決，反而會讓自己氣亂、氣結、氣下、氣消，甚至氣上，氣到生病了。

當身體的陰陽臟腑失調之後，會發現人體真的太需要經絡拳了，需要用經絡拳來調整自己目前的整個情緒。

宣印學派倡導最原始、最好的方法，就是自己的雙手，歡迎大家來學習經絡拳，來解除自己的憂鬱、怒氣、憂傷，甚至慢慢地把經絡的氣血調整好。

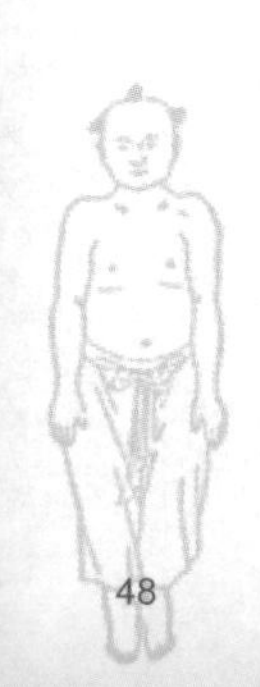

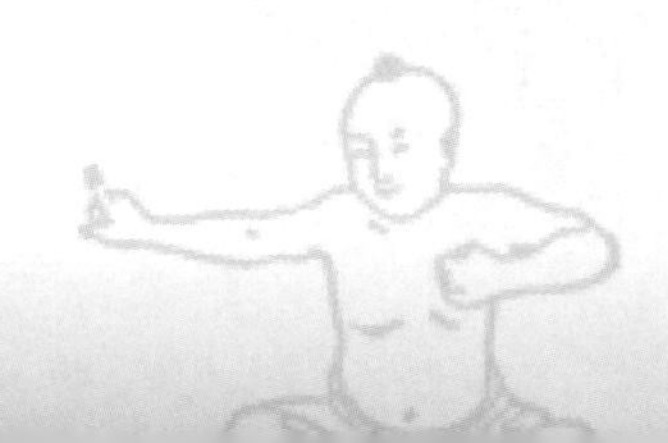

零基礎也不怕 Point 5
每個人都是自己的醫師

經絡拳是靈活運用的，身體上很多的部位，包含耳朵、手掌、臉部，都可以去觀察自己的小小變化，就可以知道哪個經絡不通。要學會判斷自己目前的症狀，到底是肺的問題？還是胃的問題？還是因為亂吃東西，導致脾胃出問題？還是自己在月經期間的情緒，導致肝氣不抒的問題？

【這樣做】

當天氣轉涼時，可以喝碗薑湯再出門；發現近期自己的臉色不夠好，又疲勞時，可以吃一點紅棗……經絡拳讓大家學會運用自己的雙手，或是運用到廚房裡面的食物，來自我調整，自我改善，每個人都是自己的醫師。

學習經絡拳便是學習如何與人、與天地之間，合而為一，這樣才是養生。要能領悟這樣的概念，才能夠有精神，有了精神才能夠治好自己的疾病，這個「精神」就是古人所說的「神」。古人有云：「得神者昌，失神者亡，言能養其精氣神者，可祝由而癒病，湯藥針石，亦能治之，如精神散失，雖有靈丹，無能為已，故有癒有不癒也」。「失神者亡」所說的，就叫陰陽平衡。唯有如此，才能真正地調節身體的內分泌，獲得強大的能量，來促進體內的新陳代謝。希望每個人的家人也能夠互相幫助，紓解心情的壓力，如此一來，就不用往外求了，這就叫「修身齊家」。

當家人身體不舒服時，不是幫家人找最好的醫生，而是透過經絡拳，讓對方先感受到愛的關懷。透過了這種安全無礙、沒有侵略性的療程，相信連心情的鬱結或心結，都可以化解。

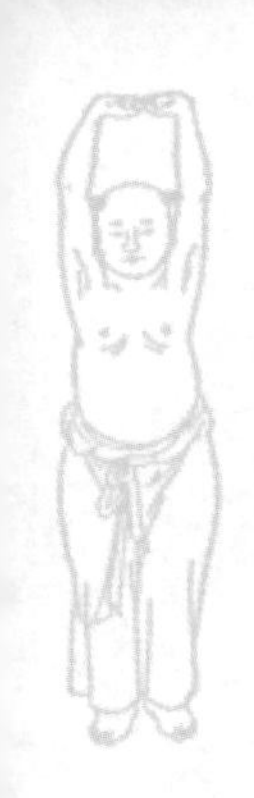

所以，經絡拳帶起了另外一種風潮，不管是夫妻的經營之道、親子之間、孝親之間，甚至跟同事之間都可以做交流。

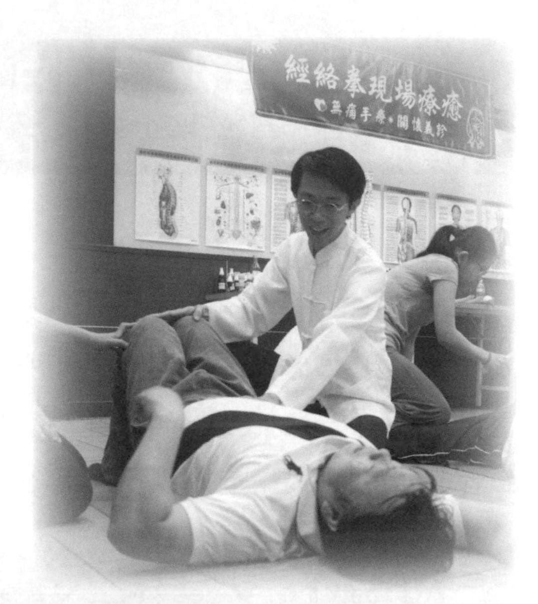

經絡拳在生活中的每一個階段、每一個空間都可以存在著，經絡拳可以讓這個社會更美好，可以讓每個人過得更幸福、更快樂。

TIPS

學習經絡拳，是一個很好的人生觀和世界觀，從修身養性的角度出發，瞭解該打哪一條經，來養養氣，或者是在四季當中，學習如何運用適合節令的食補來自我調整。

平常有空，多鍛鍊自己的身體，練習經絡拳的功法，來增加自己的心氣，心有了動力，心氣越高，動力就越大，就越有勁去做自己想要做的事情。

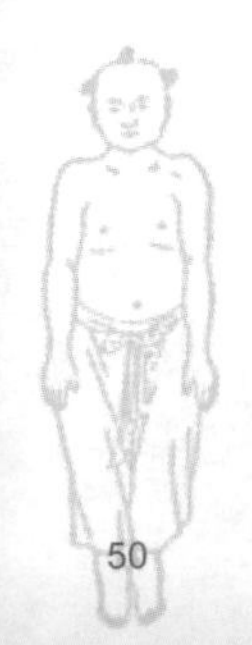

【宣師說】

學習經絡拳，也能夠讓自己成為有能力愛別人的人，變成一個負有使

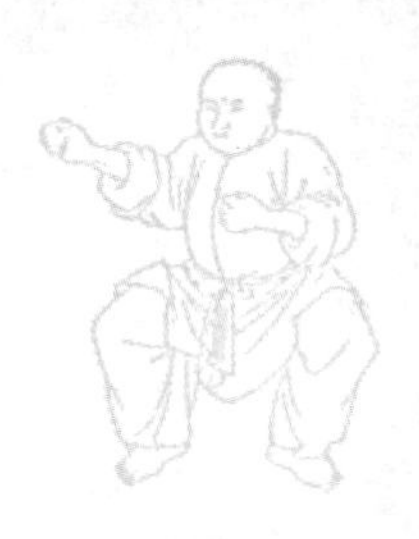

命，很有價值的人。

經絡拳教室

經絡拳是可以結合食物，在身體上形成深廣共振的網絡。

舉例說明：能提升身體陽氣最具代表性的食物，就是薑。

宣印學派發現，把薑汁直接塗在發黑的印堂上，再用手掌心搓熱，或是把手掌心裡的薑汁搓熱，然後拍一拍印堂，印堂馬上就會發光發亮，薑汁的活血化瘀功效非常好。

經絡拳也建議大家在平常的養生當中，多吃一點健康的食療，舉例說明：陽氣不足時，可以將白色的新鮮山藥，搭配胡蘿蔔一起熬煮，也可以再加點枸杞，不論是煮湯或是稀飯都可以，吃了不但可以補虛，也會發現身體變得比較健康。

宣印學派希望透過這本書告訴大家，經絡拳已經蔚為風潮了，你不能再無視它的存在，如果你繼續不在乎它，你在人生未來的下半場，可能就out，出局了！

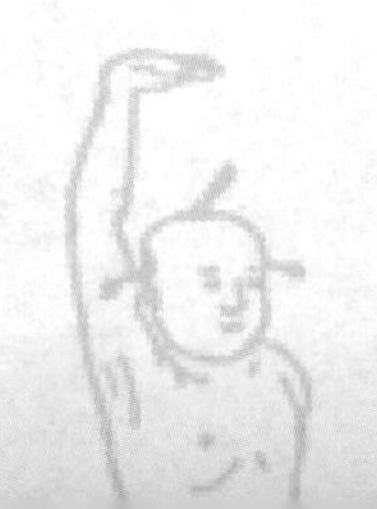

經絡新發現篇

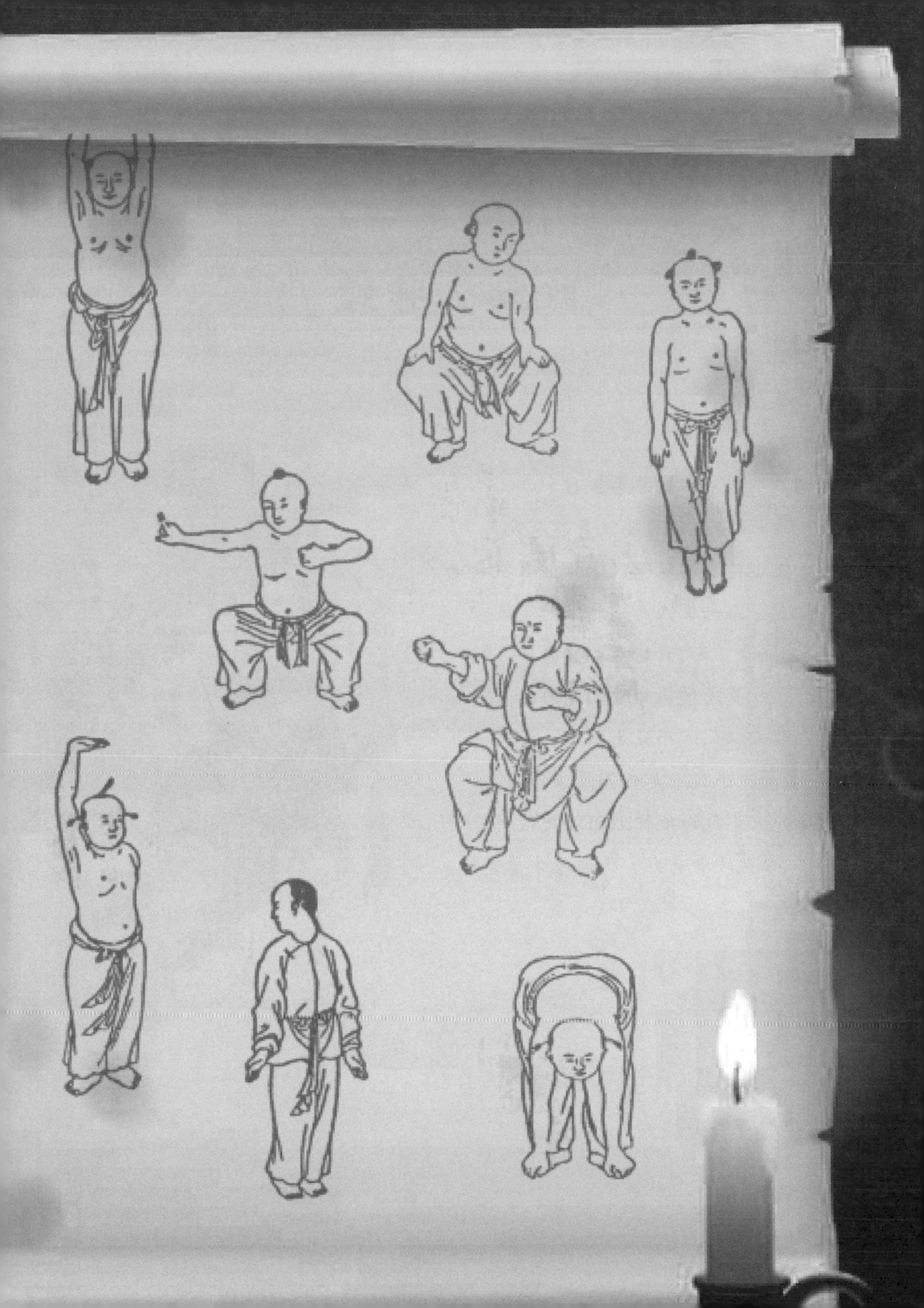

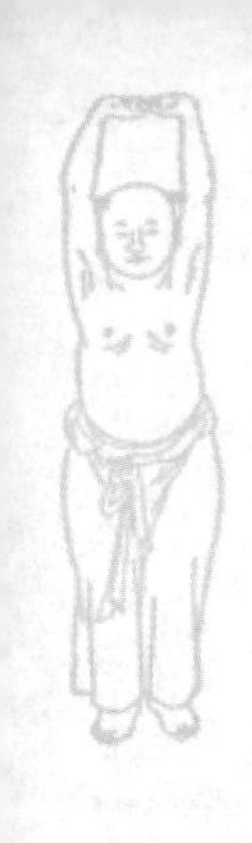

03

告訴你怎麼不感冒—啟動「肺經」

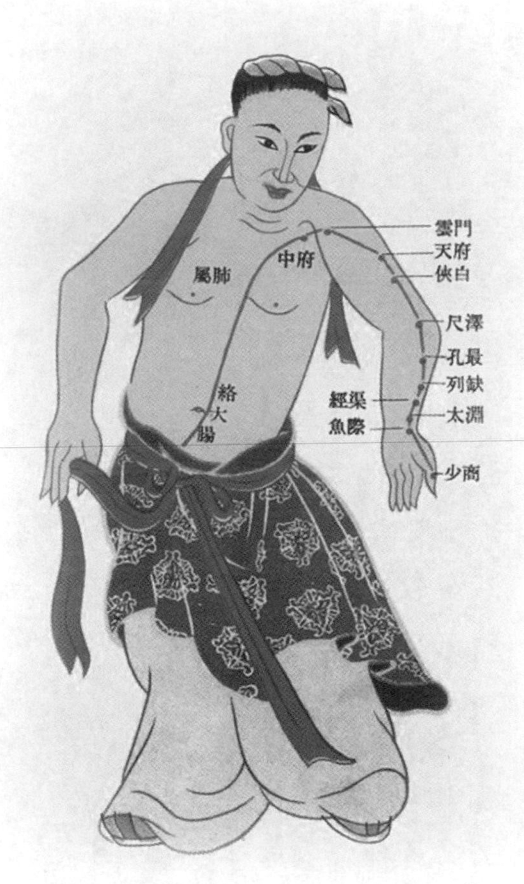

經絡拳課程，

最重要的是要讓身體有元氣，

促進身體的新陳代謝，並且抗衰老，

讓每個人能夠越來越年輕，

而且越活越健康。

要怎麼讓肺經的電力上來：

小腿是關鍵。

小腿肚是一個泵浦作用，

氣血能往上回流之後，

心臟才會有力，肺循環才會變好。

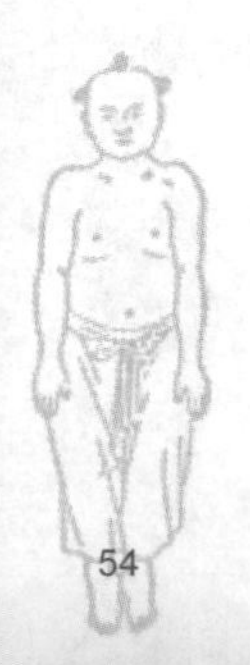

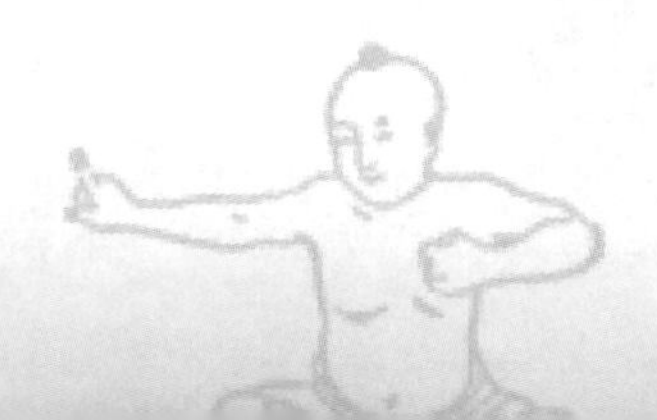

【先瞭解】

「經絡系統」能溝通全身，往內通往五臟六腑，往外連結所有的神經、血管、淋巴。

經絡是「氣」的通道，通道的暢通，可以推動、擠壓，影響血液的循行速度，當通道越暢通，氣就越強，循環就越好。當身體受到外來的寒邪、熱邪入侵，容易導致經絡通道受阻，經絡一旦不通了，人就容易生病。

當你整天無精打采，而且精神不能集中，代表氣不足了，氣不足時，經絡拳建議你運用力學「槓桿原理」的打氣學，學員平日用這小小的技巧可以來解決病痛問題。

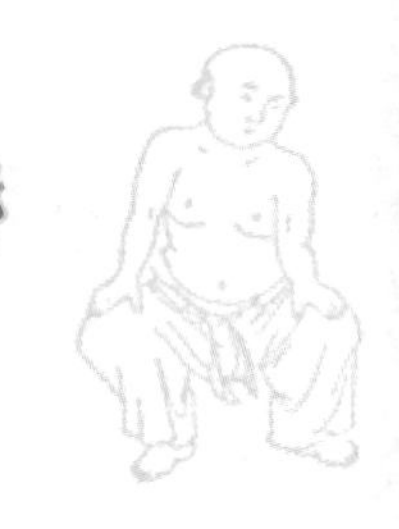

零基礎也不怕 Point 1

人體最好的電能：「肺經」

生病從感冒開始。

人要能不生病，就是不感冒，感冒，是一種溫病，是會傳染的，就像現在的流感。

這種溫病是很可怕，會一直傳染，傳染到有一天才知道，這是沒有藥物可以預防。

一般人生病時習慣找醫生，或是吃吃保健食品，這樣的養護方法對自己的健康是比較消極的，不夠積極。

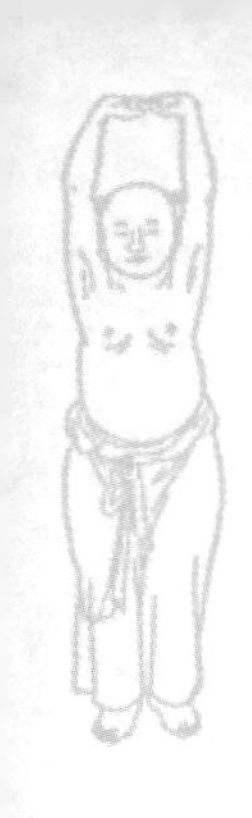

臺灣的天氣經常有雨，雨一下來時，人的肩背都不太舒服，因為雨會潮濕，又帶有一點風，又有一點涼，這樣的現象經絡就容易不通。

這個時候最好的方法就是處理經絡系統，趕快紓解出來。

人體的「經絡」就像是電線，負責把電力送往全身。

宣印學派發現，最好的電能就是「肺經」，有了肺就好像裝上了電池，可以通電。肺經是人體的第一條經，可以讓人的握手有力，工作有力、有效率，做事情比較有能量。肺經，透過呼吸，可以達到養顏容美，是一個自我排毒的方法。透過「吸」、「呼」可以把體內深層的寒毒、濕熱、熱毒，通通給代謝出來，如果阻塞了，出不來了，那麼人就容易生病。抗衰老的最佳方式，就是啟動肺經。

現代人都死於肺，心臟衰竭，最後是肺衰竭，代表沒有電了。

肺弱時，人就沒有動力，沒有電力，整個人就會蒼白。持續暴露在感染風暴的環境中，實在太危險了，很容易被感染，所以，平常就要充電，電力不足時要趕快充電維修，讓自己的電力破表再上來。

零基礎也不怕 Point 2
診斷肺氣是否弱了

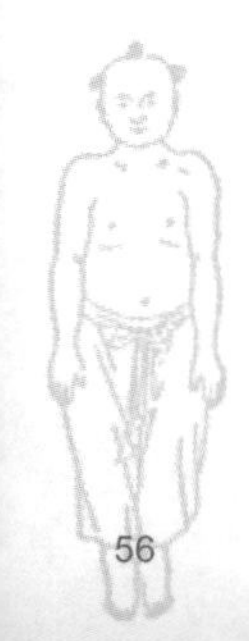

(1) 印堂有沒有凹陷點

肺對應到臉部的印堂，印堂在兩個眉毛的正中間，摸摸看印堂有沒有

凹陷點，凹了就是肺衰弱，表示肺泡無法完全把肺氣宣發出來，凹得越深就容易氣喘、氣管炎。如果印堂越白，就是感冒了，很多氣喘病的人印堂就很白，而且還有一點屑屑的感覺。

（2）大拇指有沒有月牙

看看肺經的大拇指，指甲有沒有月牙，身體有點元氣，月牙就會比較明顯一點，這就是電力。

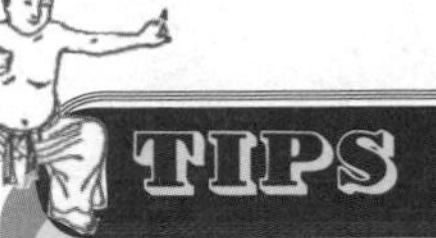

TIPS

宣肺小祕訣，在肺部後方的肩胛骨這一塊，如果有一坨，宣肺的能量就會打不開，肺經就像水壺上面的蓋子，蓋子太重時，就會壓迫肩胛骨，整個熱寒就逼不出來了。所以必須要把這個蓋子給打開。

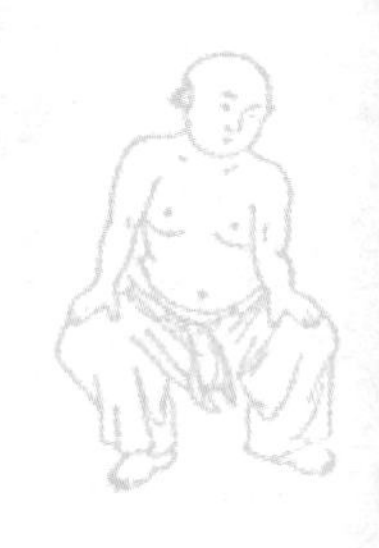

【自修】

可以應用一些工具，例如：用「七星棒」振盪後面的肩胛骨，並用「黃檜精油」塗抹在肺經，會覺得氣更容易釋放出來。

【共修】

請夥伴用手肘，或使用「理筋器」，在肩胛骨內側這一塊，在「肺俞

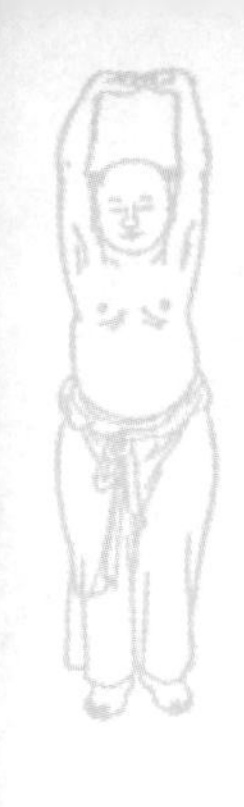

穴」和「大椎穴」下面兩指寬，對過來的整個區塊，理一理。

※ 操作要領

(1) 打氣：任何的打氣只要用一點力量，輕輕地打就好了，像弦一樣彈出來，就會把裡面的乳酸、垃圾、壓力彈出來。

(2) 放筋：放筋時，盡量地放鬆，不要用力，鬆鬆的，鬆到沒有感覺，讓肩胛整個鬆開。

零基礎也不怕 Point 3
怎麼讓肺經的電力上來：小腿是關鍵

【先瞭解】

人在走路的過程中，所有的氣血原本要往上調動，希望透過腎往上送，但腎弱時，氣就很難送上去，人每天又在工作打電腦，造成肺有壓力，再加上人是站著走路的，氣血都沒有往上走，反而是往下走，往下走剛好集中在整個小腿肚，如果又經常久坐，整個血液就積壓在小腿肚，造成膝蓋也不良。膝蓋如果有力，小腿肚就比較沒有問題，如果膝蓋變得沒有力，又運動不夠，小腿肚就會越來越大。

小腿肚是一個泵浦作用，也就是說，足部靜脈的血液，能夠往上回流之後，心臟才會有力，肺循環才會變好，所以當整個腿肚改善之後，氧氣送往全身的速度更快了，肺就能夠代謝廢物了。

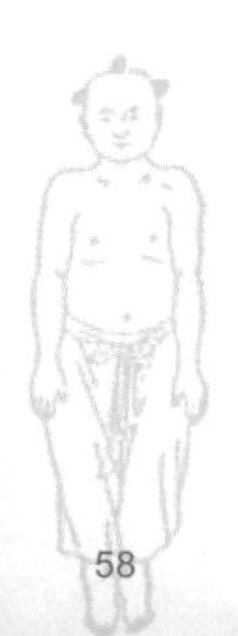

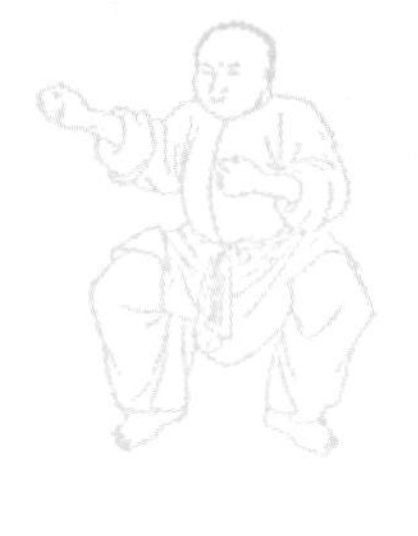

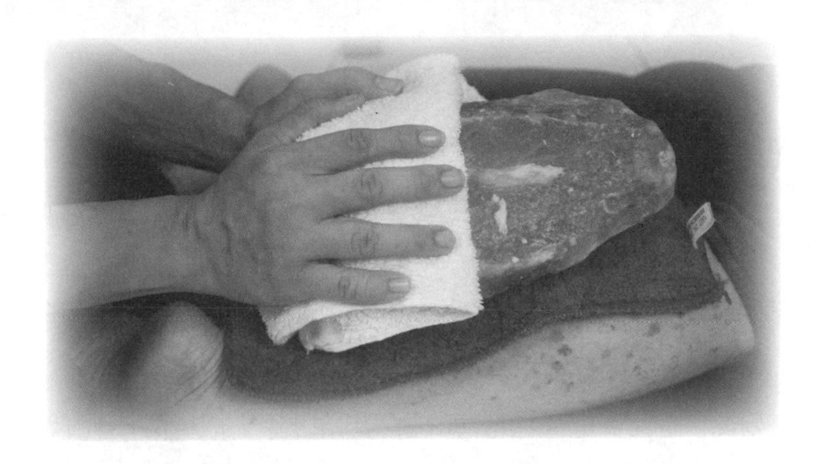

健康的小孩子是要能蹦蹦跳跳的，這樣的孩子比較不容易被感染生病，不能蹦蹦跳跳的孩子，表示小腿肚是有卡住的，導致肺的循環變差了。

小腿肚不僅可以提升免疫力，也可以讓人的整個體溫往上升，讓細胞更年輕，促進體內新陳代謝的效果是很強大的。

更進一步的研究發現，腿肚的筋糾結越少的人，頭腦速度越快越聰明，人的智慧就在於腿肚的柔暢度。

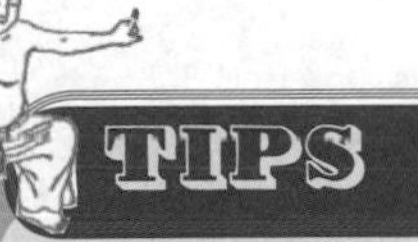

TIPS

肺的衰弱，跟胸腔沒有關係，關鍵在小腿。更進一步地觀察發現，腿肚越厚，不容易放鬆又痙攣的人，基本上做事情也比較沒有魄力，腿的結構性，氣拉扯越少，肺的氣就越強，這就是氣魄，肺功能越強的人就有正義感，就有能量，甚至成為一個領導人，肺越強的人，可以掌控自己的命運，當然也不容易受環境的影響，對環境的適應力自然較強。

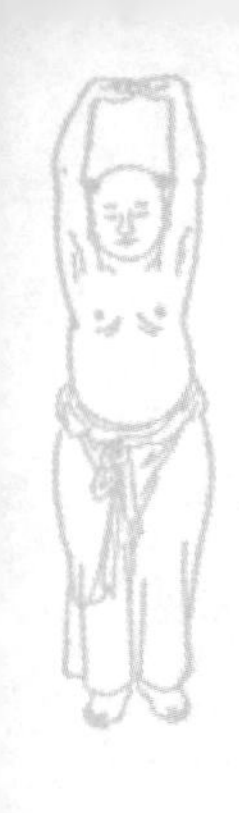

※ 操作方法

用「老薑粉」沾一點「野生當歸酒」，塗抹在小腿肚上，再將包裹著布的「鹽灸燈」，放在小腿肚上，把小腿溫熱即可。

操作完畢之後，人不旦不咳嗽、不氣喘了，而且肺活量更好了，走路更輕鬆了，跑步也更加輕盈了，連膝蓋也間接獲得舒緩。

經常按揉小腿肚，把經絡阻塞的障礙點排除，把乳酸廢物代謝掉，心情會變得特別愉快，呼吸特別輕鬆。經過幾次的治療之後，發現舌頭比較柔暢，也就是說腿肚這裡揉一揉，鬆了，口才變好了，舌頭柔暢了，肺功能好了，心臟功能也能間接往上提升，所以人體器官是互相有連結性的。

零基礎也不怕 Point 4
肺經打氣操

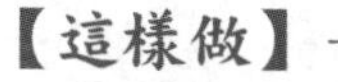

肺經打氣操搭配「經絡拳九段錦」的第二段：「左右開弓似射大鵰」的概念。情緒不好的時候，一定要學會「肺經打氣操」，「肺經打氣操」對於經絡的協調、氣血調動，尤其是肩胛骨的打開，起到一定的作用，可以清除肺管、支氣管裡面的髒東西，甚至把深層的痰給清出來，可以改善氣喘、長期的咳嗽，或是過敏的問題。

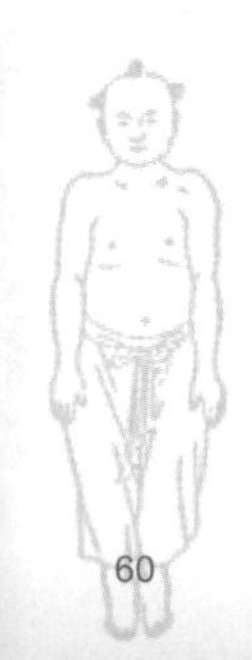

※ 操作時間

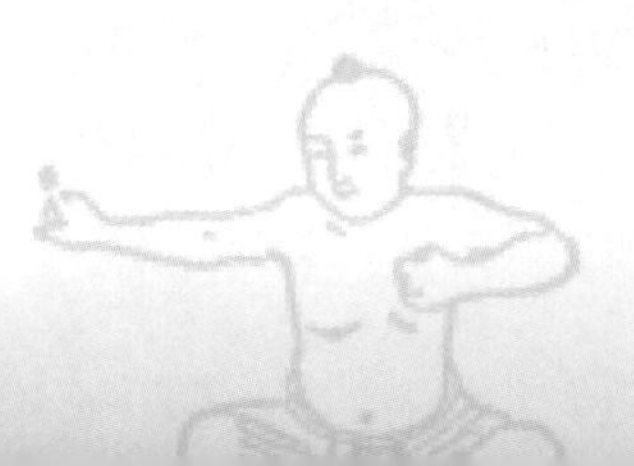

建議每天早上起床，就做十幾分鐘的「肺經打氣操」，最好能一邊散步，一邊把肺經好好地調整，會感覺到氣機往上調動，呼吸順暢了，人也會非常舒暢。

※ 操作前

強烈建議在操作「肺經打氣操」時，在鼻孔裡面抹上一、兩滴的「黃檜精油」，可以深層地從鼻腔殺菌到支氣管。

【動作一】

雙手抱在後腦勺，慢慢將雙手往下壓，往內縮、夾緊耳朵，頭會自然垂下去，可以刺激到後面的肩胛，把裡面放鬆；再將手臂打開往外伸展，就像掀開蓋子一樣，肩胛就會稍微鬆掉，這個動作是宣肺很重要的動作。

【動作二】

把左手的肺經打開，頭輕輕地倒向右邊肩膀，右手繞過頭部壓住左邊耳朵，把頭往右邊下壓；再換另外一邊操作。做這個動作，在調氣的過程中，就像是在氣動一樣，慢慢地把氣伸展出來，這個地方開了之後，舒暢度是非常大的。

【動作三】

雙手抱在後頸，將手肘和肩胛往上延伸，手肘往上對天，從左手開始往上，再換右手往上，反覆操作。

如果手肘無法對準上面，沒有關係，慢慢來，時間久了就會慢慢達到舒展的效果。

這個動作對於五臟的調和、氣血的通暢是有幫

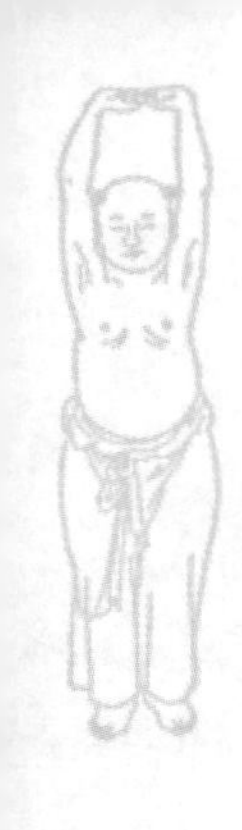

助的。

【動作四】

把手扣到腰部兩側，練習把腰兩邊的筋慢慢抓出來，把兩側的「帶脈」鬆開。這個動作可以幫助身體在左右轉動時，比較轉得開，就可以把整個肩胛徹底鬆開了。

【動作五】

將腹部往下擠壓，把大腸一直擠壓，擠壓到底，配合吐氣；最後再把腹部和肋骨抓一抓、捏一捏，也可以利用「七星棒」或「打通槌」敲一敲就可以了。這個動作可以減少腹部的壓力，讓胸腔的氣可以上來，使肺活量增加。

【這樣做】

咳嗽的人一定是肩膀痠，而且胸口有點小小的悶，需要透過咳來紓解。長時間工作太久的人、經常使用手機或平板或工作要經常打字、坐姿不良、經常做家事的人……肩膀就會卡住，當肩膀出問題時，是因為肺氣轉弱了，肺經這個蓋子太重了，導致於整個氣悶在那裡，上不來，這時候人就容易生病。用「拉筋器」沿著肋骨骨縫拉一拉，把胸腔理一理，宣洩一下，會挺舒服的，「拉筋器」還可以拉後面的肩胛，把後面拉過來，這個動作相當過癮，比手更省事、更省力。如果胸脇卡住很厲害，鬆不開時，可以用「神龍柱」理一理、壓一壓，做「零平衡的療法」。

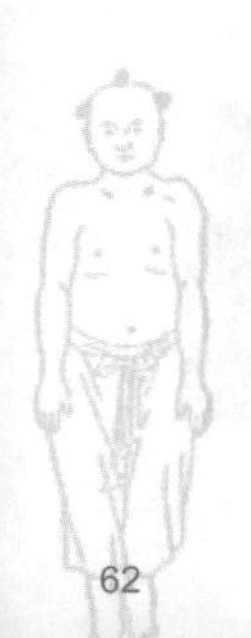

【這樣做】

預防感冒小妙招

(1) 揉鼻法

經常喉嚨不舒服、流鼻水、脖子痛的人，是肺準備要不通了，必須要想盡辦法好好來調整。肺經開竅於鼻，鼻子有點不舒服，可以在鼻子兩側搓一搓、揉一揉，處理「迎香穴」，讓鼻腔保持溫度，這是平常要保養的。

也可以在推鼻子時，先抹上「黃檜精油」，再用「拉筋器」把這邊疏筋一下、拉一拉，鼻子也挺舒服的。

操作「揉鼻法」，如果只是純粹按摩鼻子，效果是不夠強的，要把鼻子兩邊的「迎香穴」給揉熱了，才能真正防感冒、治鼻炎。

(2) 搓熱「魚際穴」、「中府穴」和「雲門穴」

扣住肺經的「魚際」，把裡面深層的點揉一揉，會發現痰很容易咳出來，平時雙手的「魚際」多搓熱，再去搓「中府」和「雲門」，這樣的動作對感冒的預防，簡單又有效。

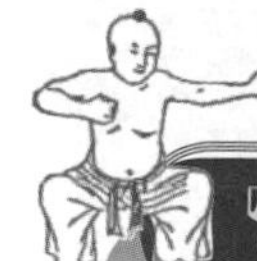

TIPS

肺經除了需要打氣之外，最重要是要有一個非常愉快的心情，愉快心情如果學不到，宣印老師建議大家要多抬頭，盡量抬頭的好處可以把肺給宣開，一個人不要經常低頭，低頭就會想到自己的問題，抬頭看看天地這麼大，絕對有方法可以幫助自己度過難關的。

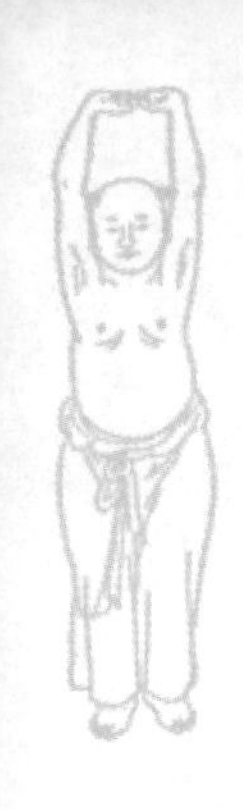

經絡拳教室

人一定要學會知足常樂，不要有過多的慾望，才不會想太多，造成自己的負擔，同時，保持心胸的豁達是很重要的。「深呼吸」就是肺基本的概念，深深地呼吸，深深地吐氣，可以調整自己的緊張，調整自己的情緒，讓自己更豁達。在振盪的過程中，配合聽一點音樂，來振動身體頻率，多幫忙別人打經絡拳，可以克服自己的悲傷。

宣師消除憂愁的辦法，就是不斷地研究經絡拳，來造福人群，讓每一個人越來越開心，越來越好。幫助別人的同時，可以幫助自己忘記憂愁，退一步去幫助別人，自己就會豁達開朗、海闊天空。

經絡拳的口號：

最好的醫師是雙手，最好的醫院是生活，最好的藥品是經絡。

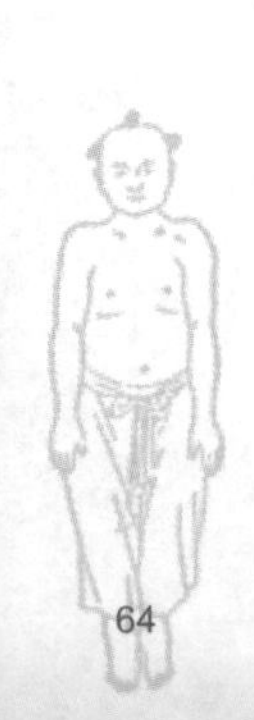

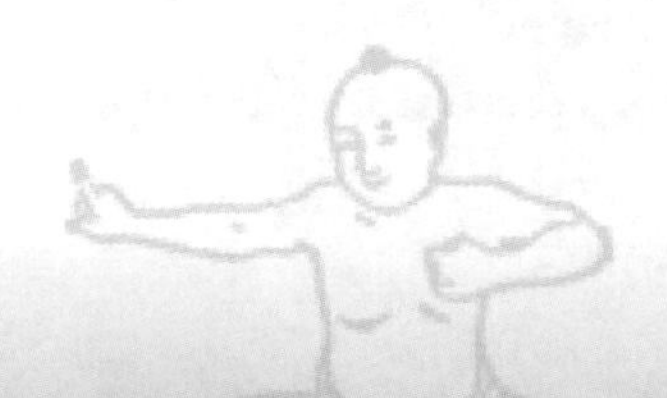

04

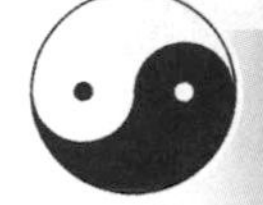

頸椎不拉扯能改善便祕—啟動「大腸經」

放鬆頸椎、有利排便的運動，

現代人發現腸道的問題，

似乎是現代人生病的主要原因，

腸子在拉筋的過程裡面，

是最難伸展開來的，

不暢通的腸道對人體而言，

會讓身體老化的速度增加，

使體內毒素增加。

如果排便功能不是很好，

毒素累積在身體裡面就會越來越嚴重，

就會形成了口臭、皮膚暗沉、消化不良，

這樣的狀態一旦明顯了之後，

就會形成未來更多的睡眠障礙，

甚至是口味的偏食和特別的喜好。

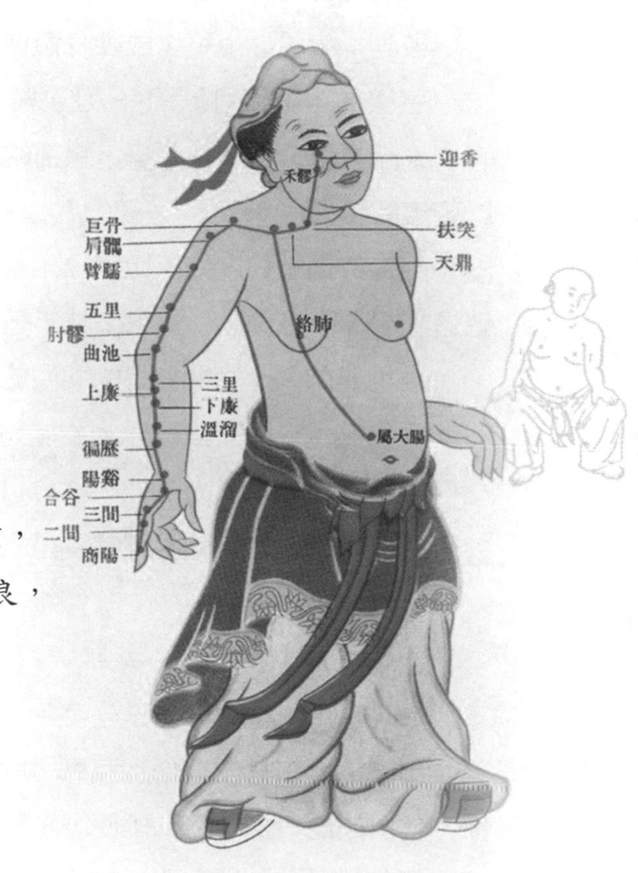

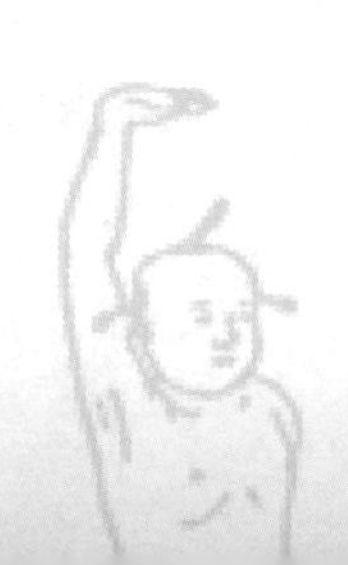

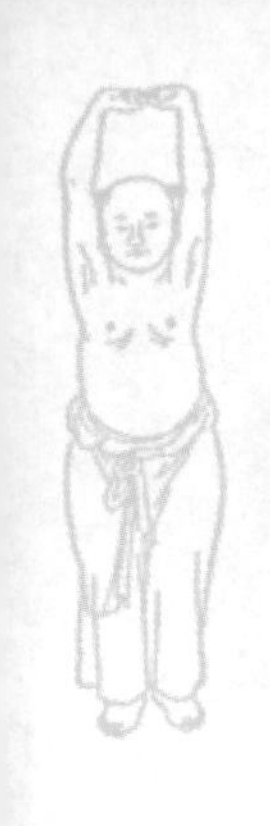

零基礎也不怕 Point 1
大腸經是人體的長壽經

腸道的健康，不僅只是關係到排便的問題。

其實手臂和肩膀，肩膀和頸椎，頸椎和腦部，人的「腦部」和「腸」事實上是有雷同的概念。

啟動「大腸經」可以啟動身體機能，促進代謝堆積的毒素。

這樣做，不僅可以治好大腸失調的問題，同時也改善大腸對於皮膚病、臉部長痘子、全身濕疹、頸部的老化，讓身體更輕鬆、更清爽，還可以讓皮膚更好。

腸道的老化程度如果比實際年齡還老，人就會越來越老；如果腸道逆轉過來年輕了，身體就會越來越年輕。

全世界的人，幸福長壽的共同的祕訣，就是能好吃、好拉、好睡。

要先能吃得好、拉得好，才能夠睡得好。

如果睡不好就容易落枕，就會引發腦溢血的可能性，就不容易長壽。

宣印學派認為：大腸經其實是人體的長壽經，大腸好，人就長壽。

【先瞭解】

最理想的排便方式，是坐姿，不是蹲。

用蹲的姿勢排便會增加腹壓，腹壓一高，血壓就容易升高，會導致腦幹容易出問題，坐的姿勢排便，身體反而輕鬆。

每次排便的時間，建議在兩分鐘以內就可以結束，要在有便意的時候去排便，可以很輕鬆地排出來，就像排尿一樣，這代表著健康，身體是處

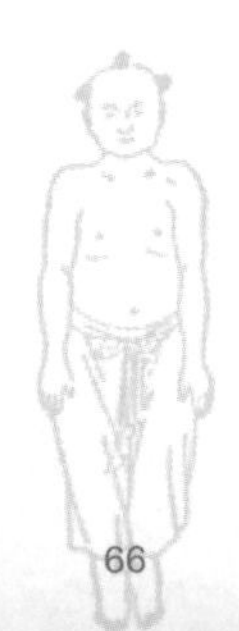

於放鬆的狀態。

如果排便需要等待很久，明明有便意在，卻排不出來，這代表有問題。

【宣師說】

如果排出來的便是沒有聲音的，是浮在上面的，代表健康。

如果排出來的便是往下沉的，發出「咚」的聲音，表示排的便很硬，是積留三天以上的宿便。

可能是大腸裡面有內壓，大腸可能有瘜肉、有直腸癌的可能性，身體需要好好調整了。

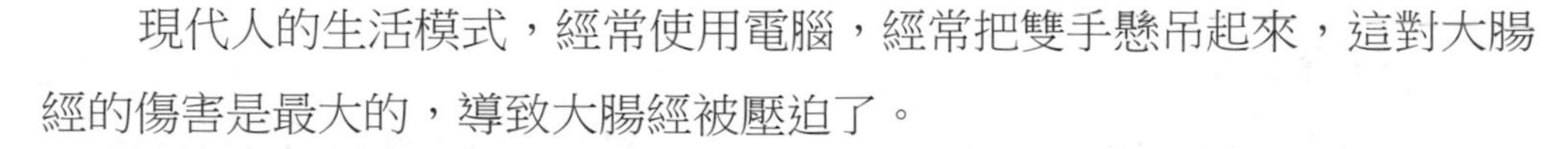

零基礎也不怕 Point 2
大腸經與頸椎病有關

現代人的生活模式，經常使用電腦，經常把雙手懸吊起來，這對大腸經的傷害是最大的，導致大腸經被壓迫了。

後頸椎的僵硬卡住，絕大部分跟大腸經的懸吊有關係。

也就是這裡的肌群，從二頭肌到三頭肌附近一直都沒有放鬆，現代人很少啟動到手的運動，導致於頸部的交感神經類似已經受傷、損傷了，受損傷的大腦開始發生某一種神經反應的現象，啟動交感神經發生興奮狀

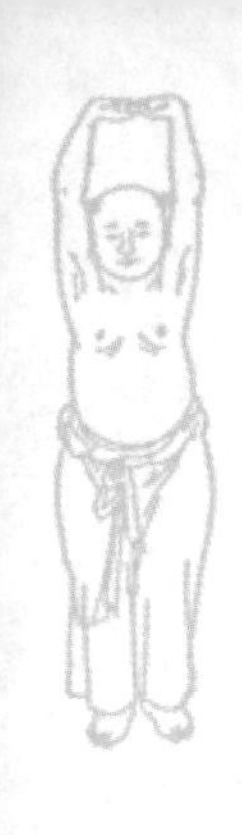

態，所支配的腸道蠕動瞬間就變慢了。

【先瞭解】

簡單說，你一直在工作，脖子不舒服的人，腸道是壓迫的。

壓迫到頸椎的交感神經，腸道一慢就會產生便祕，因為壓迫了味蕾，所以需要一些垃圾食物之類東西的刺激，而且越來越喜歡、越吃越多，如此惡性循環，越來越惡化。

不要小看排便的問題。

不論是便泌，或者是排便不成形、排便時間過久，事實上都跟頸椎壓迫有關聯，頸椎長期的壓迫，可能就會形成老花眼，視力模糊、頸部的皺紋很多……等，這些都是老化的症狀。

「頸椎病」表面所呈現出來的症狀，可能跟鼻子有關係，包含鼻子不端正、鼻子的周邊長痘子……等，這些都是大腸承受壓迫，導致功能失調，所呈現出來的畫面。

在鼻翼、臉頰有很多的粉刺，是因為吃的東西太雜亂了，導致於大腸經有狀況。

「落枕」的發生，代表著頸椎目前有狀況了，排便功能其實已經開始不好了。

【宣師說】

腸道的結構和腦部是一樣的，兩者之間是有關聯性的，訊息是有連動的。所以肩膀僵硬、脖子不舒服容易有腦幹的問題，變成中風的問題。

宣印學派發現：當肩膀僵硬的時候，代表大腸經的氣血是不夠的，要趕快舒緩大腸經，疏通一下肩膀的痠痛，肩膀鬆了，腸道就健康了。

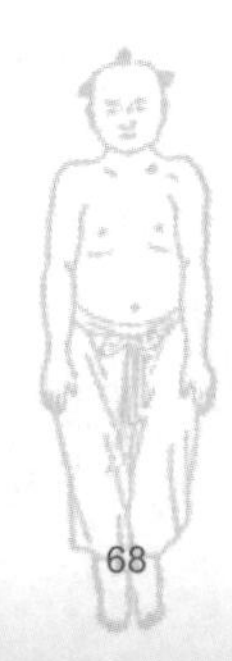

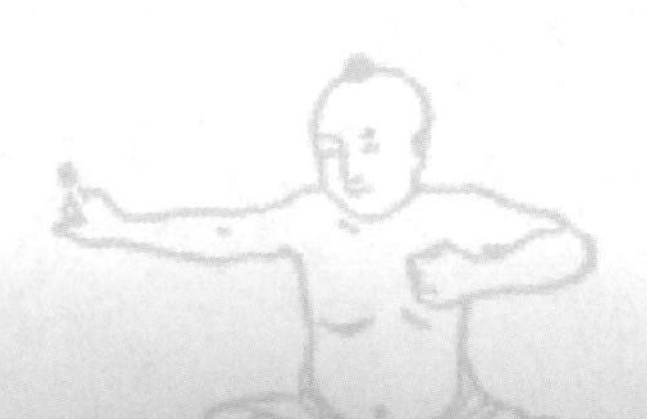

零基礎也不怕 Point 3
落枕的治療方法

平常頸部能夠輕鬆轉動，是相當重要的，如果頸部本身水分不足時，一旦受到風寒，斜方肌一收縮、壓迫之後，就牽動了枕骨的肌肉，就容易產生落枕的問題。

※ 落枕的治療方法

一邊按住「承漿」的同時，慢慢地把頭轉向不痛的那個方向，再慢慢地轉過來，反覆操作，最後，再把兩邊的大腸經敲一敲，就可以達到很好的效果。

用力按住「承漿」，可以讓口中出現唾液，有了唾液就有了水分，可以送往大腸，滋潤腸道，腸道就放鬆了，就不會往下拉，斜方肌就得到放鬆，落枕就改善了。

【這樣做】

治療頸椎病，改善大腸問題：合谷穴。大腸經的「合谷穴」對於頸椎的牽動拉扯是相當大的，兩隻手的虎口可以間接來放鬆下巴的頷骨，下巴放鬆之後，頸椎比較容易調整。

手麻不舒服的人，推薦大家可以用手去揉一揉、理一理「合谷穴」。如果手的能量沒有辦法傳遞，振盪也沒有辦法深入時，宣印學派推薦可以使用「晶鑽療法」直接按著「合谷穴」，可以使痠痛度慢慢深入其中，馬上腸子蠕動速度更快，脖子就更鬆了。

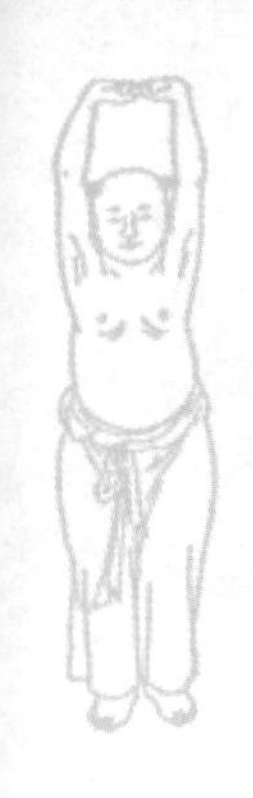

頸椎老化在於大腸經的拉扯，在於自己的生活習慣，手部經常是懸吊起來的，包含拿手機懸吊、拿平板懸吊，讓手部不能放鬆，沒有甩勁。以下提供幾個放鬆頸椎的運動，可以防止頸椎病、拉扯、對立、矛盾，同時也可以促進排便速度快，增加健康。

第 1 招　轉動大腸經

兩手左右平伸，轉動大腸經，類似「經絡拳九段錦」的第四段：「五勞七傷往後瞧」的概念，用扭力把拉力拉回來，可以重新校正。

第 2 招　扭轉身體

在早上起床躺在床上的時候，把左腳屈膝，跨到身體的右邊，頭轉向左邊，再換另一邊操作，兩邊交互操作，可以把痠痛的源頭慢慢地釋放掉，並且能促進排便，使頸椎不老化。

第 3 招　擺動雙手

原地散步，膝蓋上提到肚臍，雙手擺動盡量能超越鼻子，手甩的高度，要超過鼻子才能夠循環，手腳是交叉的，跟走路一樣，把動作做誇張一點，在原地走一分鐘之後，會發現到頸椎不會互相拉扯了，這是大腸經啟動的開始，會明顯的排氣、排便，而且頭腦特別清楚。

第 4 招　振盪大腸經

在排便的時候，振盪大腸經，加強「合谷穴」和手腕區的「養老穴」。把左右兩邊的大腸經敲一敲，不用特別強調穴位，再把「合谷穴」理一理、揉一揉，就能夠刺激頸椎的放鬆，讓身體放鬆，有利於排便。

另外，要再特別強調手腕區，手腕代表腸道的肛門口，如果手腕緊繃得厲害，那麼排便就會出了問題。用食指壓住「養老穴」，左右輕輕地轉動，兩隻手各操作三十秒鐘，就能促進排便速度，增加蠕動，同時能調整頸椎。

【宣師說】

脖子的背後是小腸經，就是項部頸椎，脖子的前面是大腸經，兩個腸道控制了人的頸椎，頸椎不光只是影響到排便問題而已，還包含心情、智商、老年癡呆、五十肩、手麻腳麻……等問題。要調整頸椎，大腸經和小腸經都要處理，小腸順了，大腸才順，大腸和小腸之間要連結，可以在手腕區同時左右理一理，脖子就鬆了。

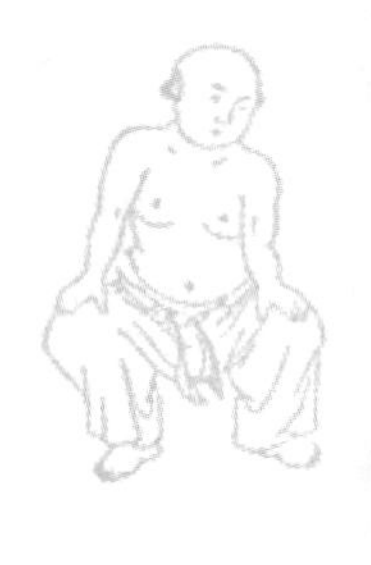

大腸經有到達鼻子，所以氣要強，腸道有了氣，有了血，才能夠蠕動，氣越夠，腸道就越健康。

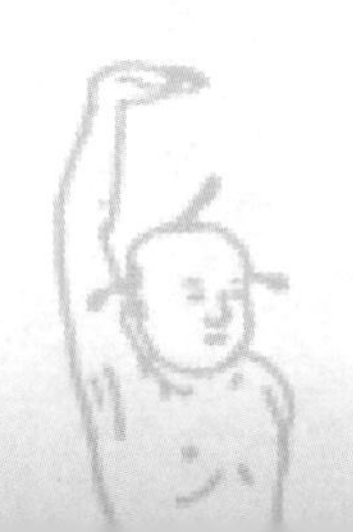

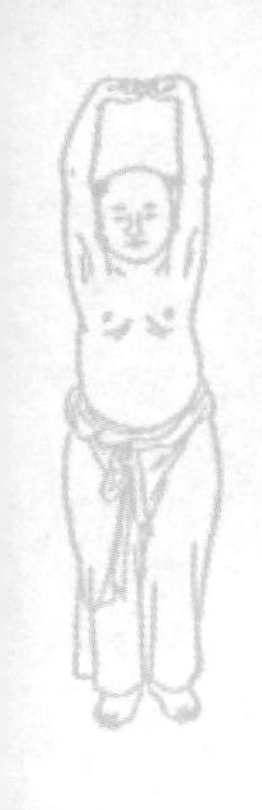

零基礎也不怕 Point 4
大腸經打氣操

大腸經是手陽明，膀胱經是足陽明，脊椎兩側是膀胱經的腧穴，當膀胱經氣血瘀滯時，大腸經也會同時瘀滯，也就是說這兩條經是同時瘀滯的。排便一旦不良，大腸經就卡住，大腸經卡住的原因，事實上是背後的膀胱經受傷了，膀胱經的氣血瘀滯，未來就會手麻，手麻不光是大腸經的問題而已，還包含了手太陰的肺經，只要把手打開，血液氣夠了，手麻就會緩和。

※ 功效

操作「大腸經打氣操」，可以讓頸椎歸正，促進代謝。

※ 操作時間

建議每天在早上七點操作。

【這樣做】

大腸經的打氣重點

第 1 招　打氣手臂區

大腸經的前臂區，可以幫助身體代謝，上臂區和頸椎有關係，尤其是「曲池」、「手三里」對肩膀痠痛有幫助，清熱的效果特別好。

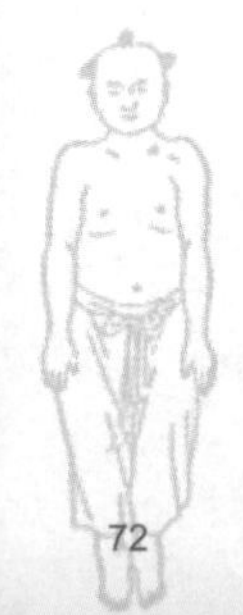

第 2 招　伸懶腰

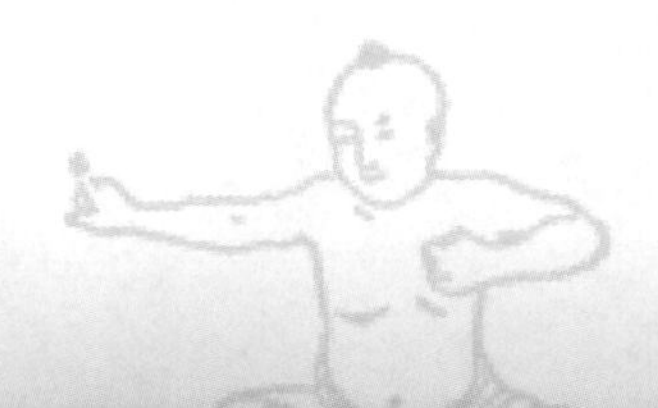

在處理大腸經的時候，強調伸懶腰來操作，使腰椎往上帶動了氣血，可以讓腸道更乾淨，效果會特別好。使頭部盡量後仰，兩臂向後伸，流入頭部的血液增多，使更多含氧的血液供給大腦，使人頓時感到清醒舒適，還能防止身體向前彎曲形成駝背。

第 3 招　按摩腹部

腹部為「五臟六腑之宮，陰陽氣血之源」；脾胃為人體後天之本。推揉腹部，可以燃燒脂肪，幫助經絡暢通，促進排便。雙手搓熱，左手按在腹部，手心對肚臍，右手疊在左手上，以順時針方向，先輕後重按摩九十九下，再以逆時針方向按摩九十九下。平時只要有空多按摩，以順時鐘的方向去推揉，都能改善脾胃功能。

TIPS

雙手的力量越弱時，膀胱經堆積的毒素也會越來越多，所以手越有力，背後的膀胱經也會更輕鬆，不會被壓迫。膀胱經會讓手更有氣血、更有能量、手更能夠使力，手有力，排便功能就越強，手的力量來自於膀胱經。

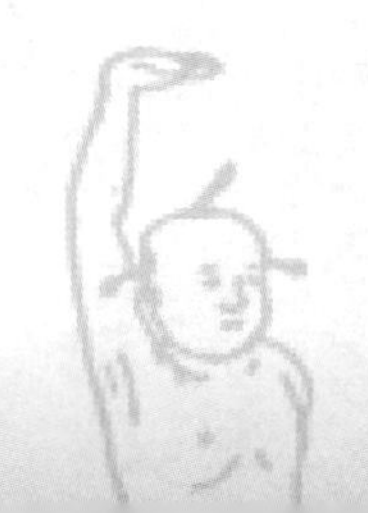

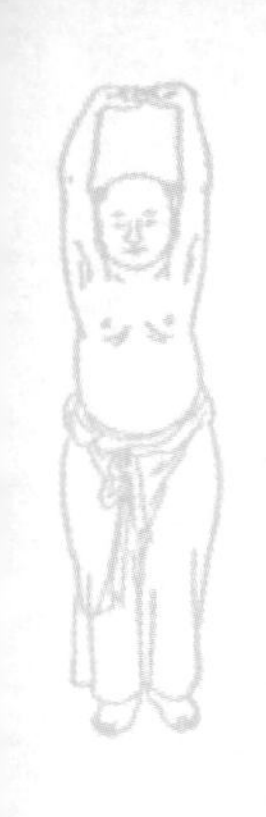

零基礎也不怕 Point 5
鬆頸小祕訣：「肩井」、「合谷穴」和「湧泉穴」

第1招　鬆頸小祕訣：肩井穴

膀胱經所拉扯下來的氣血阻滯問題，會引發肩膀上面的「肩井穴」承受重力，這個重力會讓手臂越來越沉重，越痠痛無力，甚至痠麻抽痛。

【處理方法】：用手或是用「拉筋器」、「理筋器」把「肩井穴」理一理、揉一揉。

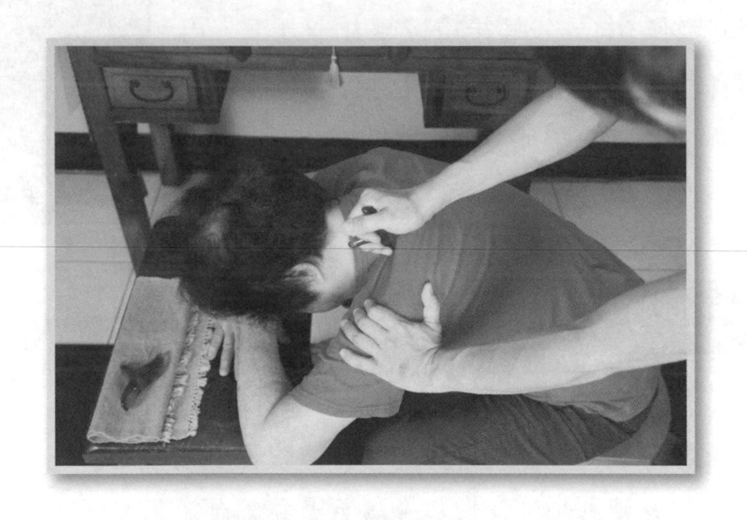

第2招　鬆頸小祕訣：膀胱經腧穴

要放鬆頸椎，如果單純只處理「肩井穴」，效果並不是很強大，「肩井穴」的另一個拉扯點是下面的「膀胱腧」，「膀胱腧」上如果有任何壓迫，「肩井」會產生緊蹦，就會產生重力，所以，頸部的鬆馳度和膀胱經的放鬆是有關的。膀胱經腧穴的壓迫，會形成臟腑的失調、肩頸僵硬、脖

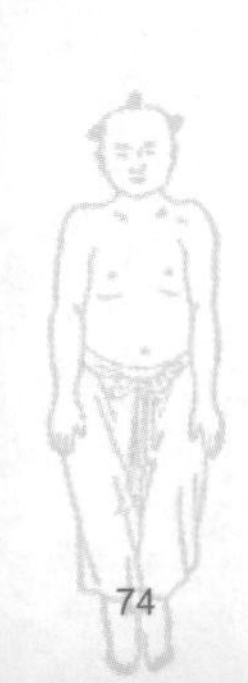

子的歪斜拉扯、手麻……等症候群。

【處理方法】：用「點穴球」刺激後面膀胱經的每個腧穴。

第 3 招 鬆頸小祕訣：合谷穴和湧泉穴

頸椎疼痛時，推拿「風池」可以釋放疼痛區，馬上能獲得改善，當然也包含兩邊的「臂臑」和後面的「天柱」，其實這幾個重要的痠痛點，全被「湧泉穴」給鎖住了，「湧泉穴」一旦卡住全部鎖住，最明顯的部分就是肩頸，另外一個遠端的治療點，就是「合谷穴」。

放鬆頸椎，遠端治療最重要的地方，就是「湧泉穴」，「湧泉穴」一旦開了，就可以真正解決大腸的問題。宣印學派研究發現：「湧泉穴」的效果很神奇，當「湧泉穴」的痠痛度不見時，肩膀就鬆了。

啟動大腸經最重要穴位，表面上是「合谷」，骨子裡頭是「湧泉」，一旦湧泉有了力，腿力一上來之後，大小便就沒有問題，因為腎氣提供了兩種能量，一個是泌尿能量，一個是生殖能量，所以排便功能沒有問題，生孕功能也沒有問題，連帶的膝蓋沒有問題、脖子也比較輕鬆、手腕比較有力量。

湧泉是精力充沛、能量充沛的概念，它的氣是往上沖的，湧泉就像是點滴，當人體累的時候，在腳底做刺激，可以像是吊點滴一樣輸入到全身，體力很快就恢復了。

【這樣做】

將兩顆「足療球」放在軟布上，兩腳湧泉分別踩著「足療球」上，腳跟著地，身體下蹲約兩秒後，再慢慢起身，連續操作約十二回。剛開始會很痛，經過幾次刺激後就不痛了。

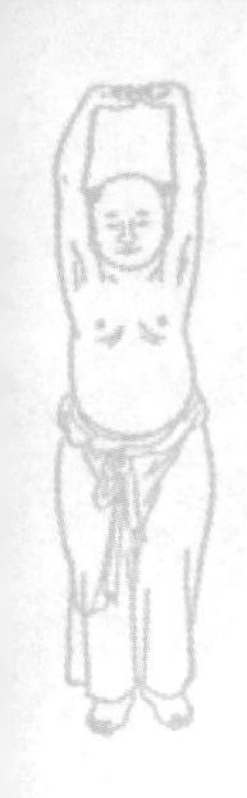

湧泉穴需要的是重刺激，用手去理是無法到位的，如果只是坐著按摩或是打湧泉穴，效果都不強。利用「足療球」再配合身體一壓一上的動作，猶如抽井水一樣，可以把血液就往上調動，帶動腳變得輕盈，使身體達到放鬆，頸肩放鬆。

當唾液越多時，腸道就越健康，因為唾液有多量的人體消化酶，送達腸道，這比吃酵素都來得更好。

建議大家，可以結合熱療的概念，把「熱療球」含在嘴吧裡面去鍛鍊，不但能讓唾液增多，也可以讓嘴巴盡量張開，使臉部全面的肌群拉開，這時拉到整個臉部到頸部的大腸經，能開始把血液往腦幹送，可以使腦部清醒，延緩腦部的退化，同時改善頸椎的壓迫、骨刺、手麻、手脹等問題。

當排便有狀況時，代表腸道不健康，毒素過高，有血脂過高的可能性，也就是所謂的「寒濕體質」，當血液的濃稠度越高，動脈越硬，排便功能就會不好。

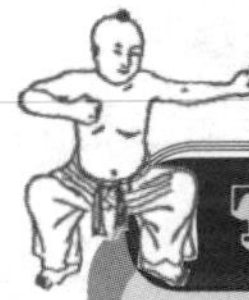

TIPS

想要改善腸道的問題，推薦：「黑木耳」加「茯苓粉」，黑木耳粉可以將腸道的垃圾黏附出來，比吃黑木耳更快、更好，還可以調整血液的濃稠度，防止血栓的可能性，如果有血脂過高、排便的問題，包含靜脈曲張的手腳麻痺，都可以獲得改善。

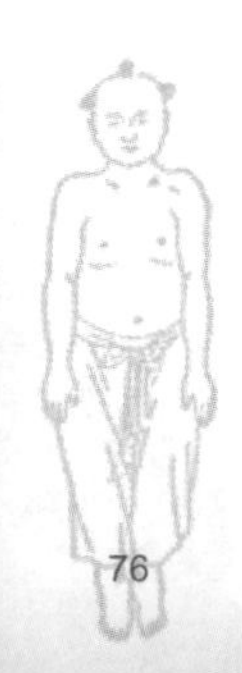

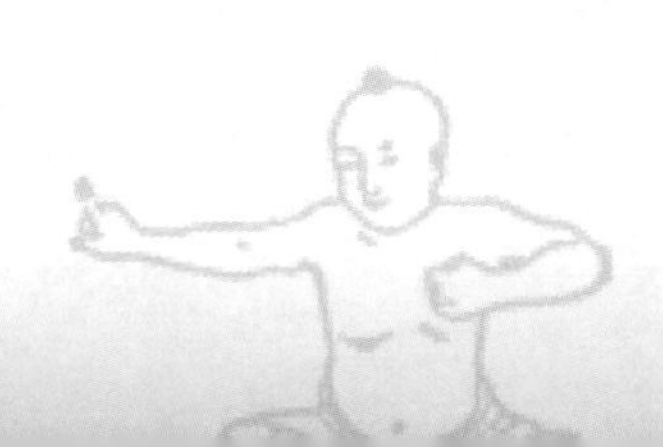

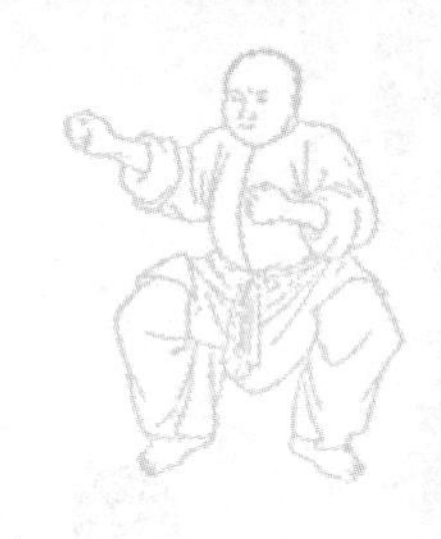

經絡拳教室

腸道的問題是受到大腦的反射所引發的，過度緊張、焦慮、情緒不良，就會造成腸道裡面的環境失衡。長時間用手工作的人，要懂得放鬆，不要過度勞累。平時要多按摩腸道，多揉揉頸部，能讓頸部放鬆更為重要，當脖子校正了，腸道放鬆了，自然而然排便速度就變快了，就可以防止腸道的老化。

人是高等動物，得要強化四肢，當手腳不平衡了，就是陰陽不平衡，危險度比想像還嚴重，不論是哪一隻腳或是哪一隻手沒有力了、不協調了、不靈活了，都要趕快強化改善。

宣印學派提醒大家：慣用右手的人，更需要去啟動左手，經絡拳是唯一在運動學上強調左、右手同時平衡活動的，不但勤練兩隻手，又認真修打兩隻腳，而且還要鍛鍊交叉比對，能最完美地恢復人體四肢的均衡功能。

現代人都過量地不當使用雙手，所以必須要將雙手的壓力給釋放，把肩膀放鬆，否則未來容易罹患更多可怕的疾病。

【宣師說】

經絡拳脊椎矯正班推動的「覺醒校正技術」，能夠把肩膀放鬆，把脖子校正，讓身體重新恢復，啟動的就是「身體覺醒力」。讓自己能自動調整重組的「無痛手技」，讓身體歸位、腸道歸位，頸椎歸位……等等。人如果能夠知道身體有沒有歪斜，就可以改「斜」歸正，就可以不吃藥、不打針，然後不用開刀，而且在沒有負作用的情況之下，發現並改善身體的潛在疾病。

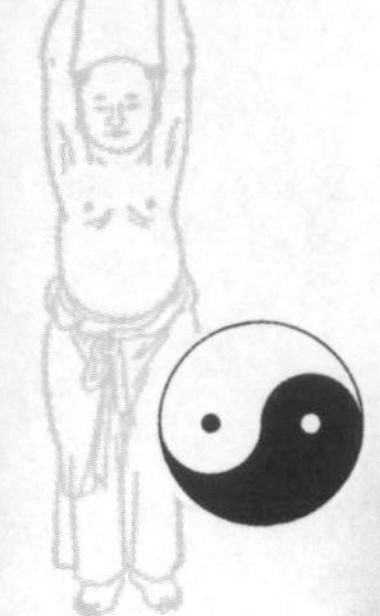

05

沒事蹲一蹲「膝蓋」有助睡眠 避免中風—啟動「胃經」

胃經是一條多氣多血的陽明經，
所謂「有胃氣則生，無胃氣則亡」，
胃氣是人的一種元氣，
如果把元氣耗損了，
人只有死路一條。

能吃、能拉是胃的特質，
當人沒有飢餓感時，
就代表快要死了，
就代表沒有胃氣了，
若胃功能強，正氣充盛，
免疫力就強，
所謂「真氣從之，病從安來」。
在養生和防病都須重視保護胃氣的旺盛。

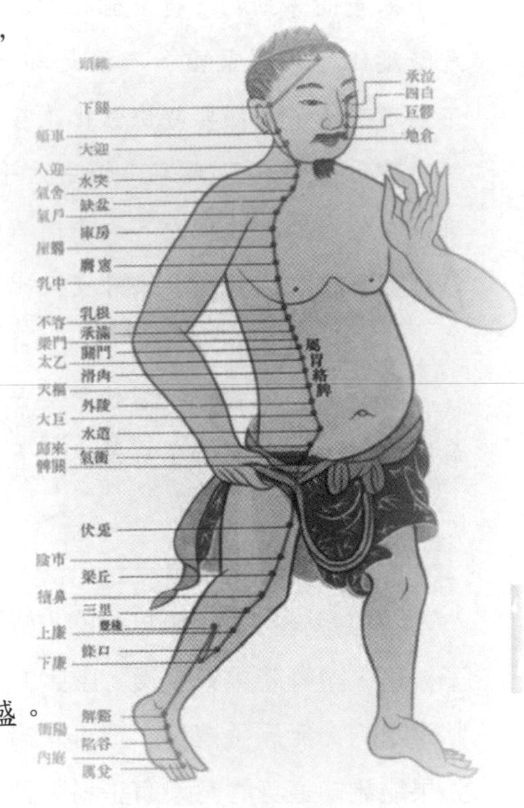

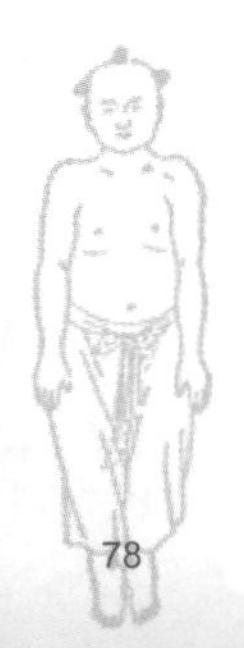

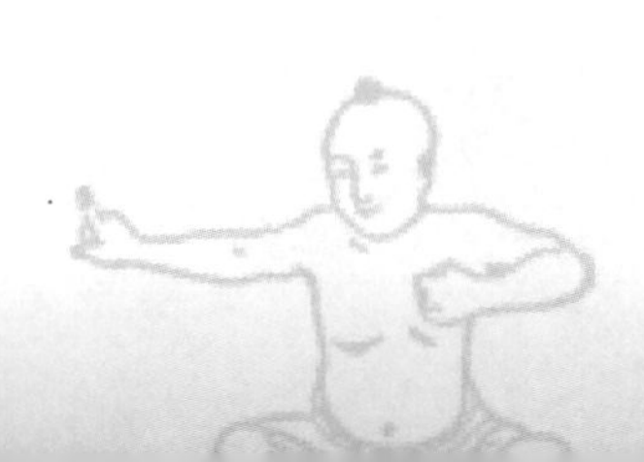

零基礎也不怕 Point 1

「啓動胃經」能夠減少心血管發生率

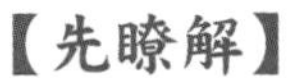

胃氣，知飢也。

胃氣就是飢餓感。

人體最重要的就是消化的能力，消化能力越強，身體就越強壯，消化得越慢，就積食了、老化了，身體就會越來越差。

所以一個很會吃的人，基本上目前沒什麼病，這裡指的是健康的吃，不是盲目地亂吃，而是很會吃，而且很會排便，能夠代謝。

能吃、能拉是胃的特質。

當人沒有飢餓感時，就代表快要死了，就代表沒有胃氣了。

這是因為血液當中，有一種免疫細胞，又稱為「吞噬細胞」，這種細胞專門在吃壞細胞，當飢餓感非常強烈的時候，血液當中的吞噬細胞，會像餓狼一樣，把所有的病毒、壞細胞全部給吃光光。當胃口不開時，吞噬細胞就沒有辦法把壞細胞給滅掉，壞細胞就會越來越大，把自己給滅掉了，於是人就死亡了，這個關鍵就在於胃氣，胃氣強不強，就看飢餓感強不強。

很多人的胃氣降不下來時，就往上沖，全身就會出現很多的症候群，例如：頭昏腦脹、頭痛、耳鳴、臉部卡住、喉嚨經常不舒服、滿臉的痘子，嚴重時，睡覺的時候躺下去會心悸，睡眠品質非常差，因為陽氣不足之後，就會導致整個血液的濃稠度增加，血壓就會偏高，容易導致中風。

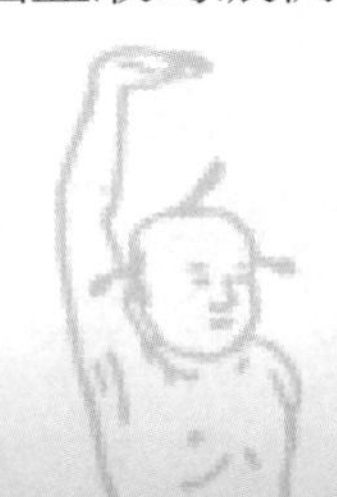

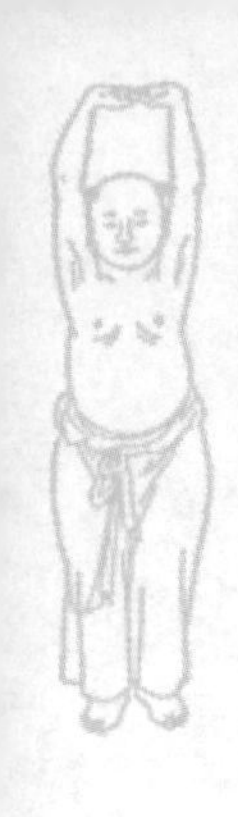

【宣師說】

「啓動胃經」能夠減少心血管疾病的發生率，能夠改善心肺功能、增加抵抗力、預防中風、預防感冒、幫助安眠，還能夠改善很多的疾病。

從舌苔觀查胃氣

如果舌苔上面有一點點白苔，而且舌質是淡紅的，是很好的；如果沒有舌苔，而且舌質又是蒼白的，就代表胃太弱了，沒有胃氣。人在死之前，都是沒有舌苔的，而且舌質非常蒼白。

早餐很重要

早餐很重要，吃早餐的時間基本上在七點～九點的辰時，就是胃經的時間，在這個時間吃東西，比較不容易胖，而且能夠消化，提供很好的火力，運送到全身。

胃和脾的關係

人們常說「調理脾胃」，脾是屬於吸收，胃是屬於消化，胃要消化要往下走，送到大腸，就是便，送往膀胱，就是尿，最後就排出去了，所以往下代謝的力量，需要胃的力量，往上的力量則需要脾。

胃氣要有降的功能，但是人體不能只有降，不能升，所以胃和脾是連在一起的，只有降不能升，也會有麻煩。

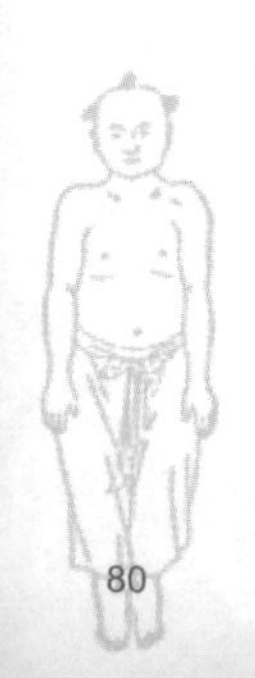

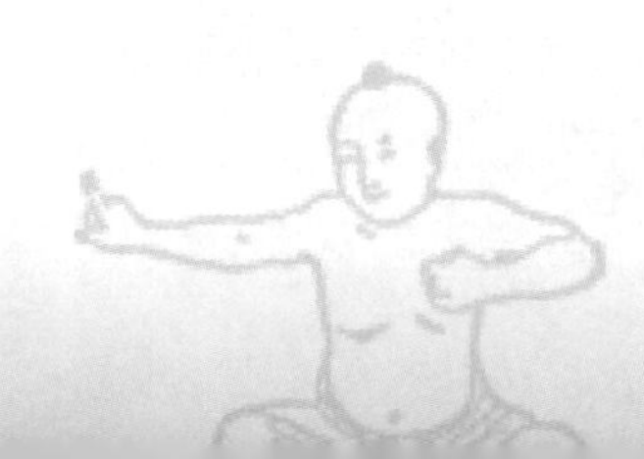

零基礎也不怕 Point 2

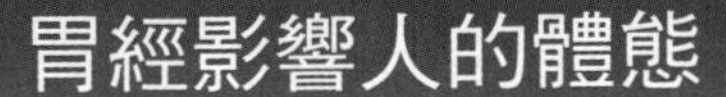

飲食很重要，飲食如果是錯誤的，就會增加胃的負擔。

胃的往下推動能力，要有火，一旦吃了太冰涼的食物，整個火就被凍住了，冰會讓身體的火無法散開，就會往上沖，痘子就會一直長上來了，就會產生胃寒。

胃開始沒有能力下降，胃功能就慢慢地轉弱。

有些人吃冰涼的食物，吃到最後就會有很多的症候群，包含了經痛、筋骨痠痛……等等，這些都是胃轉弱的症狀，胃的問題，容易形成長久的疾病。

胃的保養之道，要吃有一點潤潤的食物。

宣印老師特別喜歡選擇好的蜂蜜來潤一潤胃，其他例如：木耳、淮山。

因為潤，才能夠滑下去，才能夠降下，不夠潤的食物，胃就不容易消化。

胃弱的人，尤其是更年期的人，要少吃油炸品、燒烤品，也要少吃一些非健康的食物，例如珍珠奶茶……等反式脂肪過多的食物。

這些食物會容易產生肌瘤，更嚴重的，以後會產生感冒、頭痛等症候群。

寒性的食物也是要避免，例如：冰品、瓜類的食物。有習慣性頭痛問題的人，對於一些酒類、內臟，火鍋濃湯類的食物，也要避免。

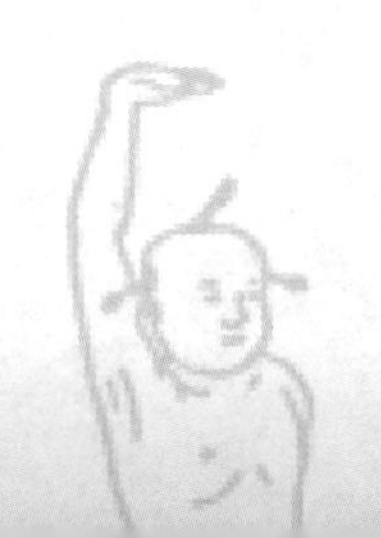

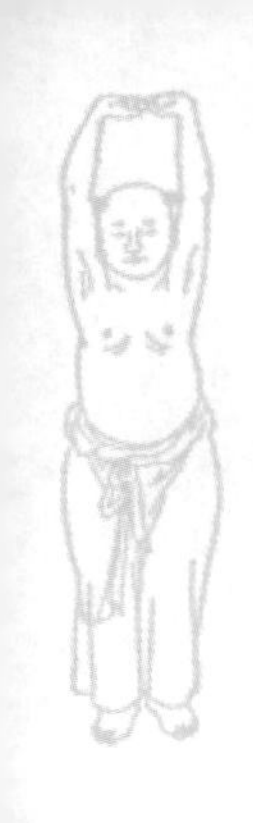

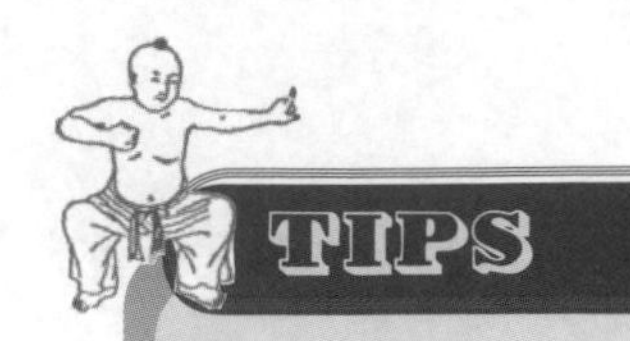

TIPS

宣印學派研究發現，胃氣強的人，臀特別翹，比較Q彈，而且大腿正中的地方不會拱出來。能夠蹲得好的人，也比較會有翹臀。

胃病的人，不但不能蹲，而且容易駝背，胃弱的人，整個胃經一拉扯，子宮開始變弱了，會讓子宮產生肌瘤。胃和子宮幾乎是一樣的，都有空間，胃的空間是接納食物，子宮的空間接納的是胎兒，一旦駝背之後這兩個空間，就會被擠壓了。

提醒：有駝背的人，容易有贅肉，腰、脊椎各方面也容易痠痛，呼吸道和心肺功能也會轉弱。

零基礎也不怕 Point 3
頭痛的治療方法

頭痛有很多種，有神經性的、腦壓性的、頸椎性的……等等，就看自己是哪個地方狹隘了、痙攣了。

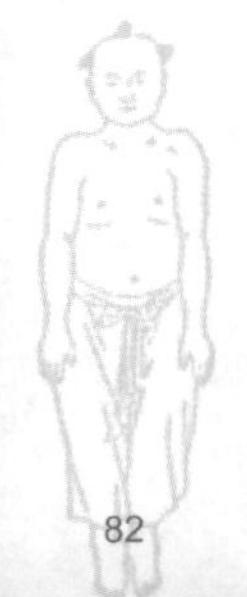

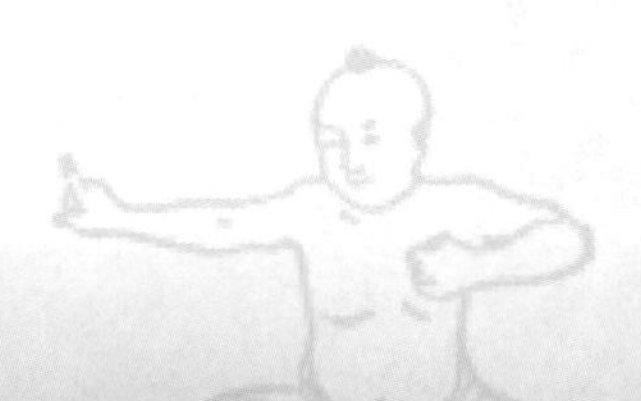

是哪一條的經絡不通，以經絡的結構大概可以理解，側面的頭痛，和「三焦經」和「膽經」有關係；正前方的頭痛，是屬於「胃經」；後腦的頭痛是「膀胱經」；頭痛的部位在頭頂是屬於「肝經」。

頭痛和中風的關係是非常密切的。頭痛的問題比較不需要擔心，最怕的是腦溢血，就是所謂的腦出血、中風的問題。

高血壓、腦血管變形的主要原因，就是胃經，只要能把胃經壓力釋放完，胃經整個打開之後，血壓就會下降。

【這樣做】

補氣「足三里」

胃經有經過頭部，延伸下來的點就是「足三里」，只要有壓力，就會產生脹氣，只要能夠打通，就能夠往下引動，就會感覺到舒服，就可以避免頭痛。

很多人說只要按摩「足三里」，頭痛就好了。

問題是「足三里」在脛骨的邊緣，這一塊很硬，很難處理，宣印學派建議使用「補氣棒」把「足三里」補一補，當「足三里」變熱的時候，胃氣馬上就往下調節，就不會往上沖了，就不會頭特別重、特別痛。

揉腹部。有很多人習慣吃一些含有咖啡因，或者是偏酸性的食物，導致血管的收縮，吃完之後就會產生頭痛。

另外，有些人的身體問題涉及到的是情緒，所以有些人需要處理肝經，才能夠獲得一定的改善。胃的下一個階段，是腸，上面控管的是肝膽，所以胃的上下也是需要疏通的。腹壓會導致身體的代謝失調，整個氣往上沖，降不下來，用力在整個腹部區揉一揉、推一推，讓肝、膽、脾、胃活動，讓整個腸道全部都蠕動了，頭痛就可以改善了。

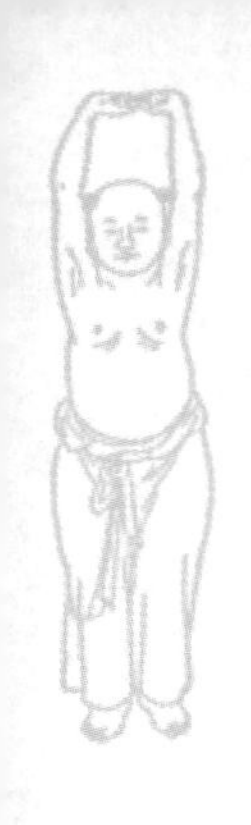

零基礎也不怕 Point 4
練習「蹲」，對身體的好處

【先瞭解】

不論是五禽戲、八段錦、九段錦、太極拳……等功法，全部都有「蹲」的動作，蹲的目的，絕對可以讓身體達到一種氣的運行。

「蹲」對人體是很好的一個動作，當人往下蹲的時候，身體是折起來的，血液是往上擠壓的。

一擠壓時，心血管會開始變得有能量，增加了胸腔和肺的活動力，以及心臟的壓縮能力，就會改善心肺功能。

「跑」、「跳」對膝關節的壓力，是大過於「蹲」，所以「蹲」其實是比「跑」和「跳」來得安全。

「蹲」可以鍛鍊胃經的肌群，來增加身體下半身的穩定度和協調度，讓胃氣能夠降，如果下肢不穩，胃氣就會降不下來，當胃氣能夠降、腿有力，就能夠避免中風。另外，腿有力的人，會比較好睡覺，腿沒力的人，比較不好睡。

判斷自己有條件可以蹲嗎？

年紀大的人、已經是骨質疏鬆的人、韌帶已經卡住整個肌群的人，如果蹲下去，會造成膝關節的負擔，膝關節的軟骨就會磨損，頸椎、脊椎和膝蓋可能就會受傷。

所以要先懂經絡，要很專業地去理解自己到底適不適合操作？要如何操作才安全？否則風險太高了。

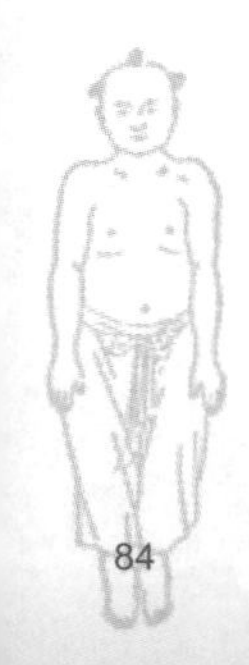

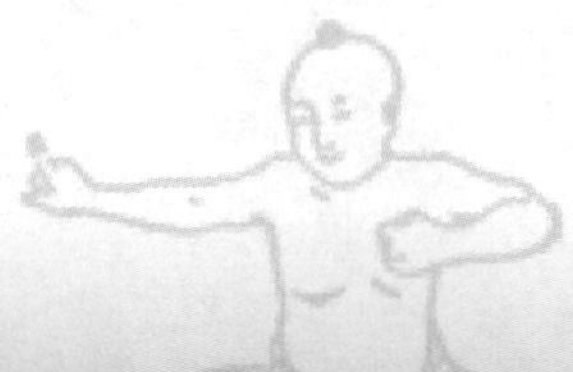

不要做得太急、不要逞強練習

年紀大的人，千萬不要跟年輕人比，這不是認真練習就會更好的，如果做得太急，身體馬上就起來了，可能就會馬上中風了。操作時，如果發現到頭暈，或者是心律加速了，就知道這個動作要緩緩地做，如果有三高的人，更不能做。

【這樣做】

蹲不下去的人，請多打打胃經

不能蹲的人，請每天打胃經，特別加強在大腿正上方，靠近鼠蹊這一段，建議每天用「導氣棒」振盪，很快就能夠蹲下去了。

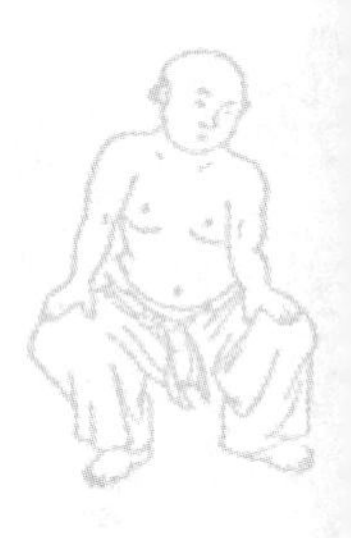

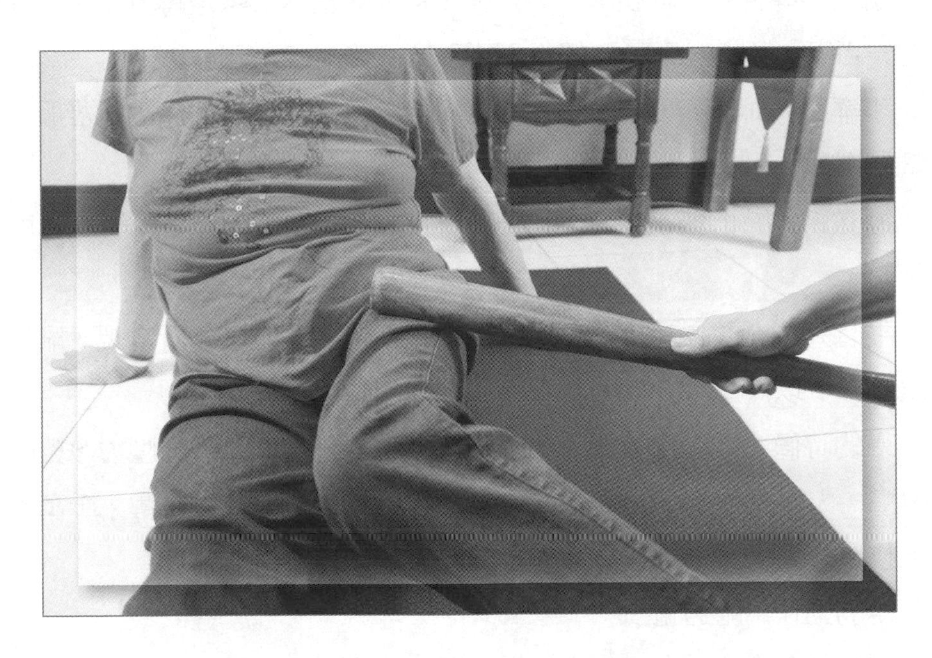

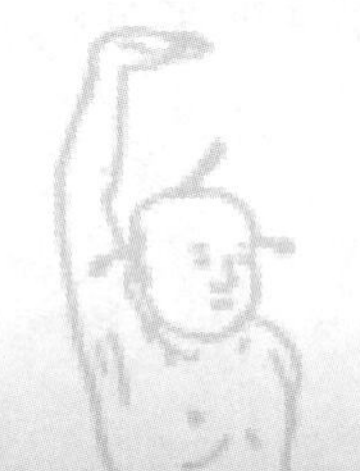

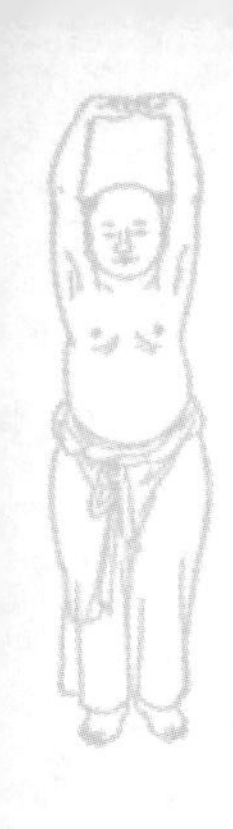

第1招 靠牆蹲

背靠著牆壁下蹲，讓小腿和地面保持垂直。

在蹲的過程中，從蹲到起身，是一種靜靜的、微微的訓練。

也可以在蹲下去的時候，開始打胃經，讓氣可以往下，效果很好。

第2招 單腳蹲

單腳站立，慢慢地微蹲。

這樣的訓練會更強化核心肌群的力量，可以很明顯地減少膝蓋的疼痛。

循序漸進地練習蹲五十下，進階一百下

剛開始練習蹲的時候，不要逞強，每天的基本次數是蹲五十下，進階就是一百下，最高一天不要超過兩百下。

頻率因人而異，可以十下為一個單位，每蹲十下就休息，以舒服、不負擔為原則。

每次蹲維持的時間，大約在三十秒左右，只要不要過度疲累，就可以。

平時只要有機會都可以稍微蹲一下，不論是看報紙、看電視、刷牙的時候，都可以練習。

蹲的時候，要注意膝蓋不要過腳尖，才不會增加膝蓋的壓力，雙腿不要內扣，尤其是膝蓋不要內扣，膝蓋一定要對著腳尖的方向蹲，千萬不要把下肢這條力學的線給歪掉了，才不會磨損膝蓋。

蹲的動作不能過猛。

關節的角度，是由大到小，循序漸進，不要一下子就蹲到底，可以慢

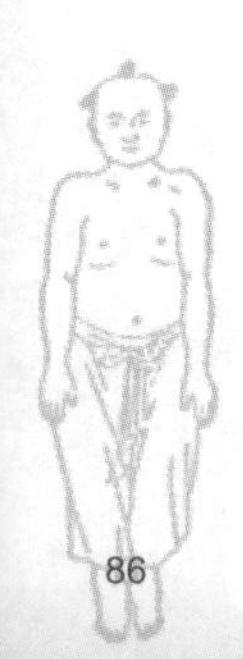

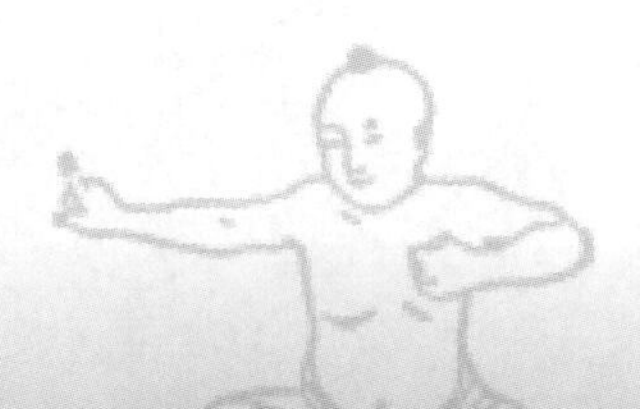

慢地微蹲，就是所謂的「蹲馬步」，在慢慢的練習過程中，就會越蹲越下。

初期練習時，先練習上面的微蹲，不要全部蹲下去，「淺蹲」可以增加腿力，使膝蓋獲得緩解。

平常沒有膝蓋痛的人才可以「深蹲」，特別強調，要有一定條件的人，才可以深蹲。

操作前，要先暖腳。在蹲之前，一定要先把腿敲一敲，否則膝蓋hold不住時，膝蓋就會有很多的問題。

【宣師說】

每天在睡覺前，做足尖運動，把兩腳的五隻腳趾互相地碰撞，讓腳溫暖，尤其是讓足尖熱起來，下半身會越來越有活力，可以改善膝蓋的寒氣，紓解關節的疼痛。當下肢有熱量、有能量的時候，頭部的火氣就會往下引動，「腳趾互撞」動作會讓人非常好入睡。最好能把天然水晶夾在八風裡面，再來碰撞，效果會更強大。

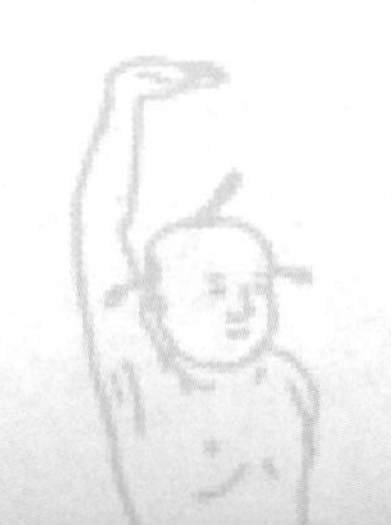

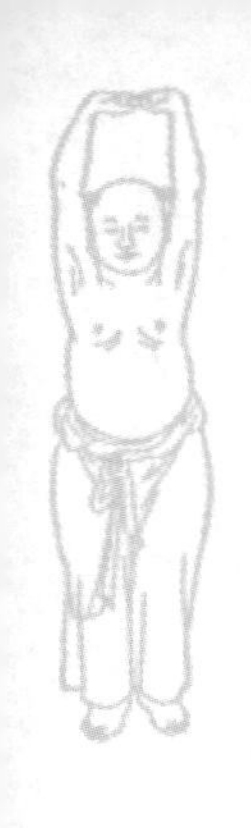

零基礎也不怕 Point 5
啓動胃經：「胃經打氣操」

第 1 招 金雞獨立

左腳站立，五爪抓地，右腳拉高，把右腳敲一敲，操作時間約三十秒左右，再換腳操作。先左後右，效果最好。

單腳站立像是所謂的金雞獨立，腳部的六條經絡，在單腳站立時，就增加該邊的循環，宣印學派發現單腳運作的時候，胃氣比較容易調動，對於高血壓、糖尿病可以有效地改善。

第 2 招 腳尖蹲

腳跟離地，慢慢地下蹲，能蹲多少就蹲多少，蹲的時間要量力而為，大概維持三十秒鐘，再慢慢地起來。

第 3 招 腳跟蹲

腳尖離地，慢慢地下蹲，「腳跟蹲」和「腳尖蹲」剛好相反，「腳跟蹲」的難度比較高，所以要慢慢地學習，大約也是維持在三十秒左右。

第 4 招 弓箭蹲

將左腳往前邁大步，右腳呈現出蹲的姿勢，兩腳自然呈現弓箭步，身體微微下蹲，維持在三十秒左右，再交換練習。

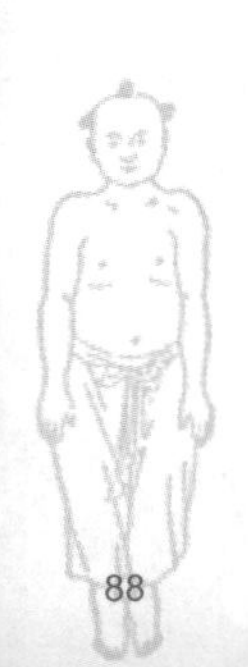

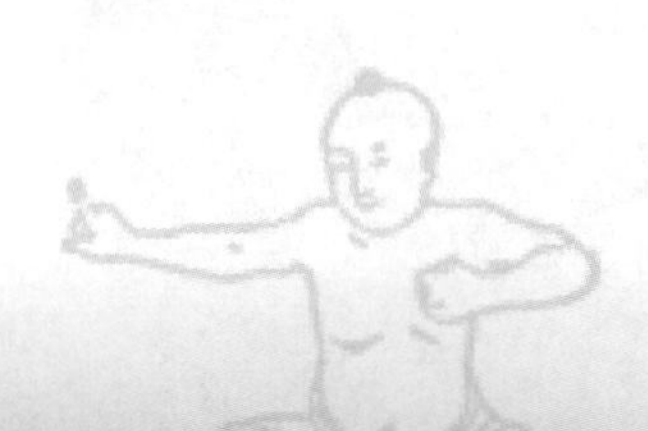

第 5 招 併腳蹲

兩腳併攏，微蹲，蹲到最後，大腿和小腿肚可以相碰，整個膀胱經是黏在一起的，這個動作停留的時間可以稍微久一點。

第 6 招 馬步蹲

兩腳打開，雙手支撐在大腿最上緣，或者是膝蓋附近，臀部往下，慢慢讓大腿與地面呈平行，維持在三十秒左右，身體起來時，用一點點手支撐腳的力量，比較不會受傷。

第 7 招 收功

兩腳打開，足跟相對，呈現一個外八字，兩腳的腳跟剛好支撐住，膝蓋開始微蹲，臀部往後拉，再配合手做延展，就像跳芭蕾一樣，反覆地下蹲，起 身， 下 蹲，起身。

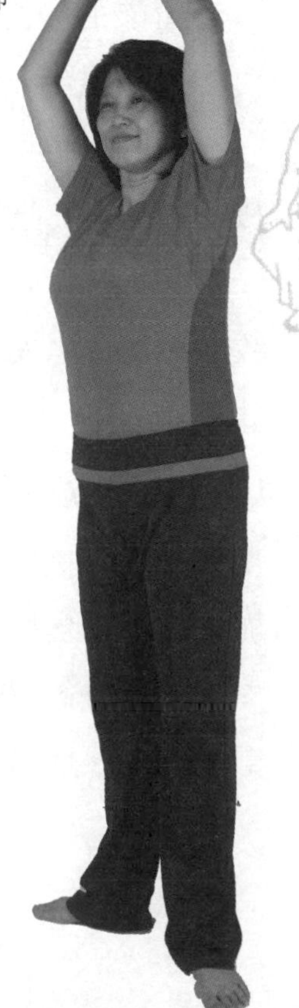

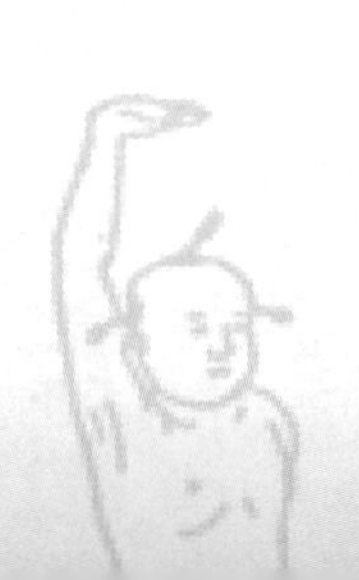

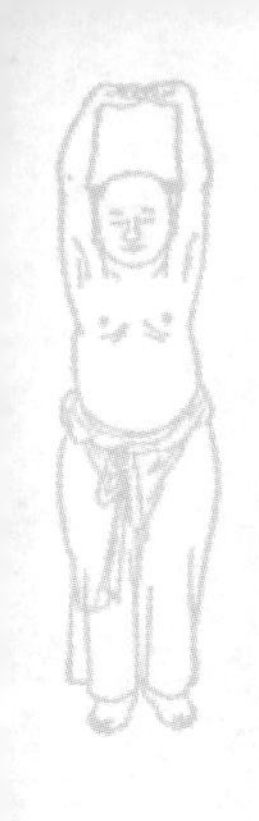

零基礎也不怕 Point 6

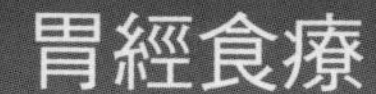

胃經食療

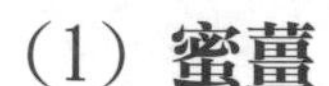

(1) 蜜薑

薑含有薑辣素，具有活性的成分，可以對付自由基。

所以年紀大的人要吃薑，才不會老化。「蜜薑」可以增加胃的潤滑度，增加胃的消化力。

將新鮮的薑粉和蜂蜜混合在一起之後，直接吃進去，最後再喝一點水，使其慢慢地分解。

胃酸過多的人，因為蜂蜜水會導致胃酸過多，將 15cc 的蜂蜜和 3 公克的薑粉混合一起喝即可。

另外，也可以將切好的薑片（帶皮），和蜂蜜一起浸泡著，平時就直接吃薑即可，吃完之後，再喝杯 200cc 的溫開水。

每天早上吃「蜜薑」，可以讓四肢變溫暖，皮膚變得細緻，臉上的斑紋，尤其是老人斑、肝斑會逐漸地消失，而且腰會變細。

(2) 山藥薏仁粥

將龍眼肉搭配糙米、臺灣山藥半根，再加上薏仁粉，一起放入電鍋，加水至蓋過食材後，水煮 1 小時。

山藥是能提升免疫力的好食物，能有效抵抗病毒的入侵。也可以健脾胃、安神，是非常好的食療。

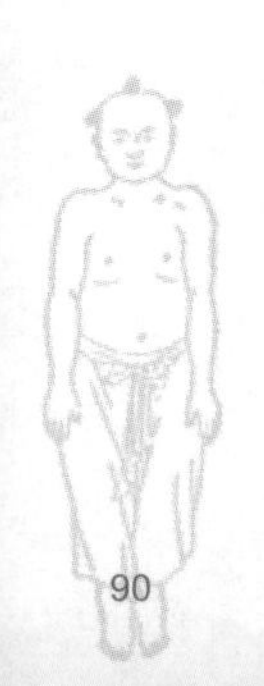

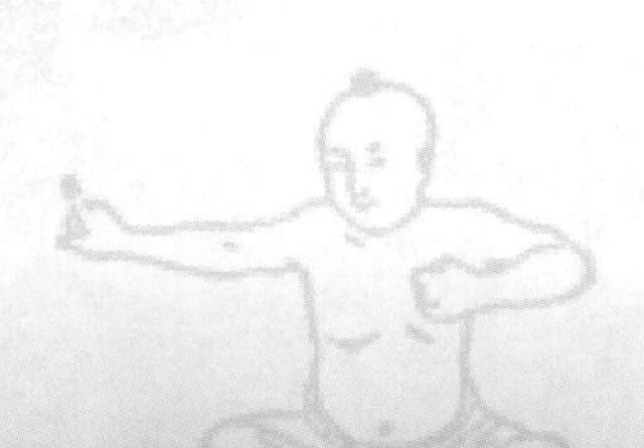

經絡拳講堂

現在新的病名是越來越多，每一年都有新的，各式各樣的疾病，已經有上千萬種了，以現代的醫學，到底有沒有辦法治好呢？

宣師提醒大家，人之所以會生病，其實是長期的壓力、不滿、憤怒、怨恨，讓身體的臟器產生質變。所以醫病要先醫心，想要治癒反覆發作的疾病，就要先回歸內心，不斷去觀照、調整自我的情緒和心念。最重要的，不是要去治病，而是要去提升自己的胃氣，人有胃氣時，因為有飢餓感，有吞噬細胞，就會幫身體滅掉那個病，所以不要去特別強調要治什麼病，而是強調自己有沒有胃氣，強調自己有沒有亂吃東西，要盡量吃一些對胃有幫助的食物。

胃經不僅是內科的問題、腸胃科的問題，其實也涉及到了未來的婦科，還有生出來的孩子小兒科，還包含了五官的眼科，當然也包含了骨科、口腔科……等，所以，想要當一個身體的醫師，就要從胃經學習開始，讓胃舒服了，就可以改善很多的疾病。

希望大家平時不要增加胃經的負擔，不要過長的時間坐在沙發上，讓身體這樣攤陷下去，也不要經常用單邊拿東西，尤其是背東西，要兩邊肩膀經常互換。

【宣師說】

打經絡拳從「心」出發，發現埋藏在內心深處的恐懼和不安，療癒自己和家人的關係，能讓身體再度充滿活力，內心也充滿喜悅。雙手是最好的醫師，健康的生活才是最好的醫院，最好的藥物就是自己的經絡。

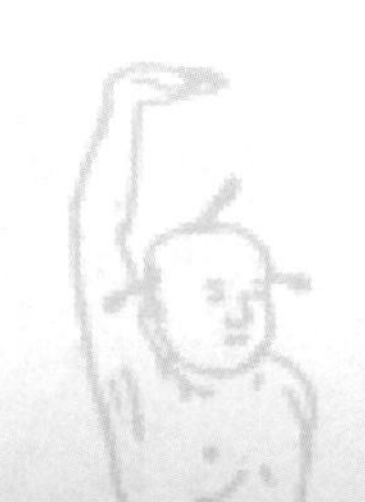

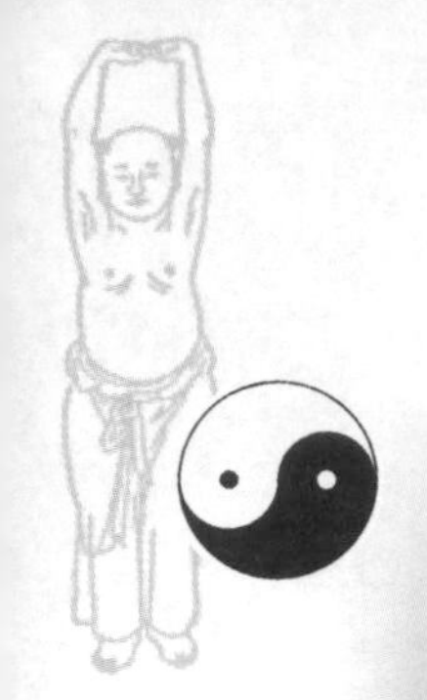

06

停止老化！還你年輕20歲—啟動「脾經」

脾胃是人體能量的源頭，

稱為「後天之本」，

是氣血升化之源。

脾經的功用很大，

人所吃下去的任何東西，

最後是透過脾的運化，

從血液變成一種能量，

達到未來的年輕漂亮，

防治生病。

啟動脾經可以使人體陽氣充足，

幫助血液循環，

去除疾病，永保健康美麗。

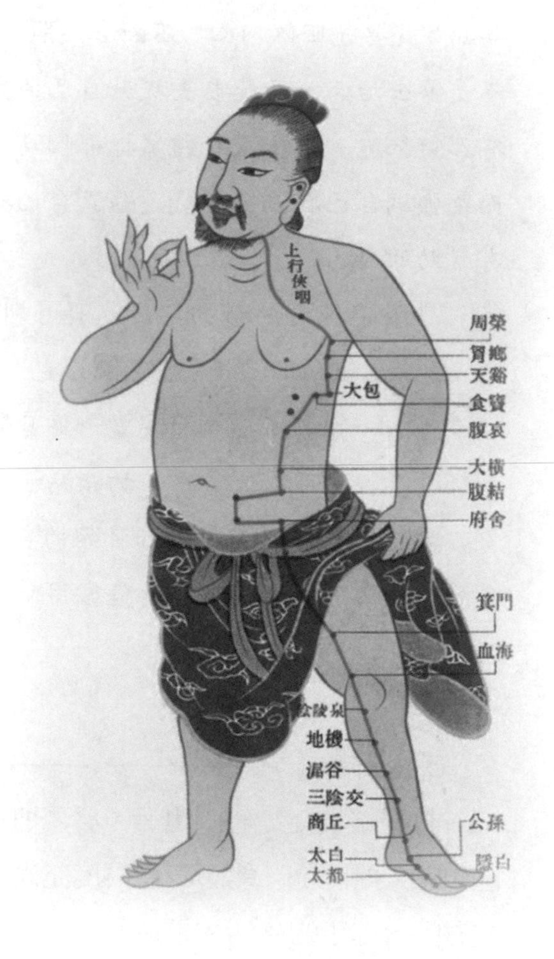

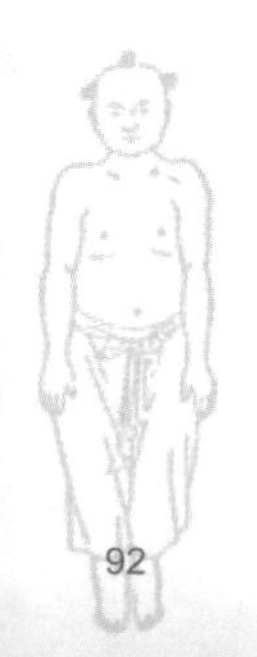

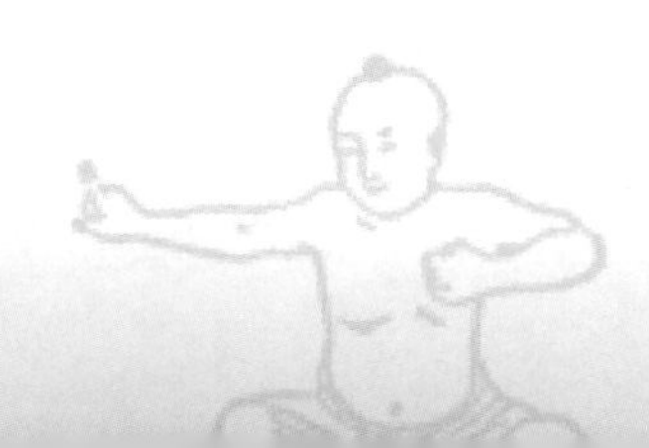

【先瞭解】

身體容易受寒涼所苦，是免疫系統減弱了，當身體的免疫系統減弱時，必須要穿很多的衣服、襪子、戴帽子、戴口罩、戴圍巾，身體才能夠覺得被保護，事實上這樣的保護是沒有用的，真正在保護的，不是靠這些東西，而是要讓身體有電力、有電能，就可以運化全身，讓自己會發熱，像脖子會自己發熱，手腳也會自己發熱，這樣自然而然就不用多添加衣物或配件來保暖了。人體最重要的，一定要能把身體的血液，特別是新鮮的血液送往全身各地，讓血液產生保護的作用，血液不會瘀滯在任何一個地方而形成瘀血，血液才能送往目的地；瘀血的情況，需要脾輸送新的血液過來，才能夠化瘀，才能使經絡暢通。所以身體上經絡的問題，又會導致脾臟的問題，這就是一個惡性的循環。宣印學派研究發現，脾如果通了，比較不會有怕痛的現象，把脾養好，自然百病不生，身體就會越來越強壯。

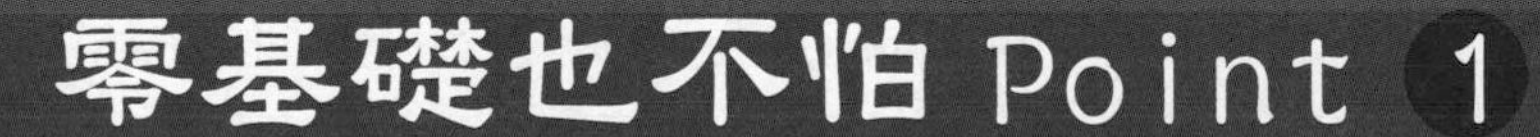

零基礎也不怕 Point 1 健脾的關鍵在於搖動關節

【先瞭解】

人們常說：冬病要夏治，最重要就是要強健脾氣，脾壞了，運化就會轉弱，所有能量轉不出去就會堆積在肚子，肚子就會變大，吃任何東西就會變成虛不受補，越來越容易形成高血壓、糖尿病。

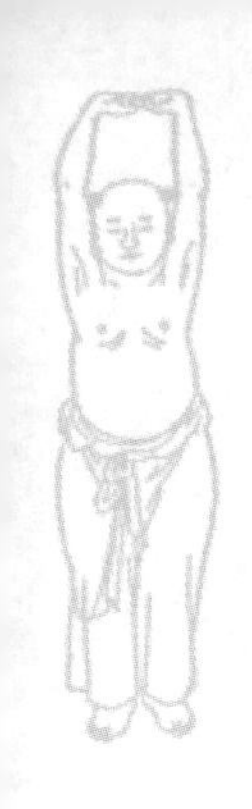

濕熱，通常所形成最大的傷害，就是脾胃功能會轉弱、會下降，身體有濕，全身各地氣血就無法運轉，脾功能就會失去功用，所有的新陳代謝全部都會卡住，這時免疫功能系統下降，指的就是沒有胃口、消化不良或是全身四肢無力、頭暈，這個跟感冒沒有差別。身體的病在夏天治療之後，脾胃強了，陽氣夠了，臟腑裡面所有寒氣瘀血全部去除了，這就是治本。

【這樣做】

操作以下的方法，可以幫助身體扶正去邪，每天操作，會發現臉色紅潤，唇色很好，全身下垂很厲害的人，也很適合操作。

【操作前】先振盪脾經，並用「導氣棒」把肚子硬的地方打軟，因為肚子是上下不通的主要原因。

【動作】站姿，腳打直，兩腳打開與肩同寬，身體前彎，低頭，手開始揉「三陰交」，慢慢揉到「太白」、「隱白」，頭不要抬起來，身體也是，慢慢一直揉，讓腳有了脾氣熱起來，身體就開始運化了。如果身體無法往下揉，就只要先揉到「三陰交」就好了。每次操作時間約二十分鐘。

【說明】這個動作，在搓脾經的過程中，手和腳相碰，而且頭和心臟都往下，頭也有血液循環，而且是在全身性循環沒有任何障礙的狀況下，脾就啟動了，這個循環相當的強大。這個動作比倒立還要好，倒立會傷到頭部、頸部，一不小心就腦殘了。

第1招 泡腳

泡腳的目的，就是為了泡脾，讓脾能熱起來，從脾經的「隱白」、「大都」、「太白」到「公孫」、「商丘」，乃至於「三陰交」，全是泡腳最重要的區域，脾熱起來之後，就有新鮮的血液送往全身循環，就可以把氣

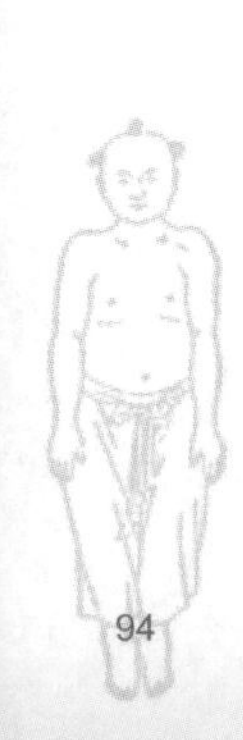

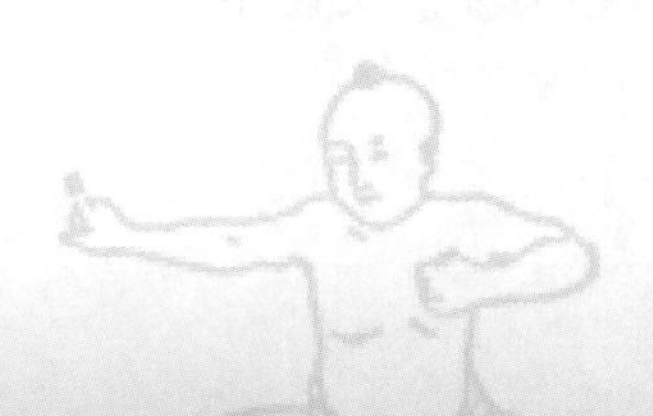

滯、血瘀的病症去除，對氣血的引動效果是很好的。泡腳完後，再去按揉脾經的穴位，效果更棒。例如：按「隱白」可以讓鼻子暢通舒服，不會發炎；鼻子過敏的人，可以泡腳，再用適當的「脾精油」去按摩就會改善；大拇趾冰涼的人，也容易鼻子過敏，可以多按揉「隱白」、「大都」、「太白」這三個穴位點。

第 2 招　多走路

走路是健身最好的藥帖，多數人的脾是處在罷工的狀態，也就是沒有能量去運轉，建議經常走路，可以啟動大拇指的力量，對脾的運化會比較好。每天走路三十分鐘，可以刺激我們的大腦分泌 β - 腦內啡，一種可以提振心情使人產生愉快感覺的「快樂嗎啡」，讓人感到神清氣爽，不再焦躁。

第 3 招　全身關節搖晃

人的中氣不足時，就會有痔瘡，會頭暈，身體會有濕氣，人就會卡住了，全身就會有關節性的疾病，人們常說的關節痛，其實都是濕病。

健脾的關鍵在於全身每一個關節的搖動，轉腰、轉踝、轉肩、轉肘……把全身的關節轉一轉、搖一搖，先搖之後，最後全身抖一抖，氣就能夠通，氣通就能夠祛濕，祛濕就能健脾，把全身的經絡刺激運化，對脾的運化是相當好的。

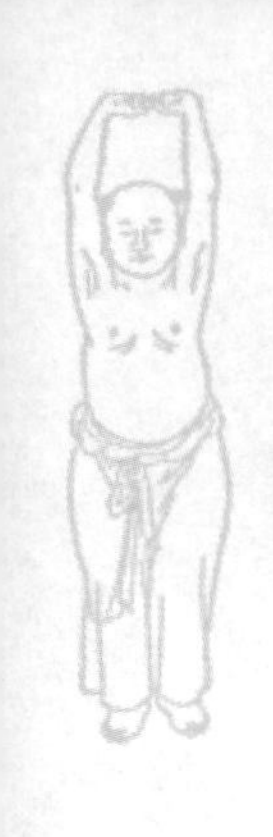

零基礎也不怕 Point 2

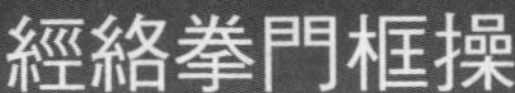

經絡拳門框操

從舌體可以看出脾是否運化了，舌體上有齒痕，舌體肥大，就是典型的脾虛；如果舌苔上特別發白，白就是寒，有點發灰的就是很寒；如果舌體白、苔又厚，代表脾胃弱了，如果是黃苔就是濕熱。

【工具】

利用門的框架，或是吊單槓。

【方法】

先將脊柱在門的框架磨蹭，磨蹭完開始進行擴胸運動，還可以利用門框，做伸展手部、伸展臀部的運動，用框架的支撐力讓全身運化。如果是在浴室的門框上操作，可以配合蓮蓬頭灑點水下來，再滴上一、兩滴「黃檜精油」在水打下來的位置，就像是瀑布一樣，整個空間就佈滿了芬多精。

【說明】

身體背部的舒展、全身筋骨的舒展，都是有利於全身的運化，透過門框操可以改善全身的氣，然後運送到全身。門框大部分都是木頭做的，用木頭來調整身體，就像是巨大資深的巨木或是神木一樣好。「經絡拳門框操」非常適合年紀大的人來操作，尤其是小腹一大圈、眼袋鬆垮、臀部沒力的人，都是脾轉弱的現象，很適合操作。

【小叮嚀】

操作時以舒服為原則，不要用力去撞門框，讓身體在非常緩和、柔暢優雅地進行門框運動。

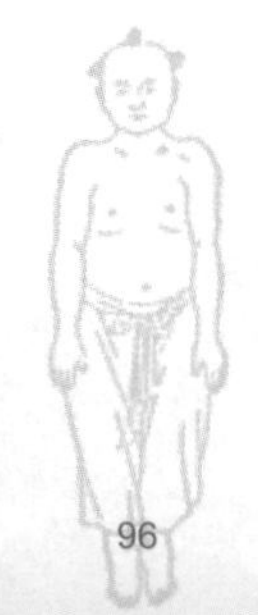

零基礎也不怕 Point 3

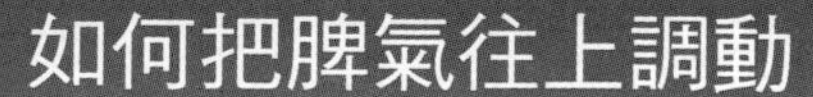

如何把脾氣往上調動

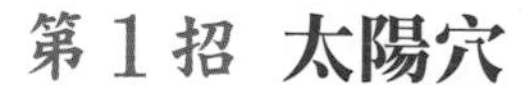

第1招 太陽穴

「脾虛」又叫做「脾陽虛」，人如果沒有陽，脾氣就會上不來。

太陽穴又稱為「開脾穴」，可以調動陽氣。

用「七星棒」來振盪太陽穴，整個人會熱起來，對於想要開脾的人，效果特別好，胃口也會特別的好。

對於有腫瘤的人，用七星棒振盪太陽穴，可以啟動腦神經系統，幫助身體的功能恢復運作。

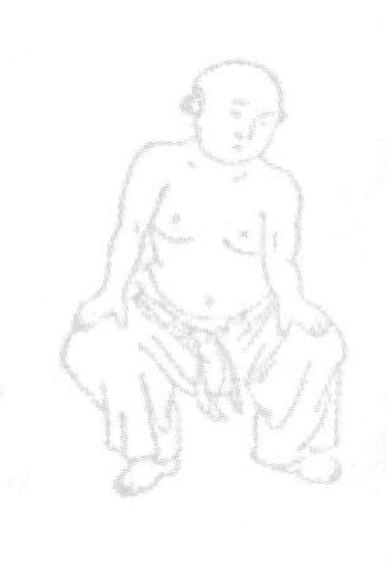

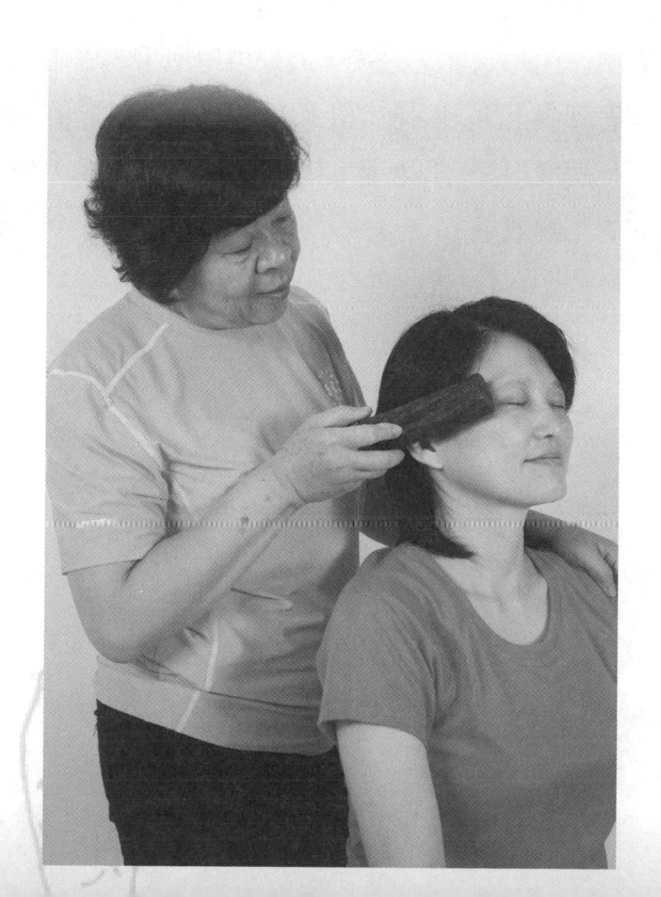

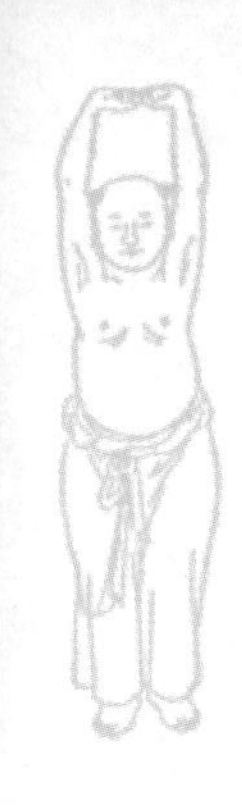

第 2 招　拍手刺激末稍

拍手時，身體會熱起來，想要增加陽氣，幫助脾運化，就多拍指尖，以末稍為主；想要增加身體的元氣能量，就多拍手掌心。

將密度比較高的「黃檜精油」或「老沈香精油」塗抹在手心的「勞宮穴」，再開始拍手，拍手拍得越響，陽氣的增加就越高

如何降低脾濕

腫瘤的源頭是濕，濕再變成瘀，瘀因為有痰，就會發炎，就會形成腫瘤。

脾主肌肉，開竅於口，脾虛的人容易免疫系統下降，最後都會變成脾胃濕熱，越熱以後會形成腫瘤的問題，也包含胃出血、胃潰瘍……等。

把手和腳的「八風」、「八邪」理一理、推一推，可以讓脾的濕氣降到最低，尤其是手的八邪，更容易的祛濕，也可以消除胃脹氣。

理完「八風」、「八邪」之後，最好再甩甩手、甩甩腳、將兩個腳板互相振盪，踮著腳尖上下來回在地上跺跺步，會讓身體的磁場重新整頓，這對於脾的運化速度很好，即使脾經運行的阻礙點很多，但只要多動，就可以達到很好的化解效果。

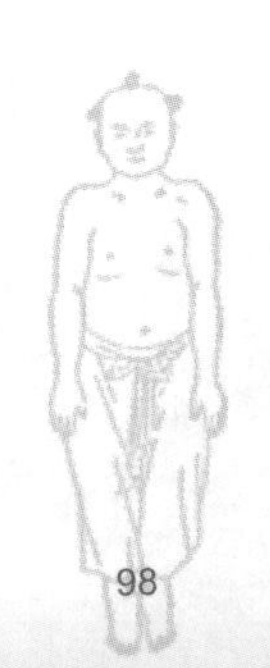

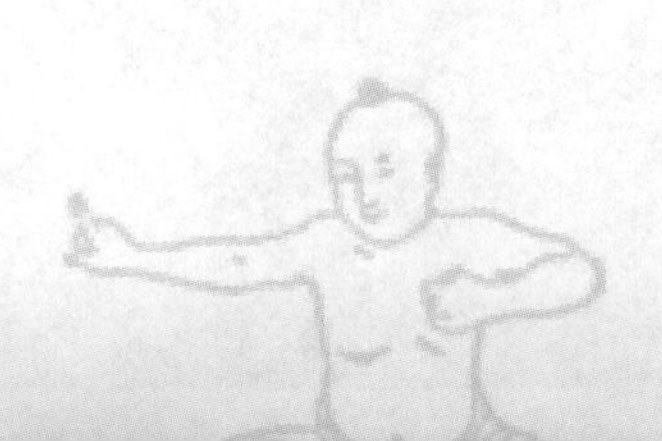

零基礎也不怕 Point 3
打脾經可以維持標準的 BMI 值

BMI 值是依據身高和體重來計算的。

健康的人大約在 20 ～ 24 之間，BMI 值如果低於 20，太低就會缺血，也會有氣不足的現象。

超過 25 以上，就是氣虛，就是肥胖，如果過度氣虛、過度肥胖，BMI 值就會很高，就會形成心血管疾病。

打脾經可以維持 BMI 值，可以讓全身的循環變好，可以讓胖的人減肥，讓瘦的人能夠增胖。很胖的人，要特別強調末稍的循環，加強小腿的脾經；很瘦的人要多加強「血海」以上的大腿脾經。

【宣師說】

不管是胖或瘦，最後都要在腹部揉一揉、推一推，腹部對全身的運化功用是非常大的。

要讓脾氣運送全身，並不是在脾經上面的脈絡，而是檢查腹部的「中脘穴」這一部位，看看有沒有硬塊。

「上脘」比較接近於胃，「中脘」接近於脾，「下脘」接近腸道，按揉「中脘」就可以活化「上脘」和「下脘」。「中脘穴」是胃經的募穴，是臟腑之氣匯集的地方，是很重要的穴位，「中脘穴」控制了脾臟，只要中脘疏通了，脾就可以運化出來了。

宣印學派研究發現，現代人脾氣下不去的原因，就是吃得太多、太撐了，卡在「中脘」，導致胃氣降不下來，脾氣上不來，所以平時要想方法讓自己餓一餓，多打中脘，讓經絡可以雙向調節，可上可下。

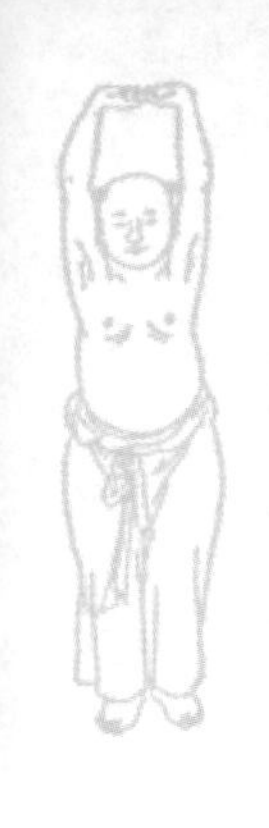

零基礎也不怕 Point 4

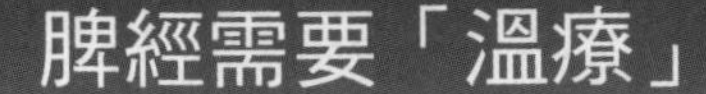

脾經需要「溫療」

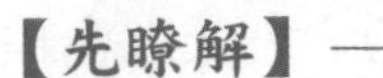

【先瞭解】

人類在兩千五百年前就有了「針灸」的概念。

「灸」就是溫療，可以溫筋散寒，可以扶陽，想要把瘀給去除，就要有「熱」的概念，熱的用途很廣，可以用在身體的任何一個地方，可以祛濕，可以疏通十二經絡。

脾所有機能最重要的，就是熱，有了熱，全身就能循環健康，所以在各個關節處揉筋是很好的，宣印學派建議大家可以用「灸療球」或「晶鹽燈」去按揉腹部，或是在腿部也可以進行熱療。

第1招 脛骨區：改善婦科問題

如果身體有寒氣、濕氣過重，整個腸道蠕動就會變慢。

再去摸摸腳部的「太白」、「隱白」、「大都」或是到「商丘」到內踝「公孫」附近，這些地方如果是冰冰冷冷的，就會有婦科的問題。

有婦科問題的女性，腸道也會不好，之後就會有胃酸，會消化不良，運化變差後，脾就會越來越不好，全身就會容易產生細菌感染。

想要改善泌尿道健康，不會經常性地發炎，就要在脛骨的地方進行溫療，再按摩推一推，特別是「三陰交」就是一個整治點。

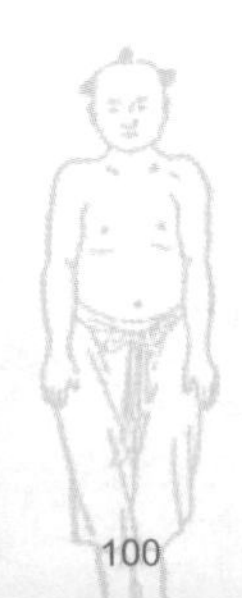

第2招 大腿區：改善皮膚搔癢問題

皮膚搔癢是年紀大、血液循環不好的問題。「三陰交」到「陰陵泉」

的脾經，管的是泌尿道，大腿以上的脾經，特別是「血海」，能運化到全身，包含了免疫力、調氣、補氣、補血。

平常多用「導氣棒」調整身體，打完脾經之後，全身溫熱起來，皮膚就可以獲得改善。如果寒氣重，可以抹一點「活氣精油」、「活血精油」再來打，效果會更好。

零基礎也不怕 Point 5
脾經飲食建議

【先瞭解】

脾胃的基本概念就是吃，自己平時吃什麼，就會影響到身體的未來，其實四季都需要養脾，天天養脾，尤其是在夏天轉秋天，是最多人發生疾病，也是全臺灣蔓延腸病毒的時候，這都是要注意的高峰季節，如果沒有處理好就越來越嚴重。

身體的狀態事實上跟脾胃有關係。

脾胃健康以後，感染問題就不會入侵到身體。雖然感冒是跟肺有關係，但肺的根源是土，土生金，土是脾。

想要結婚，想要成家立業，想要做事業，一輩子想要養生，想要健康，全部都得養脾健胃，想要防病、治病，最重要的就是「養脾」。

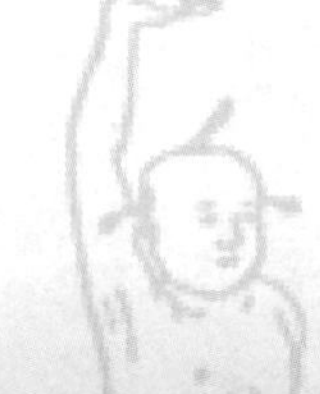

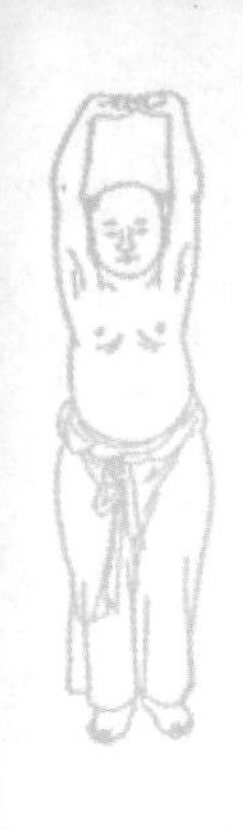

第 1 招 吃熱的食物

《皇帝內經》所表達的四季裡，在夏季裡有個「長夏」，春天養肝，夏天養心，秋天養肺，冬天養腎，其中養脾胃是在長夏這個時間。夏天就是陽氣，宣印學派提醒大家，夏天不要吃冰，要以吃熱的東西為主，吃熱的食物來養脾，身體才會越來越好，冬天吃冰是沒有問題的。

第 2 招 少吃甜食

導致「脾濕」的原因有很多，建議盡量不要吃太甜或太冷的食物，容易引發身體的脹，導致未來的病痛。脾的運化走不出去，無法暢通，會影響睡眠不夠深，很容易醒來，這是年紀大脾弱的人，大都會發生的，必須要趕快調整脾經，改變飲食習慣。

第 3 招 吃點紫蘇讓胃溫暖起來

脾胃是很難分開的，胃氣要往下走，脾氣要往上送，全身才會溫暖，很多人心臟沒有力，心臟缺水，都是來自於脾送不上來，因為胃受寒了，所以脾就沒有能量了，要吃點紫蘇讓胃溫暖起來。吃生魚片或是冰的食物，只要紫蘇水一喝，可以去寒性，胃就溫暖了；發現自己有點感冒或寒氣很重，可以喝紫蘇水，再加一點薑，效果會更好。

※紫蘇水：100 公克的紫蘇，泡 500cc 左右的水。

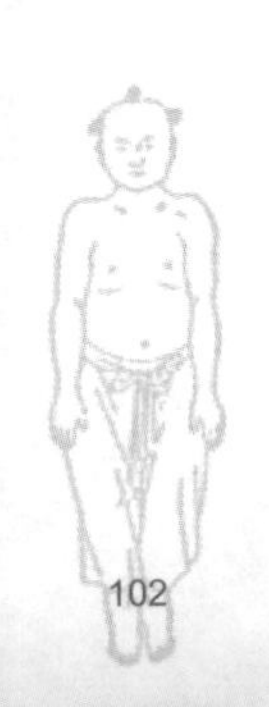

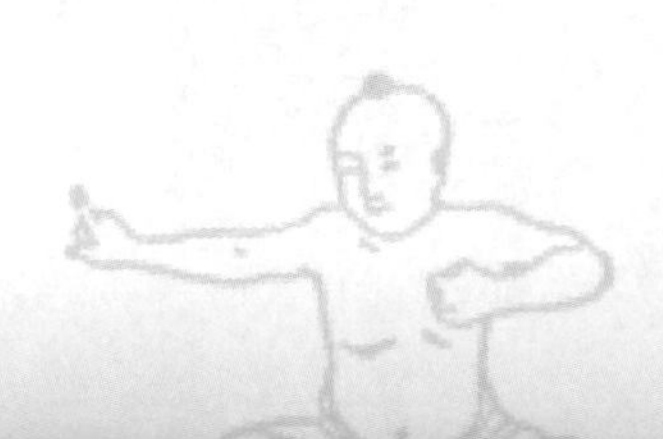

零基礎也不怕 Point 6
「脾經打氣操」

※ 操作前

腹部和脾經、胃經、腎經、肝經、任脈……等都有關聯，在操作「脾經打氣操」之前，先進行完全的腹部深呼吸，可以強化氣血，之後再做一些腹部的動作，就會起到一定的作用。

【這樣做】

把 50 克的鹽、肉桂粉和薑母粉這三種材料炒到微溫之後（以不傷皮膚為原則），放在肚臍「神闕」及肚臍以下三寸的「關元穴」，再開始進行深呼吸的調整。吸氣時，讓小腹丹田的部位隆起，停住三秒鐘，再緩緩吐氣，讓腹部凹陷。每操作三分鐘休息一次，每次練習十～十五分鐘。

【動作一】

跪姿，雙手掌心朝下往前延伸，身體往前，壓低額頭，身體能越靠近地面更好。操作時，身體放鬆，自然調息，進行腹式呼吸，盡量把氣擠壓到腹部。

這個動作可以解除疲勞，去除濕氣。

【動作二】

趴著，把「點穴球」放在「中脘穴」，雙手放在身體兩側，透過

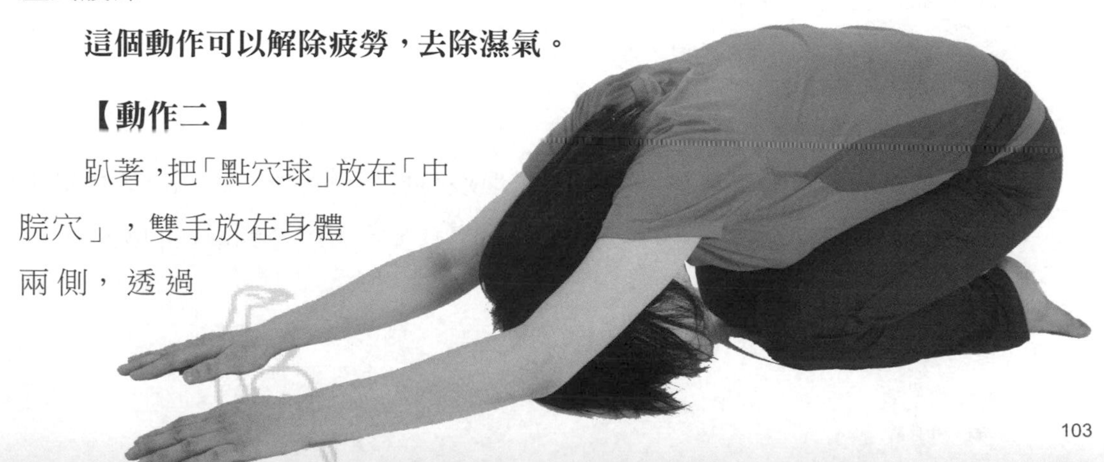

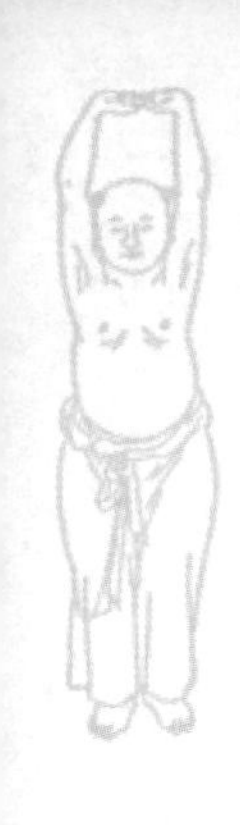

腹部的轉動，把中脘穴的結理開。

【動作三】

趴著，雙手放在身體兩側，用雙手的力量把上半身支撐上來，頭微微往後仰，下巴往上抬，力量集中在腰部，像是在氣動任脈一樣。

這個動作可以讓脾運化，往上調動到心肺，調動到腦部，如果腰椎有問題的人，動作就不要過猛過大。

脾經的食療

※ 養脾

蜂蜜可以清熱解毒，滋潤脾胃。山藥薏仁：可以祛濕。

※ 脾弱

脾虛、脾弱的人可以吃些牛肉湯，或搭配小米煮成牛肉粥，可以補氣。補氣的食物還包括山藥、黃耆、馬鈴薯。補血的食物有紅棗、黑豆、黑木耳、黑糖、胡蘿蔔，黑色的食物都是補血的。

當脾虛越來越嚴重時，建議吃茯苓和白米一起煮，吃紫米也很好，可以健脾。人很虛的時候，吃白米或玄米，可以養脾胃。當胃好了，比較復元時，就可以用紫米健脾，紫米可以舒肝健腎、明目和活血。身體很虛弱的人，就要用茯苓木耳粉；想要增強運化，還可以增加甘草片；身體的濕氣太重，可以再加點紅豆、紅棗。

※ 脾熱

脾熱時，吃瓜類可以清熱化濕，但沒有皮是不行的，所以皮要用刷子清洗乾淨，把冬瓜皮、西瓜皮……也一起煮，才可以達到很好的藥效。

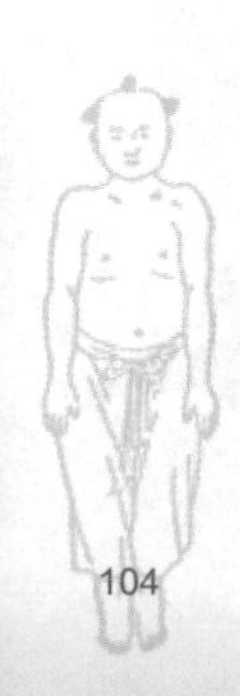

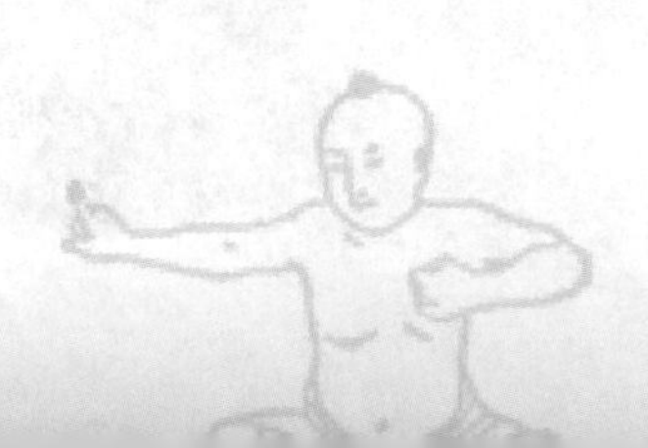

※ 有寒

身體有寒時，可以把甘草和薑沖開水來喝，薑和甘草是完美組合。甘草對於運化很好用，會讓全身不會那麼緊蹦，薑和甘草結合在一起時，可以把胃積食的部分給消掉，把脾的緊蹦給化掉，同時可以讓脾的運化更好，胃火特別大的人，也可以改善。

經絡拳講堂

當身體一直很緊蹦，處在沒有放鬆的狀態下去運動，脾就會運化失調。筋膜的濕潤度和脾有關係，筋膜要放鬆才會有濕潤。

建議，透過雙手去按摩肌肉，養肌肉，藉由呼吸的過程，放鬆緊蹦的肌肉，做筋膜的放鬆運動，再配合放鬆的音樂，享受安靜的時刻，讓筋膜徹底地放鬆，這對脾的運化能達到一定的作用。尤其在洗澡過後，用好的保養乳液或精油按摩全身，相信對脾的運化一定很好，而且會讓自己越來越年輕美麗。

另外，養脾就是不要吃太多甜的食物，不要有太多的情緒，保持情緒平穩，可以聽音樂、練功法，早上聽比較強大、有活力的音樂，中午聽比較開闊的音樂，晚上就聽輕鬆一點的音樂，藉由音樂讓脾氣越來越順暢。

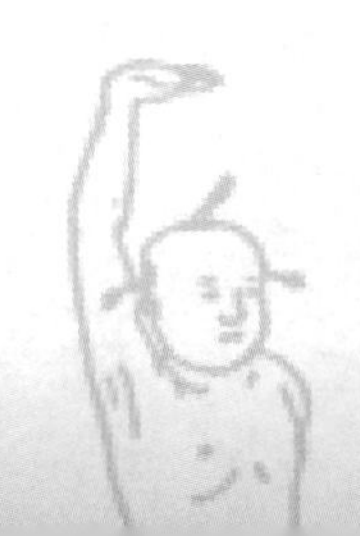

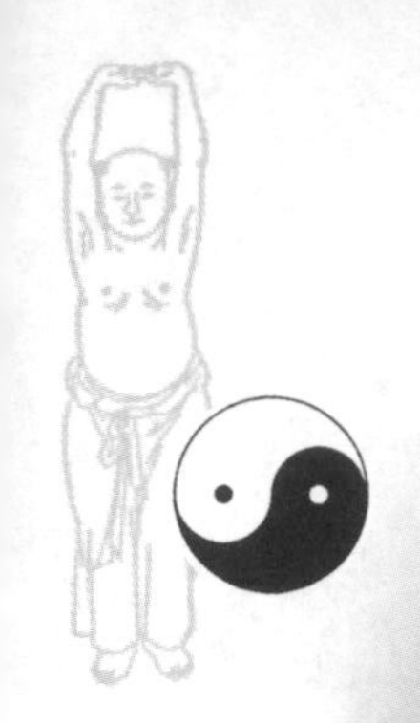

07

改善自律神經！遠離中風—啟動「心經」

現在社會上出現了很多
莫名奇妙的兇殺案，
以經絡拳的角度來看，
這都是「心經」的問題，
很多人不瞭解心經的重要性，
所以就會發生很多社會的悲劇。

啓動心經能夠減少心腦阻塞的發病率，
而且能改善神經衰弱。
心經並不只是在預防心血管的問題，
還可以改善有關於神經性，
以及精神上的疾病，
神經性的疾病，簡稱神經衰弱，
也包含了自律神經失調……等等。

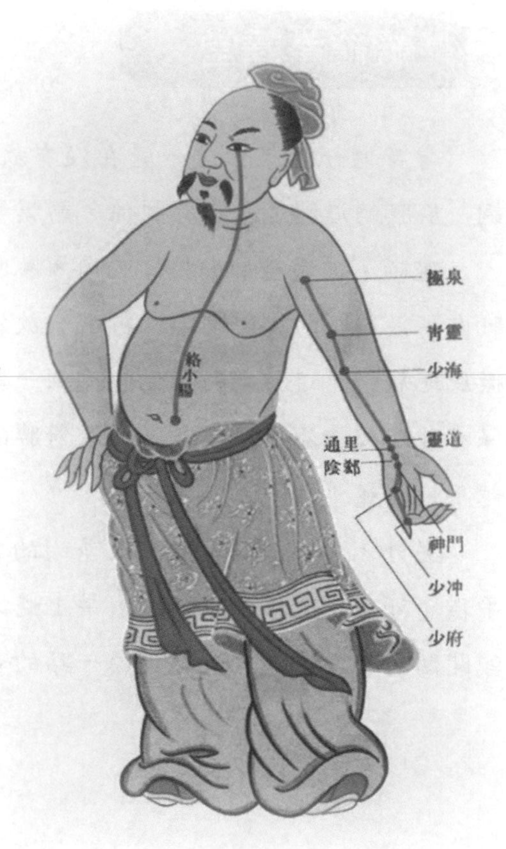

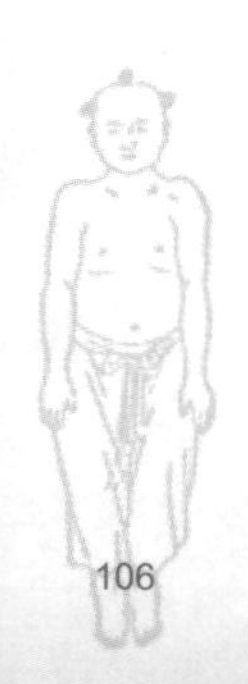

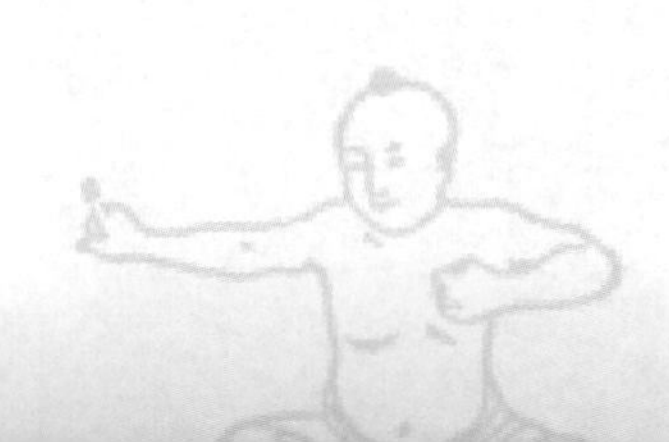

零基礎也不怕 Point 1
啓動心經能減少「心腦阻塞」的發病率

《素問・六節藏象論》有提到「心者，生之本，神之變也，其華在面，其充在於血脈」，脈又含神，《素問靈蘭祕典論》提到「心者，君主之官也，神明出焉」。「心經」談的並非是心臟的功能，談的是「神」，指人的指揮系統，是人的精神，所表現出來的神態、眼神、態度和精氣神，也就是人背後的意志、意念，或是更深層的「潛意識」，一個健康的人所表現出來的最高境界，是精神狀態非常良好，即使有病，精神狀況也很好。

【先瞭解】

啓動心經能夠減少心腦阻塞的發病率，而且能改善神經衰弱。心經並不只是在預防心血管的問題，還可以改善有關於神經性，以及精神上的疾病，神經性的疾病，簡稱神經衰弱，也包含了自律神經失調……等等。

「血瘀體質」會造成心經的不通，《古今醫鑑》提到，所有的心痛、心痺，都是來自於瘀血，瘀血會導致所有的疾病，尤其是腦部的問題。身體全身各地的瘀血，會導致血液往上送到腦部的量會遠遠地不足，一旦又用腦過度，就可能形成心的問題，這個心的問題，講的就是腦的問題，所以「血瘀體質」最可怕的問題就是變成腦部瘀血。

有關於老年癡呆，或者是腦的意識狀態發生的變化，全部都是因為血脈的脈絡、血管的跳動，跳得不是很正常，跳得不是很規律，原因是因為有瘀血在那邊，當心發布命令，要把血液送往腎臟、肝臟時，調動不來了，就先自我毀滅，所以就變成中風了。

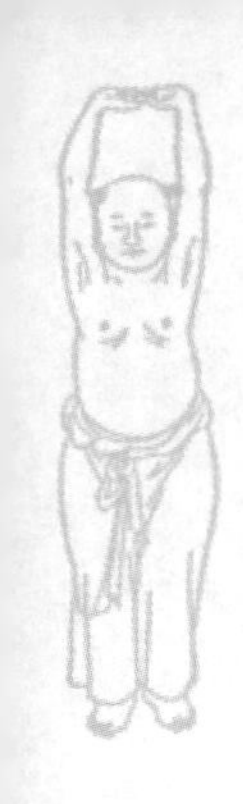
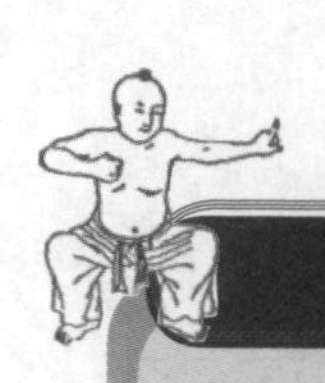

心經是「自律神經」、「中樞神經」的老闆，為了要調動全身，要給心經足夠的血液、足夠的氣，才能開始由中樞神經系統調動機能使其活躍。

人體的「自律神經」分為「交感神經」和「副交感神經」。

交感神經屬於陽經，副交感神經屬於陰經。

當陽氣足夠時，交感神經的強度就比較高，如果身體比較陰，那副交感神經就比較強一點，當兩者不平衡的時候，就會產生自律神經的失調，就是所謂「陰陽失調」的問題。身體陰陽之間的變化，影響最大的就是自律神經，也就是交感和副交感神經，陰陽失調所導致的問題，就是所謂的衰老，就是所謂腦部的疾病。

【宣師說】

想要抗衰老，想要健康，就要治腦，腦是人體的總司令部，如果能夠把腦保護好，人才會健康。打氣心經有助提升平衡感，使我們不易跌倒，訓練肢體協調和平衡感。

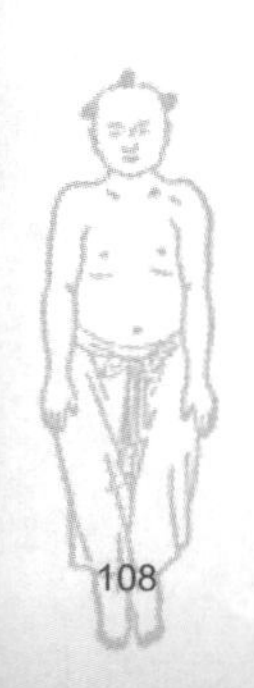
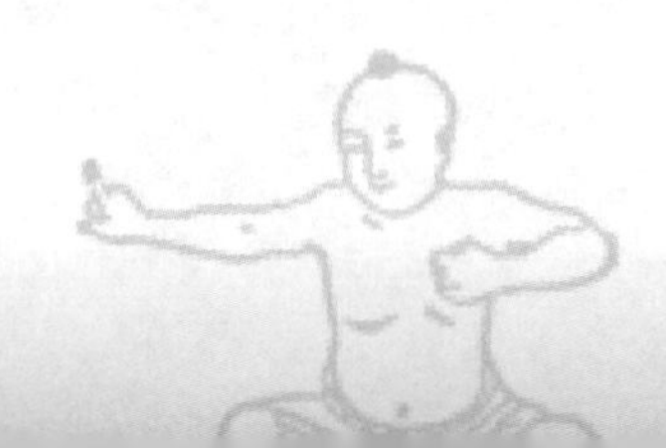

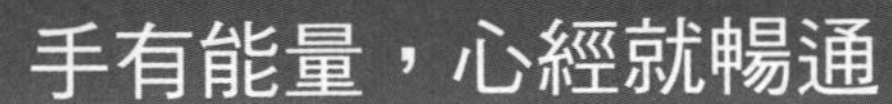

零基礎也不怕 Point 2

手有能量，心經就暢通

心經的穴位

「心經」是穴位最少，也是最神奇的一條經。

當舉手的時候，手會麻，就是心經的「極泉」卡住了，「極泉」在腋窩的中間點，專門在檢查心血管的問題，用拇指去撥「極泉」，會感覺到裡面有很多的筋，一條一條的。

如果撥腋下時，手指會麻，有電麻感，這是正常的，代表有神經，代表心經是通的；如果撥「極泉」只有痛，不會麻，痛而不麻，代表心經沒有傳遞，阻塞在裡面。

只要持續地撥動腋下的極泉，直到能產生麻的感覺到小指，暢通之後，這條中樞神經就開始慢慢地甦醒，心經就可以開始調動整個身體的機能。

心經的「靈道穴」可以安定心神、緩和心律不整；「神門穴」可以安神，幫助睡眠，人睡得不好，主要原因就是心經不夠安定、心火過高，或者是裡面有濕熱……等等。

心經不是連到心臟，而是連到腦部，或者是精神狀態。有關於頭部附近，包含眼睛、耳朵、舌頭，還有頭部任何地方的轉動、按揉，都是在幫助心經打通。

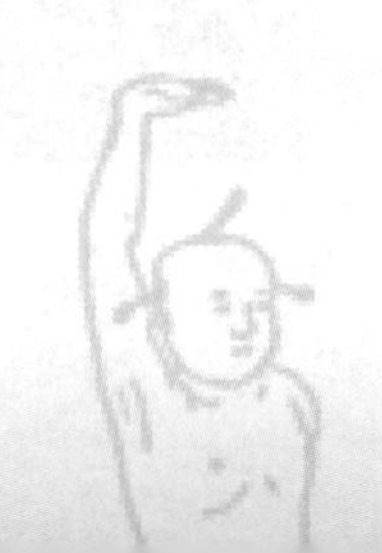

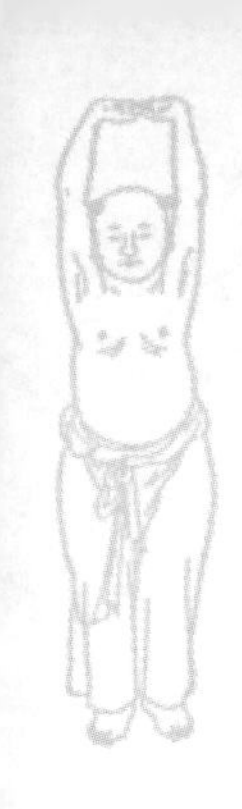

換句話說；心經運動，就是五官運動，五官的整個協調度，都跟心經有關係。打氣心經增進我們腦的記憶迴路運作，使我們腦袋靈光，可以幫助減緩失智或智能減退症狀，如延後阿茲海默症的發病年齡。

【這樣做】

手有能量，心經就暢通

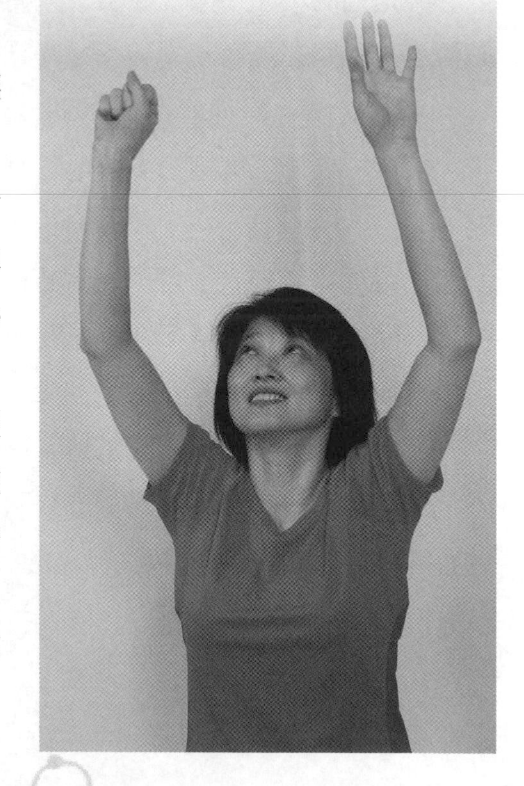

打經絡拳最重要的，就是要讓心經能夠血液充足，能夠打。

有些人的心經真的不能打，一打就暈眩，這就是典型腦部有瘀血狀態的人。當手有能量的時候，心經就暢通，就不會有腦溢血的問題。

改善方法：請對方兩手往上捉握東西，也就是「握固」，用力在空中採氣，用力捉，有點用虎爪去抓，以一百下為單位。

操作完畢之後，再打心經就不會暈了。

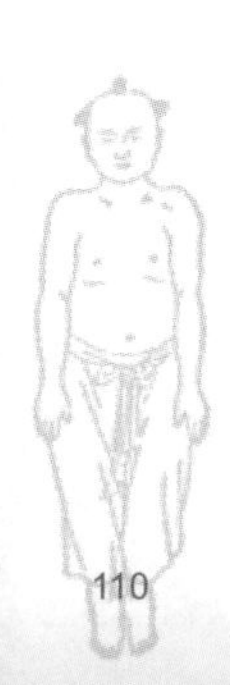

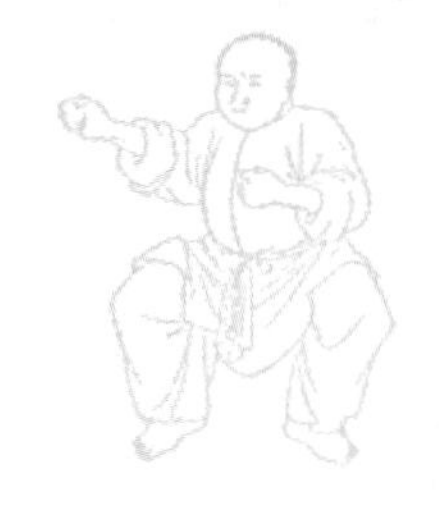

這兩招幫助血液往上回流：

第1招 腳要熱，改善瘀血體質

人們常說：「樹老根先老，人老腿先衰。」

兩隻腳就是人的根，腳對於心臟有很強烈的幫助，幫助把血液往上打到腦部去，所以腳一定要熱熱的，一定要乾爽，不要黏黏濕濕的，不要變成毒素太多。

年輕人和年紀大的人最大的差別，在於腳一天的變化。

年輕人的腳從早到晚，腳都是一樣的，年紀大的人，腳會腫脹，腫脹得越厲害，代表腎功能弱了。

當腳弱的時候，血液就上不來了。

當身體越來越胖，或是下半身越來越肥，垃圾就積在底下，就會形成尿酸值過高，變成痛風，久而久之，血液不能回流，全身開始形成一個容易瘀血的體質。

建議平常泡泡腳，能夠幫助回流，假如腳的瘀血很嚴重，就要特別使用「紅花鹽」。

用鹽來處理腳的問題，是最好最安全的。

鹽可以消炎、消腫，紅花可以去除腳上的瘀血，可以再加點玫瑰或是薰衣草，都可以幫助腳底的排毒，效果相當好。

使用「點穴球」放在腳底慢慢踩，或者是用「導氣棒」把腳底打一打，慢慢地減壓，讓血液回流，然後蹲著，就會往上流，逼出一身汗出來。

建議大家，穿的鞋子要能保持乾燥，要讓腳保持得乾乾爽爽的，讓血液能夠輕輕鬆鬆地回流。

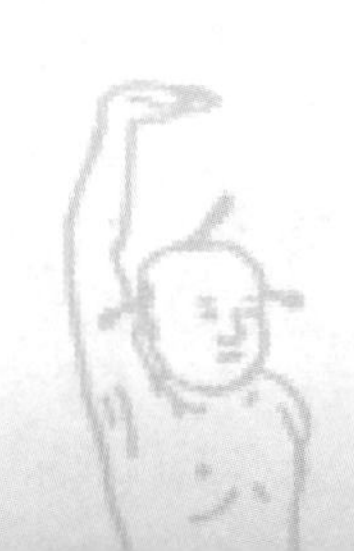

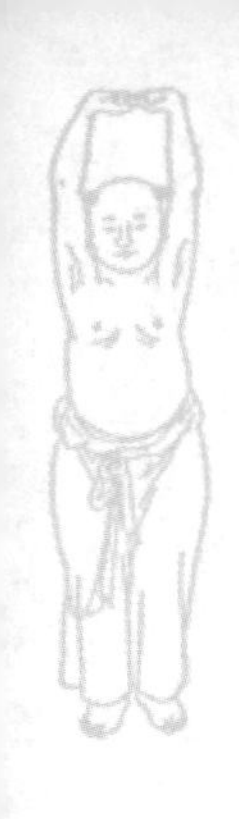

第 2 招 搓手高於心臟，預防心血管

促進血液循環及強化心跳效率，多走路可以預防心血管疾病。

持續七分鐘以上的搓熱，有助分解燃燒體內中性脂肪，增加好膽固醇的含量，可降低罹患心臟病的風險。

手的靈活度，來自於心經。

手是受到前腦的指揮調度，五根手指頭的熱、溫度，對於腦部的保護作用，是非常巨大的。

搓手要高於心臟。

將雙手快速地搓熱「大小魚際」，搓的次數不要低於兩百下，要搓到整個手心發燙。

這個時候會開始傳導，傳導到三條陰經、三條陽經，手腦是一體的，腦部的循環效果會非常好，會馬上感覺到越來越靈活。

搓搓手，是一種低溫遠紅外線療法，加速傷口癒合及血管擴張，可強化呼吸道感染的鼻腔，可以預防病毒性的感染。

手搓熱之後，可以用手去摸額頭、摸太陽穴、摸眼睛、摸摸胃……可舒緩胃痛、頭痛。

【宣師說】

搓手的時候，手要高於心臟，最好是在鼻腔這邊。

建議搭配使用「黃檜精油」，直接塗抹在手心上搓搓，一邊搓的時候，一邊又可以吸，整個人會感到非常輕爽舒服，就只是搓手的動作，每個人都甦醒起來了。

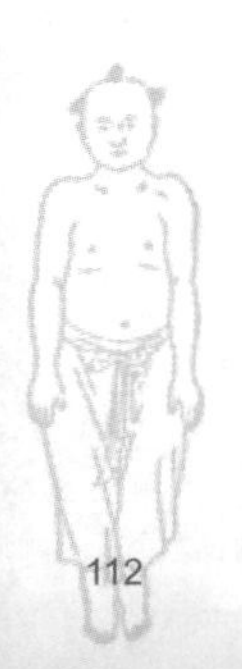

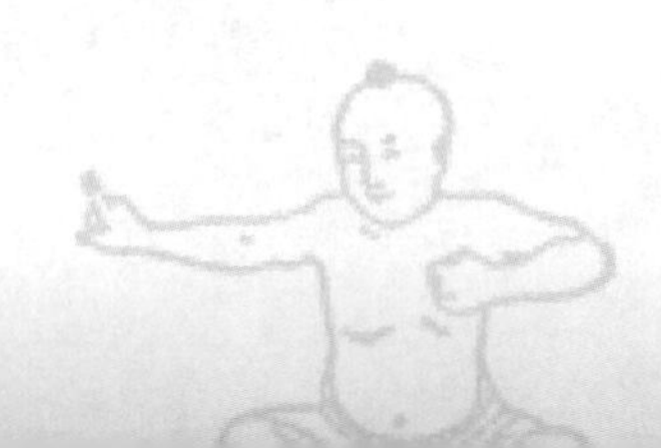

零基礎也不怕 Point 3

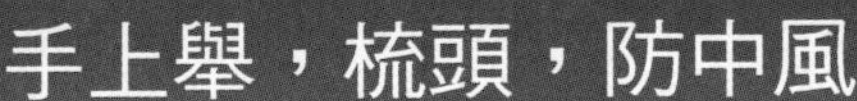

手上舉，梳頭，防中風

人會中風的主要原因，就是腦跟心之間不協調了、混亂了，都是來自於自己的情緒所導致的。

所以不要太去在乎醫學數字所造成的影響，真正要去在乎的，是自己的情緒。

能不能把自己的情緒控制得很好，讓中樞神經很好，讓自律神經能夠穩定平衡，這才是最重要的。

【先瞭解】

中風的前兆。

中風絕對不是老年人所獨有，任何人如果有高血壓、高血脂，甚至是中風家族的人，就更需要預防。

不要等到有一天，自己不由自主地流口水了，眼睛看不清楚了，口眼歪斜了……已經變成中風的現象了，這個時候就稍微晚了，不如自己趕快先檢查。

※ 中風的前兆：

(1) 動不動就會手腳麻。

(2) 經常打哈欠，代表腦部缺氧，更嚴重一點，就是不白主地流口水。

(3) 中指的第三節，浮現了好多條青筋，而且越來越明顯，代表著腦部的動脈硬化。

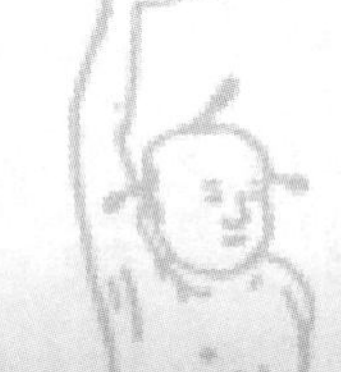

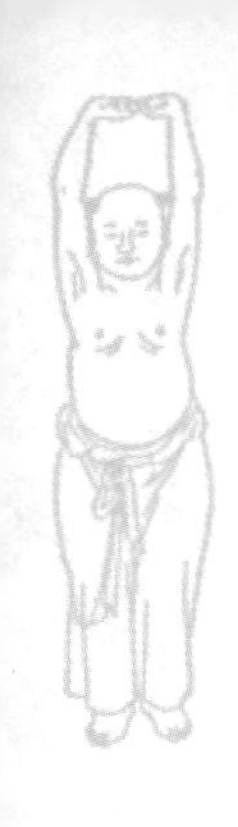

(4) 忽然之間脖子很緊。

【這樣做】

如何預防中風

第 1 招　揉中指

當脊椎附近疼痛時，請稍用力地揉壓中指指骨的兩側。若有覺得疼痛的位置要多揉壓幾次。

揉揉中指能舒緩心臟、血管、腎臟、循環系統、第三腰椎。用「點穴球」在中指的第三節，青筋比較嚴重的地方，揉一揉，推一推，一直搓，一直拍，腦部就活化了，操作兩個星期後，青筋就不見了。

第 2 招　振盪心經，做聳肩運動

忽然之間脖子很緊，其實這也是中風的前兆。

有些人就去給別人按摩，脖子扭動一下就當場癱瘓了。

當脖子僵硬時，不適合做激烈運動，也不能去矯正脖子，因為太危險了，建議打一打心經，脖子就能輕鬆許多。

振盪心經，可以讓血液往上輸送，使腦系統的自律神經、中樞神經去控制全身的肌肉、神經、血管和骨骼，然後就能夠放鬆。

再將適度的精油或是貼布，貼在頸部，緊接著開始做聳肩運動，用自我肩膀的趨動能量，讓頸動脈的血液，能夠流到大腦裡面。

將兩邊肩膀用力聳起、擠壓、上提，再用力往下放，肩膀往上時，自然地吸氣，肩膀往下時，要用力地吐氣，反覆操作十分鐘。

建議可以把「點穴球」或是「救命球」放兩邊的腋下，讓腋下保留著

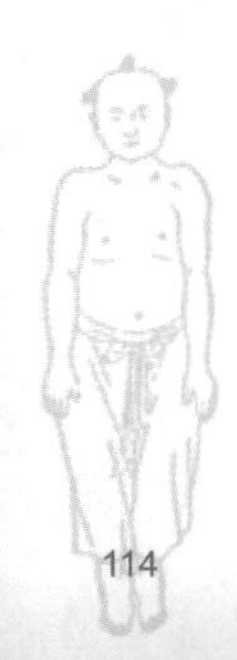

空間，讓血液在聳肩的過程中，可以流上去，又流下來，馬上整個頭部會感到清涼無比。

第 3 招　手上舉，梳頭

當陽氣不夠時，光用梳子刺激頭皮，依然無法把陽氣調動上來。

宣印學派推廣梳頭的用意，是為了梳理心經，調整交感神經和副交感神經之間的協調，使自律神經獲得平衡。

梳頭的法則是手上舉之後再梳頭，等於一邊在梳頭的同時，一邊在氣動心經，兩者是有連動性的。

重點在於雙手要往上，其實不需要真正去梳頭，只要假裝手上有梳子，將雙手高舉之後假裝梳頭，或用手去摸頭髮，從前面到後面，兩邊同時操作，共三百下。每天操作，就會發現到整個人輕鬆了。

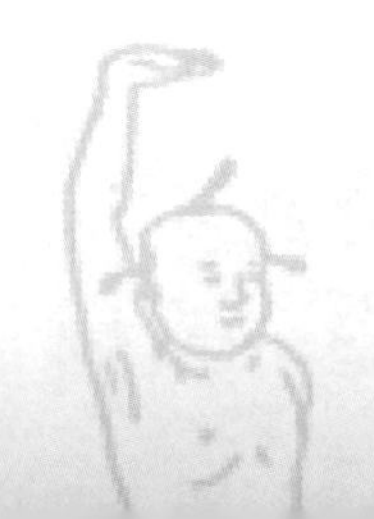

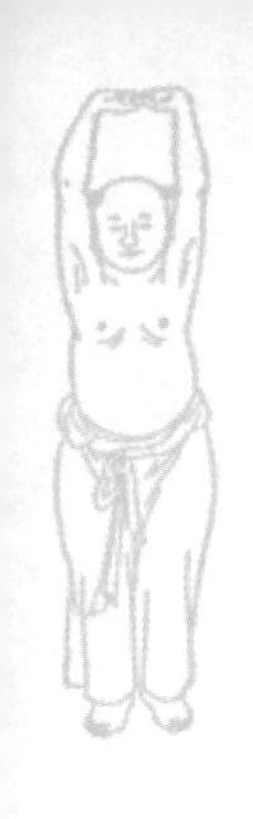

零基礎也不怕 Point 4
心經啓動：「身體趴著，用手走路」

心經的啓動應該要讓身體趴著。身體先做四足跪姿，呈ㄇ字形，再將雙手往前面的地板延伸，把頭往下壓，讓背後的肌肉群伸展往下壓，同時前面的「膻中」也會拉開，這是貓在伸展的動作，可以啓動腦部。

身體趴著，雙手往前延伸，再將臀部慢慢帶上來，變成了貓的動作，將胸口往下壓，讓心臟在上面，頭在下面，血液就能往頭部流，就可以幫助腦部充電，改善腦部的問題，避免所謂的動脈硬化、斑塊的問題，造成血液上的壓迫，這樣就可以避免腦部的缺氧或缺血，效果挺好的。

練習用手走路。這個動作稍微難一點，沒有高血壓的人才可以操作。兩腳站立，與肩同寬，將雙手慢慢地往下貼住地板，用雙手一步一步往前走路，類似像伏地挺身的姿勢，雙手再慢慢地走回來。如果手無法接觸到地面的人，可以用拿一個板凳，用板凳往前走路。

【宣師說】

「身體趴著，用手走路」。別小看這個動作，學習像動物趴著，用手往前走路，可以讓血液流到心經去，操作之後，再來振盪心經，血液更能夠往上流，會發現到整個頭部清涼了、舒服了。

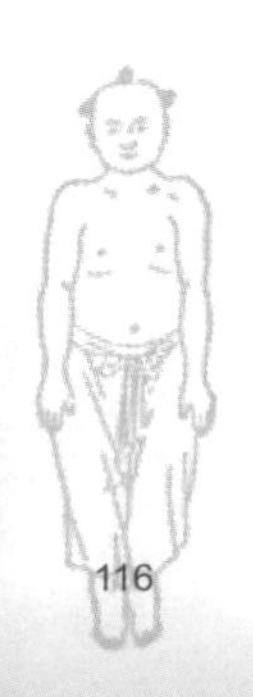

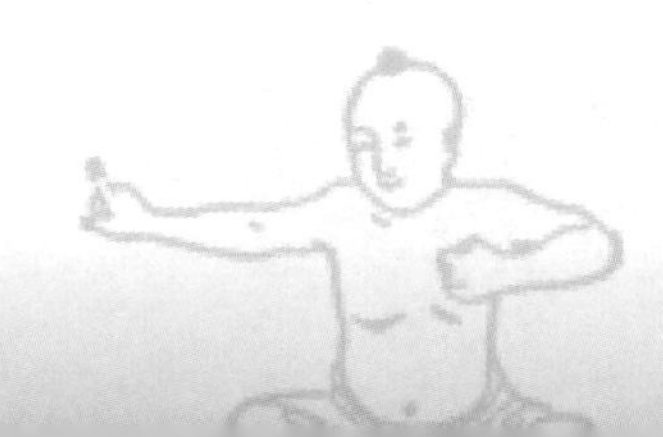

零基礎也不怕 Point 5
平衡自律神經小妙招：晃晃脖子

【先瞭解】

心腎關係。

「心經」在指揮調動之前，要配合「腎經」。

因為腎經是經絡背後的療癒力量，稱為「潛意識」。

心經像是精神體，是精神信念，腎經比較像腦部，兩者結合就會起到一定作用。

心經透過腎經發布了命令，讓人產生了活力、動力，起到了身體上的律動，當心經變弱、沒力的時候，腎經就會用腦去啓動神經系統。

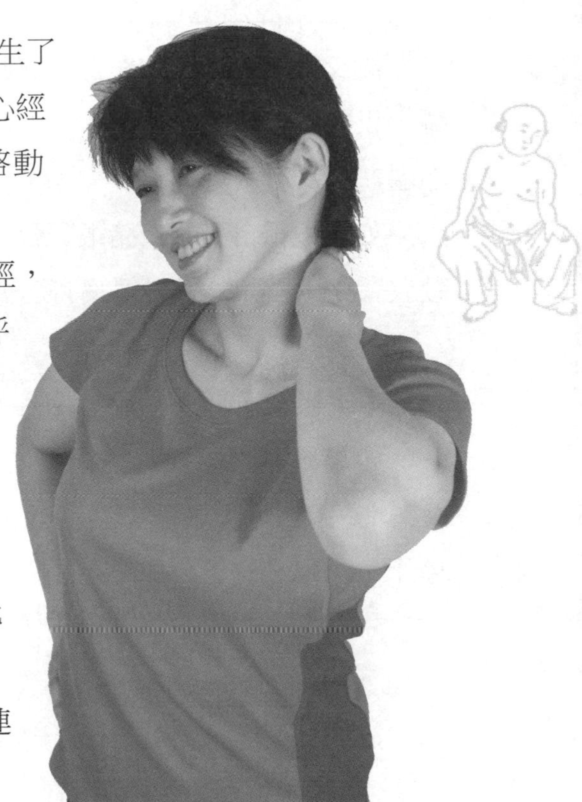

心是控制了中樞神經，連動自律神經，腎是透過了自律神經，影響了心跳和呼吸。

在過程當中如同「心腎相交」的原理，一是有意識的，一是無意識的。

心是君主之關，可以控制，但在調動中最密切的還是跟腎經有關係，因此心經和腎經要連動在一起。

至於心經和心包經，這兩條經的連動性並沒有想像中這麼大。

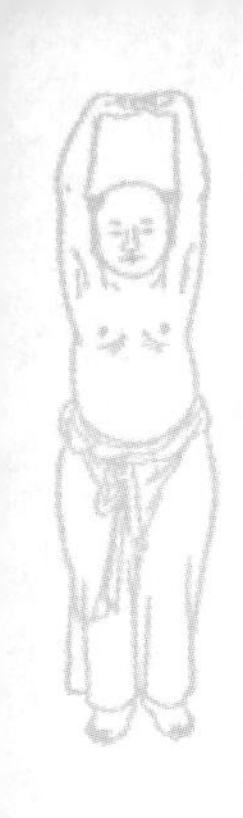

平衡自律神經小妙招「頸部搓熱」。自律神經失調或是情緒不穩定的時候，請你將雙手不斷地搓熱，可以的話，再抹上一點精油配方，輕輕地在頸部搓熱，頸部的溫熱，能讓供應腦部的血液增加，當左右兩邊的頸部都放鬆了，這對於交感神經和副交感神經的平衡，起到了關鍵的作用。

副交感神經通常在左邊，交感神經通常在右邊，如果有人自律神經失調，只要將雙手搓熱，按摩一下左邊和右邊頸部，只要讓頸部的左右兩邊都溫熱了，就平衡了。

如果覺得自己的情緒很緊張，這是交感神經在作用，就把左邊頸部稍微放鬆一下，如果覺得很沒有活力，那就處理一下副交感的部分。

【這樣做】

如果經常會頭痛，手搓熱之後，用手按著脖子，頭部開始左右兩邊慢慢地晃，用手擠壓著頸部，讓頭在左右移動時，有點阻力，左右兩邊各24下，可以在睡覺前和早上操作，會感覺頭很輕爽，而且很舒服。

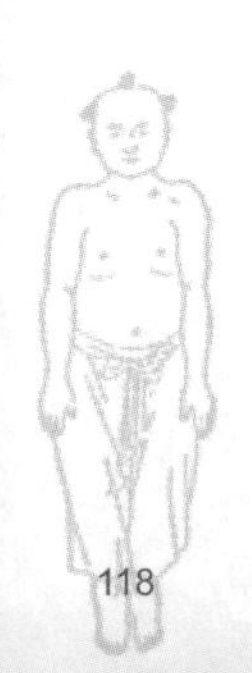

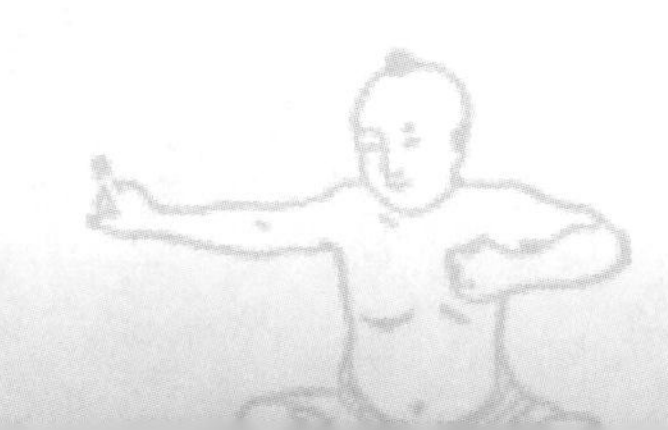

零基礎也不怕 Point 6
心經打氣操

※ 操作前，請先打一打心經，拍熱之後再來操作，效果會更好。

第 1 招

將雙手上舉，手肘靠近頭部，左手去捉住右手手肘，往左邊壓；再換邊操作。

第 2 招

雙手交叉拍打肩膀，手由下往上甩打肩膀，拍打肩膀的弧度要夠大，肩要鬆，血液才能往上流動到頭部。

第 3 招

站姿，雙手手掌心往前，背往前延伸，臀部往後翹，讓身體垂直90度，最後再把雙手往上拉高。

第 4 招

站姿，左手拉高按住一個地方固定不動，身體往右邊轉 45 度角，讓腋下能夠宣開；換邊操作。

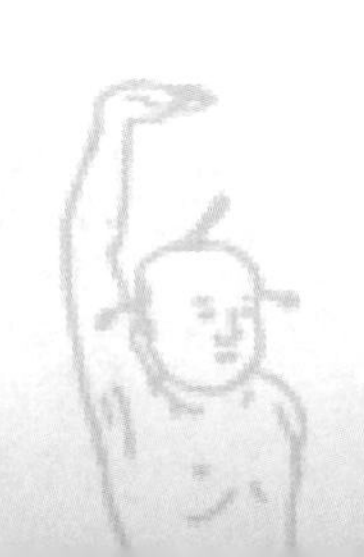

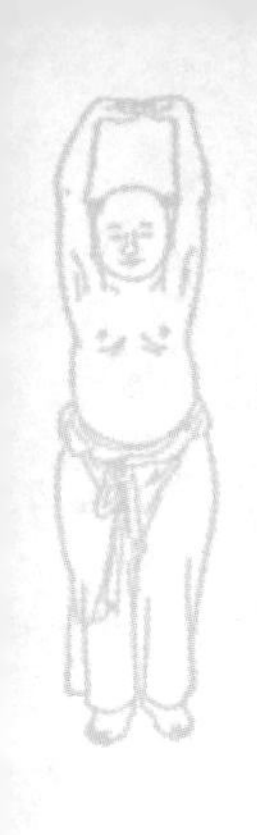

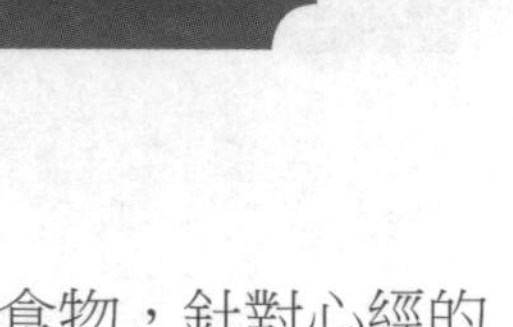

零基礎也不怕 Point 7

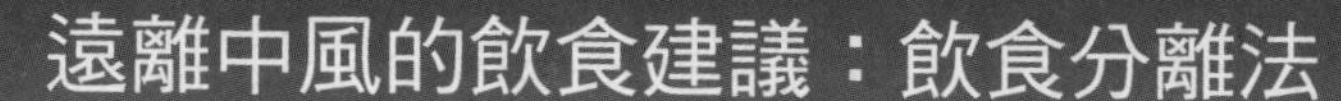

遠離中風的飲食建議：飲食分離法

人們常說的「飲食」，「飲」就是水，「食」就是食物，針對心經的問題，宣印學派建議最好的飲食方法，就是「飲食分離法」，就是食物和水要分開的飲食概念。

因為當胃在消化食物的時候，胃裡面必須要有胃酸，才能去消化食物，如果在用餐的過程中，又喝水，胃酸就會被稀釋了，導致食物根本不能消化，不能運轉，當血液所吸收的營養不夠，就不能往上送到腦部，這是很危險的。所以年紀大的人，胃的能力已經轉弱的時候，就必須要改變飲食的模式。

「飲食分離法」有點像是「乾濕分離法」，在吃東西的前後一個小時，都不要喝水，如果有湯，也是等到飯後一～兩個小時之後，再來喝湯或吃水果。

因為胃的消化時間，最快也要兩個小時，如果是肉類的消化時間，可能要更久。

食療

(1) 五穀粥

不管是紅豆、黑豆、黃豆、綠豆……只要用穀類所煮成的各式各樣的「五穀粥」，都可以淨化身體，補脾胃氣，讓心、讓腦比較有能量。

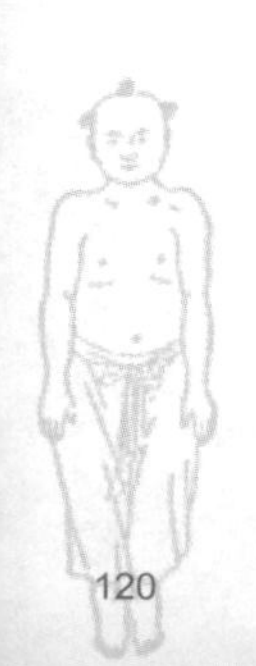

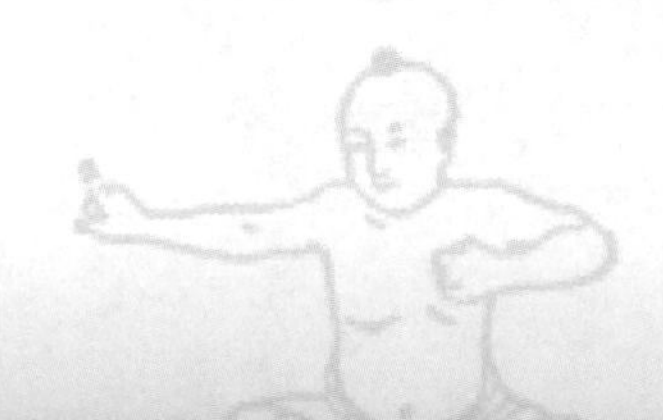

(2) **洋蔥**

洋蔥，解毒、散風寒，又可以祛濕，對於現代人的各種疾病，不管是血壓過高、血糖過高、過度肥胖、高血脂、動脈硬化，可以達到預防作用，對心經、對腦神經也很有幫助。※ 胃火太大的人，吃太多的洋蔥會容易脹氣，所以不要吃太多。

(3) **枸杞**

失眠，容易引發腦中風的可能性，所以能夠早睡早起是最重要的。將枸杞直接含在嘴巴裡面咀嚼，或者是用枸杞泡水喝，會發現到很好入眠，對於用腦過多、勞心費神的人也很有用。

人的脾胃功能一旦失調了，一切病就開始來了，所以脾胃一定要健康，「飲食分離法」的理論就是不要用湯湯水水去淡化胃酸。如果你能夠落實飲食分離法則，腦部就不容易中風了。

【小叮嚀】

晚上吃清淡一點，盡量不要吃太多肉類，會容易造成消化不良，這對於心臟不好。

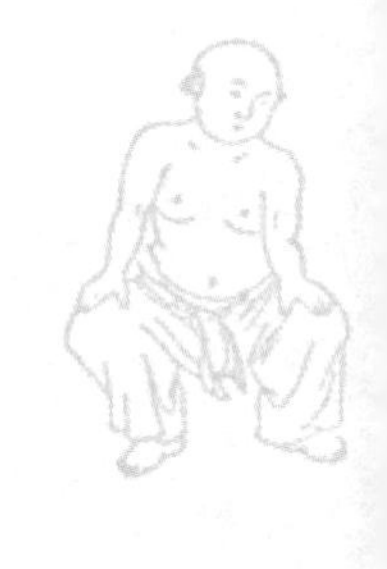

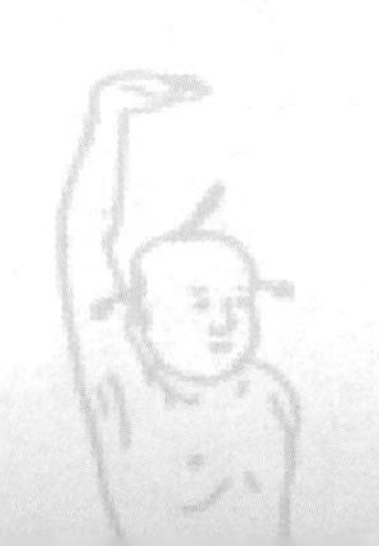

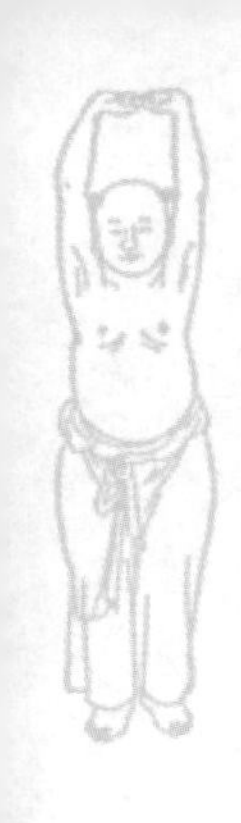

經絡拳講堂

人要學會開放心胸，豁達一點，不要想太多，不論是夫妻生活，或者是人與人之間的生活，和諧、快樂是最重要的，才不會造成中風或者是自律神經失調。

憨傻精神！憨傻的人特別容易獲得美滿的晚年。當老公或是太太，特別信任自已的伴侶時，其實就會感覺到特別的幸福，只要先信任對方，自己的幸福感就來了。

不需要自作聰明，憨傻的人就是不斷地默默去付出，就如同心經一樣，在腦部不斷地供應給心臟，供應給腎臟，供應給五臟，給四肢…等等，說穿了，憨傻能改善自律神經，所以你不要想太多。

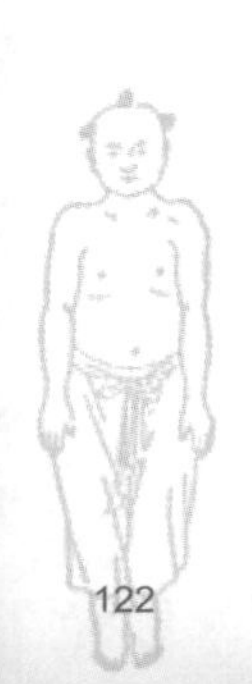

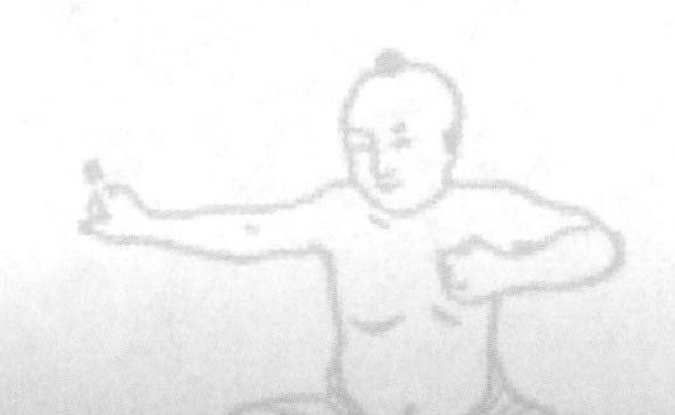

08

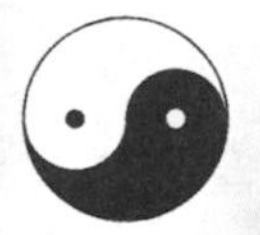

脾氣急！心煩躁！就會「耳鳴」—啟動「小腸經」

你如果常常吃油炸品，

或是重視甜食、喜歡吃辣，

腸胃自然沒有足夠的能力

代謝這麼多的毒素，

長久下來，腸子容易變得過熱。

腸子喜歡溫暖，

不喜歡冷，

也不喜歡熱，

腸子一旦過熱，

最大的問題就是同時會影響心經，

也就是腦部也會變熱，

可能會發現到自己的小指發熱，

開始會變得心煩、喉嚨痛、排尿異常。

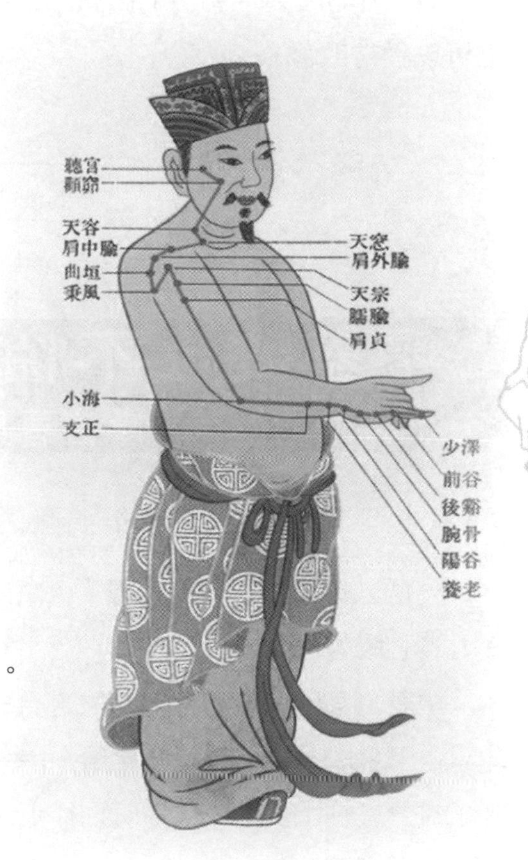

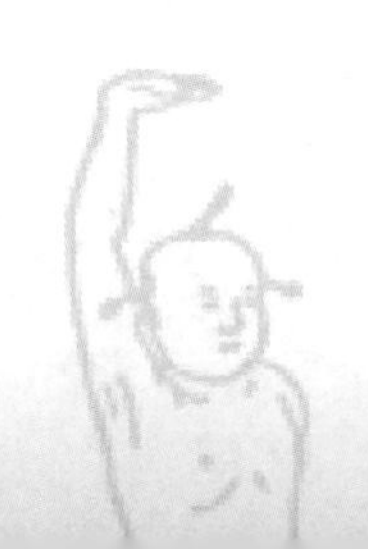

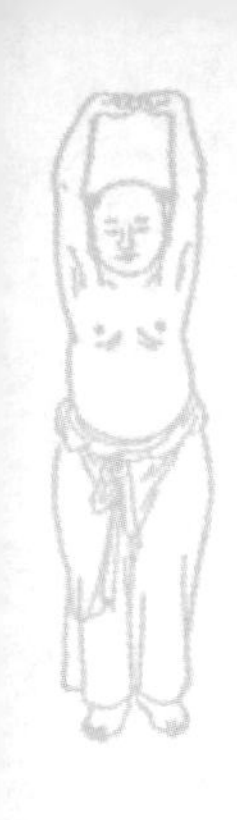

【先瞭解】

腸子好會比腦子好來得重要！

真正的衰老，並不是腦部的衰老，是腦部背後的能量來源：「腸道」衰老了！

現今腸道的問題，是醫學重視的主流課題，但是小腸經卻是一條非常容易被忽略的經絡。

小腸經深深影響身體的溫度，影響了頸椎以上的疾病，啟動小腸經，可以改善小腸受寒所引發的肩頸以上所有的症狀，最明顯的耳鳴的問題，也可以獲得改善。

零基礎也不怕 Point 1
小腸經的循行，隱含著身體的密碼

一個人能常常會為別人想，會幫助別人，這種換位思考強的人，常常會用「心腸好」來形容。

這就猶如小腸的特性，向來沒有自身的好處，總是默默地工作，承受胃部送下來的食物，再送營養給全身，從來不會堆積能量，而且還要分辨出好的營養往上輸送，壞的廢物往下流，有些成為大便進入大腸，有些成為尿液送到膀胱。

小腸經在身體的循行，隱含著身體的密碼：

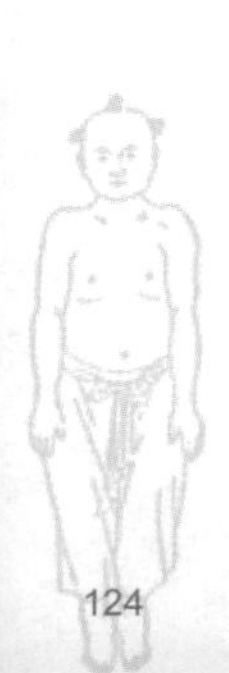

小腸經在肩胛區形成了一個「W」的彎曲。

這個部分，與下方的臀部和骨盆腔的結構是同步的。

所以小腸經影響著骨盆腔是否歪斜、是否會長短腿、肩膀是否會偏前、偏後、偏左、偏右。

另外，小腸經在臉部的「顴髎穴」到耳朵「聽宮穴」，形成了橫切面。

經控制了人的整個臉相，甚至耳朵是否一邊大一邊小，還有耳鳴現象。

【先瞭解】

臉上的斑點、肝斑，背後的原因都是小腸經。

可能是小腸必須處理的毒素過多了，轉而被肝臟吸收了。

所以，如果小腸乾淨了，臉部的肝斑也就消失了。

小腸經的循行，經過了手臂到肩膀。

當肩膀痠痛時，代表小腸裡面的氣血不足，肩膀痠，就是沒有氣血，是小腸經出了問題；肩膀痛，則是三焦經出了問題。

【宣師說】

痠，就是經絡不通了，慢慢容易形成頸椎病等，通常是小腸提供的氣血太少了，不夠供應給心臟，就出現了痠的症狀。

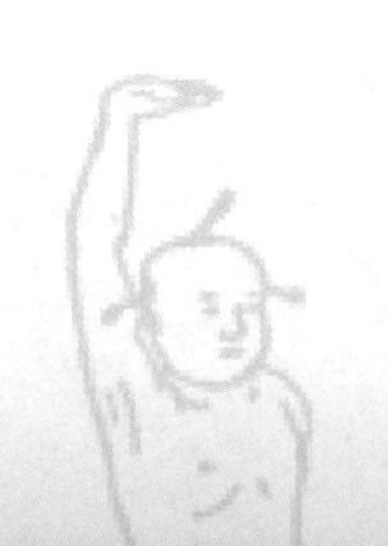

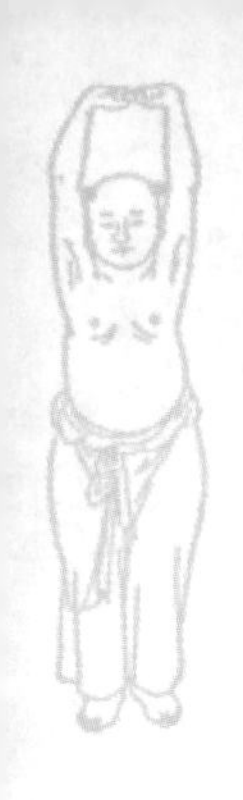

零基礎也不怕 Point 2

心煩氣燥是小腸經不通了

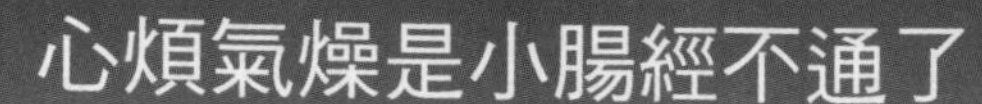

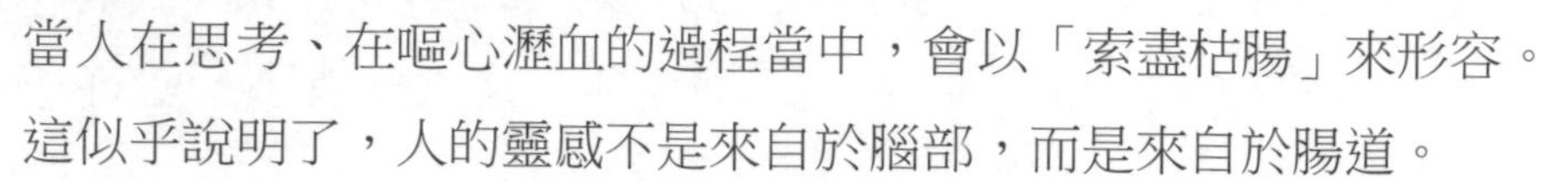

當人在思考、在嘔心瀝血的過程當中，會以「索盡枯腸」來形容。

這似乎說明了，人的靈感不是來自於腦部，而是來自於腸道。

小腸經雖然只有十九個穴位，但是在表裡關係上，已經與「心經」合為一體，從小指頭就可以看到，偏內有「心經」經過，偏外有「小腸經」經過。

如果小腸經有了問題，也會影響到心經，也就是腦部，這兩者一個在腹部，一個在頭部，所以消化系統與循環系統是同步的。

心與小腸的表裡關係，心就是腦，一旦供氧不足，頭腦就緊張了，情緒上就會出現「急」的反應，脾氣急、心煩氣燥，都是腦部的警訊，就是小腸經不通了。

腸道控制了腦部的個性、反射動作。

一旦腸道溫和、調和之後，人自然就不急了。

脾氣不好、心煩氣燥的人，一定要處理小腸經。觀察年紀大的老人，如果吃飯很慢，是一位值得尊重的老人，如果吃飯很急，常常人際關係都不好。

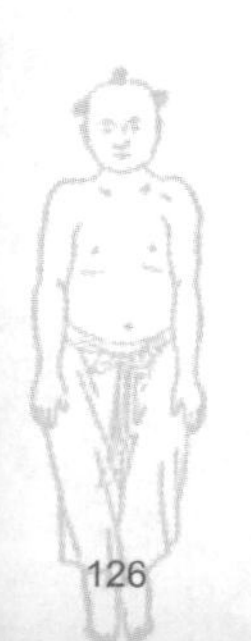

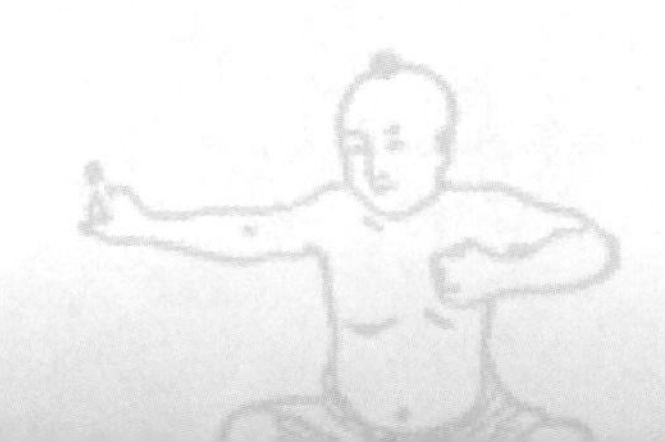

零基礎也不怕 Point 3
肚子的溫度，來自於腸道的溫度

身體的經絡在彎折處，以及曲線比較複雜的地方，都是容易堵住的，就是特別要疏通的經絡，最明顯的有三條，分別是手部的小腸經，側面的膽經，還有膀胱經，這三者連動的寒性，會使脊椎體全部歪斜，肌肉全部緊繃，而且會壓迫到神經，長久下來，就會有很多頸部以上的症候群。

現代人常常在飲食上飲用冰水或生機飲食，工作環境都是冷氣空調，生活方式很少可以照到陽光，導致於身體的寒性太重了，後腰以上常常都是涼的，導致小腸經容易受寒。

問題根源，與小腸受涼有密切的關係。

經絡不通，能量無法輸送全身變成熱能。

小腸要有了熱能，才能發揮分清與濁的功能，把營養送上往到脾、肺、心臟、到全身，把垃圾送往大腸、廢水送往膀胱，這樣身體才會健康。

人體肚子裡面的溫度，就是身體的溫度。

而肚子裡面的溫度，來自於腸道的溫度。

只要腸道有了溫度，益菌就會增加，壞菌就會減少，同樣的，腸道越是寒涼，壞菌增加了，腸道無法吸收能量，就會累積毒素傳到各個器官。

【先瞭解】

寒氣如果停留在肚子裡，脖子就會落枕。常常按摩脖子是沒有辦法解除，但是如果提升了腹部的溫度，落枕立刻就解除。

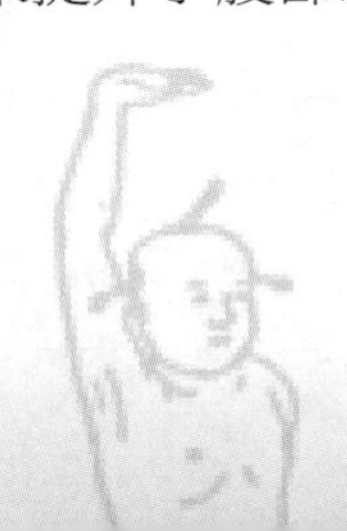

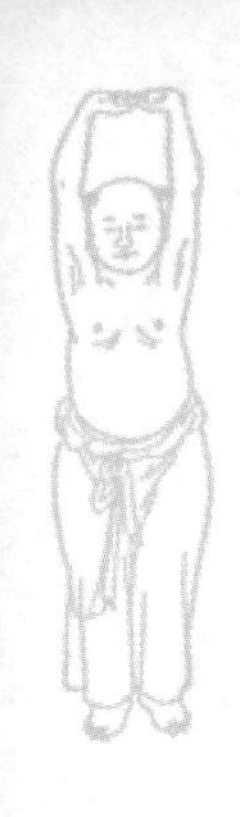

【這樣做】

腹部最需要處理的位置，就在「肚臍周邊」。

如果有凸起一塊贅肉肥油，或是特別的冰涼，個性一定是非常急躁的人。

如果往深層按下去，還有條索狀、顆粒狀，代表問題就更嚴重了。

第1招 溫灸腸胃

用「鹽灸燈」溫灸腹部，改善的效果會大過於一般的艾草灸條。

第2招 搓熱雙手，推揉腹部

雙手塗抹合適的精油，搓熱雙手，進行腹部的推揉。

腸子溫暖了、放鬆了，情緒就不急了。

第3招 吃溫熱的食物

只要吃的食物熱度不足，太過度強調生機、有機食品，食用太多生冷的食物，這對於腸道是相當危險的。

腸道屬於手太陽，要吃太陽般能量食物，才能進入到體內。因此接觸太陽，腸道才會健康。

養生要從小腸開始，古道熱腸，喝溫的、喝熱的，慢慢讓腸道可以溫和，這樣或許會獲得健康。

【這樣做】

捏捏小腸經

每天的中午十一點到三點（午時和未時），身體最需要的就是陽氣旺

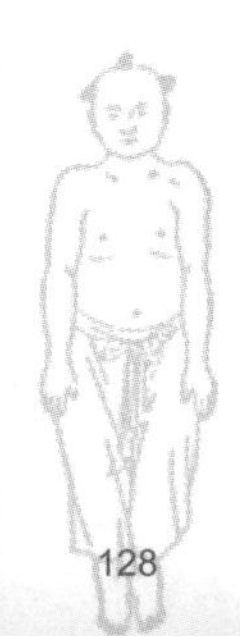

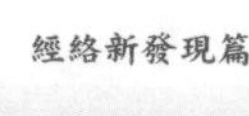

盛於全身的感覺，才能保持健康的身體，這對於晚上十一點到三點（子時和丑時），肝膽的排毒提供了充足的能量，才能完整代謝身體的垃圾，提升免疫系統。

所以現代人都想要「保肝」，不是從晚上十一點開始，而是從下午一點鐘小腸經吸收的時間開始。

小腸經的特性是喜歡「捏」，中醫常用的抓痧，最適合運用在小腸經，沿著小腸經的路線，從上臂一直捏到前臂，捏完之後會感覺心情特別好，頸椎也舒服了。

下午一點到三點是小腸經吸收的時間，必須給小腸溫度。

因此在用餐之後，按摩捏捏腸道，讓腸道溫暖了，會發現一整天都非常輕鬆。

「肩貞穴」對於腸道的痙攣，還有潰瘍疾病效果特別好。

宣印學派臨床發現「肩貞穴」沾黏了，皮膚顏色會特別死白，氣血會卡住無法運行。

「天宗穴」可以往上行氣血，對於頭部全部的問題都有幫助，會讓頭部輕鬆愉快；「肩外俞穴」、「肩中俞穴」都是在改善肩膀與前胸之間的問題。

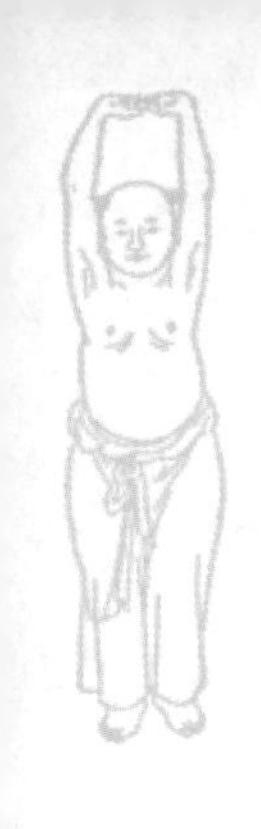

零基礎也不怕 Point 4
小腸經打氣小妙招

★低頭族睡前放鬆法

先將雙手搓熱，十指交叉托住後頸部，眼睛平視正前方。

緊接著，將頭部往後仰，同時兩手肘往後撐開，維持十秒之後放鬆，反覆操作後再入睡，可以讓小腸經即使休息不足，也有了足夠的溫暖。

★幫腸子補充氧氣

當飲食上經常吃錯東西，導致於腸道過度耗氧。

腸子裡面沒有氧氣了，可以運用呼吸法則，來補充氧氣。

操作腹式呼吸時，先吸氣到腹部，盡量閉氣超過五秒，讓腹部感覺有點緊張，再慢慢的吐氣十秒，腹部就不會缺氧了。吃的食物就會很容易消化，也不容易胖，情緒也獲得控制，腸道恢復健康，人會更年輕。

★落枕治療方法

早上通常是落枕的時間。

因為早晨的寒氣重，睡了大半夜，血液沒有流動，此時發生的頸部歪斜，和自己的睡姿、睡得好不好，都沒有關係。

落枕的原因就是小腸經後肩胛的「W」拉扯了，左右變得不平衡。

這是因為平時吃的食物太過於寒涼，或是吃得過多，腸道沒有辦法休息，產生小腸的痙攣、罷工，很多人會發生的落枕，其實是受到寒邪。

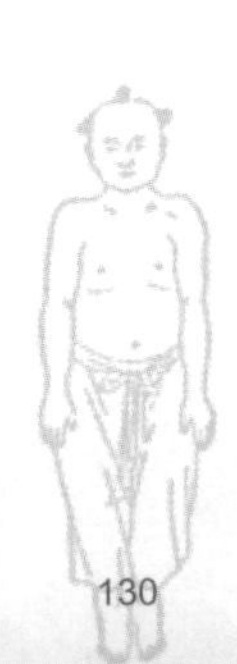

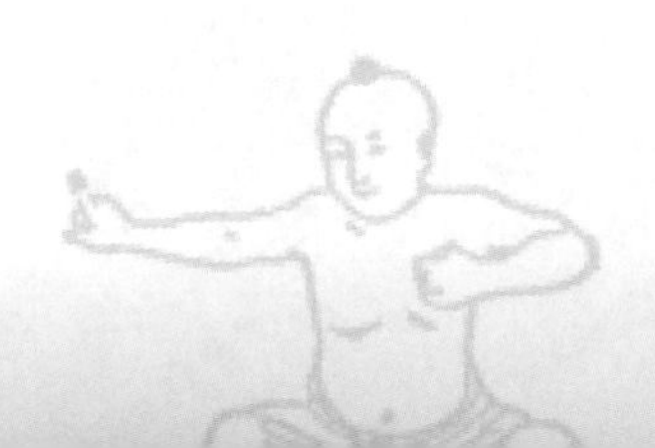

【這樣做】

當脖子不舒服時，就是脖子正在發炎的時候。

此時頸部不適合進行任何操作，調整落枕的方法很容易，先不用在意頸部，先專心打氣小腸經，從小指頭到手肘「少海穴」，馬上增加熱能，接著往上甩手、往兩旁甩手，把手甩熱、甩靈活，肩背就鬆了。

只要透過這個方式，讓血液慢慢回流回到頸部，不用任何人協助處理，很快就可以改善。

零基礎也不怕 Point 5
改善頸椎問題：髖骨伸展運動

現代大多數人的頸部都是微微地前傾，長期的低頭，導致於身體駝背了。經常讓頸椎往前探五公分，肩膀就會承受平常兩倍的重量，低頭時，肩膀承受的重量就是三倍，長久下來，就得到了頸椎病，永遠也治療不好。

頸部無法端正的原因，是因為源頭的骨盆腔傾斜了、無力了，所以無論再努力去鍛鍊頸部，都無法支撐頭部了。小腸受寒之後的寒邪，都儲存在骨盆腔，容易造成骨盆腔的歪斜。骨盆腔有修復自我的能力，骨盆腔是身體的中心點，所有的疾病，無論是肝病、腎病、心臟病、腰痛疾病、脊椎疾病、膝蓋疾病，都可以透過骨盆腔氣血充盈後，上下疏通。只要身體的骨盆腔端正了，上面的椎體就正了。

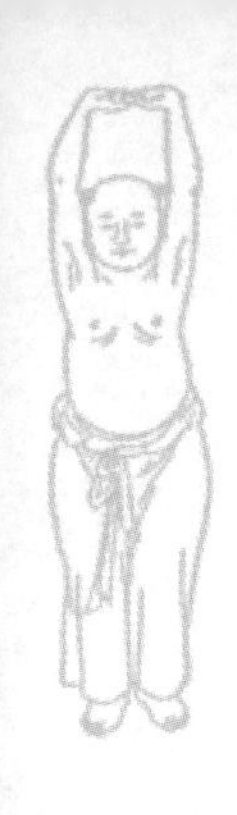

【先瞭解】

髖骨伸展運動，根據的是坐骨，當坐骨鬆了，整個脊柱就有能量能傳遞到頸椎。特別是經常久坐，沒時間運動的人，操作「髖骨伸展運動」對於腸道的新陳代謝非常有幫助，慢慢可以感受到腸道舒服了，頸部也不會有任何問題。

【這樣做】

操作前，先請家人或是照鏡子，看一下自己的站姿。兩手自然放鬆，是否有一高一低；並且打氣髖骨周邊的經絡，練習腹式呼吸。

【動作一】

仰躺、膝蓋彎曲，先將一腳，例如右腳跨在左腳膝蓋上，也就是右腳外踝抵住左腳「梁丘穴」附近，開始用「矯正棒」打氣右腳脾經、胃經、膽經，同時將右膝蓋前後搖動，搖到髖部沒有任何的緊繃感，只要沒有拉扯，骨盆腔就可以完全放鬆；兩腳都要操作。

【動作二】

保持【動作一】的姿勢，右腳跨在左腳上時，兩手抱著左腳大腿後方，用力往上拉，兩腳各拉四到八下。

【動作三】

分別將跨在左腳上的右腳往左邊壓到底，再將跨在右腳上的左腳往右邊壓到底，讓膝蓋與臀部可以拉開，操作時要把雙手拉開。

操作後頸部完全鬆了，甚至會發現仰臥起坐變得很容易，完全不需要他人協助按住腿部，說明脊柱已經鬆了。

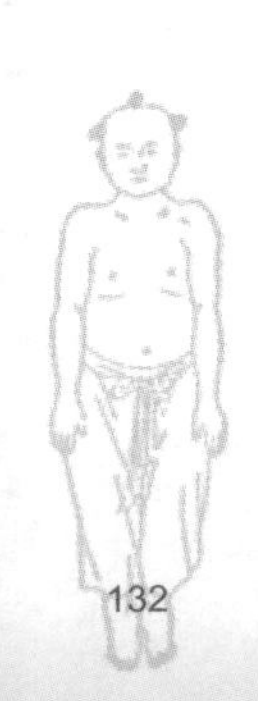

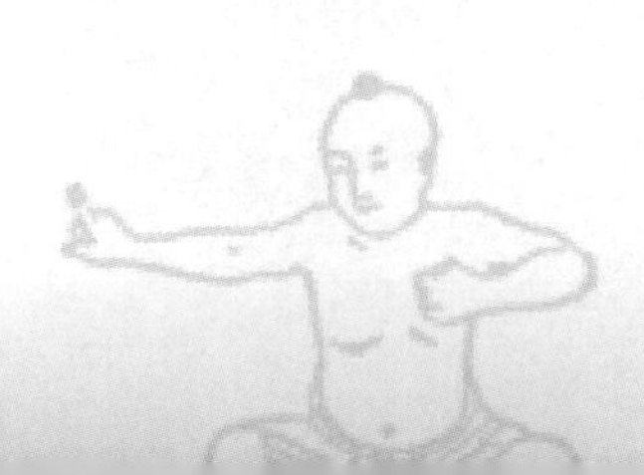

零基礎也不怕 Point 6
小腸經打氣操

【好處】

解除疲勞，喚醒身體能量，身體更健康；適合一早操作。

【操作前】

如果發現骨盆不夠熱、不夠鬆，就要強化腿部脾經、膽經、胃經和膀胱經的打氣，打氣之後可以操作得更順。

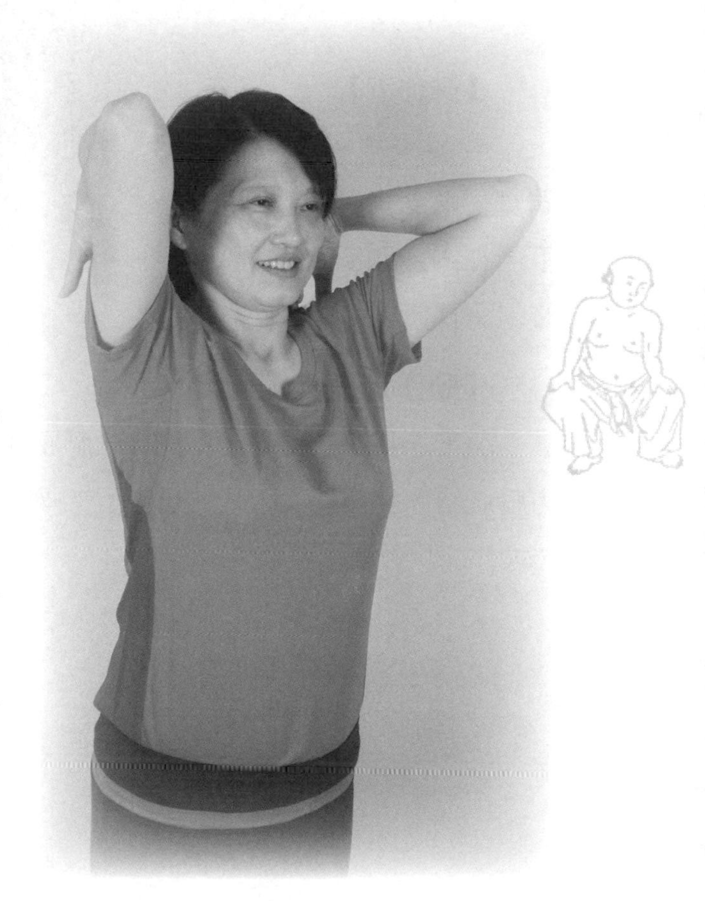

【動作一】

兩手指尖按著肩胛最上緣，開始將手臂往前繞八圈、往後繞八圈，可以幫助肩膀鬆掉。

【動作二】

如同經絡拳九段錦的第一段：「雙手托天理三焦」，十指交握，翻掌往上，手臂要盡量靠近耳朵，人約停留五秒，再往上吐氣擠壓、往上推，大約五下。

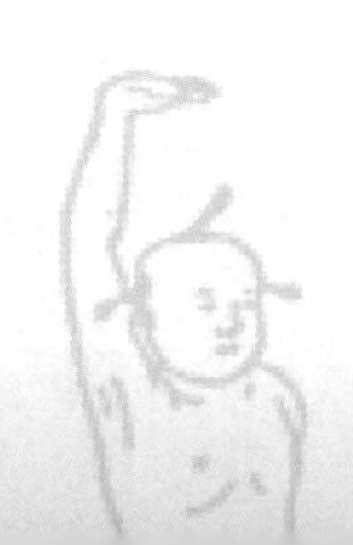

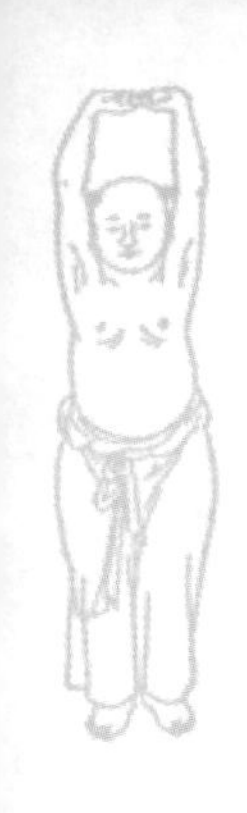

【動作三】

掌心向下放鬆下來，讓手慢慢往前延伸到極致，能夠讓肩胛完全放鬆。

【動作四】

坐姿，兩腳伸直與肩同寬，勾起腳板，大拇趾相互碰擊一百下，可以矯正骨盆腔。

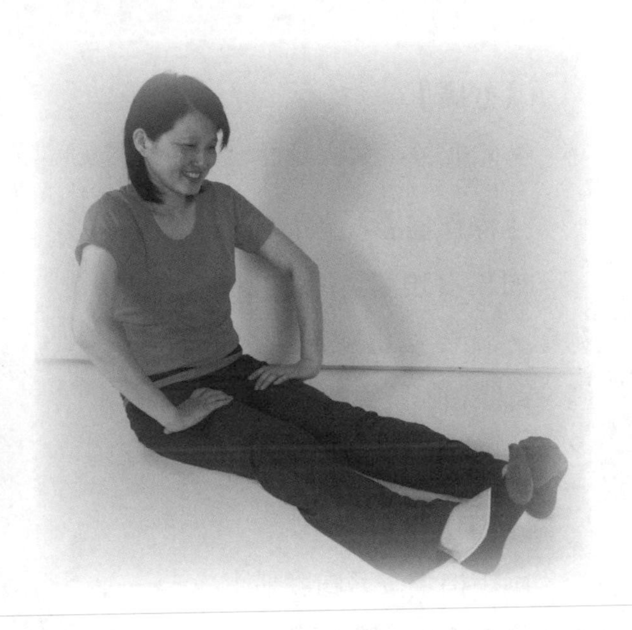

【動作五】

坐姿，兩腳伸直與肩同寬，兩腳尖往外畫圓圈八下，往內畫圓圈八下，足背必須繃直。

【動作六】

坐姿，用手支撐臀部兩側，一腳屈膝懸空，往前一蹬，振盪放鬆到後方膀胱經，整個骨盆腔就熱起來了；兩腳都要操作。

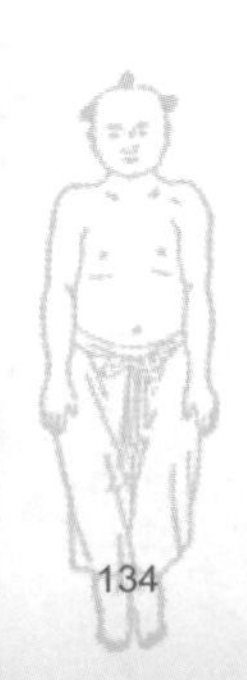

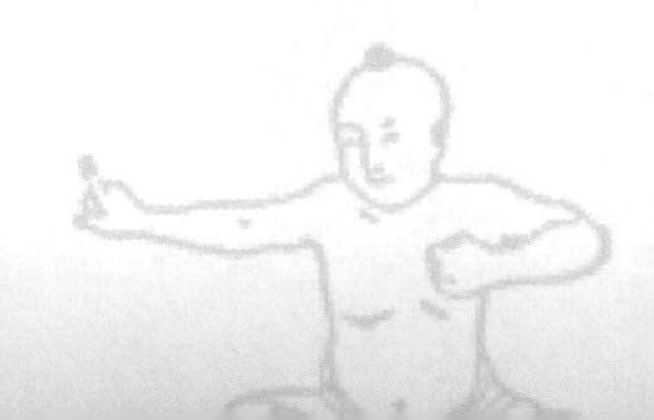

零基礎也不怕 Point 7

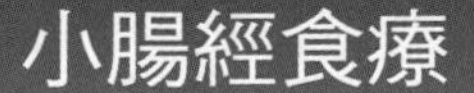

小腸經食療

(1) **多喝茶解膩**：如果平時自己的飲食是吃了很多油膩的東西，就要學會如何的解膩，胖的人要喝綠茶，瘦的人要喝普洱茶或是紅茶。如果選擇飯後飲用，必須相隔半小時，飯前飲用，必須相隔一小時。

(2) **多吃高纖維的食物**：想要腸道健康，必須攝取高纖維的食物，第一名的就是玉米，最能幫助腸道運動，效果比番薯更好，同時還能幫助排便。

(3) **適度地斷食**：腸道是需要休息空檔的，才是腸道的回春術，如果腸道有很多的垃圾，建議要斷食，利用蜂蜜整頓腸道，同時代謝腸毒，腸道健康，人才會光鮮、亮麗。建議用桑黃水加入蜂蜜，可以讓身體的機能活化起來。

經絡拳講堂

人可以失去心情、失去健康、失去一切，就是不能失去對自己的自信與勇氣，這些一旦失去了，就算用再多的錢，也無法找回來了。

經絡拳就是要讓每個人有勇氣去面對，讓自己有自信將過去所有損失彌補回來。只要正確地使用自己的雙手，就是最好的醫師，只要有健康的生活，就是最好的醫院，想要找到最好的藥物，記得就從自己的經絡下手。

09

柔筋能排毒與消除痛麻脹、能防癌與健腦─啟動「膀胱經」

現代人很容易未老先衰、

頭髮白了、禿了，

還有隱藏的三高、糖尿病、

心臟病，甚至癌症，

這些現象說穿了，就是不動，

或是坐久了循環不良，

導致膀胱經的抵抗力變差了，

可以看到整個後背的肌群

全部開始衰老了，

柔軟性也變差了。

人後背的贅肉，可能就是毒素，

如果掉以輕心，

可能就會從一開始的氣滯血瘀、

痠痛麻，

到最後的癌症，

以及到腦部的衰竭……

這些全部都跟膀胱經有關聯。

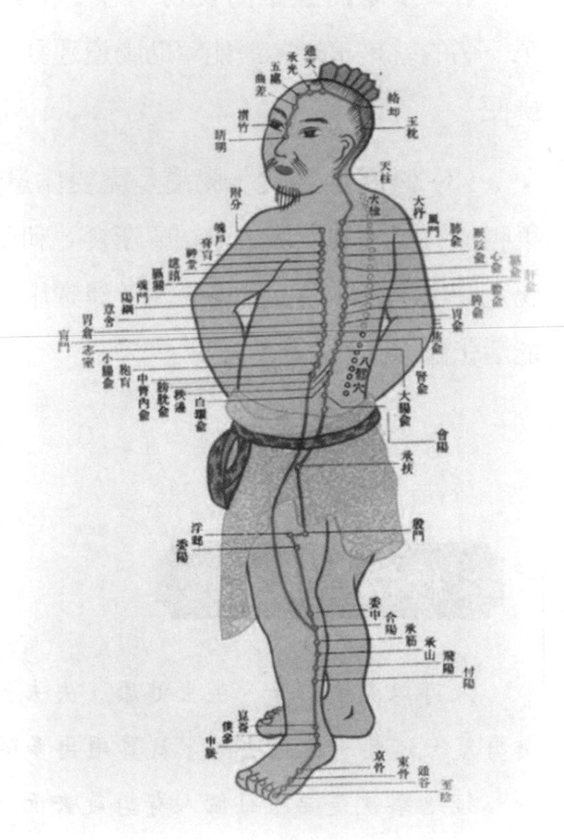

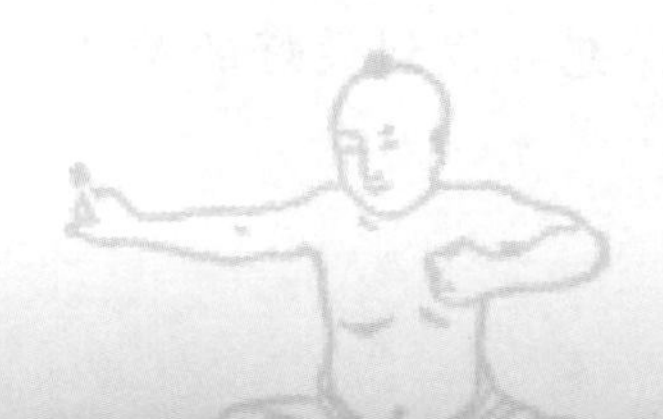

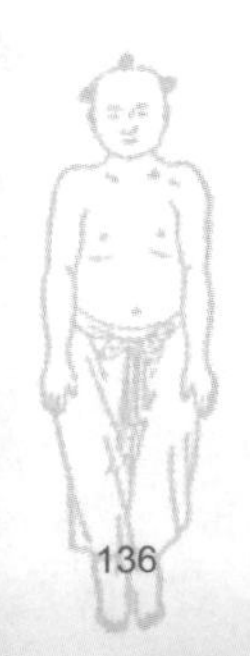

【先瞭解】

你在下午三點到五點運動，身體有了陽，就能夠把氣血送到腦部，膀胱經有了氣血，辦事效率就會快，人不容易健忘。

膀胱經有經過腦部，氣血能否輸送到腦部，完全看膀胱經。身體的中軸線的中心點就是臀部的區塊，臀部如果萎縮，膀胱經的氣會無法上下，腦也會開始萎縮，臀部調整得好，頭腦就比較不缺氧，而且腦部會比較強，會比較活絡。督脈在尾椎骨的「長強穴」，和旁邊的「八髎」是相輔相成的，督脈背後的左右護法是膀胱經的氣血，提供給「長強穴」往上送，如果膀胱經的氣血不夠，「長強穴」就沒有辦法提供送往腦部的血液，人就沒辦法清爽。

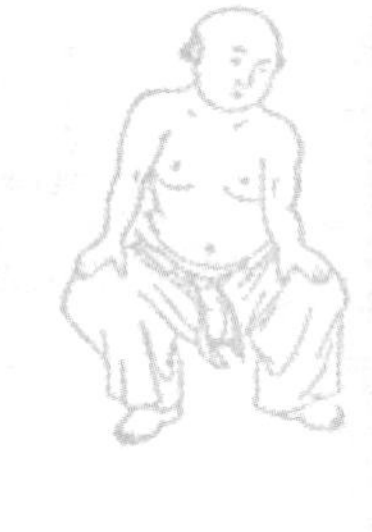

零基礎也不怕 Point 1
啟動膀胱經能防癌，改善痠痛麻脹

膀胱經屬於太陽經，太陽經包含了手部的小腸經，還有足部的膀胱經，小腸是吸收人體的精華，膀胱是代謝身體不要的廢水，如果廢水處理得不好，廢水仍在體內，身體就麻煩了，會變成癌症的可能性。所以膀胱經就是從吸收到代謝（排泄），兩者是相輔相成的。

久坐壓的就是膀胱經臀後的區塊，這時候血液循環不好，會引發出婦科、不孕症的問題，很多人就會有輸卵管、卵巢的問題或是巧克力囊腫，

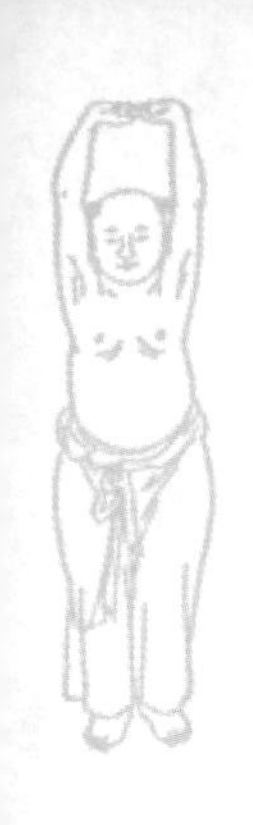

久而久之，氣血瘀滯之外，容易增生在子宮以外，也包含了子宮內膜異位等問題。當後背的贅肉越來越增加之後，裡面的脈絡被阻塞，新陳代謝轉弱，脂肪就會越積越多，這種現象會改變人的肩膀、頸部、腰椎，到臀部，甚至全身上下所有的肌群全部都開始衰退，變得鬆垮，從斜方肌、背闊肌、大圓肌或是腰肌、臀部的肌群，所有肌群的柔軟度全部下降。

【先瞭解】

人到了四十歲之後，體內能夠排除自由基的 SOD 活性會下降，抵抗力就轉弱了，後背開始變厚了，到了七十歲左右，整個代謝又下降，後背從很肥厚的沾黏，開始變得鬆垮，而且沒有力量，身體就會有很大的症狀會出來，包含了癌症。把肩胛骨往後夾時，如果能夠看到的凹陷處，至少不會造成心肺的問題。五臟六腑在後背的膀胱經都有個俞穴，這是與大自然溝通非常重要的感應線，也可以說是一個天線，具有調節能力，這個經絡系統一旦有任何地方卡住了，就進入到筋緊繃的狀態，這個筋的緊繃狀態，就會產生所謂的痠痛感的問題。

啟動膀胱經能夠防癌，並且疏通氣滯血瘀，改善全身的痠痛麻脹。

膀胱經從內眼角走過了頭頂，延伸到後腦，分兩個支脈走頸部，再走到脊柱兩側到臀部，在臀部進入到體內，連結到膀胱，再走大腿正後方，沿著膝後走到小腿，再到腳的外踝到腳的外側第五根趾尖側端。膀胱經從眼睛、頭到頸、背腰臀、大腿到小趾的路徑，是身體最多的反射穴位點，不僅僅影響到膀胱代謝廢水的問題，還包含其所有經過的部位，都是現代人老化的問題。老化問題，是屬於膀胱經問題。膀胱經是很好的排毒系統，如果暢通了，對於抵抗所謂的外邪：風寒暑濕燥熱，是有幫助的。透過膀胱經可以達到減肥，可以清除身體的垃圾，讓身體越來越輕盈，當膀胱經越來越好的時候，肩背疼痛也會獲得改善。

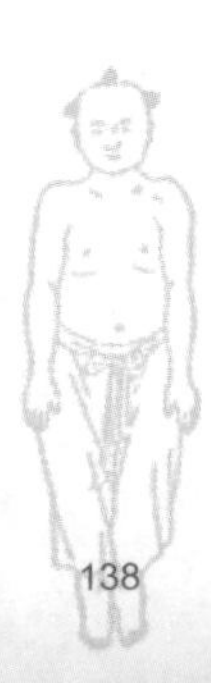

零基礎也不怕 Point 2
強化骨盆腔 改善頻尿問題

膀胱需要有氣的作用，也就是濁氣要變成尿液的過程，尿要排出去，要靠「氣化作用」。腎強，膀胱才能氣化，就是化氣行水的概念，膀胱如果無法氣化，就會小便異常，會頻尿或尿失禁。

當膀胱沒有力，無法代謝出去時，代謝的問題就會形成未來各式各樣的疾病，包含最嚴重的癌症，例如：大腸癌、子宮頸癌、膀胱癌，還有很多婦科疾病都在這裡，形成的原因都是因為骨盆腔底部的肌群萎縮了。

【這樣做】

改善頻尿方法

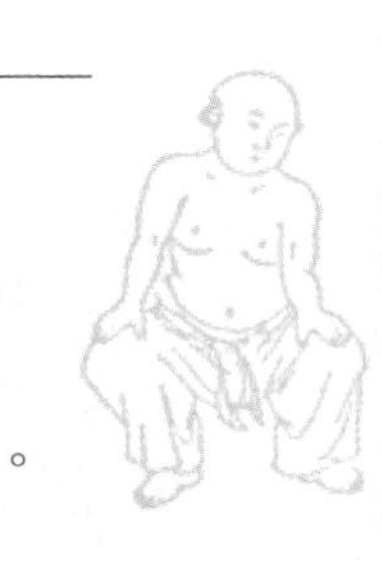

(1) **躺著，兩腳併攏，抬臀，用臀部拍地板**

這個動作可以加強膀胱的代謝，改善頻尿問題，讓身體獲得健康。

(2) **強化骨盆腔底部的肌群**

躺著，兩腳併攏，把「彈力胎」對折套在「足三里」，抬臀時，兩腳用力張開，膝蓋打開，張開十～十五下。

這個動作是在練習膀胱經裡面的骨盆底，讓底肌的肌肉群進行收縮，內部的膀胱就會變得有力，可以調節了，就不會頻尿了，這是改善膀胱經最簡單的方法，達到氣化作用，把氣練上去。

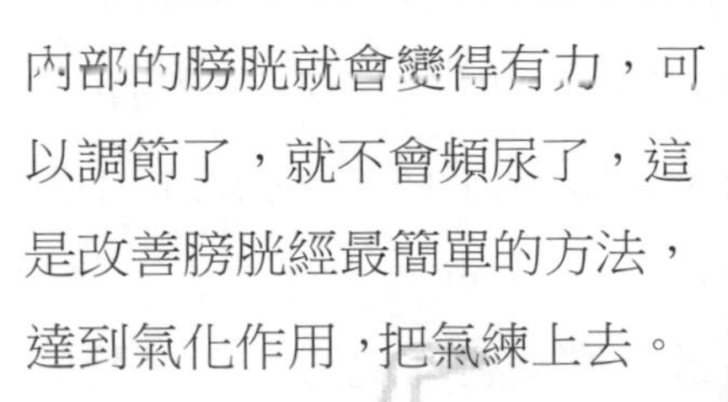

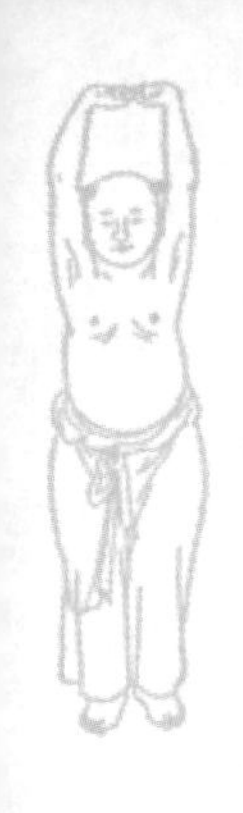

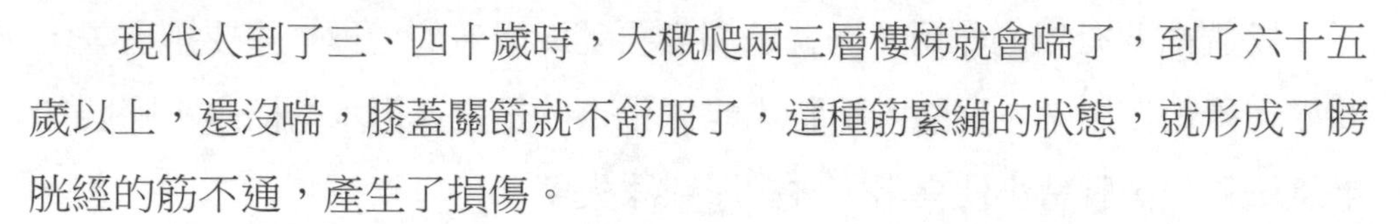

零基礎也不怕 Point 3
身體看不到的問題：筋縮症

現代人到了三、四十歲時，大概爬兩三層樓梯就會喘了，到了六十五歲以上，還沒喘，膝蓋關節就不舒服了，這種筋緊繃的狀態，就形成了膀胱經的筋不通，產生了損傷。

骨刺是屬於腎經的問題，膀胱經緊繃會形成骨刺。現代人透過了超音波的掃描或是核磁共振，只看到了骨頭的問題，就想盡辦法把骨刺給割除，把椎間盤裡面的問題，做手術的矯正，事實上形成的問題很嚴重。

【先瞭解】

你常忽略了「筋」的結構，沒有解決筋的問題，反而解決骨頭的問題，筋沒有處理好，以後就會一直發生，然後再長骨刺，再開刀，然後越開越嚴重，一旦手術的運氣差，切斷了某個神經，身體就半身不遂了，這就是你的風險。身體上有很多的疾病，都是身體上慢慢形成筋緊繃的狀態，叫「筋縮症」，又叫「筋結」，尤其以膀胱經的筋縮是最嚴重的。身體真正的問題是這些看不到的筋結，必須要將這些筋結的部分給疏理開來，否則就會讓自己一直處在西醫的標準，來檢視、決定目前的身體有哪些是該割的、該拿掉的，膀胱經的筋如果緊繃，在身體的正前方就會形成相對點的緊繃疼痛，比方說：胸口的疼痛，是因為胸口背後的筋卡住了；胃的正後方筋緊繃，就會產生正前方的胃痛，相對的腸道的筋卡住了，腸道也不舒服……很多的筋一旦黏住之後，就會形成筋繃緊的疾病。

筋的疾病當中，最長的一條經，也是最大的反射的地方，就是膀胱

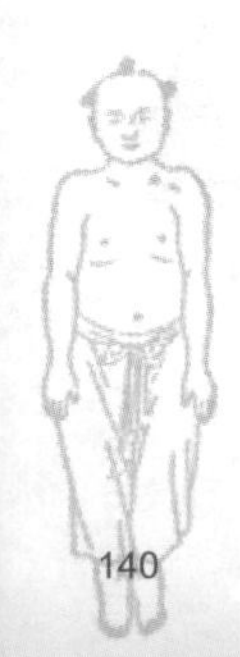

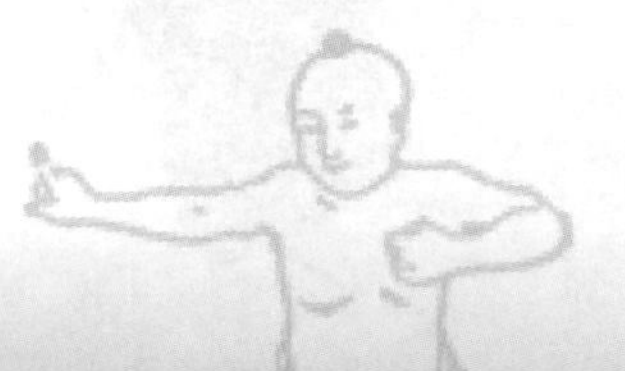

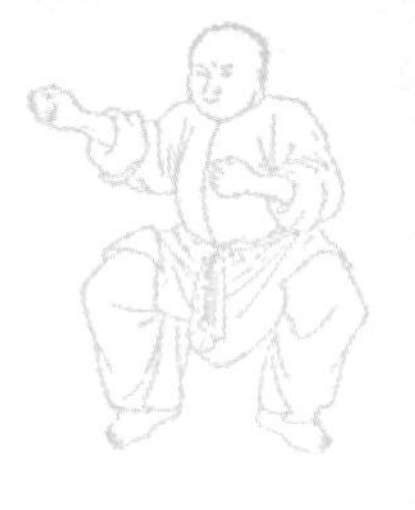

經，膀胱經不是在談「治病」的概念，談的是「治疼痛」的概念。

【這樣做】

揉筋，可以啟動膀胱經的系統，可以正骨揉筋，讓全身的痠痛獲得緩解，把身體的筋結給揉散、揉開，身體就會越來越輕鬆，柔軟度越高，對身體的健康就有很大的幫忙。

身體筋縮的現象，包含自己的雙手沒有辦法碰到腳趾，雙手沒有辦法放到腰後面，也包含整個後背膀胱經，一捏就緊、就痛。還有人們常說的五十肩，都是筋骨僵化了，導致於脊椎到骨關節處，全部錯位。

很多人在面臨癌症，都是選擇用化療、電療或開刀，緊接著，整個身體就慢慢地轉弱了，時間久了，即使醫院提出很好的治療，幾年後會發現自己並沒有獲得真正的健康，只是把病給控制住。

說穿了，很多人最後不是因為癌症而死亡，是併發症造成的死亡，因為身體的免疫力下降了，包含了敗血症、營養不足和腸道的阻塞。

【這樣做】

理筋膀胱經的方法

第1招 熱源

膀胱經要達到「治病」的概念，必須要有熱源，有熱源就可以治好膀胱經的疾病。

第2招 用點穴球或救命球

建議躺下來用「點穴球」或是「救命球」來理筋、點穴，慢慢地把筋

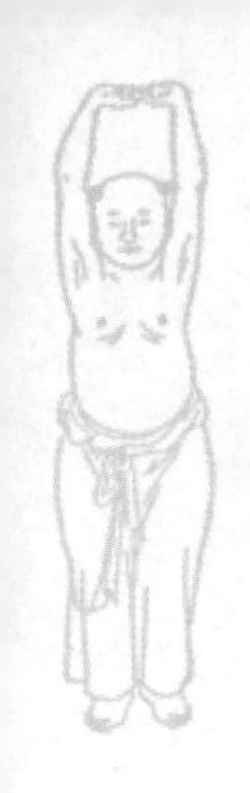

拉開、理開，就可以去除疼痛，而且沒有任何副作用。專心理痛點後，痛點就下降了，解開之後，會覺得全身四肢的循環很好，可以預防周邊的骨刺，也可以讓骨刺獲得紓解，也包含肩頸附近或是腦部「風池」的筋結點，都可以獲得很好的緩和。

第3招 砭石療程

很多人的整個筋拉不上來，是因為有很多的寒邪在裡面，這個時候，身體需要有熱源，人有熱之後，會產生交感神經的亢奮，身體的血液循環會比較強大，而且筋會比較容易理開。宣印學派研究發現，把砭石加熱，用溫水熱一下，變成一種溫療的概念，用砭石滑動來理筋，趴著，將左手和右腳同時抬高（不同手不同腳），把背肌整個拉開，兩邊交叉練習。在背肌拉開時，用熱源的砭石，理痠痛點，把筋裡面的寒氣給化開。

第4招 晶鑽療法

膀胱經的筋容易結節，會形成一種「脹」的現象，手很難釋放這個脹氣，用「水晶」，可以把脹的問題釋放。晶瑩剔透的水晶，有著天然的冰裂痕，富含著看不到的能量在裡頭，這種能量可以幫助身體新陳代謝，排除體內的毒素，而且可以補充能量。

「晶鑽療法」簡單又有效，比用手肘理筋來得有用，非常適合年紀大的人操作，年紀輕的人，可以用「理筋器」操作，但理筋器需要用點力，晶鑽則不需要用力。另外，長期血壓偏高，或是筋骨經常痠痛，筋經常都是緊繃的人，都很適合。

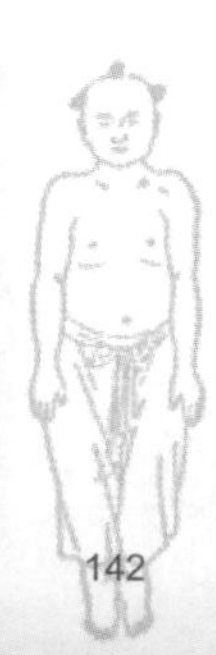

零基礎也不怕 Point 4

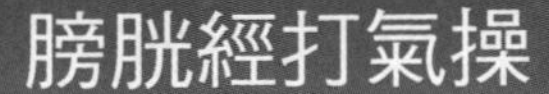

膀胱經打氣操

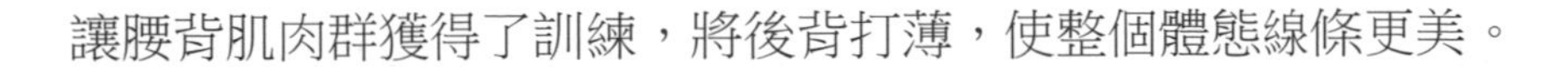

讓腰背肌肉群獲得了訓練，將後背打薄，使整個體態線條更美。

【動作一】

兩腳打開比肩寬一點點，拇指相扣，手往前時，兩腳打直，上半身和下半身呈九十度，上半身最好能與地面保持平行，然後開始用手像掃雷一樣，左右兩邊掃雷，過程中，不要讓腰背掉下來。

這個動作的難度比較高，但是效果很好，在操作的過程中腰背就可以鬆開了，對於身體的改善度非常大。

【動作二】

站姿，腳板平行向內，雙手交於胸前，雙手撐著，掌心類似拜佛的姿勢，往左邊轉時，吐氣，再轉到正中，然後再吸氣，再轉到右邊，在操作的過程中，身體在轉到底時，做調氣。這個動作比較簡單，平常都可以練習，背部也能夠鬆開。

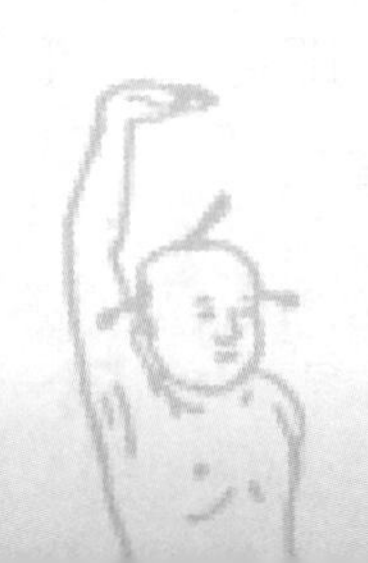

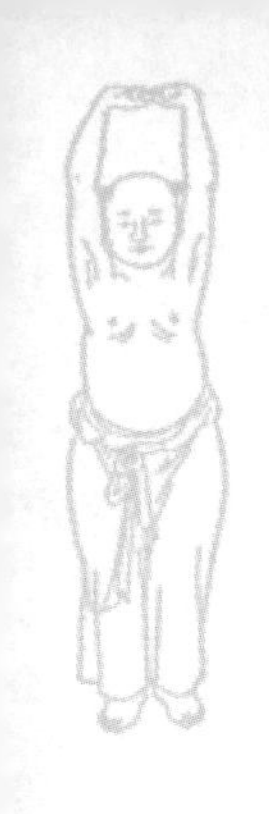

零基礎也不怕 Point 5

膀胱經的食療

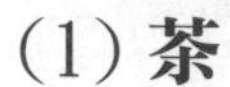

(1) 茶

茶的歷史已經超過五千年，茶是萬病之藥，現代人發現茶多酚可以長壽養生。在沒有天災人為的破壞之下，茶樹會一直活著，不會死亡，茶是比人類還要長壽的，這是它的特徵。

茶，對於膀胱可以達到氣化、利尿的作用，有三高的人，要練習喝茶，夏天可以試著用冷水泡茶，不管什麼茶都可以，只要用 10 公克的茶，泡八小時就可以喝了，這是很好的養生。建議在早上喝綠茶，下午喝烏龍茶或是紅茶，晚上就喝普洱茶。綠茶，是不發酵的茶，富有新鮮的維生素、礦物質，早上喝綠茶可以讓身體保持活力，下午喝有點發酵的烏龍茶，可以幫助脾胃的運化，晚上喝普洱茶，可以讓身心能夠放鬆，比較容易入眠。

(2) 靈芝、桑黃、紅棗、枸杞

靈芝和桑黃大約 10 公克、紅棗大顆的兩顆，小顆的五顆、枸杞約 10 公克左右。

把桑黃和靈芝放在一起，用小火細燉，熬煮一個小時，用來泡枸杞和紅棗。還可以加點微量的牛樟，大約 0.3 公克左右，效果會更強。

每天沖泡，一天喝 1000cc ～ 1500cc 左右，連喝三天，會發現到整個人更健康。平時可以把桑黃和靈芝放入 1000cc~2000cc 的水，存放在冰箱，要用的時候再拿出來，稍微加熱，或加點熱開水即可，也可以用冷泡法。如果覺得口苦，或想要增加風味，可以加點蜂蜜。

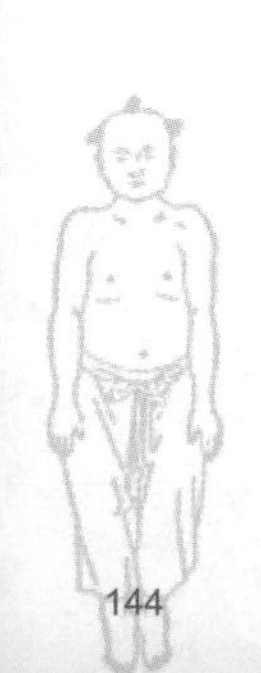

TIPS：

枸杞，補腎養陰、明目，滋陰，對五臟都有益處。紅棗，養脾胃，補血、補肝，又補氣。靈芝和桑黃，是屬於古人仙性的食物，有長生不老的概念，現代人因為脾胃轉弱了，需要靠桑黃的幫助獲得人體的胃氣，用其來調動身體的健康是很好的。所有的菇類都有點微寒，靈芝和桑黃這兩個東西剛好互補，剛好釋放，可以達到非常好的調節作用。

【宣師說】

膀胱經容易聚寒，寒就會背涼，就會形成所謂的痠痛，未來最嚴重的問題是大腸癌，胸腔的部分就變乳癌，腹腔的部分就變成子宮癌，中間的部分就變成胰臟癌或是腎臟癌，這些狀態都是膀胱經的贅肉卡住了，所以要好好把後背的筋給調整。

特別叮嚀女生，在穿內衣的時候，一定要正確地把贅肉往前移，盡量把內衣往前集中，也就是要把後背肩胛骨的肉固定好位置，否則當後背拉得很緊，往後拉扯時，就會引發未來乳癌的可能性。正確地調整穿內衣的方式，才可以把後背的贅肉變成胸部的肉，才能把後背調整好，讓身體和姿態獲得平衡。

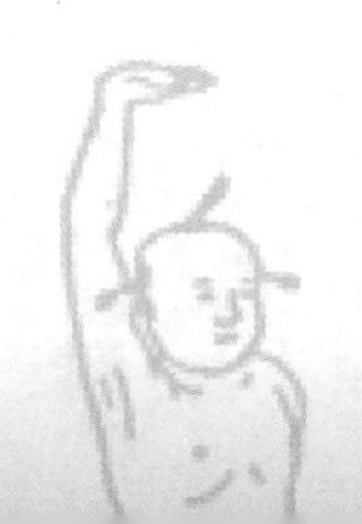

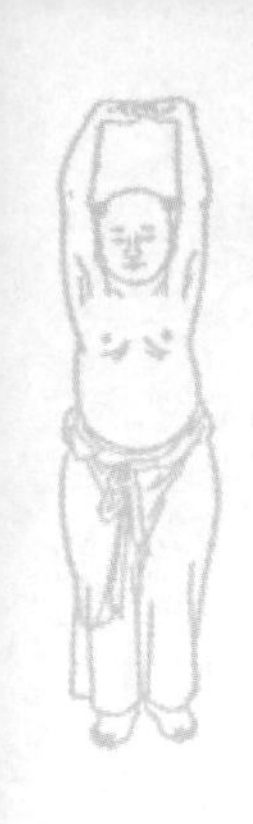

經常久坐的上班族，每隔五十分鐘就要起身，做十～十五分鐘膀胱經的調整，最簡單的方法，就是拉背，拉背去做類似掃地、掃盪的姿勢，或是動動臀部，讓臀部能夠活躍一下。

經絡拳講堂

經絡拳是「道法自然」的課程，結合了自然界不管是原生林的植物類或是礦物類……對人類有幫助的東西，結合了千年的經絡養生法則，透過宣印學派，有了傳承，有了創新，讓大家能夠理解經絡的神祕面紗，而且獲得了簡單易學的個人家庭保健方法。

建議大家，對於嚴重的骨刺或是所謂的癌症，盡量不要選擇手術，因為手術畢竟是一個創傷性的治療，自身要承受很大的痛苦，除了手術之後有很多的復健，有很大的生活必須要去挑戰，整個人也會恐慌，會失去了自信。如果能夠採用自然療法，或者是採用比較保守的療程，經絡拳，就是一個很好的選擇。

經絡拳是為每一個人量身打造的健康方案，大家可以一起來投入推廣。推廣經絡拳，是在救自己，也是在救別人，也是在救這個世間，希望大家一起投入經絡拳的領域，一起造福人類，造福人群，

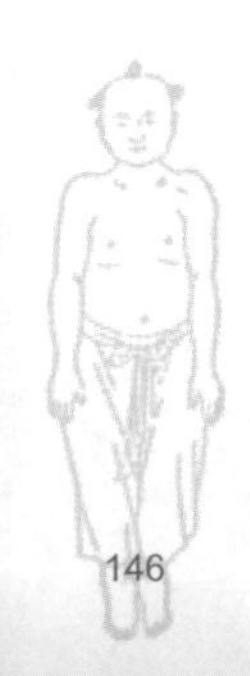

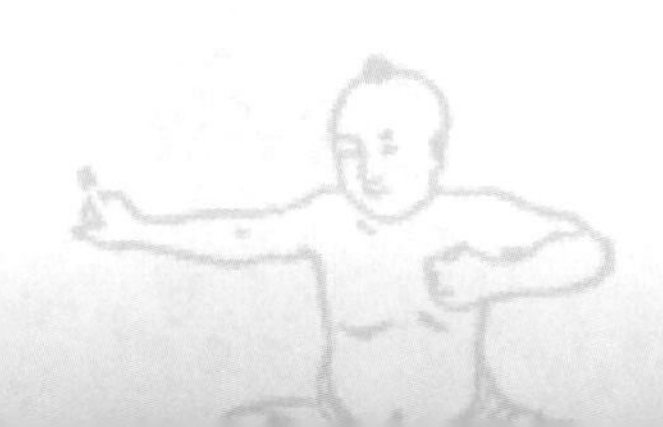

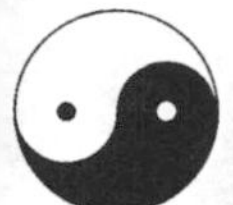

10

提升細胞元氣！改善更年期與骨質疏鬆—啟動「腎經」

丹田就是「先天元氣」叫做腎，

加上後天的脾胃，

就是腎加上脾，等於丹田，

也可以說化成「精氣神」體內能量，

在肩膀以上的，叫做「神」，

在胸腔的部位叫做「氣」，

在肚臍以下，叫做「精」。

一個人身體是否強壯，

思維是否聰慧，

取決於他的腎氣的強弱。

腎主骨生髓，上通於腦，

人的視、聽、嗅感覺及思維記憶之所，

人的思維活動與腎臟功能密切相連。

腎氣的充足是各臟腑功能協調的保障。

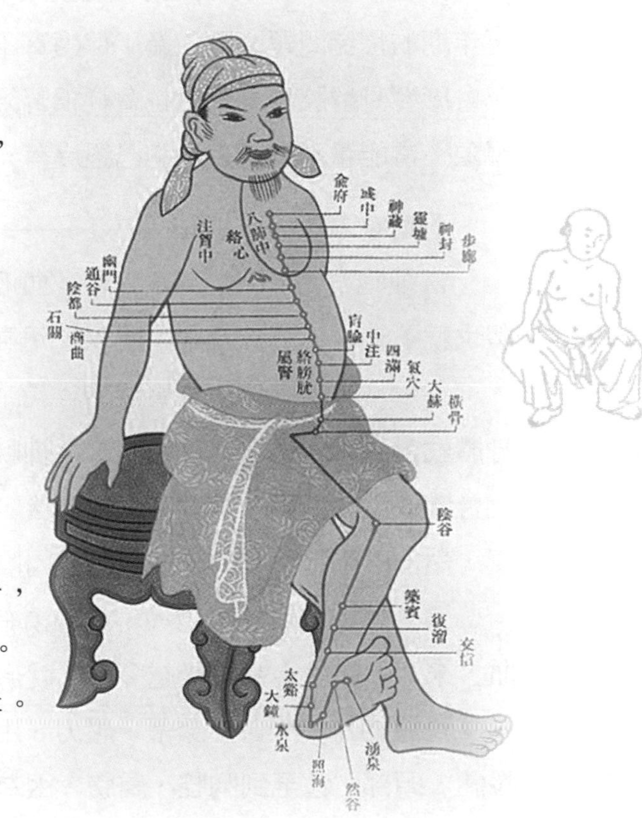

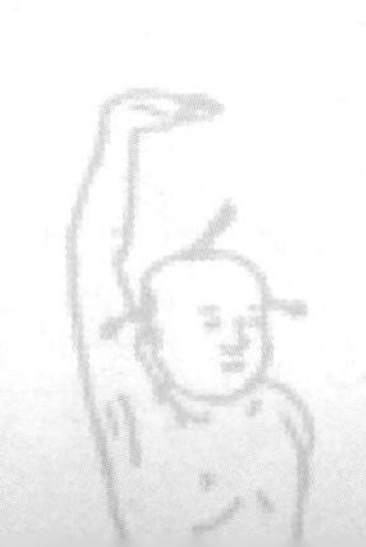

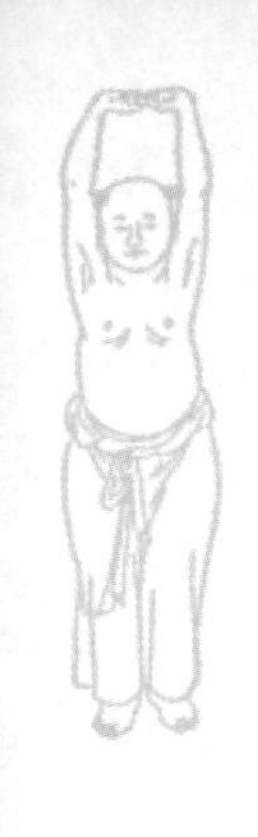

零基礎也不怕 Point 1
啓動腎經，幫身體固本培元

當細胞沒有元氣時，人就會沒有精神、氣色出現黯然、代謝變差、沒有精神、沒有體力、四肢冰冷、頭痛、三高疾病、慢性病、月經障礙……等各種文明病。

女性也會因為沒有足夠的能量讓子宮收縮，而導致子宮長肌瘤，或是更年期的情緒問題。因此為了保護腎不會出問題，盡量不要穿高跟鞋，因為會影響骨盤腔和骨架，也會耗損腎經，腳跟就會龜裂，這是能量轉弱的現象，當能量不夠代表細胞已經沒有元氣了，機能就開始低落了。

【先瞭解】

當細胞有元氣時，代謝就強，血液循環就好、能吃、能排、能睡，人體也就不會一直肥胖起來，所以，元氣很重要。

從腳底振盪腎經，從腎經的「精」變成「氣」，「氣」變成「神」，身體就會大大的健康；反過來，耗神就會弱氣，弱氣就會把精給耗損，筋就會變成沒有力量。身體有了精之後，就會變成氣、變成神，就能夠有元氣，然後啟動了代謝的能力，把體內廢物給拉出去。

當人體的垃圾越來越多，就必須有更多的腎氣，就是腎陽，來推動氣血，來清除垃圾，當垃圾越多時，就形成了惡性循環，人就會衰老。

身體的垃圾來自於緊張、壓力、用腦過度，這些耗損的能量都集中在腦髓、頭部，甚至到胸腔、肩膀，因為能量分配得不均勻，所以導致身體出現各種問題。

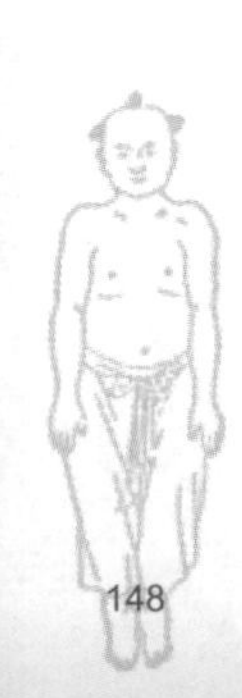

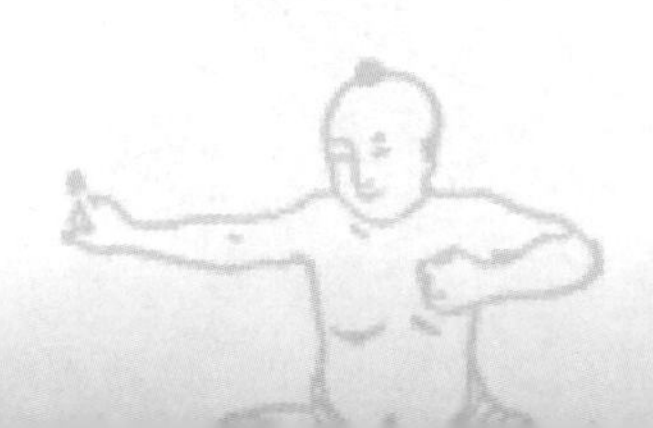

腎是「先天之本」，也是生命的中樞，要強化腎臟，必須從腎經的打通開始，才可以固本培元，如果腎經轉弱的時候，人就開始老化了。

TIPS：

動腎經，可以幫身體找回機能的動力，同時釋放激素，促進新陳代謝，自然就可以改善更年期和骨質疏鬆症，還可以抗憂鬱。

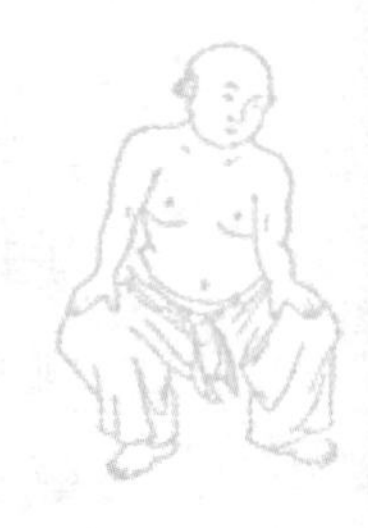

零基礎也不怕 Point 2
簡單檢測腦部是否有栓塞

【宣師說】

人的老化最擔心的，就是腦部缺氧、反應和記憶力減退，嚴重的包含憂鬱症、躁鬱症、自閉症，更嚴重還有帕金森式症。人因為精耗損之後，整個氣上不去了，神就沒有了，腦部就會容易栓塞。

【檢測動作一】

請夥伴比出一根手指，自己用一根手指去碰對方的手指，也碰觸自

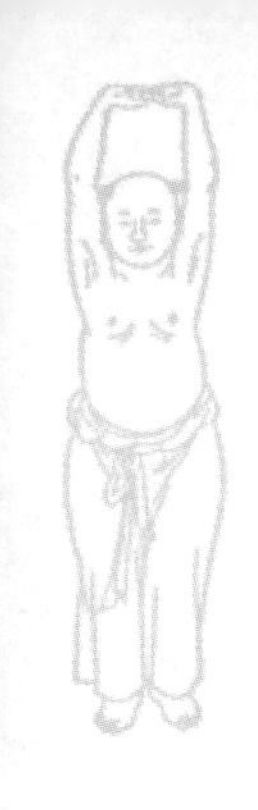

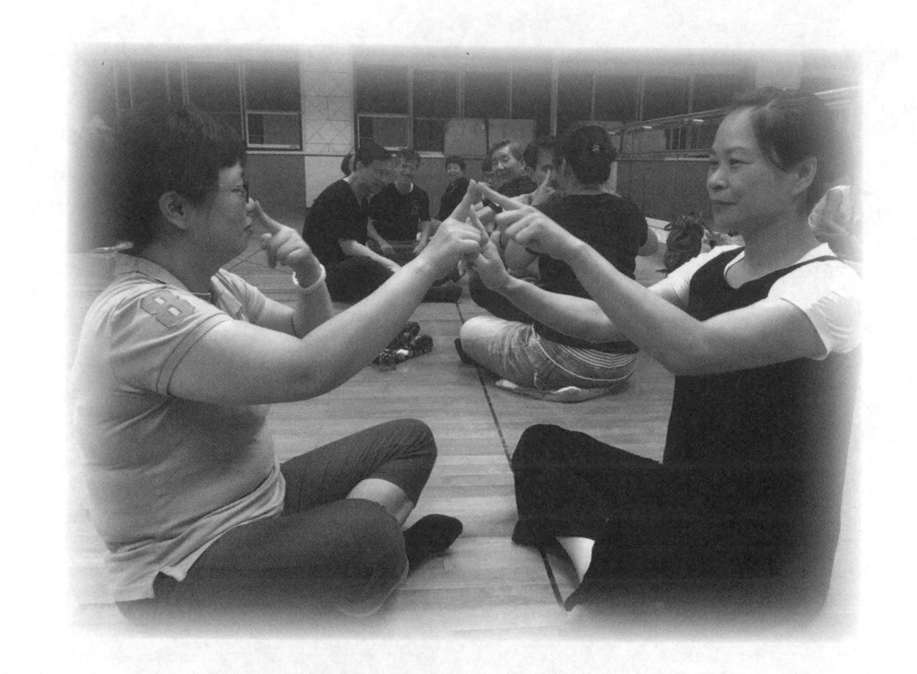

己的鼻子，對方的手，不斷地移動時，自己反覆操作，都可以點到對方的手指和自己的鼻子，這就代表沒有栓塞的問題。反過來，如果無法順利地碰到對方的手指，或是無法正確碰到自己的鼻頭，那有可能腦部有慢慢缺氧，甚至有點梗塞的問題。

【檢測動作二】

把二隻手往前伸直，掌心朝上，閉起眼睛，看看手會不會掉下來，如果一開始平衡沒問題，後來手就掉下來了，那代表有問題。

二隻手平行伸直之後，不斷地繞圓圈，而且越繞越快，如果繞到最後，有一隻手突然掉下來了，這就是腦梗塞的特徵；如果轉動時，不能有統一的節奏感，表示已經快要梗塞了。

經常打經絡拳的人，兩隻手都很協調，力量都一樣，腦部不可能會有缺氧的問題。

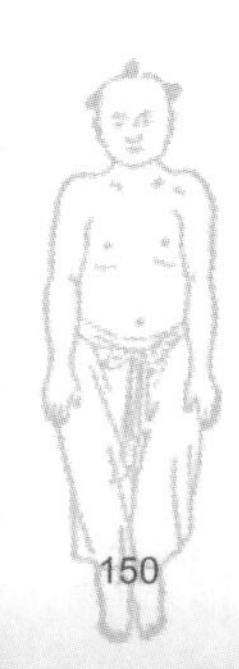

零基礎也不怕 Point 3

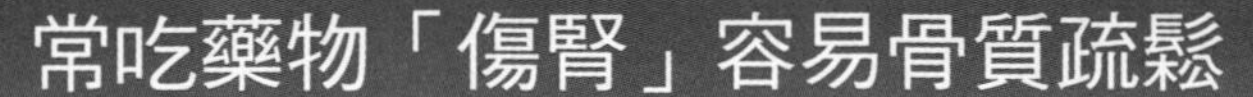

常吃藥物「傷腎」容易骨質疏鬆

人在生病的時候，如果在醫院打點滴，時間久了，身體的症狀雖然緩和了，但是會引發細菌產生耐藥性，可能會引發出血管內的阻塞，因為點滴內的藥品不是水分，裡面是含有藥劑，有一些微粒子是比較粗大的，在血管內不見得能暢通地通過肺的過濾。

當點滴中的藥劑經過靜脈管，流過肺時，肺有一個屏障，會先篩檢，如果直徑小於毛細孔的，就可以通過，如果顆粒太大的，就會停留在肺部，最後導致肺衰竭死亡，所以很多在醫院吊點滴的病人，最後都是死於腎衰竭、肺衰竭，都是呼吸功能下降、全身缺氧。

人如果一直吃藥，就會耗損了精，也耗損整個身體的能源，長久下來身體就沒有辦法自我調整了，如果動不動就吃藥打針，動不動就吊點滴，這對腎功能就會更危險。

建議大家在生病的時候，如果能夠吃口服的藥，就不要選擇打針，能夠打針的，就不要去吊點滴，能夠吊點滴的，就不要開刀。其實所有的藥，不管是中藥、西藥都一樣，都只是治標。

腎有兩顆，分別是左脈和右脈，中間有個中脈，叫任督二脈，腎和任督二脈很重要，腎是馬達，是要提供能量給任督二脈，人一旦有了精力，精神充沛之後，就可以往中脈走。。

腎臟的能量來自於大腸、肺和小腸，當小腸完成消化之後，把垃圾送往大腸，大腸會吸收裡面的鈣，再藉由肺的呼吸作用，把鈣的能量送往了腎，再由腎送往了骨髓。如果大腸阻塞了，就會影響鈣變成骨髓，所以，

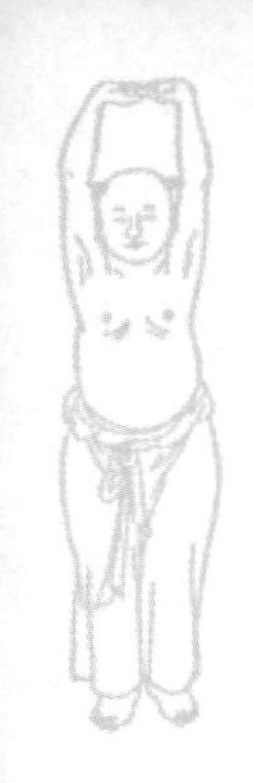

腎主大小便，大小便不通，就會有骨質疏鬆的問題。大腸和小腸也有關聯，因為小腸會昇華、會提升，可以提升大腸吸收鈣的能量，所以兩者是相對的。

如果經常喝冰涼的水、吃生機飲食，或是經常吃藥物，涼的東西吃久了，會導致腸道的障礙，也會容易骨質疏鬆。

【宣師說】

透過自己的雙手，來修復自己，來改善自己的疾病，因為人和動物是一樣的，動物不用吃藥，就可以把病治好。經絡拳現在就是讓自己回到最原始的動物本能而已。

零基礎也不怕 Point 4
交替調息法，腦部不缺氧

腎主骨，開竅於耳，其華在髮，髓是男人的精子。

耗損腦髓就是耗損精子（女生就不一樣了），如果自己的氣不能夠調動呼吸，思想就會混亂，就會不穩定，就會出現腎轉弱，讓筋先緊蹦，讓身體不好活動。

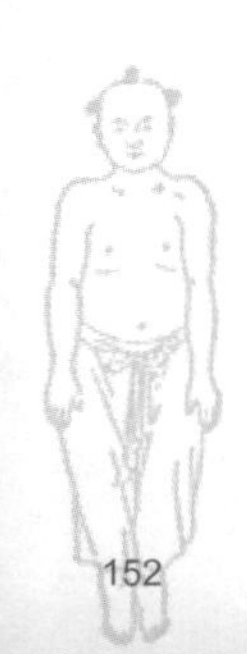

筋的緊縮造成骨頭上不容易調整，是因為日常生活的一些錯誤的狀態，例如：藥物、長期久坐、情緒不穩……等，這些狀況，只要能夠調動

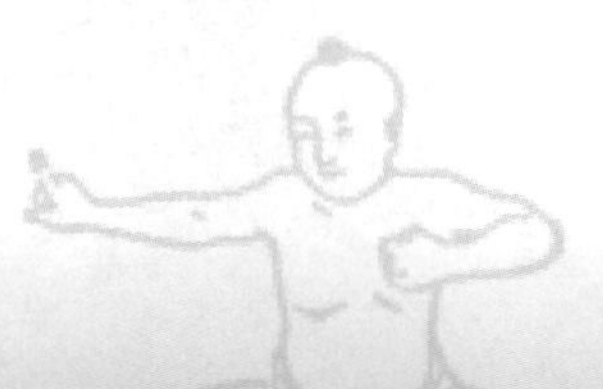

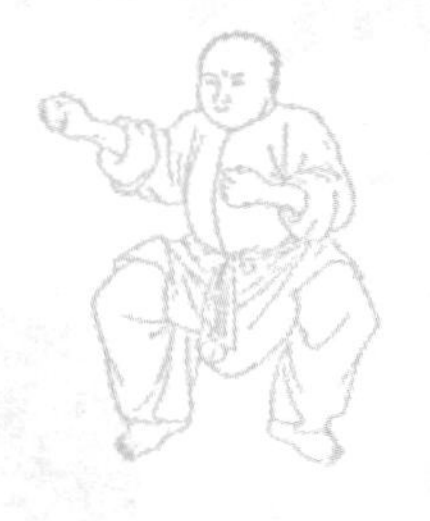

呼吸，就能夠獲得改善。

【先瞭解】

有時，筋縮的問題不是用力拉開就可以解決的，越拉反而會更耗氧。

腎很需要用呼吸的方法，把精往上調動化成神，類似打坐調氣的概念。

能量要往中脈送，就可以還精補腦，腦袋就會圓圓大大的，代表氣的飽足感。

【操作方法】

用右拇指壓住右鼻孔，然後用左鼻呼吸，就可以開始注氣（如果有高血壓的人，就不要操作）。

緊接著再用左拇指壓住左鼻孔，再用右鼻呼吸，兩邊輪流操作十二次。

【效用】

操作「交替調息法」會發現腦部就不缺氧了，可以提升腦髓，把氣血供應給左右腦，增加大腦的活力，就可以改善自己的頻率。

用左鼻孔呼吸時，人會鎮定，用右鼻孔呼吸時，人會活躍。

所以，情緒緊張時，趕快啟動左鼻的呼吸，覺得身體疲累時，就啟動右鼻的呼吸。

用單邊鼻孔吸氣時，能夠把能量集中，往上調動，讓氣從鼻孔進入，進入到腦髓和神經系統連結，就可以開始啟動腦部系統的循行。

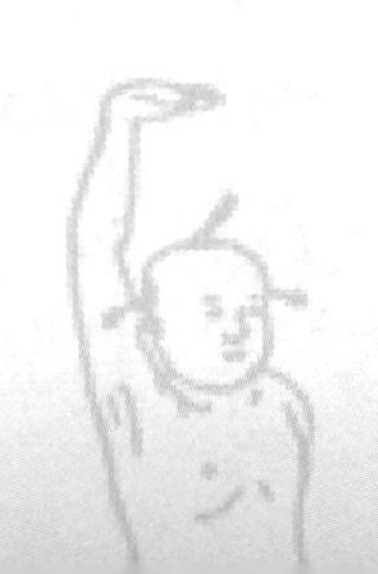

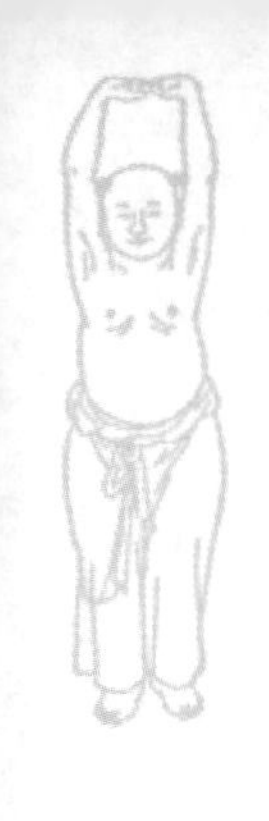

零基礎也不怕 Point 5
治好骨質疏鬆的有效方法

【先瞭解】

人年紀大的時候，身高開始逐漸縮小，甚至駝背，這種現象叫做「筋縮症」，也就是腎在萎縮了，骨頭的能量體不夠，整個周邊的筋纖維化了、沾黏了，這時就會形成各式各樣的結。

這個筋結就會導致身體的氣變弱，氣上不來，人就會沒有活力，整個人就萎縮起來了。

《內經》談到的骨頭萎縮，是因為有熱邪或是寒邪傷了腎，使精氣耗損，這時骨髓就會變少，就萎縮了。

骨頭萎縮，大家誤以為只要補鈣就可以了，其實骨質疏鬆就是督脈系統出了問題，從「腎俞」到「三陰交」到「湧泉」沒有力了。

身體有個很重要的中軸線，上面的幾個點要抓到，才能知道如何治療骨質疏鬆，由上而下分別是「大椎」、「腎俞」、「長強」、「三陰交」和「湧泉」。

「大椎」這個點一旦打開之後，整個腦部的問題都可以改善；「大椎」的對應是「長強」，「長強」的對應是「會陰」，「會陰」就是「任脈」，如果懂得這一條中軸線，其實就可以改善全部的病了。

把「湧泉」變熱，就是在補腎水，可以降陰火，就不會燃燒水分，水分如果越來越少的時候，人就會乾了，乾就沒有精了。建議平時要多泡腳，只要十五分就可周流全身，下肢就會活絡起來，敲敲「三陰交」，並且把「長強」、「大椎」、「腎俞」變得溫熱，人就不容易有骨質疏鬆的問題了。

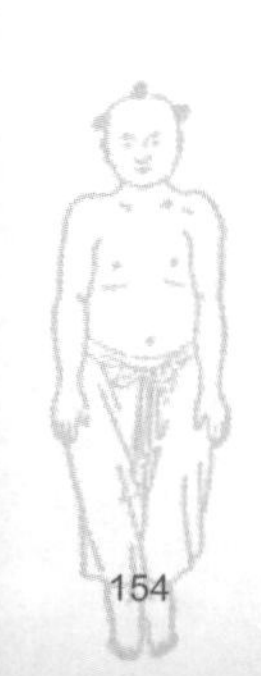

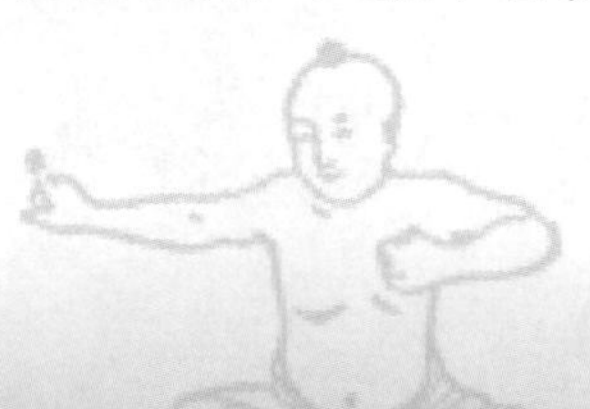

零基礎也不怕 Point 6
啟動腎經，刺激腦細胞分泌多巴胺

有很多人身體的重大疾病，例如：帕金森的問題，就是因為多巴胺細胞退化死亡了，無法形成身體上運動的機能，導致於神經退化了、四肢顫抖、四肢僵硬、運動緩慢、表情很少，然後慢慢變成睡眠障礙、頻尿，這就是多巴胺的問題，常說的自閉症或是亞斯伯格症，都是多巴胺的問題，也就是腎經問題不通了。

如果多巴胺過度活化，也會造成精神分裂，會產生幻覺，就是神鬼附體的概念，例如精神異常的患者、卡到陰、有幻覺……等。多巴胺會活躍，多數人都是吃了迷幻藥所導致的，所以藥不要隨便亂吃。

【先瞭解】

人有了腎精，就會分泌多巴胺，就會製造幸福和快樂的泉源，當然人要有很好的居住環境，有很好的家人，或是有一種很幸福的味道，就會感覺到自己很棒，假設這些部分自己都沒有，就要想辦法戒掉一些不良的情緒，例如：經常發脾氣或是抽菸……等不良的嗜號，要改善才能獲得健康。

經絡是要來運送能量的，這能量叫「氣」，這氣送血液到全身，血液就是營養物質，當你氣虛時，就沒有辦法往上送「氣」。這時最重要的，不是調經，不是調血，也不是調氣，而是要調腎經，就是要啓動腎經。

靈樞經脈篇：「人始生，先成精」，有了精，才成為髓，精就是指腎經，精要能往上，身體才會好，腎經就是腦髓，腦髓就是多巴胺、腦內啡的概念。氣虛是腎經的問題，腦髓不足了。

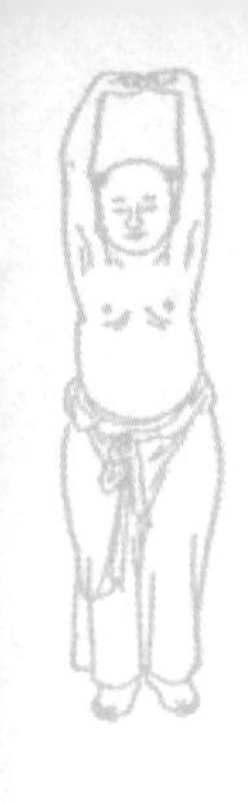

腦髓影響最大的範圍，就是整個內分泌系統，特別是多巴胺，多巴胺能讓人不怕痛、不怕瘦、不怕苦、不怕挫折，有能量去面對所有事物。

多巴胺如果分泌不足，人就不會快樂，不會幸福，容易有負面的情緒。

當人過度地耗損，就是在耗損腦髓裡面的原液，這些就是蛋白質、維生素、卵磷質，男生經常會耗損精氣，情緒就會變得不好。

精氣越來越差的人，腦髓就會不夠，人就會經常不開心，就要尋求更多的刺激，所以人要修身養性就是這個道理。

啟動腎經，可以刺激腦細胞分泌多巴胺，人就會開心，會舒服。

啟動腎經的過程，就是進入到血液循環的調動，讓血液循環變得更強，產生新的能量，來讓自己修復細胞，釋放激素，促進新陳代謝。

【這樣做】

用原木棒處理腎經。把兩腳打開，用「矯正棒」或「導氣棒」去打通腎經，腎經血液的氣就會往上送，很快腎氣就好了。

保持快樂的心情。多巴胺是一個激情，這個激情就是要來自於戀愛，最重要的，就是要有快樂的概念。

宣印學派常說：「身心喜悅」，意思就是必須學會跟自己熱戀，隨時保持喜悅，感覺自己是美好的，是幸福的，是快樂的，不要跟太多人有過多的拉扯。

人的幸福是來自於自己，不是來自於外在，只有自己幸福才可以。但不要用非法的方式，例如：毒品、藥劑等東西，這對人體是耗損的。

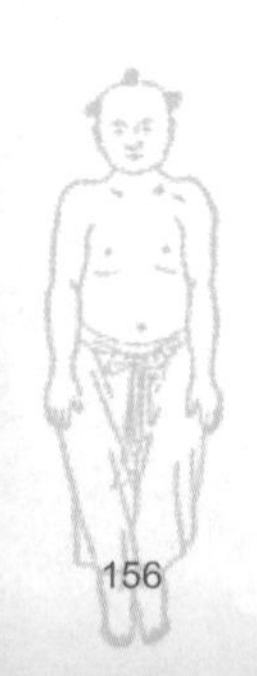

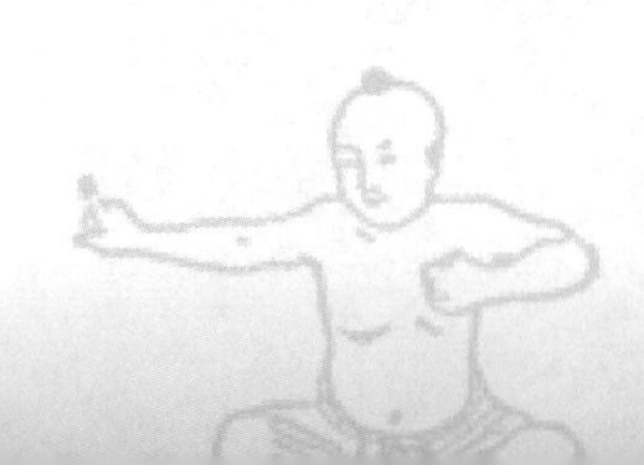

零基礎也不怕 Point 7
如何調動「腎經的氣」往上走

四肢冰冷、口乾舌燥、月經失調、頻尿以及骨質疏鬆……等症狀，就是腎經不通的問題。

改善腎經不通的問題，建議在下午的五點到七點，腎經的時間，盡量讓腦部完全地休息，多多去運動，想像自己在路上游泳一樣。腎很需要透過內在的激發力，去帶動全身，可以幫助體內增加熱源，幫助體內排毒，讓機能往上調升。

【這樣做】

當身體釋放完畢，四肢由溫轉熱的時候，立刻就有熱能調動到頭部來，緊接著，把雙掌搓熱，蓋住耳朵，把食指疊在中指上面，彈指振盪，開始「擊天鼓」，振動的同時，會把多餘的血液調動，開始去刺激多巴胺。

腎經通常會往下流，不會往上，所以很多人經常在酒足飯之後，就會想睡覺休息，腎經其實要往上走，腎經要能調度上來，多巴胺起來之後，人就會有了活力，就可以改善很多的症候群。

【這樣做】

站姿，身體往前、往後擺動，用手帶動腰力往前送，集中在「神闕」，反覆地前後、前後地送，感覺到氣從一開始的腰部打開，到最後打開到兩個肩膀的寬度，最後把兩隻手往上打開，感覺到自己的雙手在空手飛揚，把氣一直往上調。

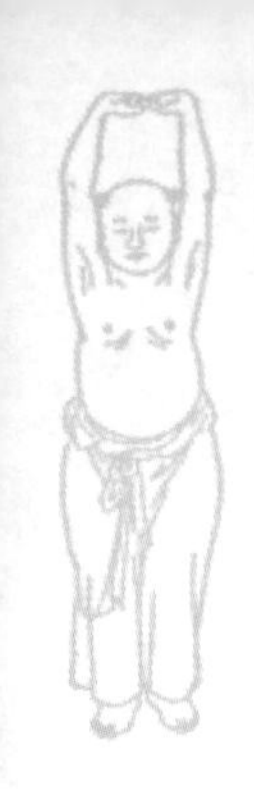

這個動作可以使身體的整個能量往上帶動，強化淋巴組織，讓精神提振上來，可以消除疲勞，改善身體上的症候群，緩和多巴胺不足的問題。

第 1 招 改善過動兒

多巴胺不夠的時候，對孩子的影響是很大的，現在的孩子，十個裡面有七個是過動兒，過動兒就是腎精不足，缺乏多巴胺所導致的。對於過動兒的治療方法，是把兩個腎臟給搓熱，另外一個方法，就是氣動督脈，把雙腳往上，讓血液回到頭部，最後再按摩頭部，過動兒就會改善了。

第 2 招 改善耳鳴問題

腎是「先天之本」，腎主藏精，開竅於耳，耳朵的背後就是腦垂腺，也就是腦下垂體。養腎就是在養內分泌的總開關。當人開始出現耳鳴或重聽的症狀時，也就是老化的時候。

用拇指和食指由輕而重地拉耳朵，大概操作三分鐘左右，拉耳朵是一個很好的治療，使腎精不會轉弱，也是讓腎氣開始運轉的方法。

拉完耳朵之後，雙手搓熱，開始摩耳輪，讓耳輪充血發熱，這是強腎、聰耳目明的動作，耳輪熱了之後，對於頭部、腰部會有舒服的感覺。

假設耳朵熱不起來，就得要泡腳，泡腳之後耳朵才會熱，或是用「導氣棒」去打「湧泉」，也可以腳底的「湧泉」踩著「點穴球」，反覆蹲下，上下運動二十下左右，整個腎氣就上來了，耳朵也會發熱。

第 3 招 調整腿部腎經

腎經在腿的偏後方，比較厚實的區塊，建議先將腿部的腎經捏一捏、揉一揉，想辦法搓熱，最後再用「導氣棒」振盪，大腿腎經有了彈性，就

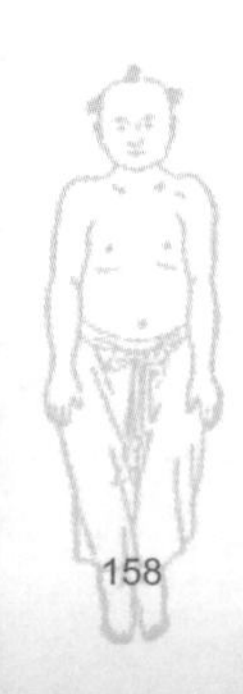

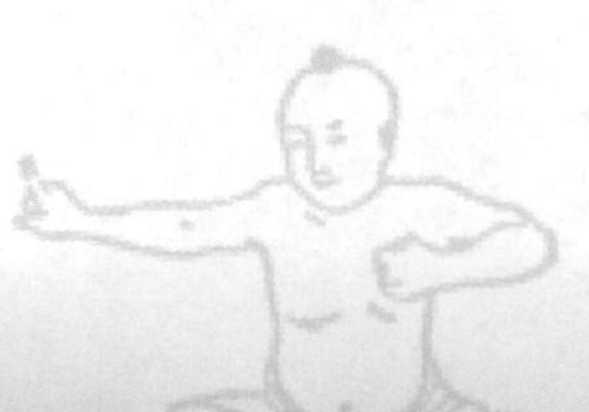

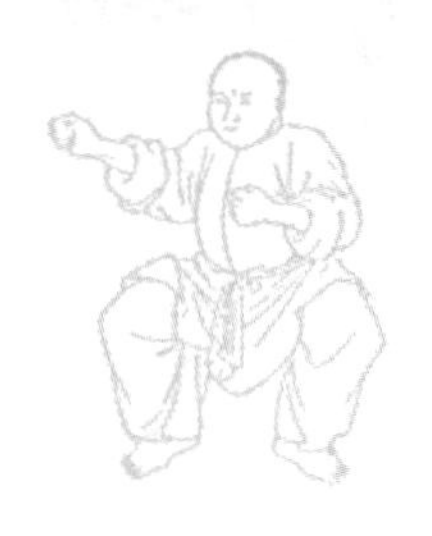

會越來越活躍了。

第 4 招 調整「俞府穴」和「腎俞穴」

腎經的終點:「俞府穴」，在胸線的正中間，是調動腎經氣血的地方，當「俞府穴」氣血足夠，頭部會很輕鬆，「俞府穴」疏通後，對於免疫力的提升有很大的幫助;「腎俞」和後面的「大椎」是相輔相成的，「腎俞」如果通了，人比較容易感受到氣順，不會感覺卡在喉嚨，好像有痰一樣。

零基礎也不怕 Point 8
腎經的打氣操

◎可以搭配「經絡拳九段錦」的第八段:「背後七顛百病消」的概念。

樹老了是從根開始，人老了是從腳開始，所說的腳，就是足跟。在脈絡當中，腎經、膀胱經、陽蹺脈和陰蹺脈都有經過足跟，足跟有力的人，腎氣就足夠，代表腎水夠，就能心腎相交，就不會產生精氣神弱或是心臟病的問題。

【先瞭解】

觀察足跟有沒有龜裂、沒有力、容易痛，這些就是腎虛所導致的。

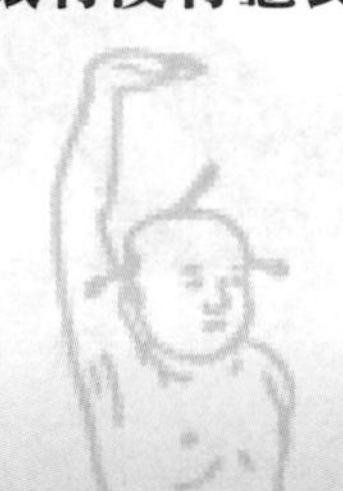

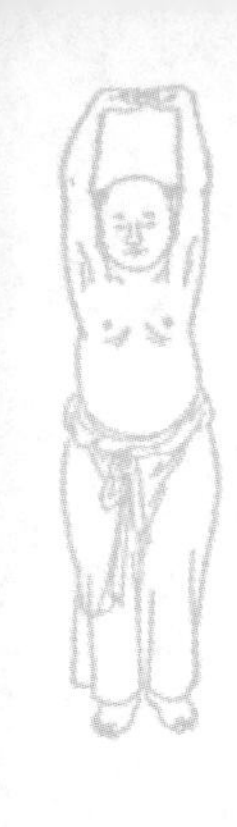

【動作一】

站姿，足跟離地，同時進行吸呼，腳跟往上的時候，吸，往下時，呼，腳跟持續不要掉下來。操作時間從五分鐘開始，鍛鍊到最後的十五分鐘。

※ 說明

操作「足跟呼吸法」就是腳跟在做站樁，氣脈在一呼、一吸、一縮、一放的情況下，調節血液回流到心臟，促進全身循環，把血液往上送往腦髓，人就會比較活躍，就能改善很多的疾病，包含腎精足，腎氣夠，就可以有氣化作用，人就不會頻尿，而且還可以改善中風問題。

【動作二】

用腳跟直接踩地、振盪，最好是到戶外有土壤的地方，踩地氣，用腳跟去打土地，或是踩在木頭上操作，效果也很好。操作完畢，整個腳跟會很有力。

【動作三】

(1) 跪姿，兩腳膝蓋併攏，臀部坐在後腳跟上。

(2) 兩手往前推到極致，腹部壓在大腿上，下巴不要往下掉，自然地縮下巴，在這個動作做調氣。

(3) 臀部離開腳跟，直到和手腕、肩膀呈一直線，停留十秒左右。

(4) 身體往後退，臀部坐回腳跟。

※ 說明

這個是經絡拳最新的腎經打氣法，比兩腳打開的效果更好。這個動作的過程中，身體呈

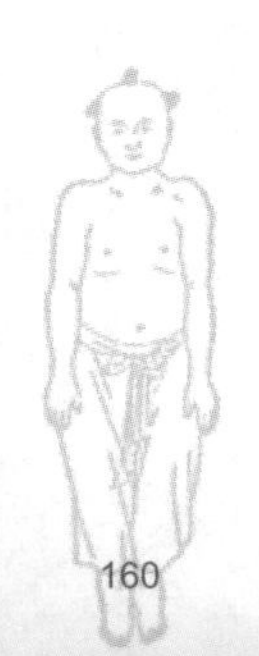

現有曲線的幅度，可以讓腎經提升，把身體系統的氣往上送，可以改善更年期障礙，也是在矯正骨盆腔，讓身體恢復疲勞。反覆操作十五分鐘左右。

※ 操作重點：

身體往前推的時候，肚子是內縮的，「鳩尾穴」是凹陷的，肚子越內縮，氣才能夠往後打到「命門」，往上帶動才會有效果。如果動作沒有辦法做得很好，可以先把肚子撥一撥筋，再繼續進行。

零基礎也不怕 Point 9
腎經食療

(1) 補充鈣

鈣很重要，不論是十五歲到二十歲之前的人，或者是老年人和停經後的人，都需要補充。

補充鈣質，如果能夠喝牛奶是最好的，其他例如：優酪乳、小魚乾、豆腐、豆漿、海帶，都很好。香菇含有維生素 D，可以幫助鈣的吸收，所以用香菇和豆腐或海帶一起煮，鈣比較容易吸收。

(2) 山藥

山藥，能夠刺激體內的多巴胺，年紀大的人，經常用山藥料理是很棒

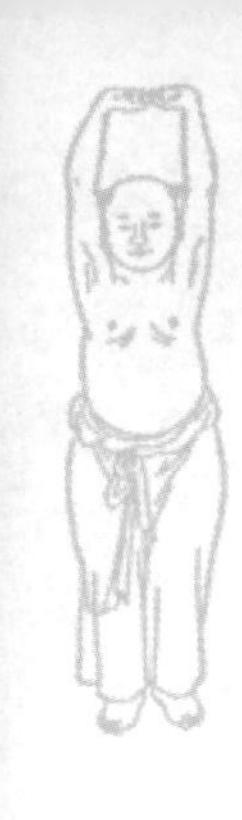

的。

(3) 綠茶

平常可以多喝綠茶，可以讓身體更活潑，茶多酚也可以增加多巴胺的含量。

(4) 黑豆排毒湯

將半斤的黑豆，和一斤的排骨，放入薑一起熬煮，最後再放入一些麻油，煮成的黑豆排毒湯，能夠讓元氣俱足，人不容易累。也可以再放入百合、蓮子等。

(5) 龜苓膏

龜苓膏，主要成分是龜殼，還有其他十幾種的藥方所配製而成。龜苓膏能強筋健骨、補氣生水，是腎經保養的聖品，能回春，讓人變得年輕有活力，孕婦服用後，生的孩子會比較健康，對於骨質疏鬆可以達到一定的預防，更年期的人也很適合。

(6) 少鹽

鹽是鈉，攝取的鈉越多，鈣的消耗就越大，會讓人體骨質疏鬆，人的水分也會乾掉，容易產生皺紋，皮膚會老化，所以鹽要少量，吃多會傷腎。

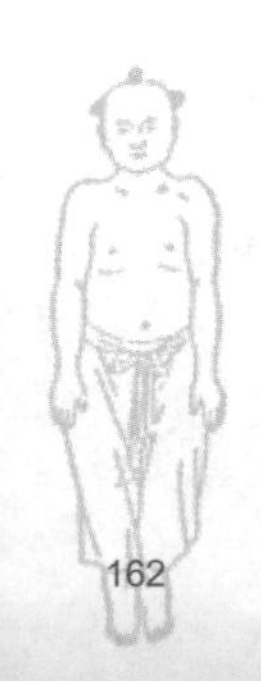

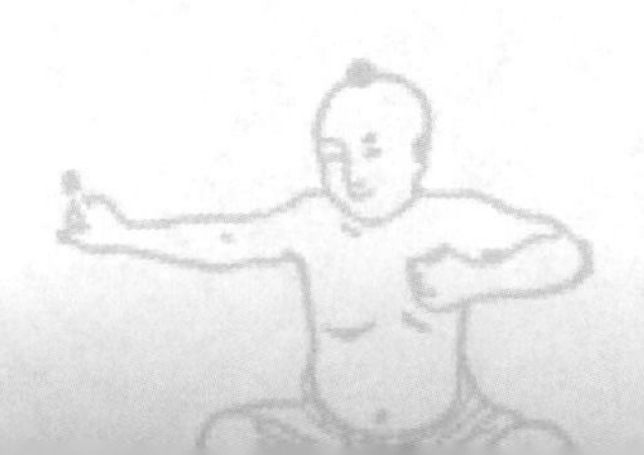

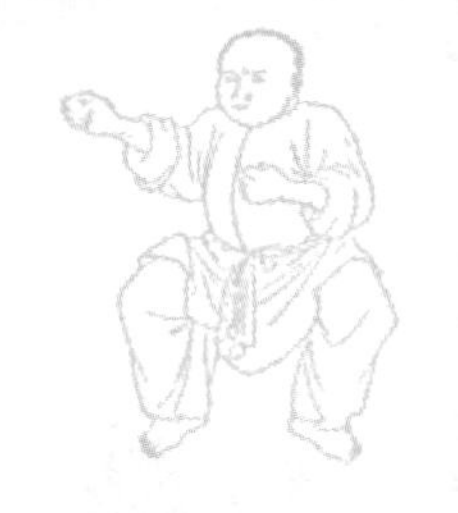

經絡拳講堂

人如果動不動就很累，而且很容易生氣，生氣時，身體容易暴躁，這是因為身體已經沒有元氣，沒有腎精，沒有能量了，這是元氣不足的自然反應。停經之後，莫名奇妙脾氣變得很不好的人，也是因為元氣不夠了。

想要把元氣補回來，就是泡腳，再用「調氣棒」理一理腿部，最後再操作「腎經打氣操」，很快的腎氣就夠了，體力就能夠恢復。

每個人都會有衰老、病、死，人活著一定要有健康的感覺，還有一個很穩定的心情，最重要的，是要有快樂的情緒，只要能保持這種狀態，就是在養生了。

學習經絡拳的人，不管是對自己或家人，從以前在生病時，選擇吃藥，到現在生病時，選擇打氣，吃藥的次數大幅降低了，甚至全家人的健保卡也越來越少用了，這對於國家的財政也是默默的助益，算是功德一件。

學經絡拳的人會覺得身體越來越輕鬆，而且會覺得自己的能量越來越強，於是就不會想要去吃藥了。

【宣師說】

如果現在不養生，你明天可能會養醫生；現在不保健，明天可能就會養醫院；如果不想老，從現在開始就每天啟動自己的腎經，減少體內垃圾的堆積，經常「打氣腎經」，可以讓血脈的經絡暢通，增加體內的氣血，讓自己獲得健康。

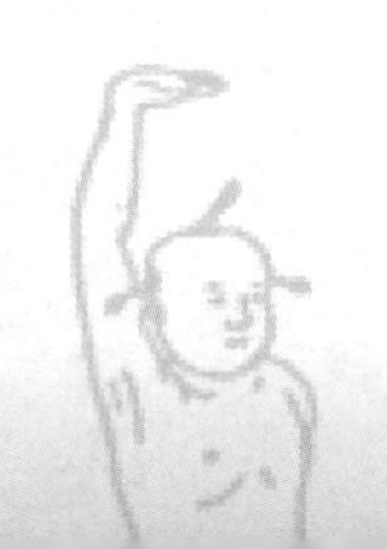

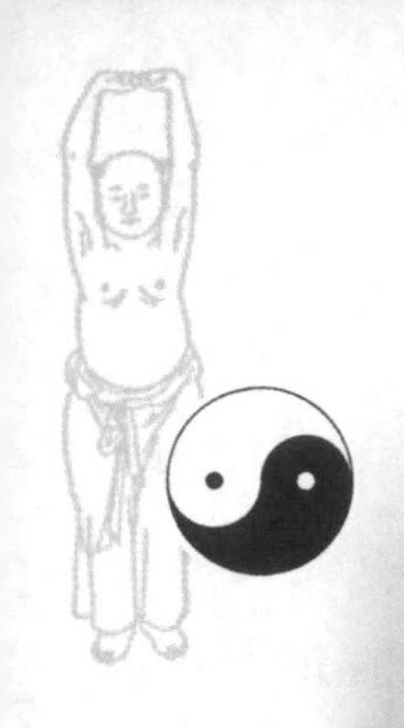

11

打開筋結！治乳癌與頑固的痠痛麻！—啟動「心包經」

人體的經絡結構並不是一條一條的，
比較像是密密麻麻的網絡，互相牽制著，
很容易在某些點形成打不開的死結。

肝經和心包經都屬於厥陰經，
在腿上為肝經，
在手上就是心包經。
如肝經有淤血，
心包經就不通了。
筋結，是一種緊繃的狀態，
外在的呈現從腫脹到痙攣，
全身各處筋的糾結，
和心包的關聯非常密切。
因此壓力大，責任重，
要注意保護好心包經。

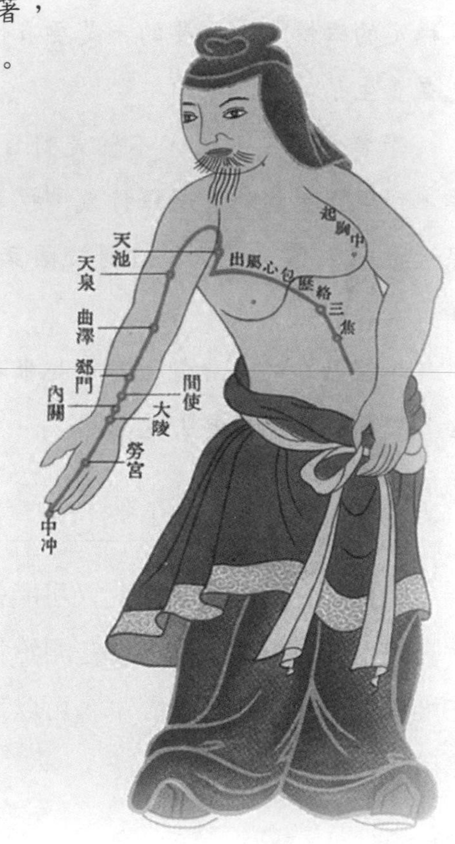

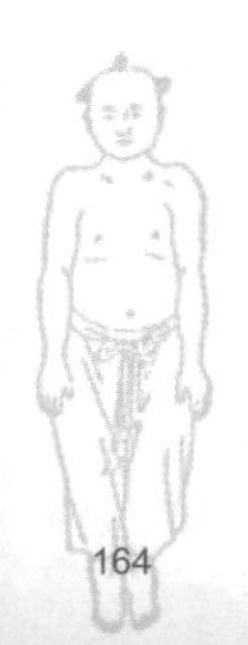

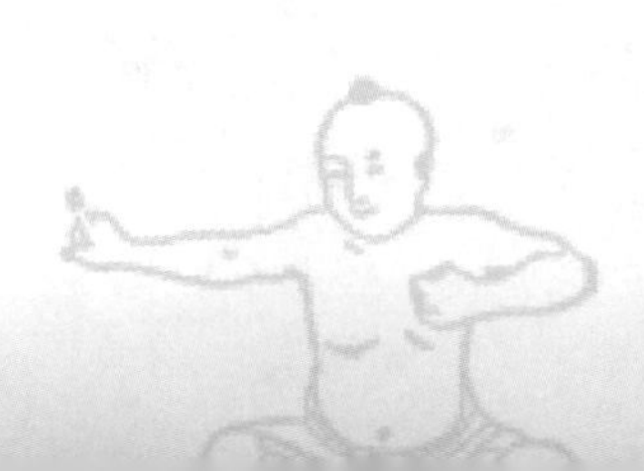

零基礎也不怕 Point 1
「心包經」與全身腫瘤的問題

人體的所有經絡都是相關聯的，不管在任何部位出現的任何病痛，都是裡面的氣機發生了不平衡，所造成的失調現象。

氣一旦混亂，嚴重到最後，就會變成硬塊，這硬塊如果有癌細胞，就變成了癌症，有些人在手臂上、脖子、後背，還有肚子，有大大小小的脂肪瘤，這些現象其實就是精氣失調所造成的，稱為「筋結」。

人體的經絡結構並不是一條一條的，比較像是密密麻麻的網絡，互相牽制著，很容易在某些點形成了打不開的死結。

筋結，是一種緊繃的狀態，外在的呈現從腫脹到痙攣，全身各處筋的糾結，和心包的關聯非常密切。

【先瞭解】

心包經又叫做「心包絡」，是一個非常巨大的系統，是指心臟外面的結構，心包經和心臟有關係，也關係到人和人之間的訊息交流，包含了心情，包含了人和人之間的一種頻率。

一般俗稱的「牽手」，就是所謂的老婆，當情侶或是夫妻經常牽手時，代表他們的心是包在一起的，兩人情投意合，生活愉悅，不光只是幸福而已，也包含了兩個人都不容易生病。

如果結婚之後不牽手，表示夫妻的心沒有連結，情感轉弱，有各自的問題，嚴重時可能要分手、離婚……等。

「心包經」是以「中丹田」為主，涵蓋了「上丹田」，也聯繫了「下

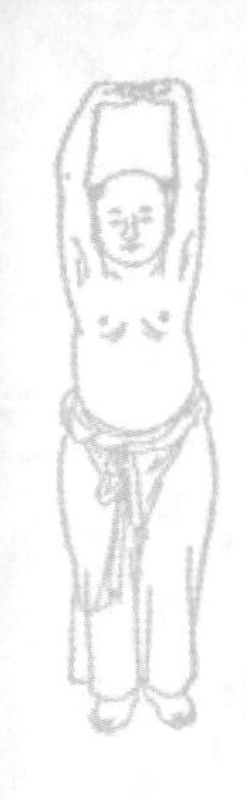

丹田」，「心經」是比較屬於「上丹田」。

上丹田和中丹田這兩個部位，類似是以心臟為本體，叫做「膻中穴」，「膻中穴」打開的時候，心胸會開闊，心情會特別愉快，當人受到了驚嚇，手就會很容易在「膻中穴」拍拍，感覺到自己能夠放鬆一點。

「下丹田」是指肚臍以下的部分，「下丹田」是要把氣運送到四肢末稍，中丹田是要送達整個軀幹，上丹田是要送達整個頭部。

心包經的範圍非常廣。「心經」比較強調的是腦神經系統，涉及到人的意識，或是神識，心是屬於意識狀態，心是不受病的。

所謂精神病，是檢查不出來的，是一種心結，是心經的疾病，現在談的不是心理上的疾病，談的是生理上的病，也就是生理病。

因為心不受病，所以就由「心包」代「心」來受這個疾病，所以「心包」必須要承受腦神經的問題。

人的意識狀態透過了自律神經，影響心臟的跳動，甚至是心臟的閉合，所有的腦神經所感受到的，不管是緊張、恐懼、憤怒……最後都透過了自律神經的系統，來影響心臟的跳動，這些情緒影響都由「心包」概括受理，到最後，如果心包承受不住了，就會出現筋結的現象，不光是心臟病，包含全身的腫瘤，全部都是筋結。

「筋結」不是肌肉韌帶的打結，是一個沾黏的問題，黏住了，裹覆了，心包的結構裹覆了心，同樣也裹覆了肝、乳房、胃、子宮，全部都裹覆起來，一沾黏起來就變成纖維化，就會變成是增生、腫脹，比如在乳房旁邊的小葉，就會增生，容易變成乳癌。

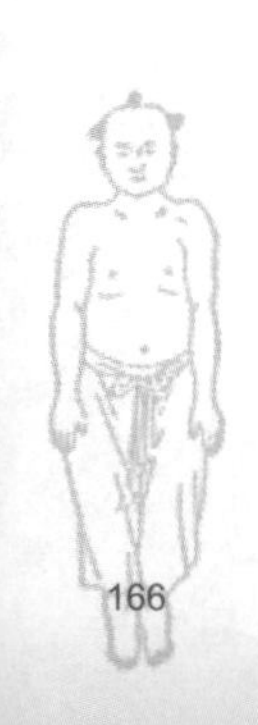

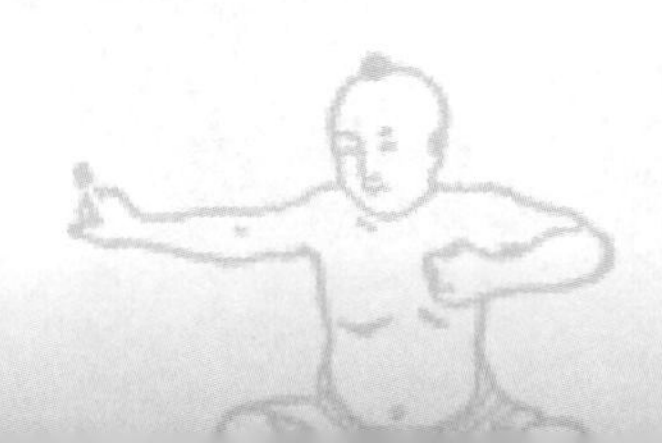

零基礎也不怕 Point 2
「心包」引發的範圍非常廣泛

人背後所有的俞穴，表面上看到的，是跟膀胱經有關係，但其實不是受膀胱經所控制的，膀胱經只是類似延長線的插口，剛好把電路板壓在膀胱經上面，背後聯絡的線，是心包絡，就是心包，宣印老師二十年的研究發現，心包在整個胸腔背後串聯了所有的俞穴。

心包經的俞穴就是「厥陰俞」，在胸椎第四節，所有關於乳癌和肩膀的問題，全部都是在背後第四節的位置糾結了，這個位置筋糾結後變成了硬塊，開始會影響到臟腑的運轉，就會形成很頑固的痠、痛、麻現象，引發的範圍非常廣泛。如：環跳穴是屬於膽經，但背後是屬於下焦系統，下焦出問題就是心包系統，心包控制著環跳，環跳控制正前方的子宮、卵巢和骨盆腔，所有的婦科疾病，統一都是環跳區拉扯了；中焦系統的膻中穴和中脘穴，一旦卡住之後，周邊全部都會硬化了……身體上很多代表性的穴位，很多筋糾結的地方，都是因心包經的障礙所引發的。

心包經最大的特徵，是承受到心經的疾病，腦神經的問題全部都由心包受罪。人會以精神異常來自我受懲罰，因為自己沒有辦法放下，沒有辦法放開，老是要抗命，自己的人生因為沒有智慧，所以選擇錯誤，或是自己的人生就是不長進，沒有自我成長，就開始承受這個問題。要打開這個結，就要談到心包經，如果把心包經處理開來之後，會發現到很多問題就改善了，不僅是後面俞穴的結，全身各地的好多結，全部都有關係。

研究發現：把身體的某個結弄鬆了，會發現痛點還是會拉回來，但是如果把心包再處理一次之後，那個結就會慢慢地緩解開來了，這是因為身

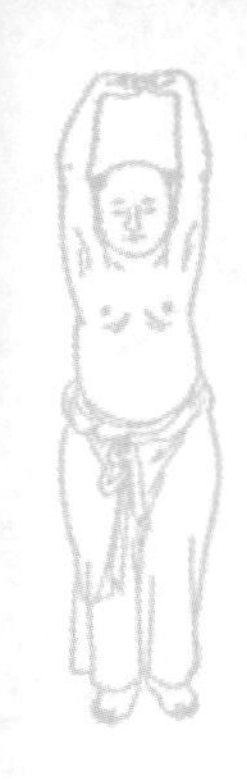

體的結，有包含了自己的意識，這是由腦神經傳遞下來的，而由心包來執行，把身體鎖住了。

【先瞭解】

當人憤怒、咬牙切齒的同時，人的下意識會導致「內關穴」緊縮，所以在內關的地方會產生硬結。坐骨神經疼痛問題，來自於整個上半身、整個肩膀的力量，無法挺直，全部往下壓，導致於坐骨會疼痛不舒服，這也是心包經在控制的。

【這樣做】

只要治療肩胛骨的「天宗穴」這一個痛點，用「七星棒」在這裡打一打之後，坐骨就鬆了，身體就能坐、能躺、能睡，連正前方的整塊乳房也鬆了。心包經是很巨大的一個系統，雖然心包經很短，很小，但所引發的問題牽涉面非常廣，也就是人的任何心理反應，最後全部都要心包經來承受，這個問題可大了，包含太陽穴、印堂、頭頂的問題，全部都是。

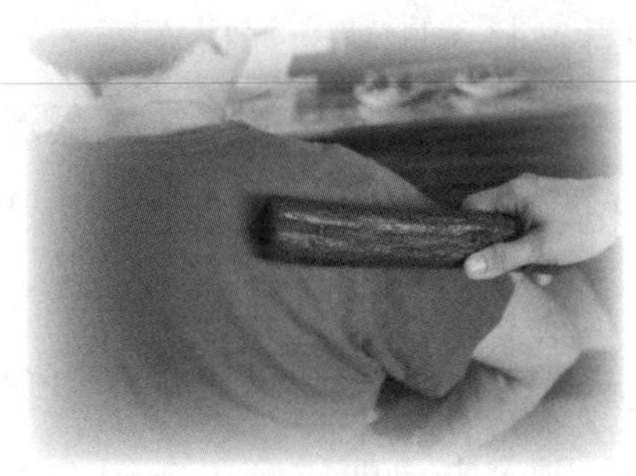

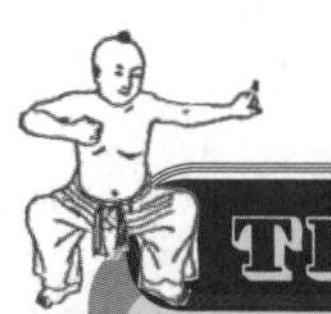

TIPS：

心包經一旦鎖定之後，會開始進入胸悶狀態，胸悶就是心包經障礙的最大特徵；心情不好，紓解「內關」可以解決上焦的問題，解除上焦熱，解除之後人會很清爽、很舒服，代表結不見了。

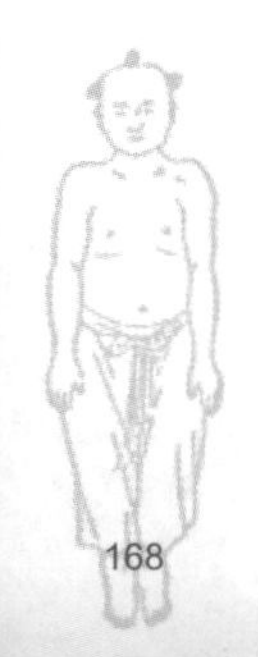

零基礎也不怕 Point 3
四肢越冷，乳癌越難治療

女人若為了家庭或是為丈夫、子女一直奔波，容易導致經常性緊張，或常為孩子憂傷，或夫妻之間常吵架，甚至進入到怨恨，悲傷過度………這時就很容易成為「乳癌」的候選人。

乳癌的原因：心理壓力過大、沒有辦法紓解的人，尤其是擔心老公出去不回來，擔心孩子沒有成就、功課不好………這種天生擔心型的人，個性一定是悶悶的，乳癌一定會相伴。

自我乳房檢查：當你每年都去做乳房檢查，就算今年檢查沒有問題，明年也不見得就沒事，只要一檢查出來，心理的壓力就會出現，每天都會做噩夢，接下來又要進行的是切片檢查，可能就是自己嚇自己，未來就有更多內心的恐懼。經絡拳認為，能夠自我檢查，知道如何預防治療，才是最重要的。

【檢查方法一】

兩隻手握住一條毛巾，在背後往上拉，也往下拉，拉到極致，維持二十秒左右，左右兩邊都可以練習。

【檢查方法二】

趴在桌子上，另一隻手懸吊在桌子下，開始進行甩手，在甩的過程中，胸腔是貼住整個桌面的，手是完全甩掉的，在甩的過程中，感受有沒有拉扯感，透過這樣的過程當中，就讓自己放鬆及改善。

【檢查方法三】

雙手插腰之後，一手插著，另一手放鬆，放鬆的手往放鬆的方向一直

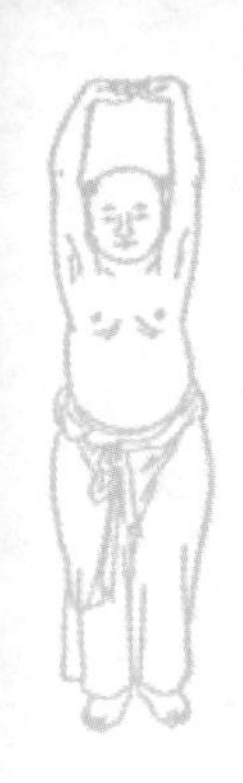

延伸，讓整個胸脅一直往外拉扯，在胸脅拉扯的過程中，吐氣，身體再慢慢地回正，反覆去操作，感受左右兩邊，哪一邊比較容易放鬆。

透過後背可以瞭解，乳癌有沒有轉移的問題。例如：大椎往下第三胸椎，是身柱，聯絡了肺，第四胸椎是神道，聯絡了心包，第六胸椎是靈臺，聯絡了督脈，第九胸椎是筋縮，聯絡的是肝，第一腰椎是懸樞，聯絡的是三焦淋巴系統……如果在某個地方產生了刺痛，代表了是在轉移的過程，如果能把這裡的每一個結都打開，都放鬆了，就不會有轉移的問題了。

乳房問題就是因為下焦鎖住了，在每次月經的時候，代謝的過程不是很順暢，本身可能累積了太多問題，鎖住了乳房；也有可能是後面的筋結鎖住了，或是長期穿內衣的方法錯誤，導致整個外擴又壓迫，就變成小葉增生、乳癌的問題，或是心情所導致的……這裡面涉及的層面太廣了。

乳房問題涉及到很多條經絡，長久看起來，就是屬於心經、心包經、胃經、膽經、脾經、腎經、任脈，還有最重要的肺經，全部鎖在一個地方，如果再把奇經裡面的陰蹻脈、陰維脈都算在一起，實在是太難治療了。

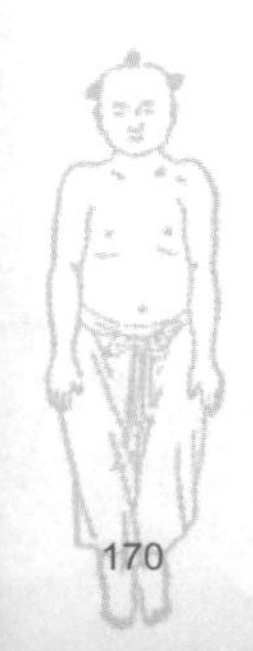

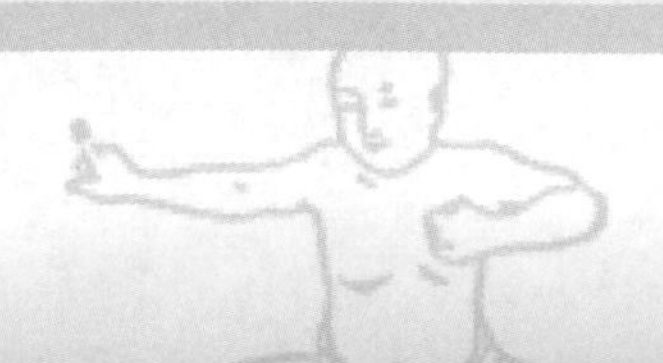

【這樣做】

躺下來，雙手往上推，抖一抖、推一推，乳房的氣就能夠開始流動起來。

在一上一下的過程中，下的時候，不能低於膻中穴，到膻中穴就要往上推，氣才不會往上帶上去，否則這個氣就會散掉了。這個叫做淋巴的引流。又或者拿一條毛巾在背後上下拉，也是在做淋巴上的引流。

癌症喜歡涼，不喜歡熱，冷反而容易讓癌細胞擴散，當身體開始出現四肢冰冷，所有的疾病就會越來越嚴重，尤其是中指如果麻了，就是心包的病，症候群就會非常多，心臟轉弱開始變冰冷。

四肢越冰冷的人，表示乳癌會越來越難治療，乳癌和筋結都是一樣的，身體越冷，乳癌的問題就會從第一期開始發展到第四期，四肢只要一冷，問題就會加重。

反過來，身體熱，就像是熱氣球是往上走的，身體就會變輕，只要感覺到身體越來越重，就是冷，身體越來越輕，就是熱，所以運動能增加熱能，熱就能夠往上。

零基礎也不怕 Point 4
膻中穴萎縮了，就容易得癌症

胸腺控制的源頭＝膻中穴。

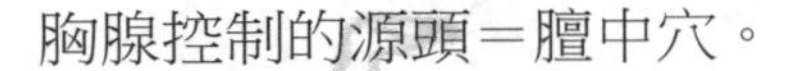

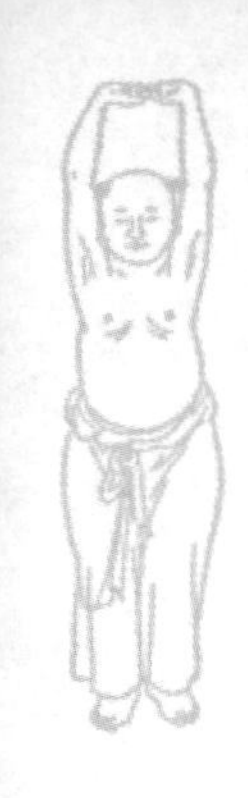

憂傷肺、恐懼傷腎、怒傷肝、思慮太過傷脾、開心過頭會傷心……這些現象的病，都會在膻中穴產生結節，如果摸摸膻中穴這個地方有結節，感覺非常疼痛，通常都有心理上的病糾結在這裡。

膻中穴類似胸腺，是一個免疫系統非常強大的地方，膻中穴如果萎縮了，未來就容易得癌症。

人的胸腺有T細胞，胸腺控制的源頭就是膻中穴，膻中穴的後臺是心包經，心包經的背後就是人的情緒，喜、怒、憂、思、悲、恐、驚全部由心包承受，按壓膻中穴。

如果覺得非常疼痛的人，代表目前什麼病都不好治，因為心病太重了，看起來體弱多病的人，大都在膻中穴出了問題，必須要先把膻中穴先解開、揉開。

【這樣做】

雙手搓熱，手結感恩印的姿勢，先把手放在下丹田的位置，用力地往上扳，扳到了 90 度，就是膻中穴的正上方，不能過 90 度，然後再放鬆下來。

再拉一次，用力拉上來；再從中焦慢慢地從這個地方用力地往上，拉到極致，再慢慢地放到膻中穴的 90 度，也不要低於 90 度，反覆練習六次。

在操作過程當中要用腹腔的呼吸，這個方法，對於進行乳房手術的復健，也是很好的治療改善。

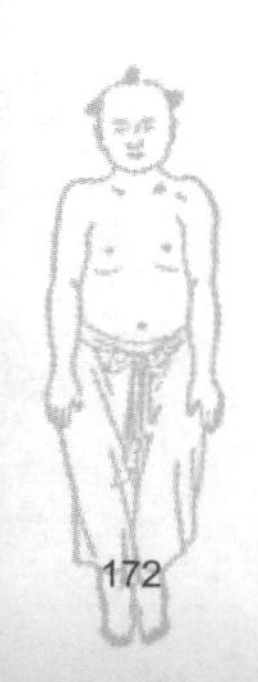

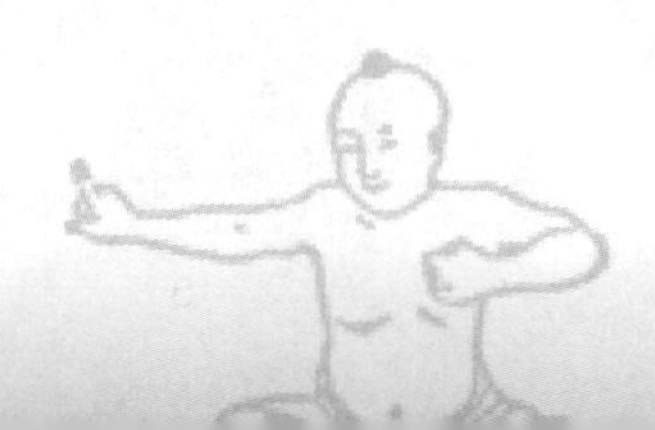

零基礎也不怕 Point 5
如何增加胸腔的氣場

【先瞭解】

筋結形成之後，在全身各處會形成硬塊，所表現出來就是每個部位容易冷，腰部冷、後背冷、腿部冷、膝蓋冷、腳底冷、四肢冷，這個問題就是「心陽不足」。

【這樣做】

心陽不足時操作下列方法，可以增加胸腔的氣場，把氣往四肢擴散。

第 1 招　搓熱下焦區

乳房的問題，要從下方的丹田搓熱，搓熱之後上面就會活化，會軟。

第 2 招　搓大包

用氣功掌在在乳房的兩邊，以大包區為主， 反覆地往內搓。

第 3 招　搓乳房

兩隻手夾住左右兩邊的乳房，往中間搓，但是不要碰觸到乳頭，整個上下控制，左右搓，在搓的過程中，把十一條經絡在這邊全部給搓熱了。

第 4 招　振盪乳房周邊

把乳房搓熱了之後，開始把振盪周邊，尤其是要把下方的乳根給推

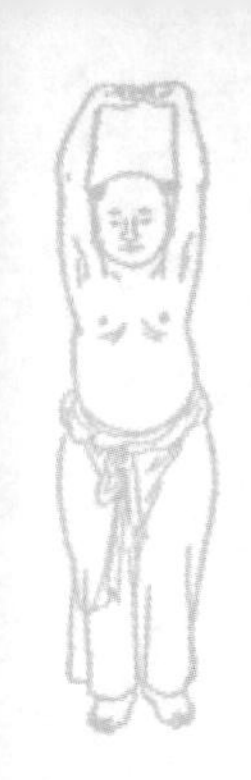

開，還有聯絡肺部的「中府」、「雲門」一定要理開，因為這裡跟心情是有關係的。可以用一些工具來輔助共振，例如用「導氣棒」，治療效果是很顯著而且有效的。

不要吃太多的營養保健品

吃太多非自然的東西所做成的保健品，會導致四肢更加冰冷，因為身體要花更多的能量去消化，尤其是不要吃安眠藥，癌症患者的三大症狀是四肢冷、失眠、容易疲倦，如果又繼續吃安眠藥，心臟就會更沒有力，心臟沒力時，心包就掛了，全身就痙攣糾結，全身就痠痛，如果常吃各式各樣補充體力的營養素，對人體而言，也會變成更大的消耗。

停經的女性如果為了預防骨質疏鬆，而固定吃女性荷爾蒙，反而容易罹患乳癌或是「筋結」問題，因為身體會越來越冷，如果又喜歡吃生機飲食，那更會加速造成筋結的現象。

建議妳身體若是熱的，吃「生機飲食」會很舒服，如果發現自己是冷的，就不能再吃了，因為自己的體質不適合。生機飲食不見得不好，只要身體不要冷就沒有事了。

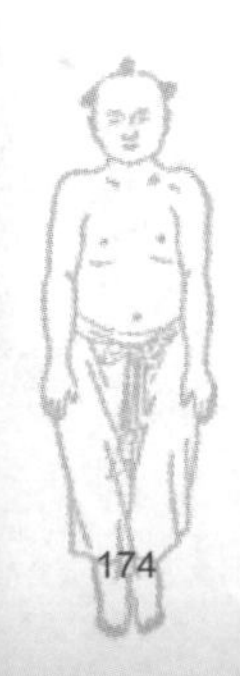

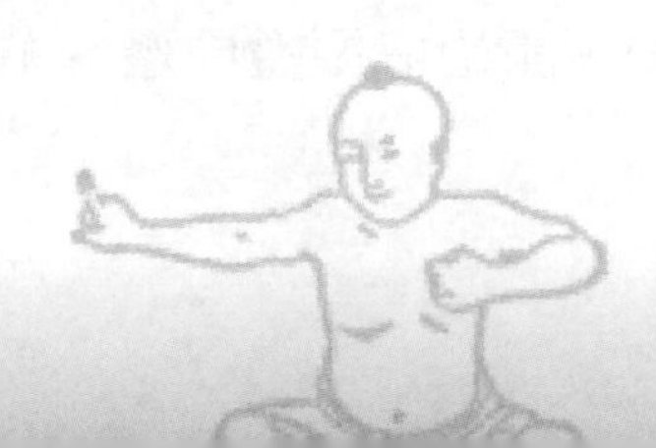

零基礎也不怕 Point 6
現代人的腰痠背痛，和「心包」有關

【先瞭解】

習慣縮著手臂，拿包包，拿手機，平常又沒做伸展動作的人，容易造成心包經卡住，腰痠背痛就形成了。

心臟不會得癌，但是心臟會讓身體所有的地方得癌，因為心本身不受病，但心包受病，就是擴散全身的筋結，代表性的就是乳癌。筋一旦壓迫到神經造成疼痛，各地開始供血不足，經脈開始失陽，就進入到了一輩子的痠、麻、痛，有些會抽搐。

在功能上，心包經可以治好很多病痛。

研究發現，當腰痛時，在心包經的「曲澤穴」到心經的「少海穴」之間的筋一定有卡住。心包經主治：心痛、身熱、煩渴口乾、清煩熱、心神昏亂、心悸。

經絡的學問是學不完的，只是一般人不知道目前身體的任何動作，是受腦神經和心影響，心因為要去執行這個工作，一旦自身沒有足夠的能量去應付自己的腰力，於是心包經在這裡會產生緊繃狀態。

經絡的問題，不是光看書就可以知道怎麼治療的，以前書本所寫的東西，是沒有辦法解決現代人的經絡結構，必須要根據現代人生活的狀態，根據對經脈的瞭解之後，才知道該怎麼治療。

人們常說的手麻，是頸椎病，腳麻，是腰椎病或是坐骨神經受到壓迫。

不管如何，很多人的痠痛麻，都是筋糾結的問題，這種現象叫做氣

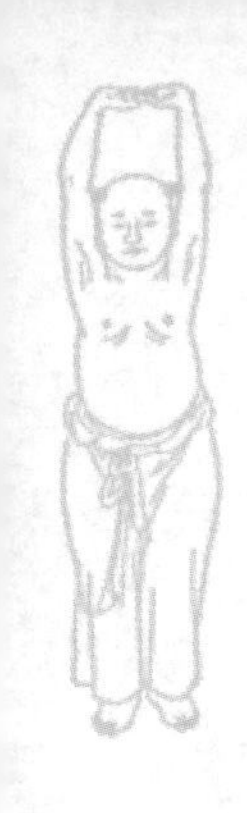

虛，因為麻，就會氣虛，就會冷，就會變成未來的氣血不通，越來越不通就會形成腫瘤、癌症。

氣虛是麻，血瘀是木，長久下來就是栓塞、阻塞。

解決的辦法，就是要把筋結打開，就可以疏通血管、神經，然後慢慢地改善，避免未來麻到最後形成腦部的中風，麻到最後變癱瘓。

五臟六腑的問題，都在心包經裡面，可以透過了理筋，把筋理開之後，可以讓身體獲得全面的健康。

要把心包經理開，手部一定要熱，才能獲得一定的效果。

心包經要熱，得要靠三焦經，三焦要熱，心包才會熱。

心和小腸是在一條線，是不能分割的，小腸的熱源，來自於背後的心包。

小腸又和腦有關係，小腸熱之後，會把全身的水變成氣化，送往全身，改善身體，有了熱能竄流全身之後，所有裡面的病毒，就會開始沒有水分，就會死亡。

【這樣做】

揉揉心包經，不僅僅是在改善心臟相關的疾病之外，其實也是在調整身體的勞累、疲倦，包含心血管疾病、心律不整……等等。

尤其是「內關」和「勞宮」的筋膜是特別容易糾結，如果手能夠拉得開，把氣推散了，就會使心臟的壓力降低很多，心臟就不容易梗塞，心臟就能夠舒坦，

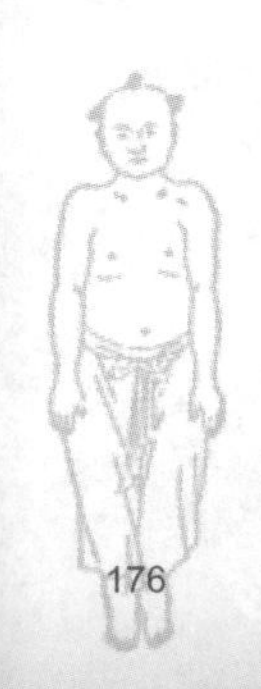

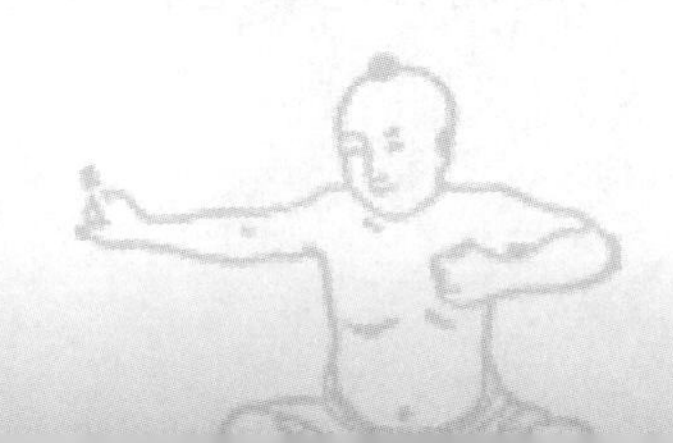

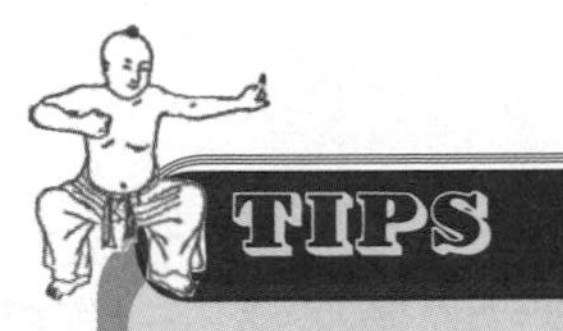

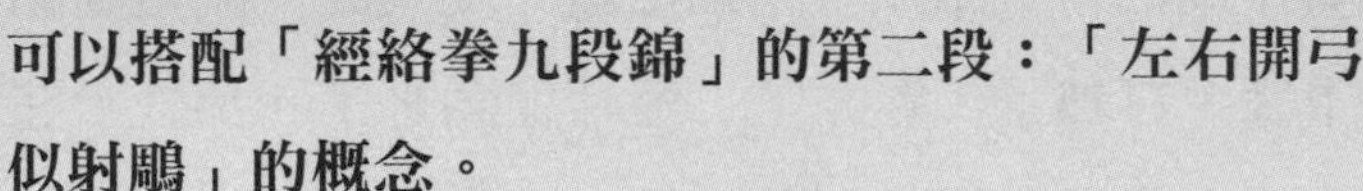

可以搭配「經絡拳九段錦」的第二段：「左右開弓似射鵰」的概念。

腰背的筋結，會影響到臟腑，尤其在第五胸椎「心俞」的上下左右，特別容易有筋結，

可以把左右手輪流往後觸摸，就在肩胛骨內上的角，有個筋結，這個地方特別容易受寒，另外還有壓力、長期姿勢不良，形成了一種鬱結，頭就覺得很沉重，往下壓，心情不開朗，這個結會呈現痠脹、疼痛、僵硬，而且有明顯的條索狀，這個位置就是整個背部筋結鎖住的地方。

第1招 把肩胛內凹地方的結理開

兩隻手輪流往後，用手指去觸碰肩胛骨內凹的地方，碰到的點把它理開，每天碰到的點不同，就是每一次的治療點，直到最後，兩隻手能夠在後背碰到了。建議把「點穴球」放在後肩胛附近、肩側，躺在上面，二十分鐘之後，再用「點穴球」在後面理筋，後背就鬆了。

第2招 抱肘縮肩

坐姿，抱肘，把肩膀縮起來，兩個前臂試著夾住耳朵，然後做左右兩邊的轉體，甚至前後，但是頭不動，全部都鎖住不動。做這個動作，就是讓乳房不會往下拉扯，而且把氣調動上來，可以讓胸型漂亮。

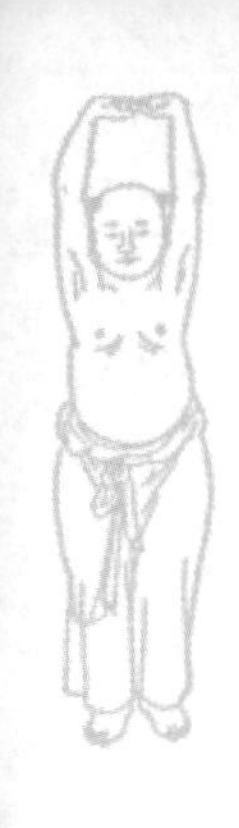

第 3 招 揉前方的乳房，振盪後方的肩胛骨

從肩胛骨中間的「天宗穴」開始振盪，從肩胛骨的最高點，一直打到肩胛骨的最下緣，打熱了，鬆開了，就疏通開來了。另外，在前方乳房要按揉、要搓，後方肩胛骨要打到熱，還有膻中穴的地方要理開，如果理不開，就必須要從下焦處理。

TIPS

最困難治療的地方，是在下焦，下焦的治療，是內分泌系統的治療，要從海底輪治療，有些部分是無法用語言來表達的，這個動作涉及到了性腺的整治。

【宣師說】

平常有空把心包經的每一個「痠痛點」理開，就會發現很多身體治不好的痠痛麻，獲得改善了。要把心包經理開，不是只要按揉就可以了，用「七星棒」打心包經，效果特別好。

食療：宣印學派推薦可以軟化乳房硬塊的食療：葡萄桑黃茶。將二十顆左右的葡萄（紫葡萄比白葡萄好），先用醋浸泡十分鐘，皮就乾淨了，再將葡萄與 15 ～ 20 公克的桑黃一起悶煮，即可做成「葡萄桑黃茶」，葡萄要連皮帶籽吃完。

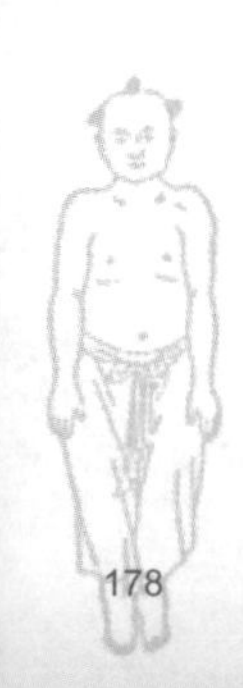

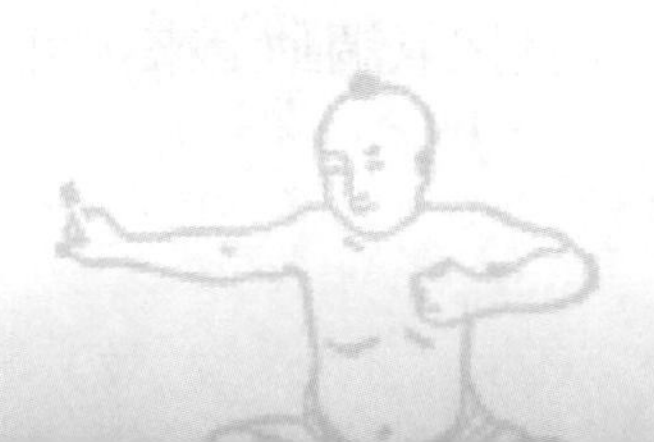

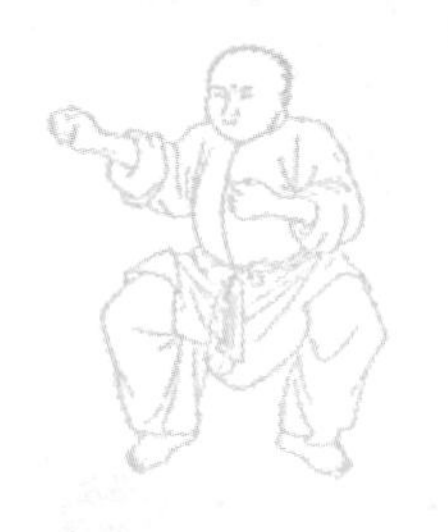

經絡拳教室

人與人之間最重要的是訊息的交流，只要自己願意釋放、溝通，能夠讓心情慢慢得到釋放，自己就會越來越好，所以，釋放很重要。

希望平常經常手結感恩印，跟別人擁抱，這就是釋放。再進一步，多跟別人握手，握手可以傳遞能量，如果握到對方的手是有熱度的，而且對方的勞宮穴傳遞了某一種舒服的感覺時，對方極有可能就是可以治好你的問題。

就算沒有人可以和自己牽手，也沒有人可以擁抱，自己也要經常手結感恩印，保持溫暖，把身體很多地方搓熱，增加自己的自信，心臟有了能量之後，就可以應付乳癌的問題，當然也包含了全身性的痠痛麻問題。

當身體很多地方的痠痛麻，不知道要處理哪裡時，立刻解決的方法，就是躺下來打氣「心包經」是最好的，人躺下來之後，整個心、上焦、中焦和下焦就成為一條線，沒有上中下的問題，躺下來之後，來理這條筋，會發現到腰痠背痛都好了，所以不是在站立的情況下處理心包經。

經絡拳是自療手法，是上工治未病。你要先學會如何自救，才能夠去幫助更多求助的人。如果有機會在自救的過程，發現到可以透過自己的雙手來改善自己疾病，就應該散布在Line的群組當中，讓更多人知道經絡拳的有用以及效果。

雙手是你最好的醫師，最好的醫院就是你健康的生活，最好的藥物就是打經絡拳。

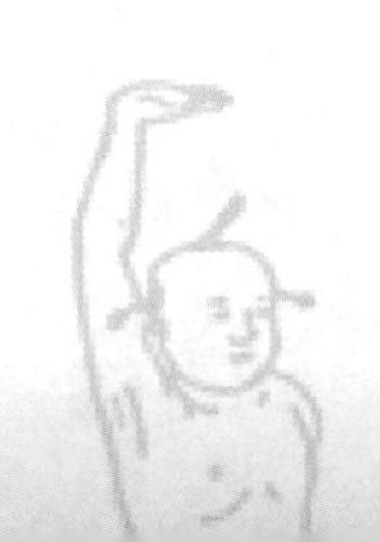

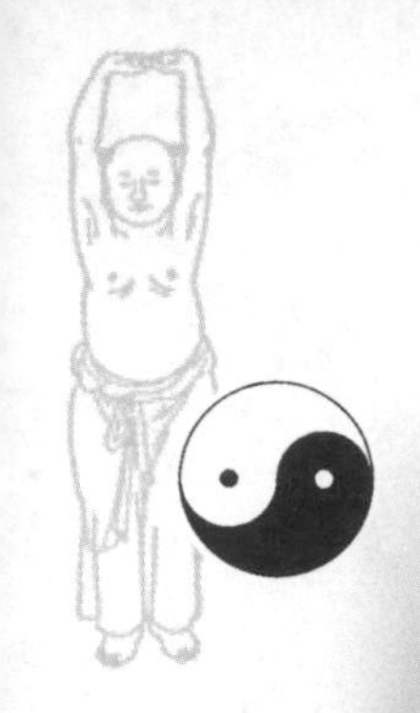

12

發動身體的自癒再生機能 —
啟動「三焦經」

三焦經是神經系統、淋巴系統、
循環系統、內分泌系統，
五臟六腑透過三焦經才能串聯，
搓搓三焦經，天冷身體不怕冷。

三焦經是一條增強內臟防護功能的經絡，
三焦經是診斷系統，也能提供能量，
可以往上送往五官，
往下送變成廢物的清理系統。

啟動三焦經可以調整脊椎的歪斜，
重新提升身體的正能量，
激發自癒力及能量的流動，
來改善身心的糾結狀態。

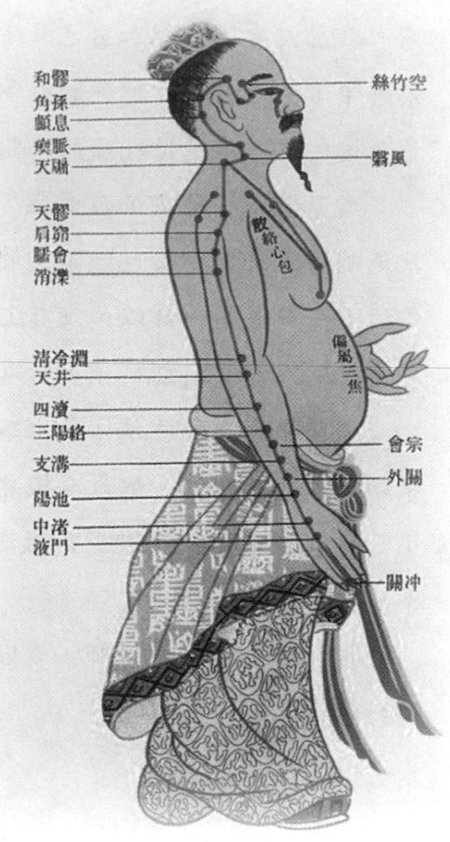

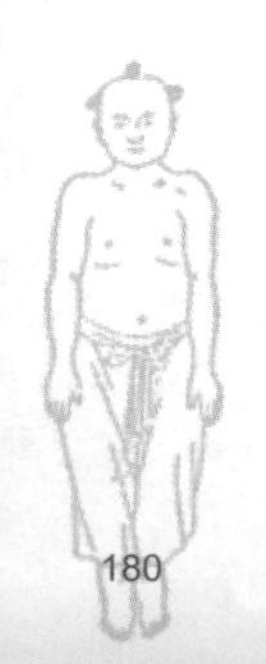

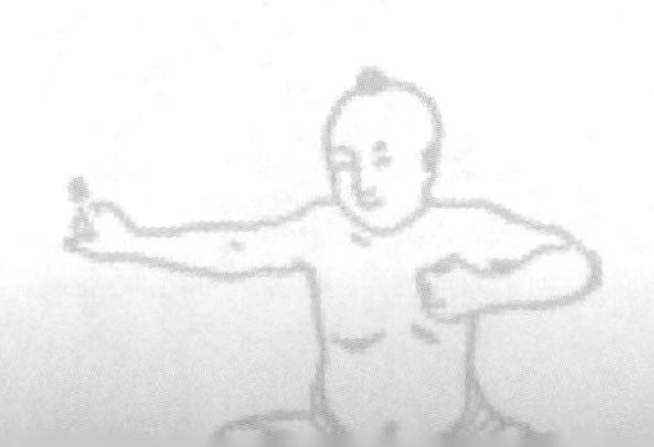

零基礎也不怕 Point 1
啟動三焦經可以調整脊椎的歪斜

【先瞭解】

三焦經不通的特徵。當人會開始彎腰、駝背，肩頸就僵硬，身體習慣是往前傾斜的，身體的姿勢壓迫了三焦經，不管身體是躺著、臥著、坐著或是一直低頭滑手機，就會壓迫到整個頸椎，除了痠痛之外，人會呈現沒有朝氣，會感覺沒有活力，看起來老態龍鍾，就像鐘樓怪人一樣，胸肌內縮，外面變成一個忍者龜，卡在那裡，這就是三焦經典型的沒氣，沒氣就無法共振。

經絡拳是打氣的共振運動，一邊打氣，一邊產生共振，達到氣血之間的一種微循環，就是提升血液中的含氧量。如何把含氧量，增加到器官裡面的血流量，這就需要適度的打氣技巧，以及要打什麼經來做調整。

三焦經是神經系統、淋巴系統、循環系統、內分泌系統……五臟六腑透過三焦經才能串聯。三焦經是診斷系統，也能提供身體能量，可以往上送往五官，往下送變成廢物的清理系統。

東方醫學最代表性的東西，就叫做氣，而最困難的也就是對三焦經的認識，三焦經涉及到人的思想，涉及到人的內在環境、外在環境的變化。啟動三焦經可以調整脊椎的歪斜，重新提升身體的正能量，激發自癒力及能量的流動，來改善身心的糾結狀態。

大腸經、小腸經和三焦經，就好像三兄弟一樣關係密切。另外小腸經，不只是消化系統，而是要提供營養給心臟，讓心臟獲得足夠的能量送往全身，假設肝臟血液無法儲存，血就送不到心臟，這一切來自於小腸經

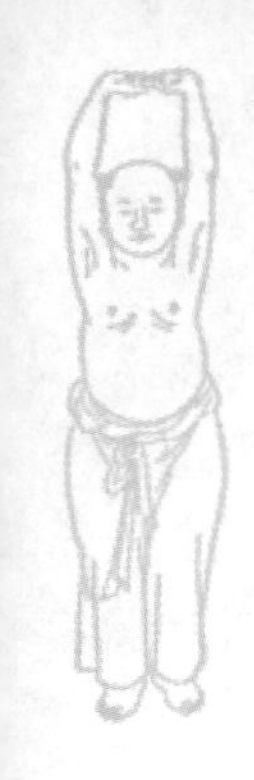

的問題，小腸經不通，就會形成肩胛、耳鳴、或是身體其他症狀。

身體上所有的重要經絡穴位，分布的結締組織、區塊，有非常多在肩胛，尤其是肩膀附近，這邊的氣血如果充盈時，這三條經就沒有問題，大腸經沒問題，排便就沒問題，小腸吸收能量沒有問題，提供給心肝的能量就沒問題，肩頸就能放鬆，三焦經就會獲得氣的流動，三焦經是用氣來推動的，而氣又來自於血，所以離不開大腸和小腸之間的關係。

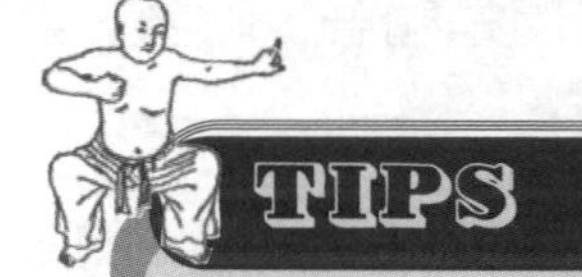

三焦經有上焦、中焦、下焦這三個部分，頭、胸、臀這三個點，就是三焦，當這三個點都成一直線，就代表人可以貼住牆，就可以達到穩定了，三焦的氣就通了。

零基礎也不怕 Point 2
翹二郎腿！就是三焦經在拉警報了

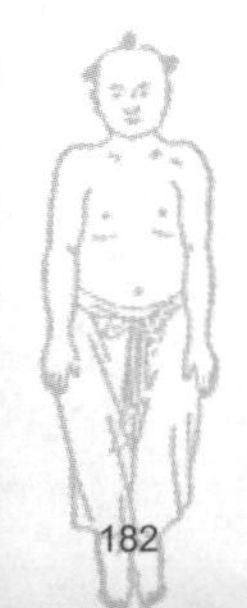

翹二郎腿，是為了支撐整個椎間盤，使身體能得到放鬆。

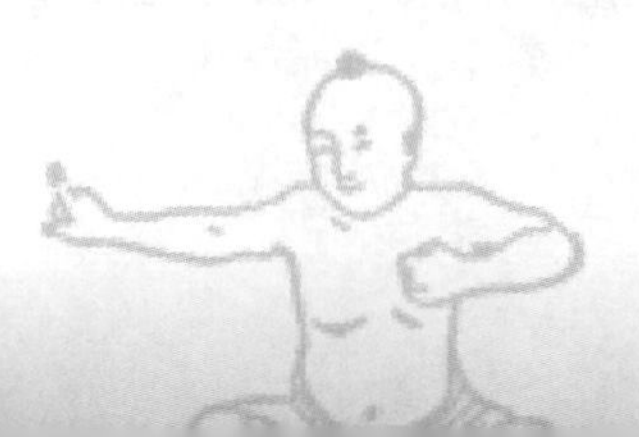

當身體左邊的氣不足時，左邊的三焦經會往下拉，人會開始習慣翹左邊的二郎腿，來放鬆左邊的臟腑，當然包含了胰臟、腸道、心臟、肺部都有可能。其實只要把左手往上舉高，三焦經有氣了，就不會想要翹腳了。

翹腳的習慣久了之後，脊柱就會形成側彎、歪斜。

這時就會變成肌肉緊繃，經絡傳導降低，脊柱只要側彎到三十度以上，就會壓迫到心肺功能，就危險了，就必須進行手術或其他部分了。

如果一直翹腳，椎間盤會產生適應性，骨頭會產生替代性的增生，就會變成骨刺，骨刺如果很不幸地壓住神經孔，那就麻煩了，骨刺再怎麼開刀是沒有用的，因為開完之後還是會再長。

人只要想翹腳，就是三焦經在拉警報了。

鍛鍊背肌、腹肌，才能夠讓三焦的氣能夠通、能夠穩，只要覺得翹腳不舒服會想換邊翹，或是不想再翹腳了，這個時候身體再去靠牆，會發現頭、胸、臀這三個點呈一直線了。

【宣師說】

三焦的氣，就是脊椎裡面的椎間盤，椎間盤叫做「氣墊」。

氣墊是含水量，氣來自血，這個地方要有氣，要有血，如果長期姿勢不良，就會駝背，椎間盤就會滑脫、擠壓，時間久了，就會增生，就變成骨刺，就會習慣背痛、腰痠。

三焦經的氣，就是在調動全身五臟六腑之間的連結，把五臟六腑串聯在一起的，就是三焦經，和三焦經最密切的經絡，是脊椎兩邊的膀胱經，因為膀胱經總共連結了十二條經，三焦經是連結十二條經。

如果身體的百病形成了，是因為三焦經的氣轉弱了。氣是需要一個很大的空間，臟腑就是容納的空間，例如胃和腸都是一個空間，身體最大的

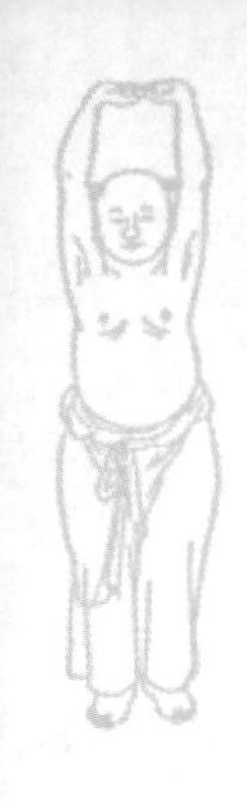

空間就是三焦經，空間如果不夠大，擠壓下去的受力區會在椎間盤。

三焦經有了氣，就像穿了氣墊鞋，能夠彈跳，整個脊柱就能夠挺直，頭、胸、臀這三個點就可以鞏固。

【這樣做】

背肌鍛鍊。雙手拿著「彈力帶」，手往後撐，肩胛骨夾著，然後放鬆，反覆操作，當身體感覺到上身支撐起來，肩背打開的時候，三焦經就不緊了，這個時候就不會想翹腳了。

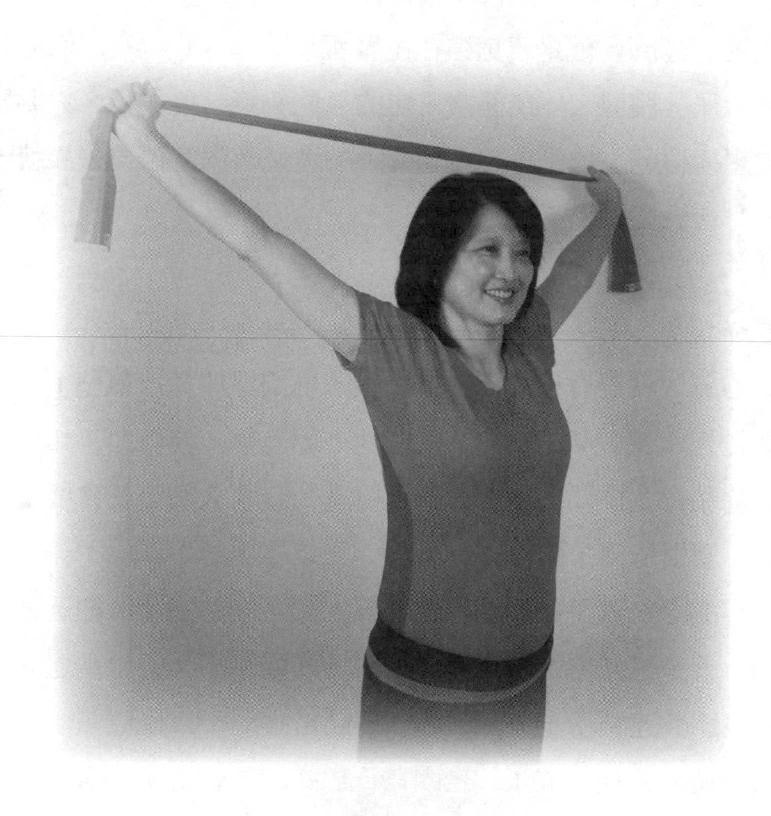

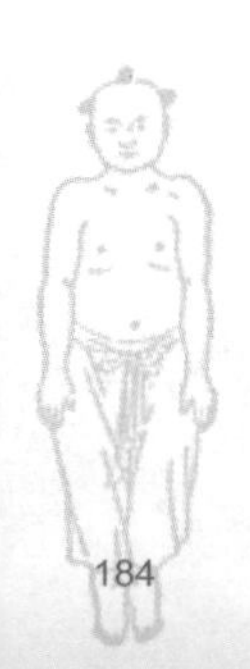

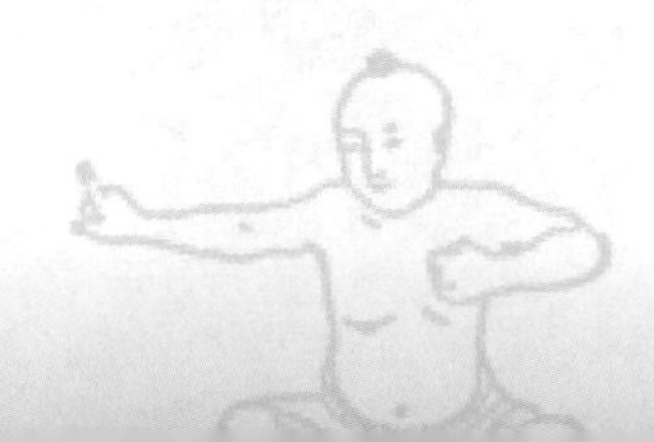

零基礎也不怕 Point 3
三焦經最基本的運動：一節一節地「滾背」

與三焦經相對的是心包經，心包經主控心臟，心臟要有血液，血的動力來源就是三焦，人只要挺直了，氣足了，心臟就不會被壓迫，心臟就輕鬆了，三焦經在身體上是調氣，讓空間變得越大，臟腑的機能就越強，表裡之間的溝通，就能夠達到平衡。如果沒給三焦經空間，造成壓迫、干擾，那麼風寒暑濕燥火六氣在身體裡面，沒有管道出去，身體就會生病了，長久下來就會形成各式各樣的疾病。

當心臟過虛時，三焦經可能會過強，一強一弱，這就是攸關陰陽的平衡，所以運動中的「滾背」最能達到「經絡平衡」。

【先瞭解】

三焦經最基本的運動，就是滾背。最好是躺在有軟墊的地板上操作，不能在床上操作。

滾背可以矯正脊椎，身體除了特定器官外，全都受脊髓神經所支配，如果支配器官的神經與脊髓之間傳導暢通無阻，各個器官就可發揮正常，一旦脊髓神經系統受壓迫身體便容易病變。

操作之前，後背若是繃緊的，請先用「拉筋器」把脊椎兩邊拉一拉，脊柱兩旁推一推，讓脊椎兩邊膀胱經的氣血放鬆的時候，就會產生彈性，脊椎裡面就有血液流進來，這就是人體血液的動力來源，最後再

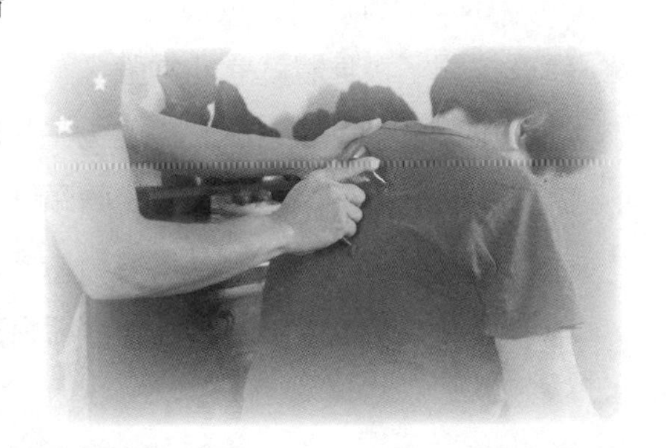

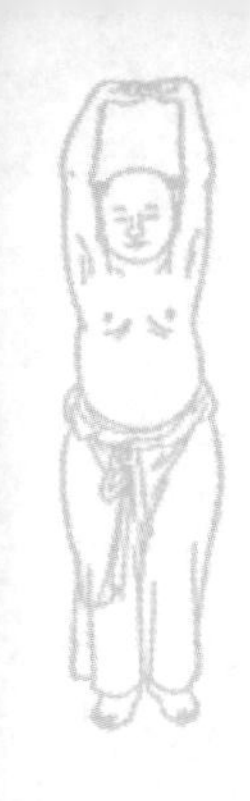

適度地透過虎拳振盪，把血液送往椎體所管轄的所有臟腑器官，然後再進入到組織裡面。

雙手抱住小腿脛骨區，從尾椎骨開始一節一節地滾背，滾到腰、滾到背、滾到肩頸，過程中要縮腹，反覆地滾，最後讓雙腳超過頭部，讓腳尖能夠碰到地，這過程就能慢慢使三焦經的氣灌注到椎間盤裡面。滾三十下～六十下左右，會發現整個人的血液開始流動起來，有些人的後背皮膚會癢，慢慢的，末梢血液循環刺激之後，甚至會釋放出痠痛，慢慢的，內氣和外氣之間達到了平衡。

零基礎也不怕 Point 4
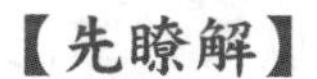
放鬆肩頸就要找三焦經

【先瞭解】

宣印學派建議大家，鍛鍊腿部力量，改善肩頸問題。

你不要盲目地去做頸部運動，不如操作「蹲馬步」及「椎體拉高」，氣就拉開了，身體就會非常強。

椎體的運動來自於腿部的力量，腿力支撐傳遞到臀部，再從臀部送往肩胛，肩胛再送往頭部，於是肩頸就沒有任何問題了。

腿部有力，三焦經就不會有太多的問題，腳力來自於腎，腳力來自於腹肌，身體是全身連動的，如果能夠把脊柱挺直之後推開了，能量就會很

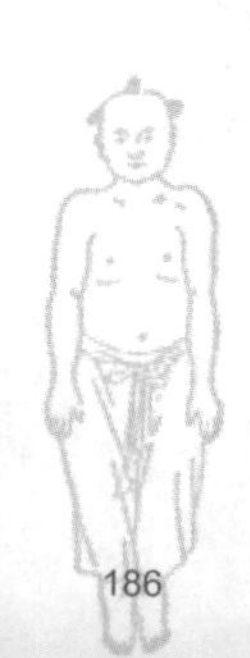
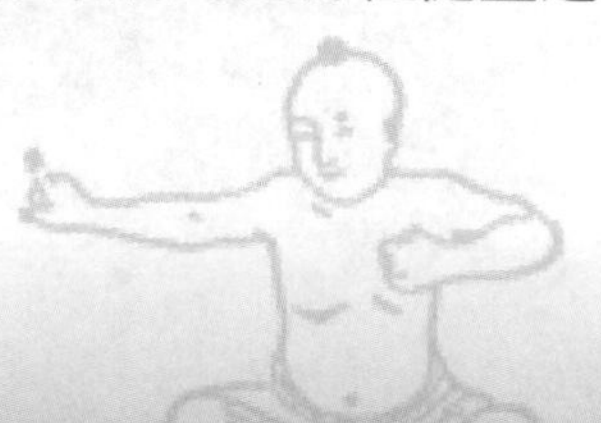

強。

人容易因為不運動，或是保暖做得不好，使得寒氣入侵血液，血液凝固時間久了，身體變成「下寒上熱」，就是所謂的「上實下虛」，這種現象對於三焦經是最不利的，身體的整個治癒率馬上下降，人就開始從小病變成大病，大病變重病，腫瘤變成癌症。

身體寒是非常麻煩的事情，問題就出在三焦經的氣不流動，要讓寒氣不要往下，就必須要鍛鍊腿部，建議用「導氣棒」振盪大腿，腿就會鞏固有力。

TIPS

平時可以喝「紅麴薑汁」來祛寒氣，睡眠的時間要充裕，寒氣就會越來越少，身體的整個循環就會越來越好。

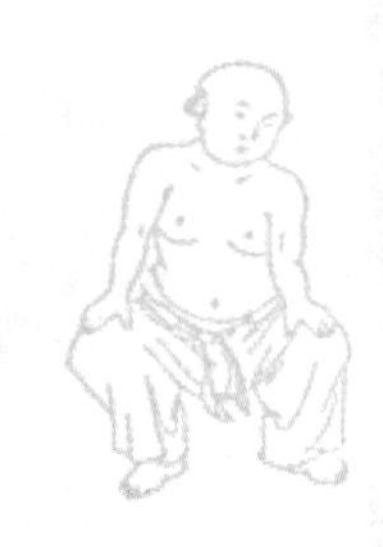

第1招 放鬆肩頸就要找外關穴

外關控制整個頭部，把外關理鬆之後，會產生電流，可以讓整個頭部放鬆，就會改善一般頭痛的問題。

外關不僅跟頭部有關係，對於肩頸的放鬆，起到一定的緩和作用，平時練功時的出拳、握固、轉拳、握拳、收拳，其實就是對外關的鍛鍊，讓頭部的能量能夠強化，讓左腦和右腦之間，能夠有血液的流量。

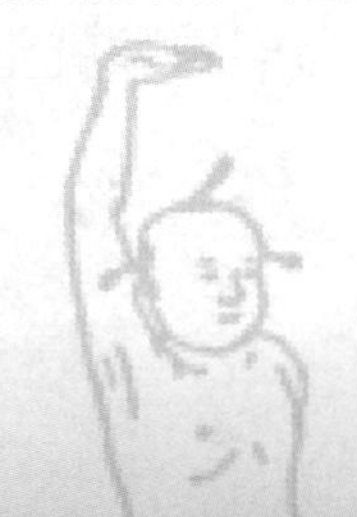

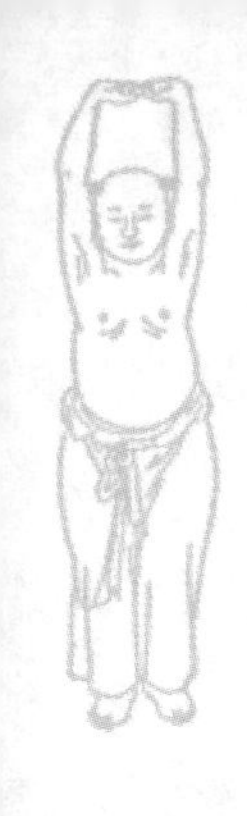

第 2 招　放鬆肩頸就要找天井穴

天井穴的附近是淋巴系統，是排毒非常好的地方。

第 3 招　放鬆肩頸就要找消濼穴

當消濼這個地方有很多的濕氣時，肩膀就會硬，把這個地方敲一敲，肩頸就鬆開了。

第 4 招　放鬆肩頸就要找翳風穴、瘈脈穴

肩頸的僵化，涉及到頭部血液的供氧量，尤其是翳風和瘈脈的血液，都控制了腦血管，這裡又包含了耳朵，耳朵不但調節了身體的氣，和腎又有關聯。

【這樣做】

放鬆肩頸的運動

兩腳打開大過於肩約兩倍寬，左腳朝向十一點鐘方向，右腳朝向一點鐘方向，兩眼平視，下蹲時，感覺臀部有坐的感覺，膝蓋不用到 90 度，再慢慢起來，反覆操作。

深蹲的過程是把氣送往脊柱裡的椎間盤，可以把腎氣往上送，站著操作，把脊柱拉直，慢慢地把氣往上調動之後，肩頸就鬆了，三焦經就可以循環流動起來，十二條經也就跟著連動起來了，深蹲對於三焦經能夠起到一定的作用。

趴著，雙手往上拉高，像飛機起飛一樣，手拉高時，肩胛骨就會靠近，肩膀就會越來越鬆，這個動作透過三焦與心包的運動，馬上全身氣機就發動了，上焦有氣，就不會往下壓，就不會駝背，自然肩頸就不會痠痛。

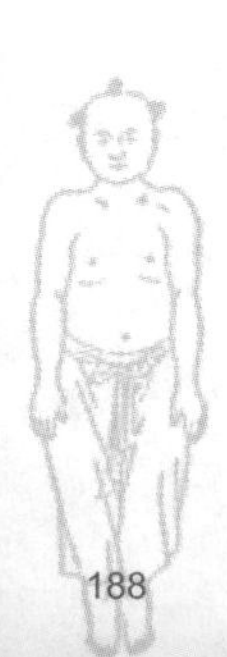

零基礎也不怕 Point 5
脊椎神經支配了所有器官

當人的身體轉弱的時候，整個椎體開始一節一節就沒辦法運轉。

因為椎間盤是一節一節地支撐著脊椎，脊椎裡全部是脊椎神經，脊椎神經支配了整個器官，神經一旦受壓迫，器官就開始發生病變，當然也包含癌症。

當每一節椎間盤裡面的水一旦不見了，氣墊就會萎縮，這時候身體不論是做任何動作都會很危險的。

頸椎第一節：掌管整個頭腦血液，包含失眠。

頸椎第二節：包含耳神經、視神經，及眼睛疾病。

頸椎第三節：牙齒、顏面神經、三叉神經。

頸椎第四節：五官、喉嚨不舒服。

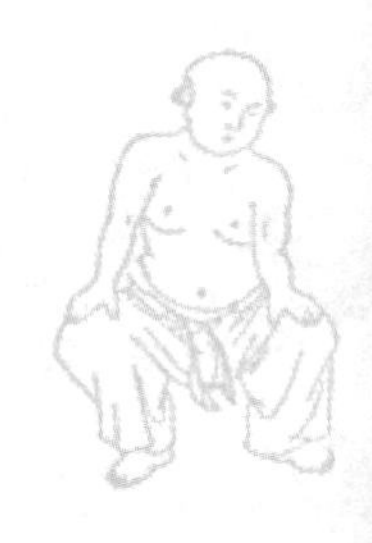

頸椎第五節：喉嚨發炎。

頸椎第六節：頸部不舒服、氣喘、扁桃腺發炎。

頸椎第七節：甲狀腺、肩胛、氣管。

胸椎第一節：所有手臂的痠痛麻，包含呼吸問題。

胸椎第二節：心臟問題、心肺功能。

胸椎第三節：肺部問題，包含感冒。

胸椎第四節：膽功能的問題，包含血壓偏高問題。

胸椎第五節：肝功能問題，包含血壓偏低及關節發炎。

胸椎第六節：腸胃問題。

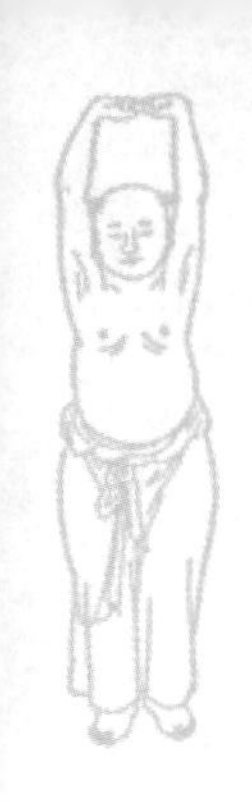

胸椎第七節：胰島素問題、胰臟問題，糖尿病、胃炎、胰臟癌。

胸椎第八節：抵抗力下降，因為跟脾有關。

胸椎第九節：腎上腺素，包含全身性過敏，皮膚發炎、腎上腺問題。

胸椎第十節：跟腎臟有關，包含腎臟發炎。

胸椎第十一節：泌尿道問題，皮膚病、濕疹。

胸椎第十二節：小腸問題、不孕症。

腰椎第一節：大腸問題，大小便失常問題，腹瀉、便祕。

腰椎第二節：盲腸、腹部、靜脈曲張。

腰椎第三節：生殖系統、包含子宮、泌尿道、月經不調。

腰椎第四節：坐骨神經問題、腰痛、頻尿問題。

腰椎第五節：腿部循環問題、腿部沒力，足踝容易扭傷。

薦骨一至五節：掌管全部跟骨盆、攝護腺、脊椎歪斜。

零基礎也不怕 Point 6
鍛鍊腹部力量

「有氧運動」和「肌力運動」哪個好？「有氧運動」對五臟六腑很好，但是對三焦經不好，因為三焦經需要有背肌、要有腹肌。「肌力運動」就是氣的運動，氣的運動是會流汗的。

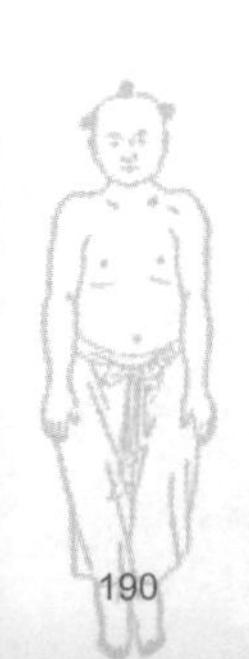

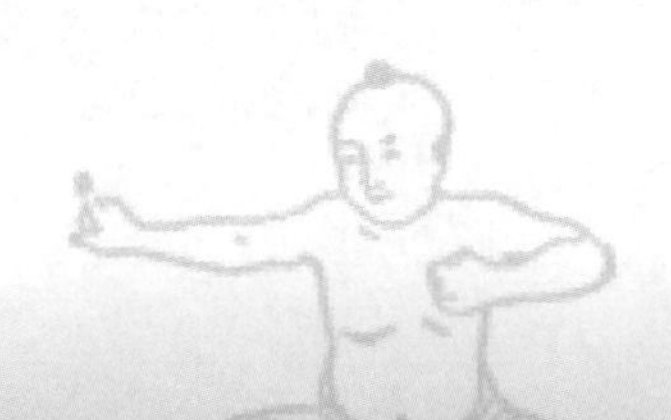

瑜珈、跑步……等運動如果沒有在肌力的基礎之下，有氧運動是沒有意義的，是在浪費時間，以腹部為核心的肌力運動，來帶動全身，腹部就可以變成了六塊肌，六塊肌就是六條經，有足三陰和足三陽之間的協調，有六塊肌的人，健康指數是非常高的。在腹肌帶動的過程中，下焦帶動了中焦，中焦帶動了上焦，就帶到了背肌，慢慢地整個三焦經就暢通了，這個時候就有氣灌注到整個椎間盤。

如果不能在兩百秒以內，瞬間達到扭力去做動作時，是無法快速燃脂的，每操作三十秒，休息十秒鐘，操作兩百秒之後，就會發現整個人的線條就出來了。

【這樣做】

「三焦經打氣操」

◎可以搭配「經絡拳九段錦」的第九段：「三焦拳調氣臟腑」的概念。

(1) 雙手抱頸，仰頭撐著，把整個頸部的筋給伸展開來，操作二十下。

(2) 手往下用力，頸往下，頸和臂互拉，例如：左頸往右偏，左手臂往下拉，再換另外一邊，反覆操作。

(3) 雙手同時往下，下巴往上抬，頭往上，讓血液往上送。

(4) 將耳朵往上拉，中耳輪往外拉，下耳垂往下拉，這個動作可以讓血液調動到耳朵，達到全身性的循環。

(5) 雙手搓熱，抱住耳朵，抱住的姿勢，往前、往左、往右壓著耳朵。

這過程讓血液送往五官和五臟六腑，整個人會非常舒服。眼睛乾澀、模糊（肝血不足）、眼睛畏光流淚（肝火高）、頭昏腦脹（肝陽上亢）……等，就是血液上不來，只要操作耳朵動作，很快就會消肝火。

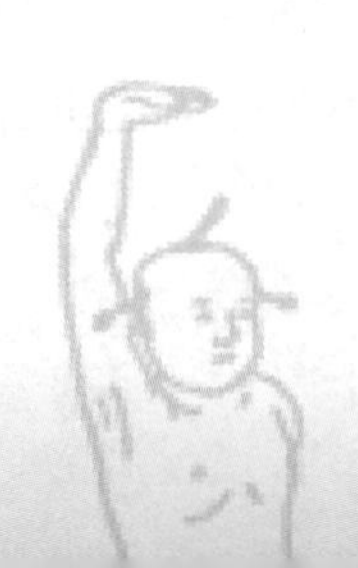

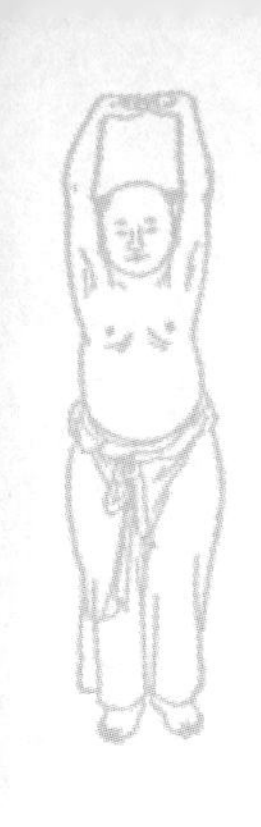

零基礎也不怕 Point 7
良藥：「喊叫」，可以把氣拉上來

【先瞭解】

喊喊叫叫或大聲喊叫，可以增加肺活量，心臟把更多的氧氣透過血液循環系統送到身體各個器官，身體會慢慢變好。

並可將體內的濁氣全部排出，也可以吸入更多的新鮮空氣，是一種「吐故納新」。

人的氣如果不足了，三焦經的治癒功能開始下降，氣就不能送往五臟六腑，人就會老化，慢慢地眼睛、耳朵、舌頭就不聽使喚。

人要年輕，除了可以透過身體的矯正、擺正之外，還可以常操作「五官運動」，例如抿嘴動作、耳朵動作、繞舌頭動作，眼睛內八、外八轉動……等，「五官運動」也是在調整三焦經的氣的循行。

三焦經不僅只是在椎體，五臟六腑的開竅，也透過三焦的氣送往耳朵，所以耳朵不會耳鳴，送往眼睛，所以眼睛不乾澀，送往舌頭、舌頭就很靈活，健康的舌頭是薄的，還帶紅嫩。

三焦經的問題也是一個氣瘀的問題，氣越瘀，人就會有鬱結，氣就越弱了，所以三焦經也會影響到月經不調、情緒不穩定、更年期障礙、內分泌失調，也會影響到全身部位機能轉弱的問題。

【宣師說】

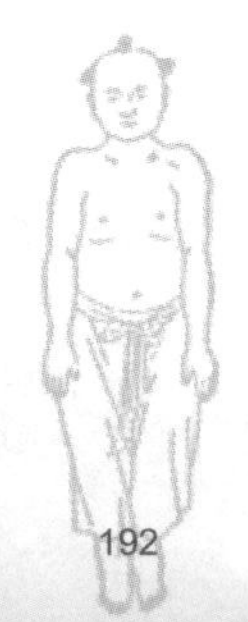

建議大家，「喊叫」很好用，越喊叫，氣就越上來，喊叫完，就會發現整個激力、活力帶動上來，這種鍛鍊方法對調整心情也非常有好處，有

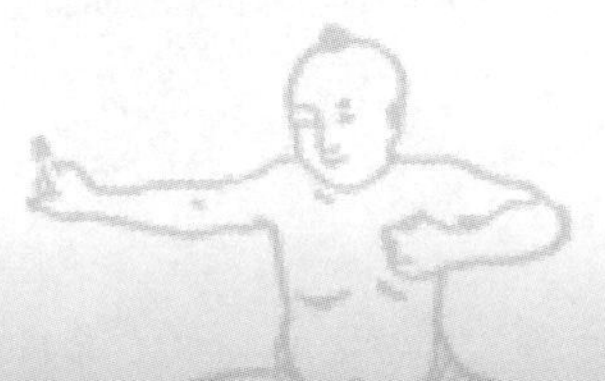

時候遇到煩心事，喊上幾嗓子，心情就舒暢很多，可以把長時間氣瘀所造成的，不論是有形的或是無形的病痛，都可以化解開來。

透過三焦經把氣給拉上來，讓身體有足夠的能量把毒素給代謝掉，身體癢的時候，不要去抹藥膏，而是要讓裡面的毒代謝出來，用一些天然的東西拍一拍，或用本草的東西將其代謝出來，這樣免疫力就會更好，千萬不要用不好的食物，或是長期使用藥物，這樣會導致身體的氣弱。

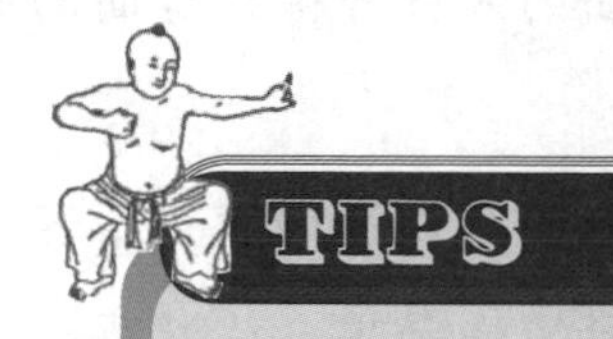

食療「蒜頭」，就是蒜精，能夠對付細菌、病毒，還有黴菌，可以殺菌，甚至可以滅掉身體上無解的病毒，包含各式各樣的病毒，也包含癌症。蒜頭可以讓人有精力、有活力去調整身體，可以帶動身體的整個經絡系統循環，尤其是對於三焦經。

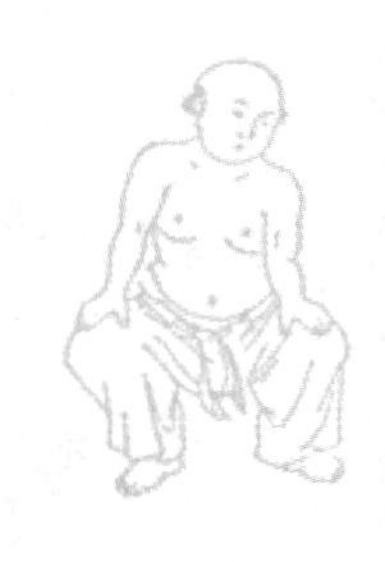

經絡拳教室

吃生蒜頭比熟蒜頭好，將蒜頭拍一拍放著，十分鐘之後蒜精就出來了，再吃進去，固定地吃蒜頭，可以讓身體的指揮系統更強大。建議身體轉弱的人，每天吃蒜頭是非常好的，吃了之後體力活力會更強。

經絡拳是根據個人的體質狀況，提供非常好的方案來調整自己的經絡，讓每個人可以把疾病變成健康。

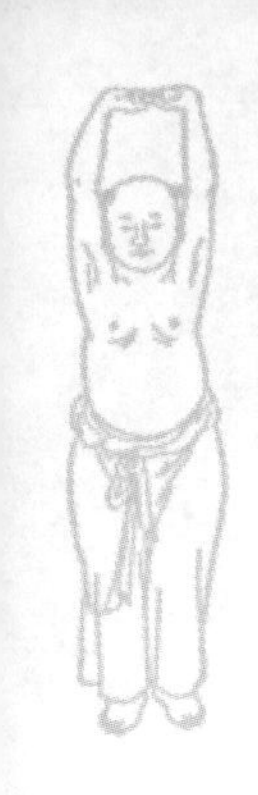

學習經絡拳，就是選擇了一個良好的養生循環，就是「不吃藥、不打針」，你也可以選擇一個不好的循環，就是經常吃藥、打針，造成體內的負擔，最後所得到的結果，全部都是自己選擇的。

選擇打三焦經，就是選擇用氣來帶動血液，不是用藥或是營養品、維生素、營養劑來達到的，就是選擇善的循環，就會得到善的結果。如果你的心思是放在負面的人身上，你的五官表情就是負面的，你怎麼看都是負面的，久而久之你也不得不變成負面的人，而負面的人就會得到負面的結果。

學習經絡拳不是要改變別人，是要改變自己，因為外在環境是不容易改變的，只有從自己改變，從自己做起之後，就會慢慢發現自己健康了，自己的家庭、組織、公司、社區，都會因此而改變了，所以學習經絡拳，只要改變自己就可以了。三焦經是非常重要的一條經，可以用愛心拳讓自己變得有愛心，讓自己不斷地進步成長，如果自己越來越好了，是因為你改變了自己，才會改變一切。

學習經絡拳、學習三焦經，就是在學習一個正能量，用不同的角度來看待自己，而且用正面的角度，來思考解決問題，因為你越正向，你就會越開心，因為你越開心，你就會感覺到氣在運轉全身，因為你越正面的思考，你會得到更多正面的因緣來回饋給你，所以外在的世界不管怎麼樣，只要你改變自己，然後從三焦經下手，會發現到你的世界就會越來越美好。

宣師再度勉勵大家，「最好的醫生是雙手、最好的醫院是生活、最好的藥物是經絡」。

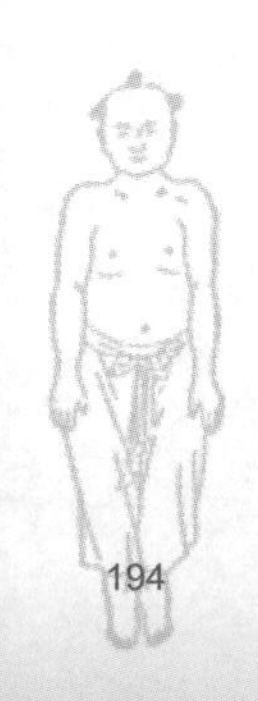

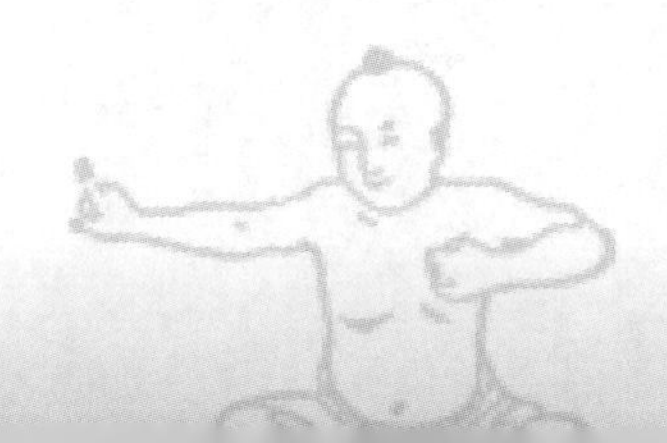

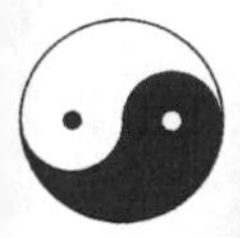

13

十倍速療法！解救全身退化性關節炎！—啟動「膽經」

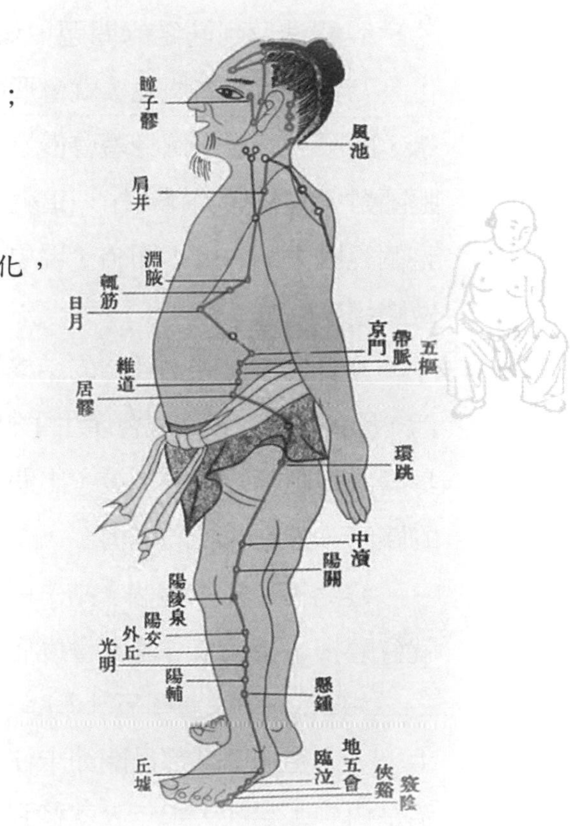

經常偏頭痛或乳腺有問題、兩肋疼痛，

心裡有愁苦的事，常需要嘆氣才能緩解；

這都是與膽經淤堵有關，

婦科疾病是膽經不調造成的。

另外，「筋結」會導致經脈纖維化、沾黏化，

繃緊、痙攣、腫脹，

身體會慢慢地沒辦法活動，

彎腰困難，起身困難，

抬腿困難，爬樓梯困難……

這就是筋結壓迫到神經，

造成血管供應不足，整個經脈失氧，

這「筋結病」我們鎖定了一條經，

就叫做「膽經」。

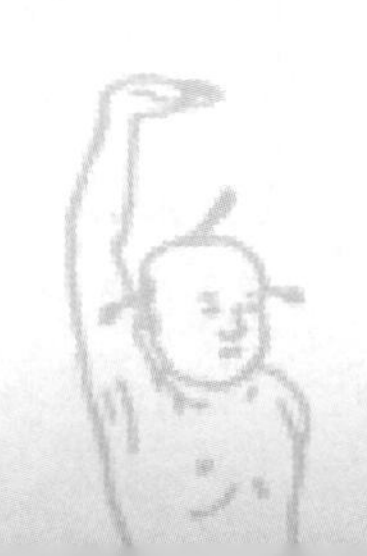

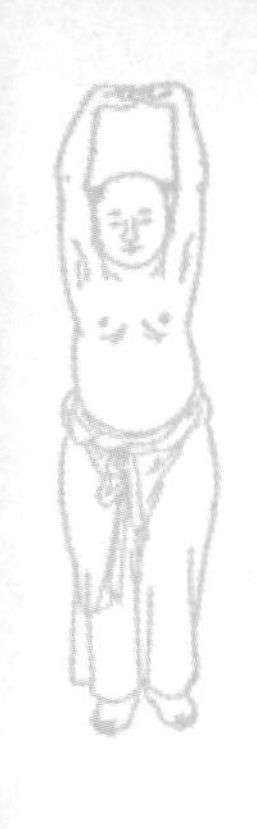

零基礎也不怕 Point 1
啟動膽經可以改善全身性的關節退化

臺灣門診第一名是感冒，第二名是腸胃問題，第三名就是所有關節性的痠痛。

筋骨痠痛在目前的比例，已經逐漸往上逼近，以範圍來講，其實如果再加上沒有去醫院的人，早就超越感冒再加上腸胃問題。

經絡涉及到筋結的問題，如果不把結打開，可能導致纖維化、沾黏化，乃致於以後的增生，就會形成新的組織，造成未來整個結的緊繃、痙攣、腫脹，甚至整個身體會慢慢地沒辦法活動，彎腰困難，起身困難，抬腿困難，爬樓梯困難………這就是筋結壓迫到神經，造成血管供應不足，整個經脈失氧，這「筋結」現象長久來看，宣印學派鎖定了一條經，就叫做膽經。

當身體越僵硬，經絡的結構性就會越來越硬，成為「結」，就越不靈活，長久下來，經絡就會產生了循環障礙，根本的問題就在經絡裡面的結，身體的經脈擴散出去之後，出問題的地方就會形成痠痛和疼痛，本在四肢的關節，根在四肢的末梢。

經絡不平衡，這個「結」就卡住「歪斜」，產生關節的不平衡，關節就會磨損，接下來身體就會痠痛。

如：在肩膀上叫五十肩，在手肘叫網球肘，在手腕的部分叫媽媽手………這幾個點都是關節卡住了，年紀大的人是髖骨關節，年輕時一開始是扭到了足踝，中年人就移到了膝蓋，全部都卡住了，就是膽經。

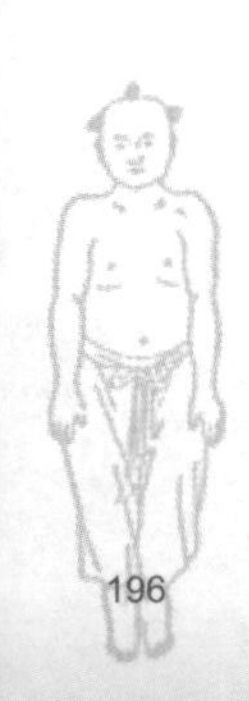

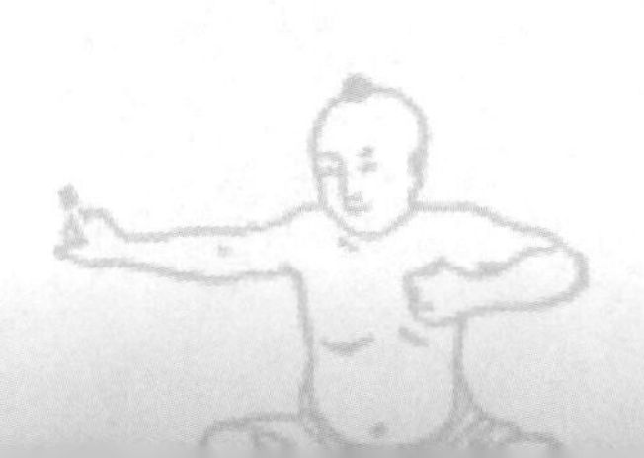

【先瞭解】

在《子午流注法》裡面，一天的開始是從子時開始，十二條經的氣血流動，是從晚上十一點到半夜一點的膽經開始。而傳統中醫的氣血理論，是以寅時開始，是凌晨三點，從肺開始走，從卯時注入大腸，辰時到胃，巳時到了脾，午時到了心，未時注入小腸，申時注入的是膀胱，酉時注入的是腎，戌時是心包，亥時就是三焦，到最後再連結子時，叫做膽，丑時就是肝，子午是膽和心，心就是腦，利用氣血流注的《子午流注法》，可以達到很好的診治。

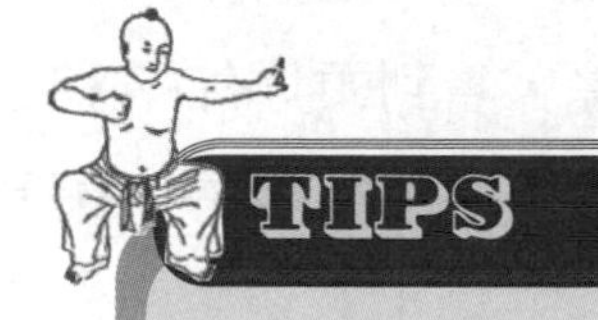

TIPS

啟動膽經可以改善全身性的關節退化，還能為昏沈的頭腦，注入新鮮的能量，可以減輕壓力，可以改善很多的病痛。

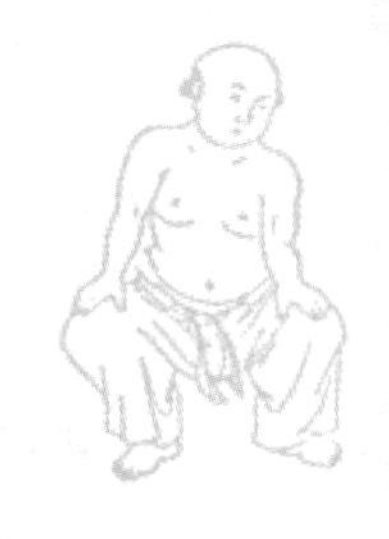

零基礎也不怕 Point 2
膽經是頭骨共振療法的核心

經絡可以調陰陽，行氣血，決生死，除百病，不要把膽經想成只是經

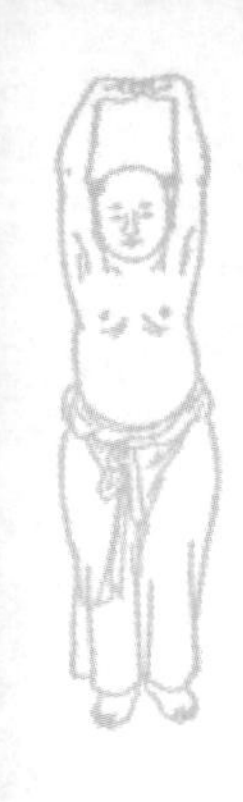

絡，膽經是應用到頭骨共振療法的核心，在醫療概念和保健上，是進入到十倍療法的概念。

三焦經是手少陽，膽經是足少陽，這兩者的關係，背後又有一條肝經，肝膽相照。

膽經的結構微妙到極點，在頭部、身體和腿部的側面，前後包夾側面，就像三明治的理論，內經有提到：「膽者，中正之官，決斷出焉」，「凡十一臟皆取決於膽」，代表五臟六腑是由膽來決定的，決定了人體的「頭骨系統」。

宣印學派發現，小孩子出生之後，動得最厲害的，就是頭骨，因為頭骨正在呼吸，觀察嬰兒，發現到頭骨和膽經的關係，看到頭骨有在呼吸，頭骨的呼吸大概是每分鐘八～十四次，一張一縮，有其律動存在，頭骨的律動絕對大過於早期胎兒在肚子裡的呼吸和心跳。

所以「頭蓋骨」帶有靈魂，代表最完整的經絡系統，也就是所謂的經絡看不見、摸不著，但可以決生死、除百病、調虛實，講的正是膽經。

薦骨和頭顱有關係。膽經從頭到腳，在身體的側面呈現 W 曲線，繞到頭蓋骨上，也有曲線，把每個頭蓋骨的縫隙連結在一起，如果頭蓋骨是有彈性的，代表膽經是輕鬆的。

頭蓋骨的放鬆會涉及到薦骨，薦骨又關係到整個椎體一直往上跑，一般都認為是因為膀胱經和督脈，其實這是假象，是因為身側的 W 曲線，本來該要有的曲線，變得沒有曲線了，變得繃直了，導致頭蓋骨就卡住而流口水。

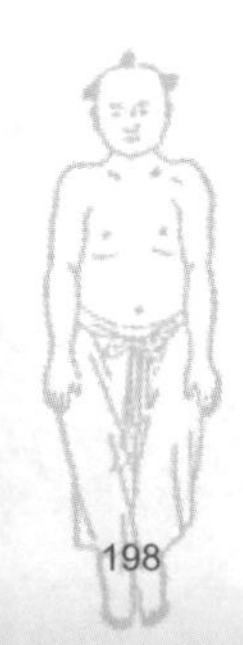

【先瞭解】

想要治療膽經，就要放鬆腦部的頭蓋骨，整個腦部有能量了，微循環

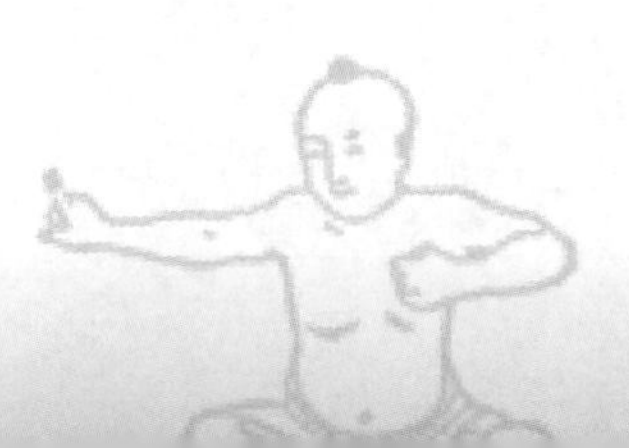

就啟動了。

腦部有好多解不開的健康祕密。

身體的疼痛，其實腦部就開始在腦神經裡「先痛」，讓你不會過度去用肌力，所以緊縮起來。人因怕痛，就開始先凍結筋骨，自我保護，如凍肩「五十肩」就開始形成了，氣血越不通，病情就越加重，所有的疼痛就進入到了惡性循環。

【宣師說】

學經絡拳的人不需要直接去處理五十肩，不是要去面對疼痛，而是要去面對膽經，就可解決五十肩一大半了。

【這樣做】

如何讓頭蓋骨放鬆

第1招

平躺，以薦骨為中心點接地，雙腳抬高，在空中交疊，左腳在上，右腳在下，交叉繞圓圈轉動，順時鐘旋轉四圈，逆時鐘旋轉四圈，會感覺到左邊腦壓不見了；再換邊操作，右腳在上，左腳在下旋轉，可以感受到右腦壓力不見了，緊接著頭部的整個頭蓋骨就放鬆了，沒有任何疼痛。

第2招

把嘴巴張開，把下頷骨和上頷骨撐開，對頭部是最容易放鬆的，很多人不需要用藥物就治好了，整個人就放鬆了。

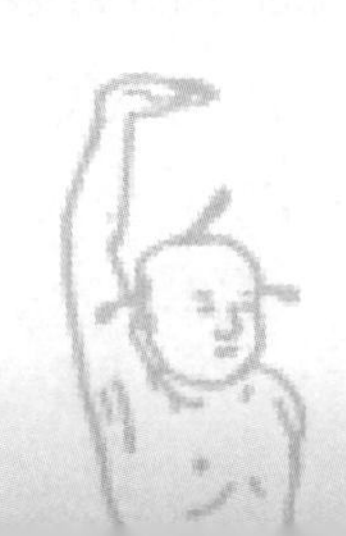

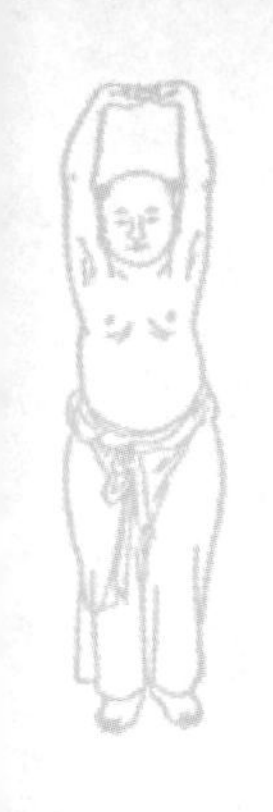

零基礎也不怕 Point 3
膽經控管著腦神經

膽經就是腦神經，所說的腦神經，就是腦部上面的骨頭，全部由膽經在控制。膽經的表層是頭骨、脊椎，還有後面的薦骨。薦骨是足背在控制，裡面的是脊柱神經、中樞神經、腦膜、腦隨、大腦皮質層……全部都由膽經連結了上下骨頭之間的關係，從頭部到腿部整個側面的這條系統。

膽經會釋放所謂的「波頻」或稱「生物能」，會讓身體的細胞自動產生一種電流，產生在腦部，循環到全身，貫穿到頭、頸、胸側、心臟、腰側、腎臟，一直到臀部，整個代謝系統到膝蓋，到足部末端，形成一種能量資訊的流動。現代人所學的瑜珈課程，通通都是膽經運動，做瑜珈最關鍵在於放鬆，放鬆才能產生生物能。

【先瞭解】

發現很多的重症者，都是因為膽經沒有了 W 曲線，全部都是一直線。

如：CP 的孩子出生時，嘴巴合不起來，頭蓋骨出現了神經上的異常，流口水，講話嗯嗯啊啊……這都是因為膽經拉直，身體卡住了，走路一擺一拐，跟中風沒兩樣，跟腦神經衰弱、腦神經受損沒什麼兩樣。

肌肉和韌帶其實就附著在頭骨的系統，肌肉韌帶所連結的經絡，附近的壓力，經絡的結節，造成頭蓋骨的壓迫，導致於全身的經絡怎麼治療都沒有用，都是因為頭蓋骨這個地方卡住了。

膽經，是自卑和自傲兩個同時存在著，如果把膽經放鬆，頭骨就放鬆了，頭骨一放鬆，全身的肌肉、神經和自律神經，就開始慢慢地恢復平衡，乃致於回到剛出生的時候，就是沒有生病、沒有疾病的狀態。

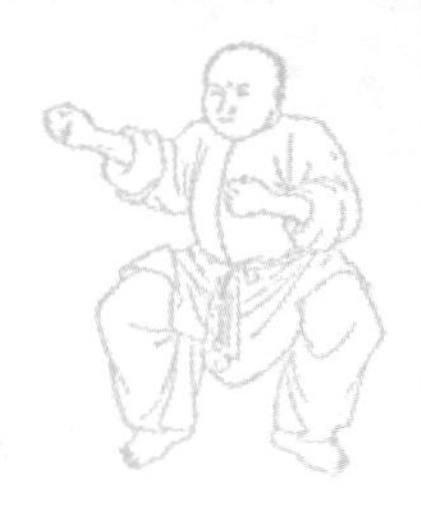

TIPS

頭骨與宇宙之間的某種頻率的共振是相同的，人老的時候，頭蓋骨是不能萎縮的，一萎縮，晚年就淒涼了。請你和自己二十年前的頭蓋骨比較一下，如果可以讓頭部再變大，表示膽經暢通，頭腦放鬆，沒壓力，交感神經和副交感神經平衡，可以改善膽經所涉及到的睡眠障礙、風濕病、關節炎，所有全身各部位關節、筋骨痠痛的問題。

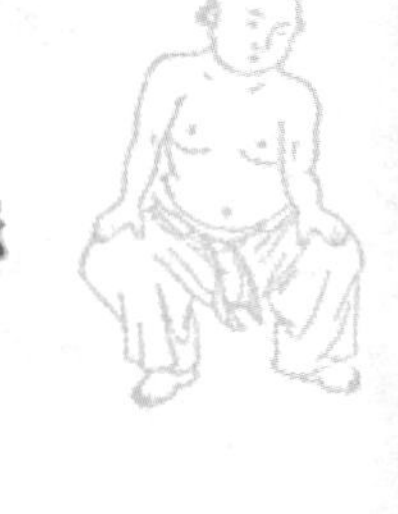

零基礎也不怕 Point 4
膽經治療：「左病右醫，右病左醫」

「凡十一臟取決於膽」，身體的左半邊、右半邊全部都是由膽在控制的，經脈擴散的區域，說穿了都是膽，如果不把膽的問題解決，不可能解決所有相關問題。身體的壓力形成之後，肩頸僵硬，肩胛骨牽制了胸椎、頸椎，緊接著，五十肩、網球肘、手腕，還有五指末梢，再往下衝擊到薦骨，再往下貫穿到髂骨、膝蓋骨、踝骨，全部都容易出問題，如果有任何的受傷，就成為了無法治療的點，所以必須要找到痛點是屬於哪條經？在什麼位置上？再透過腦和腿之間的變化，來調整身體。

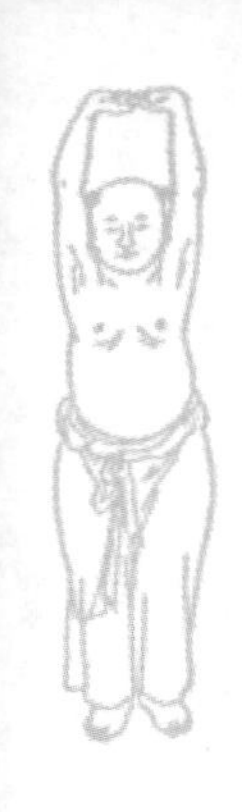

【先瞭解】

根據內經提到的：「左病治右，右病治左，病在上取決於下，病在下，取決於上」，這個概念交叉比對時，就形成了「左病右醫，右病左醫」的理論根據。

所以，病如果在前，是上取後下，病如果在後，上取再前下的對應點，掌握這個理論之後，會發現其實所有的治病都是根據膽經的交叉比對之後所治療的，也就是，不管任何的治療，最後都是進入到了膽經治療，都進入到了頭蓋骨的治療。

膽經不流動。當左腳扭傷時，左腳休息沒事做了，身體會有替代方案，改用右腳走路，於是右腳的嚴重度會超過於左腳，人體左右之間的啟動，是由腦神經來支配的，讓自己可以走路，可以起身，可以坐著，而這個支配是有代償作用的，身體與生俱來就有這種能力，啟動肉眼看不到的系統，在幫助身體可以行住坐臥，稱做「生物能療法」。

這種生物療法，必須要思考膽經的結構，才能夠改善微循環，才能降低心臟負擔，才能增加心腦血管的流動，頭骨越緊繃，能量所受到的循環就會越阻滯，就是所謂的膽經不流動。

三陰三陽之間，太陽通太陽，少陰通少陰，厥陰通厥陰……這個過程必須相交，讓絡脈可以交流，所以左邊和右邊得交流，上下之間得交流，就能獲得平衡，病才會改善。

以肚臍為一個核心點，分肚臍以上和肚臍以下，上下、左右交叉對稱，左上肢對右下肢，右下肢對左上肢，手足交叉其實就是膽經的作用。

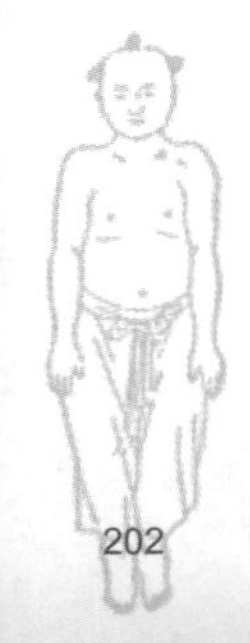

【這樣做】

左有病，右取之的概念，處理膽經的效果良好，在中風學上，是最好

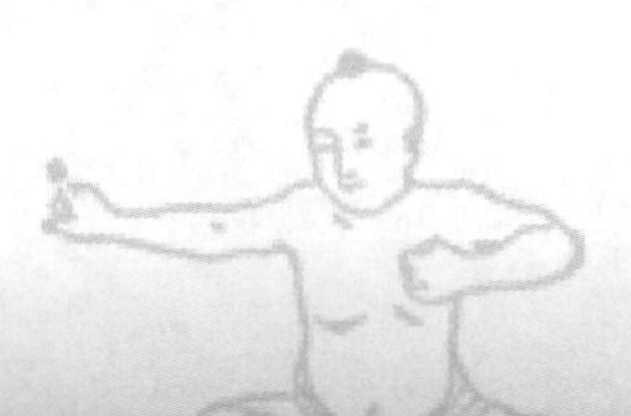

可以實踐，可以改善的，例如，左側所有的中風、半身不遂，或是左肩抬不起來，左肩的問題，只要在右腳發現一個更大的刺痛點，用「七星棒」打通，馬上左肩就能抬起來了。可以大膽去治療，會發現到很多病竟然可以治好了。

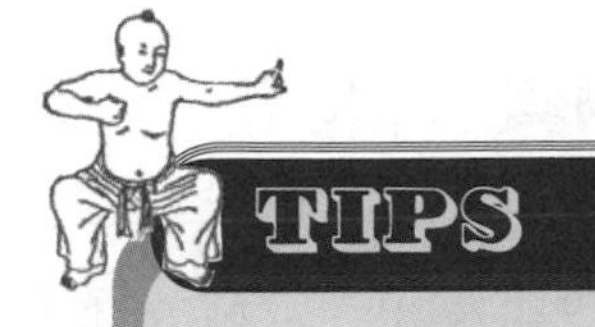

TIPS

調整膽經就是落實經絡的「平衡理論」，頭蓋骨的「共振理論」。

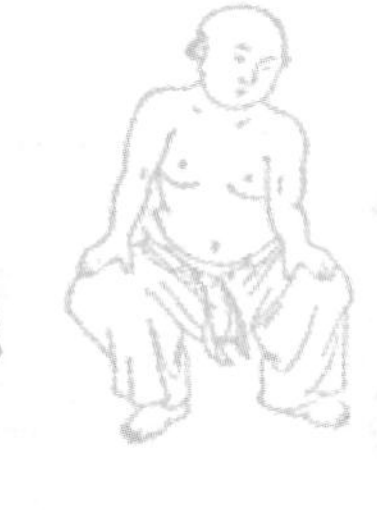

零基礎也不怕 Point 5
檢查兩脇「日月穴」是否有刺痛感

膽，雖然只是個消化系統，在分泌膽汁，但其重點在於疏肝理氣。

【先瞭解】

用手摸摸第九根肋骨的「日月穴」會不會有刺痛感，摸摸這裡有沒有肥厚和沾黏，如果這個地方的刺痛感高了，代表這個地方開始糾結了，代

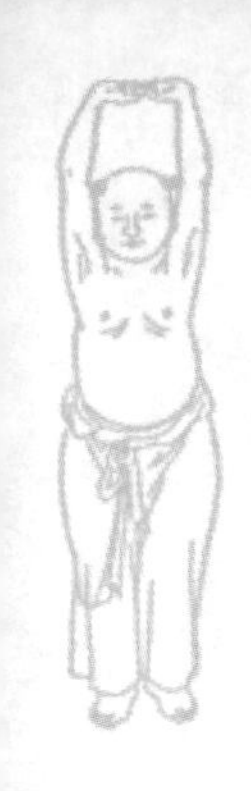

表膽經出了問題，人就容易精神緊張、容易焦慮、容易產生負面情緒，甚至習慣性地把過去所有的創傷全部放在膽經裡，處在一種恐慌的狀態，包含了自己的失敗、失去了親人、失去的戀人……這輩子就會沒有自信，就會產生自卑和自傲，這些都是膽經在作祟。

膽經一旦出現了問題，不僅外在的肥胖，導致於關節的負擔，還包含可能會自我縱慾，讓自己亂吃，吃得整個人一塌糊塗，進入到自我放棄的狀態。

將手往下延展，身體從大腿「風市」往下到「陽陵泉」，身體往下擠壓時，會不會產生兩脇的側痛，摸摸看有沒有硬塊，如果兩脇有卡住時，人的情緒一定容易受到波動，沒辦法放鬆。

【這樣做】

將左右兩脇做擠壓，讓左右兩邊開闊之後，左腦右腦的含氧量增加，可以疏肝理氣。

操作經絡拳九段錦的第五段：「搖頭擺尾去心火」可以釋放腦部的壓力，還有第四段的：「五勞七傷往後瞧」可以釋放膽的問題，身體的扭動，左右兩邊的平衡，可以讓頭部的自律神經、腦壓獲得平衡。

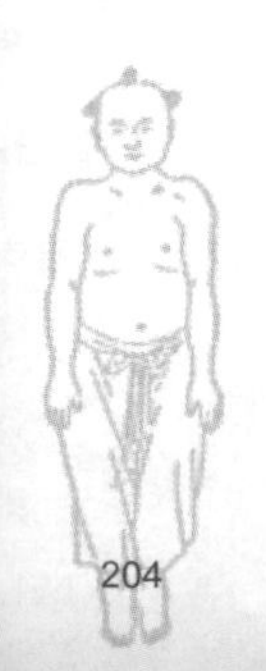

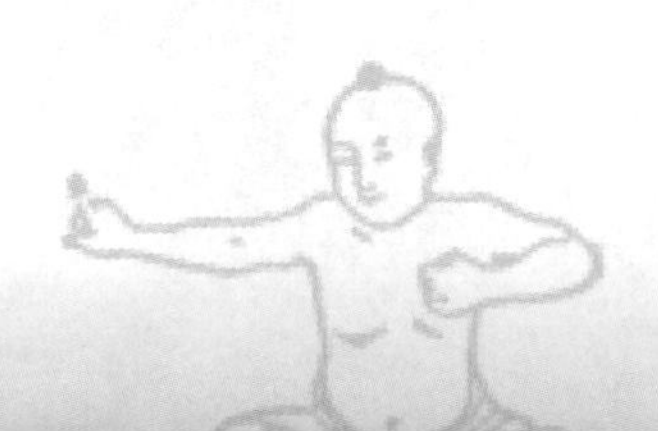

零基礎也不怕 Point 6
膽經啟動了十倍速的療法

膽經不通是個棘手問題，對於筋骨痠痛所進入到的所有軟組織的發炎，全身的損傷，有很多人選擇使用止痛藥、消炎藥、肌肉放鬆劑，或是做一些沒有必要的爬牆運動，或是接受物理治療，每天做牽引……原本希望身體能夠放鬆，結果拖到最後，剛好拉到了肌肉，肌肉疲乏了，會更嚴重，如果用得越大力，反而效果更糟。

【先瞭解】

身體上各式各樣的痠痛，各式各樣的問題，所形成的肌肉、肌腱、骨膜、韌帶的發炎，別以為隨隨便便地用推拿、按摩、拔罐、放血，或是整脊，就有辦法了。

其實只要把膽經修正到沒有壓力，然後讓身體的左右沒有問題，擠壓沒有問題，讓頭蓋骨放鬆了，這個時候筋骨老化的問題才能夠徹底解決。

身體如果做拉扯過頭的伸筋，或者是拉扯過頭的瑜珈，反而會停滯不動，造成頭蓋骨往下拉扯，終身就可能形成僵硬、痠痛，而且陪著自己到老，甚至到進棺材了，還是一樣痠痛無法解決。

在很放鬆的情況下坐著，看看自己的雙腿是張開的？還是併攏的？如果是併攏的，表示很正常，越老化，年紀越大的人，腿會開得越厲害，因為膽經鎖住了，就外翻了。

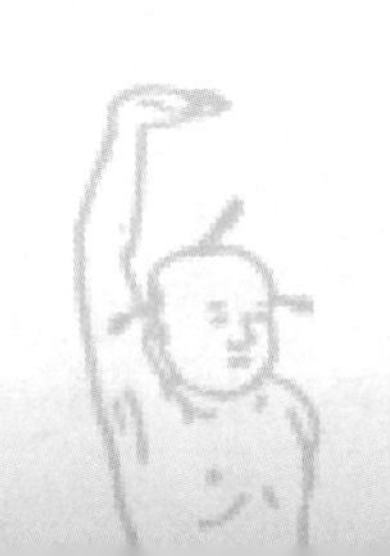

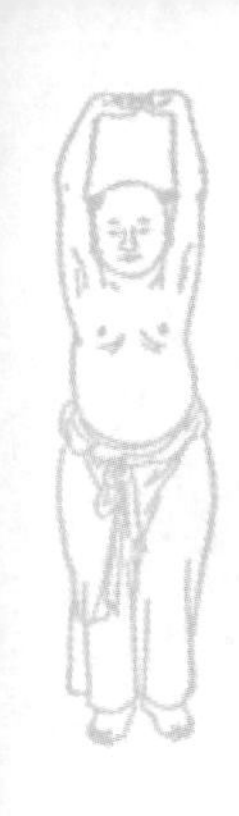

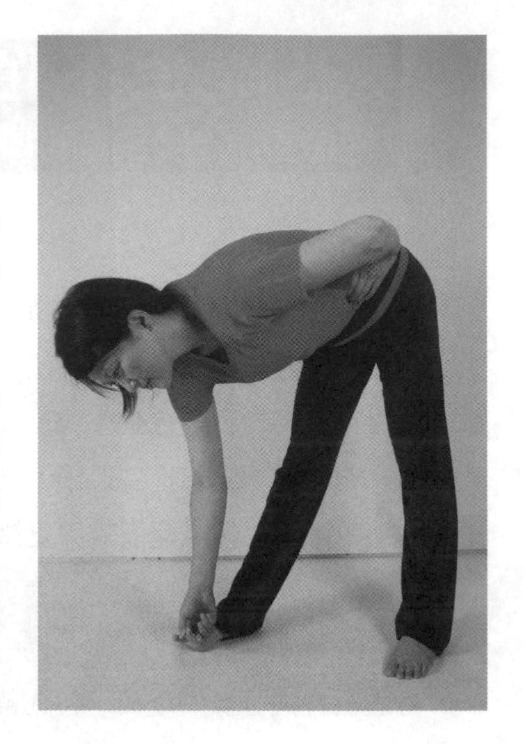

【這樣做】

把兩腳拼攏夾緊，夾緊到不能再夾緊的時候，膽經就凹陷出來了，再用「導氣棒」打一打膽經，膽經就通了，只要不痠了，痠痛就不會再拉警報了，這時頭顱就進入放鬆的狀態。

另外：站姿，身體往下彎，做氣動膀胱經的姿勢，用手拇指和食指扣住大拇指，並且把大拇指往上扳，把每一根腳趾都扳一扳，這個動作可以讓頭部瞬間有了血液，讓整個腦部的神經叢可以放鬆了，全身各地的筋骨痠痛，似乎就可以不見了。

【宣師說】

若常感到第四趾無力且呈軟腫脹狀，多與膽經異常有關。膽經循行在腿部的第四趾，三焦經循行則是在手部的第四指，我們發現第四指的神經末稍最複雜。你可以很靈活地控制大拇指、小指，卻似乎很難控制第四指，原因是第四指是由經絡在運算的，更是腦部在運算的。

宣印學派到目前為止還在研究，足四趾對身體的反射，有太多還不能理解的部分。啟動了膽經，事實上也啟動了十倍速的療法，會比想像中更有效、更好。

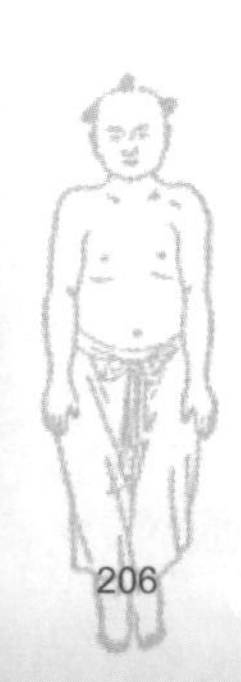

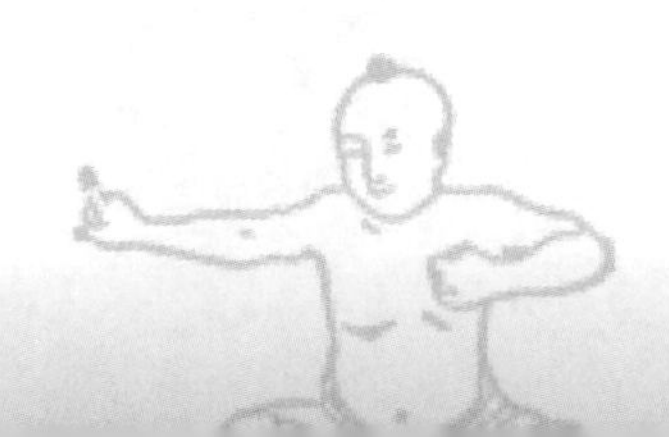

零基礎也不怕 Point 7
膽經引動的全身「痠痛壓力點」

膽經是一種能量醫學，要在放鬆的情況之下，在吸、呼調氣的過程中，讓腦神經放鬆的時候，才可能達到最好的治療效果。在心情放鬆的情況下治療，症狀才能夠立刻解決，如果在很緊繃的情況之下去打，問題反而會越來越嚴重。

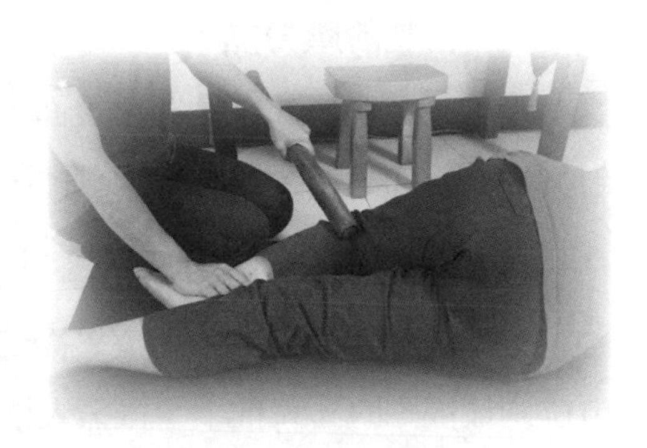

宣印學派發現，用導氣棒敲敲「陽陵泉」，全部的膽經就開始搖動了，全身的筋就鬆了。

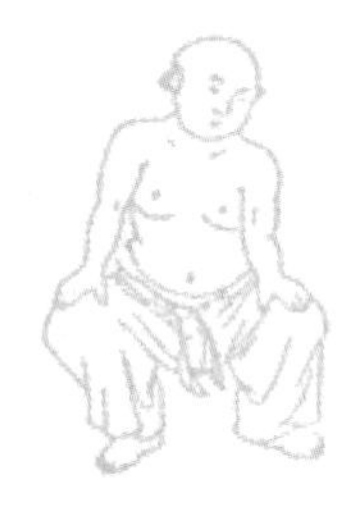

【先瞭解】

大拇趾是與脾、肝有關，常按揉可以達到健肝脾。第二和第三根腳趾是與腸胃有關，常按揉可以達到健胃。第四和第五根腳趾與膽、膀胱、腎有關，經常按揉可以達到健肝膽、強腎臟、利膀胱。

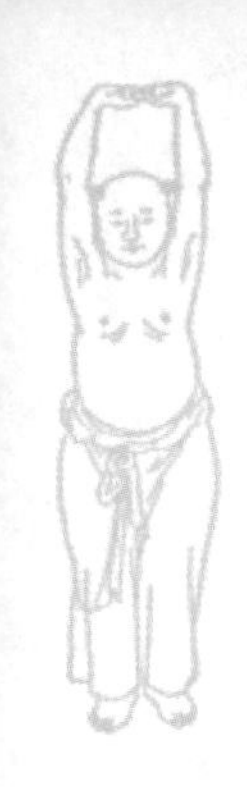

【這樣做】

身體各式各樣的疾病，在膽經的臨床應用，都要去思考左右交叉的相對點，腿部可以治療手部問題，相對的手部也可以治療腿部問題，因為腦神經對於身體的代償作用，將引動全身痠痛的壓力點。

(1) **落枕的壓力點**

頭部的落枕，在整個身體後面，後病要前治，前治往下跑，跑到的相對點是底部的恥骨，把恥骨揉一揉、推一推之後，落枕馬上就改善了。

(2) **陰道發炎的壓力點**

陰道發炎要從背開始治療，從背後的「長強」治療，長強沒有用時，再拉到最高點的「大椎」，振盪大椎，陰道發炎、泌尿道發炎就改善了。

(3) **肩膀的壓力點**

左半邊的五十肩，就要治療右邊髖骨的膽經，把膽經治療完之後，會發現到左半邊交叉點的五十肩問題，就可以獲得改善。很多人的肩膀痛，就是手陽明的肩峰這個地方卡住了，比方「臂臑」，左肩的不舒服，一定是右邊足陽明胃經的「髀關」、「氣衝」，把這個地方理一理之後，左肩就鬆了，手沒辦法打，用「七星棒」打也可以。

(4) **膝蓋的壓力點**

膝蓋問題是屬於胃經，胃經是陽明經，把相對交叉的手肘，大腸經的「曲池穴」打一打，自然而然就可以獲得改善了。

(5) **手腕的壓力點**

左手腕的大腸經不舒服，就要去處理右足踝，去做理筋。

(6) **頭頂痛的壓力點**

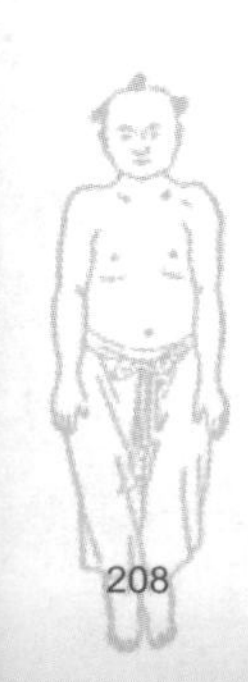

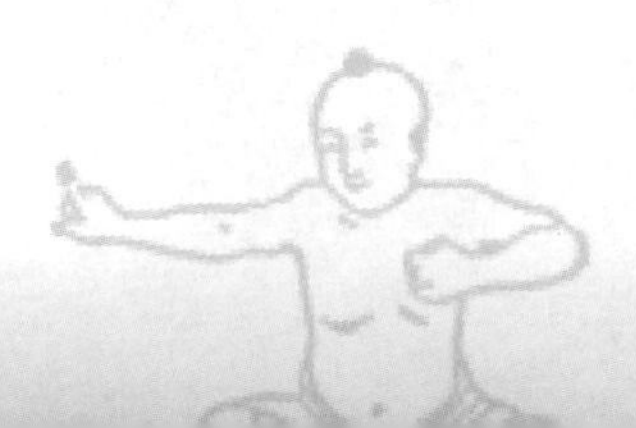

只要把身體最底端的「湧泉」理開了，可以釋放相對應點的「百會」，頭頂痛絕對可以改善，如果沒有辦法改善，是因為對於湧泉，沒有重重地刺激，這種遠端的、不痛的療法，就是膽經理論。

【宣師說】

「百會」和薦骨的「長強」關聯度相當高，所以，把嘴巴用力動一動，有了唾液之後，待會兒的排便就會很順利，因為嘴巴越放鬆，肛門口就會越放鬆，嘴巴越緊繃，肛門口就越緊。

零基礎也不怕 Point 8
膽經打氣操與食療

【先瞭解】

腿越直，頭蓋骨就越靈活。腿彎(包含O形腿、剪刀腿)會容易出現腦壓過高、腦神經衰弱，所以一定要好好地把腿修正，才能得到很好的鍛鍊效果。

【這樣做】

建議你搭配「經絡拳九段錦」的第五段：「搖頭擺尾去心火」的概念，把椎體矯正之後，能夠讓腿變得更正、更直。

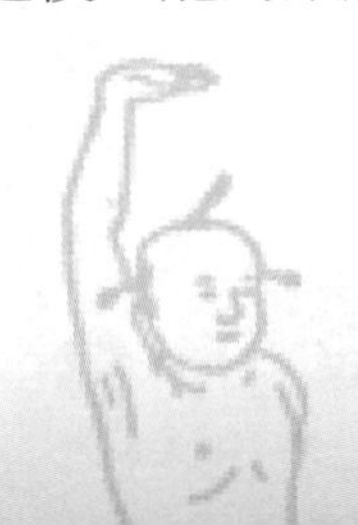

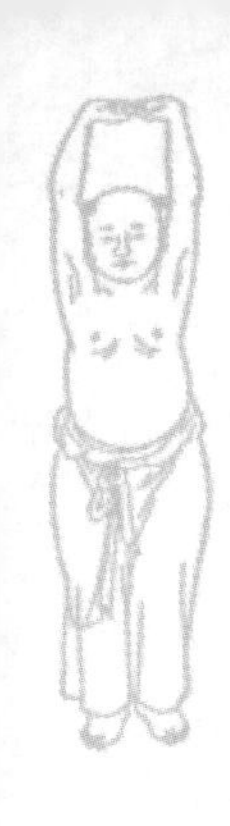

第 1 招

坐姿，以薦骨為中心，兩腿交叉併攏，或者是兩腿交叉疊在一起，手自然放在小腿兩側，兩腿夾緊定住不動，自然調息放鬆，讓尾椎骨有足夠的力量可以支撐起來，獲得平衡，這是一個鍛鍊。

第 2 招

平躺，兩腳屈膝往上抬高，膝蓋打直，腳與地板呈 90 度，慢慢地將腿往地板降至 80 度、70 度、60 度，到 45 度，支撐一陣子之後，腿再回來到 90 度，再降至 45 度，也可以慢慢地再延展，往下變成 30 度，再拉回來 90 度，再慢慢往下到 15 度，再拉回到 90 度……。這個動作可以讓血液把頭蓋骨放鬆，如果可以做到的話，人就不容易老化了。

第 3 招

坐在椅子上，把兩腿夾緊，用自己的力量，不要假借任何器具，就腿夾緊，再慢慢地將大拇趾併攏，小趾壓地，維持這樣的姿勢鍛鍊，每次都維持三十秒鐘，放鬆之後，再操作，反覆操作二十回左右，可以緩解關節退化，身體更輕盈，走路更有彈性。

第 4 招

膽經的幾個重要的穴位，例如：「風池」、「肩井」、「帶脈」、「八髎」、「環跳」、「風市」和「陽陵泉」主要的穴位，可以利用「理筋器」理理筋，用「導氣棒」振盪，效果很好。

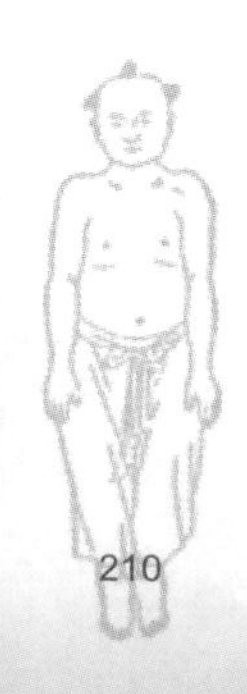

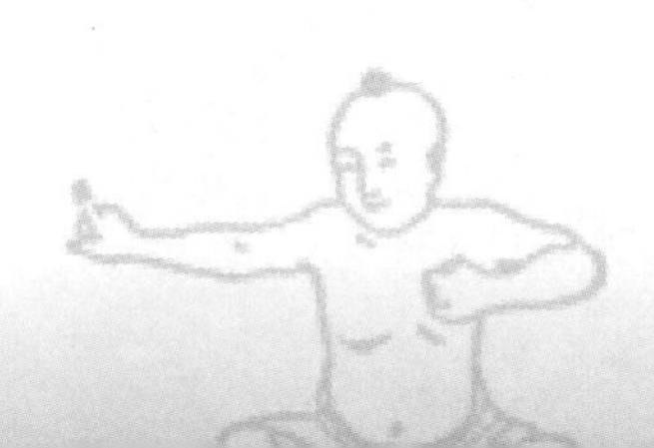

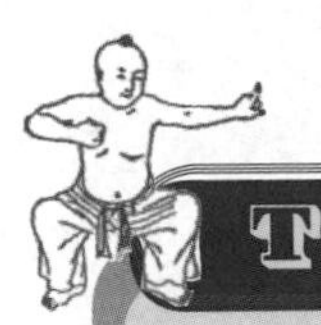

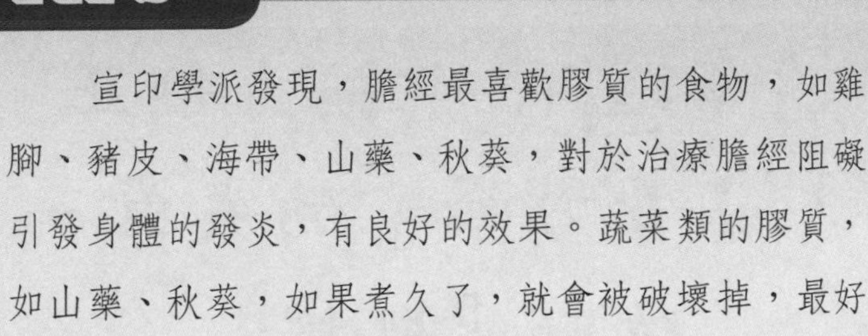

宣印學派發現，膽經最喜歡膠質的食物，如雞腳、豬皮、海帶、山藥、秋葵，對於治療膽經阻礙引發身體的發炎，有良好的效果。蔬菜類的膠質，如山藥、秋葵，如果煮久了，就會被破壞掉，最好在食物烹煮的最後再放進去。

經絡拳教室

經絡拳不針對痛點，而是發現遠端的治療點。運用雙手，讓自己找到健康的主宰權，沒有負作用，是幸福的無痛療法，達到身心喜悅。

認識了膽經，是認識自己就是最好的治療師。透過打氣膽經，走入能量醫療體系，讓頭蓋骨的放鬆，改善了自律神經，達到平衡，降低壓力，放鬆經絡，改善結締組織。

學習經絡拳啟動經絡思維，以「心」為本，「修身養性，達到忘我」，就可以忘掉身體的疼痛。當你「心靜」了，身體體液就能夠淨化、乾淨了。

打氣膽經就是希望你放鬆心情，不要想太多。保持在開心放鬆的情況之下，就可以獲得身體的健康，讓細胞的電流更順暢，不斷地流動，讓身體獲得循環，希望大家透過本講的膽經課程，能夠開創自己的醫療能量，去治療長期的頑疾。

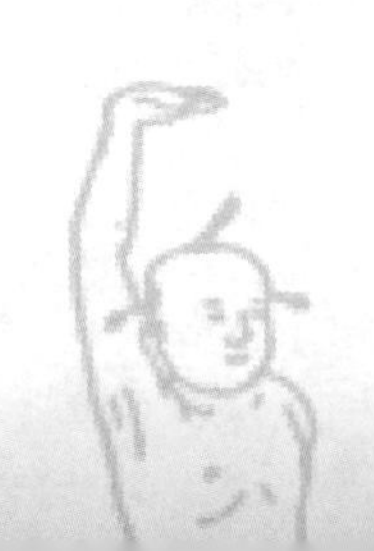

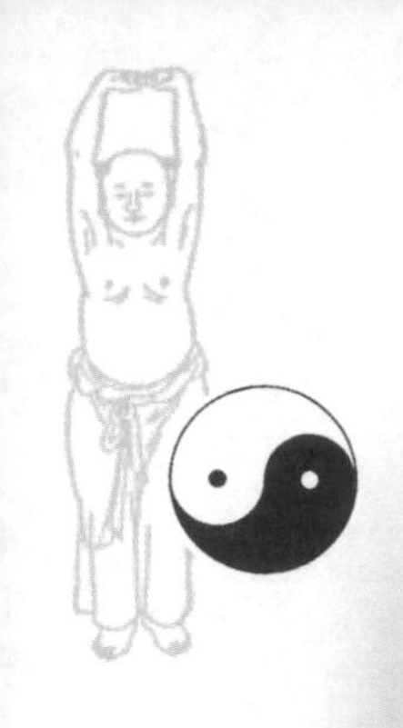

14

平衡經絡！強力矯正「筋骨力學」的失常—啟動「肝經」

一個人經常生氣或心情鬱悶，
就會破壞肝的疏泄、生髮功能，
導致氣鬱。
肝藏血，當肝臟出現問題，
體內的血液就不充足，
血液不充足，
就無法滋養潤滑身體的筋膜，
於是就出現痔瘡。
經絡拳教大家如何平衡經絡，
而平衡經絡並不是平衡十四條經絡，
其實只要「平衡肝經」就夠了。
打通肝經能夠讓身體
不用依賴消炎止痛藥，
也不用花太多不必要的錢
去矯正脊椎、去推拿。

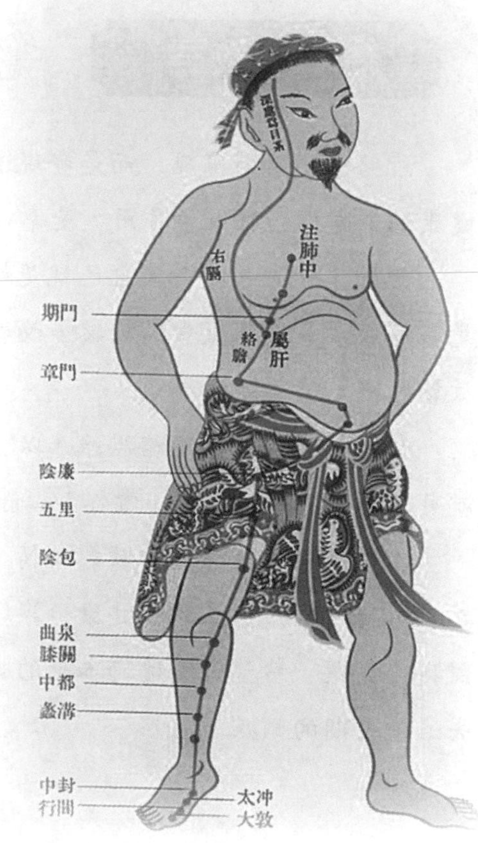

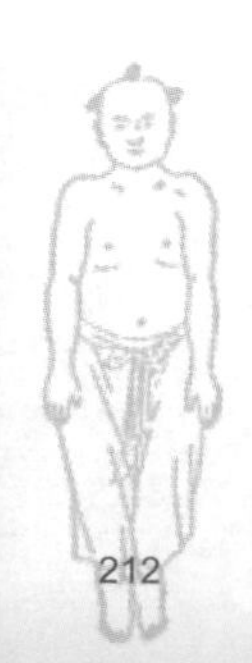

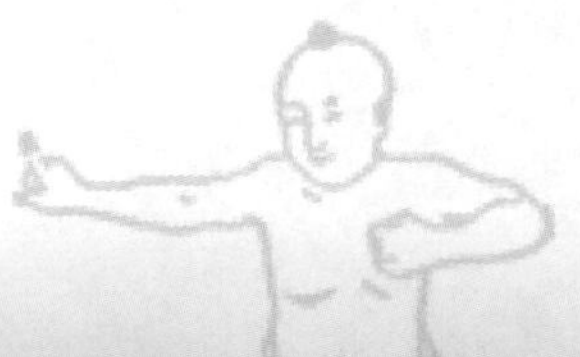

零基礎也不怕 Point 1
啟動肝經！改善身體的不平衡

現代人因為生活不健康，一直在勞損肝臟，損傷了肝經，長時間筋的糾結，造成了整個姿態無法正確的挺直，所以就在頸椎、腰椎、還有身體的各個關節處，形成了內壓，導致身體開始不舒服，說穿了，就是因為經絡的拉力，所造成的內壓問題。

身體上的痠痛，不管是膝蓋或是腰痠背痛，一直都沒有辦法徹底改善，看遍了幾十位的骨科醫師，還有復健科醫師，都無法很明確地斷定是什麼樣的疾病。

【先瞭解】

肝主筋；其華在爪，並開竅於「目」，閉眼睛測試的目的，是因為身體會有個自體在感覺，當肝氣不足的時候，把肝經閉起來，看不到自己的感覺時，就會東偏西偏，這個測試，是有其醫理存在的。

當身體的疾病、很多的痠痛查不出真正的原因時，這些僵硬的症狀，身體提出的警訊，表面看起來是椎體的問題，包含了椎肩盤突出，其實是肝經的問題。

膽經會變成了「症狀」，肝經會變成了「疾病」，肝經一旦不通，就開始拓展出不同的疾病，包含脊椎問題，其實也是肝經的問題。

啟動肝經，可以明顯改善身體的不平衡，包含長短腿、高低肩、椎間盤的滑脫，還有脊椎的側彎……等病症。

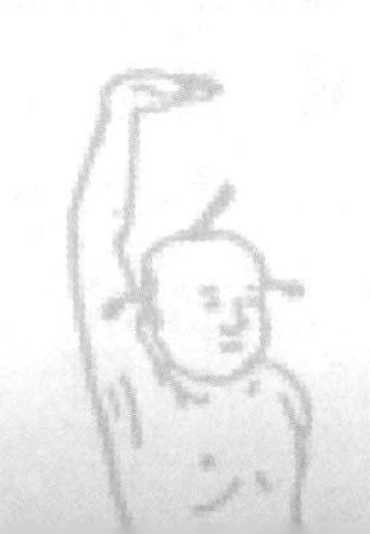

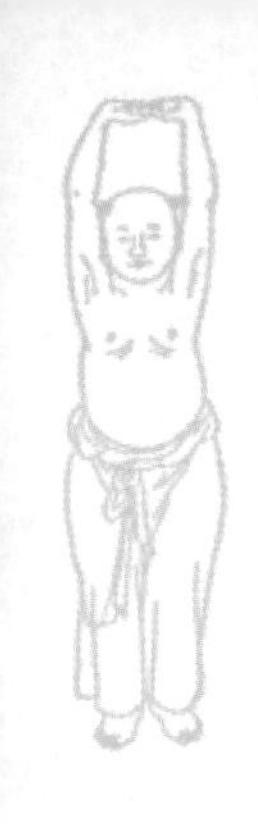

TIPS

提醒：身體上的癢、痠、痛、麻，是經絡不平衡的現象。容易導致筋膜炎，骨刺、椎間盤突出、退化性關節炎、坐骨神經疼痛、五十肩、網球肘等。

當身體不平衡時，有些人就會有長短腿，腿長的那一邊，骨盆就會抬高，自然而然腰部的骨頭就會傾斜，整個上半身也會跟著彎曲，來保持身體的平衡，長久來看，如果沒有平衡經絡，就無法根本解決身體的筋、骨、肌肉的拉扯和扭曲的問題。所以這些症狀，會經常反反覆覆地發作，沒有明確辦法的有效解決。

很多人一輩子忙於到處治標，所有肌肉已經開始出現了萎縮、緊繃，會想要去鍛鍊肌肉，但是，有很多看不到的東西，無形中開始壓迫了某些神經，開始壓迫了看不到的系統，尤其是肝經出現問題時，會讓人不愛運動，會讓身體的姿勢挺不直，會讓整個身體糾在一起。

肝經很重要，肝經在整個經絡的循行當中，是十二條經的最後一站，是一個收尾的地方，這一站的氣血分布如果很多，身體就不會有不平衡的問題，如果不夠，不論是氣少血少、氣多血少、血少氣多，就出現了肝的嚴重問題，就不平衡了。

經絡的循行，排在第一個的是肺，最後一個是肝，但是以時間來講，排第一個的是子時的膽，由此可知，排第一個的膽和最後一個的肝，有多重要，肝膽相照之間一旦失調，會讓人這輩子永遠跑醫院，盲目的到處覓

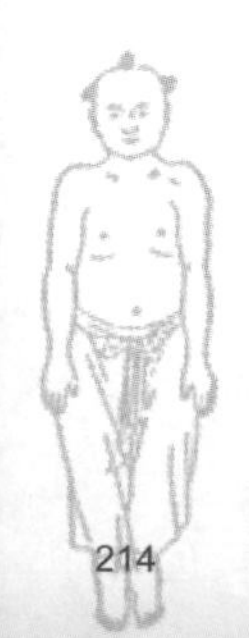

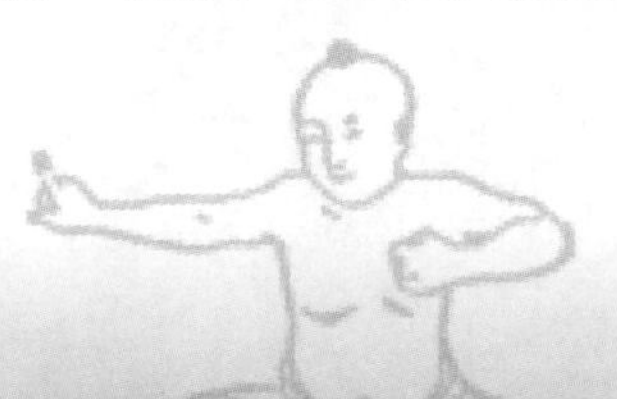

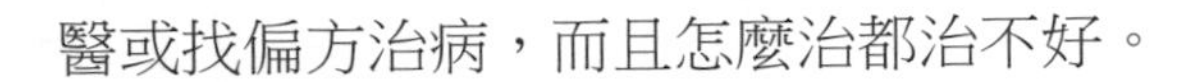
醫或找偏方治病，而且怎麼治都治不好。

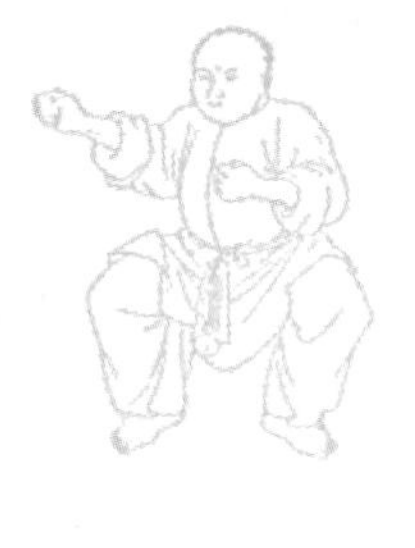

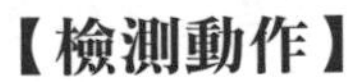
【檢測動作】

站著，原地踏步約十秒鐘之後，閉上眼睛，原地踏步走五十下。如果還能夠停留在原地不動，表示很正常。如果身體會往後、往前、往左或往右走，有些人甚至會去撞牆壁，這代表身體力學的筋骨功能全部失常了，肝膽經在互相拉扯當中。

【這樣做】

用手肘，去壓大腿內側的肝經路線，揉一揉、理一理，經絡就稍微平衡了，如果再原地踏步，閉眼走看看，脊椎會比較挺直，從這角度可知肝經對脊椎矯正的重要性。

零基礎也不怕 Point 2
有沒有肝病，看指甲就知道

【先瞭解】

身體有三大全身性的系統，除了神經系統與循環系統外，另一個遍布全身的生理網絡，就是筋骨與筋膜。肝主筋，腎主骨，所謂筋骨，講的就是肝腎。當筋骨出問題了，就是肝虧、腎虧，肝腎都虧了，之後又會發展

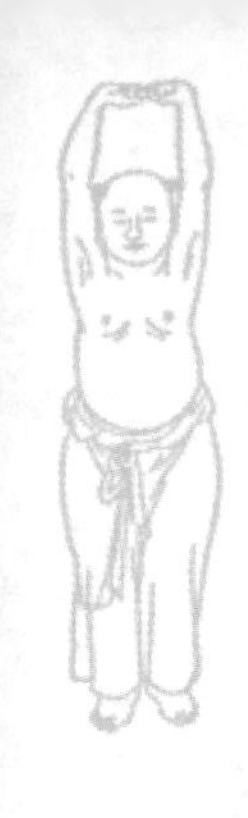

出更嚴重的筋骨問題。

氣血循環差的人，指甲常會無光澤、厚薄不均且顏色暗沉。檢視指甲的狀況，看其光澤、厚度和顏色。

指甲最能反映血液循環的好壞，所以，氣血良好的人指甲顏色較紅潤，循環差的人因為血液無法供給到人體末梢，稱「血瘀症」。當手指甲上出現縱紋時，一定要提高警惕，這說明身體氣血兩虧、出現了透支，是肌體衰老的象徵。

爪為筋之餘，有沒有生病，看指甲就知道！正常情況下，半月板應該是除了小指都有。大拇指上，半月板應佔指甲面積的 1/5，其他食指、中指、無名指應不超過 1/5。

手指上沒有半月板，可能有慢性肝病、體內寒氣重、循環功能差、氣血不足，以致血液到不了手指的末梢，如果半月板過多、過大，則易患高血壓。

當指甲變薄，產生匙狀指，最常發生於缺鐵患者，另外身體虛弱、營養缺少者，指甲容易產生斷裂的現象。有些人會在指甲上看到一條橫紋，可推論在那段時間的代謝功能不佳，以致指甲產生紋路上的變化。

指甲健康與血流有關。筋是指筋膜、肌腱等連結關節與肌肉的組織，爪則是手指甲與腳趾甲，而「肝主筋」表示肢體關節由肝臟的血液主宰。

筋的蔓延全身，其華在爪，就是在四肢末稍。因此看指甲就會可以看到氣血好與不好，如果指甲氣血充足，就會看到指甲有力，如果指甲龜裂脆弱、薄，代表肝血不足，代表末稍循環差了。

如果眼睛老花了，越來越看不清楚了，那就代表現在的情況越來越嚴重了。所以可知，肝血充足，指甲就會紅潤有光澤且堅硬，若肝血不足，指甲就可能變薄易裂、失去光澤。

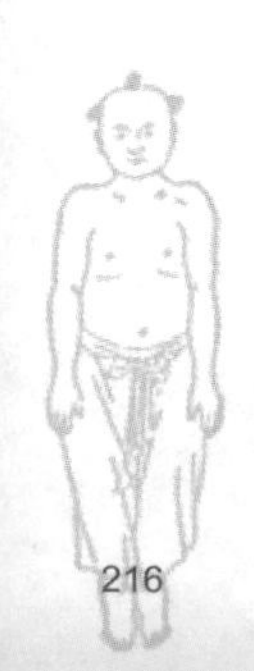

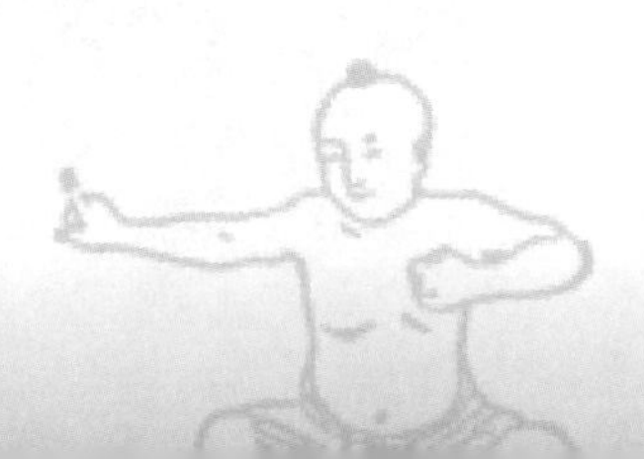

其實年紀大的所有疾病，都是肝的問題。如看東西不清楚、眼睛脹、痠澀，或身體的筋骨痠痛……這些都是肝出了問題。怒傷肝，很多人的情緒不好，就會出現肝陽上亢，包含了高血壓、頭昏、健忘，都是怒氣傷肝所形成的。

零基礎也不怕 Point 3
先矯正筋骨，再矯正脊椎

經絡拳矯正學是先矯正筋骨，而不是脊椎，當肢體動作的筋通了，氣血就強，肝血要充足，筋才能夠獲得充分營養，筋膜和骨架就會維持正常的運作，而筋膜連結了各式各樣的關節肌肉，讓身體可以伸展，氣血不足時，就會形成各式各樣的痠痛。

所有的筋骨痠痛或身體不舒服時，發生筋骨力學的變化。如膝關節疾病，先會發生股四頭肌的萎縮，將使膝關節失去保護，變得不穩定，而使症狀加重，所以，膝關節痛的人需要做股四頭肌的筋骨鍛鍊。

透過鍛鍊使膝關節的穩定性加強，改善局部氣血運行和新陳代謝，從而緩解疼痛，改善功能，促進康復。

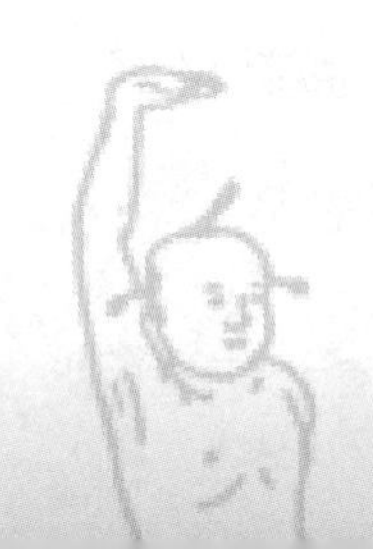

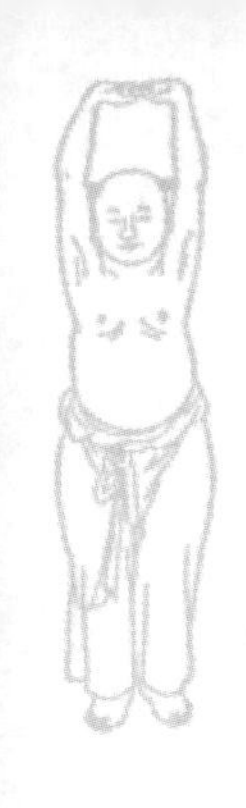

TIPS

當膝關節有積液時要盡量減少步行和負重。可用枴杖或脊椎健行棒，以減輕膝關節負擔。

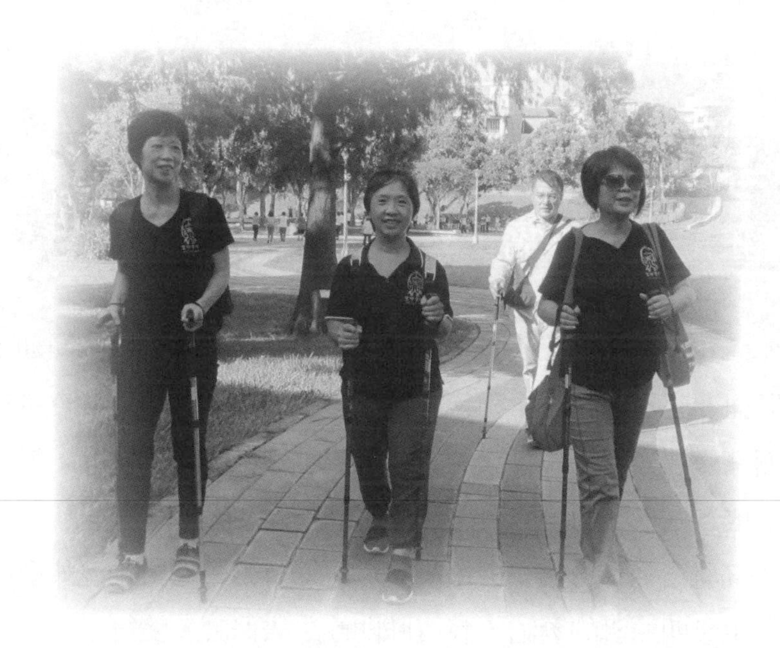

【宣師說】

另外；肝病主要的位置在骨盆，腎病主要的位置在腰。

把骨盆內縮、收腹、尾閭擺正、抱丹田的時候，就是平衡最好、保持肝經暢旺最好的姿勢。

當腰肌、腹肌和臀肌都沒有力量，整個背後全部緊繃了，一輩子就離不開腰痠背痛，這就叫力學不平衡，或是筋骨不平衡。

恥骨影響到背後的腰骨，所以，腰就是骨，腰就是腎。

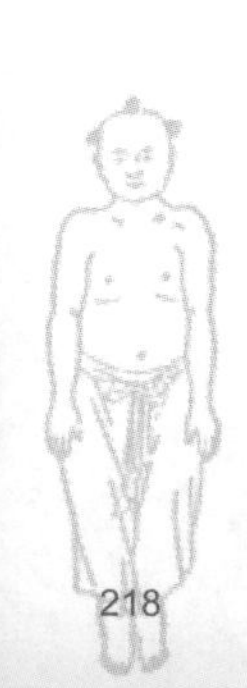

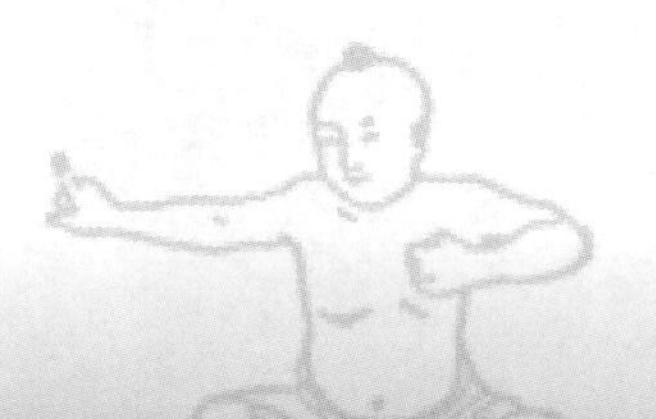

腿部的肌肉可說是人類第二個心臟。腿部最重要的就是股四頭肌，是人體最大、最有力的支撐鞏固的肌肉之一。

股直肌、股中肌、股外肌和股內肌組成，是由肝經在控制，股四頭肌在膝蓋附近強壯有力，膝蓋就有力，就不容易退化，也就能支撐骨盆。

肝經往上再走到裡面去，骨盆腔裡頭，有側面肌群就是肝經的所在，往內跑，從骨盆連結到了肋骨的「期門」。

肝經在十二經絡的最後一站，就是負責讓晚年過得美好，讓氣機發動，讓整個人有活力起來。

肝負責造血和排毒，腎在過濾和排除所有的垃圾到體外，維持好的能量送往全身，肝和腎實在太重要了，到老的時候，一吃藥就傷肝又傷腎，亂矯正脊椎，用力過頭又傷了肝經、容易造成痙攣。

【這樣做】

矯正筋骨，請你站在一面牆前，雙腳分開與肩膀同寬，骨盆收緊。背靠牆壁，沿牆慢慢下滑至大腿與地面平行，雙腳須與牆壁保持足夠的距離，以使膝下形成 90 度的直角。

提醒肥胖的人，應減輕體重，減少關節筋骨的負荷。你把筋骨矯正了，就可以獲得健康。

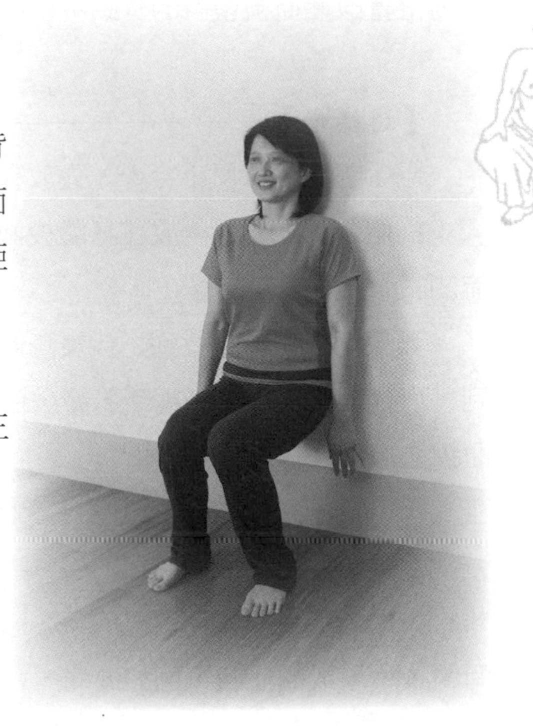

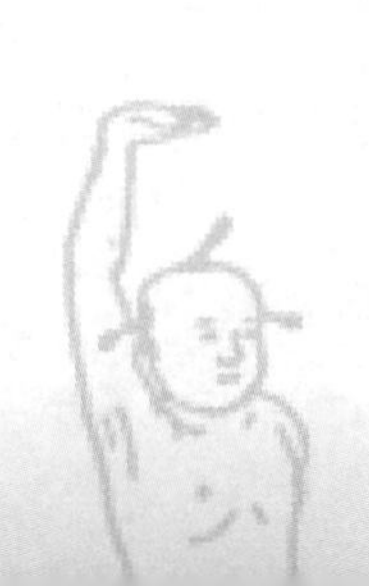

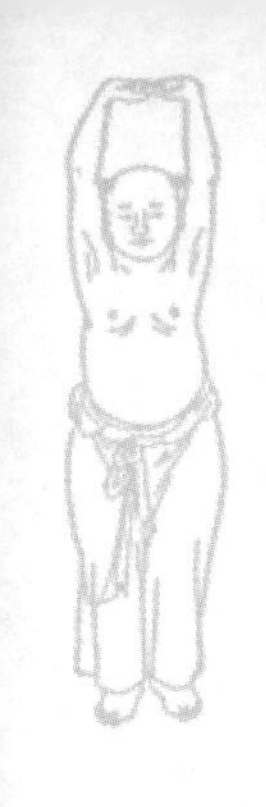

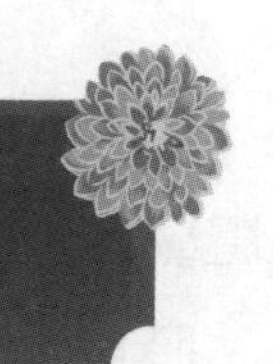

零基礎也不怕 Point 4
肝腎出問題，變成「自律神經」失調。

你怎麼樣去檢驗你現在的腎呢？當腰部肌力不平衡，肌肉變弱出現大小邊不一樣，容易演變成脊骨錯位，直接影響盆骨與鎖骨的平衡，因此腎是保護盆骨的鎖匙。

【先瞭解】

人體痠痛麻、骨刺、退化都和骨架歪斜，主因是骨架排列不在一直線上，關節會因壓力不均而造成磨擦，增加關節退化，肌肉、肌腱會因骨頭相對位置改變而被歪斜的骨頭不斷拉扯。

【這樣做】

兩手在後背，反手合十，先放在腰部，然後慢慢往上升。

把兩手一上一下，放在身體後面，試試雙手能否扣在一起，左右手輪流測試，比較差距有多少。

如果兩邊都不能拉到，代表身體沒事；如果一邊拉得到，另一邊拉不到，那代表有一邊被肝經所影響，而影響到腎，會出現血壓偏高或偏低、血糖過高或血糖過低……。

【宣師說】

人的念頭會影響到自己的氣，恐懼，腎就會出問題，生氣，肝就會出問題，所形成的症狀，例如頭痛，會以為是腦袋的問題，其實是頭皮的筋緊繃，主要是肝和腎出了問題，變成了自律神經的失調。

頭痛不是腦袋痛，頭皮按摩，當然頭痛會改善，但是有的為什麼改善不了，因為沒有處理肝腎兩經，以後不光是容易頭痛，還有身體的過敏問題，也包含駝背。

練習打氣肝經，進行深吸緩吐，你試看看，用雙手拍拍兩脅的肝經，進行深吸緩吐之後，發現到，頭痛可以改善了。因為「兩脅肝經」的打氣，馬上就不會拉扯到上半身血液的供應量。

經絡拳九段錦的第七段：「攢拳怒目增氣力」，從兩脅這邊發力出去，基本上兩脅這邊要推出去，兩脇的力量要出去，才能夠把氣機給發力出去，從這個過程來看，我們就可以理解，這力量連到了腰大肌，也影響到了大腿四頭肌，鬆開後身體的能量就開始啟動了。

人的肝經一旦不通了，就什麼動作都不能做了，包含瑜珈、跑步，還有各式各樣高難度的運動，都有風險，必須要瞭解肝經的力學。

【這樣做】

這動作如果沒通過，就代表了你的骨盆腔卡住了。坐在高度約七十公分左右的椅子上，讓膝蓋和腰部差不多接近平行，腳能夠著地。你著地之後，你試著做看看，兩手平行，用腳的力量、手的力量同步拉高，拉高時間大概三秒鐘，停住，站直就好，然後再慢慢自然坐著三秒鐘。若起來的話，身體發抖，要往前一下，還要再移位，再慢慢地拉起來。

筋骨保養要先從骨架保養做起，先讓筋骨上的不正常壓力解除。這骨架動作是骨盆腔的鞏固力量。一旦骨架沒有力，代表不能支撐心臟和肝臟、腦部。

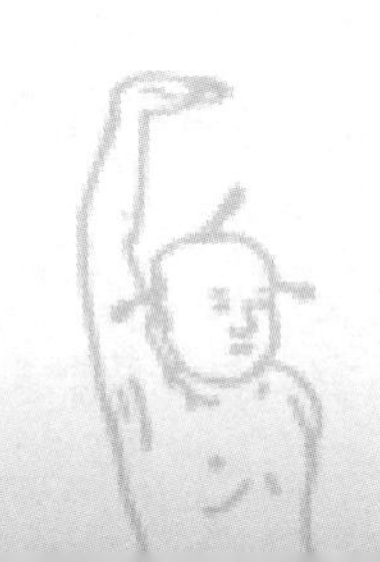

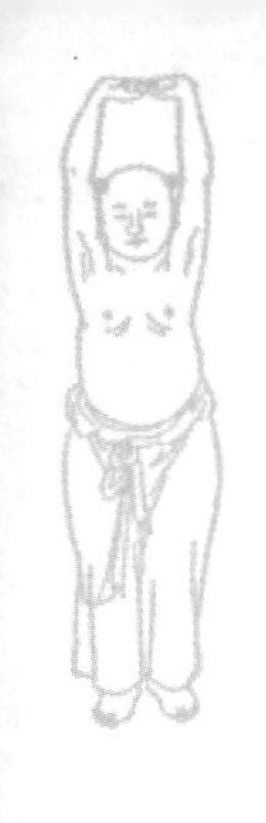

零基礎也不怕 Point 5
肝經不通！處理十二個末稍點

身體常有慢性疼痛的人，本書提供簡單又方便的打通肝經方式，能很快放鬆肌肉減緩疼痛，幫你度過眼前的痛苦。

打通肝經在六個穴位，左右兩邊加起來共十二個點，能改善腰痠背痛、手痠、手麻、手痛，不妨學一學去試看看：

肝藏血，主疏泄，主筋，開竅於目，其華在爪。手部有三個穴位、足部有三個穴，這三個穴都是在釋放末稍，其華在爪就是四肢末稍。

足三陽，從頭到足，胃經走前，膽經走側，足太陽膀胱經走後；足三陰，從足到腹；手三陽，從手到頭；手三陰，從胸到手。

這六穴位左右兩邊加起來總共十二個末稍點，上肢不舒服，處理「手三穴」；下肢不舒服，處理「足三穴」。

上肢手三穴：1、合谷穴 2、中渚穴 3、後谿穴。

下肢足三穴：1、太衝穴 2、內庭穴 3、足臨泣穴。

【這樣做】

肝經不通處理上肢的「手三穴」

合谷穴，屬手陽明大腸經，是該經原穴，為該經原氣留止之處。合谷為全身反映最大刺激點，被列為回陽救急，可釋放全身各式各樣的痠痛，點揉就可以。取穴：手平伸，大拇指和食指張開，兩指歧骨前微凹處，按向食指側，會有明顯痠脹感。

中渚穴，屬手少陽三焦經的俞穴。意即三焦經原氣由此穴轉輸於經脈

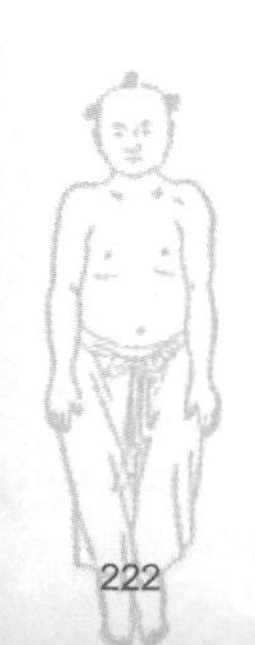

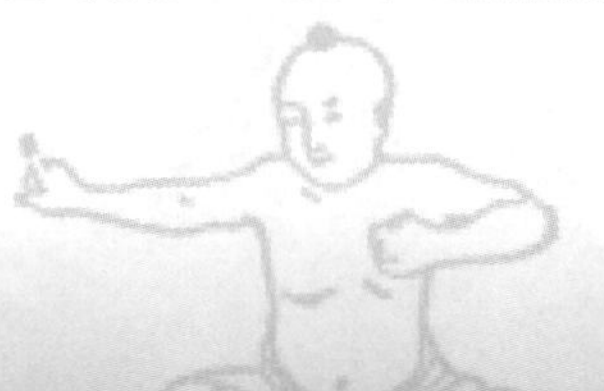

中，改善上肢疼痛，肩背頸痛，尤其是後背的改善。取穴：握拳，位於手背部小指無名指關節之間，按到穴位有痠脹麻感。取穴：就在第四和第五掌骨的凹陷，用拇指推到底三十六次能排掉所有鬱悶、火熱，對上肢痠痛、腰背的改善非常好用，不妨可以試一試，有時連耳鳴都能改善。

後谿穴，屬手太陽小腸經，可以提升陽氣，散身體的寒或發炎狀態，治療頭痛、扁桃腺發炎、肩頸痠痛、腰痠背痛效果非常顯著，在雙手握拳後，在第五指關節，橫紋內和外交會點，就是後谿，很痠，非常刺痠，按下去，在第五掌骨的小頭的尺骨側這個地方，眼睛的視力馬上就亮起來，因為幫助末稍循環，對於頸椎改善，腰椎也很有效果。

【這樣做】

肝經不通處理下肢的「足三穴」

太衝穴，屬於足厥陰肝經。取穴：在第一和第二骨縫當中，大拇指往後 1.5 寸凹陷的地方，這裡有動脈，是啟動六個穴裡面最重要的地方，能改善消化系統疾病、心血管系統疾病、神經系統、高血壓，頭痛頭暈、失眠多夢。

內庭穴：屬足陽明胃經。取穴：在足背上，次趾與中趾之間，即第二與第三趾骨之間，腳叉縫的凹陷處。按下去效果很好，治咽喉痛、治胃潰瘍、治精神官能症、治四肢冷。

足臨泣穴：屬足少陽膽經。平時點按足臨泣穴，如果感覺疼痛，就要注意一下膽囊是否有瘜肉或者炎症。位於足背外側，當足第四趾關節的後方，小趾伸肌腱的外側凹陷處。

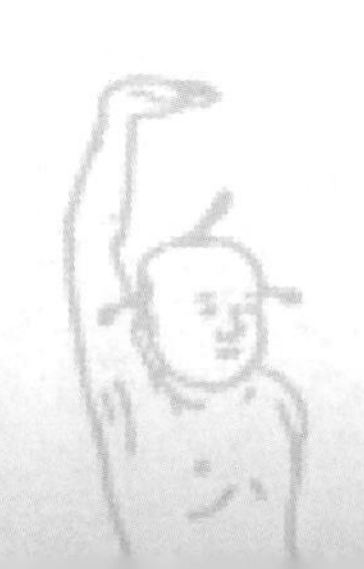

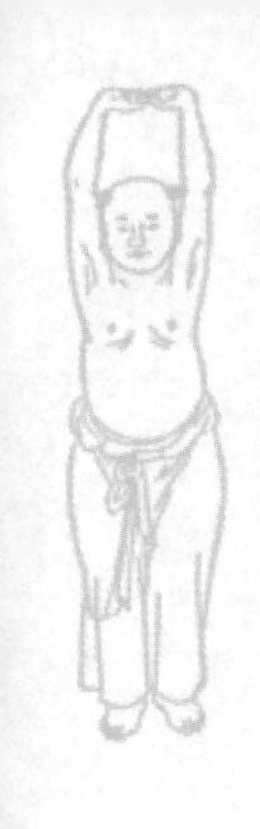

TIPS

小腿與腳跟的連線若沒有一直線，是判斷肝經有無「骨盆不正」的重要指標。

經絡拳教室

打經絡拳是在學習如何「創造健康」。

你正在創造健康的經絡系統，經絡就是人體電流、內氣、真氣或元氣所運行的途徑和網絡，你不要用過去的吃藥打針法，就不會太執著在治療你的病痛。

建構自己的健康模式，流行無間滯，萬物依為命。穿金與透石，水火可與並。並行不相害。理與氣即是。

你把肝經調整好了，就不要說要治什麼肝病、眼睛、腰痠，都不要，我就是要把肝經治好就好了，你打通肝經會大過於治療肝經的症狀。

這就是經絡打通術，讓正確的知識能內化在你的生活當中，且讓你的身體時時刻刻都能察覺與保持健康體態，讓你越活越輕鬆！

學會如何放鬆，調整肝經，隨時讓自己身體放鬆，保持正常的睡眠、休息，這一套完整的經絡打氣的技術，能瞭解生命的脈絡、原理，掌握打氣脈動，進而獲得生命的真理，才能在這人生的旅途來去自如，輕鬆自在。

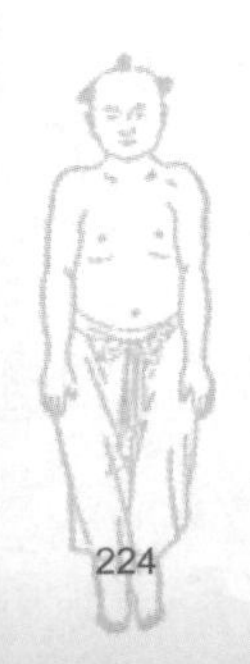

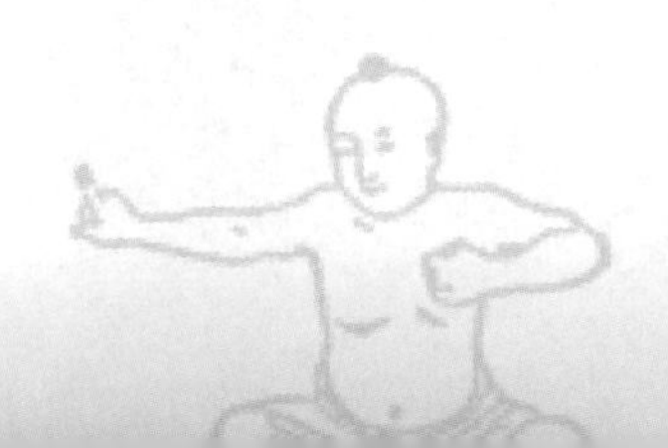

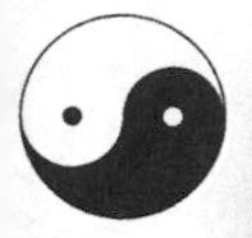

15

重新啟動元氣和元神！起死回生！—啟動「任脈」

啟動任脈，

肚臍「神闕穴」與兩乳中間「膻中穴」，

把這兩大要穴用一條線連起來

就是「任脈」。

任開督通，

則百脈暢通，

協助你預防臟腑下垂、

功能機能衰退，

讓你更健康長壽。

當能量下降後，

皮膚裡層就堆積很多的垃圾，

斑點、皺紋，

或者就是老化的特質，

無論如何，

它全部都是下垂，

壓迫在最重要的任脈區域，

稱為丹田。

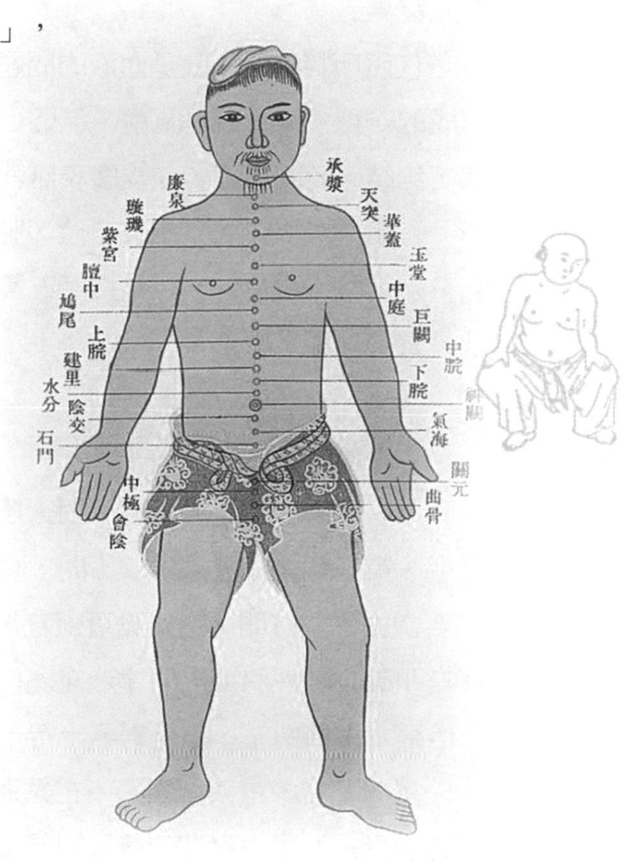

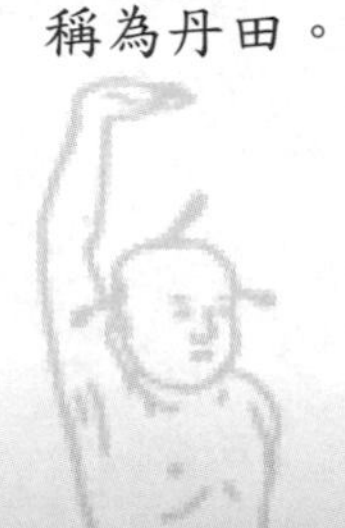

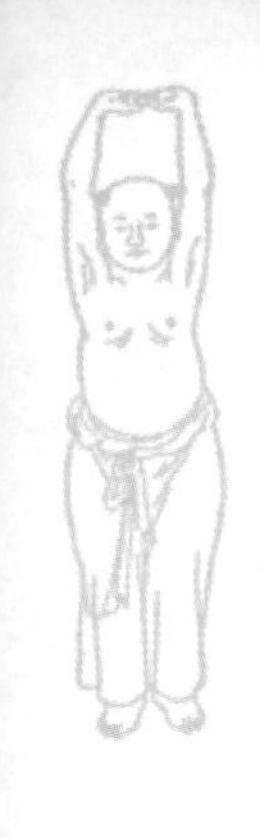

零基礎也不怕 Point 1

認識原始能量點：「古佛穴」

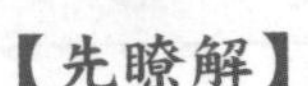

【先瞭解】

有句話「一脈通而百脈通」；即是指任脈而言。任脈一通，能入定之後，才能練精化氣，練氣化神。有如老子所說：「專氣致柔，能嬰兒乎。」即此境界。

任脈所探討的，就是血液的問題，當血液的能量不夠，長時間所累積而成的一種疾病，就是氣虛、氣弱，具體而言，就是從神闕以下慢慢地萎縮、糾結，時間久了，在皮膚表層就會形成各式各樣的斑點。

任脈起於胞中，下出於會陰，胞中就是生命最重要的原點，這個原始能量點就是「古佛穴」，包括了五臟六腑，中心在人體的中宮，主要器官就是胃脘，即是胃部。

【先瞭解】

「古佛穴」也是脾胃點，對人體的健康長壽至關重要，無論大小疾病發生，第一個警訊就是胃口不開，食慾發生問題。

當古佛穴打開，通督脈可癒身後之病；通任脈可癒身前之病；腸胃有有鳴叫聲，唾液腺流出的津液充滿口腔，就有食慾大增的情形，有噯氣現象俗稱「打飽嗝」，這是胃氣上行，氣機沖開後，頭腦清新，胸懷舒暢。

另一種現象是大便頻繁，在氣通任脈之時，發生大瀉現象，它毫無痛苦的感受，反而內臟有一種特別舒服的感覺，督任皆通，元氣流行，精神健旺。

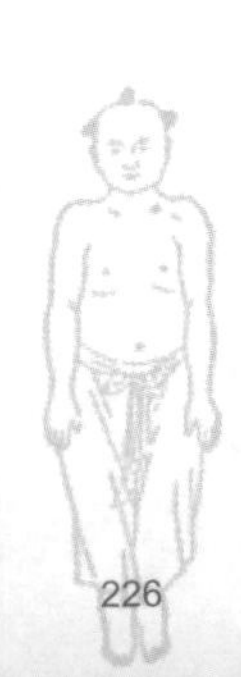

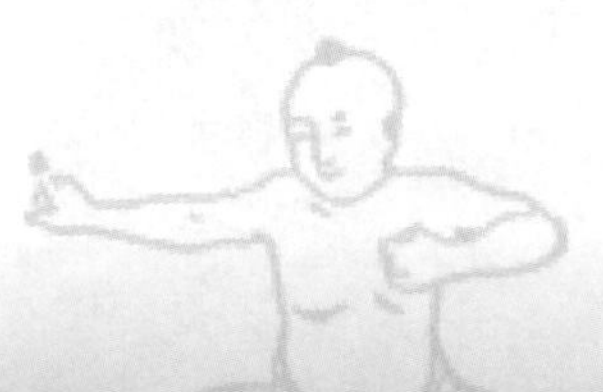

啟動「古佛穴」，打通督脈後，進而打通任脈，沿著腹部的正中線往上，甚至能聽到心臟部位，有劈啪開裂的聲音，這股氣會自然進入胸間膻中穴，就會豁然開朗，這股進入下丹田的氣，才是真正的氣歸丹田！

任脈主血，督脈主氣，督脈是陽脈之海，任脈是陰脈之海，手三陰和足三陰這六條經的氣都是匯集到任脈；而手三陽和足三陽之氣就是匯集到督脈，所以任督二脈之強弱和十二條經脈的氣血是否充盈有關聯。

當能量一下降之後，身體是沒有能量代謝出去的，皮膚裡層就堆積很多的垃圾，這種垃圾，表層看起來就是斑點、皺紋，或者就是老化的特質，無論如何，它全部都是下垂的趨勢，最終的壓力就壓迫在最重要的任脈區域，稱之為丹田。

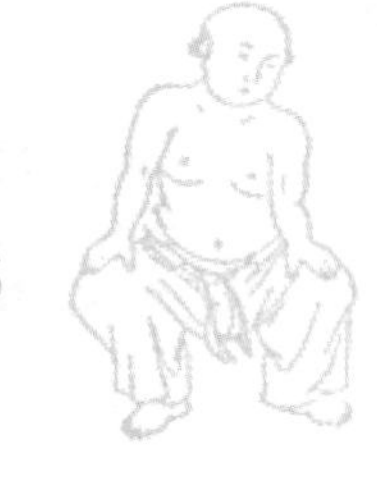

零基礎也不怕 Point 2
認識下丹田、中丹田和上丹田

【先瞭解】

談到任脈，就要認識「丹田」，談到督脈，就要認識「命門」。兩眉間叫上丹田，心窩處叫中丹田，臍下叫下丹田。

在中醫學上所探討的丹田，大約在肚臍下方三指寬的關元，也有人說丹田在神闕，其實真正的丹田不是在神闕，也不是在關元，那只是它反射出來的氣而已，那個部位如果氣弱了，整個肚臍的區塊是坍陷的。

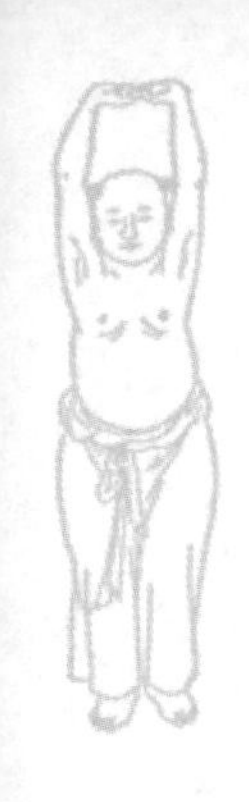

最關鍵的是在丹田內部的力量，往內跑，比較像我們所說的古佛穴，古佛穴的底部就在恥骨，高點就在神闕的後方那個區塊，很多人在這個地方的氣全部都轉弱了，轉弱的主要原因可能是長期亂吃藥，造成氣上不來。

丹田就是煉丹區，也是聚精會神的區塊，丹田的目的有兩個，第一，是要把垃圾儲存之後，徹底的排出去，第二，把精華徹底的送往膻中，再從膻中送往頭部，這就是所謂的三個丹田：下丹田（關元）、中丹田（膻中）和上丹田（印堂）。

「打氣丹田」使腹腔內感受器等受刺激後轉變成生物電脈衝，經感覺神經傳送到腦內感覺中樞，於是就引起有「氣感」充實於小腹中，這就是「氣沉丹田」。由於呼氣時橫隔膜上升，肛門肌鬆弛，下腹壓減少，腹腔內閉塞的毛細血管突然開放，腹內丹田就會有溫熱的感覺。

腳力象徵丹田力。現在人沒有腳力，就不容易生育。腳有力，排便、排尿都沒有問題。

零基礎也不怕 Point 3
啟動任脈，啓動古佛穴

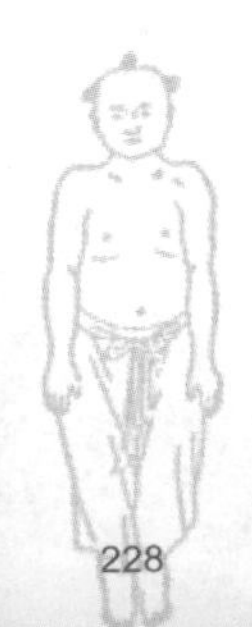

【先瞭解】

氣轉弱的人，想要瞬間把氣調上來，都是要啟動任脈的「古佛穴」；

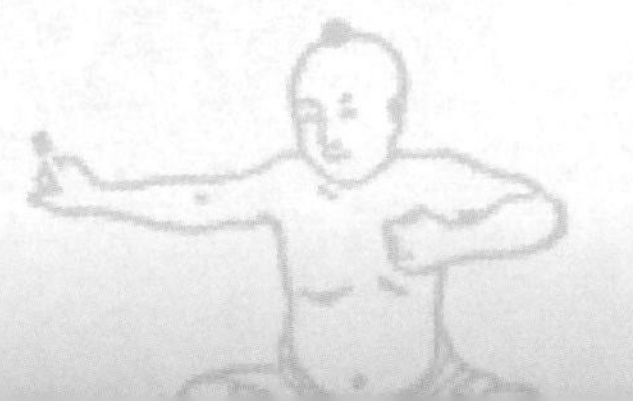

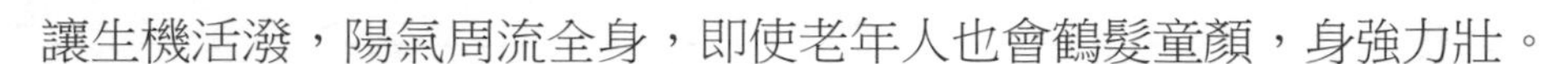

讓生機活潑，陽氣周流全身，即使老年人也會鶴髮童顏，身強力壯。

啟動古佛穴

能減輕壓力

能對抗抑鬱

能增強免疫能力

能加強自衛能力

能開發人體潛能

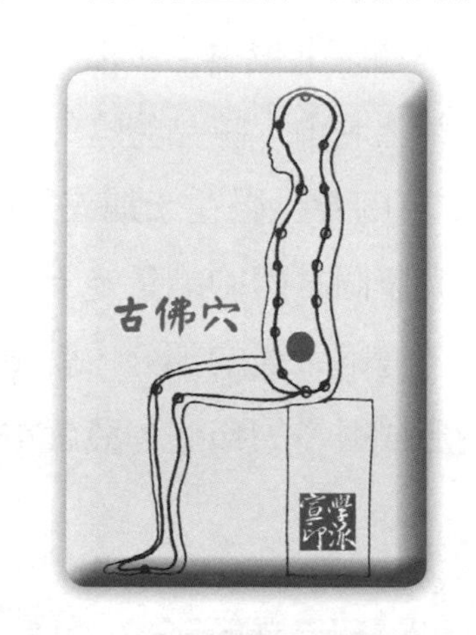

【這樣做】

雙手打開，雙手朝上拉直，雙腳併攏伸直，身體往下延伸，這個時候要用背部的力量，背部不要拱起來，要拉平，慢慢再往下，很像在氣動膀胱經，但是這個力量往下的時候，不斷地往下壓，一直壓，類似在打氣，打氣整個凹折點，目的是打到神闕裡面的三吋，往下延展到恥骨的部位，在這個部位不斷地打氣一百下之後，會開始發現氣開始上來了。

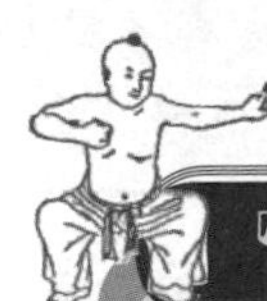

TIPS

任脈就是要讓你的整個氣重新再回來，如果這個動作你發現氣沒有辦法到那邊，沒有辦法熱起來，效果就很差了，那代表你現在馬上要進行補氣補血的運動。

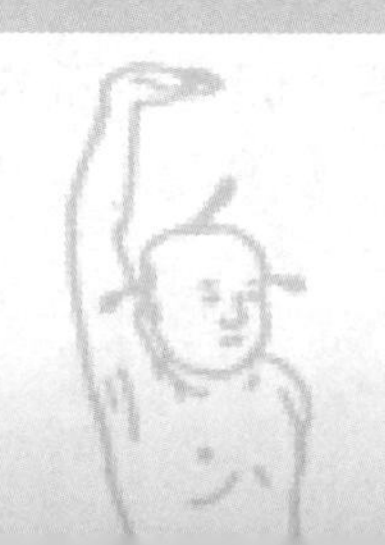

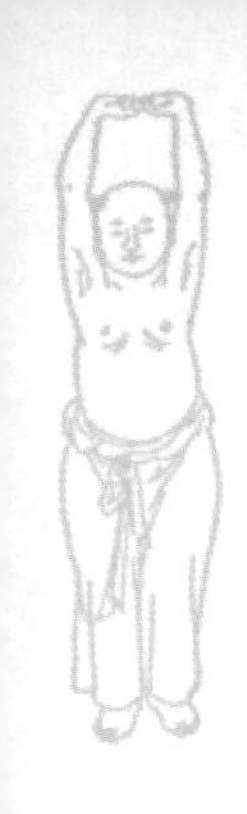

【這樣做】

身體趴在床上或桌上，把下巴頂在床上或桌上，恥骨下方放加熱後的晶鹽燈，鋪上毛巾，將晶鹽燈的一個角度塞到恥骨，兩隻腳自然垂吊放鬆下來，手往前延展，掛在床鋪或是桌上，操作這個動作差不多三分鐘左右，就會感受到整個身體的能量走上來。當你有能量時，身體內的垃圾就能夠開始清除，經絡不通的部分，就會慢慢的暢通了，如果垃圾沒有清理掉，就會慢慢形成很多的疾病，最嚴重的就是癌症。

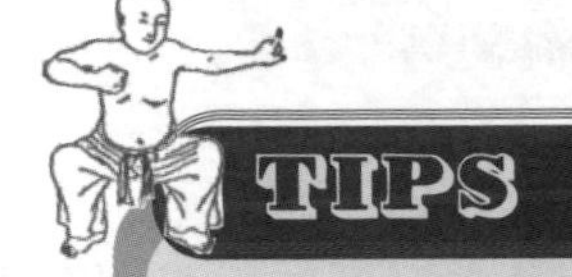

TIPS

恥骨這個地方是人們這輩子最需要的能源區，這是一個能夠幫助你返老還童、起死回生最重要的穴位，這個穴位就是古佛穴的位置。

【這樣做】

雙腳打開大於肩，雙手置於胯下，手心朝下、手背朝外，很像把裡面的東西用力往上一甩，腳一蹬，頭也跟著手上來，這個時候腰背一直是平行線，但是只能下不能上，用力地把熱源，從恥骨這邊用力地甩上來，甩上來的時候，頭不能抬起來，頭要平的，小腹內則出現內呼吸現象。這個動作如能做五十下就「練精化氣」了。這個動作相當神奇，可以把所有凝固在任脈的氣血熱起來了，然後送往全身，這就是調節氣血的主要功法，你的身體會全面的改善，女生的月經問題會調順，促進中脈的暢通。

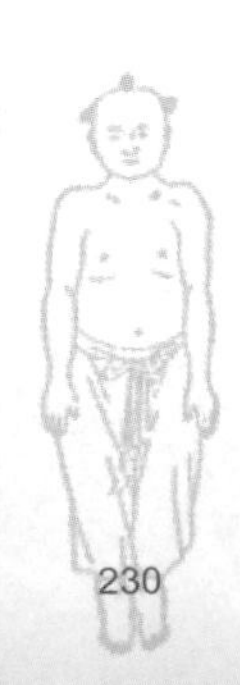

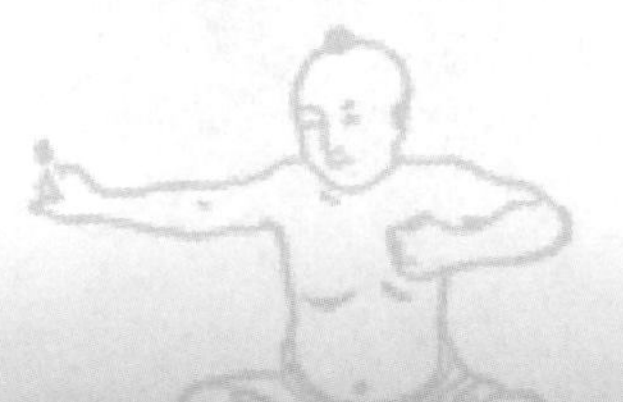

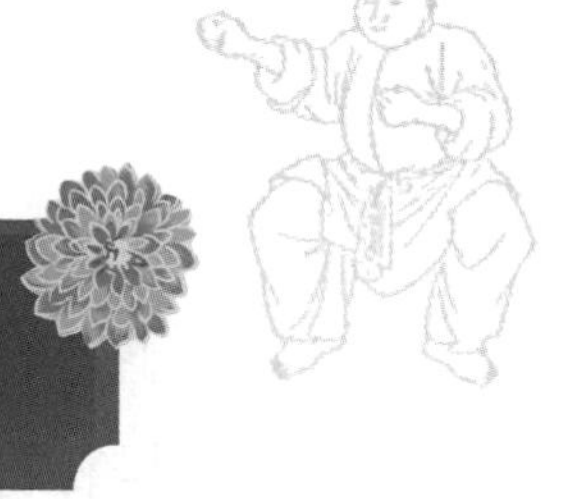

零基礎也不怕 Point 4
中脈的概念

中脈起於會陰，重點就是所有的腸道到脾、肝、橫膈膜、肺、心包、氣管、喉嚨到頭部。

所有的器官周邊都有筋膜，筋膜之間要給它空間，氣才能夠流動，筋的膜，就是中脈的概念，中脈必須要流動，要打開 .

【這樣做】

建議使用神龍柱，把自己當作麵糰，用神龍柱從恥骨開始推，把臟腑之間的膜推一推，讓臟腑之間的膜獲得滋潤，滋潤之後就不萎縮，脈就通了，脈一通，五臟六腑就沒有硬塊的問題，這時候就會感覺到身體裡面氣在跑，就很順暢了。

TIPS

任脈的萎縮就是五臟六腑之間橫膈膜的筋膜沒有獲得滋養，用越重的神龍柱去推，可以說是一種美好的愛撫，會感覺到身體非常放鬆、非常舒服。

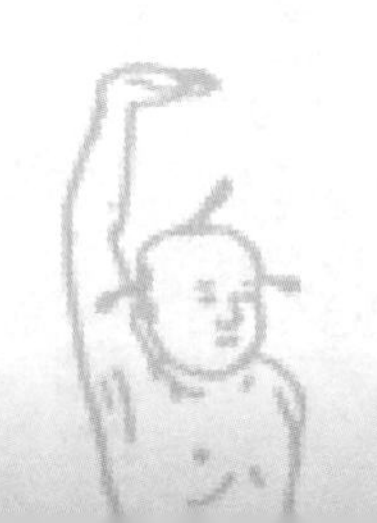

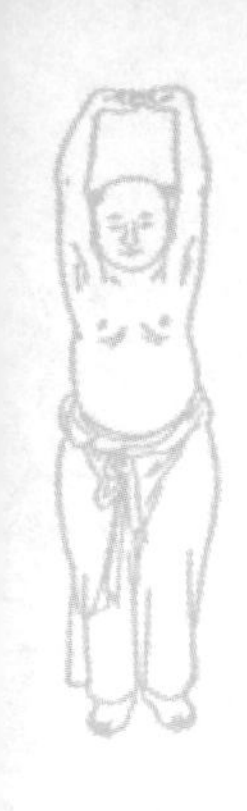

【先瞭解】

修練中脈的功法，要把氣機送到底部的丹田區的大區塊，這個區塊絕對不是在神闕的底下三公分，而是在神闕裡面的三指，一直到恥骨底部的區塊，而中間的點就是古佛穴，如果能夠在恥骨的地方變熱了、凹陷了，而且有氣機的時候，這個時候才能夠正式發動往上走。

【這樣做】

想要瞬間把身體各式各樣的疾病給徹底改善，就是要把所有的濁氣甩出去，這時候就要用到足三陰和手三陰的部分。

※ 足三陰：

雙腳與肩同寬，雙腳往內一直抖，抖的時候下肢是放鬆的，用力用勁的抖，抖到自然抖，這時真氣就開始流動，就會感受到身體上的熱源不斷的累積，累積之後就是把剛剛所得到的能量，送往腿部來。

※ 手三陰：

當手有了熱源之後，只要轉一圈用力地推出去，不管是向上甩、向中甩、向下甩，就是把身體不好的氣給甩出去，同時也把血液送往手三陰。每次轉一圈的時候，發力點在肩胛後方，推出去肩胛再收回，剛好送到手三陽，所以向內旋轉就覺得有力量了，不管是向上甩、向中甩、向下甩、左右兩邊各甩十二下，這時候就能把濁氣是放掉，內心的感受是非常喜悅的。

把雙手收回，五指朝前，雙掌根用力的推出去，像是一個非常大的氣機發動，這個動作相當重要，使真氣流動到四肢。

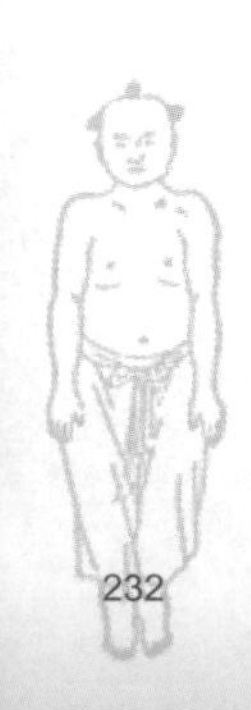

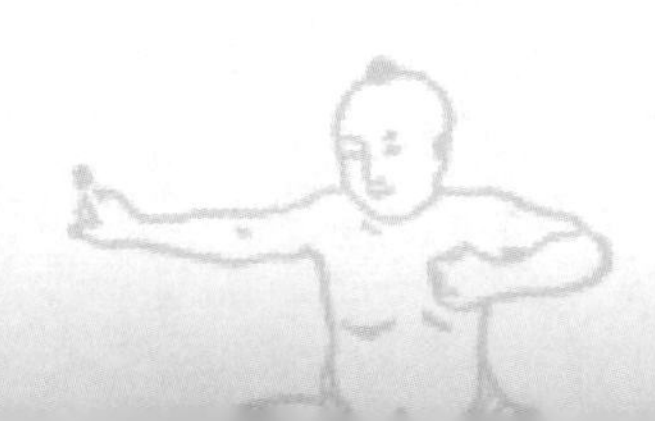

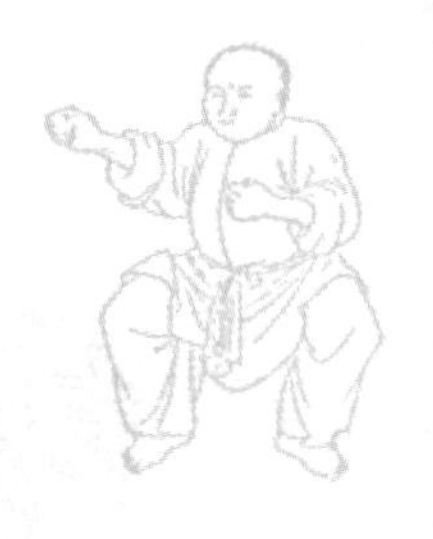

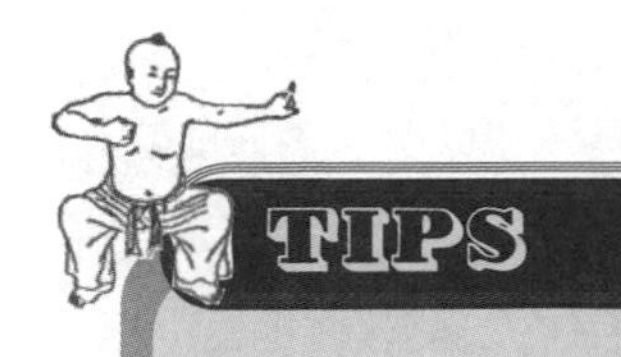

任脈需要有一種甩淨的概念，如果任脈沒有甩淨，它的血液也沒辦法流動，膜也沒辦法打開，病就會留在體內，時間久了就會變成病氣到病根，最後就會形成了沾黏，這個沾黏就稱為中脈不通。

中脈不通如果卡在上焦，就是影響心臟、肺部、頸椎到頭部，如果卡在中焦就會影響消化系統，下焦就影響泌尿系統，操作這個動作，能夠幫助我們長壽，幫助我們獲得元氣，也可以幫助我們氣血的運化，這個是需要鍛鍊的，我們才會越來越強、越來越好。

其實所有的能量都來自於下腹部的地方，這個地方就是胎兒時期在母親體內，透過胎盤來進行所謂的呼吸，胎盤呼吸一開始是在臍帶進行，是切斷之後才變成後天的肺呼吸。

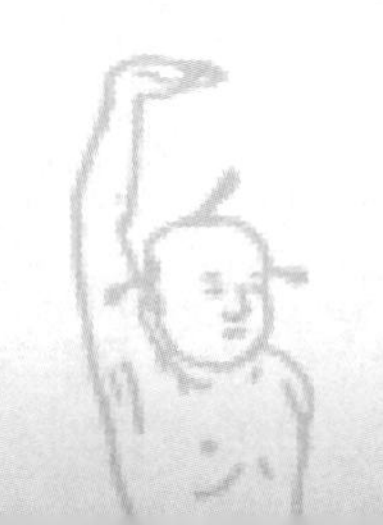

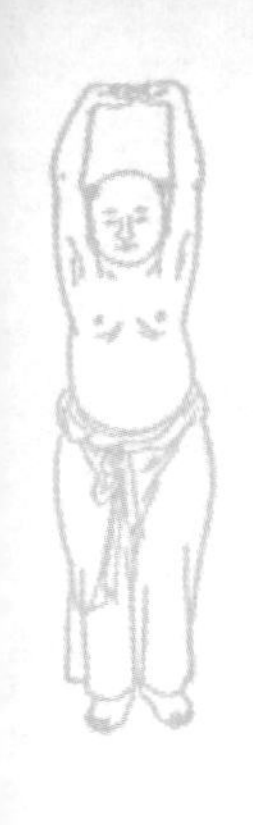

零基礎也不怕 Point 5

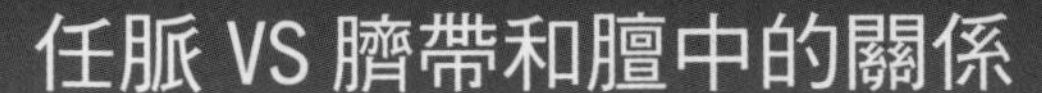

任脈 VS 臍帶和膻中的關係

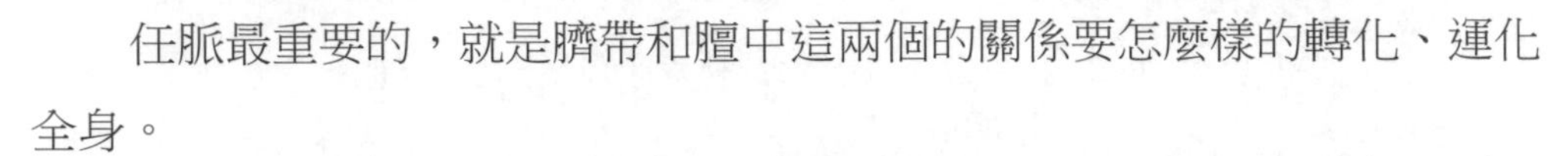

任脈最重要的，就是臍帶和膻中這兩個的關係要怎麼樣的轉化、運化全身。

萬病會治滅的方法，就是要激發它的元氣和元神，元神就在於古佛穴這裡，元氣在肺部。

能量的儲存一直在神闕，神闕的後方沒有東西，神闕在往內和底下的區塊一定要熱，如果沒有熱，你就沒有辦法讓胸腔獲得氣的能量。

當孩子經常感冒、咳嗽、氣喘吁吁的，說穿了，他的下焦的位置全部都黑掉了，以後不管怎麼養，都是黑黑乾乾的，現在的小孩很多都是這樣，以後的孩子生殖能力下降，甚至會無法生育。

總之，神闕有了熱源，隨時就可以把氣血送往膻中。

這就好像胎兒出生離開母體進入到這個世界的時候，就轉換成肺呼吸了，也就是胎息的地方要熱，所以母親懷孕的時候體溫會稍微高一點，因為體內有胎兒。

如果沒有溫度給神闕，沒有提供能源供應站送給後天的肺部循環的時候，「肺朝百脈」這個氣息如果不能擴大再擴大，任脈是沒有辦法通的。

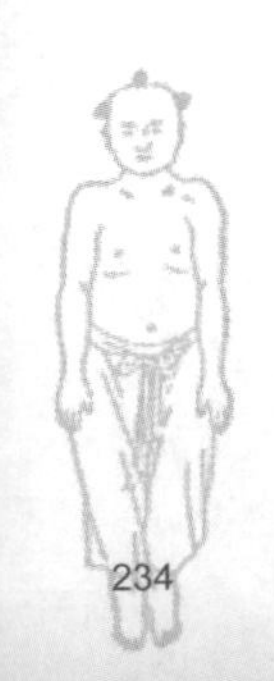

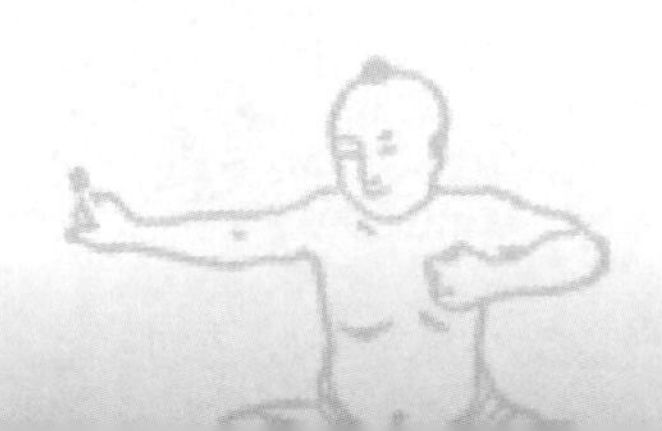

零基礎也不怕 Point 6
古佛穴，就是恥骨區

早期所有的健康書都告訴我們，雙手搓熱，按摩神闕（肚臍），其實這樣做的效果是不大的，要把位置移到恥骨，母親的能量來自於這裡，這邊的能量啟動之後，好像就連結到任脈裡面的氣海、關元、中極這些部位，這邊啟動之後，就可以讓我們更進一步的氣往上調動。

TIPS

以現在人的生活方式，久坐、吃太多，卡住的地方就是古佛穴，就是恥骨區。

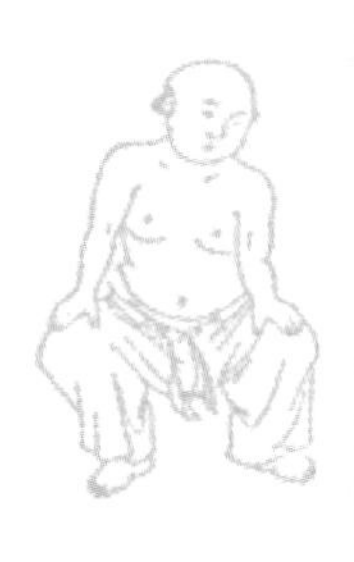

【這麼做】

身體微彎，微蹲，用掌根推恥骨這一塊，往內凹，扣進去，效果就會更強大了。

如果可以，就用晶鹽燈加熱，趴在加熱過的晶鹽燈上面，跟它融合為一，讓你的腹腔增加熱源，在恥骨這邊揉推，大約揉推三百六十下左右，治療的效果超乎想像，很多的病從此就消失了。

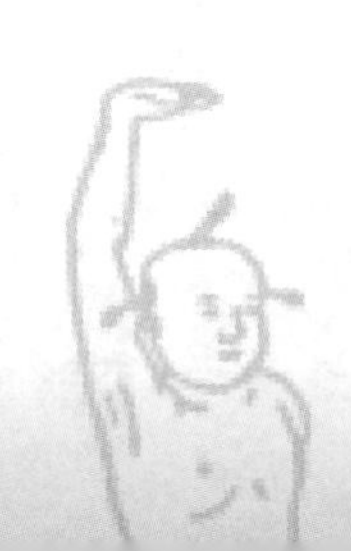

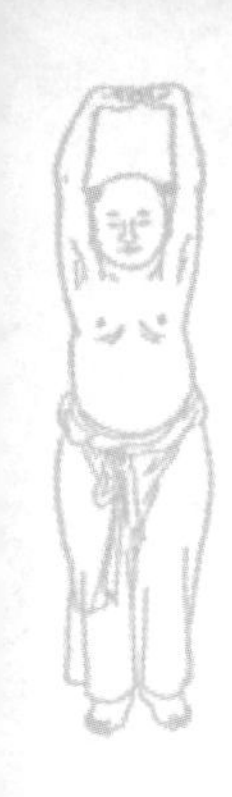

【宣師說】

千萬不要把晶鹽燈放在神闕的正上方，這是沒有意義的，而且醫療價值不高，重點在恥骨的地方，這裡才是接近海底輪的位置，這裡有一些我們還無法解開的祕密之所在，這才是宇宙所賜給我們生命之源頭，人有了元神，緊接著就啟動了元氣，讓生命能不斷的提升，當人生病的時候，就是沒元氣了，人就會出問題。

【這樣做】

雙腳大於肩，腳尖朝外，膝蓋向兩側彎，身體往下蹲時，雙手合掌兩個手肘頂住大腿內側，這時氣機在底部，下盤就有足夠的能量，這樣蹲下來的方式，起來時馬上全身流汗了。往下的時候，手可以支撐著，慢慢地帶上來，不要用到膝蓋的力量，反覆的操作，而且能夠坐下來，看能多久，一般希望能達到三十秒鐘，這樣慢慢的氣就能送往全身，走路就會非常輕盈。

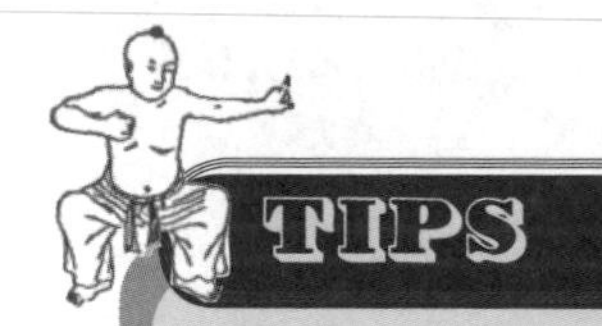

這個動作就是俗稱任督二脈的小周天，乃至於到大周天的時候，需要透過這樣的氣在運行，把剛剛所得到的元神的能量，強烈的送往雙手和雙腳的末梢，把平常因為陽氣不足造成滯留體內的寒、涼、濕、冷……等邪氣排除。

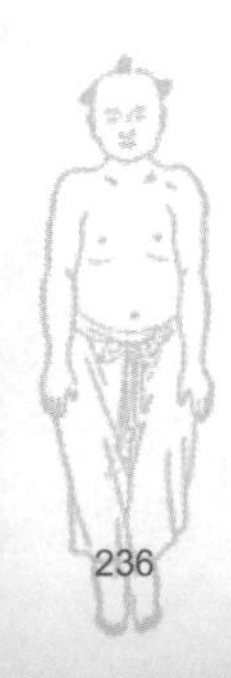

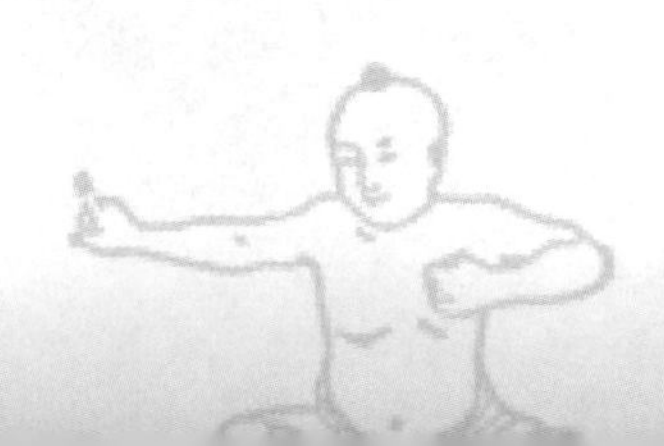

這是任脈的一個非常重要的功法，練習之後如果你有氣了，你再練習太極拳、五禽戲、九段錦、八段錦的時候，你會發現到有足夠的能量可以開始發動，這就是增加氣血能量的主要的方法。

當身體有了氣血、有了能量之後，氣可以很容易的被送往疾病的影響區，幫你把病痛治好；當氣送往心輪膻中的地方是最好的，膻中如果開，人的臉是開心喜悅的，膻中如果不開，人的臉看起來是憂愁的，因為中焦卡住了。什麼是逆呼吸？什麼是順呼吸？或是什麼是丹田呼吸？其實這些都不重要，最重要是氣能停留體內多久，不管停留在哪裡，它的用途是巨大的，最怕的是氣進來很快，但是去也快，氣沒有在體內停留很久的時候，氣就會轉弱了。

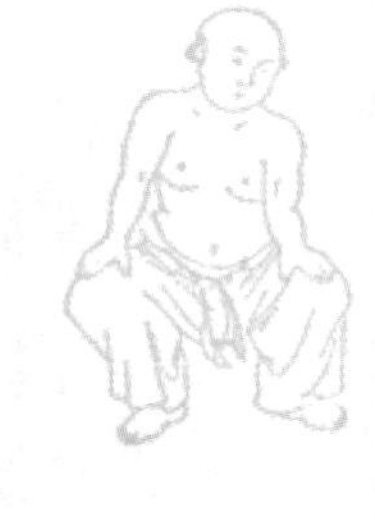

如何讓氣停留在體內，而且會自然變成丹田呼吸、胸腔呼吸、橫膈膜呼吸，祕訣就在恥骨區，

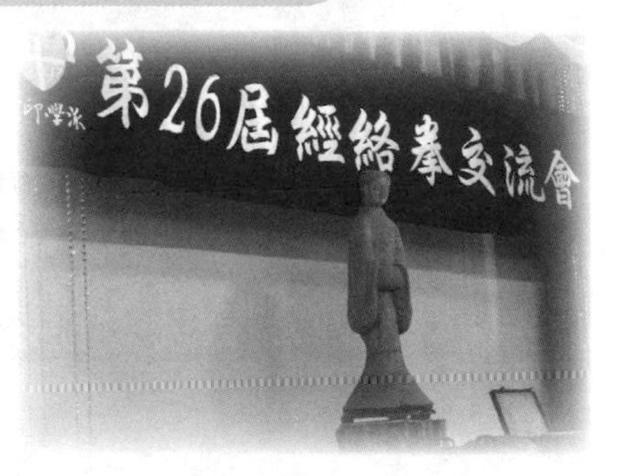

【這樣做】

全身放鬆，以恥骨為中心，以恥骨帶動的方式來轉圓圈，如交流會上喜悅女士手抱的方式，臀部夾緊，微微旋轉，用恥骨去繞氣、繞圓，這個時候氣就往這邊送了，當氣夠了，有力的時候，你的元氣就會越來越飽足，你會發現你的氣就足夠了，吸得很長、很深，這就是丹田。

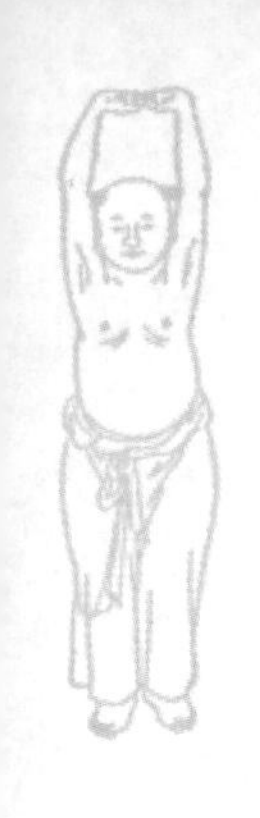

零基礎也不怕 Point 7
現代人任脈的問題：「上實下虛」

如果你的頭是涼的，腳是熱的，恭喜你，表示你有足夠能量去排便，相反的，如果你的腳冷冰冰的，排便會不成形，頭熱，睡覺也睡不好，人就會很煩，肝火就往上跑，整個人就會煩躁。

現代人任脈的問題，大概就是所謂的「上實下虛」，「上實下虛」就是上面重、底下輕，也就是上面熱，下面寒，頭熱、四肢涼，這代表現在身體正在發炎當中。這些就是身體裡面的病邪，全部停留在體內，形成了上熱下寒的問題。

上寒下熱叫做陰虛，上熱下寒叫做陽虛，不管如何都是能量不夠，丹田沒力，也就是任脈不通，這需要透過任脈來調整，讓你的虛實寒熱獲得平衡，獲得改善。

零基礎也不怕 Point 8
鍛鍊腹肌！能拉近任脈、拉開督脈

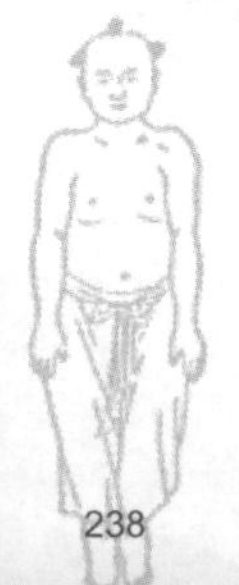

腹肌是任脈的結構體，裡面細微的有氣，我們稱為丹田，腹肌裡面所存在的，就是裡面的器官，如果腹肌有力量，就可以承受身體裡面的器官，

如果沒力量，自然而然沒有辦法支撐腹部的器官和後背的脊柱，我們就會非常勞累，非常容易疲倦，這個時候必須開始鍛鍊腹肌！能拉近任脈、拉開督脈。任脈在腹肌這邊起到一個支撐力量之後，人的身體裡面就不容易殘留寒氣，寒氣通常跑到膀胱，濕氣就跑到脾、膀胱，腎怕寒，脾怕濕，太濕時，全身就會水腫，這些問題最後都會讓我們容易經常性的感冒。

【先瞭解】

腹肌鍛鍊的方法，就是把任脈拉緊，變成U型的概念，所以把任脈捲起來，讓身體捲起來，任脈能夠拉近，那就把後面的督脈給拉開了。

【這樣做】

躺在地板上，兩個膝蓋彎曲，雙手往前伸展，盡量碰到大腿到小腿區，維持這個姿勢，收縮起來，重點在背和腰的部分，尤其是命門一定要貼住地板，身體上升，膝蓋捲起來的時候，頭和背微微離開地板，這時控制住，不要低於三十秒，下巴不要縮太緊，下巴也不要太往前到卡住胸椎，所以下巴可以夾著一條毛巾，讓這邊保持一個氣道，頸椎也會比較舒服，這個動作，可以控制三十秒～六十秒。

TIPS

這個動作可以增加你的腹肌，練你的丹田，丹田有足夠的能量好處很多，但是千萬不要憋氣，只要透過緩和深呼吸的過程，這個氣就能送往全身了。

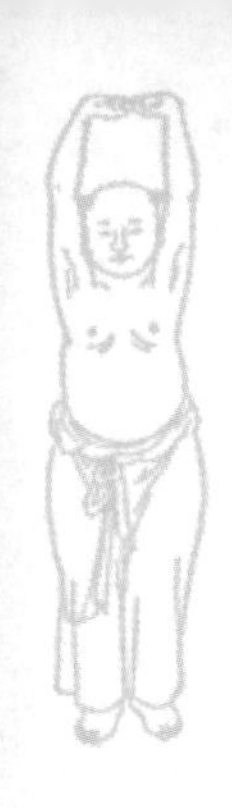

【宣師說】

千萬不要只練腹肌，如果丹田沒有熱源、沒有能量的時候，光做這個動作是沒有辦法達到效果的。如果做這個動作，可以很輕鬆做到，表示你是非常健康，而且有能量的。

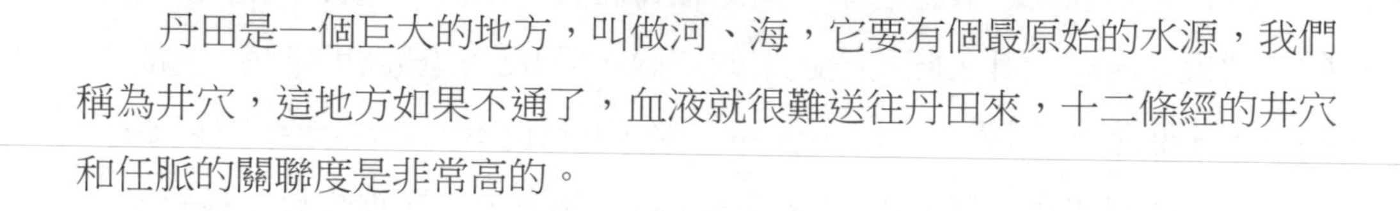

丹田是一個巨大的地方，叫做河、海，它要有個最原始的水源，我們稱為井穴，這地方如果不通了，血液就很難送往丹田來，十二條經的井穴和任脈的關聯度是非常高的。

【這樣做】

用「牛樟點穴棒」在十二個井穴，每一個穴位點九下，一旦氣機動了，丹田的力量就更強，恥骨這邊的呼吸量就更強，這十二個井穴可以讓你起死回生，讓氣血回流到這邊來。

【手部】

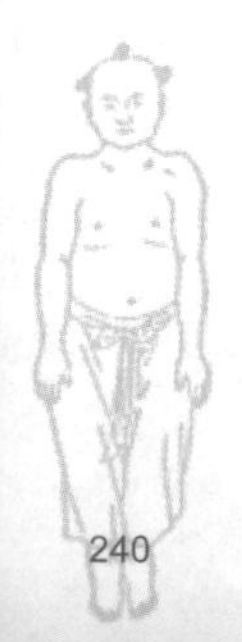

※ 肺經井穴：少商

※ 大腸經井穴：商陽穴

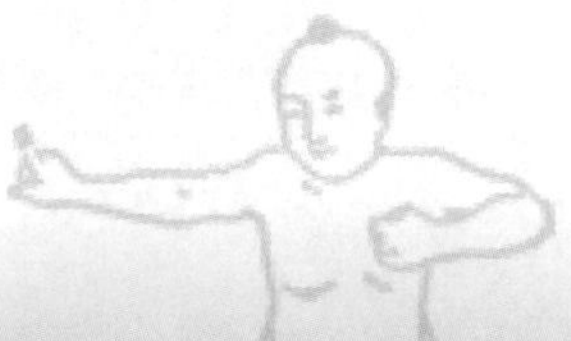

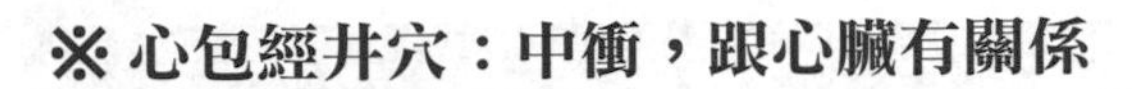
※ 心包經井穴：中衝，跟心臟有關係

※ 三焦經井穴：關衝，無名指指尖外側凹陷處

※ 心經井穴：少衝

※ 小腸經井穴：少澤

【腿部】

※ 脾經井穴：隱白，大拇趾內側凹陷

※ 肝經井穴：大敦，大拇趾外側

※ 胃經井穴：厲兑，第二趾外側

※ 膽經井穴：足竅陰，第四趾外側

※ 膀胱經井穴：至陰穴，小趾外側凹陷處

※ 腎經井穴：湧泉穴，足底三分之一處凹點

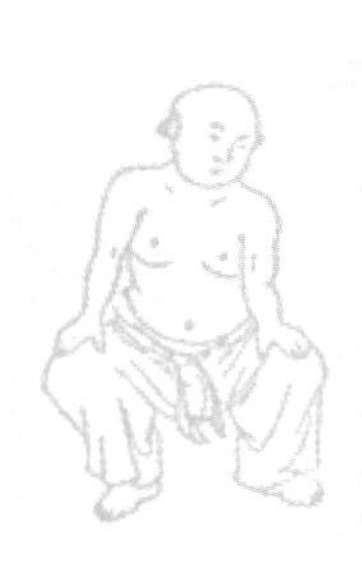

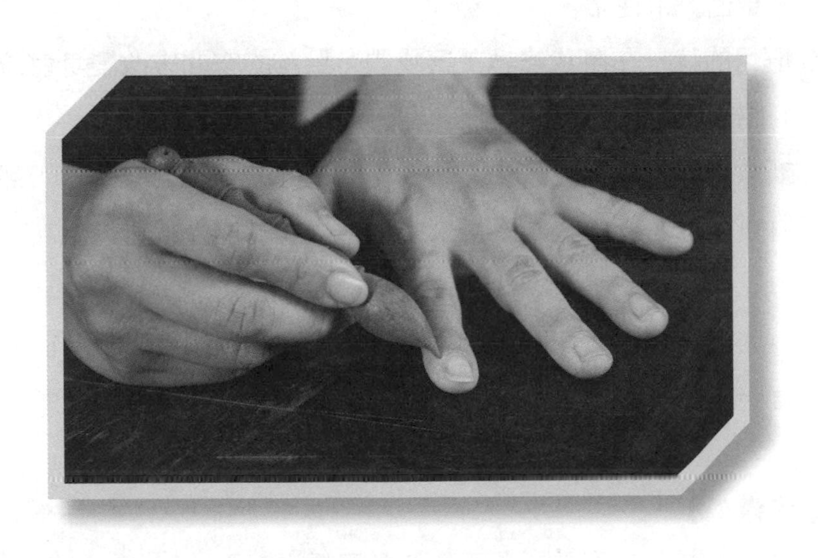

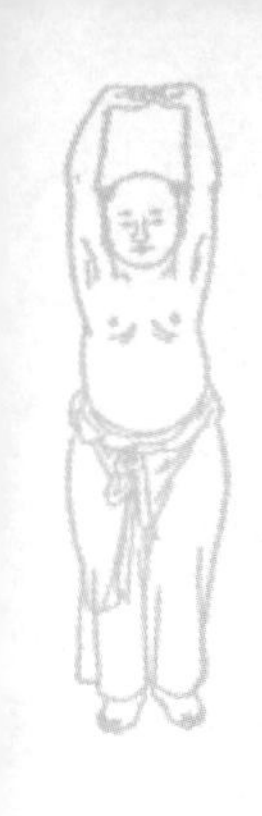

零基礎也不怕 Point 10
食療：蜂蜜斷食法

當人生病的時候，應該找一個偏僻的地方休息，而不是到人非常多的醫院去。

因為人是動物，人跟動物是一樣的，人要躲起來休息、調整，這個過程叫做「斷食養病」。

當身體有疾病的時候，你要先斷食再說。

這是生物界的本能，任脈本身就是個空間，任脈沒有空間，就沒有丹田的能量，所以沒有膻中背後的心肺功能，沒有背後肺泡的空間，人就死亡，腸胃也要有空間，所以空間很重要，有空間人才能夠自我修護，人就是吃太多東西，卡住了。

食療目的就是在自我修護，讓我們有足夠的空間去改變身體垃圾，包含了壞的膽固醇、重金屬、尿酸、乳酸、宿便、毒素。

在斷食過程中，我們需要能夠把體內多餘的脂肪變成熱量，然後有更多的蛋白質，能變成讓體內器官來使用，身體的垃圾就可以代謝、身體獲得修護。

所以當我們最近代謝變差、皮膚不好、腦神經開始衰弱、血液循環也不良，有一些症候群出來，包含頭痛，這時你需要有斷食的念頭。

【這樣做】

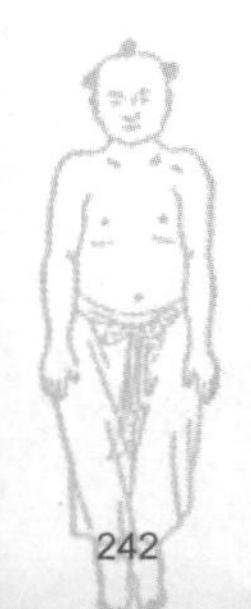

斷食一天以上就算是斷食了，最多不超過三天。

這過程不要吃任何固體的東西，一定要喝水，至少要喝 2000cc 左右，

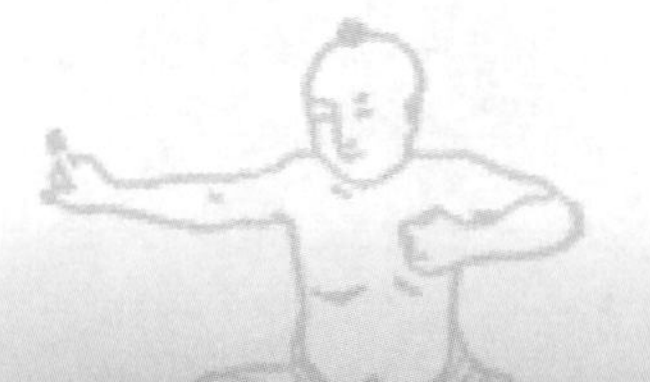

建議喝蜂蜜水，約50公克的蜂蜜，加5倍的水，一餐就喝50公克蜂蜜水，也可以適度加一點檸檬。

檸檬可以幫助解毒，檸檬蜂蜜是最完美的組合，平時可以泡檸檬片，乾的檸檬片有多酚，更有防癌治病的效果，不要喝太複雜的，泡著一天隨時喝，因為有蜂蜜，所以不會有血壓偏低，或是血糖不夠，簡單說明，不要吃其他任何東西，就喝蜂蜜水就可以了，也可以直接吃蜂蜜。

偶爾一餐斷食也可以，一天也可以斷食，斷食最高不超過三天。

這個食療會讓人很舒服，復食的時候不要吃油炸品，或是太油膩的東西，盡量吃簡單的蔬菜，不要馬上吃肉類，一開始復食不要加鹽，因為鹽一下子進去之後，對腎臟會有負擔。

復食，就是不要吃不好消化的肉類或油炸品，還有鹽巴，在斷食的過程，要避開刺激的東西，包含了咖啡、酒、菸，這些都不要碰，自然就會非常舒服，而且輕鬆。

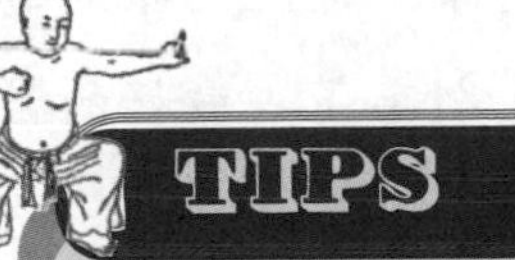

任脈暢通了，人自然不會過度肥胖，自然身材苗條漂亮，每年的四月到六月是我們所推廣的淨身月，淨身月的用意就是讓任督二脈能夠暢通，斷食對任脈的幫助是最巨大的，也是最好的。

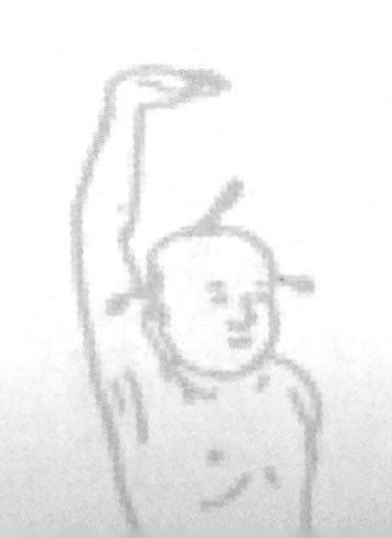

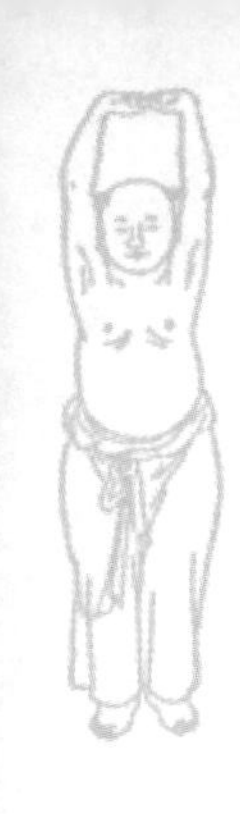

經絡拳教室

任脈非常喜歡透過皮膚的皮部，來促進它的新陳代謝，可以直接噴上淨化液，用掃毒棒在皮膚掃毒，掃一掃，可以促進皮膚代謝功能和底層的淋巴管的引流，身體會非常清爽。

掃毒棒可以從外側掃往心臟的方向。

手三陰掃往心臟方向，手三陽從身體的核心掃往末梢，足三陽也是掃往末梢去，這方法有進有出，尤其在洗澡之後來操作，是最好的排毒方案，可以把垃圾透過皮膚獲得代謝。

今天我們傳遞了任脈的打通的方案，創造了一套如何啟動自我療癒的智慧。

這樣的技術，這樣的觀點，主要就是要讓你自己有能力去主導自己的健康。

堅信自己，你是帶著使命而來認識經絡拳的，希望你能夠讓周遭的人都感受到經絡拳是可以幫助你更健康、更幸福的，別忘了，最好的醫生是雙手，最好的藥物就是你身上的經絡。

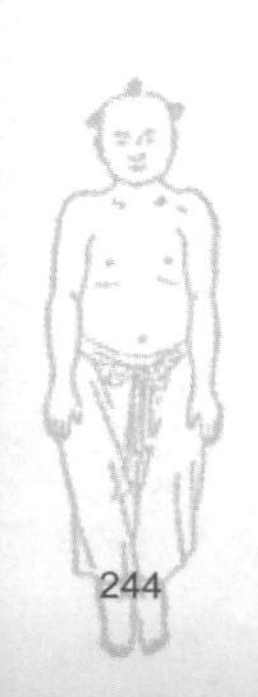

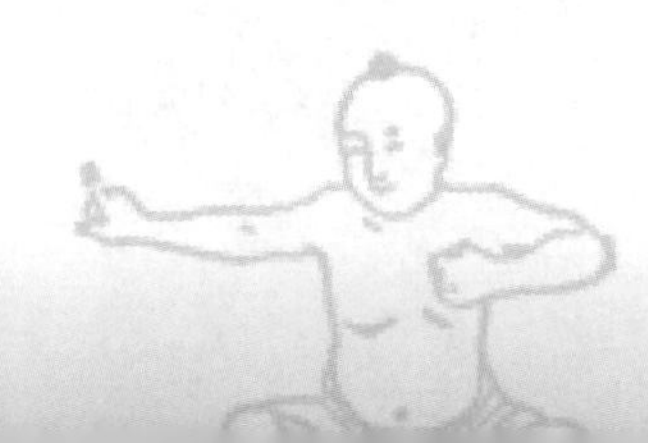

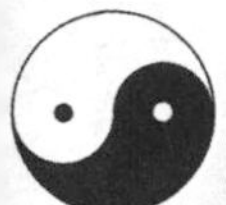

16

少生病！縮短病痛時間！
—啟動「督脈」

督脈是陽氣的掌握者，
決定了人的生命力。
督脈不通時，
六腑的功能就下降，
腸道、膀胱、代謝系統全部就轉弱了，
體內瞬間堆積了很多的毒素，
變得沒有空間了，
就變成腫瘤、肌瘤。
打通督脈，
可以挺直脊樑展現精氣神，
增強督脈的氣血供應能激發先天之氣。
啟動督脈，
隨時可以培補正氣，
當正氣充足之後，
百脈俱通，
可以驅除宿毒，
可以把經脈中所有的阻塞打通。

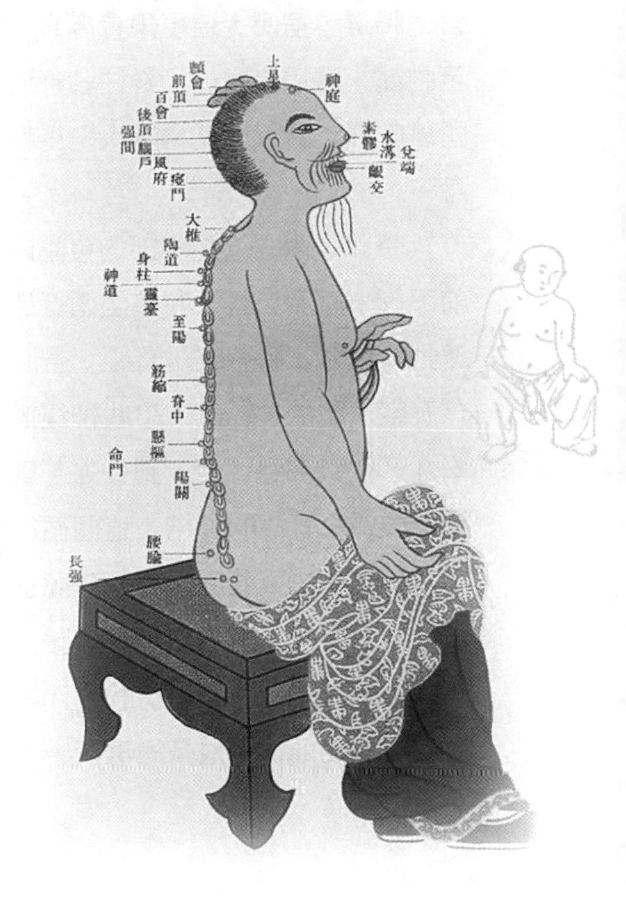

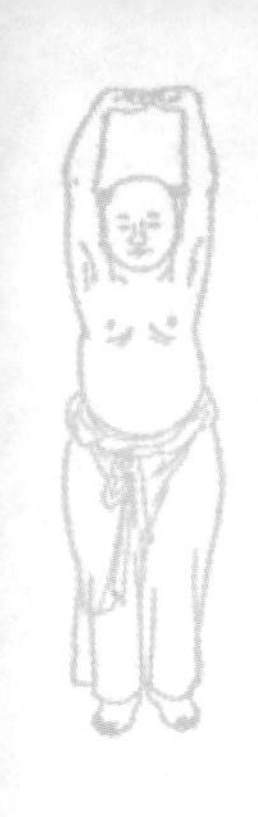

零基礎也不怕 Point 1
認識任督二脈

現代人的體重都在逐漸地增加，人的體重一旦增加之後，就會增加脊柱的負擔，後背也會拉扯、緊繃，就會導致五臟六腑代謝比較緩慢，就會累積毒素。常腰痛的人，腹部一定有多餘的脂肪，這多餘的脂肪裡面也包含了腸毒、宿便，這現象會導致骨盆腔會前凸，這時又會壓迫到後背，甚至腰部，體重越增加，脊柱就越沒力量，越容易磨損，關節越容易發炎，所以處理了督脈，就會讓人變得輕盈，越輕盈，氣就越強，人就更容易瘦身。

督脈是陽經，從底部的會陰開始，沿著後方的脊柱上行，到頭頂，往前下行一直到上唇，在整個循行過程中，督脈和很多重要的經絡都有互相連動，包含了膀胱經、腎經、帶脈，這些脈絡裡最重要的，就是來疏通所有五臟六腑的神經叢，這些神經叢往前聯絡到女生的子宮、男生正前方的睪丸，往底部到會陰，到長強，到了大椎，到正上方的百會，和前方的任脈形成前後呼應的連結，這個循行就是常說的「任督二脈」。

任脈主血，督脈主氣，任脈通了，才不會有心腦血管疾病，氣通的時候，才不會有腦部的疾病。督脈主要是循環全身，當氣不通時，整個六腑的功能就下降，腸道、膀胱、代謝系統全部就轉弱了，人就會產生可怕的問題，瞬間堆積了很多的毒素，六腑原本要有空間的，變得沒有空間了，就變成腫瘤、肌瘤。

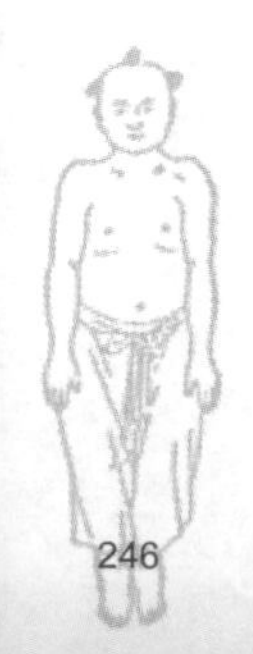

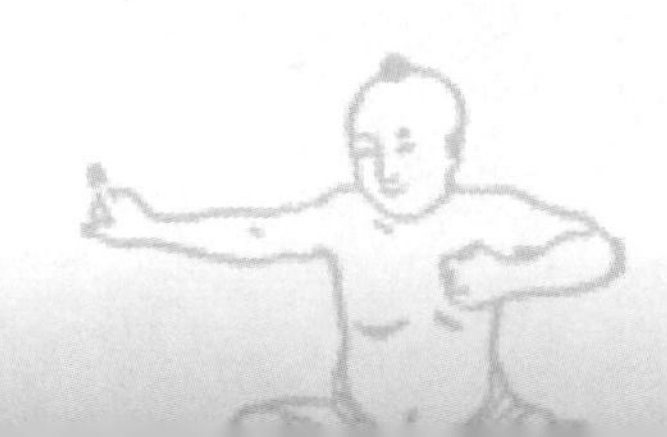

零基礎也不怕 Point 2
女人的漂亮應該從督脈著手

【先瞭解】

牽涉背痛或髖部疼痛；有些可能感到恥骨關節部位喀喀作響，舉凡任何需要抬腿動作，會感到特別疼痛不適，或起坐發生困難，甚至難以行走或爬樓梯都是督脈問題。

督脈和六腑之間的關係，最重要的部分是脊柱底部的坐骨。

坐骨就像房子的根基一樣，恥骨聯合中間有纖維軟骨，上下附有韌帶，位於骨盆的前方。纖維軟骨中間有一縱裂隙，但無滑膜覆蓋。

女性在妊娠或分娩過程中，恥骨聯合可出現輕度分離，使骨盆發生短暫性的擴展。

當脊椎歪了之後，氣血循環就變差了，全身也不會放鬆，開始緊繃，脊柱、神經、內臟皆受影響，內分泌紊亂，女人不管怎麼醫病，都會覺得不舒服。

但不要以為只需好好地照顧任脈就可以了，這是錯誤的。

任脈雖管血液，但事實上從督脈下手，女人才會漂亮，男生的話，當然也可以換個角度，從任脈下手，對男生來講也會有用，這就是「前病後醫，後病前醫」的概念。

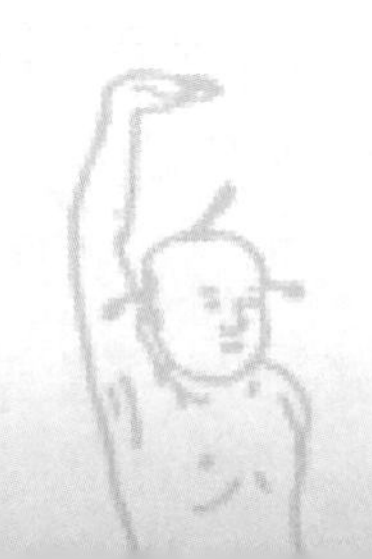

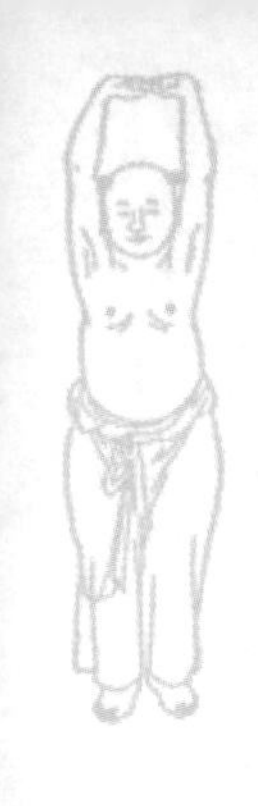

零基礎也不怕 Point 3
腿越開的人，病程會增加

【先瞭解】

走路時「腳開開」，疼痛於夜間會更加明顯，影響睡眠品質，在起身行走時會造成不適。

脊柱是由督脈所控管的系統，有很多的脊神經，還包含了中樞神經、自律神經……如果筋沒有完整鬆展，走路腳開開的人容易頻尿、中風。當骨盆沒辦法端正，整個病程也會增加。

走路很端正，氣很直的人，督脈的氣很旺，人就不會生病，甚至生病的時候，病很快就能夠修復。腿越開的人，原本大約在一天或者是一週就會好的病，就可能會變成要七年才會治好，這個時間的拉距非常大，完全是看督脈有沒有氣。

零基礎也不怕 Point 4
骨盆腔的平衡，對於督脈是很重要的

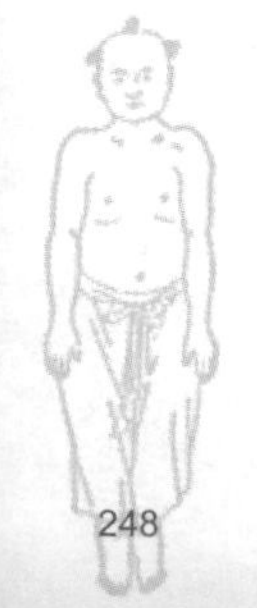

習慣翹二郎腿、站姿不對、走路沒有走一直線……這些習慣也會變成

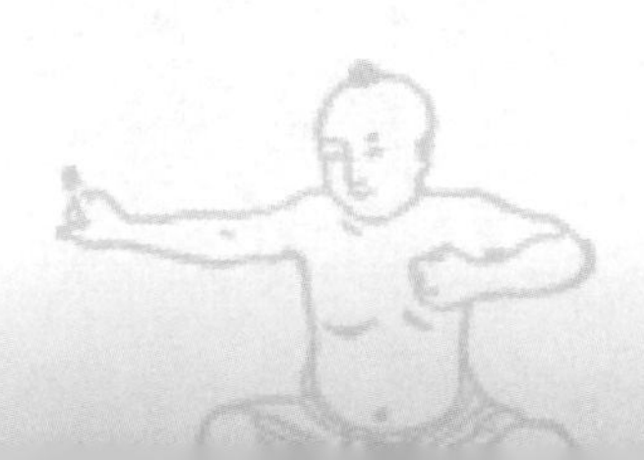

未來的長短腿，當脊柱的鋼骨結構彎了之後，不管你的上半身怎麼去敲敲打打，怎麼樣去矯正，都是沒有用的，骨盆腔的平衡，對於督脈是很重要的。

靠外力來矯正骨盆會傷到脊椎神經。脊椎側彎也不是拉一拉就好了，當骨盆腔的拉力不平衡，每一種肌群之間，有些疲乏了，有些過緊了，不正常的扭力，錯位了，都需要重新把拉力矯正回來。

骨盆腔的問題如果不改善，未來就會有尿道炎、膀胱炎、尿毒，腎臟也不好，底下的內痔、外痔全部都跟骨盆腔有關係，多數女性的子宮不是前傾就是後傾，就會造成腰痠背痛，一輩子都治不好，骨盆腔習慣發炎，肚子也下垂了，頸椎病永遠醫不好，後背僵化也醫不好。

【這樣做】

深蹲：兩腳與肩同寬，腳尖朝前，雙手上舉至耳朵兩側。慢慢蹲下到最深的位置。腳跟著地、臉和胸口朝前，盡量保持雙手舉高，做十二次。注意身體左右兩側的對稱，包括兩側髖關節、膝關節、踝關節、肩關節的對稱。

如果督脈的氣血能保持暢通，氣機往上流動，身體就能夠挺直、輕盈，胸、腹就不會受擠壓，保持腸胃道的空間實在太重要了。

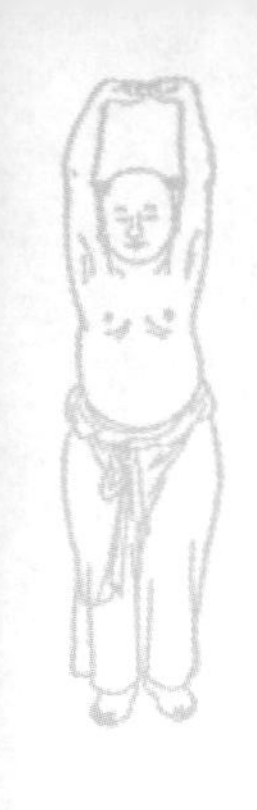

零基礎也不怕 Point 5

印堂能讓脊柱獲得能量的放鬆

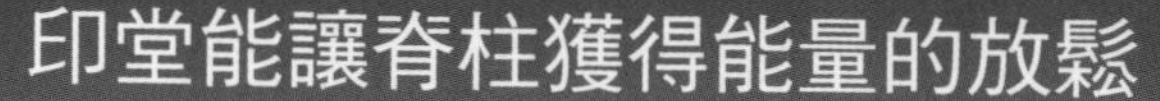

【先瞭解】

印堂一定要去接觸木頭，因為人的骨輪和木頭是很雷同的。印堂能讓你回春，讓你年輕活力，能夠讓脊柱獲得能量的放鬆，而且還可以補充正氣，百脈暢通。

【這麼做】

把印堂放在噴了水的排毒床，水分進入之後，把督脈的整個熱氣全部抽離了，人馬上就清涼了，而且會讓整個脊柱輕鬆，而且能夠彎腰。

【宣師說】

找到老木頭，大概五百年以上的原木，放在印堂上，木頭會吸熱，可以把印堂的熱釋放，把督脈氣打通，不僅頭痛、頭暈改善，大腦靈活起來，連脊柱也輕鬆了，有時候連脊柱的痠痛也不見了，不僅讓你感覺到眼睛明亮，重點是兩眉之間的印堂，會有著神奇的力量。

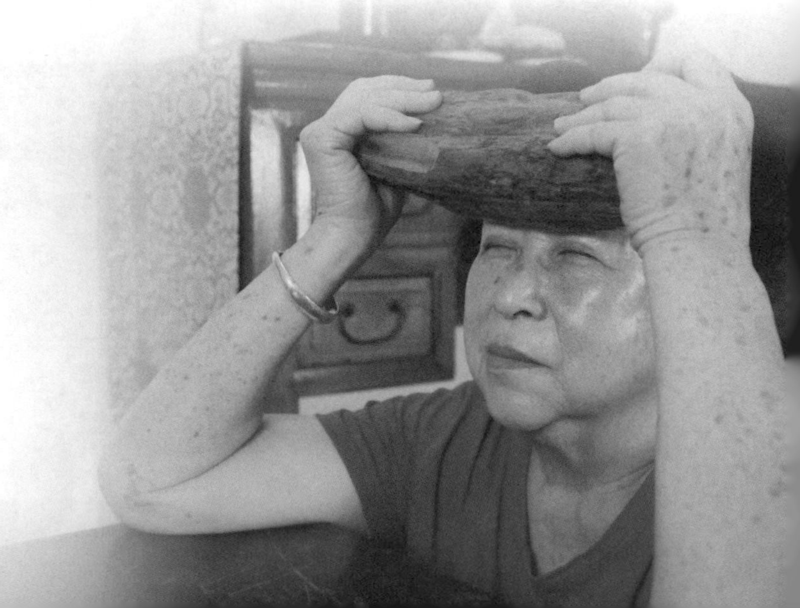

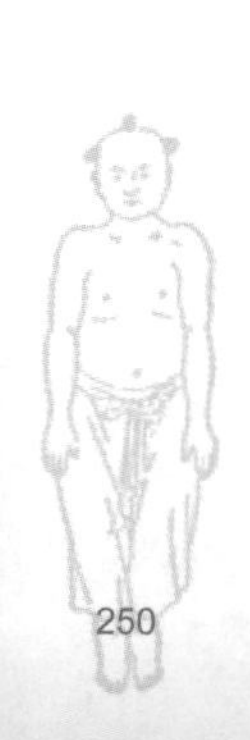

零基礎也不怕 Point 6
做伏地挺身檢測督脈

【這麼做】

提捏督脈，以中線為主，從長強穴由下而上的提捏脊柱，到大椎這段，看哪個地方黏住了，就是要多注意的地方。

以伏地挺身姿勢趴著，兩手平貼地板張開肩膀寬度，腳尖點地。

手掌撐、膝蓋伸直離地，做伏地挺身，身體像塊板子同時推上來。

通常只有嬰兒才有辦法拉開，小學生還有辦法，到了國中幾乎沒辦法了，成年人基本上有很多地方都卡住、都黏住了。

沾黏得越嚴重，往後這地方就越容易滑脫，就會出現很多地方卡住，就會形成一般的症候群，當中間的神經叢先黏住了，旁邊的筋因為它不導電，整個筋就開始鎖緊了。

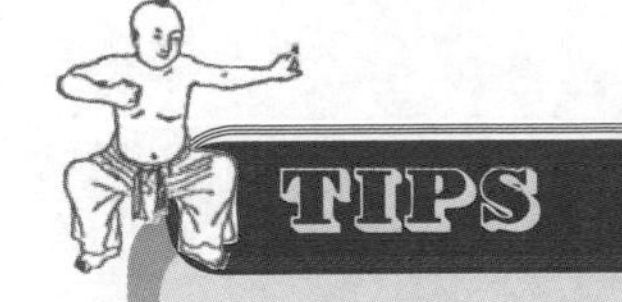

TIPS

膀胱經可以用手肘揉，但督脈不要用手肘揉，督脈用捏的方式是最好的，還可以拍氣、補氣。

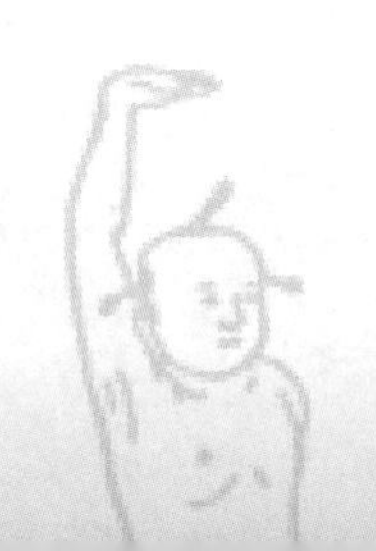

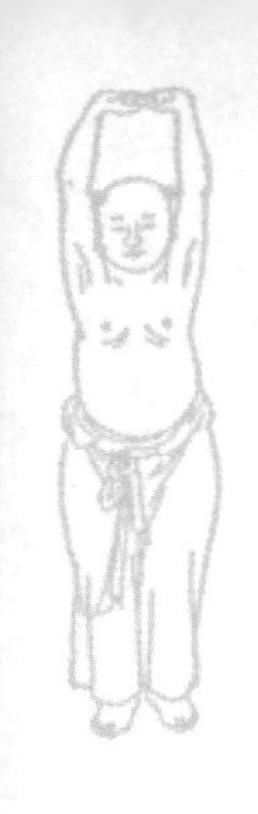

零基礎也不怕 Point 7
坐骨問題會影響到生育

膀胱經的氣機運動，這條線基本上從坐骨開始，如果坐骨歪了，往後所有的一切，包含生出來的孩子，也會有功能失常的問題，有可能終生腦部會有問題，也就是母親的坐骨不夠穩的時候，孩子在出生的過程，有可能折傷他的頸椎，或者阻斷氧氣的供應鏈，所以在母親還不能確定能不能生出孩子之前，先看看自己是不是有駝背？是不是有左右兩邊不平衡？是不是有長短腿？是不是有坐骨的問題？如果都沒有把它調整好，將會付出一輩子慘痛的經驗。

人的身體從腳開始，都影響到你的地基、你的坐骨，所以腳如果沒有穩定，鎖骨就會鎖不住，鎖骨就會全部打開，整個大腿就全部掛了，沒力量了，氣脈就不通了，就會無精打采。

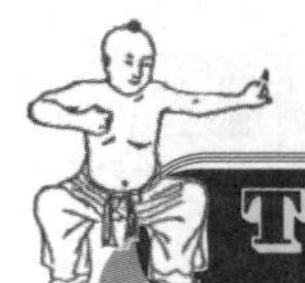

TIPS

當媽媽的坐骨歪掉，整個地基歪掉之後，生出來的孩子就是畸形，所以督脈是你這輩子最好的醫生，它可以讓你一輩子少生病。

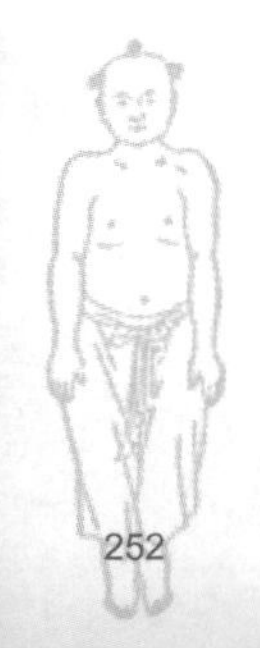

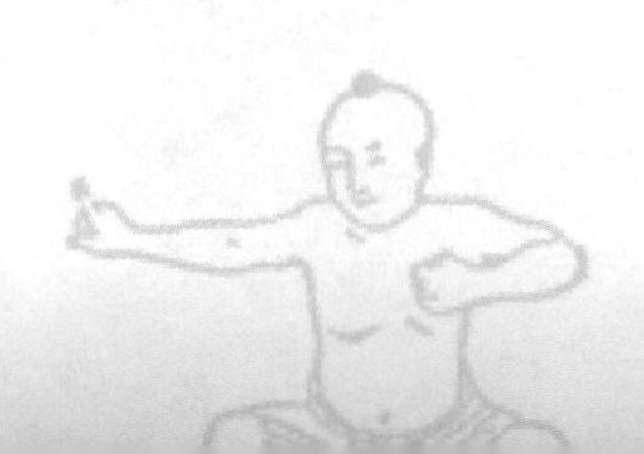

零基礎也不怕 Point 8
督脈所連結的，都是生命的中樞點，帶動全身陽氣的啟動

督脈的「督」就是統領，統領脊柱與脈絡裡的陽經，坐骨和腿的關聯非常密切，也包含了心和腎，和督脈的關係也很重要，督脈所連結的，都是生命的中樞點，腎是先天元氣，心到腦部去，還有五臟六腑、血管……等等。

當督脈暢通時，很像是氣在運轉，過程中在肌肉收縮時吐氣、伸展時吸氣，維持固定姿勢時記得正常呼吸不要憋氣，送到胃，叫胃氣，胃氣足了，消化也強，運轉之後不僅對腎氣也能夠提升，腎氣就是荷爾蒙，即使到了肺，也會促進新陳代謝，也可以讓心血管改善，生病的狀態很快就能醫好了，氣轉弱時，生病怎麼醫都醫不好。

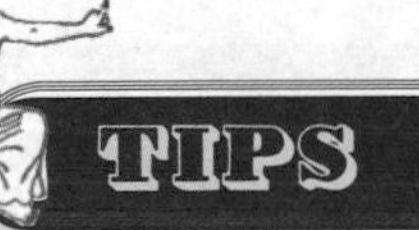

氣是一個引擎的能量，是推動活塞、引燃爆炸的熱量，或是壓力推動出去，就能帶動全身的轉軸啟動，這種力量稱為陽氣，陽氣越旺的時候，人就會開始活絡起來，陽氣不夠的話，就會越來越需要調整。

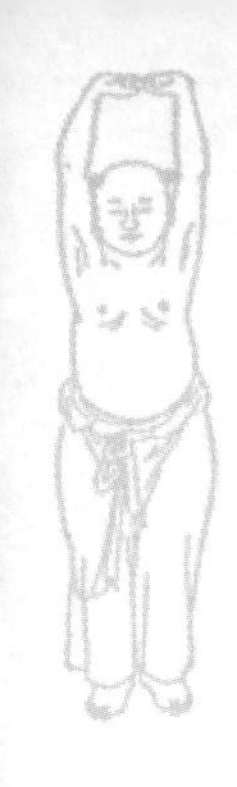

【這樣做】

【動作一】

泡腳，可以讓腳活化，比較不會僵化，對骨盆有幫助，泡腳時，兩腳要稍微併攏，夾到最緊為原則，如果夾不緊，中間再放一個厚的大毛巾夾著，腿部就會瘦，就會循環，鞏固恥骨的收縮，整個脊椎骨就會稍微擺正。人家常說，腿老了，脊柱也老了；腿年輕了，通常脊柱也年輕，所以腳越漂亮，通常脊柱也不會差到哪裡。

【動作二】

泡完腳之後，再做一個動作更重要，踮腳尖走路，有助於足三陰的活絡，可以調動上來，同時也要用足跟走路，腳尖翹起來，扶著牆走路，這是足三陽的走路，各五分鐘。

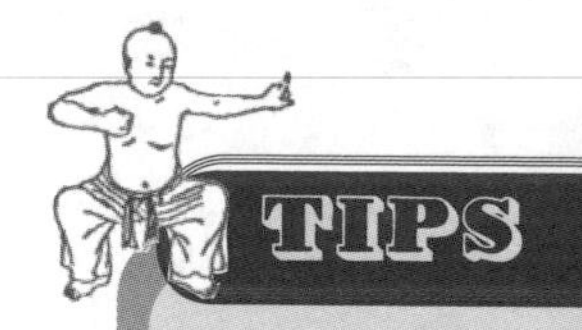

踮腳尖，可以把血液送往脊柱，脊柱拉直之後，開始供應給心臟，送往全身，而且可以防止靜脈曲張；踮腳跟，可以把血液送到腦部去，整個腦部會非常強大。假設你想要少生病，就盡量用足跟走路，如果你要縮短病程，就用腳尖走路，各五分鐘就可以休息，這種的擠壓過程，讓心臟可以下降它的壓力，心臟就會變得很輕鬆。

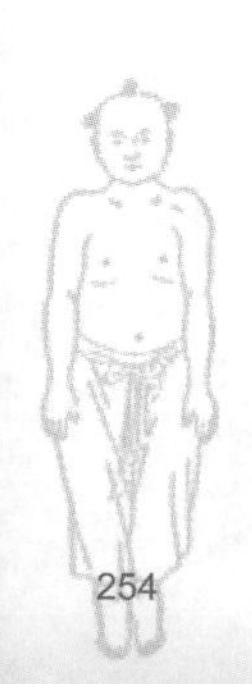

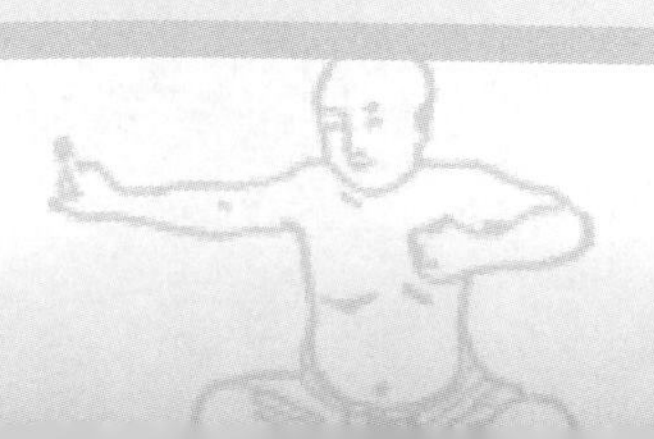

【動作三】

找一根柱子，讓脊柱稍拉一下，曲膝，稍微深蹲，目的是先放鬆一下腰部。

雙腳打開與骨盆腔同寬，想辦法讓頭部、胸椎和腰椎，每一節先靠住，緊接著，吐氣，開始一節一節向下捲，手自然而然到了大腿，到膝蓋，慢慢一節一節往下，身體離開牆面。

接著，吸氣，身體縮腹上來，一節一節回來，從腰椎到頭部還原到頭部貼回牆面。連續練習會發現感受是非常強烈的，而且非常舒服。

另外，生活中隨時提醒自己配合呼吸練習肚臍內縮，讓脊椎保持在壓力最小的舒適位置，端正體態，增加脊柱的柔軟度，改善僵硬的狀態。如果是在外面操作，不要去撞樹，樹是有濕氣的，只要靠著牆面操作即可。

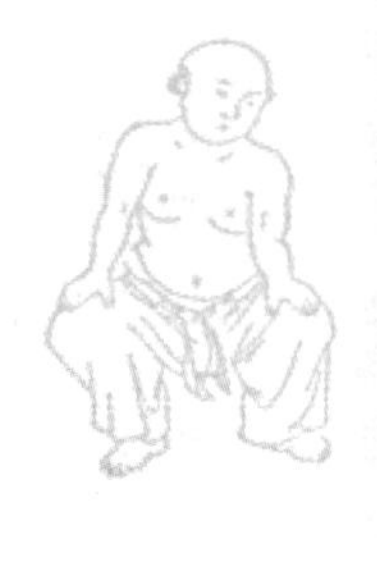

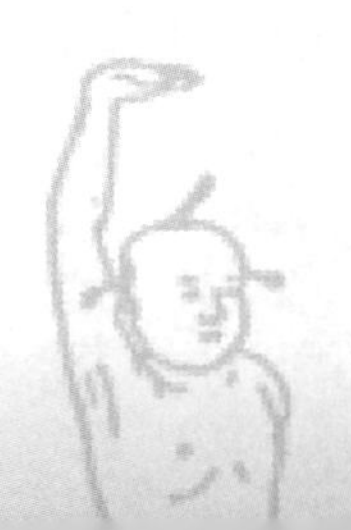

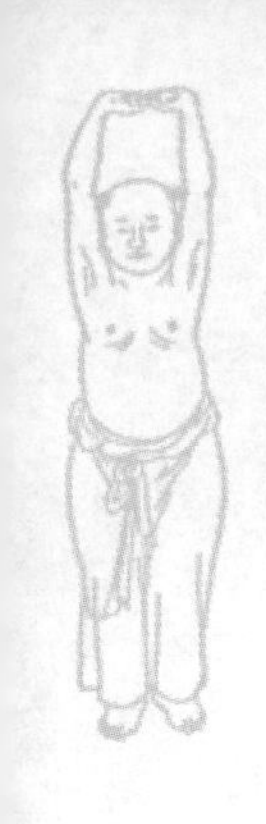

零基礎也不怕 Point 9

督脈打氣操

【先瞭解】

關於脊柱有三個很重要的部分要注意：提頂、沉肩墜肘、尾閭擺正，這三個點就是督脈這輩子的致命點，很多人這輩子都做不好，一打字就聳肩、開肘，一看電視、看報紙，全部都低頭，或者是仰頭，坐著時尾閭不是擺正，而是前傾或後傾。

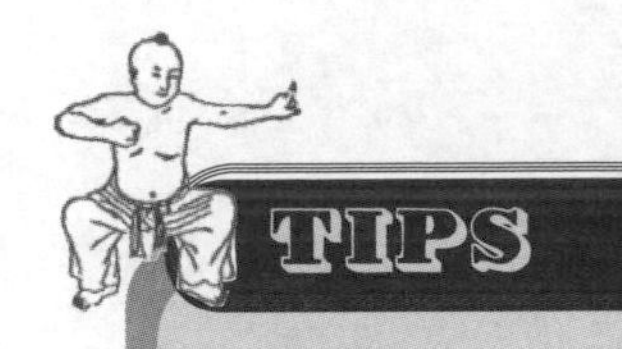

提頂，頭要往上拉，就是懸樑刺股的概念，這能夠讓人端正，這個時候脊柱就輕鬆了；沉肩墜肘的目的，就是不要鎖住鎖骨，讓鎖骨能夠放鬆，很多人沒辦法讓鎖骨放鬆，導致於肩膀被擠壓，脊柱永遠就被拉扯，就歪一邊了。

【這樣做】

正躺時，雙手手肘打開與肩同寬，手掌心朝上，關鍵在於要鎖住鎖骨，才能夠治療坐骨，必須先把鎖骨四輪定位，前輪是鎖骨，後輪就是臀部。

定好位之後，兩腳與肩同寬，吸氣時，兩隻腳往內縮，用足跟抓地，往內擠壓，抬臀，一節一節從腰椎拉到脊椎，讓身體是一條線，但是讓肘骨不要先突出來，吐氣時，一節一節從背再慢慢地捲下去。這個動作，手要定好位，才能夠去一節一節地拉，一節一節地往下放，重點在於，要想盡辦法讓兩隻腳能夠打到地上，類似氣動肝經的姿勢，讓坐骨完全地糾正定位，這個難度很高，這個動作是最重要的一個動作。

如果兩隻腳最後能夠拍手，兩隻腳打下去是有聲音的，代表裡面的氣機、結節，全部鬆了，恥骨就鎖住了，恥骨兩邊的高度也會一模一樣了，就不彎了，用有聲音來斷定是不是全部鎖住了。這個操，練十～三十分鐘，這就是「督脈的打氣操」。

TIPS

如果在做的過程中，發現到自己打不出聲音，可以拿一個枕頭，用大腿夾緊，稍微抬起來，壓一壓，壓一百下之後再放，再拉，可能會比較容易一點，這動作對於督脈的啟動有一定的幫忙。

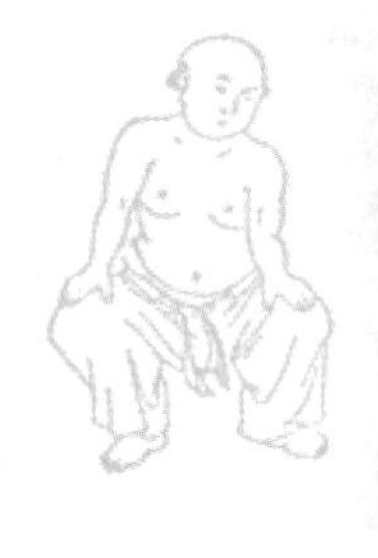

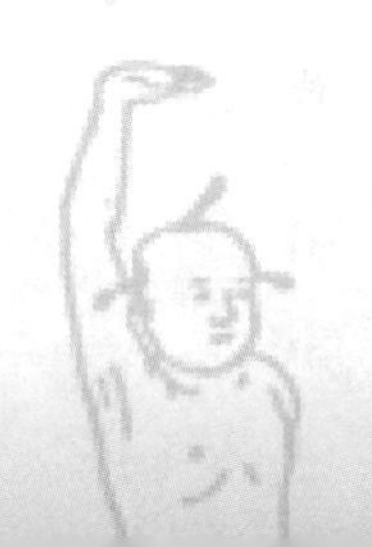

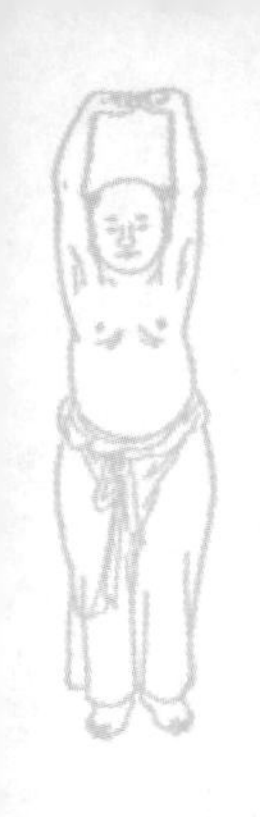

零基礎也不怕 Point 10

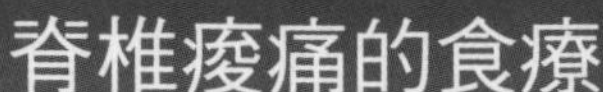

脊椎痠痛的食療

韭菜籽、枸杞、黃耆這三個配方，專門治療脊柱的問題，也可以讓陽氣更高，對於膝蓋痠痛、脊椎痠痛，還包含了遺尿、頻尿都很有效果。

枸杞，入腎、養肝、明目、滋陰補陽；黃耆，入脾胃。韭菜籽，又名起陽籽，黑色入腎，微酸，也入肝，如果想要固精助陽，韭菜籽是最好的，以韭菜籽為主軸，對脊柱起到一定的作用，有關免疫力轉弱時，可以試一試，可以預防腸癌，對於增加腸子蠕動有幫助。

用韭菜籽來活化椎體，來強化鞏固骨額，很有幫助，韭菜本身含有鋅、硒、鍺，對荷爾蒙有很大的幫忙與協助，在早期的時候，韭菜籽可以退乳，還包含子宮收縮，懷孕的人只要吃韭菜籽，腰痠背痛就改善了。

經絡拳教室

長期在辦公室坐久了，每個人多少都會有肌肉的不舒服，所以當坐久的時候，請記得，什麼事都不要做，趕快起身，拿出坐骨矯正球滾一滾，整個人就舒服了，把坐骨鞏固了，整個脊柱就很有力量。

當人長期久坐之後，脊柱所承受的壓力是好幾倍，所以要趕快鬆解它的壓力，不是打脊柱，也不是打督脈，可以操作印堂，或是坐骨的矯正。

緊張就會感覺到脖子，甚至全身都僵化了，代表身體的陽氣不夠，代

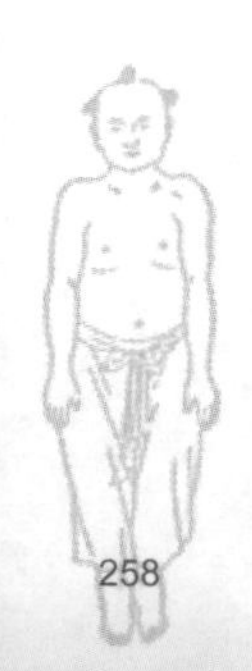

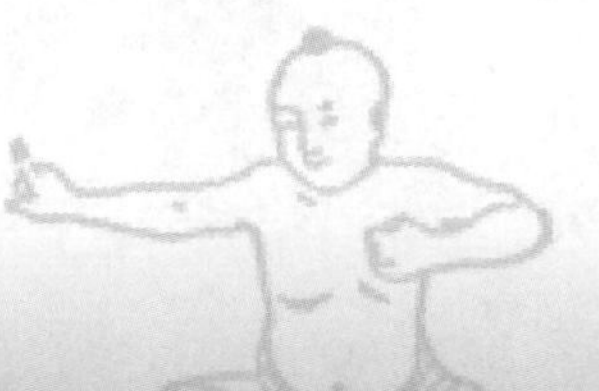

表熱氣不夠，要泡腳，要泡熱水澡，要不然就是去運動，這對你有幫助。

督脈最怕的是固執，固執代表有很多的執著，這些執著最怕的就是怨恨，當我們心懷怨恨，越來越不容易原諒別人的時候，情緒毒素就很多，肌肉緊繃度就增加，全身的痠痛無法代謝，你的病就會加重病情，從小病變大病、變重病，如果你能心懷感恩，心情放鬆，不要有怨恨感，這樣對脊柱會保持柔軟彈性。

最後一點，用心情愉快的步伐走路，對於脊柱是很有幫助的，走出最棒的一個康復方法，讓病情改善的方案，不好的情緒影響督脈的範圍是非常直接，而且是有害無益的，如果有任何情緒，都會印記在督脈裡面。

打氣督脈要盡量減少生氣，減少怨恨，用「感恩心境」讓人生過得更好，相信你可以過得更輕鬆，開心愉悅。

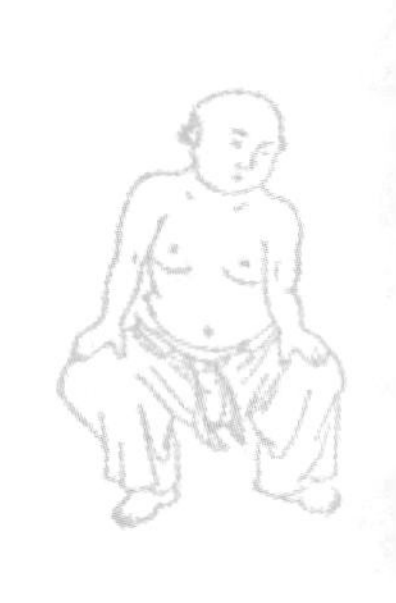

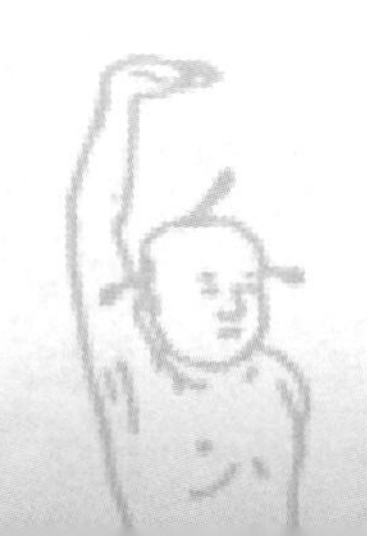

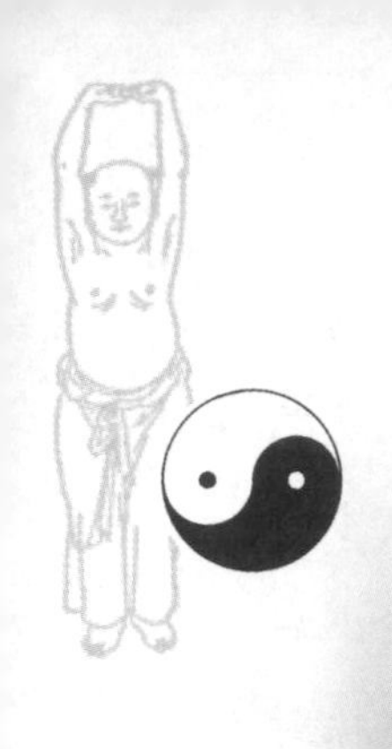

17

改善內分泌！預防婦科腫瘤！—啟動「衝脈」

當經絡臟腑氣血有餘時，
衝脈能加以涵蓄和貯存；
經絡臟腑氣血不足時，
衝脈能給予灌注和補充。
啟動衝脈，
衝脈有調節肝、腎和胃，
氣機升降的功能。
可以調節十二經絡的氣血，
預防婦科疾病，
包含腫瘤、卵巢癌、子宮內膜癌、
子宮頸癌或是乳癌。

衝脈
調節十二經氣血
為十二經脈之海
學派
宣印

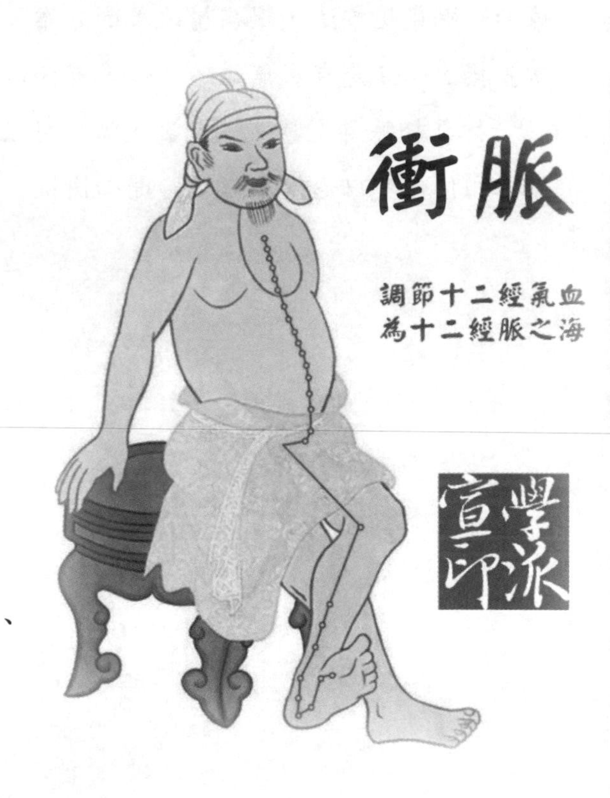

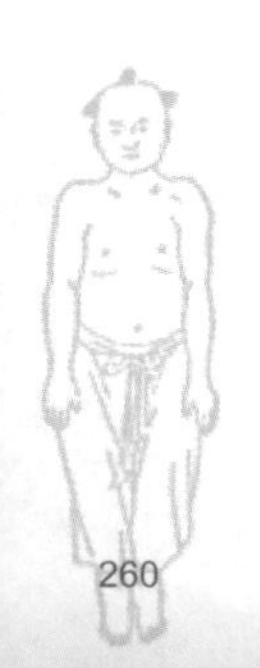

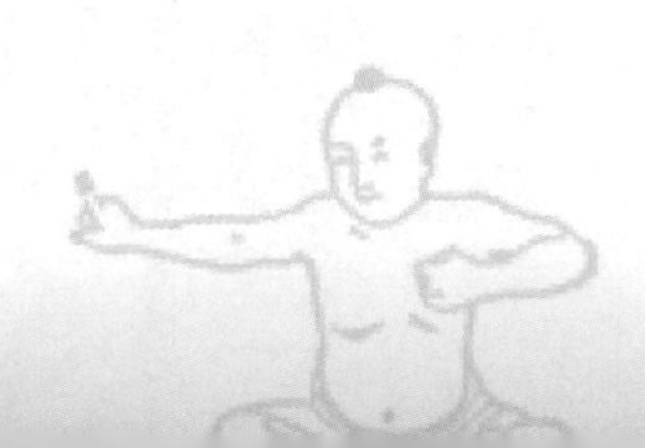

零基礎也不怕 Point 1
認識「奇經八脈」

現代人因為長時間使用肌肉的不平衡，或是情緒的壓力，尤其是緊張，所有的軟組織會產生所謂的病變。

軟組織包含了肌腱、軟骨、韌帶，或者是滑囊、關節，進入到了神經根的壓迫、或是脊椎的滑脫、側彎、或者是筋骨的扭傷，這種現象，其實跟氣血不足有關。

「奇經八脈」是十二經脈以外的另外一個通道，也是可以調節十二氣血，以任脈、督脈、衝脈、帶脈這四條最為重要，奇經八脈是沒有表裡關係的，在上肢沒有任何氣脈，全部都分布在下肢為主，只有帶脈是往橫向走，大部分都是上下走。

奇經八脈起源於下腹部，原點就是下腹部中間的「古佛點」。

古佛點往後走，連結到督脈，走到命門，往前走到任脈，走到會陰，走到正前方胃經的氣衝，又走到足少陰的腎經，旁開都有連結主要幾個穴位，連結了前方的任脈和腎經，往上走到嘴唇繞一圈，往下走，還有連結到肝經的太衝。

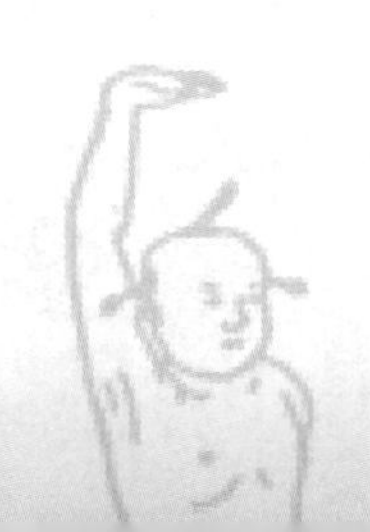

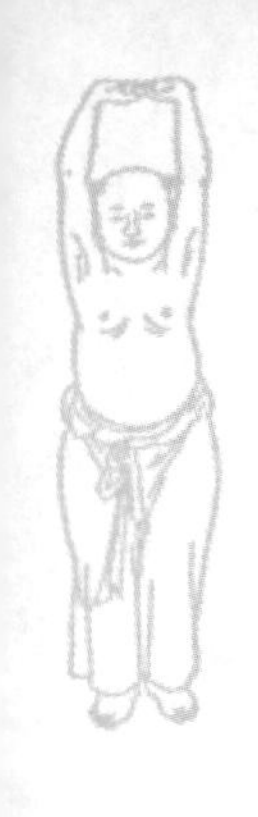

零基礎也不怕 Point 2
經八脈裡面最重要的，就是衝脈

衝脈調節了十二條經，又稱為「十二經之海」，關係到身體全身血液的流動，當流動沒有辦法循環，沖不出去了，血液循環就障礙了，循環不好就是衝脈的問題。

衝脈連結任督二脈，連結腎經，連結肝經，連結脾經，橫跨連結這幾個主要的器官，衝脈連結的部分非常廣泛。當衝脈不沖了、不流了，就停滯了，就會引發出未來內分泌系統的問題，最嚴重的，也包含了甲狀腺異常的問題，甲狀腺異常，月經就混亂了，有些人變長、變短，有些人到最後沒月經了，有些是在性腺出了問題，那就會出現肌瘤、腫瘤的問題。

【這樣做】

檢驗你的衝脈，是不是能夠順利地往上！站起來，用五根趾頭原地跳躍，是否可以內翻、外翻，有點類似跳芭蕾的時候，那五根趾頭不斷地可以往上延展，而且很柔，身體可以輕飄飄的往上，代表你的衝脈是可以往上的。

【宣師說】

當練功練到整個氣機往上流動，身體可以輕盈的時候，兩條腿交替在這個地方做律動，剛好壓到的就是太衝。

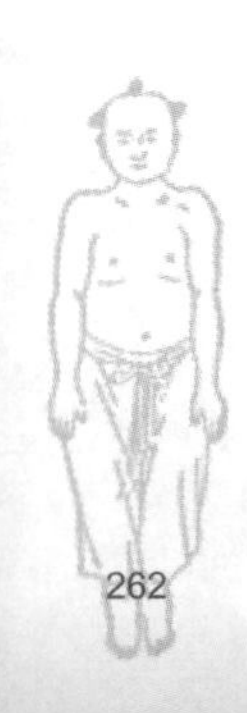

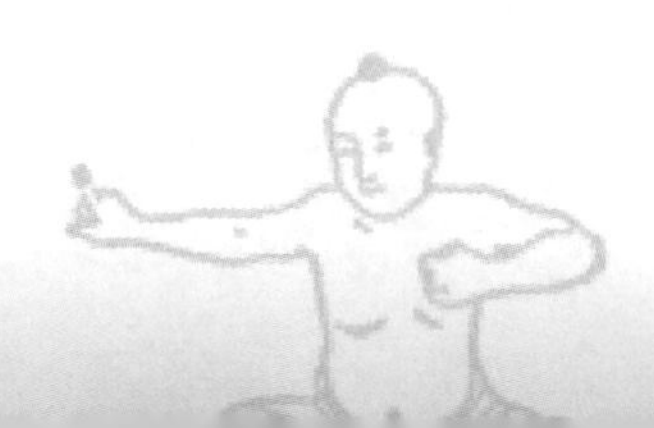

零基礎也不怕 Point 3
全身的「阿是穴」就是衝脈的概念，尋找「衝穴」

有許多人對奇經八脈的理解度不是很高，衝脈讓大家不太瞭解的原因，是它的複雜度。

如果純粹去看圖、看資料，都看不太清楚，簡單的說，全身的「阿是穴」就是衝脈的概念。

當身體有經筋糾結的時候，內分泌容易失調。

表面上叫筋骨痠痛，深層的部分就是腫瘤，而且女生會月經失調，男生就會繃得很嚴重，時間久了之後，神經末梢就會變成了非常的緊繃。

這個緊繃的狀態，是不容易化解開來，要去找到那個強烈的痛點，刺激阿是穴，身體馬上就會有反應，心跳會激烈、心電圖也會明顯的變化，反應到腦部去的時候，剛好就啟動了腦垂腺，啟動了下視丘，啟動了整個內分泌系統，包含了甲狀腺、胸腺，全部都動起來了，動起來了之後，瞬間從緊繃就開始釋放、傳遞，這就叫「衝穴」。

當身體的各個經絡條索狀的緊繃區域越多，阿是穴的痛點就越大。

就形成了痠、麻、脹，必須得去處理，處理完之後，就感覺到效果非常好。

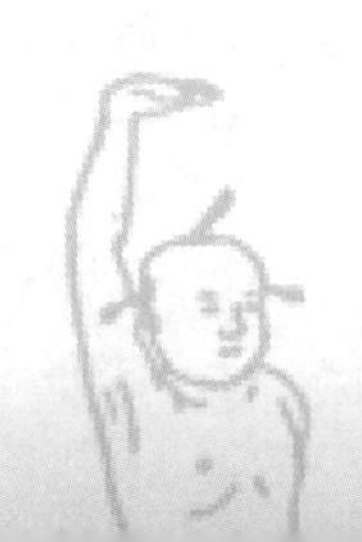

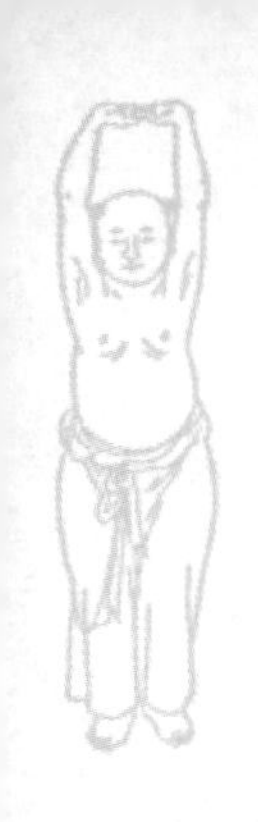

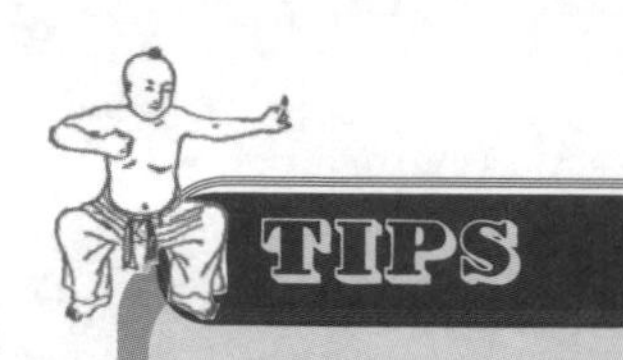

TIPS

衝脈的概念就是讓你反應到腦部去，衝脈在嘴唇繞了一圈，它會讓你叫出來，你叫得越大聲就越好，所以在打經絡拳的時候，最好能夠叫，叫得越大聲越好，感覺就會很舒爽，叫一叫的過程，其實嘴唇的背後連結到整個後腦，腦部的最上面就是腦垂體，這個過程可以讓身體從緊繃的狀態，慢慢地放鬆。

零基礎也不怕 Point 4
衝脈關係著女人的月事

女人的健康與否，就看月經是不是正常，黃帝內經《素問・上古天真論》提到，女子七歲，腎氣要旺，就是開始頭髮要長了，十四歲，任脈開始暢通了，衝脈會非常旺，開始有月事了，就可以生孩子了，衝脈要沖上去，沖才會有慾望，才會想要結婚，這是生理需求，之後才開始進入到女人生育的過程。

衝脈是十二條經脈的血海，肝經講的也是血海，脾經裡面也有一個血海穴，血海在這個地方不能沒有流動，是非常重要的穴位，這裡的脈絡往

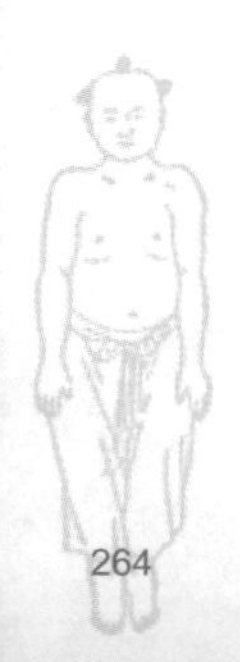

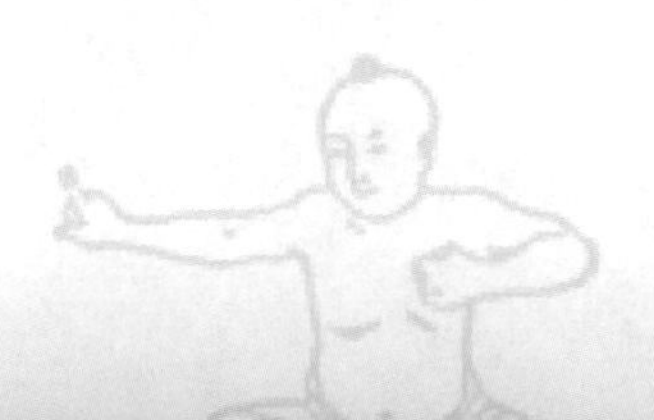

上流動時，對於女性的月經，對於人的精氣，就有足夠的能量可以提升，如果衝脈不夠沖，女生就會月經混亂，動不動就皮膚乾燥、皮膚老化、失眠或是斑點，尤其是更年期的問題。

【這樣做】

【檢測動作一】

站姿，最好能夠靠牆壁，側身，一手碰到膝蓋附近往下，另外一手過頭過肩，感受是否能夠達到很好的狀態。

【檢測動作二】

坐姿，兩腳曲膝，試試兩個足根能不能打到底盤，底盤底下有恥骨，也就是靠近坐骨的地方，這個區塊，如果能夠打到，代表這裡比較容易暢通，打到之後，透過兩條腿部往下振盪，月經會開始慢慢地微調，對整個身體很舒服。

TIPS

當腿部的氣往上流動到最後，腿鬆的時候，腿要能夠收回來打到恥骨，這個地方就是生殖器，衝脈對生殖器的控制非常巨大，包含會不會流產，衝脈上不去，往下沖時，就是流產。

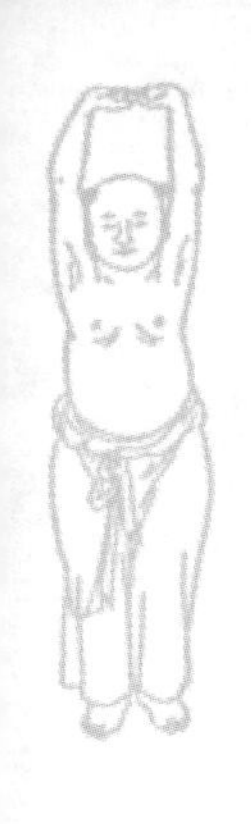

零基礎也不怕 Point 5
女人的月事離不開脾、肝、腎和衝脈

內經是最早觀察所有女性的月經變化，衝脈基本上談的是女性，談的是荷爾蒙，談的是人這一輩子所認識的，妳怎麼樣能夠讓妳越來越健康、越來越好，純粹就是衝血，這個血就是構成月經的主要物質，衝脈就是把好的血往上沖，把不好的血往下排除。

女人的月事離不開肝、腎、脾，脾統血，肝藏血，腎藏精，精可以化成血。

另外，心主血，血液就是到腦神經，不是心臟，包含腦袋會不會經常頭痛？腦垂腺是不是能夠恢復正常？腦部如果經常缺血那全身就混亂了，這完全要看衝脈能不能沖上去。

肝把血液送到心，動力來源是來自於衝脈，所以當妳的心神失態、精神異常時，妳生出來的孩子一定會異常，包含智慧不足，因為內分泌失調之後，就會引發心藏神所誘導出來的問題。

肝藏血來供應給身體，肝臟排出來的血叫月經，排出來的血要透過肝氣來運送。

當女人生氣時，這個血濁氣就會往上沖，在胸口就變成乳癌，累積情緒在腹部就變成肌瘤、子宮頸癌等等，月經的問題就是要疏通肝。

如果先天的腎氣足，通常就能夠讓血液足夠的流動，就能夠確定妳未來不會不孕症，也能確定未來沒有生殖器官轉弱的問題。

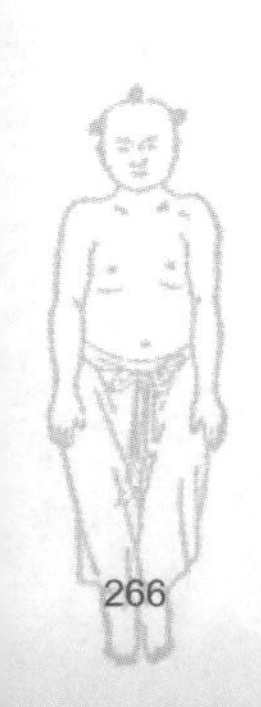

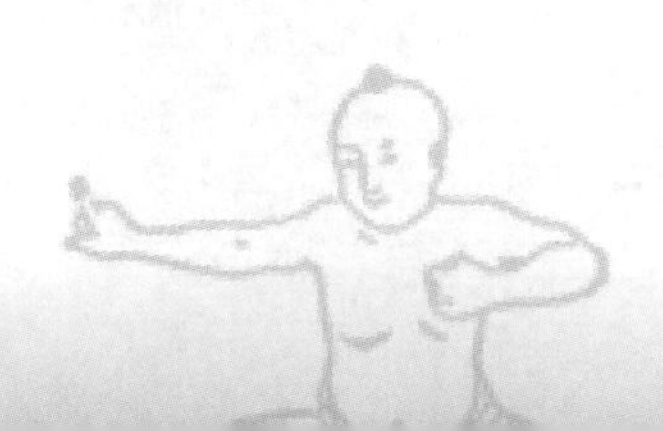

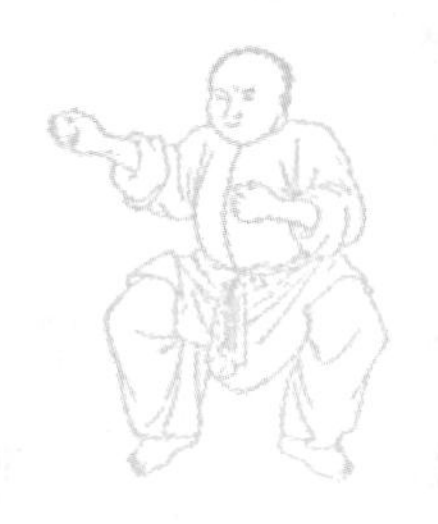

TIPS

衝脈控管全身的血液能夠送往十二經脈裡面，周流全身，不要的血往下流動，就是月經，任脈只是提升滋養、調整女性生育的過程，就是從一開始懷孕到十月生產的懷孕過程中，養分的提供是任脈的問題。督脈是促進妳有正常的月經的時間點，還包含了受孕的部分。用這樣的分析讓各位更清楚衝脈的影響和任督二脈之間的關係。

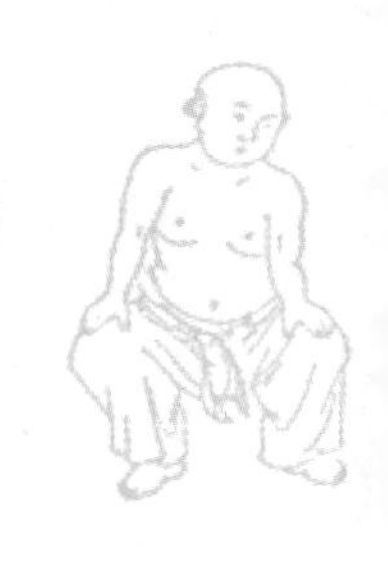

零基礎也不怕 Point 6
做衝脈運動，預防婦科疾病、調理月事

從理論的架構來看，所有內分泌所說的，就是下視丘到腦垂線、卵巢到子宮，但是以經絡的系統來講，衝脈就是連結了任督、腎臟到了子宮，子宮起源於包中，子宮就是古佛穴，這是上古天真論裡的一個主要的穴位。

古代人記錄下來的文案，人到了二十一歲的時候，是腎氣最旺的時候，人應該要是最好的，假設不夠穩定，終生就會很多麻煩，到了四十九歲就開始更年期，開始停經了，所以到了四十九歲以後要懷孕就越來越困

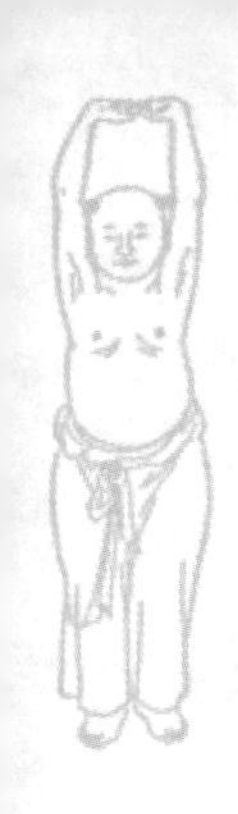

難了，但是如果妳調整得很好，事實上到一百歲還是能夠懷孕，看妳怎麼樣去調整妳的身體。

腦垂腺和荷爾蒙有關係，如果你在腦部裡面有了衝脈流動，荷爾蒙就會一直存在，就會一直保持年輕。

「衝脈打氣操」對於整個子宮內膜預防很重要，如果能增加衝脈的運動量，那麼你的體重就能夠控制得很好，自然而然就比較不容易罹患一些婦科的疾病。

月經的失調就是甲狀腺的問題，甲狀腺是腦垂腺在控制，當然也會控制到卵巢，全部都會受影響，如果隨便吃一些藥劑或補充劑，長久下來就會罹患更多的疾病，包含肌瘤、卵巢腫瘤，這些東西都是要注意的，月經失調越嚴重的人，基本上罹患肌瘤的問題就會越嚴重，所以要想盡辦法讓月經先順再說，月經要順，就要做衝脈運動。

【這樣做】

在做衝脈運動前，先把胯下的地方理開，再把太衝理一理，整個順暢之後，針對三陰交、關元、命門這幾個重要的穴位，都是診治的點。

身體站著，膝蓋微彎兩公分，胯下微彎二到三公分，微蹲馬步就是衝脈的概念，腳步就會鎖定在地面，這個時候地面的衝，就可以接觸到地氣，在胯下這邊也有一個衝，這兩個衝靠近之後就開始沖來沖去，用雙腿抖動，在抖動的過程中讓雙手晃動，上下抖動，手的晃動像七爺八爺，試試手的擺動能不能夠晃得很大，晃得很自然，這個動作做一做之後，就發現整個氣沖上來了。

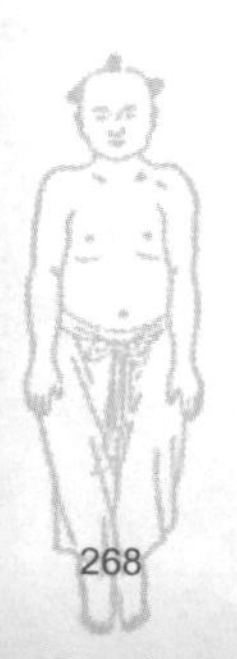

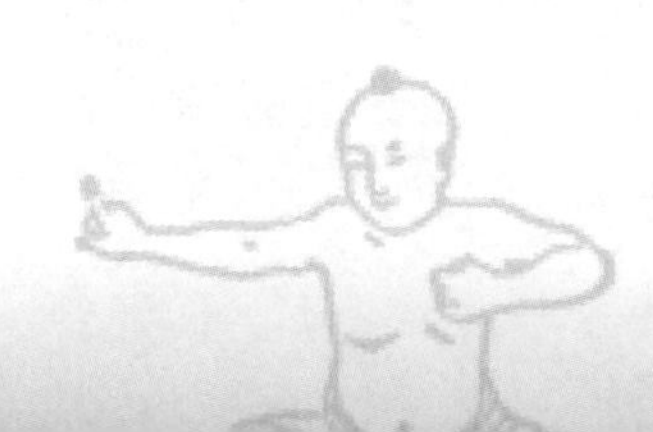

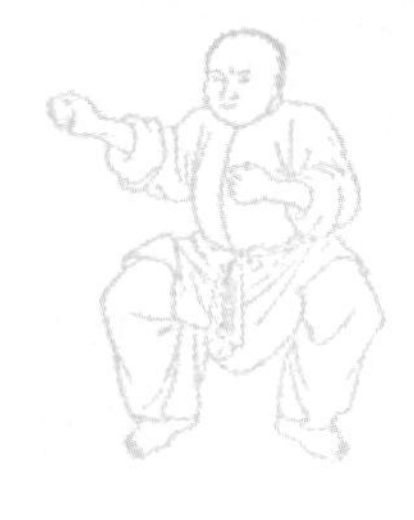

TIPS

光是這個動作而已，女性的陰道裡面就會呈現濕潤，這是一種微酸的黏稠物，它可以抑制病菌的發展，也會促進新陳代謝，看起來像白帶，有些像蛋白一樣有一點腥味。最糟糕的是白帶變成水，而且很惡臭，一般來講，微微的濕潤，反而是比較好，有些是乳白色的。

【宣師說】

衝脈如果通了，女性是會非常年輕有活力的，如果想要預防子宮頸、骨盆腔的一些問題，除了去做子宮頸的抹片檢查之外，我認為最好的方法，就是觀察陰道的部分，會不會有濕潤，而且不會很乾，最怕就是白帶裡面有血，那就麻煩了，這是重大疾病，很可能就是子宮有肌瘤，或是嚴重的子宮頸癌，如果沒有血液，就沒問題了。

【這樣做】

建議大家適度的散步去調整衝脈，散步就是用腳的力量，帶動全身的循環上來，達到衝脈的循行，一邊在走的過程中，手又能夠甩一甩，讓它流動，　邊走路用力甩，就能預防肌瘤性的問題。

練功的目的就是要讓所有的血液都能送往十二經脈去，衝脈在運用上，就是全身的氣機在發動，氣機發動之後，全身內分泌的來源來自於血

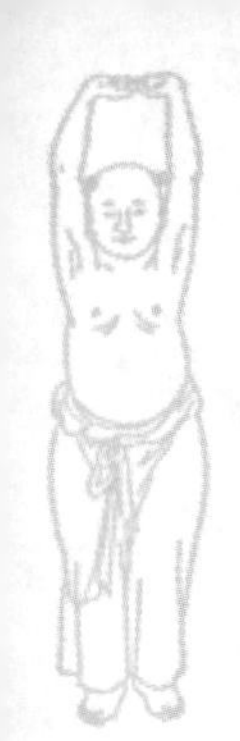

液循環，血液循環流動往上沖到頭部去，是很舒服的，這不是情緒，是從腳部發力的。

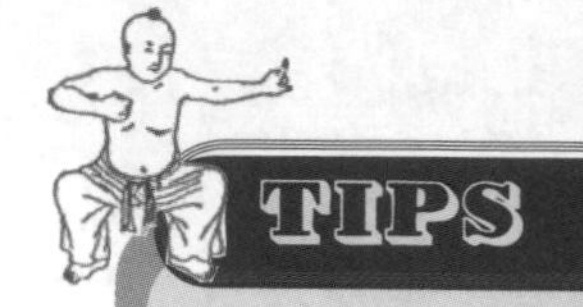

TIPS

用導氣棒直接打在胯下，胯下這邊越來越鬆，整個氣機就能夠發動，一旦發動之後，就可以調節女生的月經，對男生也很好，整個精氣就旺盛了，這對身體的改善和幫助可以起到一個作用。

零基礎也不怕 Point 7
衝脈對於男人 & 女人的影響

衝脈調節的是女性的月經，同時也是調節男生的精氣，讓整個精氣充足之後，因為衝脈繞整個嘴唇，鬍鬚就長出來了。衝脈如果不夠，是不會長鬍鬚的，看鬍鬚長的樣子，就可以看出你的氣大不大。

當人的四肢冰冷、血液循環不好，可能是衝脈上不去了。

愛生氣就是衝脈沒有能量，透過生氣把氣沖上來，愛生氣最大的缺點是，百分之九十的人會得乳癌或者乳房纖維，情緒釋放不出來，積壓在裡面的，通常會有子宮肌瘤。愛生氣就是乳癌的問題，情緒會導致子宮頸癌

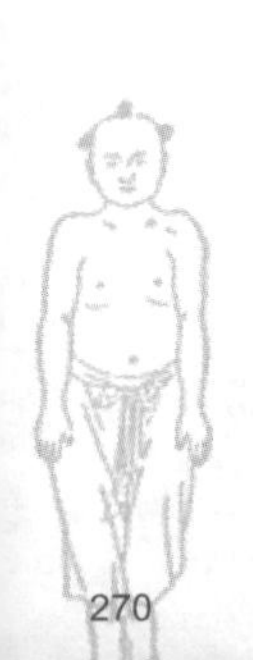

和卵巢癌，子宮頸癌是情緒壓抑了很久，小壓抑是卵巢癌……這是主觀的看法，但是不無可能，所以只要把衝脈沖上去，就沒事了，不要讓它塞住，乳根塞住了，當然就會有乳腺的問題。衝脈不夠強的時候，所有的功能會下降，包含卵巢功能會下降，卵巢功能一下降，女生難免都會長斑了。

女生的斑和男生的斑不太一樣，男生的斑很多是肝斑，女生的斑很多是卵巢，基本上也是肝經走過去的地方，所以妳只要有這個問題的時候，巧克力囊腫跟妳也不會太遠，這些都是妳自己要去克服和改善的。

零基礎也不怕 Point 8
衝脈打氣操

操作「衝脈打氣操」之前，要先把大拇趾和第二趾之間的太衝穴揉開、理開，要揉至少三分鐘以上，包括三陰交、血海也處理一下，處理血海有個好處，打完之後化解硬塊，腿會變長，身體變高了。衝脈引導，只能單腳引導，躺下來，兩手放在臀側兩邊，先右腳抬高往上，左腳尖往下壓，用腳尖接地，臀部要微抬，後面的肩胛要貼地板，右腳往上支撐大概維持二十秒鐘，再換另外一隻腳操作，抬高的腳可以稍微的往上抖動、振動一下。呼吸法則很重要，吸氣是三秒，吐氣是九秒。

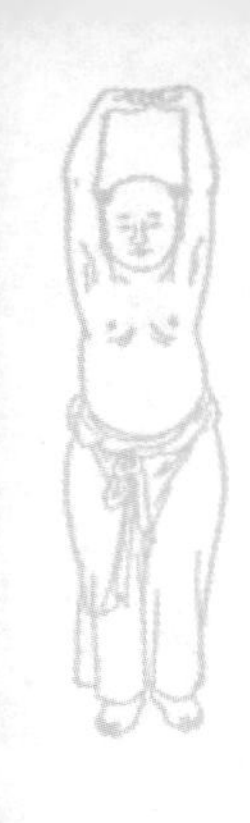

衝脈就是要用力到極致，關鍵就在腳部緊繃的用力，臀部夾緊用力，手部向外推展，氣動心包經的力量或是氣動心經的力量也行，如果沒有辦法氣動就把手直接放在兩邊，關鍵是任何時刻都用力，用力的吸氣，用力的呼氣。

操作這個功法會強烈地燃燒脂肪，瞬間繃力的現象，在吸和吐的過程當中，身體進入氧氣瞬間去燃燒脂肪，這個燃燒的速度相當驚人，會讓妳瞬間減肥，而且全身非常的苗條。

另外一個好處是讓臟腑不會下垂，胃不下垂、子宮不下垂，骨盆腔就不會被壓迫，衝脈就能夠保持暢通了。

躺著，把兩手打開，氣動心包經的姿勢，兩腿夾緊之後，讓膝蓋分別往左右兩邊接觸地面，用力把兩邊的腰身拉出來，讓腹部骨盆腔這個地方先活絡，後背壓力和腹部的腫塊，全部都是衝脈這邊的血液不能夠流動所造成，這個動作相當好，可以多多嘗試。

正躺，兩腳底併攏，用腳跟去碰觸底部會陰的地方，碰觸之後，頭部抬起來，身體非常用力地左右晃動，這時整個腰背都非常的舒服，腳要不斷地往上拉，靠近海底輪，膝蓋往下壓，反覆的練習。

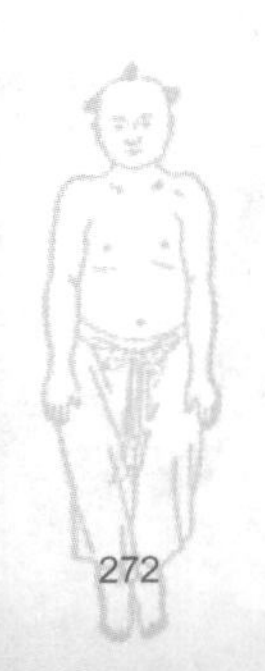

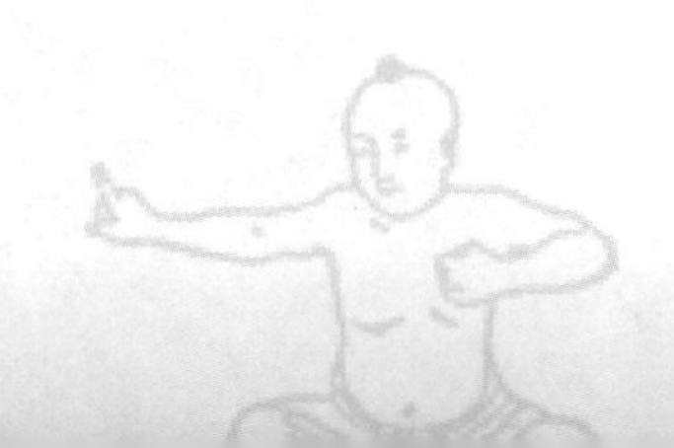

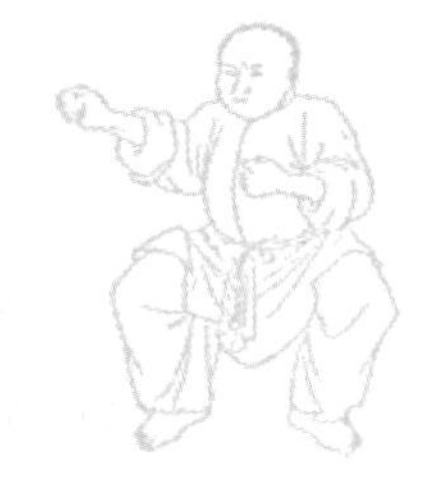

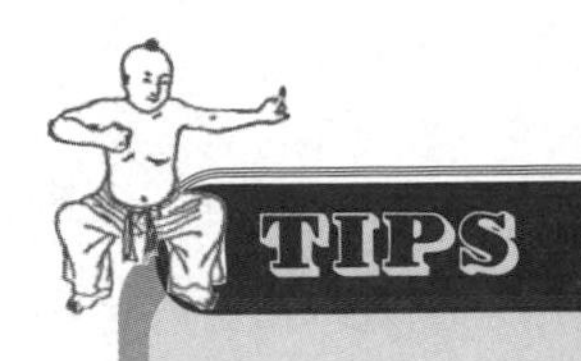

TIPS

疲痛不是一天造成的，在練習的過程當中，氣會越來越通，如果有任何氣過不去的，產生了疲痛，就趕快再起來，特別把筋調整一下，找周邊的阿是穴理一理，就可以了。

【這樣做】

平常有腰痠背痛、肩頸痠痛，通常就會產生氣機的發動，建議你保持正確站姿體態，身體呈現一直線，幫助衝脈暢通，你可利用全身鏡進行自我觀察，找出問題點加以改善，就會發現到全身的筋骨非常快活。

零基礎也不怕 Point 9
衝脈要配合深層的運動才能打通

想要衝脈暢通，先決條件是任督二脈和十二條經要稍微通一下，衝脈等於是把十二條經的暢通。回到了督脈有了氣，任脈有了血，衝脈才能夠氣血暢通到十二經脈去，到五臟六腑去。

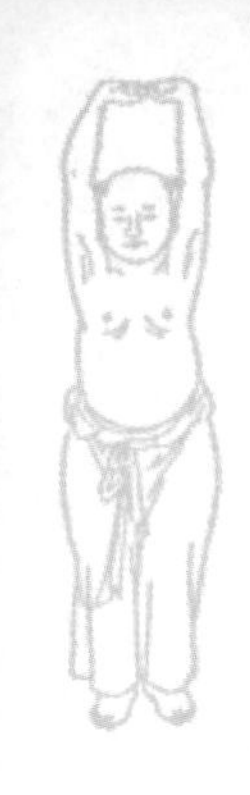

想要打通衝脈，要先有稍微深層的運動，用一點力道去運動，否則衝脈是無法打通的。如果你連氣都沒辦法吸三秒吐九秒，代表你沒有足夠的氣機去發動，那也於事無補。建議大家最好練習一下「經絡拳九段錦」，讓氣機在體內稍微運行之後再來練習，你會發現到整個衝脈能夠暢通。

【宣師說】

衝脈影響的範圍很廣，目前宣印學派所研究的部分，也只不過是百分之一而已。

我們還有很多對於衝脈的不理解，未來會繼續研究，希望明年的出書能夠更清楚的說明一些衝脈對人體的幫助，還有一些可以協助各位身體的部分。

零基礎也不怕 Point 10
血液順暢的食療

《菊花》

菊花可以阻止肌肉的痙攣，釋放肝臟的壓力，它的胺基酸可以緩解疼痛，在經期來的時候，天天喝菊花茶，可以讓血液順暢。

《薑、薑黃》

月經的血液量很大又黏稠，建議可以喝一點薑茶，再配一點玫瑰會更好。

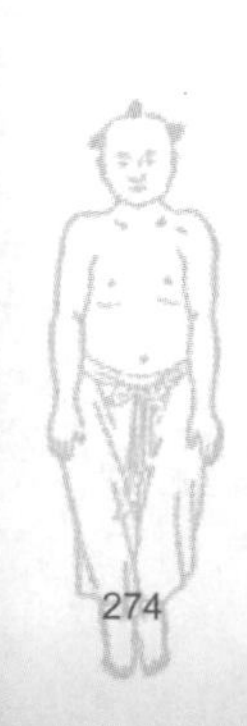

薑茶和玫瑰可以改變月經的黏稠度過高，包含有血塊、血液量過大都可以喝。也可以多吃薑黃粉，薑黃粉對於骨盆腔的血液循環是很好的，建議有血塊的人，不要久坐，要多走路會比較好。

《紅棗、枸杞》

在經期的過程中，如果顏色比較淺，時間比較短，代表血液可能不夠，經期通常會拖，全身比較沒力。

建議食用紅棗和枸杞，來讓血液能夠足夠。如果真的很容易勞累、黑眼圈……等，建議食用菠菜、補血的豬肝、紅棗和枸杞。

《人參》

如果在月經期間發生水腫問題，就是代謝比較差，可能是精氣不夠，建議含一點人參，喝一點人參茶，讓自己整個氣上來。

人的氣不夠時，通常容易浮腫，而且容易腰痠背痛，人參是補氣之王，吃一點人參可以調節一下。女生吃人參會特別漂亮，原因是人參可以讓血液比較流動，皮膚比較白，而且身體也比較好。年紀大的人也可以用花旗蔘，年輕人就可以用白蔘。

《有氣的食物》

在食療當中，有氣的東西對人體都有幫助。只要吃了東西之後，發現自己很有活力就吃，譬如說你喝咖啡覺得很有活力，那你就喝，這對衝脈有幫助，喝咖啡請不要加冰糖或奶精，這等於是把咖啡的價值都抵銷了。

你覺得吃蔬果特別好，或是吃牛肉特別有活力，就去吃，飲食的部分你吃什麼東西，覺得特別有活力的，就吃吧！但是注意不要吃過多，吃過多，沒活力了，就代表你必須要改變了。

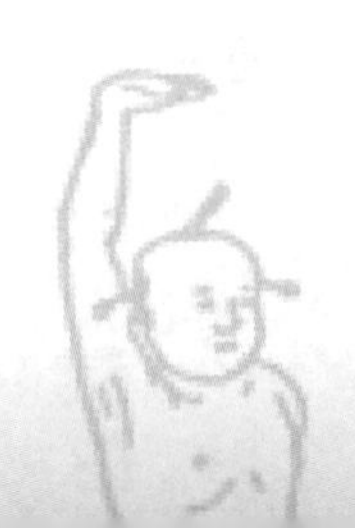

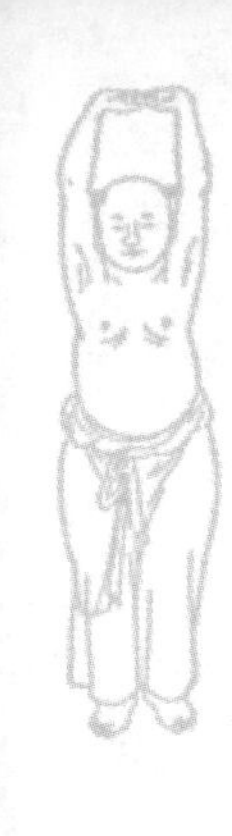

經絡拳教室

人活著的目的，是要創造自己的生命價值，人要有衝勁、有幹勁，活著才值得。人最重要的是一定要有熱誠，熱誠不是投注在公司裡，在公司裡面是為了要一份薪水，一份理想，但是我們不要把熱情只是放在工作裡，要把熱情放在我們生存的價值意義裡面，我們要做什麼事情讓生命更有價值？

你為什麼會沒有熱情？原因是你的工作、你的事物已經變得疲勞了，所以你的熱情就跑了，你到底在做什麼？自己也不曉得，你可能忙到最後只剩下名利、權力，這樣的人生可能就沒有辦法獲得自我挑戰、自我提升。

當一個人沒有重心，不知道在做什麼的時候，一輩子就會沒有活力，你想要找回熱情，就要回到自己最重要的源頭，你最重要的信念是什麼？開始去找到自己生活的style、找到你的生活重心、知道你的生命焦點放在哪裡，這樣的話你才不會累，才不會茫然。

如果有熱情，所在的地方就是生命能量所在的焦點。充滿活力，就可以百分之百的投入，會忘掉了名和利，或是忘掉了時間，就進入到百分之百享受的過程，累積內在力量，原始的生命力出來了，於是治好很多病。

熱情就是衝脈的特質，你要有熱情，你的人生就有很多的問題可以獲得改善，所以當你想要幫助一個罹患腫瘤或是月經失調的人時，只要激發他的熱情就夠了，讓他有熱情去當志工，有熱情用經絡拳去幫忙別人。

經絡拳這一套預防醫學，就是在疾病還沒有發生的階段，就發現它了，就瞭解它了，而且透過天然的打氣法，透過了大自然的輔助法，讓它消失無形，所以經絡拳是具有前瞻性的預防醫學，這是目前所有的醫學，不管是中醫或西醫，還有很多的科學，都望塵莫及的。

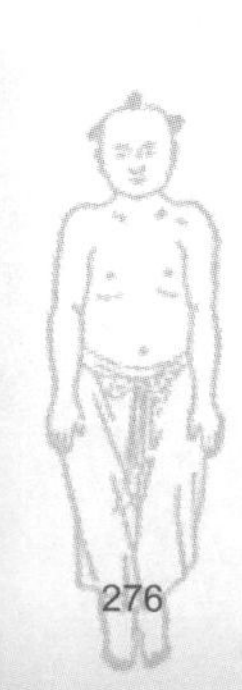

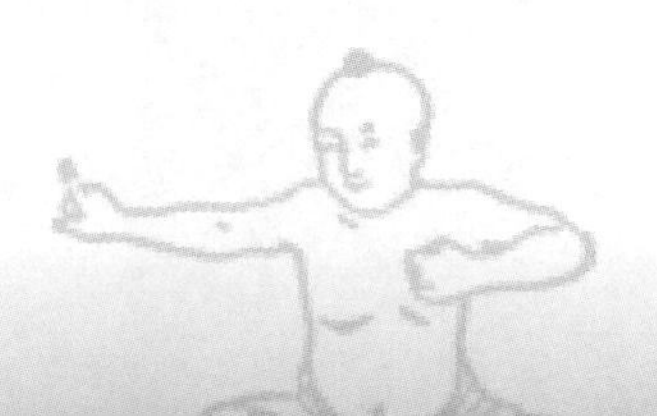

18

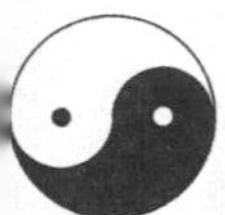

氣功大師！「提高體溫」回到嬰兒狀態——啟動「帶脈」

帶脈在側腹部，肚臍平行線。

現多用於子宮內膜炎，盆腔炎。

以女性的角度而言，帶脈的不通很容易形成子宮的肌瘤。

表面上的脂肪，其實不是帶脈的概念，

深層的脂肪和硬塊才是帶脈。

啟動帶脈，可以練成氣功大師，

改善中年的發福所引起的各式各樣的痠痛麻，或是心血管疾病。

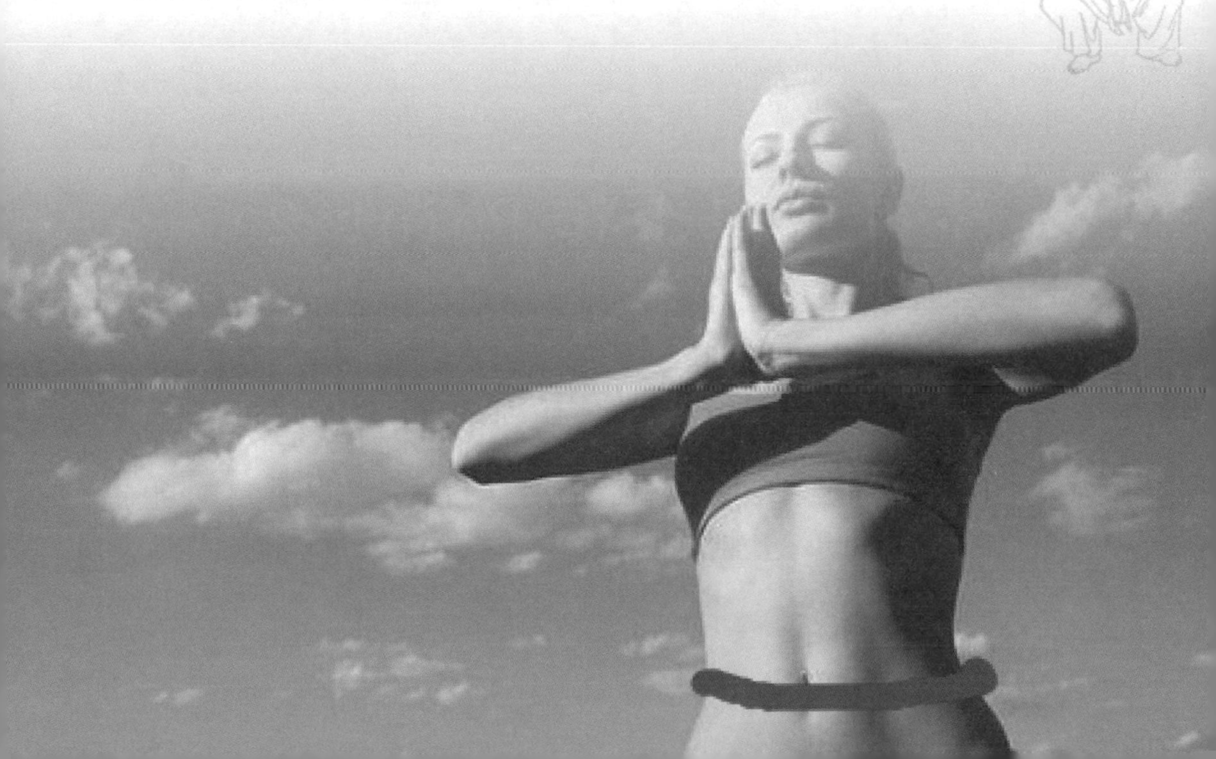

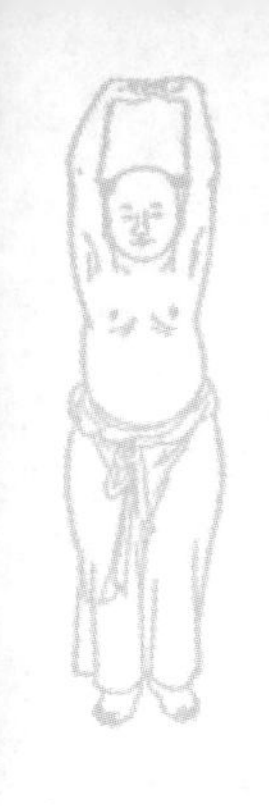

零基礎也不怕 Point 1
不要發福，而且還能夠讓身體越來越好，這才叫做養生

很多人在不知不覺當中，就發現自己的腰部贅肉很多，不論怎麼樣去練習，好像腰部的贅肉都容易再出現，不容易告別游泳圈，這說明了一件事情，就是你的帶脈已經沒有力量了，你的帶脈無法約束腰部贅肉的生長，簡單地說，就是你沒有腰帶可以去勒住腰部，所以就會長很多的贅肉。

在歷代的醫學專家中，中國的張景岳所研究的帶脈，是最到位的，一般談的都是精神狀態，張景岳所談的，是治療形體的部分，特別強調人到了中年以後，整個體能會走下坡，骨架開始變形，中年養生最重要的部分，就是不要發福，而且還能夠讓身體越來越好，這才叫做養生。

零基礎也不怕 Point 2
認識帶脈

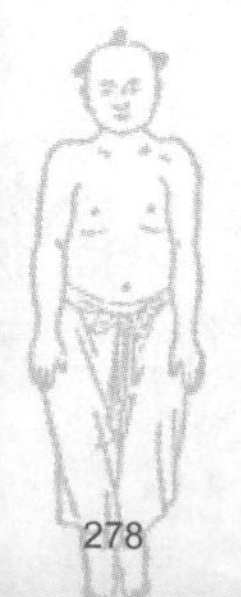

一般人認識的帶脈，就是肚臍這一條線，或是肚臍以下 1.5 吋的一條線，其實帶脈不是這麼小，帶脈是一個寬的皮帶，繞著腰一圈，以肚臍為中心到恥骨這一塊，全部就叫做帶脈，很像是穿生理調整的機能褲，裹腹

的這一大塊，能夠束縛住任、督和衝脈，這樣可以讓韌帶鞏固有力，把裡面的生殖系統、骨盆腔全部鞏固著。帶脈不通，所涉及的層面比較廣泛，對全身的肥胖和代謝會更惡化，以女性的角度而言，帶脈的不通很容易形成子宮的肌瘤。表面上的脂肪，其實不是帶脈的概念，深層的脂肪和硬塊才是帶脈。帶脈有了彈性，自然而然就可以刺激周邊的卵巢，分泌雌激素，循環全身，燃燒多餘的脂肪。

【這樣做】

如何確認帶脈有沒有鬆？靠著牆壁，兩腳深蹲，後背打直，看自己的腳後跟，距離牆壁有多近距離，能夠越近的人，帶脈越好，如果越來越遠，帶脈就越來越差，胖的人根本就不能蹲，瘦的人有時也是沒有辦法蹲著靠近牆壁的。

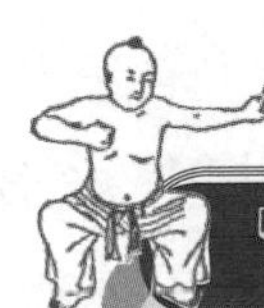

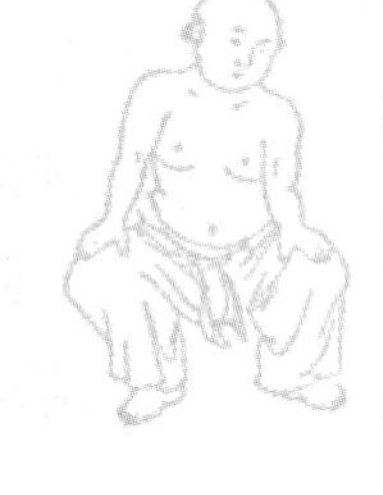

TIPS

一般人一直認為帶脈是一條線，其實它是一個面，這個面也包含了章門下面大概兩寸左右，和膽經有個交會區，它需要的是深層的刺激，可以經常用雙手的掌根去刺激跟膽經交會的帶脈。

【這樣做】

抓帶脈最有效的地方，是抓卵巢上面的那兩邊，肚臍旁開往下移一點，這個地方叫卵巢，這個地方多抓一抓，兩邊同時抓五百下，很快會發

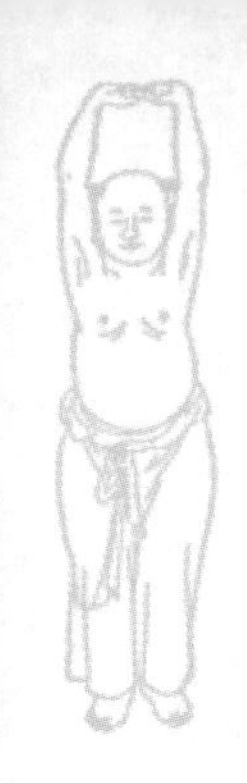

現到瘦腰效果非常好，抓一抓，分解脂肪，代謝乳酸值是很高的，馬上會發現腰圈就小很多了，因為它在刺激卵巢的分泌。

零基礎也不怕 Point 3
護理調整帶脈，就是不老化的運動

古代有「醫聖」之稱的張仲景，特別強調帶脈對女性的重要，護理調整帶脈，對於腰部血液循環的增加，對於身體溫度的增加，提高的速度是很快的，帶脈如果沒有啟動，身體的溫度是無法提高的，帶脈活躍之後，腰部是不會冰涼的，腰一旦冰涼了，女人一定會經痛，嚴格說起來，它是一個不老化的運動。只要氣血不夠了，韌帶就會沒有能量，就會不平衡，這時子宮就會前傾或是後傾，當氣血虧損很厲害時，就會下垂，裡面很有可能就有肌瘤，也包含了胃下垂、皮膚下垂、眼皮下垂、全身下垂，整個人都老化了，老化的速度就會非常的快，表現出來就是膀胱有壓迫，就會一直想尿尿，在更年期之後就會很不舒服。

TIPS

常敲帶脈，不僅可以增強體溫的上升，對於便祕、腸胃蠕動，達到很強大的效果，加速整個脂肪的代謝，減少贅肉。

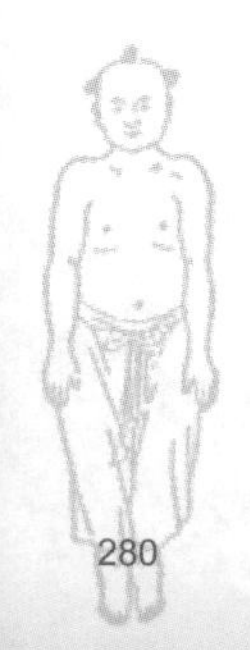

零基礎也不怕 Point 4

如何不讓帶脈往下垂

腿部的壓力拉扯著帶脈，帶脈如果沒有足夠的力量，是很難約束的，嬰兒的腿是很柔暢、柔軟的，而且腿肚摸起來沒有筋結的狀態，所以小孩子的氣血供應是不斷地往上走，年紀大的人，氣血是往下走的。

腿肚到內踝的阿基里斯腱這一段的左右兩邊，就是拉扯帶脈的部分，腿這段越細的人，腰就越細，這段腿越粗的人，腰就越容易胖。

【這樣做】

在小腿塗上揉筋霜，再拿大根的導氣棒，直接在腿肚到阿基里斯腱這裡振盪，或是用腳跟踢一踢。

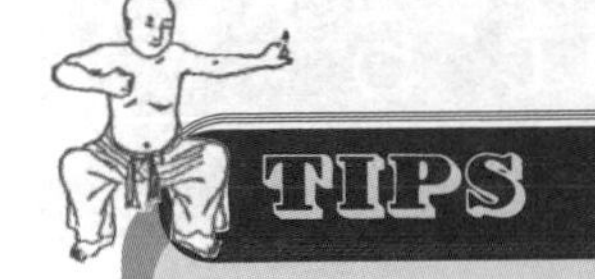

處理完畢之後，帶脈的整個能量就可以開始往上，腿的鬆柔度、靈活度會明顯的提高，對於增強帶脈血液的回流度是很高的。腿會冷、會硬、會靜脈曲張，都和腿肚到足踝這邊的活潑度有關係，這個地方 僵化之後，就不平衡了，子宮就會就容易前傾、後傾。

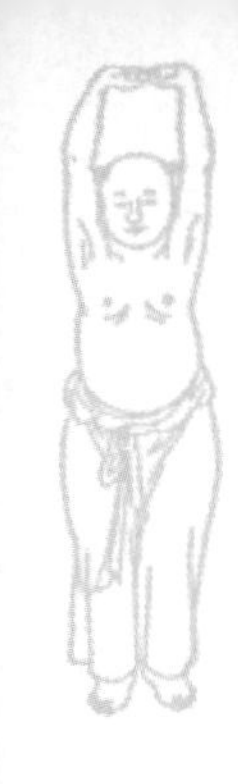

【這樣做】

坐姿，把一隻腳抬高，另外一隻腳打直，一隻手放在抬高的腳的膝蓋，另一隻手捉住足踝，向內向外旋轉，把兩邊轉開，轉的時候會發現大腿內側肌肉群，偏向於肝經或是脾經的部位，有一個肌肉群是緊繃著的，轉開之後，用導氣棒把這邊打一打，才能把拉扯給釋放，做這個動作，讓所有的血液回到骨盤腔。之後再用兩手抱住足趾，用兩腳膝蓋的力量往下打，就把血液送往核心肌群裡面去了。

如果你的腿可以很輕鬆地抬起、拉高，像盤腿一樣，那非常恭喜你，盤完之後整個身體揉一揉、推一推，會發現整個身體就好很多了。

零基礎也不怕 Point 5
帶脈呼吸，就是所謂的丹田呼吸

當我們的氣血供應，維持在高檔的時候，整個人是不會老化的，嬰兒為什麼不會老化？因為他在三、四歲之前全部是用腹式呼吸法，腹式呼吸法的概念如同黃帝內經所談的，人如果要年輕，其氣在下，如果你的氣能夠往下就可以。我們必須以嬰兒為老師，帶脈呼吸就是所謂的丹田呼吸，進入到丹田呼吸，人就會被一個能量所包覆，就好像母親的能量包覆在裡面，就能青春永駐，駐顏有術，可以從皮膚的底層透出來的容光煥發。

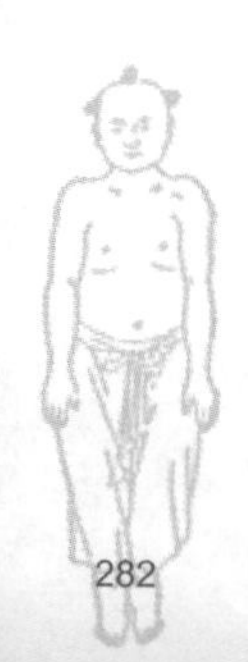

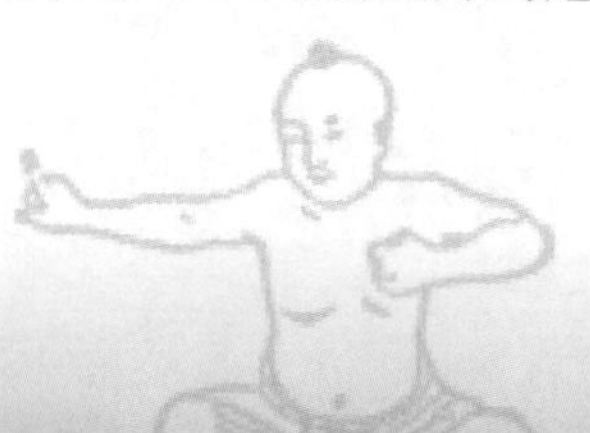

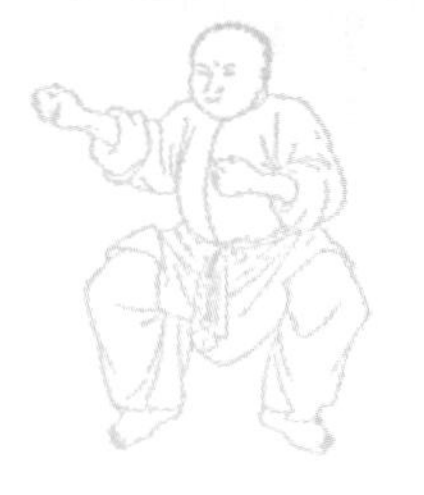

TIPS

如果骨盤腔或是帶脈沒有足夠的空間和力量支撐著，氣是不會往下的，氣要往下，腿部要鬆開，氣才能夠到這邊來。

腿鬆的概念，就好像要練氣功，練習蹲馬步，讓腿有力量，腿有了力量，就能夠透過調氣的過程，透過帶脈系統，開始送往任、督，還有衝脈，貫穿整個十二經脈，氣機通了，就能不斷地感傳，就能不斷地供應，人的氣血曲線就不會往下走，人的免疫力神經系統就會越來越高。

零基礎也不怕 Point 6
核心肌群是由帶脈所控制

人為什麼中年發福？就是帶脈的氣上不來，如果沒有打通，就會進入到未來的阻塞，阻塞在哪裡，就會產生了心臟疾病，或是腦部疾病，其實一個人如果經常久坐、久站，他的核心肌群就會沒有力量，核心肌群是帶脈所控制的，也是在保護脊椎的穩固，當脊椎有力量之後，就能降低壓力，讓身體越來越柔軟，越來越好。

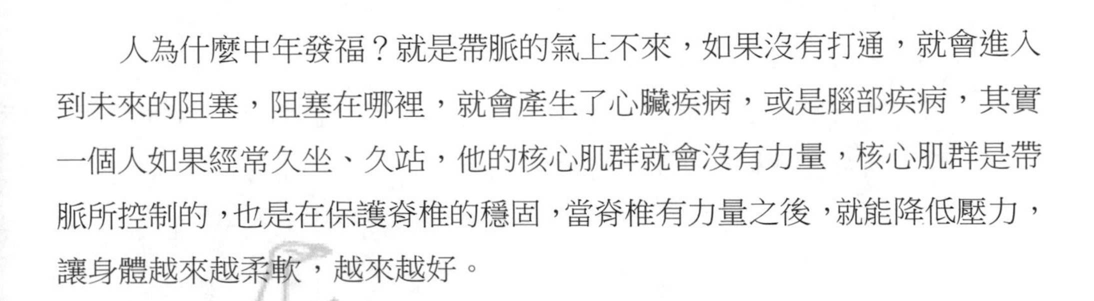

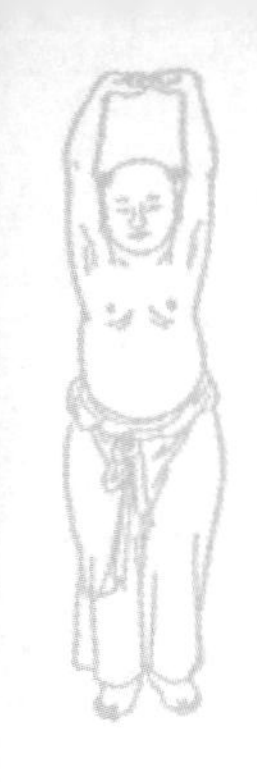

核心肌群裡面有很多的肌肉，有腹橫肌，有後面的腰肌，鞏固著脊柱，坐骨骨盆穩定與否，結構性是差很大的，女生的坐骨是比較寬大的，男生是比較狹小的，坐骨只是一個部分而已，我們稱為「骨盆帶」，裡面有兩塊髖骨，還有底下的坐骨和恥骨組合在一起的，其實最重要的部分是坐骨，坐骨也靠近恥骨，恥骨就是會陰的地方，現在沒有人在訓練這個點，所以導致於很多人要去練習核心肌群，其實是沒有用的。整個帶脈最重要的點，就是坐骨點，沒有人可以把這兩個坐骨的點坐到，都是在坐屁股，這個點是支撐帶脈不會往下掉的力量，也就是今天我們做了有很多的動作，都是翹著腿或是彎來彎去，最後核心肌群就會偏掉了，練到最後，發現腹部的肌肉很強很有力，但是沒有真正使用到坐骨的支撐力。

【這樣做】

會陰穴就是肛門和生殖器的正中間，坐下來之後，確定妳的會陰是否能夠接觸到地面，當妳不能接觸到地面時，就拿起導氣棒放在椅子，再坐上去，這時就可以感受到會陰了，然後左右輕輕地微晃，會痠痠的。

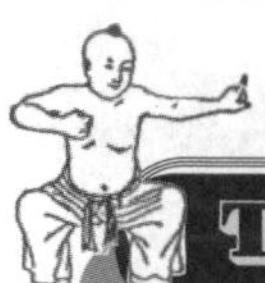

TIPS

用身體一半的重量，直接壓在會陰穴，就可以刺激到兩邊的恥骨，慢慢訓練後沒多久全身就開始流汗，這個地方如果啟動了會分泌睪固銅，可以讓肌肉變得強壯有力。當會陰溫度提高，骨盆腔的肌肉群就會開始帶動，原本肌肉群無力不穩的部分，透過會陰這個地方調整後，例如肌肉群影響到的子宮前傾或後傾，或是下背疼痛，就會慢慢紓解了。

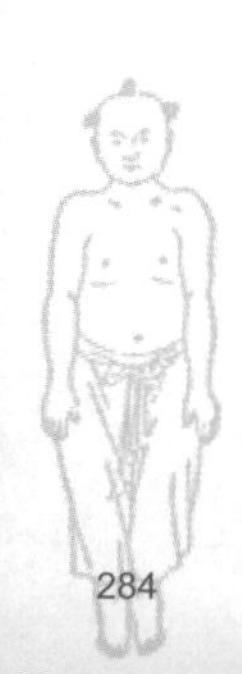

這個動作之後，身體整個溫度會提升 0.3 ～ 0.7 度，基礎代謝力提升 15%，免疫力提升 30%。

身體的熱能提升之後，癌症細胞少很多，整個失眠、痛風、濕疹、掉頭髮、婦科疾病全部都改善了，這全部都要看下半身有沒有溫暖起來。

「會陰」在人的身體最底端，「百會」在人的最高點。

「會」是聚集我們看不到的東西，「陰」代表是一種妳無法感受的、看不到的能量，這地方打通之後可以生育孩子了。

如果老人家行動緩慢，動不動就跌倒了，就拿起導氣棒頂住會陰，左右移動，再慢慢往上下拉的移動就好了，會發現老人家走路變得很輕鬆，而且舒服。

【這樣做】

坐著，把雙手往上舉，用腰來走路，用帶脈去做延展，雙腳往前往後的移動，身體整個就熱起來了，從原本一點點的熱，很快就開始擴散全身了，氣機就引動了。操作三分鐘就很有效果，很舒服。

零基礎也不怕 Point 7
湧泉、神闕、會陰與帶脈的關係

腎經的井穴就是湧泉，也就是發源地，能量會不斷地送往會陰，從湧

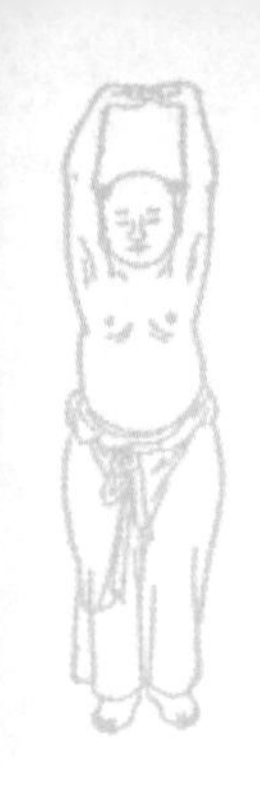

泉送往會陰，再送往神闕，神闕和會陰之間是有連動的，在走路的過程當中只要能回到小孩的七坐八爬的階段，就可以把氣送往這裡來，就可以讓身體柔軟，帶脈就會回到很輕鬆的狀態。

湧泉、會陰和神闕這三個點的循環，就是帶脈的整個結構力量，用這三個點頂出帶脈，使帶脈收縮，約束整個氣往上走，這邊的力量如果垮掉了，就會變老年人，人就開始彎腰駝背，氣血就往下移，不管你再怎麼鍛鍊核心肌群，所鍛鍊部分都會讓你不穩定，因為你並沒有瞭解結構性的問題。

【這樣做】

刺激會陰如果沒有發汗，兩邊腳底的湧泉和肚臍的神闕這三個點是必須要被啟動的，請使用「晶鑽療法」，把晶鑽貼在這三個點。

如果把任督二脈打通了，就能感覺到身體的中線是鞏固的，腦部的血液量就能往上走，就進入到了一個 α 波，α 波就是一個放鬆波，是腦部在最舒服的狀態下所釋放的一種波，也會釋放腦內啡，會讓我們停止老化，會讓細胞開始越來越充滿，也就是去除舊細胞、增添新細胞，能源就越來越高，嬰兒就是屬於這種狀態，而這種狀態要有氣才可以。

人的氣要從會陰來，會陰一旦啟動之後往上帶，帶脈就會開始跑一圈，會一直跑，這時用帶脈來走路，就是回到了腹式呼吸，所以腹式呼吸不用訓練，用這個地方的蠕動過程，讓全身放鬆；緊接著，氣在帶脈區擠壓下，就把氣送往任督二脈，氣就往上行走，人在氣中如魚得水，氣送往全身，整個人就動了起來。

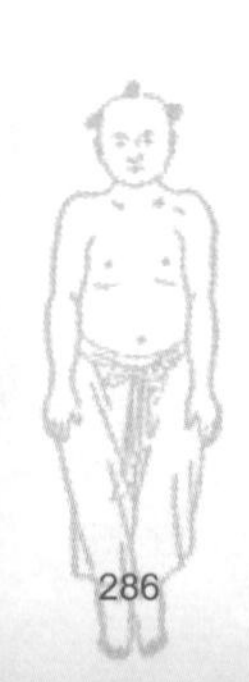

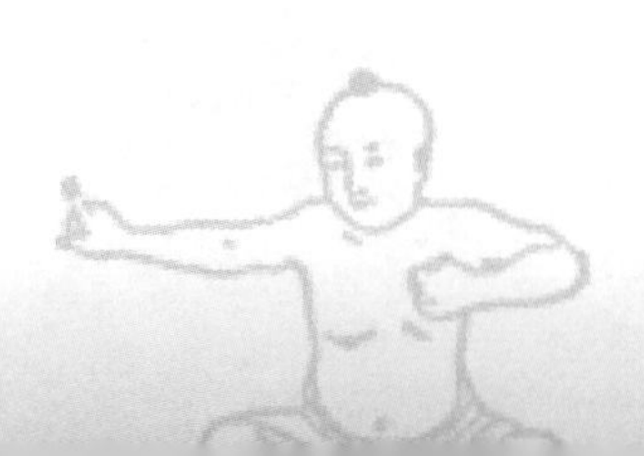

零基礎也不怕 Point 8
帶脈打氣法

「帶脈打氣法」是在強化我們的氣血，讓氣能夠行雲流水，流水就能不腐。氣血要能夠流動，人的中軸線不能偏移，一旦偏移之後，呼吸就會轉弱，心臟會加速，或是無力，或是塞住，心跳整個就會不穩定，形成血壓高。「帶脈打氣法」就是用坐骨健走的概念，「坐骨健走功」是宣印學派獨創的一套非常簡單的方法，能夠讓你感受到全身體溫增加，核心肌群不用特別鍛鍊，就會感覺到比較有力量了。

【這樣做】

坐著，把腳打開，放輕鬆，把腰椎骨往前移一下，使原本坐著的是屁股，會變成壓到兩個骨頭點，這兩個點就是坐骨。開始用腰走路，可以先坐骨左右晃一晃，再往前走，再往後走，慢慢地反覆練習。從一開始的五分鐘，再練習到十五分鐘，最後練習半個小時，全身的熱度就會往上了，身體越熱，血液循環就會更好，身體就不會產生筋糾結的問題，這個方法很適合大家來練習。操作時，如果感覺到很痛，就要塗點揉筋膏再來操作比較好，如果過熱，用淨化液噴一噴就好了。

操作完畢之後，會發現腿很有力，膝蓋也沒有問題，會發現身體有一種能源，一直往內送，這時腿就會很輕鬆，如果這個地方不打開，氣就無法往上貫穿，這時整個彈力就會下降。

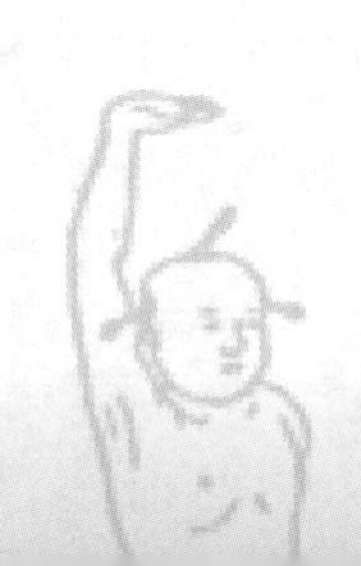

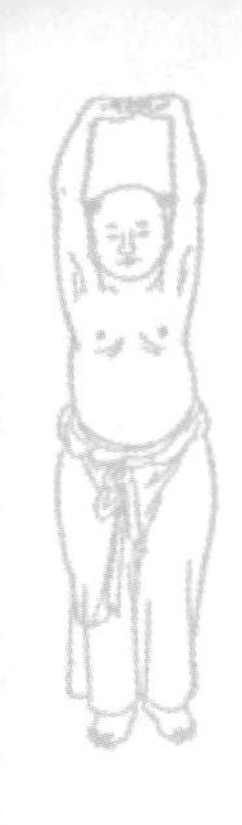

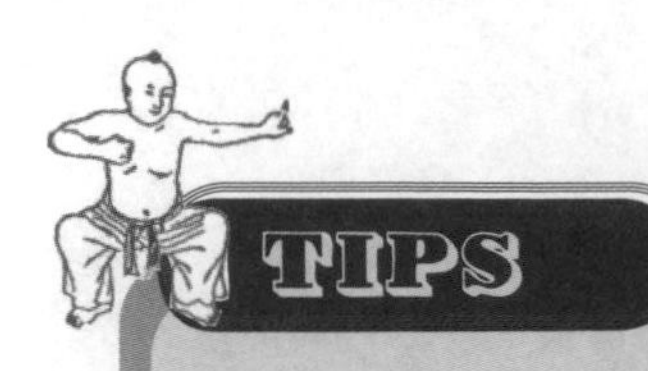

人的屁股不是拿來坐的，屁股一旦坐了之後，就會折腰，子宮就會異位，身體就會勞累，所以不要坐屁股，現在要改成坐坐骨，坐完這個部分之後，什麼事都沒有做，就會發現身體好舒服，只是刺激坐骨這個點而已。

【這樣做】

練習完坐骨走路之後，可以做一些檢驗動作：

(1) 坐著用手肘支撐，讓腿也騰空，讓腰背拉一直線，會發現到比較能夠支撐，因為中間有力量，就可以像帳篷一樣拉上來，比較能夠拉直線。

(2) 趴下，左腳抬高，右手舉起來，停留五秒鐘，再換邊進行，也可以雙手雙腳同時舉起，會發現舉的時間也變長了。

(3) 躺著，把雙手和身體同時往上抬，讓手去碰腳，會發現到腰比較有力了。

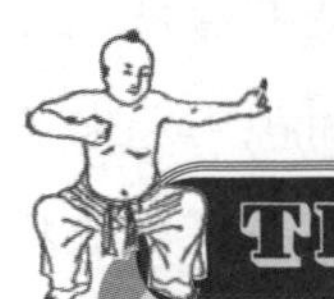

上面的動作都在恥骨這邊，當坐骨的力量沒有拉扯，可輕鬆把兩邊拉起來，所以把坐骨經絡打通，讓會陰可以接觸到地面的時候，整個力量就送往血液，送往腹部的肌群，這時再去做任何動作，四肢的血液都能夠流動，就沒有問題了，所以最後這幾個核心肌群的鍛鍊，你會發現到動作很輕鬆。

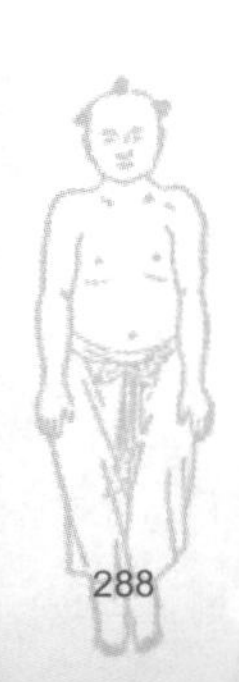

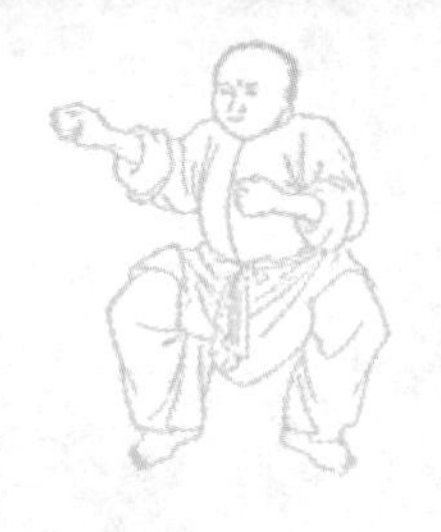

經絡拳教室

希望每一個人都能夠來練習經絡拳，也讓每一個人能夠成為氣功大師，氣功大師的用意，就是讓自己知道要怎麼發力、怎麼發氣，透過了帶脈，讓大家知道如何去病養生，延年益壽。

情緒低落、悶悶不樂的人，不能成為真正的大師，真正的大師，是一個開朗積極的人。如果你今天罹患了重大疾病，包含癌症……等等，開朗的人可以一、兩年之後還活著，悶悶不樂的人，可能一、兩年之後就不在了。

認識經絡拳的課程，你是來找尋一個最適合自己的練功方法，覺得對自己很有效，每天就這樣子做，堅持不斷地做下去，你就是氣功大師。

「早功不練，不吃飯，晚功不練，不睡覺」，晚上能早睡就盡量早睡，早功、晚功的鍛鍊，自己的身體才能成為大師的等級。

打完經絡拳之後，要讓每一個肌群的力量能夠發揮到原始狀態，經絡拳能讓每個人在家就可以自我鍛鍊，而且感覺到非常明顯就能達到效果。

經絡拳是個預防醫學，希望普羅大眾能夠減少吃藥、打針，道家的一句話：「能嬰兒乎」，是我們所追求的一個目標，就是所謂的返老還童，也能夠回到赤子之心，能夠豁達開朗，才能夠健健康康的，才能夠落實內經所說的：「能形與神俱，而盡終其天年，度百歲乃去。」

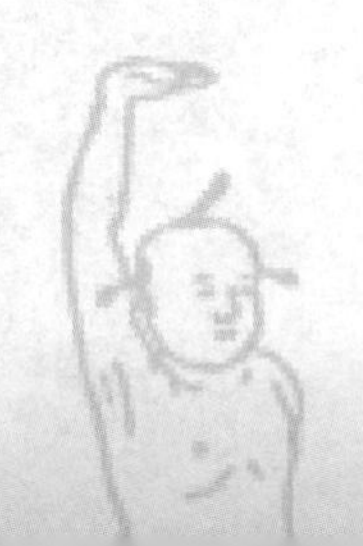

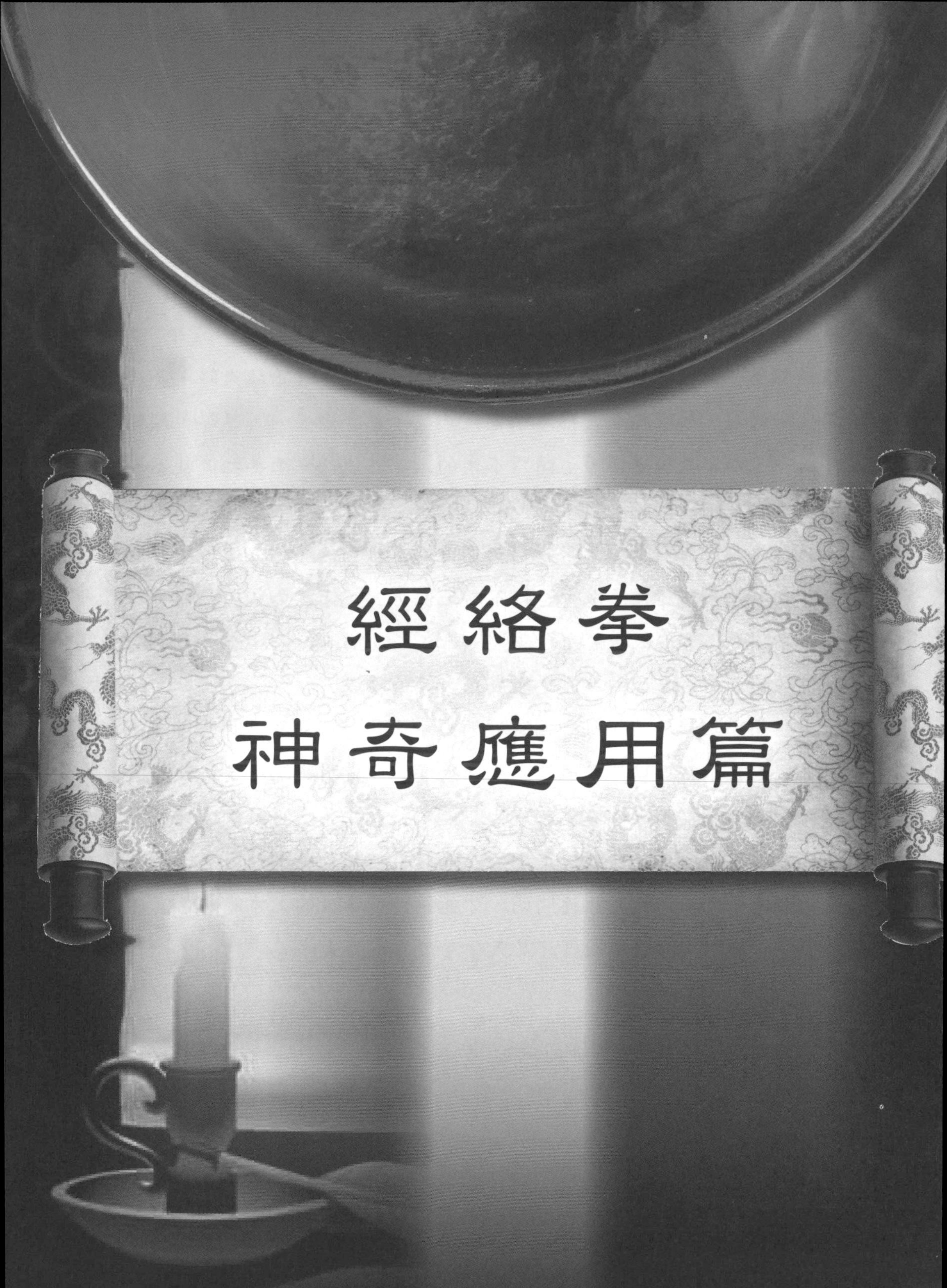
經絡拳
神奇應用篇

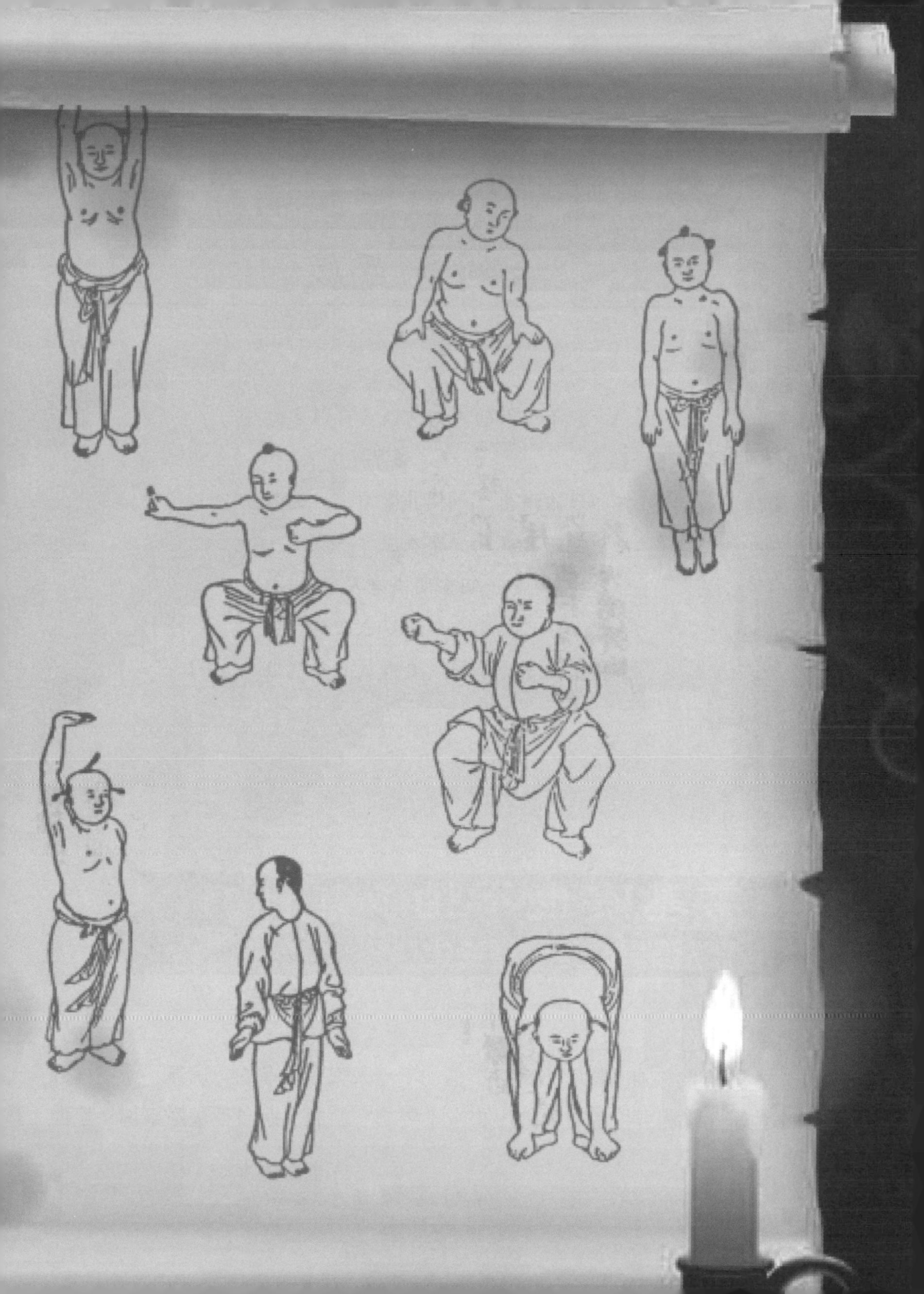

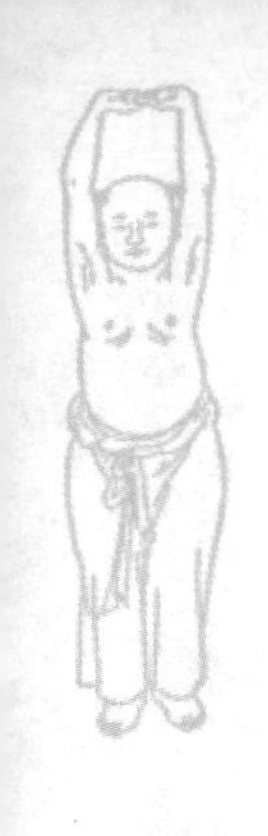

19

怎樣才能輕鬆無病痛活到一百歲

年紀大的人如何改善身體，

打通經絡？

宣印學派提出了一個非常前衛性的思維：

就是要盡量少穿衣服、多洗澡，

要有一個空間給老人家，

可以完全不用穿衣服的

去拉筋、去調整，身體就會很強壯。

零基礎也不怕 Point 1

把洗澡變成是一種養生

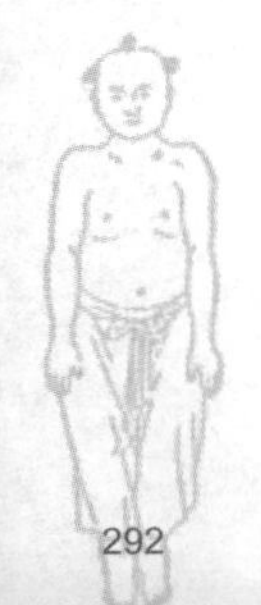

打氣要夠強！輕輕拍是打不通的！老人家有很多的「病氣」卡在裡面一輩子，你得要把病氣給逼出來，不要讓它瘀血，瘀血不是好事情，瘀血

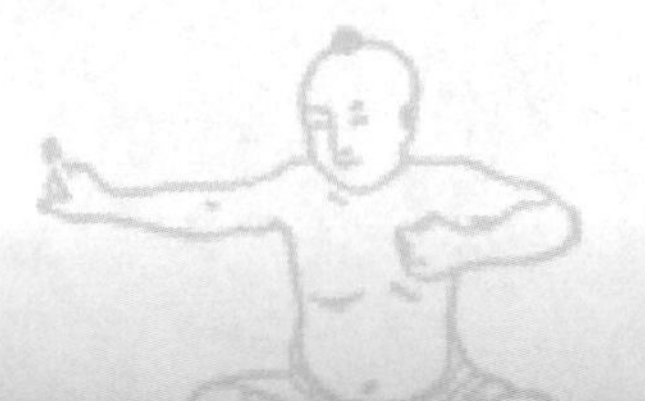

要確定它真的會化開，用氣振動，讓內壓釋放掉，整個經絡才會鬆開。

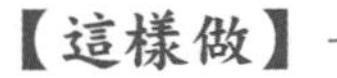

【這樣做】

建議洗澡不要使用一般的肥皂或沐浴乳，可以用鹽巴或是艾草醋，不但可以清洗乾淨，也可以把深層的經絡理開，暢通經絡，把洗澡變成是一種養生。

零基礎也不怕 Point 2
裸睡拉筋

【先瞭解】

人的整個皮膚，叫十二皮部，它是一個非常強大的系統。

人最原始的概念，不是穿現在所做出來的各式各樣材質的衣服，皮膚是最好的，就算是棉質的衣服，也會讓你不透氣悶在那裡，悶著就會有濕氣。

老人家的衣服都是老舊的，因為本身吃了很多的藥物，其實衣服摻雜了很多的負能量，會傷害到皮部，影響整個皮膚的代謝。

【宣師說】

宣師做過很特別的臨床，身體沒有穿任何一件衣物，躺在一塊木板

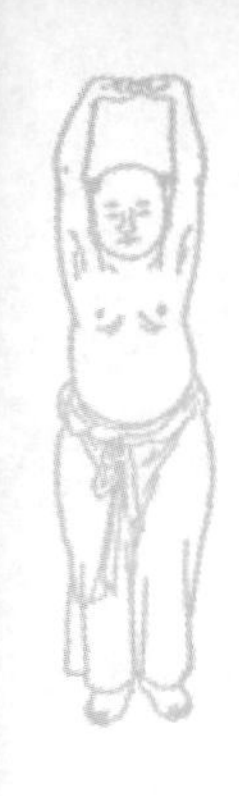

上，盡量把床單洗乾淨，躺著在床上做不同角度的拉筋，兩三下就會覺得身體非常清爽。

假如你今天有任何的疼痛，包含經痛、腹痛、頭痛，你現在什麼都不做，就把衣服脫光光，喝一杯熱開水，然後就躺在一般的床上（如果床是木頭材質是最好的）。

針對痛點，你都不處理，讓十二皮部的皮膚接觸空氣，再用手把它搓一搓，它自然就會能量轉換，症狀就改善了。

【這樣做】

你把身體獨立在一個空間，然後不穿任何衣物，開始進行深層的拉筋。

身體在拉動的過程中，越拉會越舒服。穿衣服做伸筋，和沒有穿衣服做伸筋，差別很大；沒穿衣服操作時，整個血管神經全部暢通，神經、淋巴各方面全部都改善了，全身就進入一種呼吸狀態，不管今天身體各式各樣的症狀，都會發現到，透過了皮部的轉換之後，人會非常的輕鬆，這是一個非常好的診治。

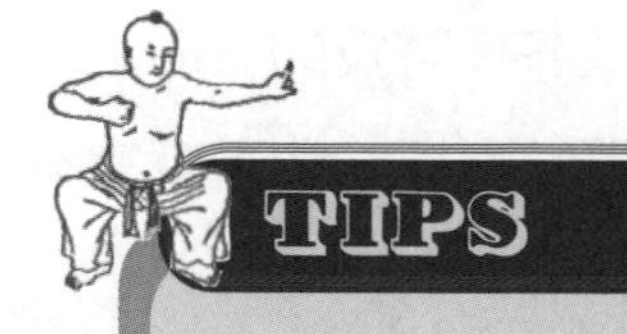

TIPS

在裸睡時操作「拉筋操」，可以刺激皮腺、汗腺，調節神經、活絡經絡，可以紓解緊張的壓力，改善很多奇怪的疾病。

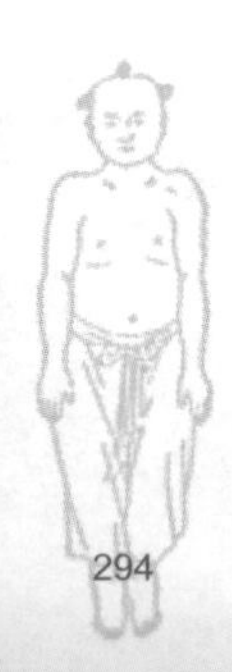

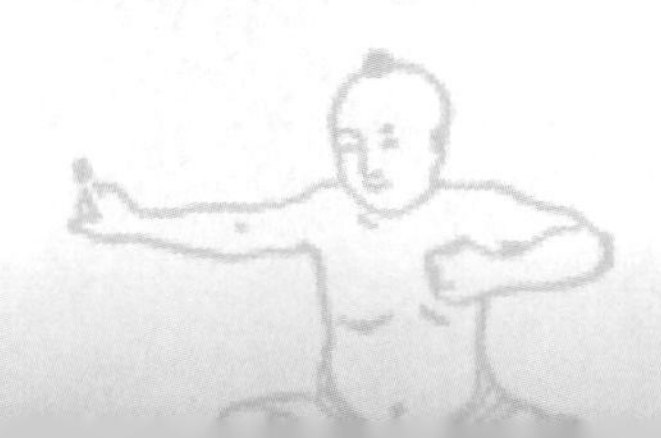

【這樣做】

光著身子打經絡拳的時候，效果好到你可以隨時去察覺你的身體，你會越來越喜歡自己，而且因為你在進步，會覺得自己越來越美麗，越來越好，你會慢慢發現自己的改變，你越重視它，你就會越有力量，那麼你就會越來越好。

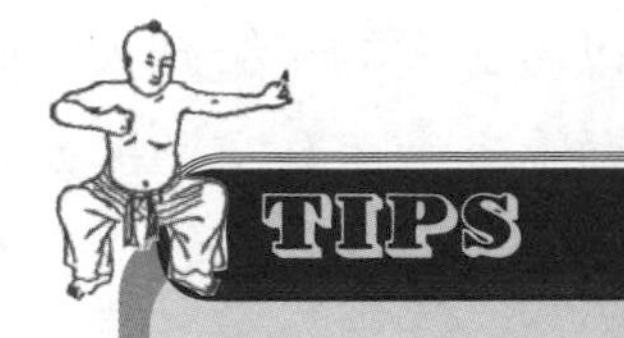

經絡拳在某個時間點，你還要有一種戀愛自己的感覺，喜歡自己的感覺。

【宣師說】

假設穿著衣服，用梳子用力去梳頭，頭皮屑梳一梳，頭梳完畢之後，會覺得頭很燥熱，而且頭髮會掉很多。

但是把衣服脫掉之後梳頭，氣會從頭部的膀胱經開始傳遞下去，頭開始變涼了，頭要涼才舒服。

後背的膀胱經是一個很好的散熱區，不穿衣物的時候，皮膚自然而然就形成它應有的功能。

當你的皮膚已經變成一個保護膜的時候，它就變成一個光環了，人的氣色也會非常好。

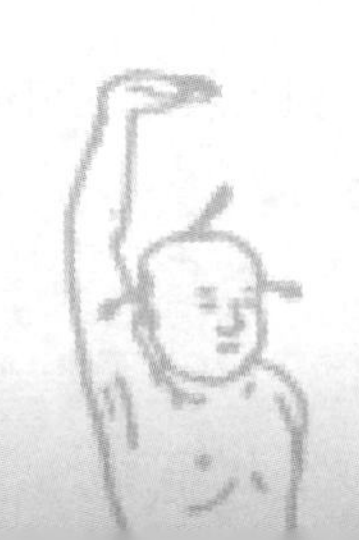

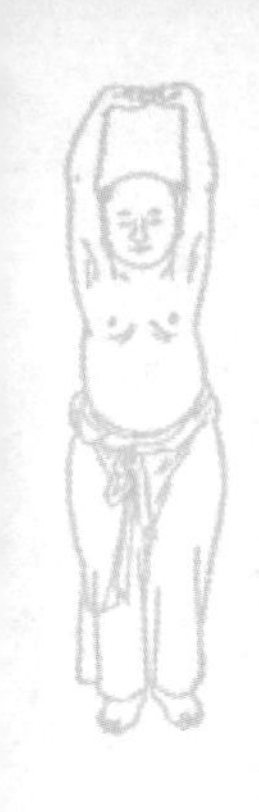

零基礎也不怕 Point 3
流水不腐，生命在於運動

【先瞭解】

老年的定義是什麼？一般說的是在六十五歲以後，人的年紀越大，體力會變差，機能會退化，但有些人到了九十歲，到了一百歲時，還能夠正常走路，還能蹦蹦跳跳的，所以老化的狀態，是因人而異。

在平時的生活中，手如果多舉一些比較重的東西，手臂就會比較有力，多騎腳踏車，腳就會比較有力量，多做經絡拳的振盪，手就會很有力量，腦筋就很清楚，所謂：意到氣到，氣到力到，自然而然，身體的部位就會形成一種力量。

人如果認為自己老了，沒事做了，開始不去使用身體了，身體慢慢就會沒有力量了，就會出現年紀大的特徵：身體裡面會有大大小小的聲音，例如爬樓梯時，關節會發出聲音，吃東西時，吞嚥不是很舒服，會有異常的聲音，好像氣喘不過來了，或者是嘆息的聲音，也包含無意中的打嗝、放屁……這代表著身體不通了、沒力了，這就是老人特質的開始。老人家除了經常會有一些怪聲，身體還會有異味，當然也包含藥味。

人們常說：腸要通、肺要清，腸通肺清就不會經常有打屁聲、肺部的氣喘聲音、咳嗽的聲音，通則順、不通則病，不管到了幾歲，即使今天只有二十歲也是如此。

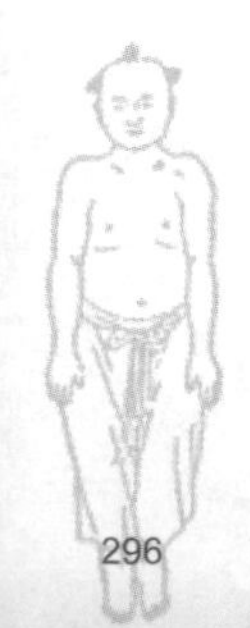

【宣師說】

當你的活動量一直在下降的時候，當在走路越來越慢的時候，當你

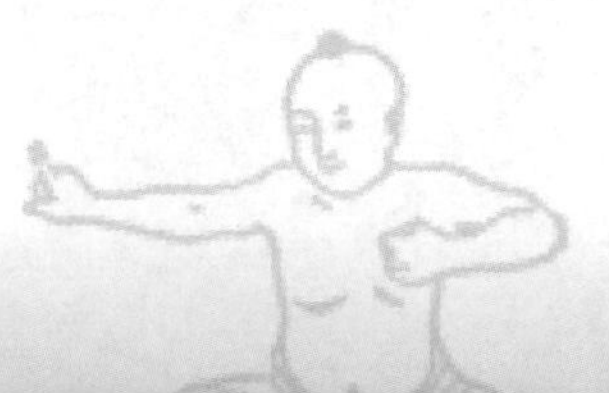

越來越累的時候，或者每一年逐漸地一直在瘦，瘦的程度至少在兩公斤以上，尤其是手的握固能力，已經越來越弱的時候，要記得，你現在已經是一個老者了，已經是一個弱勢了，不管你是幾歲，你得要開始來好好的整治一下。

這樣的人，長時間來看，肌肉已經進入到減少的狀態，肌肉的品質也變差了，整個經絡的不通度也越來越高。

在開始之前，身體已經告訴你了，那邊痠、那邊痛、那邊麻，痠代表血液不夠，痛代表壓到神經，久而久之就會發現到循環障礙。

未來的人類基本上應該可以活到一百五十～兩百五十歲之間。

問題不在於年齡壽命的長短，而在於品質，人的肌力在三十歲之後，會逐年下降，進入了老化，現代人又沒有太多的勞動力，基本上就沒有肌力了，肌力來自於經絡的暢通度。

肌肉如果鍛鍊過頭，會造成經絡阻塞，一樣會早死，大力士沒有一個是長壽的，所以我們要練的不是肌力，要練的是經絡的暢通度，才能保持身體有氣感。

人的年紀到了某個時間點，心、肝、脾、肺、腎和胰臟，全部轉弱的情況之下，就開始沒辦法充氣了，無法充氣之後就不愛動，這個充氣的理論，來自於經絡的暢通度。

比方說，你的體重每一年都在減輕，這就糟糕了，你的腳力開始不夠紮實，走路浮浮的、飄飄的，手握固的能力也變差了，手的握固力變差，這是致命的一擊，是老人癡呆。

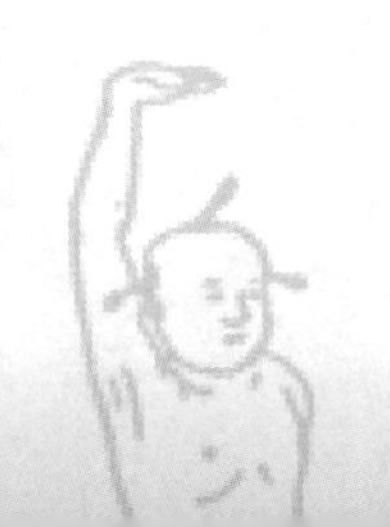

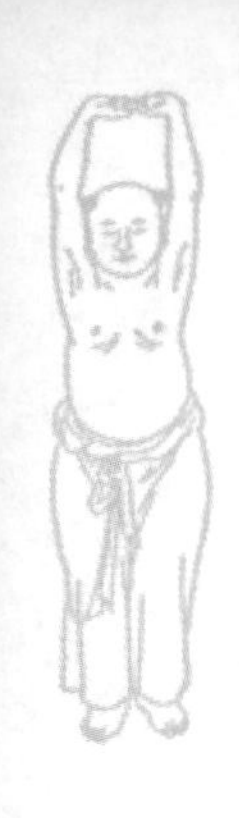

經絡拳最偉大的發明，就是無意中讓你不會變成老人癡呆，因為每天叫你去握力，「握力」在老人診斷學裡面，是一個很關鍵的診斷數字，能握固，就代表肝腎沒有問題，連心臟都可以說沒問題。

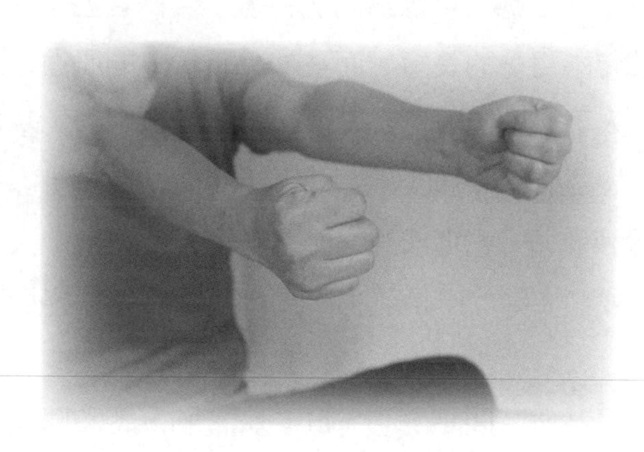

【這樣做】

鼓勵老人家，如果家有前庭或後院，可以種樹、種花、養鳥，或是利用空間打八段錦、九段錦或者是五禽戲。

五禽戲對老人家的筋骨是最好的伸展，多在陽光底下呼吸新鮮空氣，感受大自然的濃郁清香，跟賞心悅目的花草互動，身體才會健康。

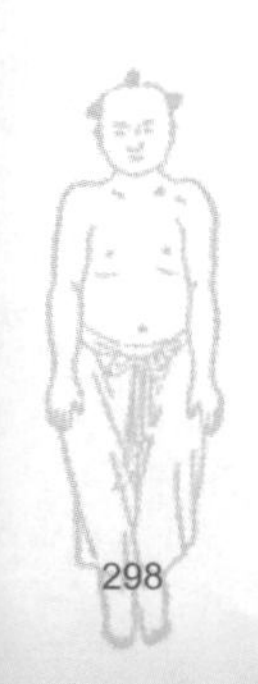

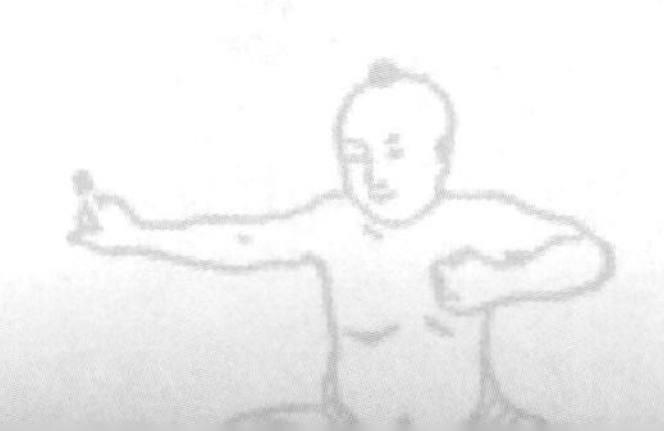

零基礎也不怕 Point 4

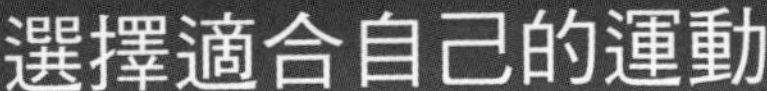

選擇適合自己的運動

【先瞭解】

人到了老化的這個時候，到底是要去跑步、健走？還是要去登山、游泳或騎單車？或者做什麼？這些運動都很好，但是要先看人，很多老人家看起來的狀況都還不錯，只是身體微胖，後背緊緊的，這個時候去跑步、爬山，關節就開始磨損了，經常會發現這邊痛、那邊疼，肌肉開始變形了，改天就要開刀了………這是因為腿部的所有關節無法支撐體重，本來身體是沒事的，越運動反而越慘，倒不如學點瑜珈，可能稍微安全一點，所以，在各式各樣的運動中要如何選擇適當的，真的要看個人的身體狀況來決定。在鏡子前面裸體一下，看看你的肩膀是不是一高一低，乳房乳頭是不是大小不一樣、高低不一樣、顏色不一樣，摸摸看身體各地的組織是否沾黏，再仔細去瞭解一下手部的、腿部的肌肉群都不太一樣，再看一看左右兩邊的側面，大腿、膝蓋的積水程度也不一樣。

TIPS

全身如果每個地方都是平衡一致的，表示你的養生境界是很高的；如果都不一樣，那麼各式各樣的運動不見得適合你，因為，大多數的運動都不是平衡式的運動。

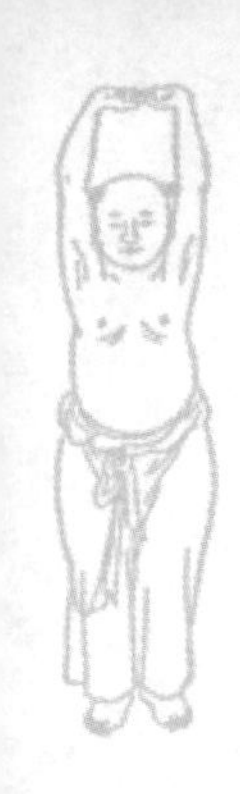

【這樣做】

先用力繃緊自己身體，把筋骨皮肉稍微繃緊一下，握固，左右開弓似射鵰，繃一下閉個氣，吐氣，用力握拳閉氣，放鬆吐氣，連續做五、六次之後，你會發現到有一種氣在體內匯竄，你再看一下鏡子，筋骨皮肉之間就改變了，原來骨頭所有的變化都源自筋、肉，還有氣的分布，只不過是多了一個氣力把它繃開、散開，簡單地說，人體是可以透過自我不斷地修練而改變的。

【這樣做】

將雙手先搓熱，再用力搓一搓薦骨，把薦骨搓熱之後，看看腳會不會有一點點熱傳下去，因為八髎的神經叢有個坐骨神經在那裡，搓熱之後，通常有一股暖流會往腳那邊竄，如果有這種感覺，代表你的經絡是處在一個不錯的狀態，如果沒有的話，那麼日後下半身做輪椅是很正常的。

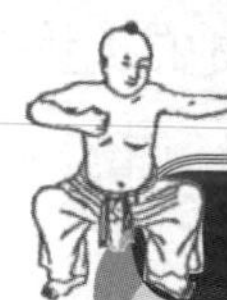

TIPS

坐骨旁邊的八髎，對老人家是很重要的，八髎如果通了，至少你很愛運動，如果八髎不通、壓迫了，你又跑去運動，那麼跌倒、摔跤是很正常的，你跑去醫院看急診也是正常的！運動是很好，還是要看自己的經絡有沒有暢通。

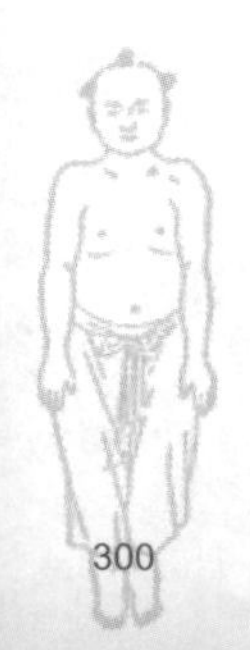

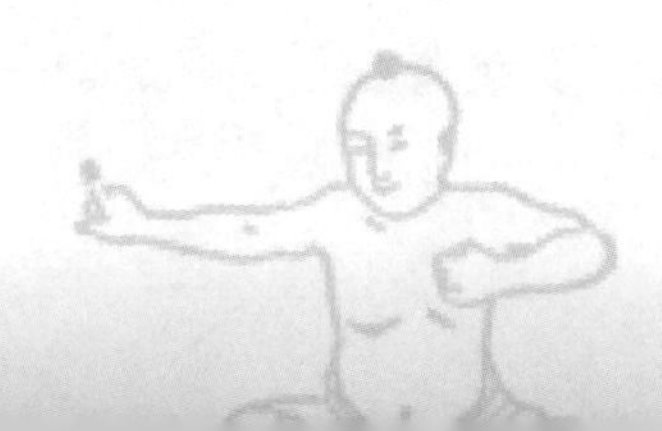

【先瞭解】

現代人長期久坐，屁股都萎縮了、氣結了，怎麼能夠支撐底部的骨盆呢？薦骨區的每一個地方都壓迫了，八髎哪個地方全部都皺皺的，該怎麼辦？

【這樣做】

到戶外跑步或散步時，先搓熱或者拍拍薦骨，接著一邊走路，一邊用拳頭打薦骨，腳像七爺八爺似的跨出去，這樣走路是很好的，腳會越走越輕，爬山也沒有問題了。

【先瞭解】

現代人的氣不通，嚴格說起來叫做岔氣，感覺到氣沒有辦法順利地竄流上來，好像有一點卡氣，岔在那裡不動了，不知道怎麼走了。

【這樣做】

把肩膀提一下，旋轉一下，往前旋轉，往後旋轉，痠痛點把它敲一敲，胸口這邊的氣就鬆了；腹部這裡岔氣了，有時候會痛，把髖關節、髂骨關節、骨盆這個位置向外旋轉一下，打打肝經附近，氣就會比較順一點。像這種氣的問題，平時有空，自己就可以練習。

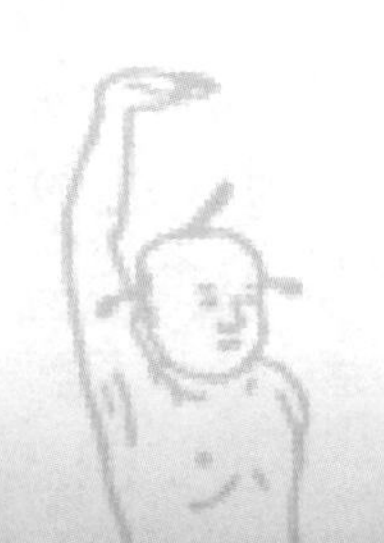

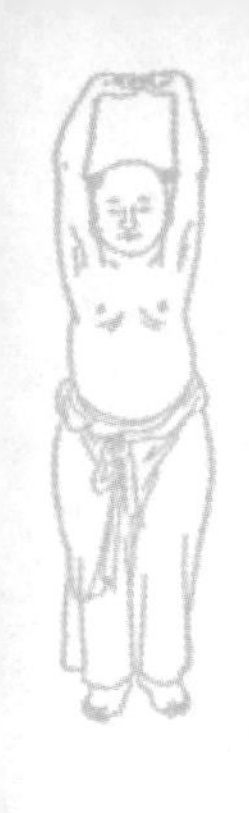

零基礎也不怕 Point 5
打通後背的俞穴

【先瞭解】

年齡越大，經絡越不通，肌肉就減少了，這叫「肌少症」。

整個骨骼、肌肉就開始流失了，身體那邊有岔氣，整個能量就送不了那裡，也就是說，該有的蛋白質、需要的營養素，要送往骨骼裡面，要變成能量就很困難，能量減少了之後，全身就會越來越弱。

所以年紀越大的人，要稍微胖一點比較好，這個胖，講的不是脂肪，是肌肉，要長肌肉不是每天用力吃，每天鍛鍊就有辦法，而是要讓經絡暢通。

對於年紀大的人，打通經絡最安全的方法，就是將整個後背的俞穴舒服地理開。

【這樣做】

整個後背俞穴的調理，方法有很多種，打氣要夠強！

輕輕拍是打不通的！年紀越大的人，要稍微重一點，因為氣血需要給它刺激，重一點反而有效。

老人家有很多的「病氣」卡在裡面一輩子，你得要把病氣給逼出來，不要讓它瘀血。

瘀血不是好事情，瘀血要確定它真的會化開，用氣振動，讓內壓釋放掉，整個經絡才會鬆開。

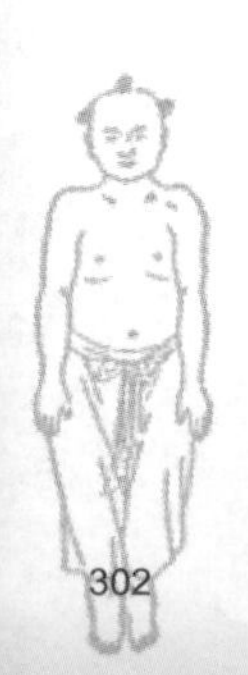

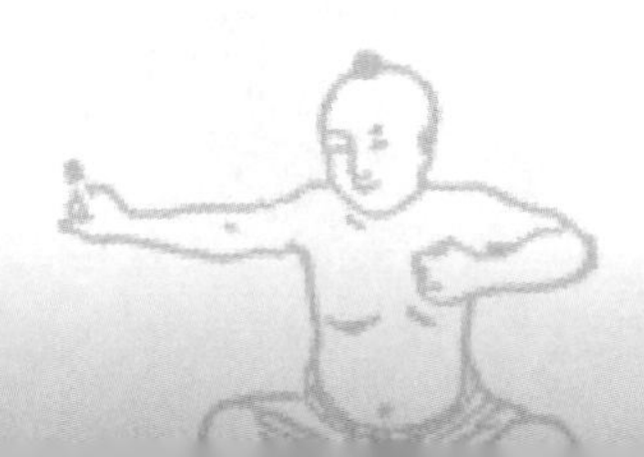

零基礎也不怕 Point 6
營造個人的修身房

【這樣做】

修身房，是個人隱密養生，不對外公開的地方，裡面什麼都沒有，只放一些修身的東西，這空間就只有你一個人可以進去，可以在裡面無拘無束地伸展和調整，把衣服全部脫光光，讓經絡從內到外能夠暢通，透過皮膚轉換之後，把毒氣代謝掉，身體輕盈，然後喝一杯水，人會很爽。
如果沒有修身房，就在浴室，浴室最好能夠通風、通氣，能夠見到陽光是最棒的。

【先瞭解】

年紀越大的人，會產生帶狀皰疹，帶狀皰疹就在帶脈，裡面累積了很多所謂的垃圾，因為又沒有時間休息，沒有釋放掉，所以產生帶狀皰疹。

【這樣做】

帶狀皰疹的人其實只要把衣服脫光了，然後每一天把經絡調整一下，打的位置很多，因人而異，有人肝經，有人腎經，有人膽經，最重要是在腿部，打完之後，整個氣排掉之後，散熱了，就沒事。這裡面有包含脾胃，還有衝脈、膀胱經，都是需要治療的地方。

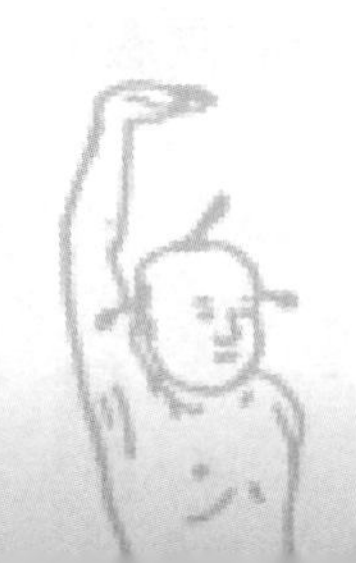

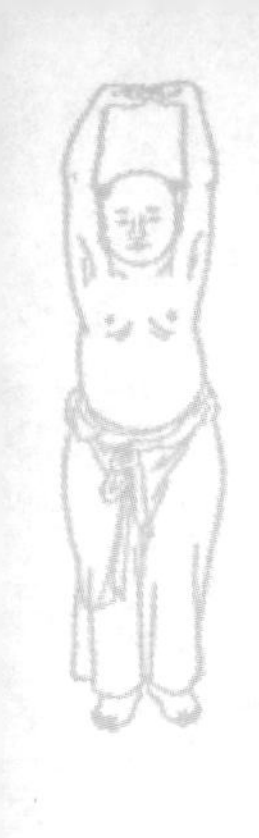

零基礎也不怕 Point 7
保持經絡暢通

如果能夠讓經絡暢通起來，對老年人的幫助是一個很大的協助，這裡提供幾個對老年人有幫助的穴位，讓他們在一邊光著身體調整的時候，讓自己越來越好，越來越知道自己的問題。

⑴ 內關：幫助入眠，幫助心臟活絡，改善疲勞，頭暈腦脹的人，內關是很好的。用拇指用力地按著，然後把它揉一揉，揉完之後，用力地甩手，手心甩，按著甩，甩了之後，你會發現手心整個是熱的，那就對了，再換另外一邊，建議都是甩二十四下。

⑵ 神門：腕橫紋上、小指掌骨下方，輕輕的按著神門，然後轉腕，兩邊轉完之後，再把手往上拉一拉，往上拉就是類似氣動心經的概念，把氣帶到腦部來，對自律神經的改善是很重要的。

⑶ 合谷：按一按合谷，可以醒腦舒肩，腸胃也可以放鬆。

※ 內關、神門、合谷這三個點揉完之後，手再往上拉一拉筋，兩邊拉一拉，左手拉二十四下，右手拉二十四下，這個動作做完之後，你會感覺到整個心、肺、腦獲得紓解。

⑷ 風池：用拇指摳進去，按著之後，左右兩邊移位，看看有沒有痛的地方，把食指拉開，自然抱頭，拇指往上推，就是了。

⑸ 天柱：把天柱整個揉一揉、理一理，揉完之後，看看頭能不能變得比較輕，左邊旋轉到極致，右邊旋轉到極致，左右兩邊都要壓到極致，

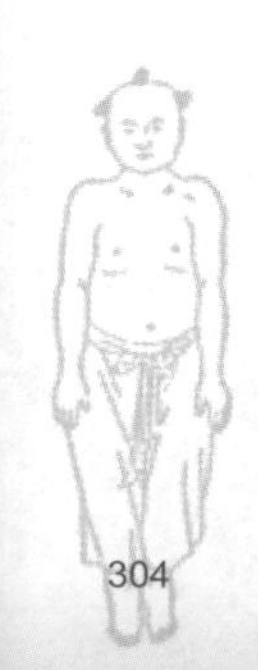

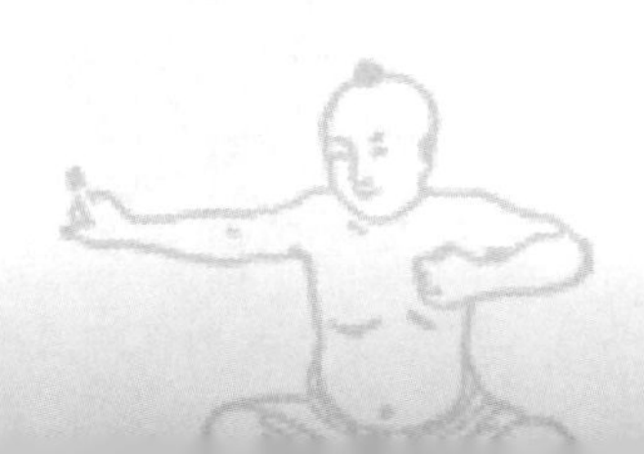

弓著後頸共同把它推過去，整個頭就會變得很清涼，這個動作做完之後，包含偏頭痛、耳鳴、白內障問題、眼睛就明亮起來，馬上就舒服多了。

(6) 在浴室光著身子，開始按摩眼睛四周的穴位，晴明、攢竹、魚腰、承泣、太白、瞳子髎、太陽穴，把每一個地方壓一下、揉一揉，每一個點大約九秒鐘就可以了，這個和你穿衣服的時候操作差很多。你在按的時候，它整個開始導入氣，然後從後背開始散熱了。光著身子治療時，很容易把濁氣代謝掉，這就是皮部微妙的地方。

(7) 腿部的穴位：內側的陰陵泉和外側的陽陵泉，用理筋器或拉筋器拉一拉，陰陵泉可以改善腸胃功能、新陳代謝，陽陵泉是改善整個腿部的問題，還包含脊柱到頭部，都可改善。理完之後按著、勾腳尖、轉圈圈，整個腿的氣就通了，以後跑步、爬山就會輕鬆多了。如果你穿短褲，會發現理起來很方便，如果你穿長褲，理完之後會發現影響不大，因為它沒有散掉，外面是最容易散的，裡面是不容易散，因為裡面老了，裡面萎縮了，要透過外面的刺激，所以要用一些冷水。年紀越大，水溫度要下降，年輕人要洗熱水，促進新陳代謝，油脂多，用熱水清洗一下，可以清除油脂；年紀越大的人，開始洗一點溫水、冷水，刺激一下，神經比較有活力。但是頭不能洗冷水，腿的部分洗冷水絕對沒有問題，至於背、腰部位那要看人。

(8) 三陰交和承山：揉一揉三陰交，睡眠品質會很好，承山可以排濕、改善痠麻，也可以讓頭部更輕盈。

(9) 神闕、關元、膻中穴：把這幾個點揉一揉、埋一埋，最主要是要刺激它，如果能夠用掌根，吸飽氣時，用單手掌根振盪關元，腹部打到最後有彈性、會把手彈出去，會發現到整個氣就帶上來了。因為關元這個地

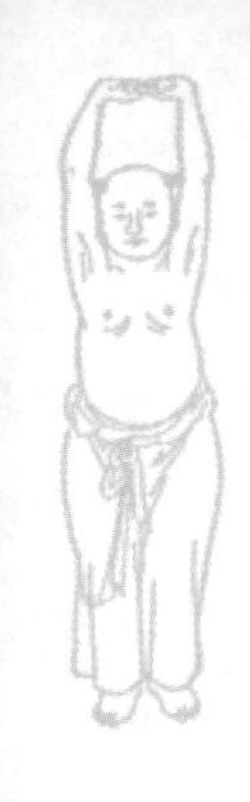

方有能量之後，整個身體就會比較有氣機。膻中穴解開之後，心情就會比較好。

(10) 肩井穴：肩井只要稍微吹到一點涼風，就會肩膀痠痛，因為每個人都經常習慣聳肩，聳肩就壓迫到第七頸椎。第七頸椎和肩膀的最高點，剛好是鎖骨的肩中線拉過來，它就會拉得很緊繃，所以肩井這個部位是很大的受害者。

把上衣脫掉之後，拍拍肩井，整個區塊很快就散開了，把肩膀露出來的打，和沒有露出來的打，效果相差懸殊，衣服穿著時，肩井怎麼弄都還是覺得痠痠的。肩井這個地方鎖住之後，它需要散開，通常這邊痠的時候，這邊就發熱，有時候會冰冷，不管怎麼樣，把它拍完之後，就能促進它的新陳代謝。

零基礎也不怕 Point 8
練習腹式呼吸

【先瞭解】

你的經絡通了沒？你捏捏看，捏的時候，肉沒有那麼刺痛了，放掉之後，還有一點過血的感覺，這個過血的過程，會從白變成紅，這代表經絡已經通了。

如果你在捏的時候，感覺氣血好像不過，好像沒有氣過來，這個問題

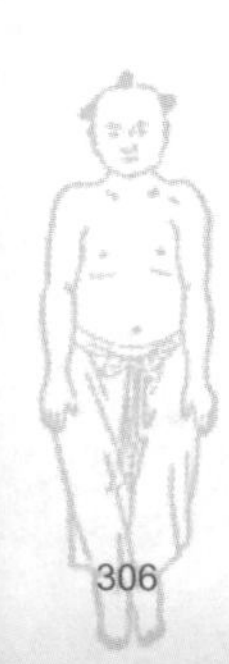

在哪裡？以經絡的暢通面，還有一個核心問題，就是「腹式呼吸」。

年紀大的人，他的肺已經弱了，一旦肺弱了，氣弱了之後，不管再怎麼處理，氣就是過不了，所以腹式呼吸很重要，你的血壓會獲得控制，心肺會獲得改善，包含膽汁會分泌、消化系統比較好、脂肪燃燒比較快。

經絡起於腹中、起於下腹、起於包中，很少起於胸中，全部起於腹，有上腹、中腹、下腹，所以腹部這個地方是核心、是源頭，尤其任督二脈都是發源在下腹部，腹部這個地方如果糾結不通了，經絡就無法把氣送往全身。所以如果把氣送到肺部去，它會主要供應給心臟和腦部，那全身其他部位就不足，如果把氣送到腹部，它就能送往全身，當然也包括心臟和肺部，還包含腦部，胸式呼吸只能維持局部，但不能達到體循環，學會腹式呼吸，能有效率地增加氧氣，供應給全身。

【這樣做】

觀察自己呼吸的過程，最簡單的方法，就是把右手放在腹部，左手放在膻中穴，吸氣的時候，感受一下你的胸部不要動，用力地擴大你的腹部，在呼氣的時候，開始用你最大的能量去內縮你的腹部，但是胸腔都不動，反覆的練習，細心的去感受一下腹部的一起一落。

如果要確定你的橫膈膜不動，就用彈力胎把它綁住，讓它不要動，想盡辦法吸氣的時候就吸到腹部去，當橫膈膜這樣往下擠壓打下去，就打到所有經絡的起源點，這個時候肚子就會繃出來，一繃出來就有能量，這就是丹田。在呼的過程當中，你開始回縮腹部，回縮之後，橫膈膜就慢慢地往上移位，往上走，就把剛剛吸到肺泡裡面的東西，進行交換、淨化之後吐出來，就會把大量的濁氣逼出體外了，就會感覺到很舒服，身體就非常輕鬆愉快。

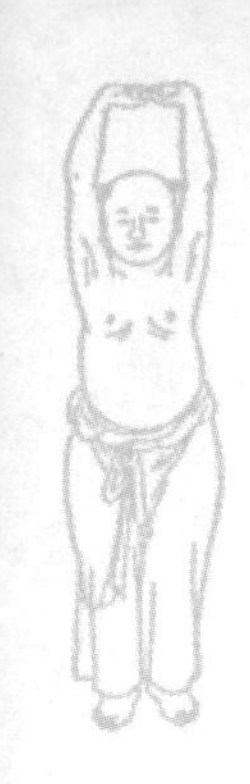

在練習吸和呼的過程，盡量練到極致，極致就是十秒以上、十五秒、二十秒的過程，甚至還可以更久。一開始練習腹式呼吸，每分鐘吸呼只有四次，最後可以變成三次、兩次，最高紀錄可以一分鐘一次。

這個呼吸的交替作用，就是一個新陳代謝最好的作用，可以把腸道裡面的腸毒代謝掉，增加心肺功能，同時也可以讓身體堆積已久的垃圾轉化，讓腹腔的血液變得更活潑之後，供應大腦的血液量就更大，因為腸道所有吸收的血液送往肝臟去了，肝臟再送往心、送往腦，所以腸道的腹腔運動實在太重要了，一定要練習。

【這樣做】

腹式呼吸不是靠意念去做的，是要鍛鍊的，人是不習慣腹式呼吸的，請用導氣棒來鍛鍊，請長輩把肚子撐開，用導氣棒幫對方打丹田，像敲鐘一樣，每天打，以後每天睡覺的時候，他就會感覺有力量在幫他刺激，他就進行腹式呼吸了。這個動作是要幫助對方進入到「胎兒呼吸法」的狀態，腹部會變得好有力量。

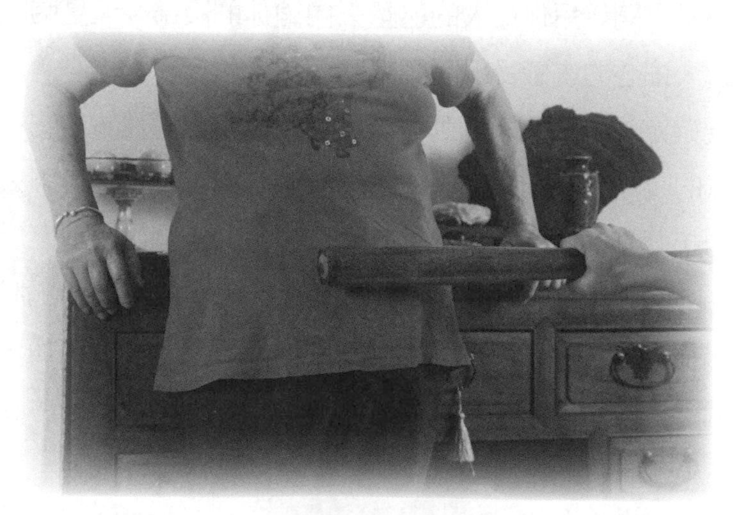

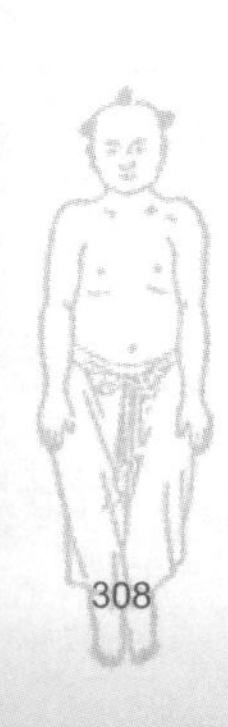

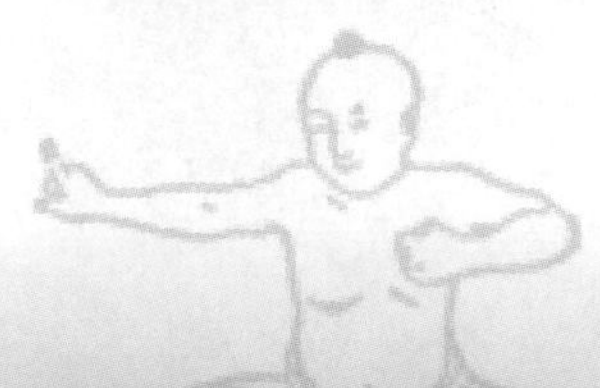

對於老人家，不是輕柔，是要重打，每天幫他打，打到他自然就會呼吸了，不是讓他痛，是要讓他爽，到最後腸道蠕動好了，排便好了，腸道越來越強化，細菌就不見了，病菌也不見了。所以，要打破形式，人才有救，老是保護過頭了，那真的是一個沒有用的老頭子或老太婆。

【這樣做】

除了練習腹式呼吸五分鐘之外，腹部至少要打二十～三十分鐘，腹部的地方很多都是軟組織，軟脂肪很容易代謝掉，打到最後會越來越強壯。身體狀況熱的時候、正在發炎的時候，乳酸會很多，一定要噴一下淨化液。只要你跑完步之後，腳很熱，脊椎很熱，身體很熱，這就是準備要燃燒代謝脂肪，如果你沒有把它代謝掉，就去休息，馬上這個部分就會凝固，凝固起來就會變成乳酸，就會變成以後致命的問題，趕快噴淨化液之後就好，淨化液在分解乳酸值很好用。

零基礎也不怕 Point 9
睡前的功課

【先瞭解】

如果一個人睡得好，不失眠的話，最近應該沒什麼毛病，應該沒什麼心煩的事，如果能夠經常保持很好的睡眠，應該會比較容易保持健康，而

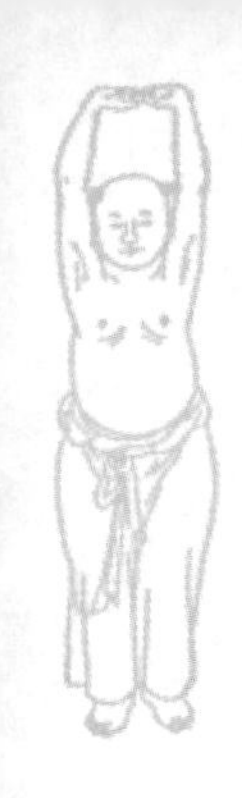

且不容易機能衰退，所以睡覺對於年紀大的人很重要。

如何讓自己能夠越睡越好，而且越來越有健康的感覺？

【這樣做】

建議大家睡覺前，牙齒互相上下的叩齒一百下。

好處是腦部的頭蓋骨會放鬆，也可以固腎，腰也比較不痛。

繞一繞舌頭，使口腔產生唾液，之後再來入睡，在睡前讓牙齒和舌頭有活絡的感覺。

【這樣做】

在睡覺之前，你可以再思考一下包含了任督二脈的這十四條經絡，你今天需要再加強哪一條經，就加強哪一條經。

每一天有自己的功課，今天是哪一條經，明天是哪一條，把它處理完之後再來入睡，這個概念蠻好的，也可以設定每天調整一條經，讓自己養成習慣之後，十四條經在兩個禮拜就能完成，你可以依照任脈、手三陰和足三陰，督脈、手三陽和足三陽，這樣做切割。

經絡通就不痛，不通就痛。

很多人是半通，半通就會有麻、痠、脹的問題，半通的過程中，就趕快去練習一下，打一打相關的經絡，針對各式各樣的經絡把它調整好了，你就自己明白哪一條經是最弱的，也比較清楚要怎麼樣來處理。

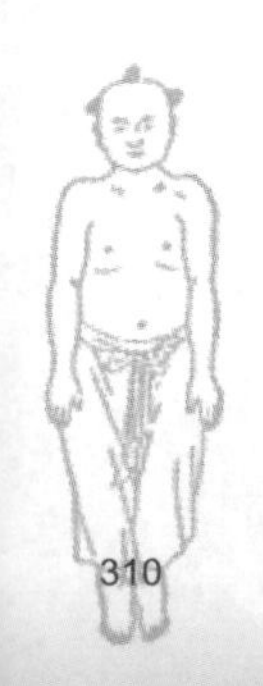

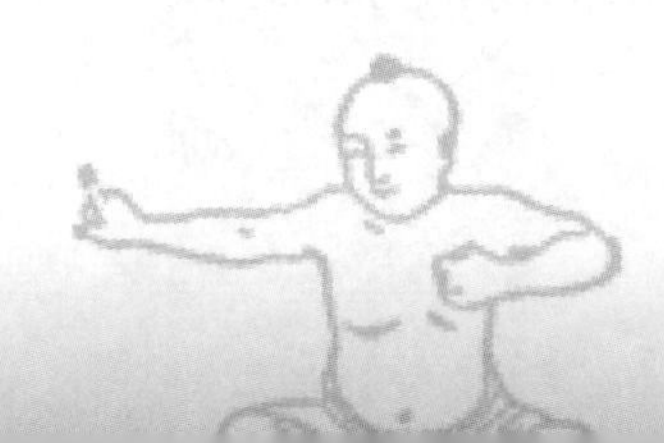

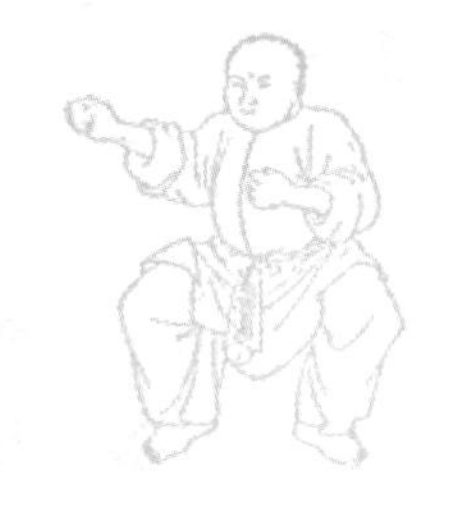

經絡拳教室

透過本講的說法，希望讓大家更清楚的知道，學經絡拳學到最後，真的可以瞭解自己的健康狀態，而且對自己更有信心。當我們到達一定的年齡之後，我們不能只是靠家人，也不要靠什麼名醫或名師，我們得靠自己，健康的觀點要自己去思考：我要怎麼過一個比較健康的生活？

要過一個健康的生活，首先要對經絡有清楚的瞭解，當你發現到身體在打的過程，某個地方特別痛，你就用手去撥撥看，是不是有一條硬硬的經在那邊？是不是有條索狀？就開始思考，要如何把它給改善，在改善的部分，可以使用一些工具，慢慢的去把它理一理，理完之後就可以做個記錄，學會如何在打通經絡的過程當中，觀察自己有哪個地方點又不通了，這個過程是很有意思的，慢慢就會發現到，其實有些地方它是有連動關係的，比如說魚際那邊卡住了，把它疏通之後，有可能對睡眠品質、對心臟會很輕鬆，因為魚際的特質，它會改善心肌缺氧的問題，甚至缺血的問題，舒緩之後，心臟就會很舒服。大椎冰冰涼涼的，代表最近可能很容易感冒，所以這個地方要把它理一理、撥一撥，就發現到肩膀也比較鬆了，當肩膀緊繃的時候，有可能距離感冒就不遠了，可以事先做好預防。

每一天在光著身子的情況之下，去瞭解自己，去探索自己的身體，摸索自己的經絡，找到自己經絡的糾結點，和身體的關聯性，就能成為經絡拳的佼佼者，換言之，就是最好的醫師了。

在這裡的每一個人都不會孤獨的，每一個人都不會變老的，因為，我們永遠很年輕，我們永遠都自我負責、自我面對，我們心情就更好，當發現到自己沒事做，沒價值，是因為不懂得用經絡拳去發現自己，去改善自己的問題。

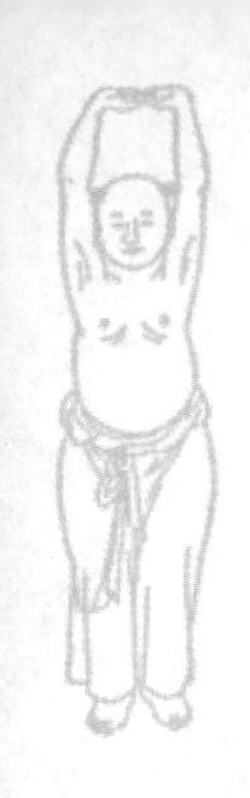

每一個人真的都不一樣，但是只有你自己最清楚，所以你得要清楚，怎麼樣讓自己越來越好，千萬不要老是認為老師最厲害，或是醫生最厲害，應該是你的身體最厲害，要讓你的身體回到自己的身體，身體不是你的，身體是屬於身體的，在使用身體的時候，你要謝謝它，要感恩它，藉由回歸身體的方式，讓自己活得有意義，找到更多有意義的事情去做，每次就回饋給身體，讓身體回到中心位置，讓身體越開心快樂，你就會越來越好。

飲食起居，要有規律，起居有常，飲食有節，讓身體回到最好的狀態，讓身體回到身體的過程，身體就會自救，身體就會來保護你，讓你越來越好。

年紀越大的人，少鹽、多醋最重要，只有多喝醋，筋骨才會好，皮膚也會好，如果鹽吃多了，中風或失智的問題就更多了；情緒要保持快樂，不生氣，不要計較，多多刺激身體的穴位，就能夠清除內心瘀滯的毒素，讓我們一起贏得健康長壽、無病痛的未來，我們不僅要活到一百歲，還要活到兩百歲。

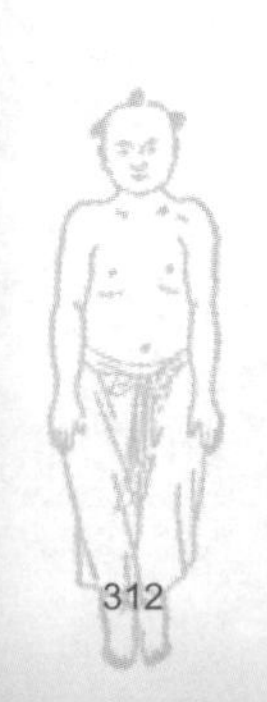

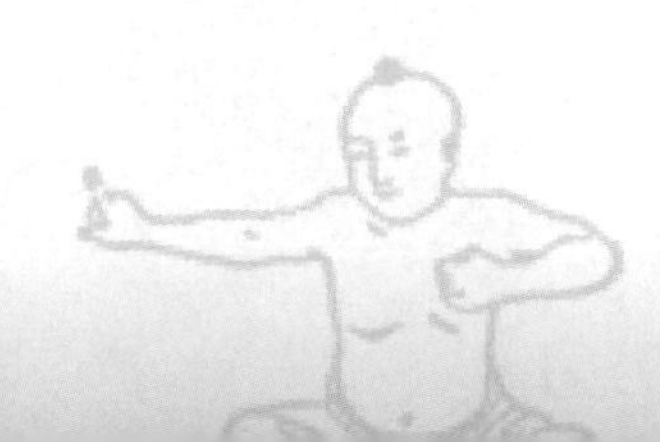

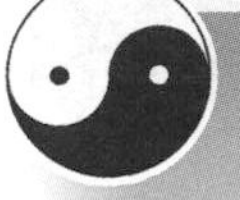

20

每天只要六分鐘 用「阻力」輕鬆甩脂肪

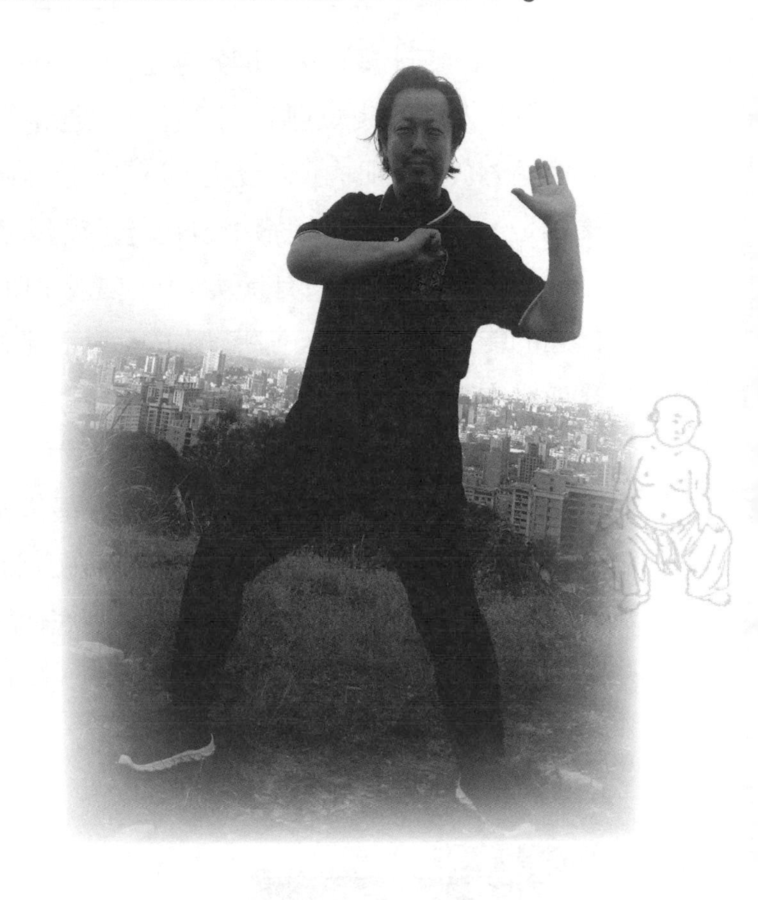

減肥其實不用太辛苦，
可以很輕鬆，
不用節食，
也不用過度的激烈運動，
毋須花很多錢，
每天只要六分鐘，
大約一個月至少可以
輕鬆瘦六公斤，
本講特地介紹各位讀者
來認識這個方法。

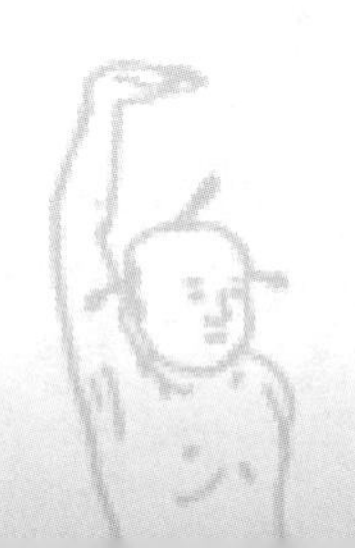

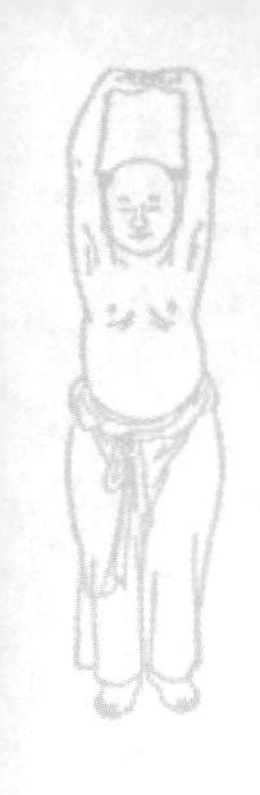

零基礎也不怕 Point 1
把脂肪變少，讓肌肉變多

【先瞭解】

人到了三十歲以後就開始老化，肌肉會減少，會發現身體好像開始胖了，很多人會想要去運動。每天跑步、走路，或是在健身器材上不斷地跑，其實這對於整個肌肉量的變化，沒有什麼太大的幫助，也就是說，跑到最後還是一樣，可能沒有辦法瘦身，有時還會引發未來心血管的疾病，因為跑步並不能燃燒脂肪，有時候老化，變成是肌肉減少了，肌肉一減少之後，代謝的能力就會變差了，所以你的運動可能對健康一點都沒有幫助，反而變成肌肉少，而且變成代謝的症候群。

很多人的基礎代謝越來越差，到了六十歲之後，整個肌耐力就會下降很多，所以很多人就容易跌倒、骨折，最後就躺在床上。

關於肥胖的問題，請大家不要只在意體重，就連體脂肪也不見得客觀，因為體重是沒有辦法清楚知道，到底你的腿部裡面，是肉多？還是脂肪多？很多健康的人他的肌肉是很大的，但是脂肪很少，就是說，肌肉的減少，才是最嚴重的肥胖問題。

TIPS

所以我們要把脂肪變少，讓肌肉變多，在這個原則之下，才是真正的健康，才會年輕不老化。

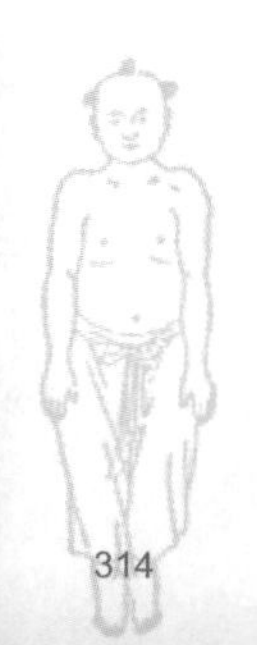
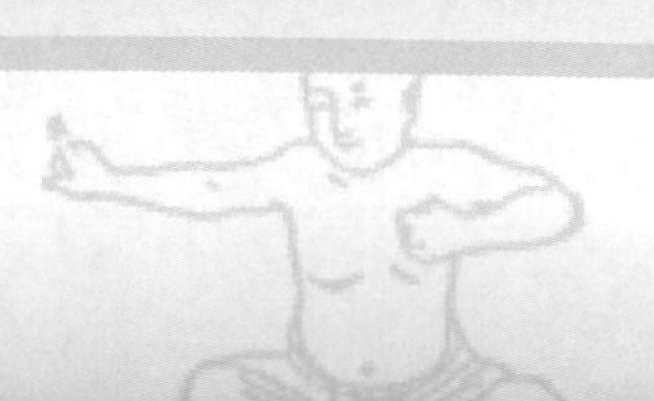

零基礎也不怕 Point 2
放鬆筋膜，從腳底開始

【先瞭解】

身體的筋，是由肝在控制，因為肝主筋，身體的膜，是脾在控制，脾主運化，肌肉是胃在控制，所以身體沒有長肉的人，雖然瘦瘦的，但是他的老化速度更快，更容易生病。

人坐久之後的腳會外翻，剛好都會放在膀胱經，膀胱就會開始拉扯，這個時候筋膜會變得越來越乾，身體就會卡住，全身的皮肉、筋膜在使用的地方，就容易變得緊繃，黏在肌肉和關節上，就產生了筋膜沾黏症，這個時候就容易產生發炎，所以久坐之後，偶爾要站起來動一動、伸展的目的，就是要補充水分，用「筋膜液」噴一噴，就可以避免沾黏，避免發炎，而且同時可以消炎。

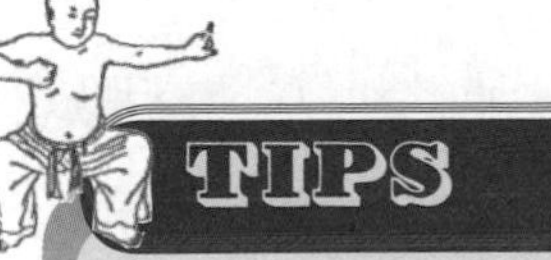

放鬆筋膜課程，就是放鬆脾經、肝經和胃經，從腳底的大拇趾和第二趾開始。

身體上有很多的筋膜線，有深層的、有淺層的、有連結性、有連貫性，

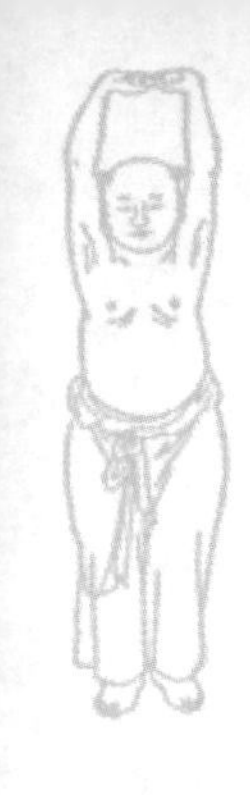

而腳的第一趾和第二趾，它的能量比一般的神經傳導快十倍，有著強大的張力和力量，可以讓全身動起來。

蹲馬步的動作，腰大肌要有力，腰大肌如果沒力，就會造成膝蓋痛，好像支撐不久，腰大肌的筋膜是從腳底的筋膜而來，也要從腳底大拇指的筋膜而來，如果你這個地方沒有辦法柔暢，沒辦法上來，很遺憾的，你現在的整個動作，是沒有辦法支撐很久的，如果下盤的筋膜是有力的，是很輕鬆的，你就可以支撐上來。

【這樣做】

為了避免肌肉減少症，在坐著的時候，腳趾頭稍微用點力量，著重在大拇趾和第二趾，壓著就好了，很快就流汗了，腰也不痠了，筋膜開始放鬆了，肩膀僵硬馬上消失，食量也會變少，做一點簡單的腹式呼吸，會感覺到全身很溫暖，原本是寒性體質的、很胖、很涼的、很容易打噴嚏的人，操作完畢之後，很快的身體就溫暖起來了。久坐一族的人，只要做這個姿勢，整個筋膜肌肉全部都放鬆，身體如果有活動，然後透過膠原蛋白的增生，就會慢慢讓它恢復了健康。

在睡覺前用筋膜液噴腳底，尤其要噴在大拇趾的地方，減肥效果很好，然後用矯正球放在床墊上，用腳按住滾一滾，目的不是在壓筋，而是在鍛鍊筋膜的放鬆，這是在矯正，操作之後，筋就能變得柔軟有力量，而且馬上就流汗。

在坐著的時候，用矯正球滾一滾，會發現到腳變得很輕，比腳底按摩還快，比泡腳還更快，因為這是訓練，所以光腳底按摩是沒有用的，要有大拇指和第二趾才有用。

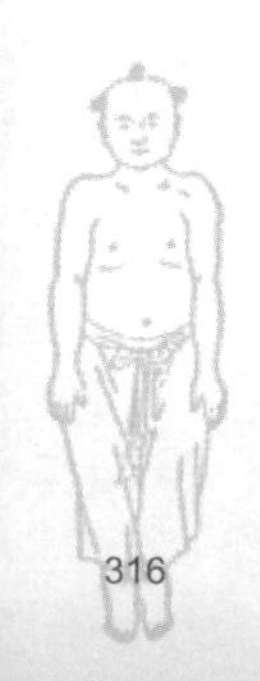

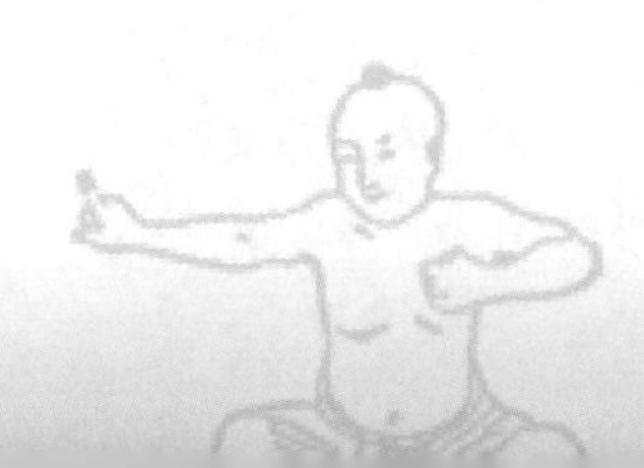

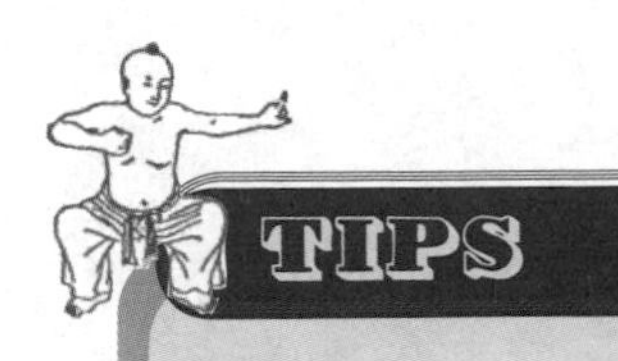

當腳的筋膜柔暢之後，人會特別喜歡走路，上下樓梯感覺很有力量，感覺喜歡上樓梯，腳越鬆的時候，人就很有彈性，就愛蹦蹦跳跳的，就變成年輕的小孩子了。

【宣師說】

腳底的大拇趾和第二趾這邊的筋膜卡住之後，必須給它一個阻力，用阻力增加它的柔軟度，讓這裡整個的肌肉，恢復它的彈性，肝養筋，筋活絡了、鬆了，脾主運化，脾開始動了，肌肉裡面開始流動血液了，胃氣也上來了，能上能下，整個全身循環了、發動了，讓筋膜恢復彈性之後，全身有了水分、不乾了、不糾結了，馬上就帶動全身，會感覺到全身舒暢。

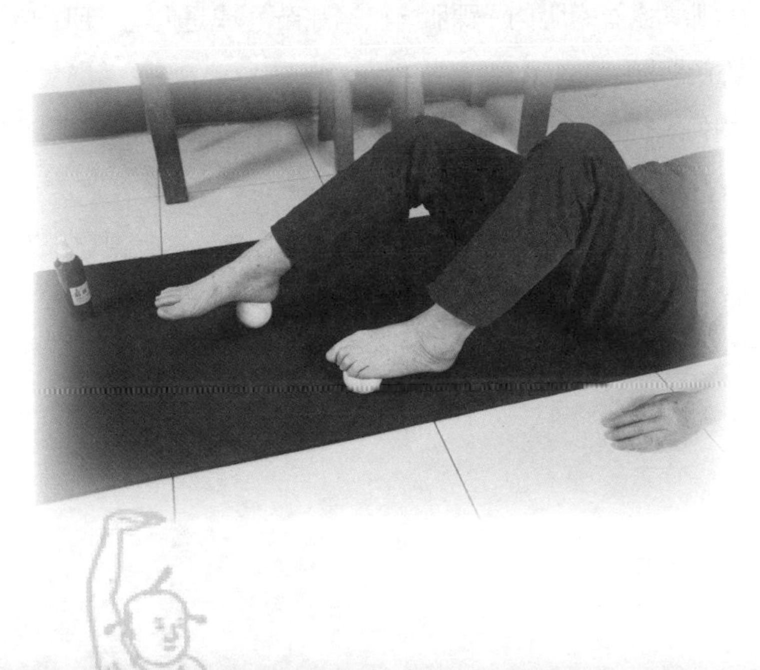

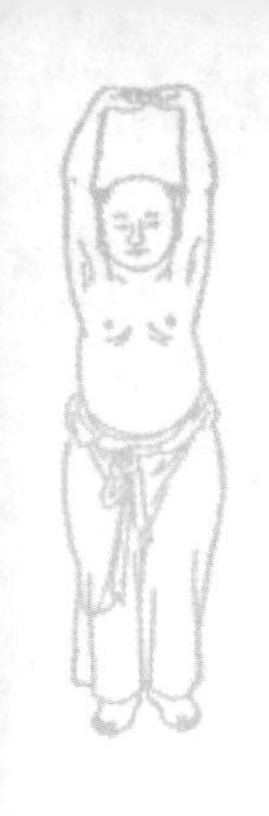

零基礎也不怕 Point 3
要用阻力的概念去燃燒脂肪，要從腳發力

【先瞭解】

要用阻力的概念去燃燒脂肪，而且要產生一種關鍵的力道，讓身體的能量隨時都可以輕鬆的用力，然後燃燒脂肪。

有很多人無法用力，所以就會一直肥胖，如果能不斷地收縮，肌肉在離心和向心之間，產生阻力運動，就更好了。

【這樣做】

把矯正球在膝蓋處壓著，滾一滾；夾著，左右晃一晃，磨膝的概念；把矯正球放在膝蓋裡，膝蓋微蹲，做畫圓圈的動作，膝蓋就會很有彈性了。

給膝蓋一個阻力，肌肉本身的離心收縮和向心收縮，就好像做伏地挺身一樣，在訓練膝蓋的肌肉、踝肌，無論在離心或是向心，肌肉都在用力，就進入到燃燒脂肪。

無論如何，從頭到尾都在用力的情況，用力的來源必須要有腳力，才能用力，沒有腳力是無法用力的。

躺著時，也可以用矯正球揉一揉臀部的地方，會發現臀部有力量的時候，力量就很快地傳遞到腰背去，腰背是燃燒脂肪最快的地方，偶爾也可以在腰背處理一理。

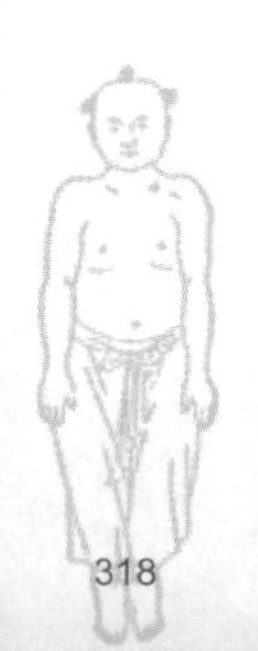

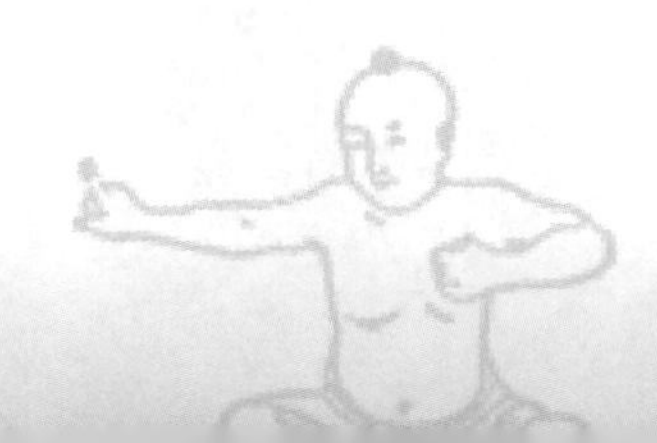

TIPS

人體的筋膜線從腳底開始啟動，一直往上，筋膜一旦鬆開，它就不會緊繃，一緊繃就會產生沾黏。筋膜就像保鮮膜，食物就代表肌肉，保鮮膜如果黏在食物上，那就沾黏了，黏住之後就卡住了，如果有空間，食物和保鮮膜就有空間，人就會看到那個保鮮，看到肌肉是分明的。

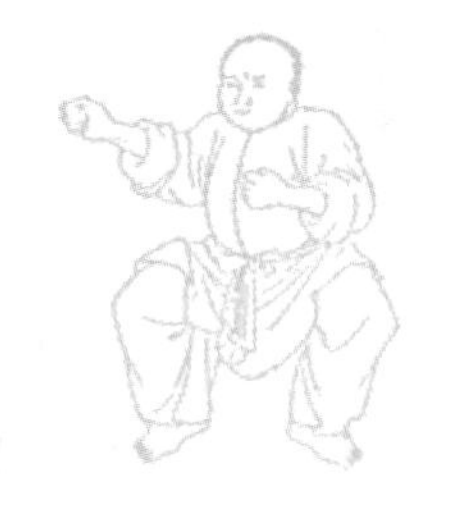

在處理筋膜之前，建議先用筋膜液補充水分，讓筋更能夠理開。筋膜液是用老薑、酒、紫草、艾草、紅花，浸泡高粱酒所製成的，噴在皮膚上，筋膜就會變得很有力量，筋膜保持水分之後，在運動的時候就會非常健康，就很容易燃燒脂肪。

【宣師說】

現代人為什麼沒辦法用力？全部都是膀胱經太緊繃了，久坐之後，腿後的肌群就太緊繃了，就沒辦法蹲了，整個髖骨周邊的髖曲肌會緊繃，背無法挺直，當背挺不直時，一蹲，馬上會覺得重心不穩。

你想要做運動，想要跑步，沒有把筋膜給放鬆、有力，你做任何的運動，關節就會發出聲音，這樣的聲音長久來看，就會出現很多問題。

心經筋膜卡住了，就會引發心臟和腦部問題，左邊的手臂會痠、麻、痛，這是心臟問題，也是心經問題，同時頸部也容易出問題；如果是肝經

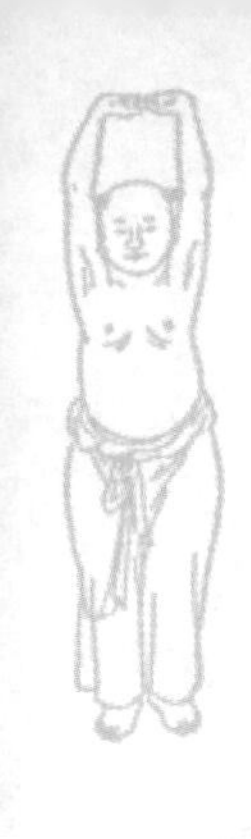

的問題，睡覺時全身就會容易產生緊繃，早上起床時，會有足底筋膜炎的現象，腳踩地的時候會痛，而且不喜歡走路。

肝經筋膜卡住了，就會引發視茫茫、眼力減退、視力模糊，吞嚥困難、喉嚨卡住。另外濕熱之邪蘊鬱肝經，則出現脅痛、口苦、納呆（胃的受納功能呆滯）等症。

脾胃筋膜卡住了，氣無法送往頭部，因而偏頭痛、頭重都是脾胃問題，脾胃經一旦黏住之後，本身也是瘦瘦乾乾的。

肺經筋膜卡住了，那就經常咳嗽、流鼻水、流鼻涕，動不動覺得氣上不來，胸悶的問題很明顯。

腎經筋膜卡住了，最大的特徵，因為筋膜卡住之後，俞府到了喉嚨這邊，所以聲音出不來，就會啞掉，腎氣弱的人聲音就很小聲，頭髮比較容易白。

要把筋膜恢復了，你才能夠輕鬆減肥，而且才能夠把疾病改善。

腿要很有力，這很重要，上下樓梯才會感覺到身體很容易減肥，減肥如果很累的話，那就不會減，因為不容易堅持；減肥要很輕鬆的就可以達到，就是馬上去刺激大拇趾和第二趾，馬上就呼吸順暢，就可以放鬆了。

【這樣做】

在吸吐之間，最後稍微閉個氣的時候，身體容易瞬間產生激發力，激發力就更好，因為閉氣的時候，它可以讓身體處在一個緊繃穩定狀態，這是因為氣足才能夠達到的，在進行吐和吸的過程當中，就可以進入到身體放鬆和伸縮的概念，身體的關節、肌腱、韌帶沒問題的時候，才能夠燃燒脂肪，否則筋膜黏住之後，是無法燃燒脂肪的。

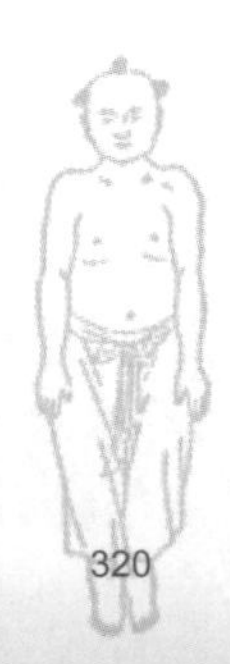

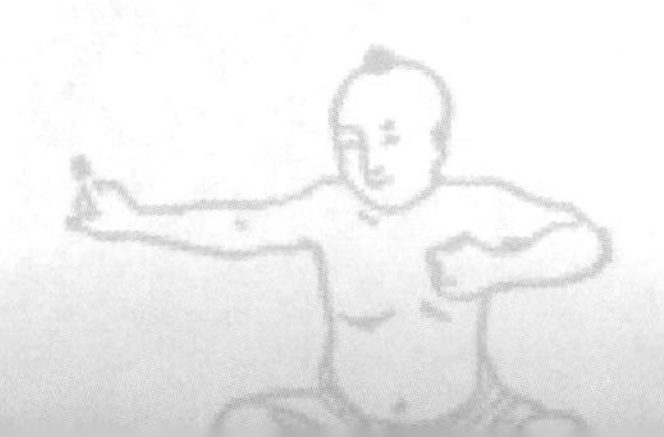

零基礎也不怕 Point 4
多做阻力訓練讓身體有力

【先瞭解】

身體從頭到腳，每一個關節，每一個肌群，每一個經絡，全部連結，只要你的足踝卡住了，首先走路一定歪一邊，你的膝蓋和骨盆之間，就不可能走在一個中軸線，這個時候你就會進入了長期的扭曲，骨盆腔也會歪斜，體位錯位之後，影響到了代謝，當然就會形成肥胖症。所有的肥胖症，就是肌力減退所造成的一種代謝失調症。

【這樣做】

你可以量一下兩隻腳的大腿，哪一隻比較大，越大的那一隻，我們不能說那一隻腳有問題，或是越瘦的會有問題，要去看哪一隻腳有力，有力才有用，所以要用阻力去治療讓它變成有力，所以多做阻力訓練，讓肌肉量增加，不會減少，用肌肉的能量來分擔關節的支撐負擔，

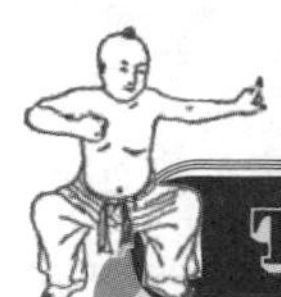

TIPS

這個過程當中，首先，骨質的密度會增加，關節有強度，肌肉脂肪產生了燃燒代謝，所以就不會產生胖的問題了。在瘦的過程當中，瘦到了一個程度就夠了，不要一直瘦，所以不用節食，可以盡量吃，重點是一定要有足夠的能量。

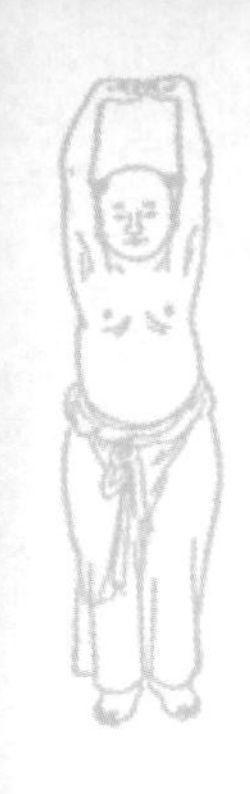

當你有力的時候，會發現到吸氣的時候，很輕鬆地能夠讓身體的吸氣量比平常多 40% ～ 50%。

氣足的時候，身體就能有激發力，有了力，就能夠釋放裡面的壓力，所以力量很重要，你沒有力量是什麼事情都沒有辦法做，所以，你想要長壽，想要健康，你要有力。

【宣師說】

身體有力之後，可以幫助流汗，排汗比排尿有用，因為排汗更能把身體上的重金屬給代謝掉，所以筋膜如果能夠保持水分、活絡時，汗才能夠出來。

如果乾枯了，整個表面就像一個塑膠膜萎縮黏住了，這樣的話，裡面的濕熱就出不來，就會在裡面形成脂肪硬塊，就會形成了皮膚炎等，很多症狀都有可能出現。

皮下血管稱為靜脈，靜脈血管有青筋暴怒的現象，說穿了，就是裡面有痰、有濕、有毒，很多紅疹都有這種現象，很多地方就會出現發炎問題，在膝蓋，就變成類風濕性關節炎，在小腿，就變成靜脈曲張，不能久站，這種青筋的問題，就是阻塞很多，要把它整個疏通，把它改善，才可以獲得效果。

當身體青筋越多，本身沒力，就會形成全身的阻塞，有些人壓迫到了靜脈血管，造成代謝失調之後，整個肌肉就會更少了，脂肪就會更增加，那就麻煩了。

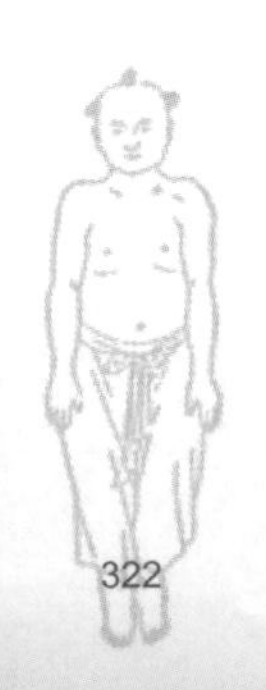

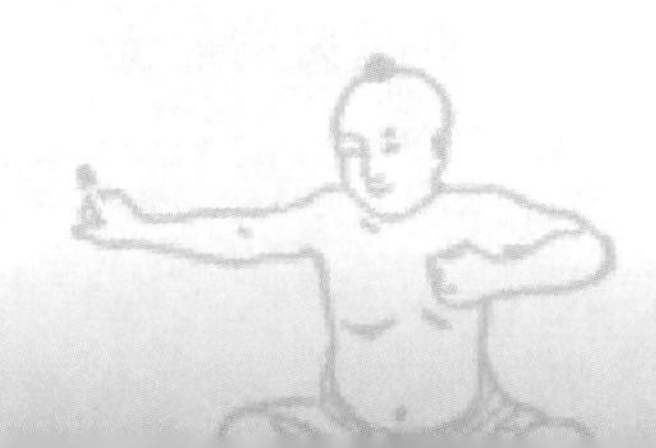

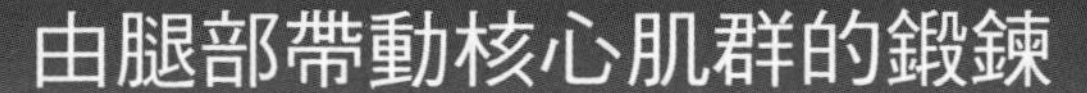

零基礎也不怕 Point 5
由腿部帶動核心肌群的鍛鍊

【先瞭解】

在治療上，想要讓自己的身體越來越好，首先，要讓腹部變小，要降低腹壓，當腹壓降低的時候，腿會比較能夠傳遞到全身。

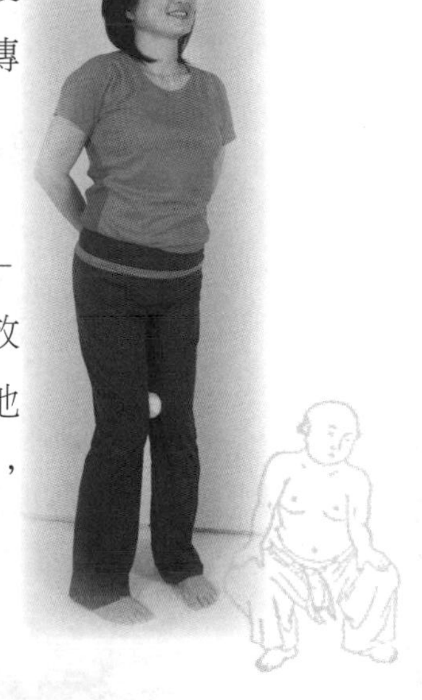

【這樣做】

要降低腹壓，毋須用手去揉腹，可以拿一顆矯正球，放在膝蓋附近的「血海」，站著，用兩隻大腿夾著，小腳步地走路，用腳趾的大拇趾和第二趾發力，馬上全身就汗流夾背，大腿就瘦了，很輕鬆愉快地消除腰部的贅肉。

TIPS

越是去跑步，大腿越是僵化，跑到最後，因為你的筋膜是乾枯的，越跑整個會越來越壯，壯到越來越肥，對於減肥是沒有用的。記得，腿部有力量時，什麼樣的肥都可以消除，小肚子也不見了，腳步的柔軟度也夠了，臀部也結實了，身體整個的感覺會很舒暢。

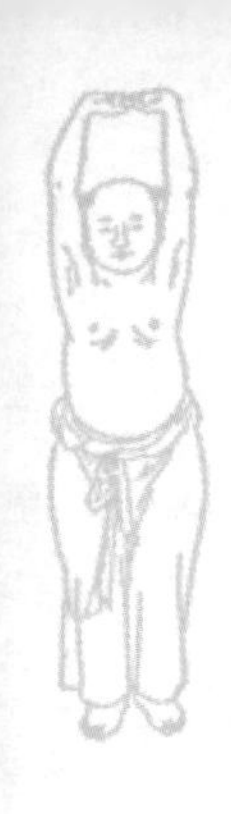

【先瞭解】

人會胖，都是因為脊椎可能受到壓迫，引起自律神經的失調，因為脊椎本身有好多的神經附著在上面，如果你彎腰駝背，長期久坐，就會形成整個肌力代謝變差，當然就會一直胖。

燃燒脂肪最快的方法，就是進入等長的收縮運動，也是核心肌群的鍛鍊，不管是上半身或下半身的肌群鍛鍊，都會感覺到效果很好。

【這樣做】

趴著，身體保持一直線，手肘放在身體兩側，兩腳併攏，大拇趾和第二趾墊高起來，用腳尖撐起身體，臀部夾緊，背部維持打直狀態，這是阻力，用臀部的肌肉帶動，讓身體離開地面，可以支撐多久算多久，放鬆時，足背接地面，身體呈一直線放鬆。

這個動作是提升基礎代謝最快的方法，每天可以操作二～六分鐘，很快就會覺得很舒服。

透過腿力帶動了後背的膀胱經，加強它整個新陳代謝，很快的，身體的整個脊椎也慢慢地糾正了，身體的肌肉似乎也不萎縮了。

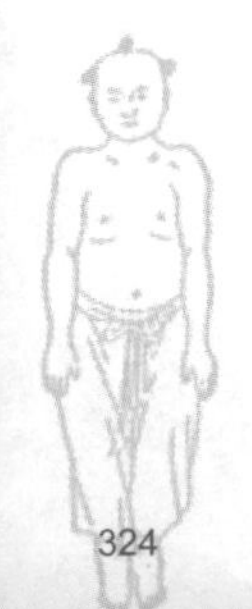

如果一開始覺得這個動作太難了，沒關係，可以站著，雙手拉直，掌

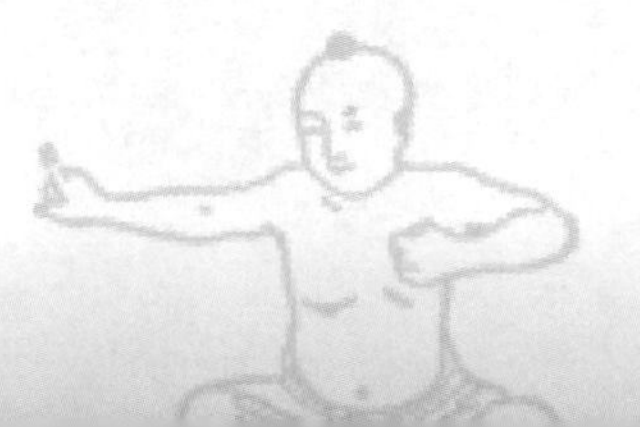

心相對，氣動心經，膝蓋微彎，腳跟不要抬起來，重點是大拇趾、第二趾壓地即可，腳趾永遠不離開，掌心朝上，吸呼，做左右兩邊的伸展運動，身體往左、往右、往上，最後往下，讓兩腳和兩手相會，就可以疏通了。

這個動作很簡單，你不僅可以站著做，可以坐著做，也可以躺著早上起床時做，早上起床時，意念集中，整個伸直，手往上，兩腳往前拉開，雙手掌心相對，肘貼住耳朵，兩腳往前一直延展，五根腳趾都延展，集中力量在大拇趾，吸到腹部，用嘴巴吐氣，過程當中，自然地吸三秒，再用力地吐七秒，吐的時間稍微久一點，這樣就會很容易把氣給帶動開來。沒有意外的，只要短短的一個月，瘦五、六公斤是很容易達到的，如果你是很胖的人，甚至更多。

重點不是在於重量，重點在於身體運動起來的時候，變得輕鬆有力，就可以讓身體有足夠燃燒脂肪的動力。

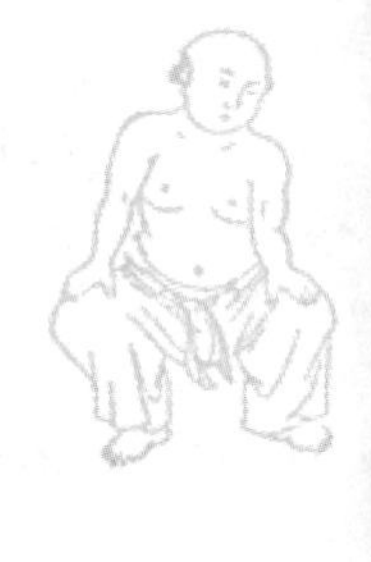

你也可以挑戰更高階的動作，臀部還是用力的，用單腳和單手交叉的支撐身體，例如舉左手時，就舉右腳，左腳和右手是壓地的，臀部是用力的，這也是一個鍛鍊。目的是讓你更有力量去燃燒脂肪。

你也可以把雙腳放在椅背上，慢慢雙手往下支撐在地上，整個過程全部收緊你的腹部，臀部也是收緊。

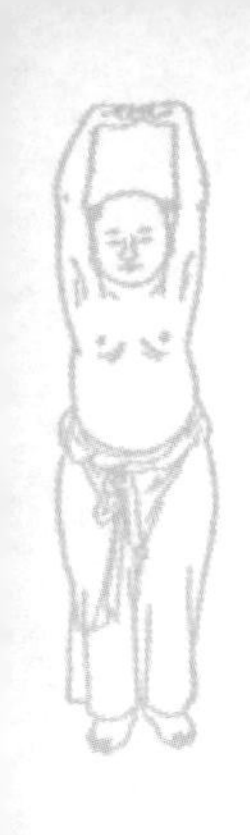

TIPS

以上介紹的各種動作，不管如何，整條筋慢慢地往上拉，拉的時候，保持整個核心肌群的力量收縮，脂肪就開始進入燃燒了，在這個過程當中，胸腔裡的胸大肌、三角肌，或者是腹外斜肌、腹內斜肌，馬上就伸展開來了。

阻力的概念，就是用全身的力量，慢慢讓力量開始在裡面形成了一種反作用力，裡面的內壓就會放掉，所以在操作時，要用個力，但是你不要用力就一直在做運動，你是在用力裡頭，去把筋膜給撐開，一開始一定要用矯正球去練習，你會覺得運動起來比較輕鬆愉快，整個人就會更快樂。希望大家在練習的過程中，感受到自己有力量了，自己可以做各式各樣的運動。

請記得，不要反覆的一直在做舉重、原地踏步，因為肌肉的鍛鍊，只要內在的用力燃燒脂肪就可以了，這樣比較不會傷到骨關節，一旦你稍微錯誤之後，就會更麻煩。日後你可以不斷地再進階，做各式各樣的運動，但一開始避免受傷是最重要的要求，不要為了追求減肥成功、希望自己的成果更好，就造成了經絡的傷害，造成以後的腰痠背痛，這就更麻煩了。

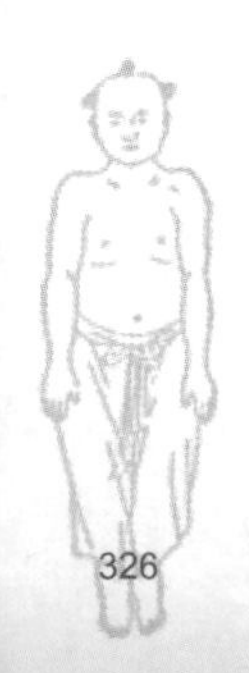

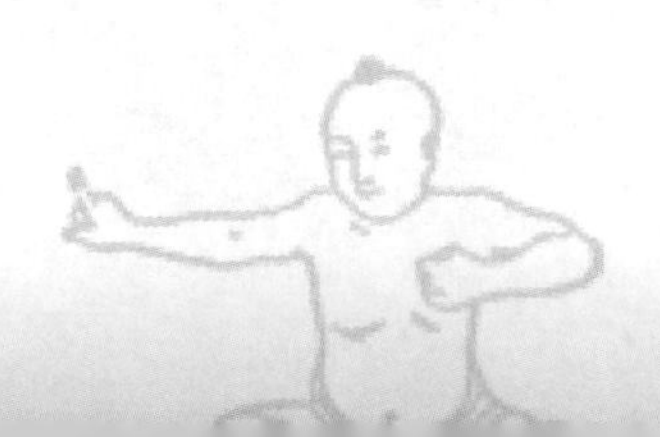

零基礎也不怕 Point 6
食療的建議

第一，晚上不要吃肉，盡量以蔬菜、水果為主，晚上吃蔬菜，對於明日的排便是有幫助的，肉太多會不好消化。想要減肥，盡量吃白肉會比較好，例如雞肉，盡量不要吃太多的紅肉。

第二，要選擇好的食物，好的食物是最基本的，因為要選對的食物，是很困難的，因為對或不對，你可能要去學習更多的養生知識。好的食物，就是你要吃食物的完整性，吃原來的食物，不要吃加工食物，有很多的食物已經變成了食品，所以要盡量吃自己做的、最簡單的，才不會無意中吃了太多的垃圾，或是吃了太多的熱量。

如果吃到對的食物，就可以培養出健康的腸道，腸道就可以分解食物，如果吃了很多卡路里，吃了很多垃圾食物、加工食品累積在腸道，那麼想要減肥，是沒有希望的。

【宣師說】

為了保持腸道的健康，宣師習慣早上喝一杯桑黃鹽茶，或是喝500cc～600cc老菜脯所沖泡的開水，來排除體內的毒素，清熱潤腸，也可以用約1～2公克的鹽，加入500cc的水飲用，可以降火，鹽入腎，而且可以促進排便。

印度人不容易胖，因為他們有吃薑黃素，如果你想要讓減肥速度快一點，可以多攝取薑黃素，入肝膽，入脾胃，可以燃燒脂肪。

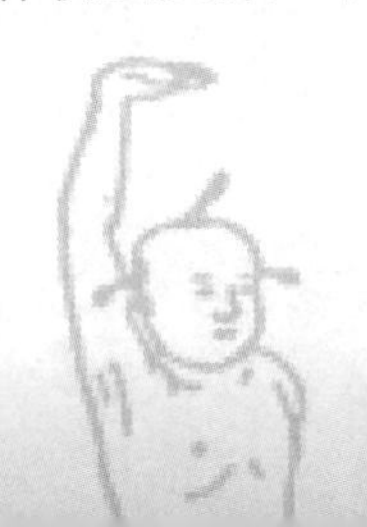

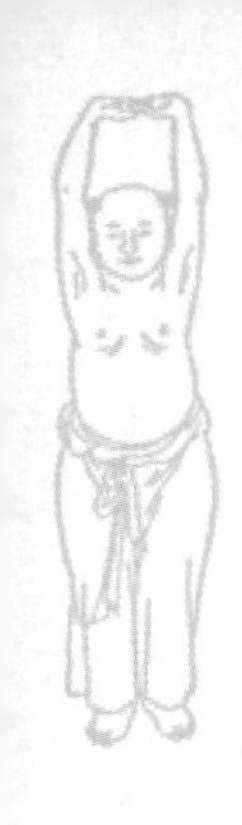

經絡拳教室

我們發現小嬰兒在兩歲之前，從爬、滾動的過程，來做自我訓練，讓自己的筋膜、肌肉、神經，整個絡脈達到平衡，慢慢地就會越來越健康，但是一旦過了三歲之後，越來越少滾爬的時候，他開始每天背著書包上課的過程，接下來整個筋膜就開始進入到老化，三十歲就是正式老化的開始，明顯看得到的，大腿粗、肚子凸，四十歲、五十歲就開始每一年加倍，筋膜的老化問題非常嚴重。

希望各位讀者要瞭解，要用阻力來鍛鍊筋膜，讓筋膜保持彈性、年輕，每天設立好做這個方案，希望你能夠維持半年左右，才能夠讓你的體態維持住。

透過了經絡拳矯正課程，可讓身體更加有力，更加敏捷，身體的修復速度更快，脂肪燃燒快，痠痛就會減少，就會更愛矯正運動，身體組織發炎的狀態就會越來越少，讓身體的組織恢復到最健康有活力，肌肉一旦有力了，脂肪就會不見了，我們希望讓肌肉強大，脂肪越少，人就能獲得真正的健康。

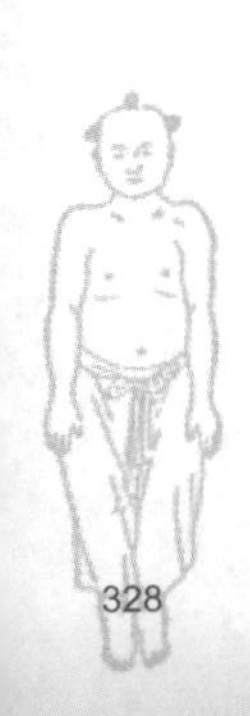

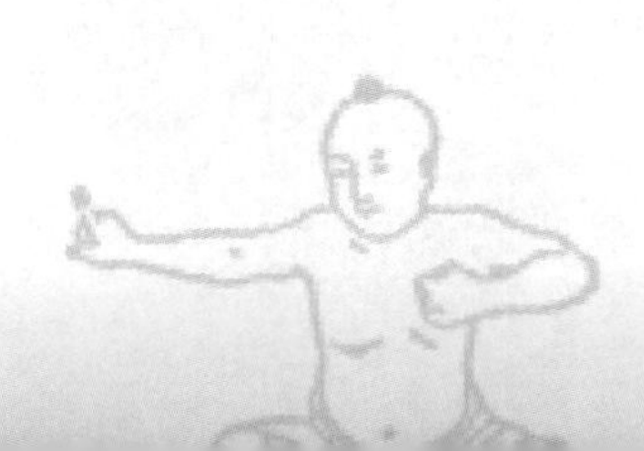

21

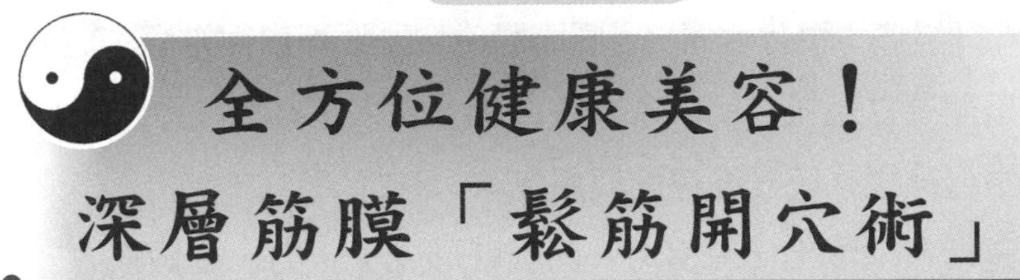

全方位健康美容！深層筋膜「鬆筋開穴術」

本單元將跟各位讀者介紹深層筋膜的「鬆筋開穴術」，
宣印學派應用筋絡學和脊椎神經的醫學，
達到全方位的健康和美容的狀態，讓筋膜被理開之後，
全身的肌肉開始獲得充分的伸展和有力。
希望本法「鬆筋開穴術」展現美好優雅體態、漂亮曲線，
不只是養一個人的精氣神，更是一種幸福的生活方式。

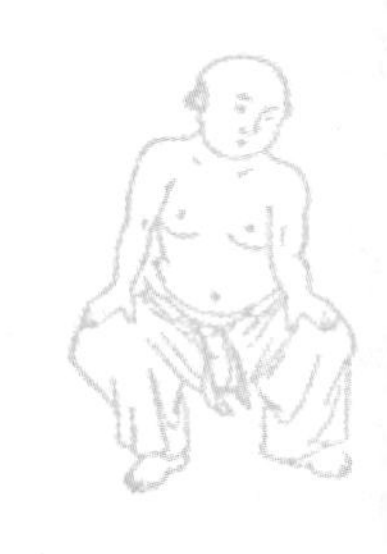

零基礎也不怕 Point 1
筋膜拉扯！導致身體扭曲變形

【先瞭解】

越來越多的人身上筋骨容易感到僵硬、痠痛，也常為肌肉筋膜疼痛所困擾，常發生於肩頸、腰背、四肢等部位，臨床表現為局部肌肉緊繃、僵

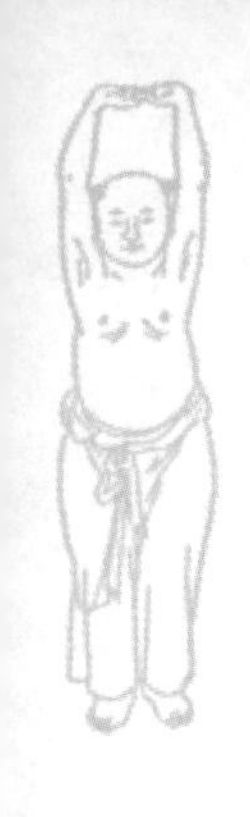

硬、伴隨疼痛，往往產生這裡痛、那裡也痛的現象，還可能出現手麻、板機指、坐骨神經痛、腰背痠痛、足底筋膜炎、失眠等自律神經失調的問題。經筋系統是個獨立系統，筋膜會收縮，也會張大，又會復原，隨時可以獨立發展在中樞神經系統裡面搭配使用。

只要是活在地球上，有引力，筋膜就形成了張力，這個張力，就是所謂的內壓，內壓來自於我們的肌肉，但是由筋膜來做收縮，或者是擴大，或是復原，跟外在的引力，也就是地球的反作用力，兩個之間透過筋膜網來做傳送和分散。

【宣師說】

觀察到一個非常特殊的情況，如果身體用力過大，如做瑜珈，高張力就有可能集中在某一條筋絡、某一塊肌群、某個關節、某個骨頭，那麼就會產生扭曲。

所以你拉得越大，久而久之，高張力就變成一個慣性，就會耗損原本的彈性，即所謂「彈性疲乏」。

緊接著筋膜產生的收縮，也無法復原，或者是過度張大，形成更無力的狀態……這種耗損現象，就會產生骨骼筋膜沾黏，也就是所謂的五十肩，或是軟組織開始出現力量的方向性拉扯。

現在的上班族或是家庭主婦，全部都有肌肉過緊、關節不靈活的現象，這個時候就會導致經絡的不平衡。

筋膜，也就是經筋系統，如果沒有馬上調養，一開始，是經絡皮部的展現，會覺得繃繃緊緊的、有硬塊，慢慢地就會從筋膜再往下導入到筋脈裡面，就會形成臟腑的裡症，從表症會變成裡症，筋膜在中間是很重要的。

人體的膝蓋、足踝等關節，為什麼能夠從高處跳下來，骨頭不會碎

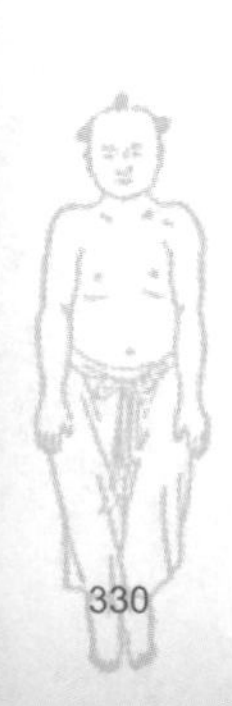

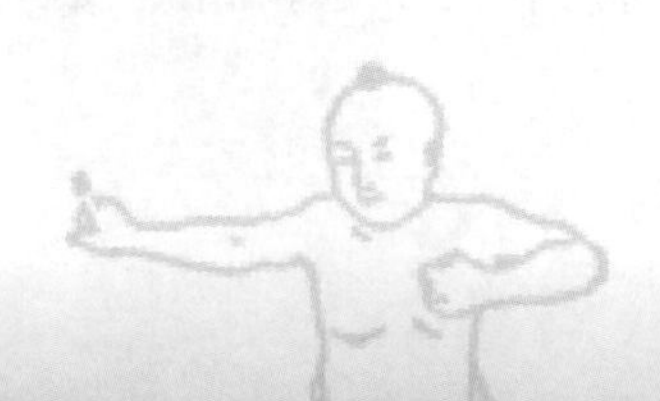

掉？

原因就是深層筋膜的鞏固度、強度足夠。深層的筋膜是壓力的傳送器，當身體受到強力的震動時，骨頭沒有受到任何影響，是因為筋膜裡面會釋放壓力。

【特別介紹】

本單元會使用到的工具：「灸療球」，原料是玉石，可不斷地加熱，重覆使用，灸療球的密度夠，傳熱、蓄熱性高，壓在痛點上，來回動一動，大概三十秒鐘就夠了，就叫做「開穴」，痛感立刻減緩。

灸療球不夠熱時，再放入熱水，瞬間三秒鐘就變熱了，熱度可以維持三分鐘。透過熱，才能進入到深層的筋膜，達到鬆筋開穴。

使用灸療球，調整全身肌肉筋膜的平衡狀態，讓阻滯之處因刺激傳導而被疏通。

可以改善臉部的氣血循環，因熱會產生膠原蛋白，臉部的細胞會 QQ 有彈性，改善關節的靈活度，降低肌肉痠痛、腰痠背痛，通氣血，喚醒萎縮和退化的筋，促進全身循環，預防骨質疏鬆，血管堵塞，可以讓身體遠離痠痛。

【這樣做】

筋膜呼吸法。請改變自己的呼吸模式，以「縮胸呼氣」為主，並減量吸氣。能讓血液輸出量增加，心跳也能夠有力，可增加肌肉的溫度和呼吸量，四肢的血液就比較足夠，這時候氣血就可以擴散全身。

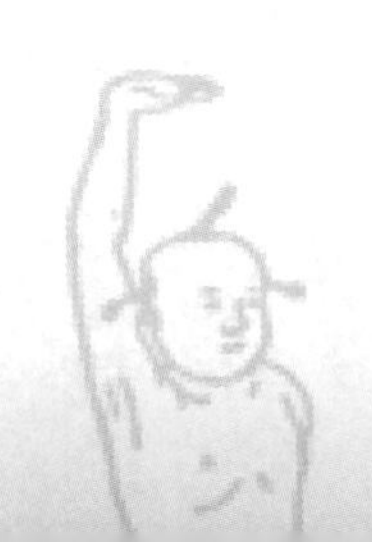

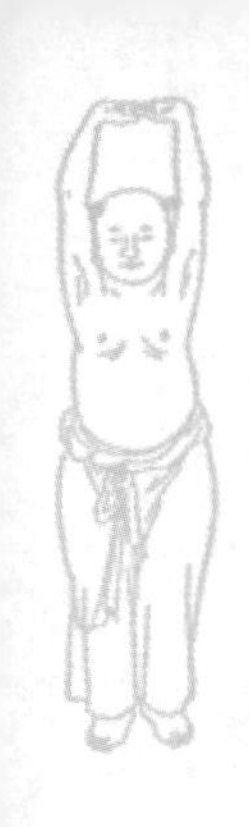

身體所有骨頭只要是筋膜拉扯，都會導致身體的扭曲變形，透過深層筋膜的課程，就是讓筋膜重塑它的方向，然後更強壯，使它開始從弱變強。

灸療，是美容醫學，也是預防醫學，有青春痘、老人斑、皺紋的人，要多多去理療，就會越來越好。尤其是有卵巢、婦科疾病的女性，把兩顆灸療球放在卵巢兩邊，可以促進生育，甚至在以後懷孕的過程，會比較健康，荷爾蒙比較容易平衡。人體自體的荷爾蒙是最重要的，荷爾蒙分泌不足之後，最大的問題就是骨質疏鬆，加速老化，骨質疏鬆的人，老化的速度是非常驚人、非常快的，容易脆，所以要趕快加強。

零基礎也不怕 Point 2
慢性病症皆來自筋膜沾黏了

筋膜沾黏會阻礙身體的代謝活動，引發一連串的「阻塞效應」：如發炎、疼痛、痠麻等症狀。

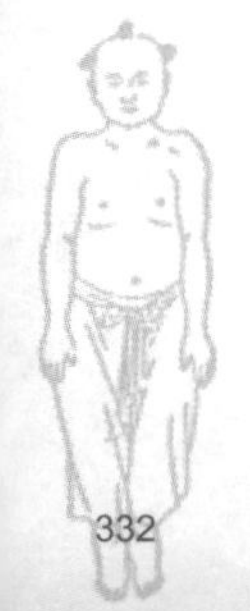

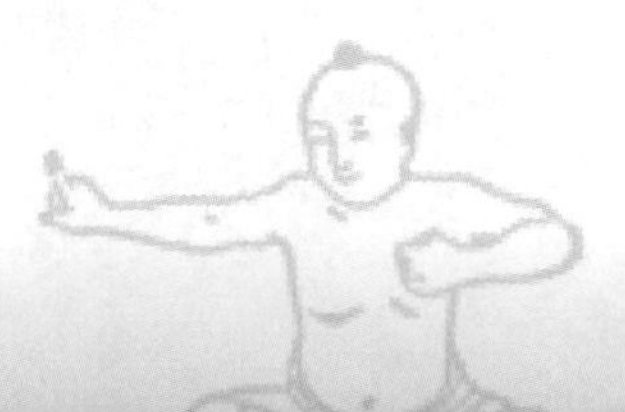

【先瞭解】

筋膜沾黏產生的常見慢性疾病，可分列如下：

胸部肌筋膜沾黏症：肺衰退、胸悶痛、心律不整。

腹部肌筋膜沾黏症：胃潰瘍、經痛、不孕症、腎炎。

頭部肌筋膜沾黏症，偏頭痛，頭暈。

眼部肌筋膜沾黏症：乾眼症。

臉部肌筋膜沾黏症：顏面緊繃、黑眼圈、粉刺。

耳部肌筋膜沾黏症：耳鳴。

鼻喉肌筋膜沾黏症：感冒、過敏性鼻炎、乾咳。

頸部肌筋膜沾黏症：睡眠障礙、疲勞、落枕。

我們的眼球是靠筋膜與韌帶繫於眼窩，眼球受肌肉筋膜系統圍繞，因此若刺激肌筋膜，能激活眼肌調控力，讓眼球肌更富彈性，進而使老花眼的症狀改善。

我做個比喻，如果人體是房子，循環系統是人體的水管路，而肌筋膜系統就是電線路。影響筋膜的最大問題，就叫情緒，所謂的情緒──喜怒憂傷悲恐驚，是發自於五臟裡面，真正受傷的是筋膜，因為中樞神經系統受情緒影響。

人們各方面的壓力，以及情緒累積很久的部分，有可能在母親的肚子裡或在胎兒時期就開始了，又或者是，在讀書的時候被老師處罰，跟同學在一起被欺負，長大之後婚姻失敗，事業失敗……累積了很多的情緒，筋就卡住了。一旦你有情緒之後，你就特別喜歡練動物的姿勢，練習貓、狗、蛇等動物的動作，把自己變成像動物一樣在練習，或許在練的過程當中就會釋放出動物情緒。

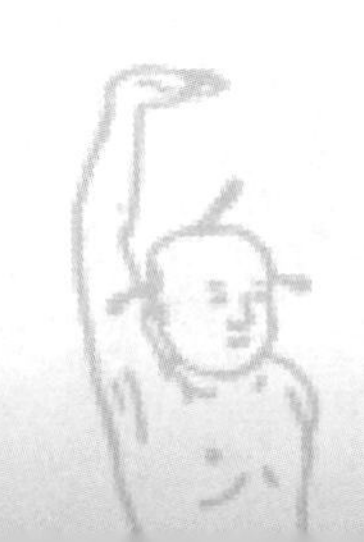

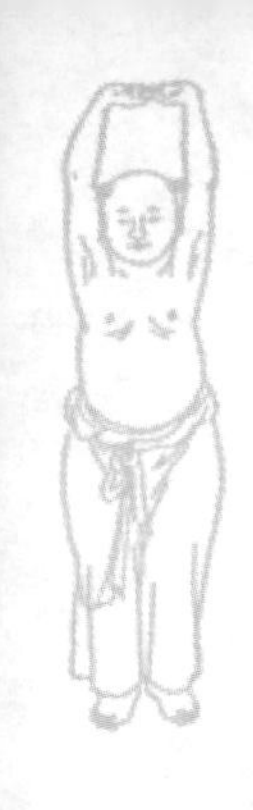

不要小看筋膜的狀態，肌肉筋膜系統傳遞訊息的速度，比神經系統快上三倍。譬如每當你被按摩時，身體總是馬上就有反應，肌肉筋膜是一個情緒反應系統，當你在憂鬱、恐懼、害怕的時候，其實你的筋膜是難以控制的，就會掌控你身體的結構。

「鬆筋開穴」是定位在穴位上，給它「灸療球」熱療之後，按著，緩慢地動作、按揉，用身體的力量去按揉，去理一理，這個時候就會延展出它的伸展肌，就可以避免任何的風險，因為有熱療同時在裡面，而且又能夠深入其中，把裡面的硬塊給化解，因為玉比身體的硬塊更硬，它的能量又有穿透性，通了之後，就可以運用到靜態的伸展，就可以改善關節。

將灸療球使用在關節附近，去調整的時候，慢慢地就會改善不舒服的部分。灸療球使用完之後，開始可以讓它血液活絡，可以增加肌肉的力量和肌肉量，因為氣血喜溫惡寒，有熱就能促進血液流通，有血就能增加肌肉的含量，也可以燃燒脂肪。

灸療球是一種可以讓運動、健身、養生變得更有趣的工具，年紀越大的人，可以用灸療球來調整身體，改善的效果非常好，能夠讓身體獲得核心的肌力，因為熱度增加之後整個核心的肌力比較能夠滲透，對於很多骨盆腔垮掉的人、力量不夠的人、形成肌瘤硬塊的人，趴著的時候，把灸療球放在恥骨，會發現它就活化、軟化了。

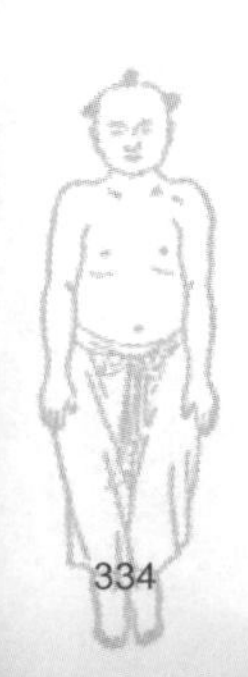

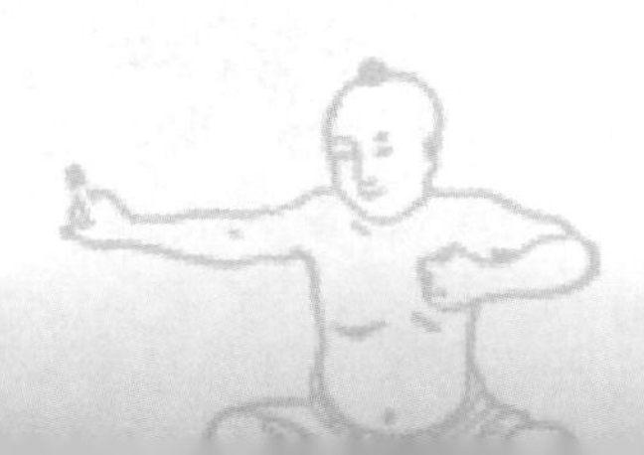

零基礎也不怕 Point 3
全身的筋膜是由「脾經」在控制

筋膜是由脾經在控制，如頭頸沾黏會導致失眠、多夢、易醒、夜間頻尿等現象。

睡眠品質變差後，人體組織修復能力也隨之發生障礙，生理組織老化、機能衰退以致發生各種病症。

身體只要有肌肉的地方就會有筋膜，在腹部裡叫「腹膜」，在心臟旁叫「心包膜」，在骨頭邊叫「骨膜」，在腦部裡的叫「腦膜」，全身的筋膜是由「脾經」在控制。

當我們吃了太多引起高血脂的飲食的時候，內部的血管增厚了，時間久了，動脈就會窄化，就栓塞閉住，便會形成了裡面的斑塊，就會發現到，可能腳會怕冷，手會怕冷，全身後背也冷。

在公園有很多人在跳的廣場舞，其實對你的椎間盤和脊椎骨不好，對關節也有傷害。

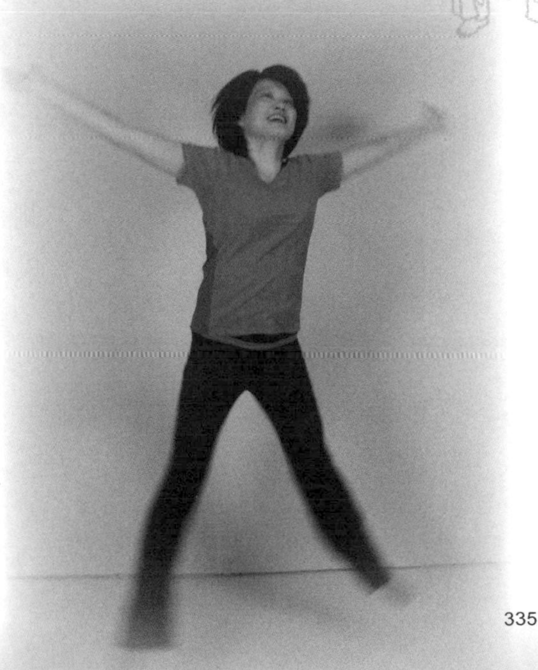

【這樣做】

你可以做個測試動作，感受一下目前自己筋膜的狀態：站姿，把身體變成一個大字，盡量地伸展之後擴胸，之後蹲一下，再往上跳，往下蹲時身體變小，往上跳時變大，下蹲上跳，感覺自己有

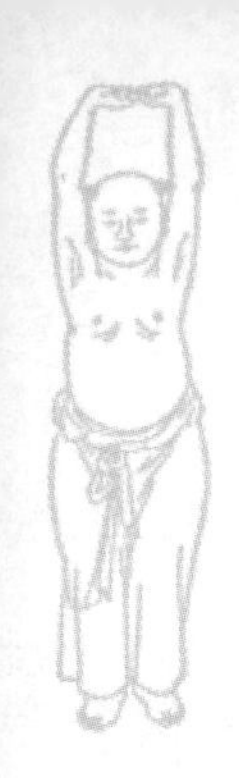

沒有能量可以往上跳，如果你發現到，要跳卻跳不起來，很重，就代表你的筋膜全部都黏住了。

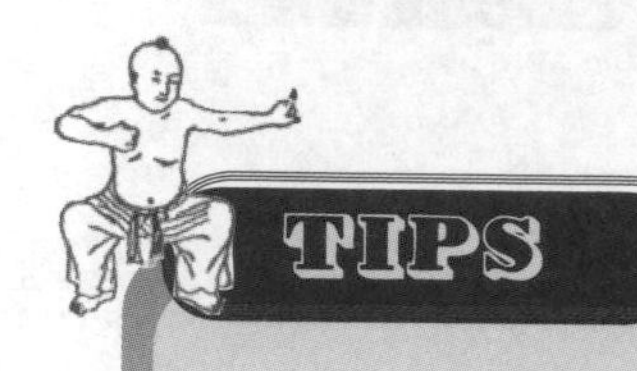

全身的筋膜，尤其深層的部分，它是連續性的結構，它是穿在身體上的一件緊身衣，任何地方一旦被糾結拉扯的時候，整個身體就會變得扭曲變形，所以筋膜要完整的拉開，才有辦法要放鬆。

【先瞭解】

僵硬的經絡結構，並不等於緊實的經絡結構，這是很多人有的錯誤觀念，如果肌力沒有彈性，關節就會不靈活，身體在不靈活的情況之下，這不是緊實，是僵硬，要能分辨出來。

【這樣做】

你可以做個「大的跳躍」測試動作，如果能跳上來，代表身體是緊實有彈性的，如果跳不上來，表示身體已經阻塞了。

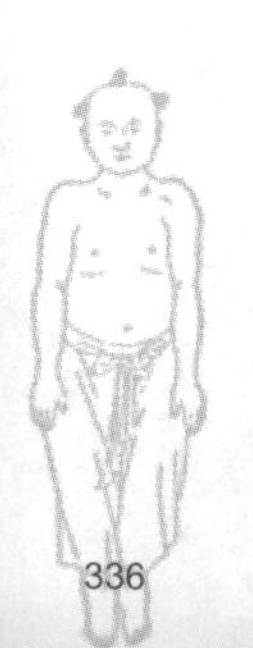

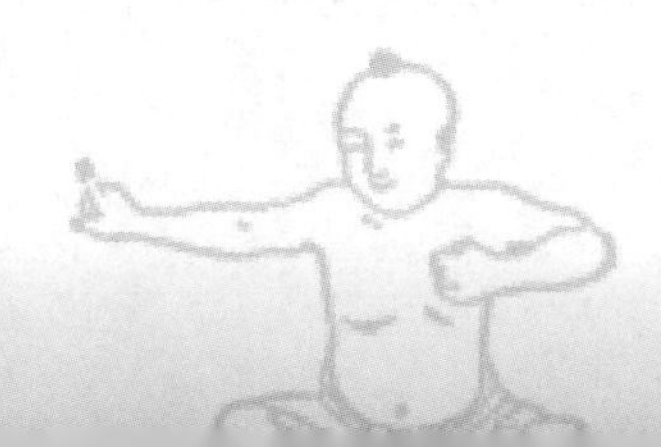

零基礎也不怕 Point 4
深層筋膜放筋術，重點先「放鬆五官」

【宣師說】

氣滯、血瘀，其實就是筋膜沾黏，導致血、氣等身體的代謝循環產生障礙，甚至壓迫、扭曲。因此，許多血液不順問題，追根究底就是筋膜沾黏。

腎和肝在臉部會很清楚，氣血好，臉色就很好，肝主筋、藏血，血液夠，就養筋，血液不夠就抽筋。腎主骨、主髓，腎有氣，引發的是內分泌系統的衰弱，人臉部紅潤光澤，多少跟腎有關係。

深層筋膜的放筋術，第一件事情，是在放鬆五官的臉部，如果能夠把臉部都放鬆了，會發現全身都鬆了，這是第一個重要的發現，不是先放鬆關節或腰部、腹部，都不是，是臉部，因為臉部才是開竅，開竅是代表身體深層機能狀態呈現在外之處，所以很多人整個老態龍鍾，就是從臉部開始。

筋膜支撐了身體的淋巴系統、血液系統、神經系統，可以幫助組織修復，所以筋膜是很重要的。

身體結構之間，會因為筋膜的僵化後，就形成了沾黏，而臉部是第一個沾黏的地方，因為所有的開竅全部都沒有竅了，就是沒有氣血了，黏在一起了，就變醜了。所以醜男、醜女就是因為筋膜沒有鬆開，就是這個意思。

當有身體周邊動脈阻塞疾病的患者，會有間歇性跛行的臨床表現，也就是路走一走就必須要坐一下，這是血管沒有及時供給，休息一會兒，又

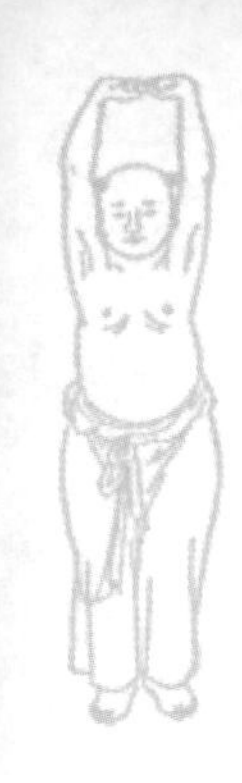

能走了，這是典型的血管動脈堵塞了。這是因為「小腿肚附近」的筋膜拉住了，阻塞之後，臉部也會卡住。

臉部的筋鬆了以後，腦殼就鬆，中樞神經就開始帶動全身的筋膜放鬆，精氣神就帶動上來，整個筋膜就會非常有力，筋膜一旦不見的時候，肌肉變得弱爆了，沒力，骨骼就難以活動自如，同時身體上各個地方都容易產生皮膚感染。

TIPS

因此古代醫學裡面，就有這樣說：一推、二灸、三吃藥，這是治療醫學的概念，推和灸是排第一、第二。用灸療球加一點熱度，在臉部推一推、揉一揉，會發現臉部放鬆了，全身精氣神都帶動起來了。

在進行深層筋膜按揉的時候，要記得，不要太痛，太痛就適得其反，會讓筋膜更緊繃，越痛不代表越好。

通常來講是七分痛，七分痛的意思，就是要透過灸療球的概念，來達到鬆筋開穴，灸療球就像是一個筋絡小體，一個圓球往深層運轉，穴位就打開了，不用過度用力就通了，而且舒服，灸療球等於是「針」和「灸」的概念。

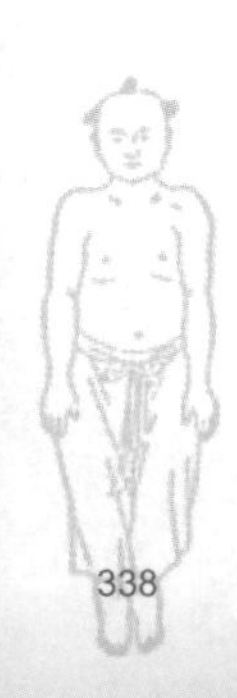

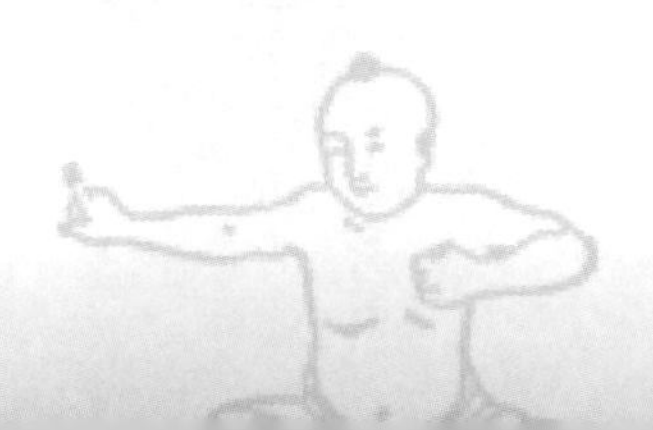

零基礎也不怕 Point 5
疏通腹部青筋可以預防乳腺增生

【先瞭解】

筋膜在沒有鬆開之前，在靜脈血管就會形成了所謂的青筋，你可以看看手指就知道了，手指的筋一旦卡住了，以後可能臉部就會開始循環不好，頭部的循環也會變障礙。

手的青筋越多，就代表關節處沾黏、腸胃道有宿便，甚至有腫塊、硬塊；每根手指青筋凸出來了，腸胃有問題；手背的青筋越高、越厚，越容易有腰痠背痛的問題。魚際的青筋出來之後，整個腿部下肢也有問題；內關附近的青筋，跟心臟有關係；虎口的青筋多，月經症候群會比較多；食指的青筋多，就是和肩膀有關係。

手掌如果都是青筋，表示血液濃稠度高，就比較危險；引發太陽穴的青筋，就會頭痛；額頭上的青筋，是勞損、壓力大；眼袋的青筋，是腎虛、婦科疾病、月經不調。嘴角方面的青筋，是婦科問題，包含了腿部無力；下頷骨的青筋，就是風濕病、關節的問題。鼻樑骨的青筋，是腸胃的問題。

青筋在五官上就可以看得出來，把臉部放鬆之後，全身也會放鬆，就是這個道理。

【這麼做】

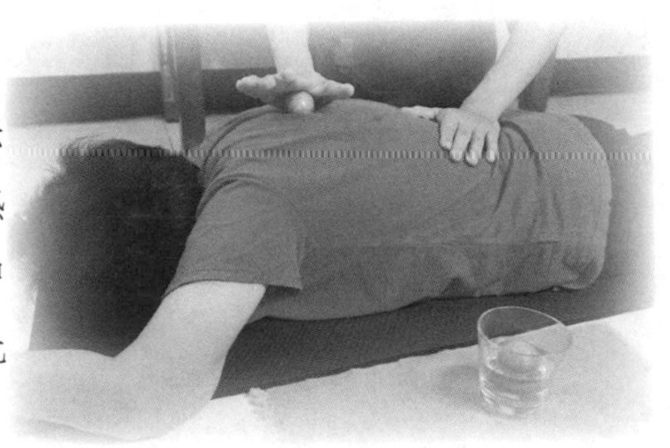

當筋變成了青筋，就代表你需要趕快用灸療球去理它，青筋才會慢慢消失，熱療可以祛寒，可以預防動脈硬化，譬如中指的青筋，用灸療球去揉一揉，動脈硬化

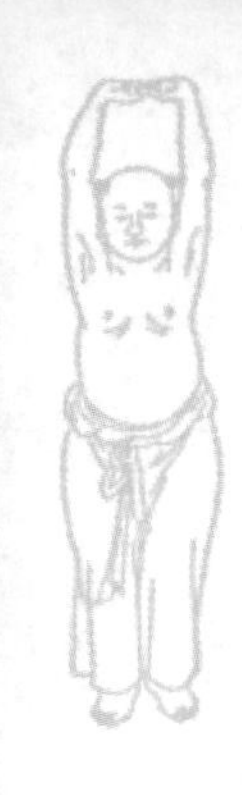

就可以改善。

開通腹部的青筋，就可以預防乳腺增生、預防乳癌的問題，而且舒經；肩膀的青筋，也要趕快理一理，讓它活化。用灸療球在後背肩胛骨附近來回滾動之後，會發現肩背會很好上舉，也很好往前推，手比較容易放鬆，甚至碰到地板，因為肩膀這個地方很容易卡住。

擴胸運動也可以做，背部也可以做，都可以操作。理一理之後，腕部也比較容易靈活，臀部也可以做。

在嘴角法令紋、有皺紋的地方，就可以在這個地方做開穴、開運、明目，都可以使用。顏面神經、耳鳴的，都可以操作，偏頭痛的人，在太陽穴這邊操作。

其中最關鍵的地方，在鼻孔拉到耳珠的這一條線，這條線是最重要的，這個線就是糾結線，最容易產生筋膜的拉扯，一定要從這個地方開始開，把這兩邊理開，一直往上理，把這條線理開了，整個人就舒服了。

把肩背的筋理開，可以改善五十肩、腰痠背痛；理手三陰、手三陽，可以改善心律不整、心肺功能；理足三陰、足三陽，可以消除整個腿部的贅肉，關節膝蓋問題、靜脈曲張都可以獲得改善。

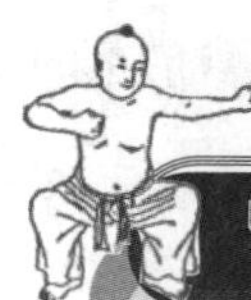

TIPS

推理腹部，疏通腹部青筋，可以預防乳腺增生，可以促進排便、排毒；胸部的推理，可以保養心肺功能，預防心律不整和心悸。臀部的推理，可以改善坐骨神經。

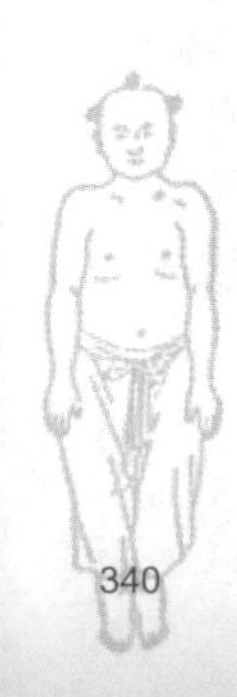

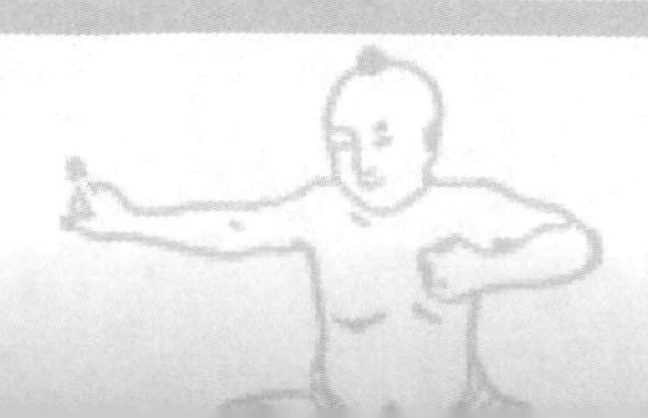

零基礎也不怕 Point 6
長時間打氣按壓全身筋膜

筋膜是結締組織，是透明、乳白色的膠原纖維。當你持續的壓力緊繃，細胞的代謝物會逐漸累積在筋膜層，形成筋膜「沾黏」現象。

當代謝物持續累積無法排除，而沾黏的部位又無法化解，沾黏的纖維就會越來越組織化，形成如同筋膜本身的結締組織，最終黏著在一起。

【這麼做】

筋膜沾黏的產生，追根究底是因為持續性壓力的壓迫。

要調整筋膜的張力，恢復滑動無沾黏的狀態，最有效的方法，就是持續、長時間地用「打氣按壓」刺激沾黏的筋膜。疏通沾黏部位，緩解筋膜沾黏症狀， 就會產生氣血的流動。

(1) 把胃經的胸鎖乳突肌區塊，理一理。打氣按壓後，再把臉部的所有的肌群鬆開，包含太陽穴、頰骨、額骨，還有顴骨，都要做。

(2) 打氣按壓調整胸腔骨關節，在鎖骨底下的骨關節理一理。

(3) 坐著，打氣按壓臀部，理的過程是往下延展的，從八髎區理到環跳穴。

(4) 打氣按壓背肌，從上到下理下來。

(5) 打氣按壓腰肌，從腰兩側，第五節腰椎的位置往上推，推到第一腰椎附近。從坐骨最上面的髂骨往上推上去，這個地方的治療很好用。

(6) 打氣按壓肩胛骨肌，從天宗穴往前推到肩貞穴。

(7) 打氣按壓頭部，正躺或側躺都可以，從耳下的地方往下推，血壓

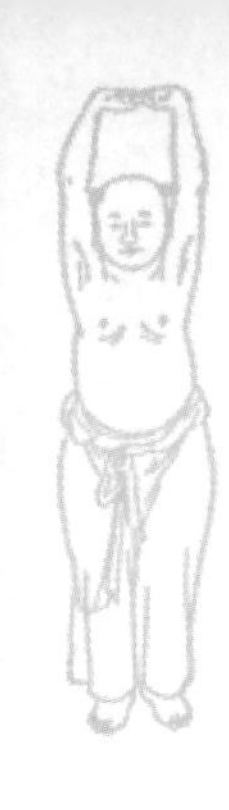

會下降，頭頸部會更放鬆，推的過程很容易推到肩背區塊，這個效果是挺好的，可以試一試。

(8) 如果在胃經的腿部會抽筋，要從脛骨的中間那一點打氣按壓，一直往上推到足三里，足三里也要往上推，讓筋膜能夠放鬆，記住，不是往下推。

(9) 腿肚的調整，在腿肚打氣按壓到最痠痛的點，把它理一理。耳珠下面的點，有一個很痠的地方，在靠近頭蓋骨的地方，打氣按壓的把它理開之後，全身的筋膜就徹底解開了。

(10) 把下頷骨的筋膜理開，這裡很痠，就是頰車穴下面，頷骨的地方把它理開之後，臉部就整個解開了。臉部的解開對身體是非常的重要的，深層的筋膜可以放鬆，而且人會特別漂亮，特別好看，女生會更美麗，男生更英俊。

(11) 腿肚如果能越小，臉部的五官就不會拉扯，從小腿肚的承筋穴往承山穴推，推到委中穴，不斷往上推，臉部就會變得更漂亮，這是超級祕密之所在。這個部位自己不好操作，如果能請人幫忙是更好的。

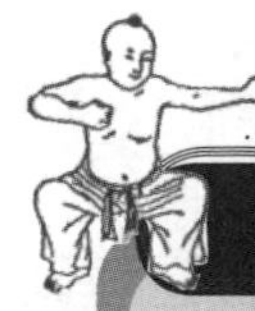

TIPS

透過打氣的刺激就會使整體筋膜的結構張力產生變化，膠原會開始流動、纖維會整頓排序、重心會重新調配等。

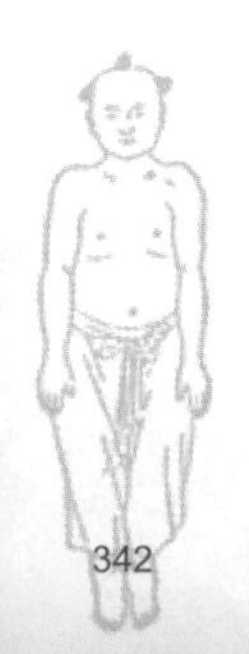

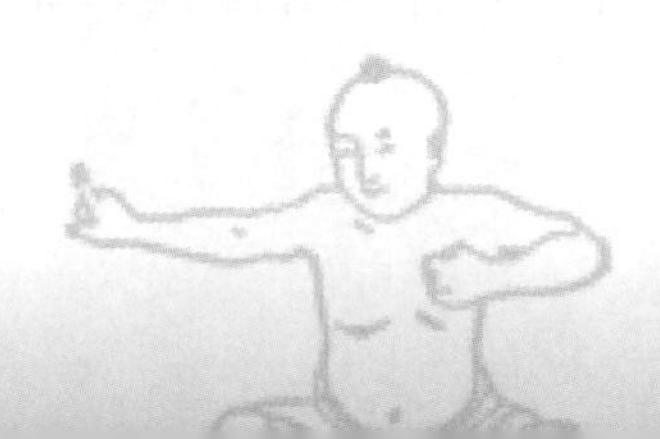

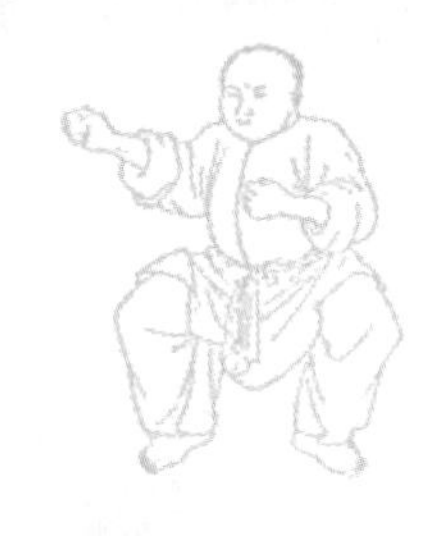

經絡拳教室

筋膜是連貫全身的結締組織，將全身細胞、骨骼、肌肉、器官聚集一起，傳遞速度不僅比神經系統快三倍，傳遞範圍更遍達全身。當緊繃或缺乏張力時，其筋膜線就會退化，容易導致身體出現痠麻疼痛的症狀。

睡覺時，是我們身體最放鬆的狀態，此時刺激筋膜，效果最好！不針不藥，達到全身的舒緩，達到順氣的調整，人就漂亮了。最重要的是，利用睡覺好幾個小時的時間，使筋膜可以得到長時間的刺激！

透過了筋膜硬塊的疏通之後，筋膜就重組了，就解除了所有的壓力，沒有壓力，人就優雅，痠痛也改善了，人就無病痛，讓肌肉骨骼獲得平衡，就可以讓身體重新恢復更強大的健康。

建議用「灸療球」開發身體的自癒力，來幫助老人家。因為老人家的氣血不夠，肌肉就萎縮，灸療球是送給長輩最好的禮物，讓老家人可以健康無憂，頤養天年。

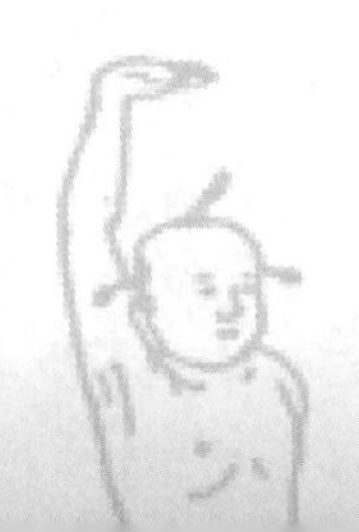

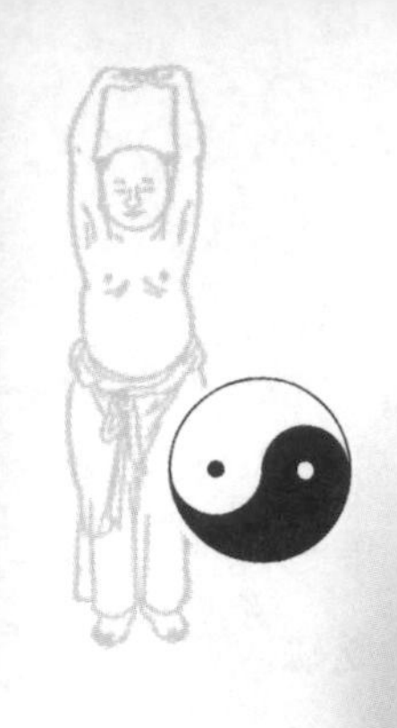

22

經絡拳「腦能療法」——啟動保住癌症人的生命

腦能療法是「呼吸速度放慢」啟動身體治療力，

同時也激發大腦95%沈睡的細胞，

透過了正向思考的自我暗示，來啟動免疫力的自然療法，

也達到斷尾求生的再生能力。

如果當你感覺呼吸不順暢，

有胸悶、窒息感、緊張、恐慌等不安情緒時，

請把你的呼吸量降低，把呼吸速度放慢。

零基礎也不怕 Point 1
瞭解宣印精神

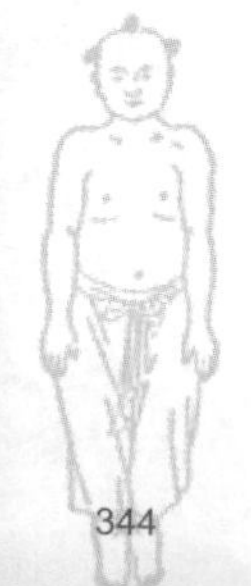

【先瞭解】

宣印精神就是「宣揚經絡拳、印證身心靈」，宣揚經絡拳是自我操作

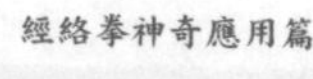

實踐的經驗，改變身體、調整內心和提升靈魂，最關鍵的從「心」出發！開心不需要理由！因為面對了，所以很坦然。

面對是種承擔，而承擔過程若有造成創傷則需「腦能療法」。

腦能療法，學會大愛，要無條件地去幫助別人，才可以獲得神奇的宇宙能量，如果你是莫名其妙去治療別人，光靠自己的功力是沒有辦法維持多久的，沒多久，因為你的妄語，別人就知道你不是一個很棒的人，沒多久之後，你就會開始生病，於是你和家庭都會越來越累。

腦部經絡的結構是最密集也是最密切的部位，腦部的經絡治療可以改善人們的膝蓋問題、腰痠背痛問題，乃至於整個心跳，或功能障礙衰退的問題，「腦能療法」的強大，是大過於十四條經絡的打氣方法，要更高階許多。宣印學派不提倡任何宗教，希望大家有大愛，希望大家能夠覺悟，能夠像光一樣，活在光芒當中，所以腦先要放光，如腦不能放光，就無法接近神性，神就是光，是沒有任何黑暗的，有如太陽，如果你今天能夠發光如太陽，內心擁有一股力量，就可以幫助好多人，你就是一個源頭。

當你的內心有這種力量的時候，你大概就可以知道，整個包含了新約、舊約、佛經或古蘭經所說的，任何有關於宗教理論，幫助別人從黑暗面走到光明面，所說的每一句話，幾乎都談到光和愛的概念。簡單說：就是「神愛世人」，神就是愛，而愛就住在神裡面，如果你有了愛，你就有神跟你在一起，說穿了，就是在誘導你發展出內心有一股愛的概念。

經絡拳所表現出來的「打」，就是愛，當你認識了這個「打」，就代表了你開始要去「愛」。

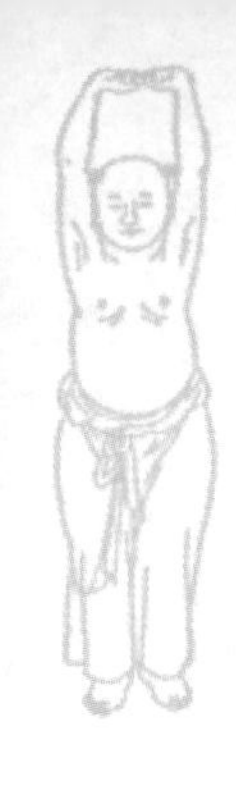

【宣師說】

宣印學派要教你如何透過腦能，來吸收宇宙的能量，俱足之後，認識宣印精神是什麼？認識「輔導靈」的真我是什麼？你才能夠有能量去傳遞給需要幫助的人，這時你就可以幫助更多的人。

零基礎也不怕 Point 2
減量呼吸法！學會感恩，身心喜悅

【先瞭解】

現代人的呼吸，跟飲食一樣，都處於一種過量狀態。大家都認為身體有許多疾病都是缺氧造成的，在篤信氧氣多即是好的迷思下，便一味追求以補氧方式來解決身體上的種種問題。然而，任何能量只要超過機能的基本需求，對身體來說就是負荷。

氧氣雖然是細胞產生能量的必要物質，卻也是體內自由基的最大來源，會損害構成細胞的各種分子，而成為器官功能不良、疾病、老化等症狀。自由基是導致各種疾病產生的重要肇因，因此，當體內組織較少接觸到氧氣，就能避免身體被氧氣毒害或產生癌突變。

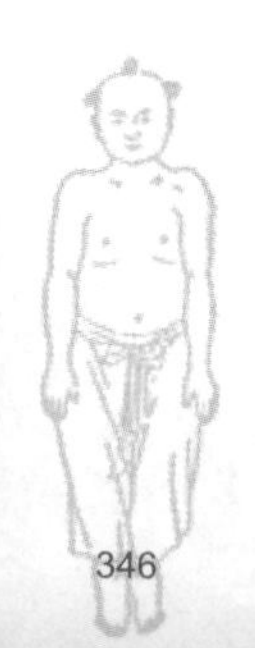

【宣師說】

過多的能量是惡性循環，會導致失調性症狀。因此減量呼吸，對身體

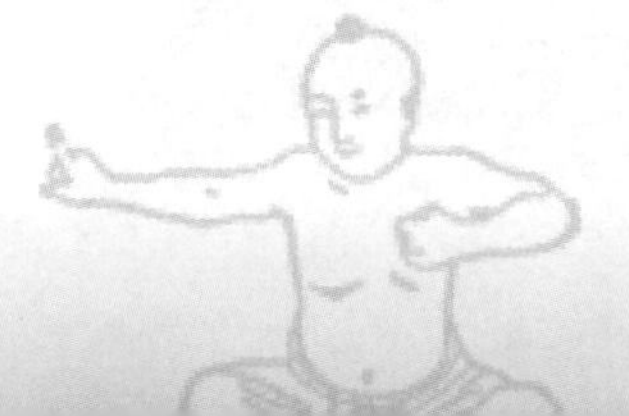

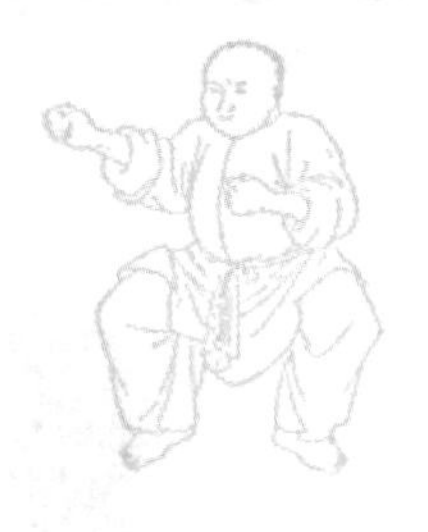

是最好的呼吸方式。

【這樣做】

腦能療法也就是「減量呼吸法」，練習方法就是「吸氣一秒」頂舌縮腹，吐氣三秒全身放鬆，能讓焦慮與恐慌感消失，對於抗衰老、長期失眠、末期癌症和其他重大病患，對恢復健康的助益。

任何得癌症的人，都有堆積已久的心結，大約十二年左右。如果你不懂得「身心喜悅」，那你就會罹患一些麻煩的疾病，身心喜悅的含意，是感恩的概念，有了感恩，你的人生才會順利。

如果你不懂得感恩，你就不敢自我承擔負責，你就不會成長，也就是說，一個自我負責的人，他會不斷地心靈成長，一個有愛心的人，他會創造他人生的吸引力，一個懂得付出的人，他會得到他想要的。

TIPS

喜悅，就是培養大愛，從腦能療法「減量呼吸」開始。當你感覺呼吸不順暢，有胸悶、窒息感、緊張、恐慌等不安情緒時，請把你的呼吸量降低，把呼吸速度放慢。

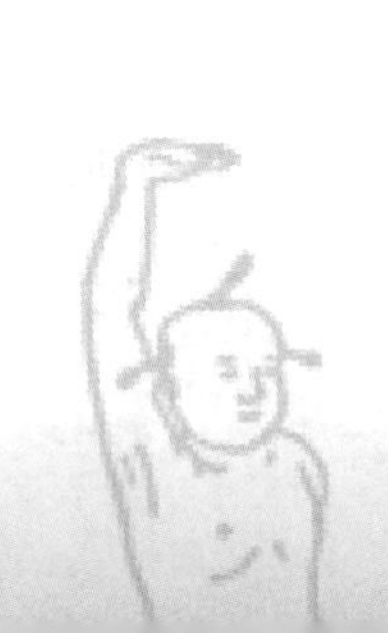

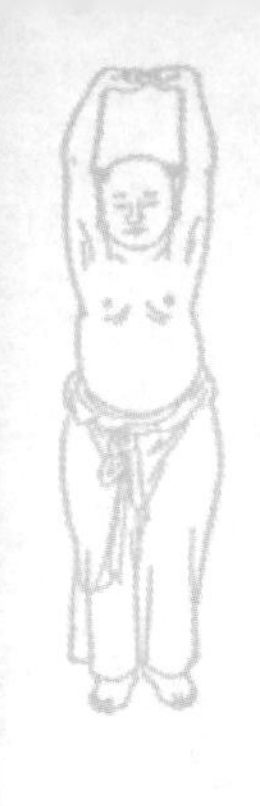

零基礎也不怕 Point 3

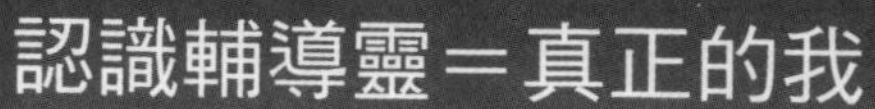

認識輔導靈＝真正的我

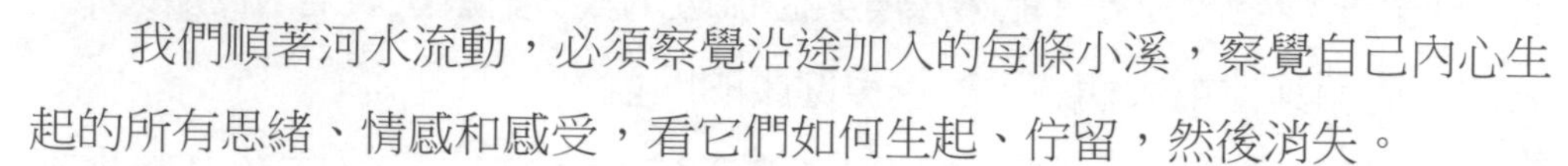

我們順著河水流動，必須察覺沿途加入的每條小溪，察覺自己內心生起的所有思緒、情感和感受，看它們如何生起、佇留，然後消失。

【先瞭解】

全世界乃至宇宙天體都有一定的法則，就叫做「運轉」，這運轉的過程，從地球本身的自轉，或是繞太陽的公轉，在各大行星的旋轉過程當中，不斷地產生碰撞來達到天體平衡。

我們每一天就是過著順時鐘旋轉的生活，人生的福報是累積的，人生的惡報也是累積的，旋轉到最後，有一天，轉到你這邊來，在生活中要學會如何排毒，你的病變、不好的病氣，和體內的心結也可能透過旋轉的方式，轉出體外。當我們在做逆時針的方向時，就好像是回到從前，在做懺悔，在做反省，回到從前在做復健，在做一個好的重新建設，讓身體有一個再生細胞，讓它更健康。

每個人天生就有自己特別擅長之處，但在成長過程中，很容易為了迎合社會期待，而忽略了自己的天份和興趣，即使成就再高，仍然無法真正感到快樂滿足。但是你心中有個愛，這個「愛」簡稱為「輔導靈」，發掘出自己的天賦才能，正視你的天賦、開發內在潛能，你的生命可以更加豐富多彩，活出屬於你的自在人生，認識一個「原始的你」，那個「原始的你」就是「真正的我」。

這個「真正的我」只是暫時在本世紀的時候，我們在這裡相聚了，你

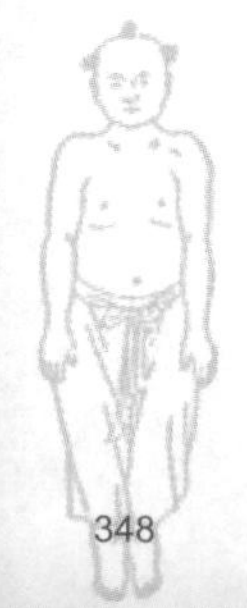

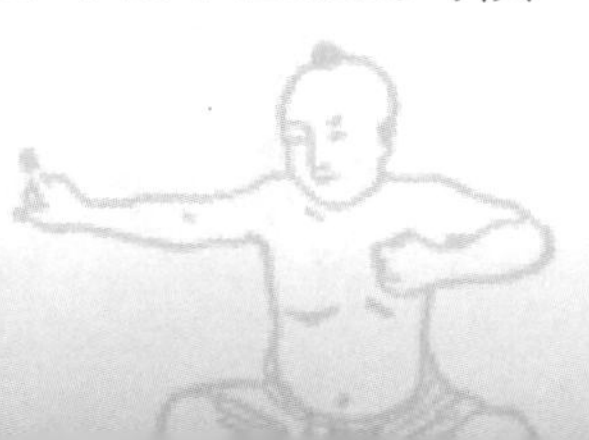

有機會利用你的身體，爭取到做「真正的我」的權利，實現了屬於自己的人生目標。

【這樣做】

用三指法，食指大腸經、中指心包經、無名指三焦經，橫著打正中印堂，稱做「天庭」，再敲到印堂眉心，接下來敲到鼻子下緣的人中，再往下敲到下巴的承漿穴。平常沒事就開始打、振盪，想像著你有了愛，有一個想要敲醒你的高我，這條中軸線啟動你和宇宙大自然一種神奇交應的地方，會讓你感覺慢慢恢復到接近真正的你。

零基礎也不怕 Point 4
思想啟動，意念可以改變很多的事物

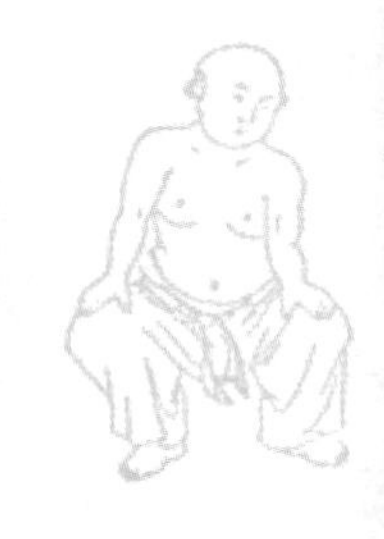

【先瞭解】

全世界沒有一件事情的發生，會發生在錯誤的地方，也就是說所有事情的發生，讓你看到的、讓你聽到的，全部都是特意安排給你看的。

也就是說，沒有無緣無故的愛，也沒有無緣無故的恨，全部都是累世以來它形成在你的腦部裡面，只是你沒有發現而已，每一個人一生當中，所有的緣分會在一起，都是有一段非常難以敘述的部分，無法完整的敘述，它是要開啟我們人生裡面某一種檔案，或是我們瞭解過去，才知道為

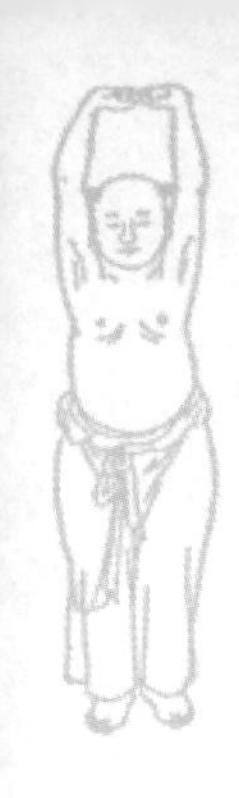

什麼會發生？

任何癌症都是十二年以上，不能釋懷的一件事，只要你不能釋懷，十之八九就會罹患癌症。人為什麼會得癌症？某種心結一直解不開！某個事物一直卡住不能解決，每一天睡覺就無法放鬆，都要啟動煩惱系統，想要放下又放不下，每天都在腦波裡面運轉，所以時間到了，就成癌症了。

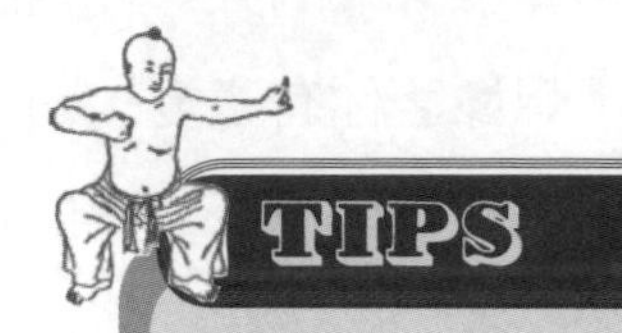

癌症是一個強酸體質，透過飲食是沒有辦法的，必須透過思想啟動才有辦法，意念可以改變很多的事物，心存善念的人，就是正能量，他就可以轉變癌症的負能量變成正能量，所以癌症就治好了，而這個善念可以把怨恨轉化過來，轉化成一種感恩，慢慢就學習到人生要學的功課。

【這麼做】

用膠布把腳趾的第二、三趾綁在一起，從此以後走起路來，腿部沒有壓力，也不會靜脈曲張，腦部變輕了，不管是否穿高跟鞋，會發現到身體很輕鬆。

【宣師說】

腳趾頭的中趾是神奇的一條線，唯一沒有經絡，會讓你的腦部開始充滿了氧氣，活絡起來，邁向全腦開發。

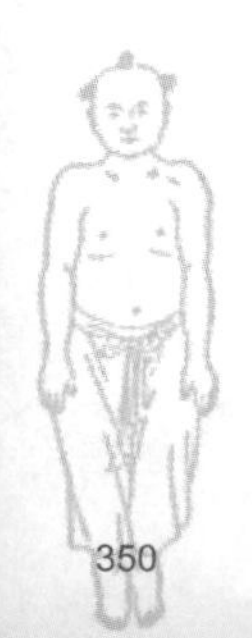

零基礎也不怕 Point 5
啓動「膻中」到「華蓋」

【先瞭解】

心臟和大腦都是有磁波的，心臟的磁波是 360 度的發射，腦波的發射只是兩條線而已。

一條是一直往上，沒有盡頭，是頭頂的太陽光，宇宙天體最高點，是累世的因緣，人離開的地方也是往上的這一條線，另外一條，就是你現在的直覺，就是印堂。

心臟所發出來的磁場，波長至少超過腦部的 60 ～ 90 倍，有些人的磁場發射出來很舒服，有些人的磁場讓人感覺很不舒服。

當我們手結感恩印的時候，拇指所碰觸的地方，就是「華蓋穴」，雙手所放的位置，最下面手腕的地方，就是「膻中穴」，膻中到華蓋這兩個穴位之間，就是釋放心中的善念、正能量出去的地方，只有這裡才能夠讓全世界的人感受到你的頻率，改變整個人的磁場。

【這樣做】

「膻中」到「華蓋」這兩個穴位之間是人體的免疫系統，是治療癌症很重要的地方，這兩個地方如果經常敲一敲、拍一拍、打一打的時候，印堂就不會發黑，天庭就飽滿了，連下巴也會非常的紅潤有光澤，人中也開了，就不會發生腦充血、腦溢血。

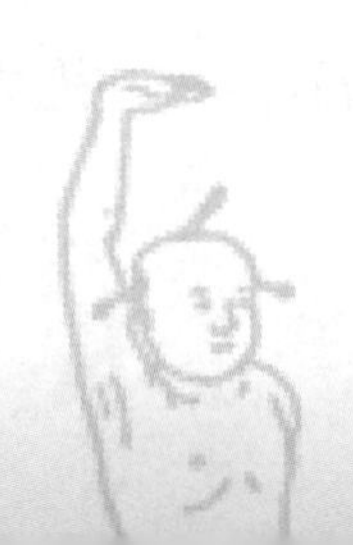

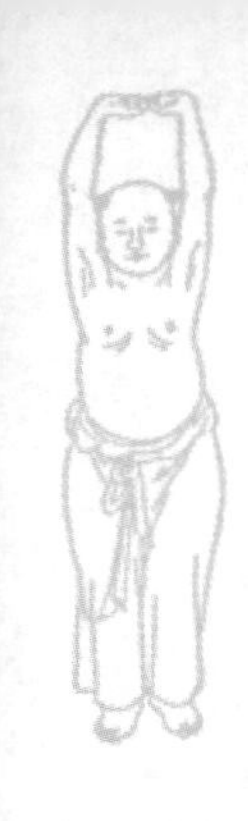

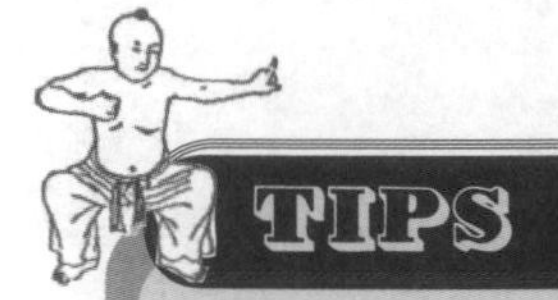

TIPS

所有癌症的人，就是在膻中到華蓋之間出現了問題，正常的人這邊是平滑的，癌症病人會出現異狀，會像蓋子一樣凸出來一塊，有好多祕密卡在這裡。

【宣師說】

我們常唸「哈利路亞」、「阿彌陀佛」、「阿門」或者唸「om ma ni bai me hum」，無論如何，都是從這個地方去銜接，從宇宙大自然累世以來的能量貫穿進來，從這裡發射出去的，連十字架垂下來的地方，也要放在這裡，它才有意義，我們在手結感恩印也放這裡，代表虛心的概念。

零基礎也不怕 Point 6
「願力」要大於「業力」

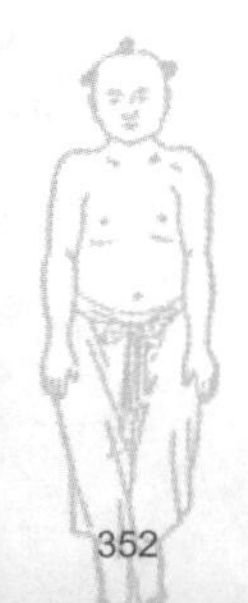

【先瞭解】

人類通常是發現自己的毛病很困難，但是看到別人的過失很容易，當

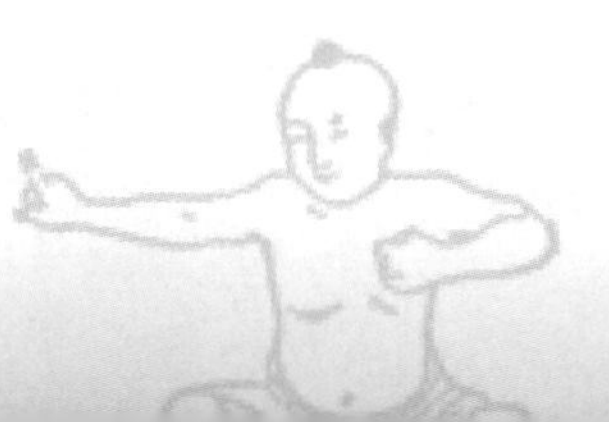

我們手結感恩印，身心喜悅的時候，啟動的是內在很高階的「輔導靈」，它能夠幫助我們學會如何感恩，如果把手拉高到腦部，它就會變成一個「指導靈」，會指導腦部各個器官開始動起來。指導靈在指導的過程當中，會從百會穴進入，然後開始分支兩旁的左腦和右腦，陽光進入到左右腦時，就提升了陽氣，於是就進入到身心靈的部分。

從身心靈的角度去切入之後，就可以發現腦部最重要的是「願力」，如果你今天不是用無私的愛去幫忙別人，而是用金錢的概念去上課，希望能夠賺多少錢的話，那還是回到你的業力去，回到業力就是無法改變。

癌症都是累世以來的因緣，不管是各式各樣不好治的癌，比方是大腸癌、乳癌，或者是肝癌，每一種癌都有它的業力，譬如：你操勞太多，一直抱怨，又感到自己無能，就會構成肝癌；你常愛罵人，脾氣很壞，就會形成大腸癌；不能啟齒的事情積久了，就容易導致乳癌，這些都是幾年以上。

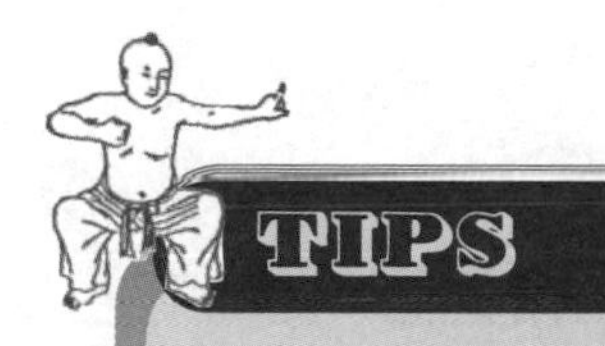

業力、願力都是一種力量，如果說誰的力量最大的話，應該是你「自己發願」的力量最大，所以說自性的力量最大，打經絡拳是相信自己的自性。因此；如果你的願力沒有大於業力，你就無法解決「癌」的問題。

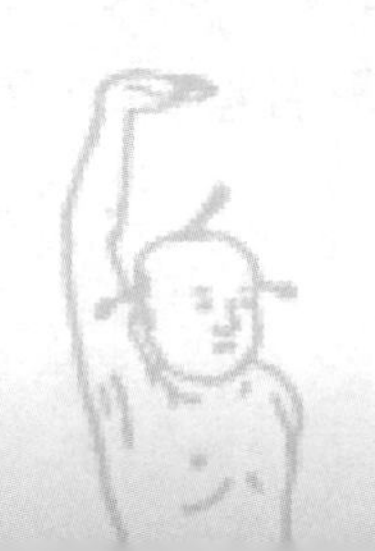

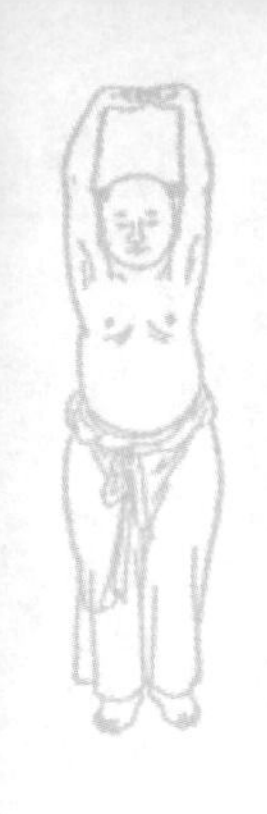

零基礎也不怕 Point 7
給別人幫助，其實就是給自己最大的幫助

生命裡有門功課叫「接受」，接受愛的人離開以及接受自己的出身、相貌、天份。因此給自己最大的幫助就是在平淡與平凡的生活中沒有迷失自己，給自己最真實的交代，這個交代就是「接受你自己」。

【先瞭解】

平時你對別人所做的，就是對自己所做的，如果你對別人好，以後就會對自己更好，如果你對別人不好，以後也會變成對自己非常的不好，所以你傷害了任何人，就長遠來看，你都只有傷害你自己，對方不會傷害到的，最後你還要還給他的。

【宣師說】

有福報的人，他到任何地方都會有福氣的人去幫忙他，因為陌生人背後的老祖宗，知道是誰在幫助他，到任何地方都會去幫助這個人，這就是經絡拳要告訴你有關「靈」的部分，就是輔導靈。如果你現在願意給別人幫助，其實就是給自己最大的幫助。因為幫助別人能「全腦啟動」及清除負面腦波印記。

當你的陽氣走低的時候，那是因為你太自私、太自我了，你啟動的是一個自我，你就會生病。

如果你提升陽氣，腦能開始上來的時候，你就可以吸收宇宙的能量，就可以提高免疫力，達到治療的效果，人就會獲得健康了，因為你進入到

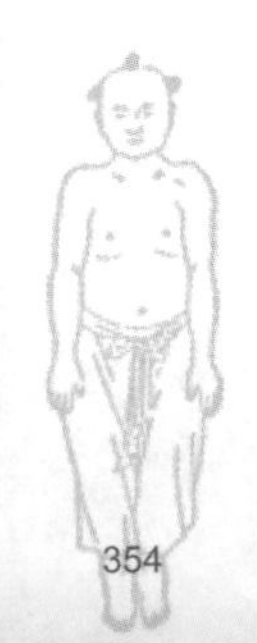

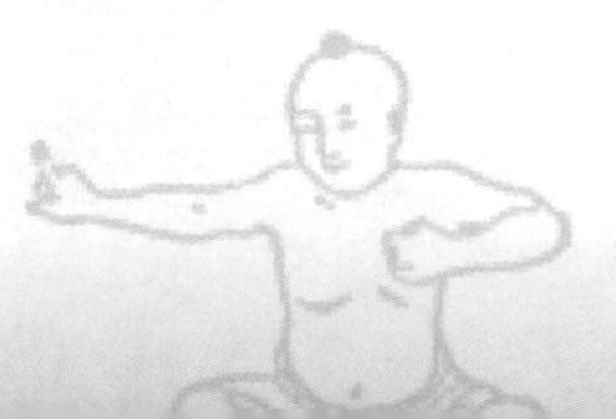

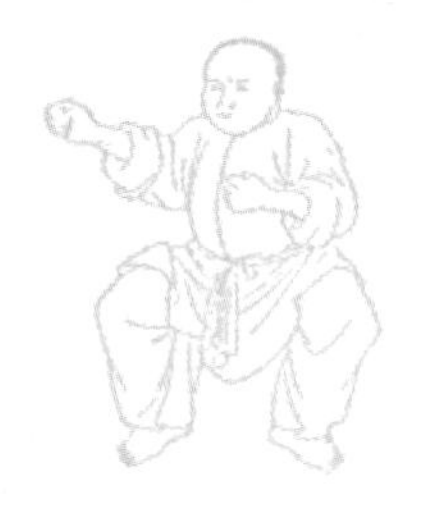

真正的我，它開始要修護你身體上一些錯誤的指令。

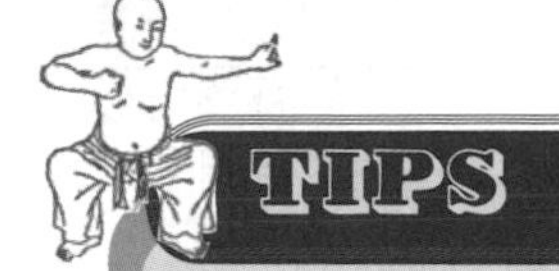

TIPS

人為什麼會得肺癌？就是下達指令給肺經，肺經進入到了憂愁系統，所以你經常會進入憂愁、憂愁、再憂愁，於是就進入到咳嗽，吃錯藥，緊接進入到肺悶、肺發炎、肺氣腫，累積十二年後，就變成肺癌。

所以你的腦部系統不更正的時候，癌是治不好的，很多癌的問題，絕對不是用人世間的什麼方法，用什麼東西就可以治療的，一定要從腦部下手才有辦法，才可以保住癌症末期病人最後的生命。

【宣師說】

重新學習每個經驗，都是生命中最好的老師。別擔心發生不在預期內的事，以感恩的心接受它，你會有意想不到的收穫。或許變成經絡拳的老師，開始幫助更多人，只有這個辦法而已。

【這麼做】

把燈關掉，學會如何把自己的心結打開，如何把心裡面該要懺悔的、該要反省的、該要調整的……全部調整，能夠叫的就叫，能夠哭的就哭，

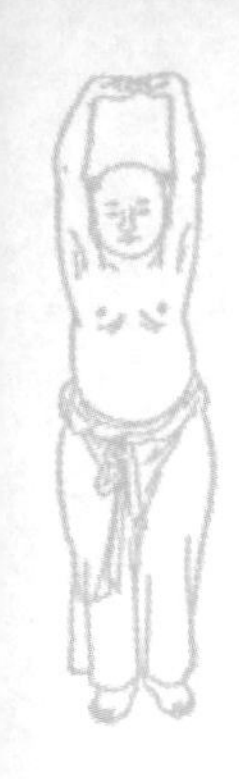

如果讓癌症病患也有這樣的機會，讓他獨立地去釋放，他就得救了。

【先瞭解】

在整個眼睛周圍到太陽穴的這一圈，是你不開心的地方，因為你看見了，所以你難過了，因為你看見了，所以你充滿了好多的狀態，整個綁住了，但你看見的有時不是事實。

【這麼做】

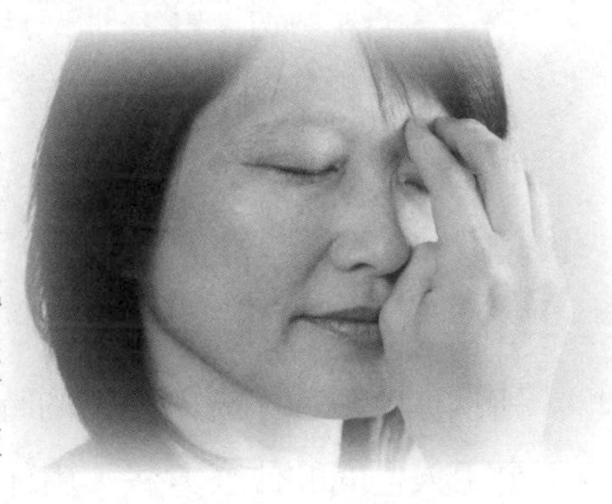

三指療法，從眉心過來的眉頭「攢竹穴」開始，慢慢地敲到太陽穴，再來從「四白穴」、「承泣穴」到「絲竹空穴」、太陽穴，反覆地敲，腦波正式地放鬆、流動了，也就是視神經會帶動後面的腦部流動，這就是下視丘、腦垂腺，這裡是人類的祕密開關。

這裡如果打開了，神祕力量就發生了，這裡能讓身體、頭腦和心靈完全融合為一體，融合後靈魂在這裡就會舒服，就會放鬆，就會達到身心靈的合一，這時候，有可能是腦垂腺啟動之後的最佳狀態。

TIPS

你把那一段難以啟齒的傷痛埋在心裡超過十二年以上的部分，開始釋懷了，一旦你釋懷之後，你的癌症基本上已經好了八成。

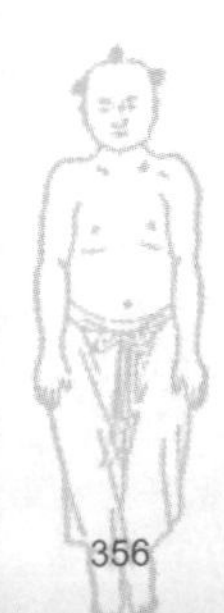

零基礎也不怕 Point 8
「學會愛」，保持笑、伸出手、分享、擁抱

其實要傳遞訊息到另一個人的心裡，重點不是你說的話，而是你的真心與真情，你的愛，還有你的胸懷。慢下來，靜靜聽、好好說、要嘛不說也可以，體會「單純的存在」本身、充滿力量的自己。

當你覺得一切都是別人的問題時，你會遭遇許多痛苦。當你明白成因皆源自於自己時，你將會學習到平靜與喜悅。

瞭解真正的快樂存在於自己心中，不要浪費時間與力氣於外在世界尋求安心、滿足與快樂。記住快樂不存在於擁有或得到，它只存在於給予。「學會愛」伸出手、分享、擁抱，身心喜悅如同香水，你無法灑在別人身上，而自己沒有沾上幾滴吧！

【先瞭解】

上天給我們很多「學會愛」的機會，讓我們學會如何愛父母、愛家人，包含愛老師、愛學生……等等，當我們學會愛，我們腦波開始進入到治療狀態。從愛的角度來看，它就是一道白光，從百會穴進入，能量走到哪裡，健康到哪裡。

大腦裡面的 α 波和 β 波，可以穿牆、穿越時空，它的光比太陽光更強，人們意念的速度是比光的速度快很多。

【這麼做】

腦能的啟動，必須嘴角上揚，當身體的能量是低的、不夠的時候，請

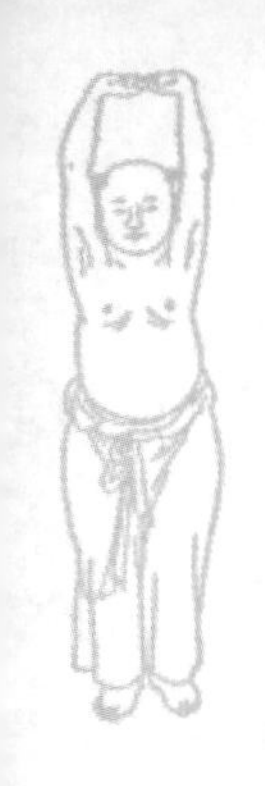

把嘴角打開，強制地微笑，計時十六分又三十六秒。如果你真的沒辦法，請站起來，一直跳，一直跳，讓身體變輕一點的時候，或許比較容易笑出來。

【宣師說】

「學會愛」就是念力集中。透過打開「嘴角」保持喜悅，讓你心情放鬆，「念力」就打開了。在呼吸時要集中心念，什麼都不要想，連呼吸也不要想，做深呼吸，氣愈強，力量就愈大，念力的發射也愈快。

啟動療癒後就可治癌症病患。念力：我要把好的東西給你，你要好好的把它反射出來，這是你的責任啊！我今生的身體是我過去生所做的業力，我現在在承受這些，不管好或不好，我往後給你的都是好的，這些好的意念到某一個階段，一定要趕快出來！

念力就是我們所說的看不到的量子，量子進入到物質轉變成能量的部分，有一些癌症的部分，可能瞬間變成一個超級能量，反而給我們更強大的健康。

「學會愛」保持笑的時候，心中如有任何宗教信仰，就念你自己的宗教信仰，如果沒有，就念「身心喜悅」，要強迫自己，不斷地在內心中念「身心喜悅」，念的地方是在膻中到華蓋之間這一段，這裡是最大的發射點，讓你歷代的老祖宗都知道你在身心喜悅。他們感受到了，他們都會來銜接你，因為沒有他們就沒有你。內心有了愛，有了感謝，頻率是非常美好的，像結晶體一樣。反過來，如果抱怨：我討厭你，我恨你，很噁心，不斷地在造口業，同樣也會強化細胞變成那個樣子，所以結晶體也會變得越來越差。所有一切，都是你先想出來的，如果你心中想出美好的，癌症就會改善了，所以用念力來提升治療的能量，是很重要的。

愛自己的人，一定要讓自己獲得放鬆，獲得健康，獲得喜悅，再把身

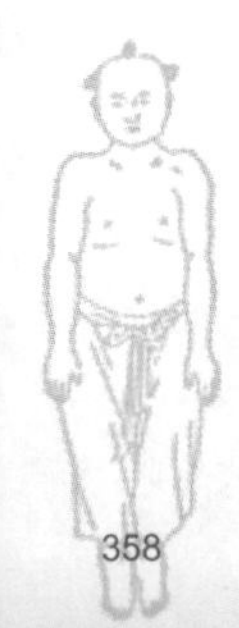

心健康喜悅的狀態分享出去，這過程不需要任何的老師來幫助你，所謂的灌頂，任何人都可以操作。

愛和癌，就是一個字，一個距離而已，這個距離有多遠？很薄，一條線，礙來了，癌就來了，愛沒了，癌就來了，愛回來了，癌就離開了。

【這麼做】

把身體的中軸線，天庭到下巴這條線打開，眼睛繞的這一條線打開了，整個頭部、頸部、胸部、背部，包含手臂、腰到腿部，全部都放鬆了，讓光從頭進去之後，進入到左腦，從左腦開始，順時鐘旋轉，用意念去轉左腦，轉完之後全身會開始流汗，頭和身體不要動，用頭腦盡量轉，想像一個白光在裡面繞轉，這個是外面的指導靈進來了。轉完之後，右腦也順時鐘轉，轉完之後，可以再進行逆時鐘旋轉，不用去算轉幾圈。

在轉的過程當中，全身的毛孔都會打開，這時啟動的是全身的脈絡在跑，一定要保持喜悅，喜悅不是從腦來的，是從輔導靈來的，是從手結感恩印，拇指這個地方而來的。

你要保持輔導靈的喜悅，指導靈才會下來，到這邊來啟動運轉全身，把自己的結打開。在進行的運行當中，透過了腦部的運轉，慢慢地帶動肩膀也跟著轉，背腰跟著轉，臀轉、胸轉、腹部轉、膝蓋轉，到最後的湧泉

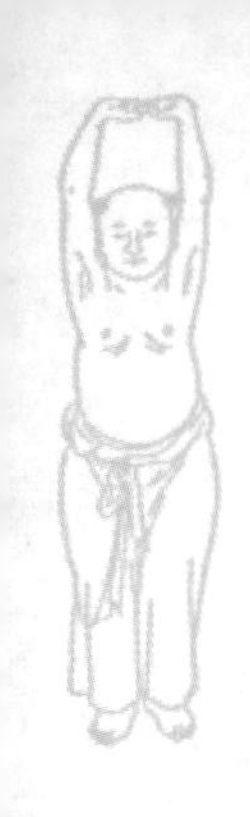

出去，也就是白光從頭頂進來，最後從腳底出去。

建議癌症的人一天要訓練三次，健康的人一天訓練一次，在睡前練習是最好的，練習到有一天練到最後睡了，腦意識會自己練習。

練習時記得保持安靜鎮定，不要受到別人打擾，用輕鬆的方式，早上九點鐘前要做一次，下午四點鐘前做一次，晚上九點鐘前再做一次，三個時間做。早上最好站著做，下午可以坐著做，晚上可以躺著做。在晚上九點鐘沒辦法操作時，可以改為睡覺前做。建議空腹操作比較好，如果是寒性體質的人，睡覺前一定要泡澡。

不管你現在是幫助自己，或是幫助別人，都要記住，當你打開了腦部的螺旋，你的身體就開始轉動，筋骨就開始舒服了，全身也放鬆了。

【宣師說】

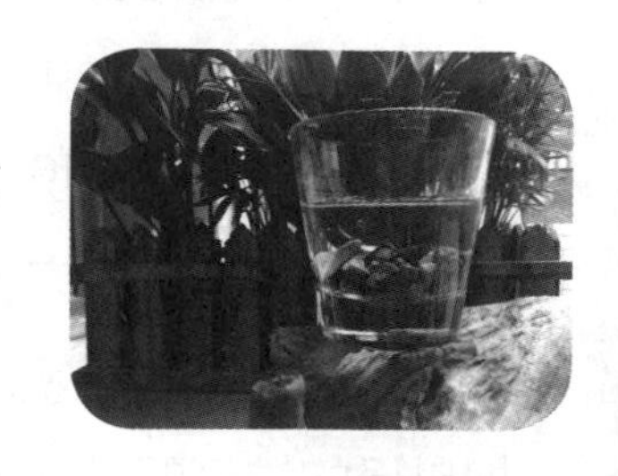

請在你家陽臺，拿一個非常好的透明玻璃杯，把女媧石放入水杯中，在陽光底下曝曬，這個叫「女媧石能量水」，它具有鈦能量，如果有鳥叫聲更好，所有的生物，包含植物、動物、水，都是有生命的，有生命就可以共振，共振之後，就把它喝完再睡覺。

希望每一個人每一天最好都能獨自在臨睡前操作腦能療法，腦能療法

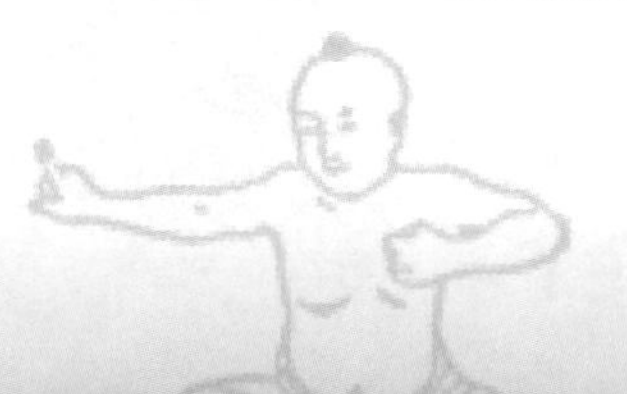

可以排除病情。記得，十五天之後就要休息五天，而且在休息時間，操作桑黃蒸療，讓身體能夠出汗，這點很重要。

經絡拳教室

生命不在於活得有多長，而是在於活得有多廣，人生才精彩！有意義！打經絡拳的目的是希望每一個人都能像陽光般溫暖，有了能量，有了陽氣，人生會越來越好。

如果你學會每一天去讚美別人，有一天你就會開心地收到別人對你的讚美，如果你老是要人家可憐你，要求愛給你的話，你就會越來越弱，越來越容易生病，人生如果可以學會這件事情該有多好，原諒那些曾經傷害你的人，用你的慈悲心，用你的喜悅心去祝福他，即便過錯是來自於他人，但是業障一定是自己，都是自己累世來的，我們看不見的東西。

今天有人看到你，罵你一句話，你覺得莫名其妙，其實不是的，在過去你曾經就是這樣對待別人。所以我們今天學習經絡拳，你想要保住你最後生命美好的一段，你應該要認識愛，讓你瞭解自己，學會感恩，人生順暢了，你就會越來越開心。

今天透過腦能療法，其實是叫你回歸大自然，回歸更深沉的、無我的價值，讓你學會重新面對你深愛的另外一個靈魂的伴侶，或者是你的家人，或許你們之間的心結，是你們互相在琢磨，互相在認識，互相在做功課，希望透過經絡拳讓你的內心深處充滿喜悅；「心裡自在、寬心以對」。

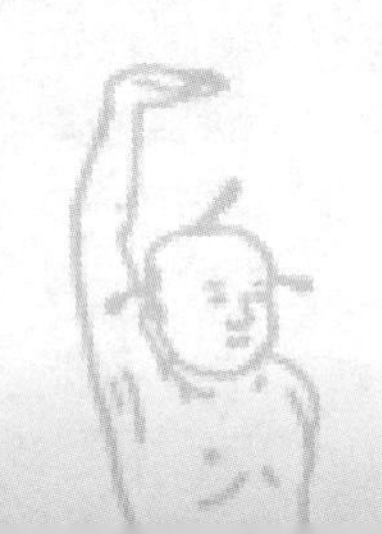

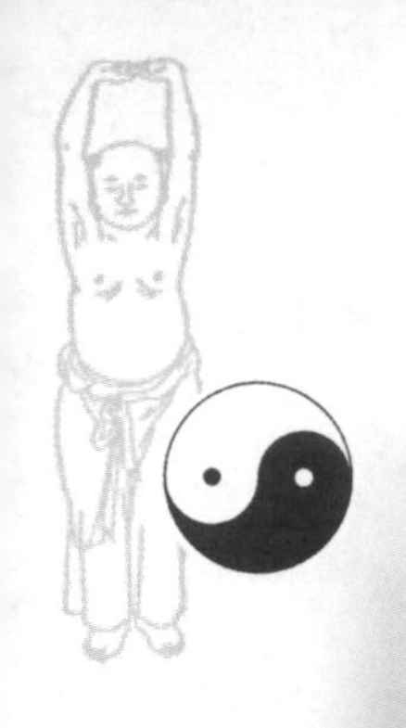

23

不生病的「經絡拳寶寶」—神奇的「伸筋遊戲課程」！

伸筋經絡的遊戲課程，針對於如何養寶寶，

一直到長大之後不生病的祕訣，

建議最好的效果，是在出生之後的三個月內效果最好，

之後還是可以操作的。

我有兩個小孩，從小做經絡拳寶寶。

大女兒許書榕，目前在南京醫科大學；

小兒子許弘，目前在上海中醫藥大學。

仁醫以人為本，錢醫以利為本

仁醫以病為師，錢醫以名為師

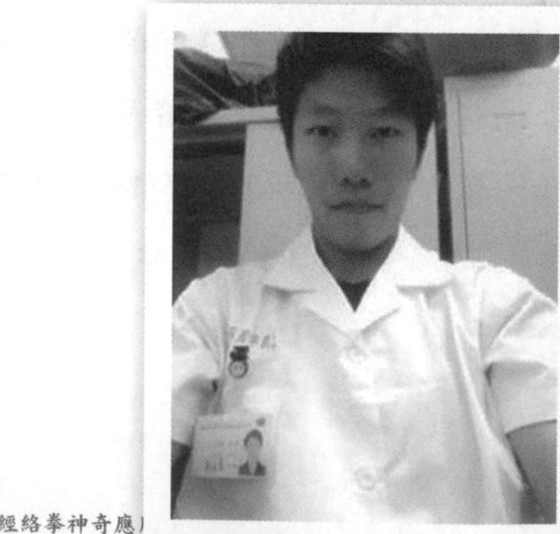

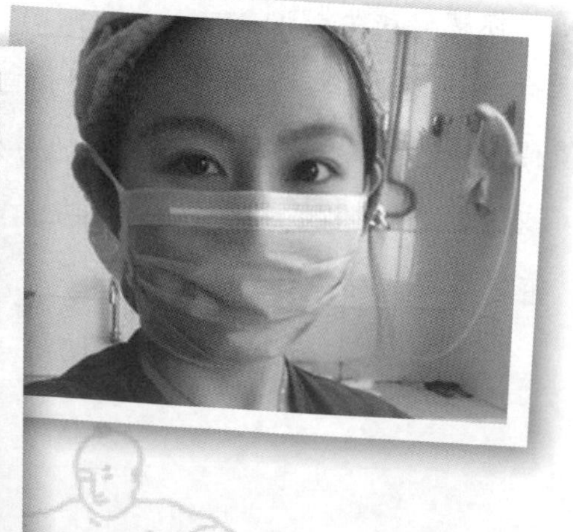

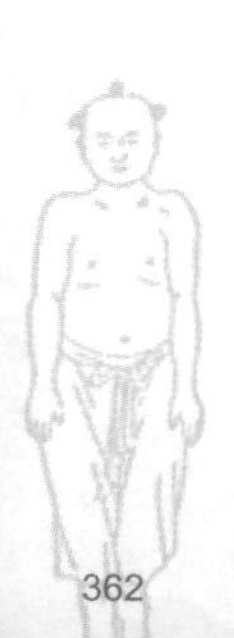

零基礎也不怕 Point 1
傳授寶寶「伸筋遊戲法」

伸筋遊戲課程強調「敲敲比捏捏」重要。阿公阿嬤很喜歡叫孫子來幫忙敲敲經絡、敲敲背，喜歡被敲，不喜歡被捏，這代表「敲」能夠把氣灌進去，有氣、有血，敲很舒服，捏就不一定有。

所以年紀大的人喜歡被敲一下肩頸、後背，敲敲腿，腿就不痠不麻了。小孩子在餵奶的時候，要拍拍背，就不會吐奶，還可以幫助吸收，所以拍、敲很重要。

【先瞭解】

在操作前，一定要告訴寶寶：「我要幫你做些什麼」，而且還要經常鼓勵他，說：「你很棒喔！」並且要注意安全。操作時間，最好是在餵飽孩子的一個小時之後進行，以防吐奶。小孩子如果哭鬧的時候，或是已經睡著了，就不宜操作，這是操作的重點。

【宣師說】

我有兩個小孩，其中男孩子許弘（Hum）比較特別，在出生的時候臍帶纏身，全身發黑三天，當時對他進行緊急的急救，急救之後，慢慢地恢復，這個孩子到了一、兩歲時，還不太會講話，到了三歲才會講話，過程當中我研究如何對孩子改善體質，於是創立伸筋遊戲法，讓這個孩子正常又健康的長大。

這孩子「弘」長大後，目前就讀上海中醫藥大學，在學校羽毛球、籃

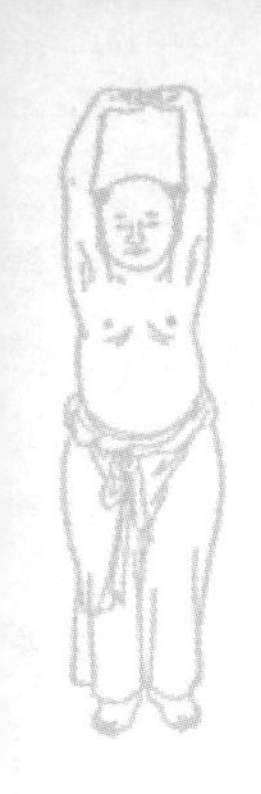

球、網球方面也是高手，同時是女學生的網球教練，代表學校參加上海市大學的比賽，成績很優異，除了運動項目之外，他在圍棋方面有拿到三段的證書⋯⋯這些成績，代表這孩子的智力沒問題，體力更沒問題。

016年上海市学生运动会羽毛球比赛
（大学组）
主办单位：上海市教育委员会
上海市体育局

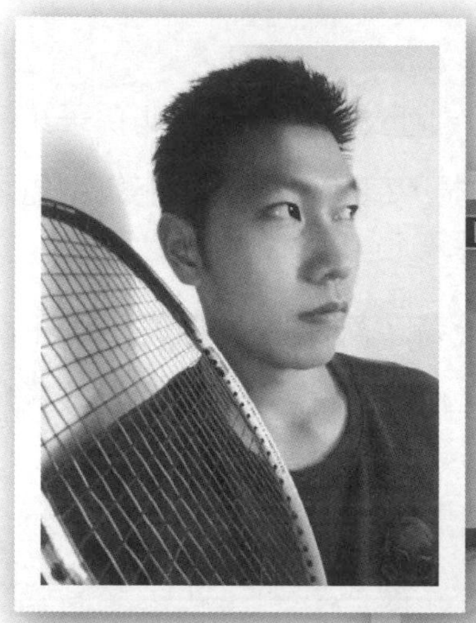

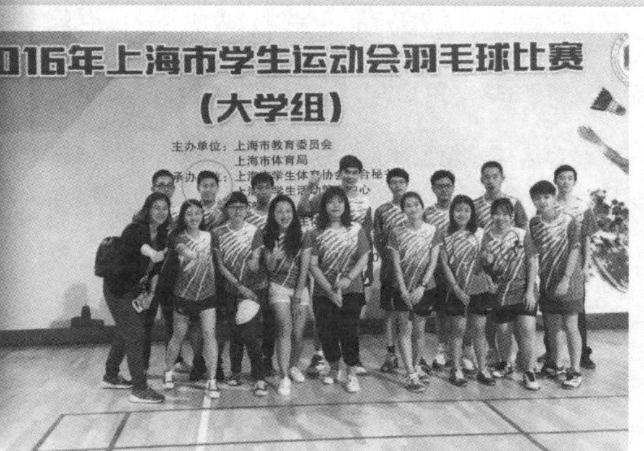

零基礎也不怕 Point 2
幫經絡拳寶寶做手指的運動和遊戲

寶寶在出生的第一個月，會開始識人，所以媽媽要跟他多互動，在第二個月時，寶寶的臉部神經開始會笑了，看到認識的人會笑，代表意識啟動了，如果不會笑就麻煩了。第三個月時，寶寶開始會翻身了，寶寶會翻身之後的危險性是最高的，他隨時都可能會把自己窒息，隨時都可能會把自己掐住，很多寶寶一不小心跌下去，就需送急救了，所以要學會如何在他會翻身之前，讓他的身體能夠矯正好。

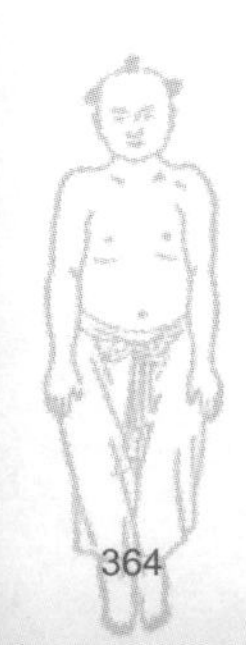

寶寶為什麼會翻身？是因為在生產的過程有些過激扭曲，必須透過翻身幫自己做矯正，所以他會一直翻、一直翻。寶寶因為經絡不通，才會一直翻，所以這時要趕快幫他矯正。有幫寶寶做經絡矯正，不用翻身就可以睡得很好，睡得很安穩。寶寶在一到三個月就要先處理，會比較好，到了四個月時，翻身會更猛，五個月時，從會翻身就開始會叫，到了六個月時，整個脖子就會慢慢硬起來，會開始做一些動作，稍微會坐，甚至會扶著欄杆，會站起來，七個月可能開始會去東抓西抓拿東西，八個月就開始聽得懂聲音的來源，這時候要學會如何跟他聊天，會怕生了，開始很會哭了。

【先瞭解】

小孩子一開始最喜歡的的動作，就是咬自己的手指，咬手指，就是他的經絡運動，手指佈滿著井穴，咬手指是在釋放十宣，讓身體經絡運行，讓他的身體動起來。

【這樣做】

大人可以把十根手指頭洗乾淨，回到嬰兒時期，咬自己的手指，會發現身體的血液循環暢通了，你也可以把腳趾頭洗乾淨，請老公或老婆咬你的十根腳趾頭，你會發現到全身舒爽。

TIPS

手指的運動對小孩子是非常的重要，因為手腦是一體的，他正在刺激他的手和腦的發育，他正在瞭解他的世界。

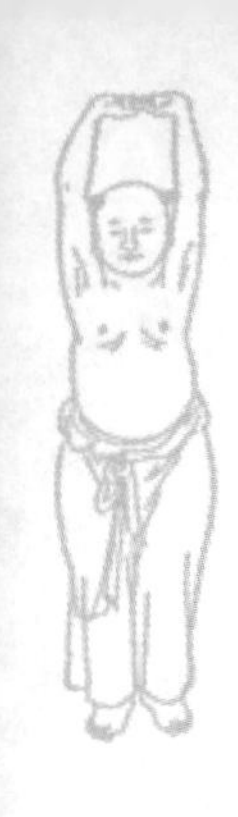

【這樣做】

幫經絡拳寶寶做手指的運動和遊戲：

第 1 招　刺激十宣

拿起小孩子的雙手，直接碰觸他的十根指頭；刺激十宣的好處，小孩不會得熱病，而且頸肩比較不會折損，所以頸肩比較健康，而且陽氣比較夠。

第 2 招　撞擊虎口

強化整個消化系統。

第 3 招　撞擊魚際

增強肺功能，還可以預防感冒的問題，也包含鼻涕、鼻塞、小兒咳嗽、小兒營養不良，大魚際越厚，當然就越好。

第 4 招　撞擊小魚際

振盪小指的小腸經，可以改善有關於心臟、肺部的問題，腸道蠕動會比較快。

第 5 招　拍拍手臂

手臂拍一拍，讓整個頸椎、胸椎獲得血液上的供應，避免腦部缺氧。

手臂的部分，包含了手三陰、手三陽，一定要先處理手三陰，而且要知道手部經絡是連結頭部和胸腔。

手部拍完之後，接著把每個關節處輕輕按著，輕柔地拍拍，一點一點

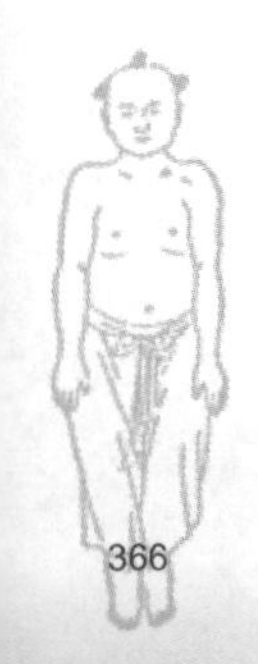

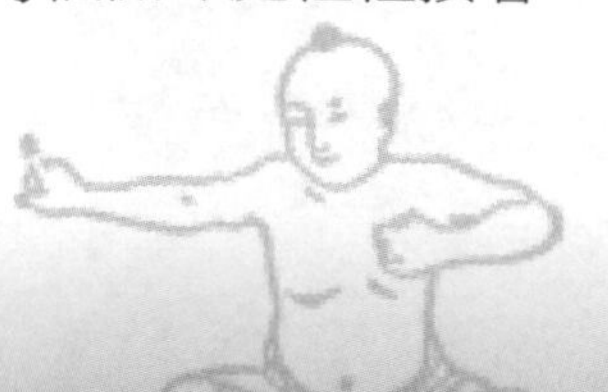

拍，尤其在關節處拍一拍。

譬如：加強尺澤穴，就比較不會蕁麻疹，比較不會出紅疹子，因為會散熱。

第 6 招 拍拍鎖骨

鎖骨的附近輕拍、按揉，呼吸會比較順暢，不會卡住，不容易一直咳嗽。

第 7 招 拍拍肩頸

肩頸輕柔地拍拍，眼睛會更靈活，手會抬得更好。

第 8 招 拍拍後背

腦部的發育會更好。

【宣師說】

跟寶寶做伸筋經絡遊戲時，寶寶的哭，不代表難過或痛苦，寶寶的笑，也不代表他喜歡和快樂。換個角度來解釋，當你被搔癢會一直笑，請問你是舒服？還是不舒服？

我們不要被寶寶的哭和笑所影響，他很有可能都是被動的、驚嚇的笑，都有可能。

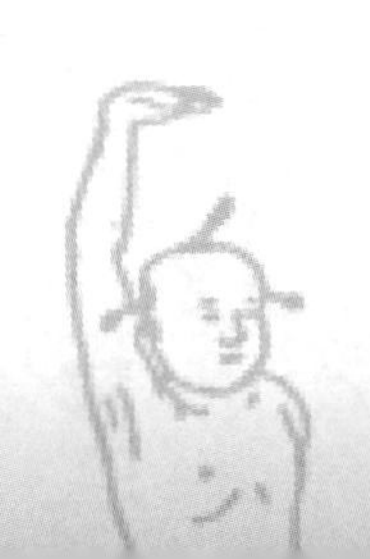

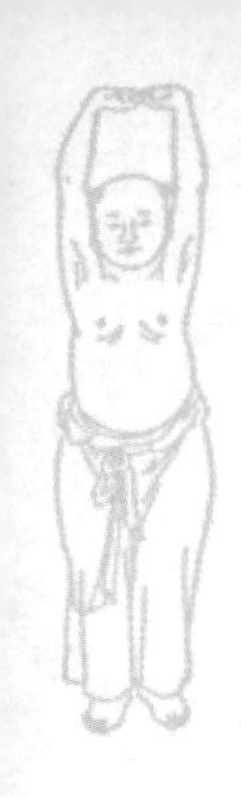

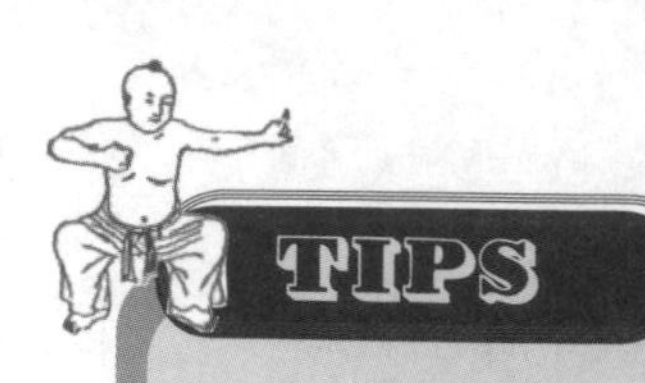

TIPS

手指的運動很重要，如果拉一拉寶寶的手指，會發覺寶寶的表情開始變多了，透過視覺刺激、聽覺刺激，還有聽到你和他的互動，就是開始跟他做經絡的遊戲。這時候寶寶的整個捉握力會更強，很有力量，這個孩子以後的運動神經好、腦細胞好，就會促進腦部的發育，就會更健康。

零基礎也不怕 Point 3

啓動「神闕穴」，補腦氣，越來越聰明

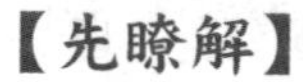

【先瞭解】

嬰兒在出生之後，他的營養通道關閉了，臍帶不再吸收母親的營養了，所以他整個生命的能源，必須從自己的潛力來激發，才能讓自己活起來，而且活得健康。臍帶雖然被關閉了，如果能夠把「神闕穴」這個地方啟動了，就可以激發他的元神和元氣，讓他自我修復，讓他越來越聰明，越來越好。

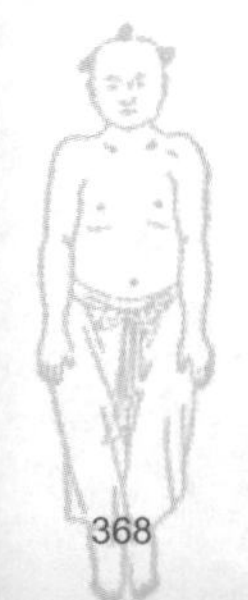

【這麼做】

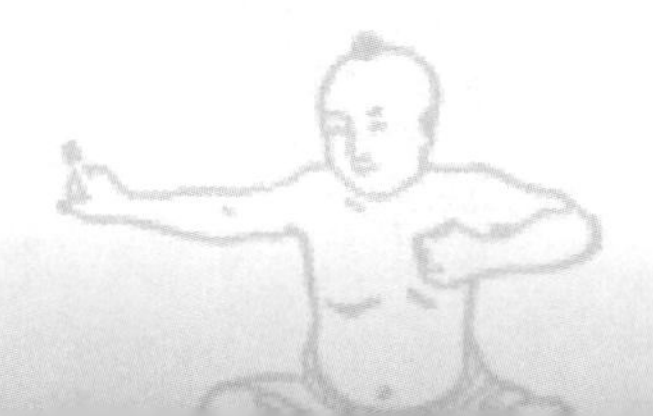

稍微用一點力量，集中按著孩子的神闕穴，會感覺寶寶肚子裡面會咕嚕咕嚕，元氣好像有頂上來，頂上來的氣會到腸胃道、五臟六腑、肌肉、骨骼，還有到最後我們看不到的一些精微的物質裡面去，這個氣就貫穿了。啓動神闕穴這個通道，就會產生個人生命的神奇元氣，開始從衰弱變強，孩子長大後就不會有氣虛問題，就會蹦蹦跳跳的。

每次壓神闕穴的時間，一定要超過三分鐘，這是基本法則，最好在孩子出生後三個月內就要開始操作了，人的年紀越來越大時，效果就會越來越遞減。

TIPS

如果有精神萎靡、精神衰弱、腸胃道軟弱、氣虛、脫肛、疝氣、脫垂……等狀況，全部都可以從神闕穴下手。人的年紀越大的時候，神闕穴這個地方就會呈現暗沉、暗黑、萎縮，這個地方是可以拯救的。

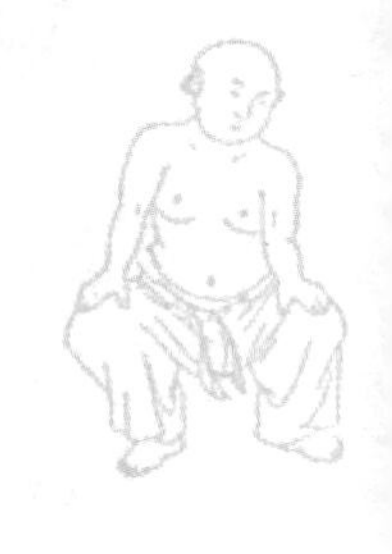

【宣師說】

肚臍叫做神闕穴，氣息直通大腦，此穴位不能扎針，也不能艾灸，在這裡艾灸，人會變傻的，只能掌根按壓。當年在拯救孩子的過程中，就是幫孩子按住神闕穴，不斷地摩擦之後，用掌根勞宮按壓神闕穴，完全不動地按著，把熱氣灌進去，臍帶纏繞的缺氧問題，就慢慢好了，臉色開始發紅了。

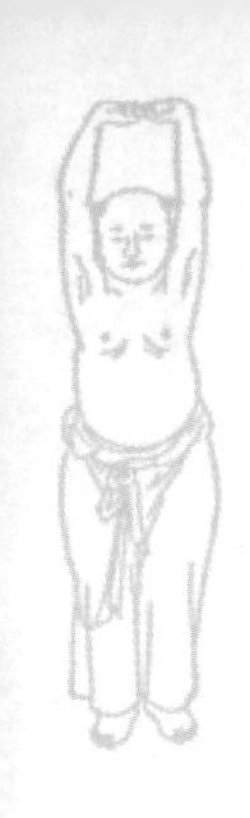

TIPS

神闕穴是很關鍵的一個地方，它養護著後面的腎，而且在母親懷胎十月期間，神是注入臍中，臍中還有很多我們看不到的神性的、神祕的東西，這個地方一要把它弄熱。

零基礎也不怕 Point 4
寶寶做任何的動作，要特別注意頭部

寶寶哭鬧時，哄他們的習慣動作都是搖晃寶寶，期待這樣可以讓孩子感到舒服而減緩哭鬧情緒，但須注意的是，「搖晃」對孩子來說，潛藏了危機。特別是新生兒，頭部組織尚未發育完全，囟門沒有閉合的情況之下，小小的腦袋就像是易被破壞的豆腐，相當脆弱，當受到不適當的搖晃時，可能會在當中出現我們看不到的損傷。

此外，三個月前的寶寶脖子較軟，脖子內部重要的各種組織，若不當的搖晃導致受傷，便極有可能使得寶寶於未來出現發展遲緩的現象。

小寶寶的整個經絡結構，還沒有發育齊全，他的骨骼、肌肉、血管是比較脆弱的，尤其寶寶的頭部，重量是比較重的，整個身體的骨架，頭部是沒有任何支撐的，所以只要有過度折頸、晃動頭部的動作，就有危險了，

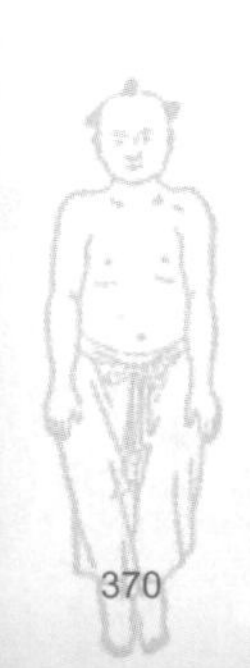

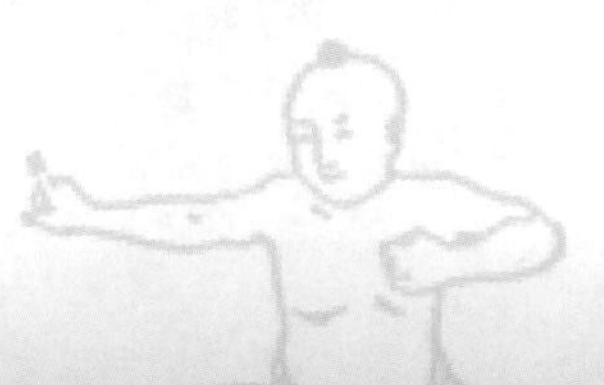

所以頭頸這邊不要做太誇張的動作，頭部一旦搖晃過頭了，就會產生頸椎的受傷，除非是懸吊式的動作，就沒有問題。

很多孩子都喜歡被拋接，就像大人玩自由落體，一瞬間重力改變讓人感到著迷。玩遊戲除了應注意安全之外，建議孩子在三歲過後才可做翻跟斗，否則太危險了。一不小心就會產生腦震盪，那個時候就會嘔吐、神智不清、沒有精神、呼吸急促、抽筋……等等，要做翻跟斗的動作，髖骨必須要鞏固，脊椎要有支撐力的時候才可以。

在遊戲當中，孩子雖然覺得好玩，卻無法覺知及說明自己不舒服的感覺，再好玩的遊戲，也應該適可而止。另外，大人喜歡搖晃孩子讓孩子安定的行為，其實只是讓孩子因為搖晃感到頭昏而想睡覺，並不是真的對減緩哭泣有幫助。

零基礎也不怕 Point 5
推「阿基里斯腱筋」增進柔軟度

【先瞭解】

孩子的經絡如果不通，阻塞之後，慢慢裡面就會有風寒暑濕燥熱，必須要一一把經絡的每一個點化開，它才能夠暢通，才能夠去除百病，小孩子不會有痠、麻、痛，但是他的皮膚會表現出他的病毒。

觀察異常的嬰兒，包括唐氏症的、腦性麻痺的運動障礙、有肢體障礙

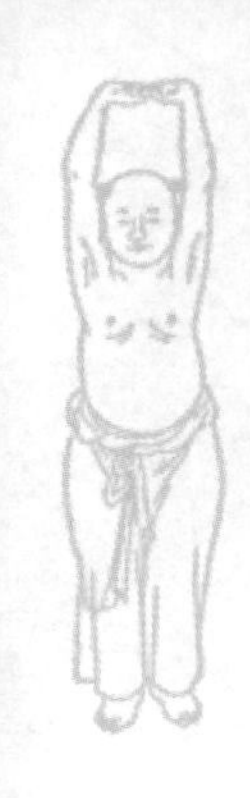

的、腦神經受損的……在腎經和膀胱經交會的內足踝這個地方，踝部上的阿基里斯腱兩條筋，全是緊繃的，這裡出現了很多條詭異的紋路。

【這樣做】

推一推足踝上的阿基里斯腱筋，轉一轉足踝。用嬰兒油推推阿基里斯腱筋，以毛巾將腳掌往身體方向拉，伸展跟腱一分鐘，共三～五次。

阿基里斯腱於足踝後側的粗大肌腱組織，俗稱「跟腱」，即俗稱的「腳筋」，是人體抵抗地心引力最重要的肌肉群之一；所以，無論走路、跑步、跳躍，全都用得著它。推揉阿基里斯腱，有利於增進柔軟度，避免肌腱攣縮及疲乏，整個頭部、頸部就會很鬆很舒服，這裡專門在治療有關於頸部到腰椎所有脊柱的疾病，僵直性脊椎炎的治療原點就在這裡，把這邊弄鬆了，脊柱就不會惡化。但是僵直性脊椎炎還有更深層的課程，不是光這一條，還有周邊的很多點必須要處理。

【宣師說】

記得寶寶在睡覺時不要操作，寶寶在哭鬧不爽的時候，也不要操作，在餵奶之後一個小時再來操作，其實半個小時之後，就可以開始暖身了。操作完畢之後一定要洗澡。

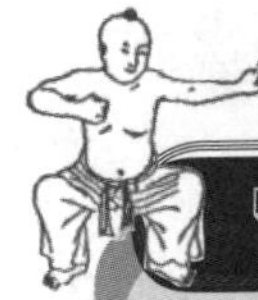

TIPS

出了問題的孩子，腳型會改變，就可以斷定他的腦部已經受傷了，所以醫生還沒檢驗之前，我們就可以知道你的孩子有問題了。

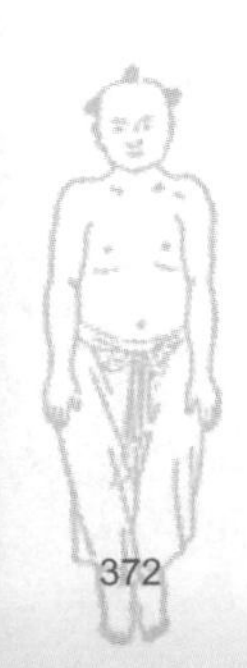

零基礎也不怕 Point 6
經絡拳寶寶的「伸筋課程」

進行伸筋遊戲的第一件事，要抱在懷裡，跟他說：「經絡拳寶寶，我要跟你做神奇的伸筋遊戲課程喔！」當他知道這個訊息之後，他就開始享受了，開始進入到那個世界了。

在講完後，從他的印堂處，簡單地哈一口氣，如果一口氣不夠，兩口氣、三口氣都可以，讓他感覺這是媽媽的味道，媽媽的磁場，當然爸爸也可以，注意動作要細緻。

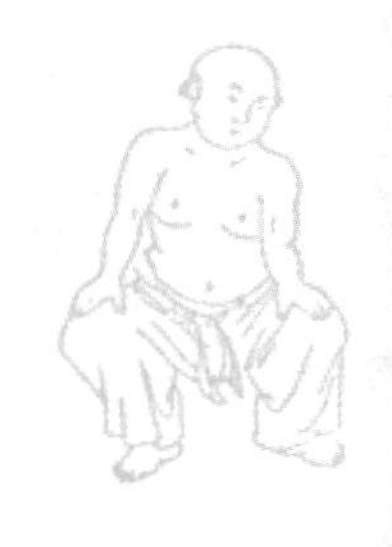

TIPS

在跟嬰兒寶寶做遊戲的時候，要一邊讓他休息，一邊跟他對話，有節奏的、有節律的，跟他養成習慣，透過雙手，讓他的整個皮膚、經絡和經脈裡面，都能夠享受到父母給他的愛。父母一定要把雙手洗乾淨，指甲剪短，把指甲搓一搓，柔化之後，再開始進行。

讓寶寶感到放鬆之後，就開始來準備進行「垂直吊掛」的動作，但是你不要先做吊掛，要讓孩子先適應一下，拿一條大毛巾，捉住毛巾兩邊，

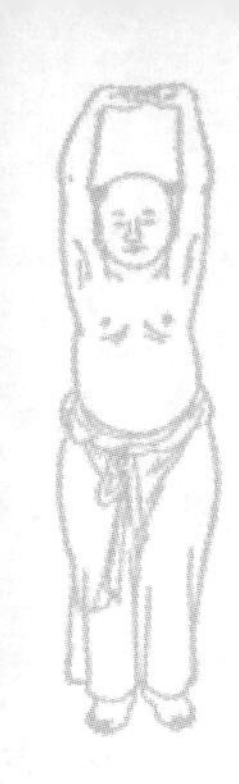

讓寶寶在中間，左右兩邊搖晃，這樣可以刺激孩子的腦部神經，增進整個身體上的平衡。

如果你會害怕，那就掛著，稍微放鬆的時候，可以用單手抓住兩隻腳，倒立之後，開始做微微的左右旋轉，旋轉，就讓孩子的整個脊柱慢慢的轉開，頭在底下，這是刺激他的前庭，整個百會穴的氣血也夠，腦部的發育就會很好，以後的運動神經就更好，刺激他整個神經的感覺，統合能力就更強。

做完吊掛的動作，馬上要進行洗澡，這時候的洗澡很重要，目的是要讓他游泳，因為腦部的血液夠了之後，要讓他的四肢充分的運動，你只要手抱著他的頭，一手抱著他的頸部，控制他的頸部，讓他的手腳開始仰式的動作，讓他浮在水面上，讓他自己搖一搖、晃一晃。

幫寶寶洗澡有很多種境界，最原始的方法，洗到最後要讓他很舒服，讓他一邊洗就想睡覺了，這種洗澡的概念，就是游泳放鬆，整個身體也放鬆。

【宣師說】

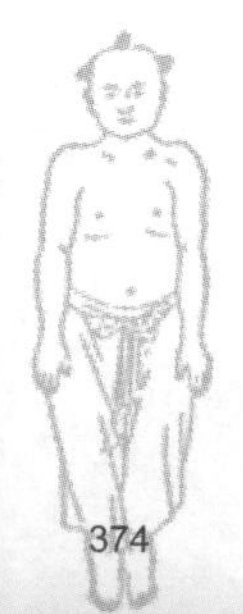

洗澡方式，讓寶寶的頭盡量在下，在後背用肥皂洗，把四肢延展，順便拉一拉筋骨，讓寶寶慢慢習慣這樣洗澡方式，身體整個筋就會更柔暢。用溫水、有時也用冷水來幫寶寶洗澡。

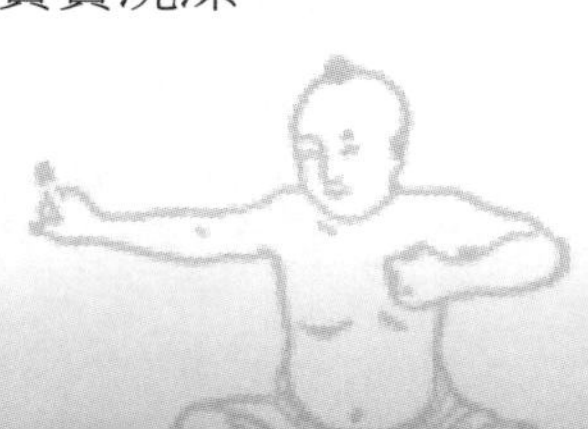

寶寶洗澡過程，做一些伸筋的遊戲，原則要看孩子的情況，看他能不能接受！

注意他的表情，如果他一點點哭，就還好，如果他用力的哭，代表不高興，通常就不會做這個動作。如果做這個動作，他有時候會哭，有時候不會哭，就會發現到他的特徵，身體好的時候，他就能做這個動作，如果身體不好的時候，他就不能做這個動作。

現在有很多人都把嬰兒當病人來養，都不能碰，覺得要很小心很小心，我是把孩子當作是很強壯的孩子，所以從來不給孩子擦任何的藥物，給他最天然的部分。

洗完澡之後，做簡單的澡後按摩運動，用嬰兒油按摩腳底，把腳踝做旋轉，腳趾稍微搓揉一下，對內臟神經的循環很重要，手指的搓揉，對腦神經的發育很好的，腿部的重點放在膝蓋關節，還有關節周邊前後大概幾指寬的筋膜，簡單地壓一壓、揉一揉，讓關節做伸展扭動一下，最後膝蓋彎曲，拍一拍，關節附近拍一拍，胸腔稍微挺一下子，拍一拍。做任何動作都一定要護頸，護頸最重要。

做完之後，會發現到身體好多了，接下來，如果能氣動胃經，倒立就很好，氣動胃經能讓孩子的反射速度快，胃口好，體力夠。倒立就是氣動任督二脈打通法，這些動作都是值得去做的。

最後，用手用力幫孩子推一推，全身平衡了，放音樂讓他放鬆地睡覺休息。

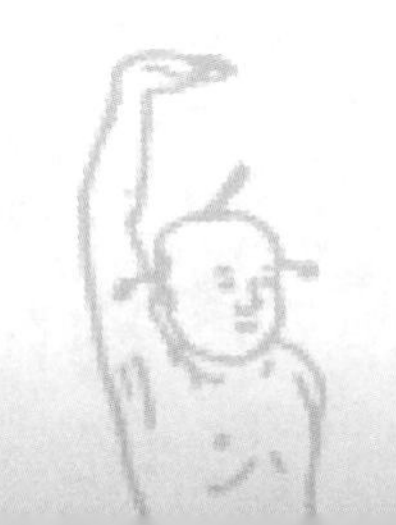

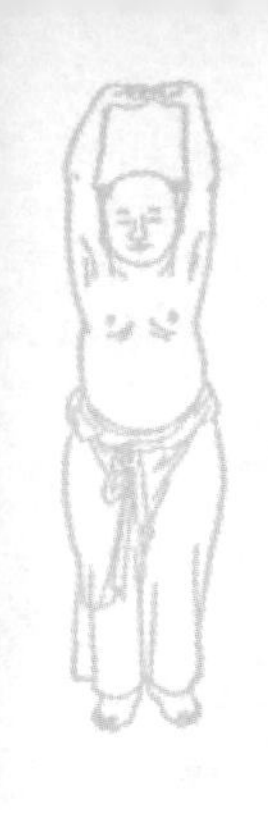

零基礎也不怕 Point 7
打氣腳跟到撫摸上腹！長得又高又壯

第 1 招　打氣腳跟

打氣腳跟時，要有啪！啪！啪！的聲音，他會很爽，讓骨生髓，髓生腦，孩子會很聰明的，讓他以後可以很快就能夠站起來，發育會很強，而且會長得又高又壯。

第 2 招　氣動膀胱經

打完腳跟之後，立刻一手抱著孩子的後腦，另一手抓著兩隻腳的內踝和外踝，兩隻腳同時往前氣動膀胱經，壓下去，讓手指去碰觸胸脅，碰觸完之後，再讓孩子坐起來，要讓孩子的腳先往上，要把頭抱起來，再坐起來，仰臥起坐的概念，這只是完整的氣動膀胱經，不要只做一邊，不會過多在頭，也不會過多在腳，只有這樣子做，氣才會回到正中，所以要來回反覆的操作。每次操作時間大概兩分鐘左右，中間休息一下。

第 3 招　揉一揉手部、腳趾的每個關節，拍一拍

寶寶的手因為沒有運動，所以每個關節的血液會積在那裡，幫寶寶把手的每個神經末梢的關節，稍微揉一揉，繞圈圈，一邊揉，一邊繞圈圈。手指弄完之後，腳趾也要拉一拉，把血液送往頭部。把四肢末梢活絡了，最後把手部、腿部輕輕地拍拍，拍，是沒有聲音的，只是一種氣的引流而已。

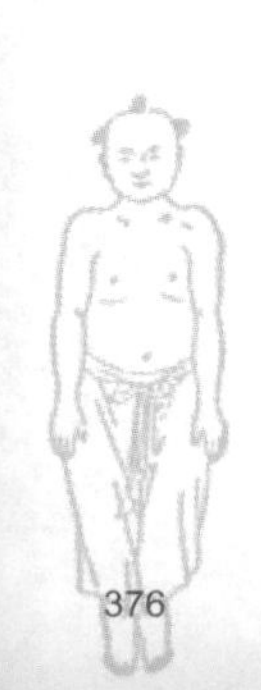

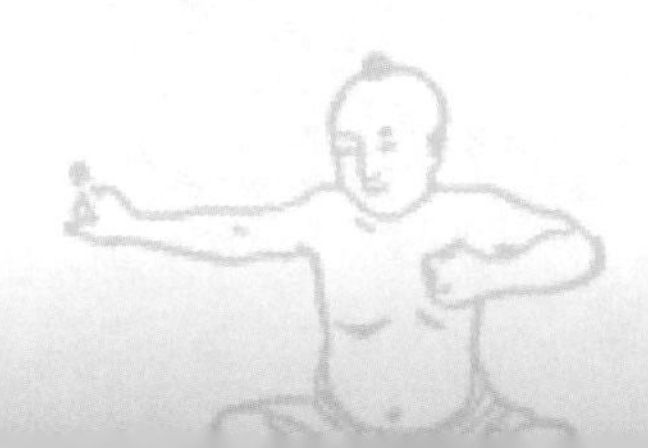

【宣師說】

別忘記一個重點，一定要對寶寶微笑，而且要說話，要放背景音樂，這樣的寶寶對你的感情會特別好。

第 4 招 輕拍後背

後背兩側就是交感神經，拍後背就是在刺激孩子的交感神經，起到一個放鬆狀態，變成副交感神經。

交感神經是一種火力，副交感就是讓他穩定，經常拍後背的孩子，很容易穩定下來，安定度很高，從拍的過程就睡著了，每天都放鬆，就不會有過動兒的現象。

第 5 招 揉揉肋骨

背部拍一拍之後，整個肋骨兩邊也稍微輕輕的揉一揉。

肝臟在胸部右下方肋骨沿內，能清除血液中的異物、細菌和衰老的紅血球，防止脂肪肝。以雙手掌置肋骨，往內按揉肝臟一百次。

第 6 招 撫摸上腹部

稍微撫摸一下孩子的腹部，血液循環好，尤其是肩到腰，用手掌輕輕地撫摸，一邊撫摸，一邊有節奏感的輕輕地補補氣。

脾能造血、貯血、濾血。脾內巨噬細胞可吞噬血液中的抗原、異物、細菌、病毒，並產生抗體參與人體免疫功能。

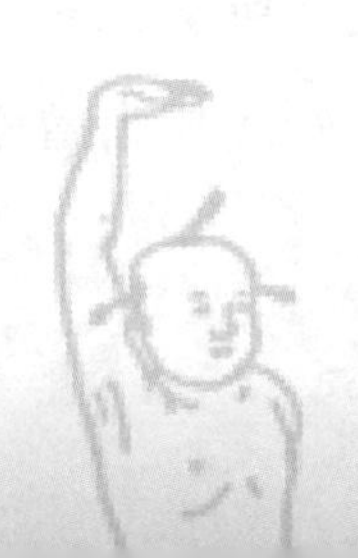

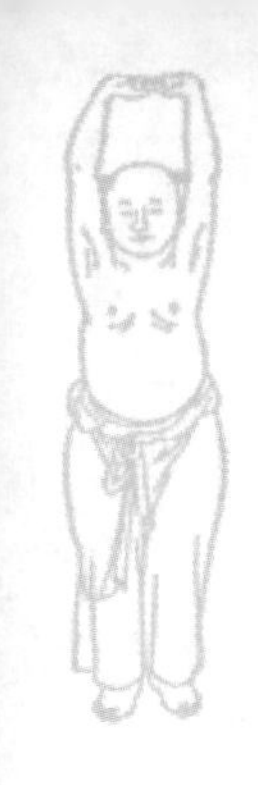

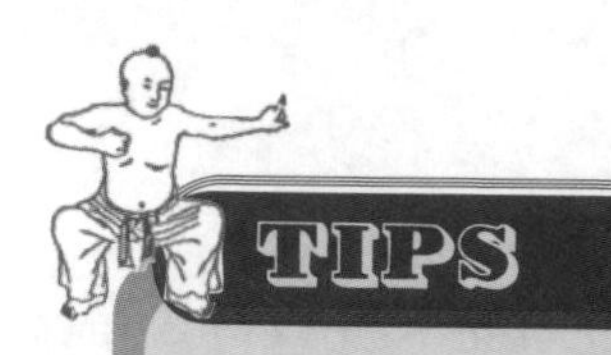

在操作的過程中，要讓孩子的背部微微地後仰，有點類似氣動任脈，把身體變成像一個小拱橋一樣，整個後背才不會躺久了，壓在那裡，會影響到孩子的發育，在這過程當中，可以增加孩子背肌的訓練，挺胸的概念，幫他輕輕地撐一下。

零基礎也不怕 Point 8
快速疏通十四經絡！「提升體溫」不易生病

【先瞭解】

經絡的運行，包括十二正經和奇經八脈，溝通內外，貫穿上下，若經絡阻滯不暢，輕則不適，重則生病。

快速疏通經絡是針對每條經「輕拍打氣」，循經拍通經絡可使經絡暢通，氣血暢行，起到防治許多疾病的目的，重點是給寶寶提升體溫，使身體健康，不容易生病。

【肺經】

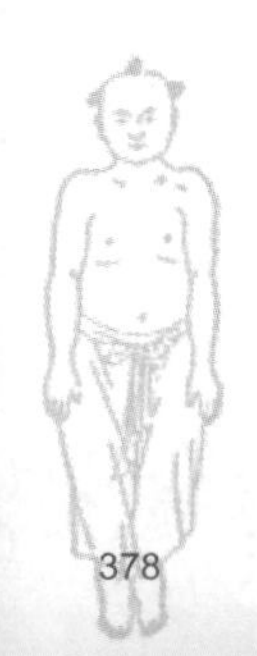

肺經可以改善呼吸系統，讓孩子不容易感冒，肺經如果不通，就容易怕風，怕風之後就容易流汗，以後皮膚就容易不好，皮膚會過敏，鼻子也

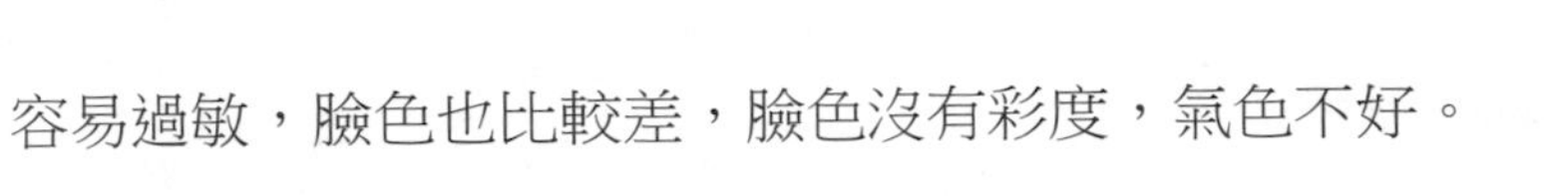

容易過敏，臉色也比較差，臉色沒有彩度，氣色不好。

【大腸經】

大腸經讓寶寶的通便比較順暢，皮膚不會那麼乾，不容易過敏，在牙齒發育上也比較好一點。

【胃經】

孩子能不能長久不容易生病，就要看胃經，氣動胃經是很劇痛的，寶寶會哭得很厲害。胃經暢通以後，氣血沒有問題，眼睛都不會近視，脾胃氣血影響很大，尤其到了二十歲以後，影響到人一輩子的機能。

胃經不通，人一輩子就會消化不良，消化不良人生就不良，人生就不順暢，身體會乾、會瘦，以後所有身體的關節處都會經常萎靡痠痛，而且體態發育不是很好看，會有駝背的現象。

【脾經】

有些嬰兒會水腫、脾胃不好、虛胖、胖嘟嘟、很多線條，這就是脾經不通了。脾經不通之後，就容易脹氣，脹氣有個缺點，會頭昏腦脹，會意識不清，人會笨笨呆呆的，長大後會罹患三高疾病，還有一些嚴重的關節疾病，會讓身體整個下垂，會虛，所以要趕快處理脾經。

※ 胃經要往下推，脾經要往上推，腹部的中間比較靠胃，是往下推，靠近兩側是脾經，所以要往上推，這就是經絡的操作手法，不要整個腹部都往上推，那也麻煩了，全部往上推，胃就轉弱了，胃要往下，不能脹在那裡。

【心經】

孩子的心經要搔癢，搔得越厲害，孩子越笑，以後的頭腦就越聰明。搔癢心經的極泉，孩子馬上就笑，頭就會晃啊晃，就會降低腦壓，搔完癢

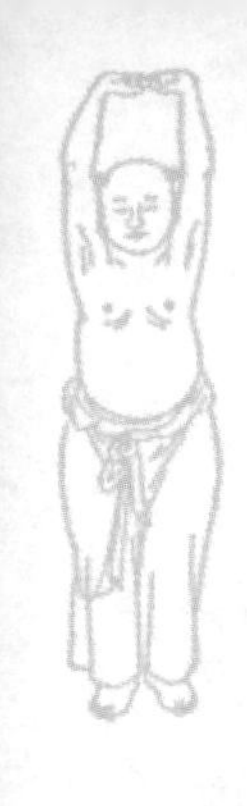

之後，這個孩子就好睡覺了。

小孩子有口臭、口乾、嘴巴裡面破、脾氣暴躁，就是要搔一搔癢，刺激心經，如果不笑，就是心經卡住，要趕快揉一揉，再搔癢，等到有一天，他笑了，就沒事了 。

【小腸經】

小腸經影響到營養的吸收，經常動不動就感冒，動不動就受到腸病毒感染，就是小腸經的問題。小腸經最重要的就是要拉，要單手拉小腸經，像吊單槓一樣，不要怕會脫臼，因為孩子的筋是非常柔暢的；伸筋，拉一拉小腸經，腸道會舒服，不會疝氣往下掉，也不會四肢冰冷，長大後更不會肩周炎，肩周炎都是父母親把孩子當作木乃伊一樣包著，濕寒痰積在肩膀，時間到了就損壞肩膀。

【膀胱經】

膀胱經專門是在代謝垃圾的，膀胱經不通的時候，會怕風、怕冷，很容易感冒，全身就會很僵化，以後容易靜脈曲張，婦科疾病會很嚴重，或者男科的生殖系統也會出問題。膀胱經是很重要的一條經，排毒系統強大。風寒暑濕燥火，全部都是從膀胱經裡面泄開來，排尿就知道它代謝了，如果膀胱經不通，就會在後背長很多東西，經常拍背就不會長了。

很多父母會讓孩子口服抗組織胺或擦類固醇藥膏，到最後身體抗體逐漸下降，慢慢積了很多垃圾在後背膀胱經的背腧穴，臟腑經氣輸注於背腰部，也影響到五臟六腑，緊接著就會變成了疾病，也就是說，各式各樣的皮膚病擦了之後，排泄不出來，是不是會誘發未來的癌症，這是有可能的。

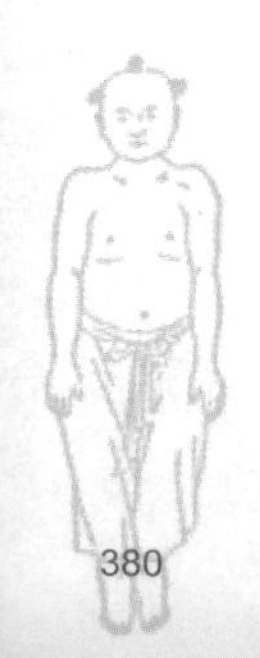

【腎經】：

腎是先天之本，任何的毒素都必須透過腎來代謝，吊點滴的藥物是最

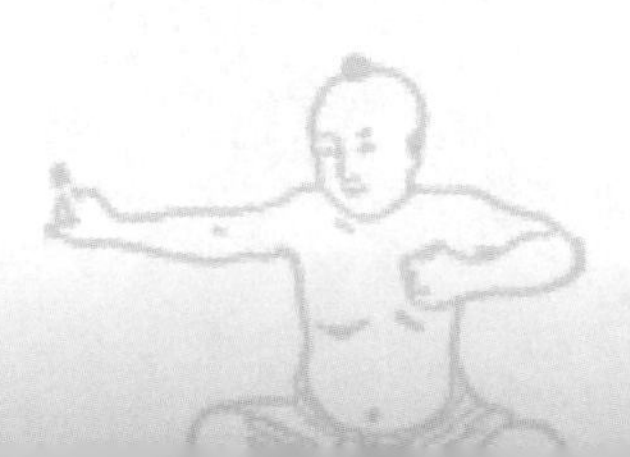

嚴重的，再來就是吃藥，點滴注射進去的藥物，全部都傷到腎的元氣，傷腎後會誘導腎的問題。

腎主骨，主生育，主發育。所以，以後孩子的這三個問題都跑不掉，從小吃藥打針的人，以後骨頭會出現一輩子問題，第二個，生殖系統有問題，譬如：頻尿、結石……等，還有發育、生育，所以為什麼以後會少子化，因為所有的人都吃藥了，腎經不通了，就別想生孩子了。

【心包經】

心包經是掌控我們的心臟，常疏理心包經可以預防心臟病，可以預防心腦血管疾病，出生時，心臟有問題的人，通常跟心包經有關，心包經不通會出現小孩子最典型的問題，就是半夜起來會猛哭，或者是有很多夢，在夢裡會笑，睡眠品質不好……這種狀態就是心包經不通，心臟透過夢的過程當中，啟動心血管的流動。

平常不做夢的人，代表心血管很好，一直做噩夢的人，心血管一定不好，要用做噩夢來激發心臟的動力來源，這是人體自動啟動的一種自救系統。如果孩子經常睡不好，以後這孩子就會變成神經衰弱，所以要趕快處理心包經，他的心臟就會很好，而且心情特別愉快。

【三焦經】

三焦經調節內分泌系統，調動淋巴系統，讓整個身體更強壯、更健康、臉色更好。三焦經不通之後，典型的問題就是頭部的發育不良，就會影響他的智力，以後就容易有頭暈頭痛的可能性。三焦經通了之後，全身肌肉的發育會比較健全，比較不容易患無力症。

三焦經強會讓整個肌肉有彈性、有活力，皮膚比較不容易過敏，在情緒的部分會比較溫和。

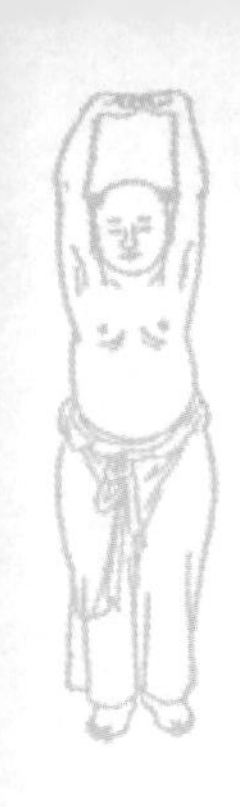

【膽經】

膽經影響未來整個肥胖的問題，還有三高問題的可能性。膽經在腿部的影響是非常大的，如果孩子看起來好好的，但腿涼涼的，就是膽經不通了。腿涼之後，就會變得肥厚，長大後就會變象腿，就容易罹患痰濕體質，就容易產生很多結節的老毛病，臉色也會比較差，皮膚會比較黃，排便也會異常，這就是膽經不通的問題，造成毒素代謝不掉。

【肝經】

肝經經過生殖器，到了胸脅，跟乳房有關係，如果是女寶寶應該要特別強化肝經，未來的整個發育會很好，而且比較不會產生肌瘤，或者是乳腺增生，就是乳癌問題。

肝經調整好遠離婦科疾病。處理肝經要特別從小腿的肝經開始按，處理到兩脅，女生以後會變成超級美女，胸部會特別好看，整個身體會非常有韻味。女生離不開肝經，男生離不開膽經，都需要顧到腎經和胃經。

膽經會讓人身材苗條，燃燒脂肪，小孩子以後運動細胞會比較強，而且膽經還能夠幫助長高。長高的祕訣最厲害的地方，就是在於胃經，只有胃經暢通了，人才會慢慢地長高，而且能夠變強壯，長高的地方通常在胃經膝蓋上方，大概是三指寬的地方，按揉「梁丘穴」，容易讓孩子長高。

【任脈】

任脈弱的特徵，就是特別怕熱，又容易多汗，怕熱又多汗的孩子，就是任脈不通，要趕快處理，如果女生已經是又怕熱又多汗的人，就是老化開始加速了。任脈是掌管女生的荷爾蒙重要的激素來源。

【督脈】

督脈剛好和任脈相反，督脈弱的特徵是怕冷少汗，就是虛寒型的體質，督脈不通的孩子，就是四肢冰冷，所以看到寶寶一直流汗，任脈要趕

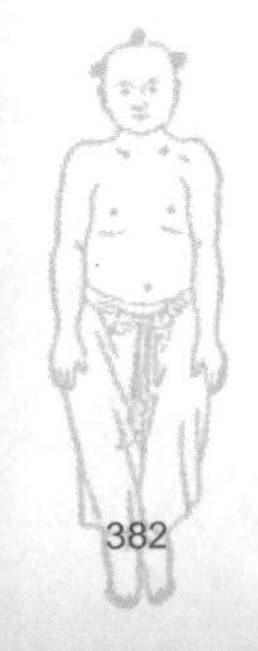

快疏通，就不流汗了；怕冷，要趕快把督脈推開了，就不冷了。

督脈是陽經之海，掌管全身陽氣，督脈如果不通，整個五臟六腑就會失衡，整個脊柱就會彎曲不正，氣脈卡來卡去，精神就不振了。

【宣師說】

寶寶低體溫！如長期持續可能引發各種疾病。健康寶寶的平均體溫約攝氏 36.8 度上下。寶寶長大後，平均體溫低於 36 度的「低體溫」者越來越多，可能引發皮膚粗糙、便祕、胃潰瘍、糖尿病、骨質疏鬆、癌症、癡呆、過敏，都可能因為低體溫所導致。但是低體溫者絕大部分的人並沒有低體溫的意識。

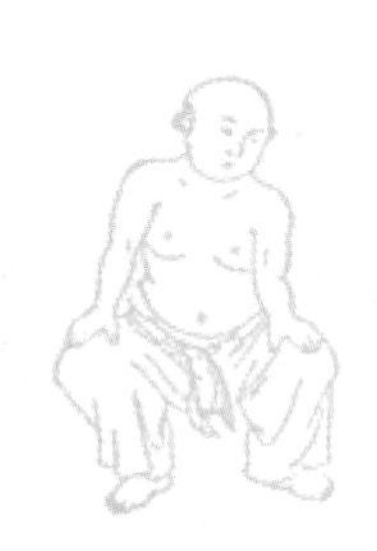

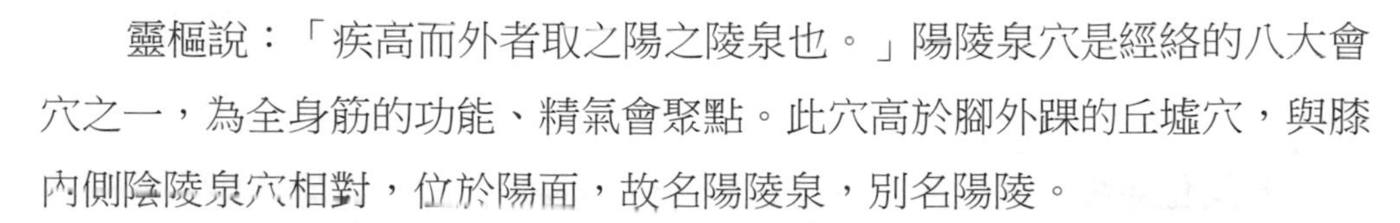

零基礎也不怕 Point 9
彈撥陽陵泉穴！對痠痛有特效

靈樞說：「疾高而外者取之陽之陵泉也。」陽陵泉穴是經絡的八大會穴之一，為全身筋的功能、精氣會聚點。此穴高於腳外踝的丘墟穴，與膝內側陰陵泉穴相對，位於陽面，故名陽陵泉，別名陽陵。

身體的筋會卡住的地方在肋骨，小孩子的肋骨一旦卡住，就會容易岔氣，身體就會僵硬、會消化不良、會氣喘。調養孩子身體最重要的神奇穴位之一，稱做「陽陵泉穴」。

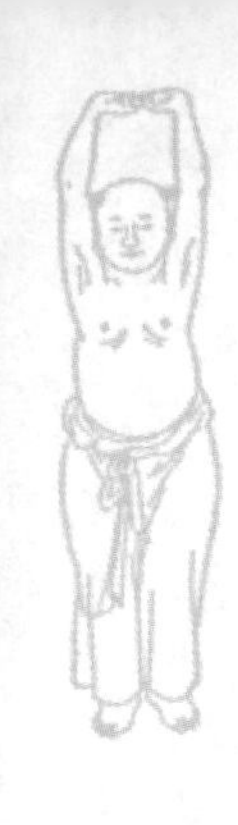

【這樣做】

撥撥陽陵泉穴，可先用兩手拇指分別按於兩側陽陵泉穴，其餘四指置於後方小腿肚當作助力，兩手拇指按壓在兩腿陽陵泉穴位上，其餘四指併攏托住小腿肚，同時用力撥動一百下。

稍用力按揉後肩膀會放鬆，長大以後，肩膀會寬大，同時強化支撐關節的肌肉，陽陵泉穴是全身筋的聚集點，所以只要把這邊的筋撥一撥，調完之後，氣就更順，順了之後，就能跑，各種運動都沒問題。「陰陵泉穴」是女生要特別做的，對於調經很重要，男女都可以操作一下陽陵泉、陰陵泉兩穴。

陽陵泉穴位於膝蓋斜下方，於小腿外側，腓骨小頭稍前下方凹陷中。若找不到可以在小腿外側，膝關節下方的外側腓骨小頭，從高點的前下方約一個大拇指寬左右，會找到一個凹陷處即為穴道所在位置。

若消化系統不好的人，平時也可多彈撥陽陵泉穴，對於消化系統很有幫助。此穴對抽筋、筋骨僵硬、痠痛有特效。利肝膽，清濕熱，強筋骨，改善胃潰瘍、腳冷無血色。

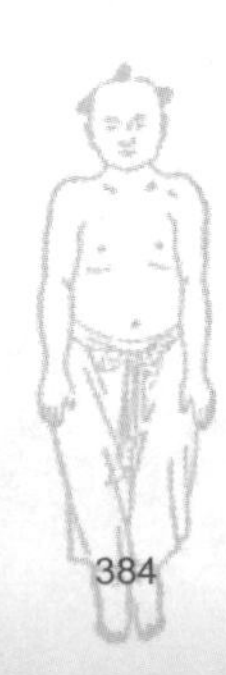

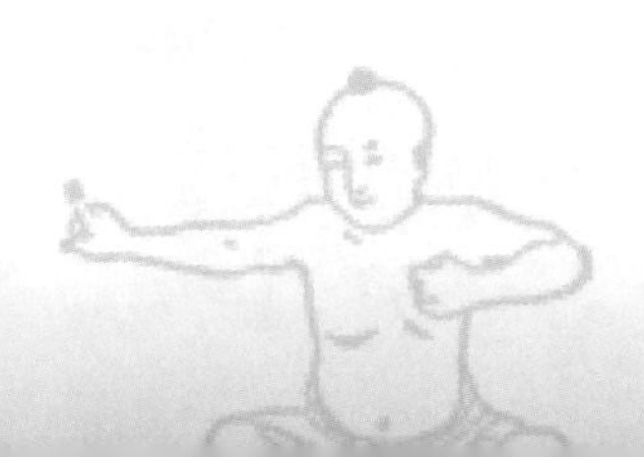

零基礎也不怕 Point 10
寶寶的衣服！要穿多少呢？

【先瞭解】

穿太多、包太多，導致失去體溫的調控能力，反而更容易生病。

為了穿幾件衣服，半夜會不會踢被子，夫妻之間劍拔弩張，就是怕孩子傷風感冒。

其實不論寶寶、大人，有生病、沒有生病，衣服只要穿到人感覺不冷就可以了，不要讓孩子突然失溫。

很多嬰兒都被媽媽包得很慘，並不會減少感冒的機率。

寶寶的體溫如果太高，就會一直流汗，家裡開冷氣，風一來就感冒了，不能讓他一直流汗，運動的流汗可以，不能讓他穿到流汗，這是有問題的。

正在發燒時，就別再幫他蓋棉被了，穿少一點透透氣，這樣比較舒服。因此只要穿到有流汗的孩子，容易有濕疹，反而更加得不償失！

【這樣做】

建議：夏天的時候，比大人少穿一件，冬天的時候，比大人多穿一件。

寶寶衣服，不要用一般的洗衣粉，要獨立幫他洗，用專用的洗衣粉。

法則：寶寶的衣物不管用什麼洗完之後，都要用臭氧殺菌。

剛出生的一個月，他一醒來第一個想看到的是媽媽，再來是爸爸。一出生後，最好是自己帶，或者是給家人帶，這是最好的，緣分就一輩子跟定了。

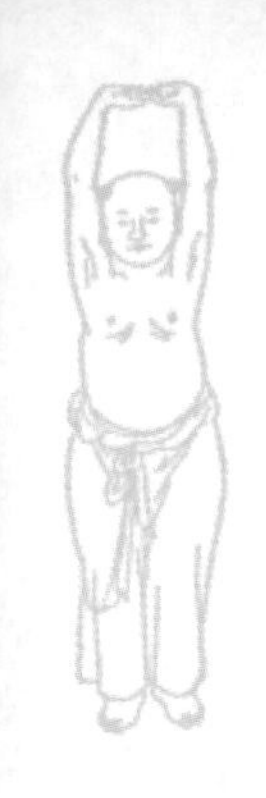

寶寶在兩個月之後，手就開始要東抓西抓，這時要做經絡調整，在三個月後，腦部發育了，這時對音樂很敏感，所以就要讓他聽鋼琴音樂，可促進腦部發育。

從這些過程當中，小孩子的意識開始動起來了，如果一開始你就跟他接觸互動，你和他的感情就會特別好，不會有任何的障礙。

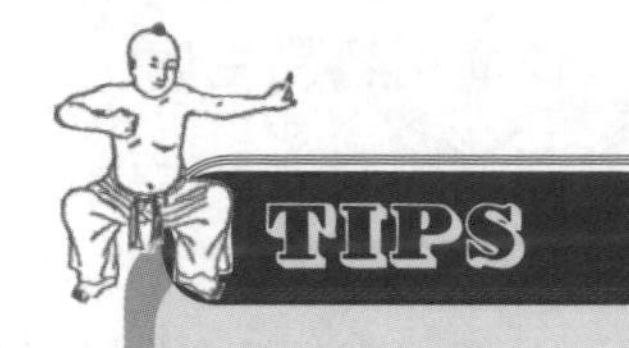

伸筋遊戲課程能夠讓寶寶的免疫系統增強，背部的整個肌肉，還有手臂、四肢和整個脊柱，都加以正確的鍛鍊，讓寶寶不僅享受到健康的體質和體態的改變，還可以感受到快樂的氣氛。

經絡拳教室

經絡拳媽媽應該是最容易瞭解孩子的，建議妳跟寶寶互動得越早，一定是越好，如果妳能越早跟他互動，而且還能夠逗他笑，以後他一定會非常好。

妳用嘴唇的方式跟他對話，小孩子非常喜歡，尤其是寶寶喜歡有人跟他說話，讓他把聲音聽進去，會啟動他耳朵的聽力，也可以促進寶寶腎的活力，妳的笑會感染他整個身體的溫度，妳的聲音會讓寶寶感覺到妳傳遞給他的愛，因此如何正確的發聲，正確的給他溫度，會比妳放音樂更好。

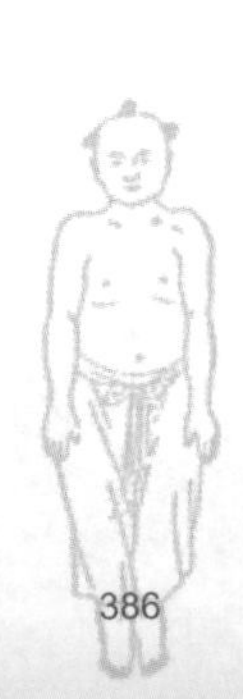

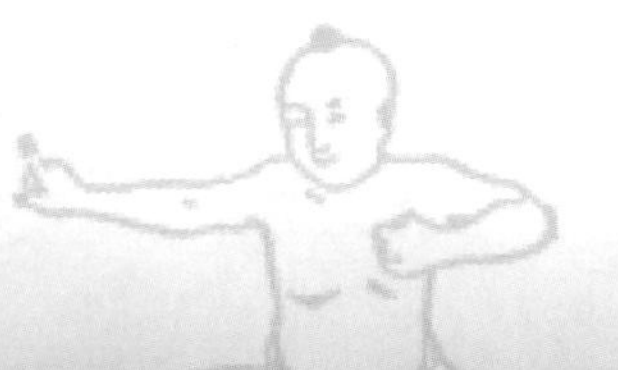

母子之間的交流活動，應該是越早越好，尤其在三個月之前是最強大的，在三歲之前也是很好，三歲過後就逐年遞減，到了七歲過後就比較辛苦了。未來有關於經絡拳小孩保健的具體操作方法，我們會有專門的著作供大家參考。

妳養兒育女，請珍惜每次跟小孩互動相處的時光，才能在彼此內心深處留下美好的記憶和正向的轉變，妳會深刻感覺一種超越理解的愛與平安。

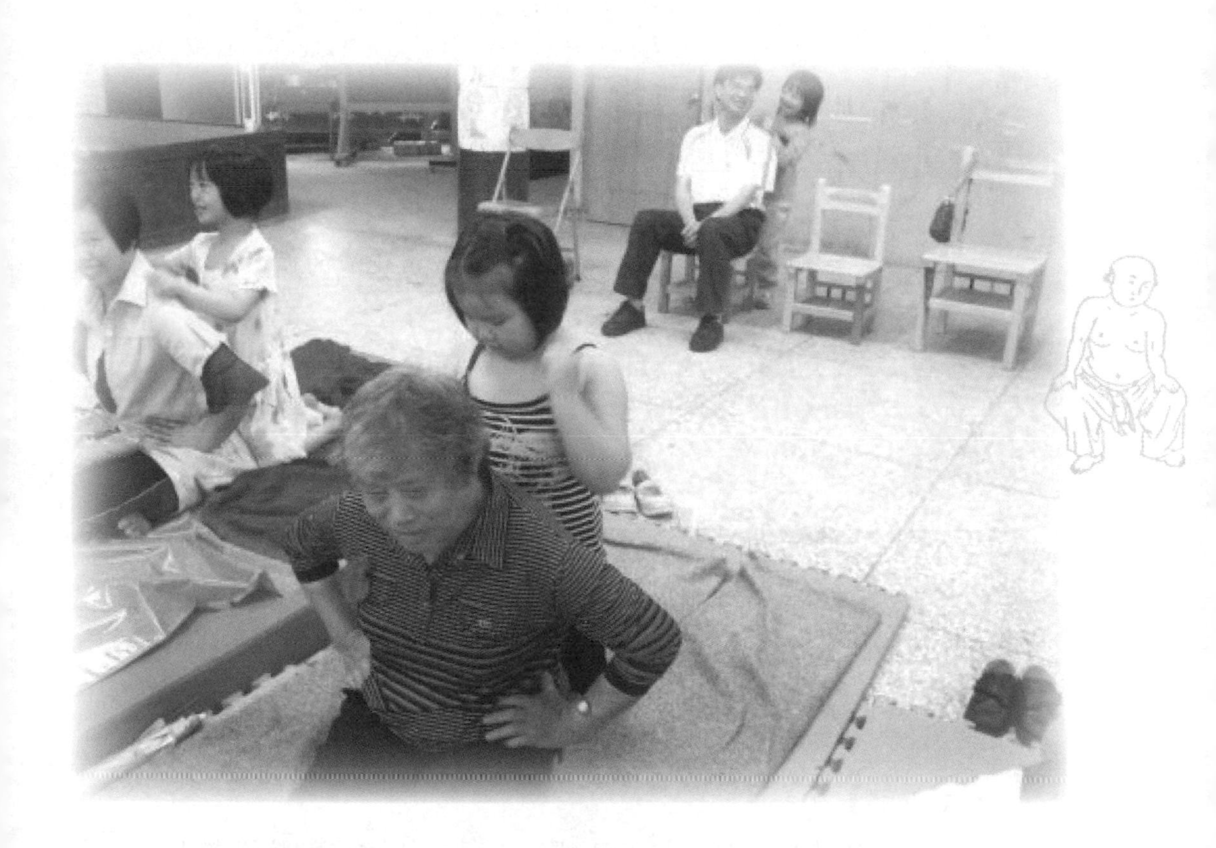

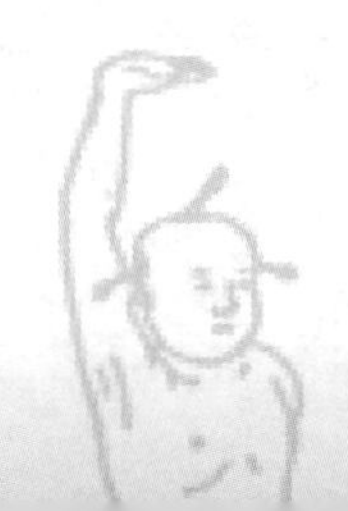

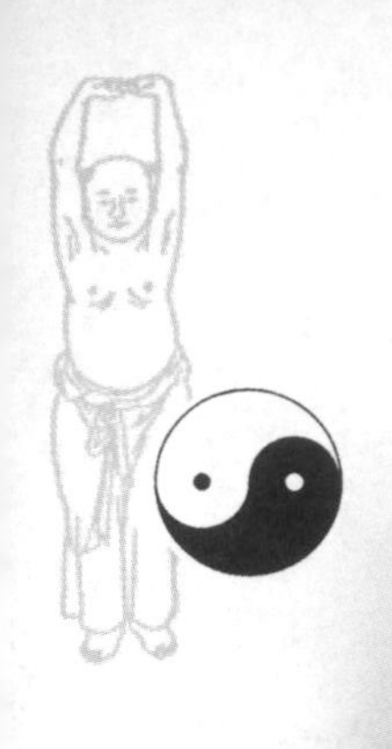

24

啟動化瘀出口—口中「十二經水」活血化瘀推動循環

生氣了、胸悶了、口乾舌燥，

這叫氣滯，循環就發生了阻力，

想要健康必須認識口中「十二經水」推動全身循環：

氣的循環、血的循環、淋巴的循環、消化液的循環。

零基礎也不怕 Point 1
瘀血！刮痧後背膀胱經

【先瞭解】

滯留於人體內的血液，運行不暢，而積於經脈或臟腑組織器官之內的血液，都稱為瘀血。人們常說的肩膀痠痛，就是瘀者，而瘀的人「愛生

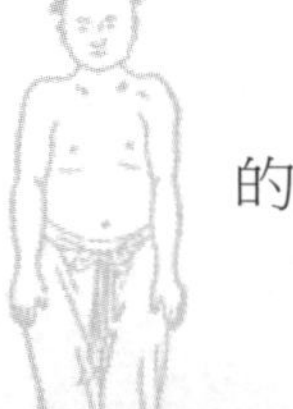

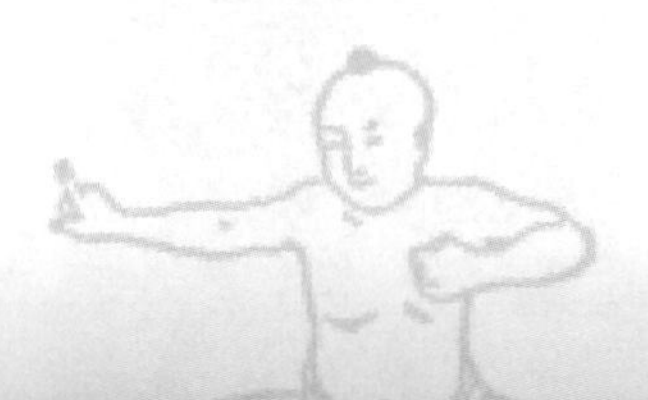

氣」。

經脈不通就是血瘀、氣滯，導致周身不爽，全身不舒服，在氣滯之前，身體可能先遭遇有寒、有痰、有濕的過程。「瘀」的形成，一定有久病，它是累積而來的，就像蛀牙一樣，一顆蛀牙的形成，絕對不是一年，有些是十至二十年，瘀也是久病的共通現象。

血瘀體質容易成為血栓、腦中風、心腦血管等疾病的高危險群，我們誤以為運動就沒事，其實瘀血是頑固之根，就像中風一樣，發生一次還會發生第二次，第三次有可能就終身癱瘓了。

關於瘀症，如果新血不來，長久下來，就會形成疼痛、腫塊，硬塊如果在腦部就會溢血，就會形成中風問題。老人的體力，一開始都是因為本身的氣虛體弱、體寒、腸胃弱，慢慢地弱到最後沒有體力來迎戰外在的感染，最後好多人都不是死在本身的疾病，都是死在瘀血的疾病。久病必導致瘀，這個瘀的形式，就變成我們常說的一句名言：「痛則不通，通則不痛。」

【這樣做】

用刮痧板在後背兩側膀胱經，從下到上稍微刮一下，如果沒有什麼瘀血，那就還好。另外日飲一杯「番茄汁」預防血管阻塞。

材料：小番茄250公克、芹菜50公克、檸檬一顆。

做法：小番茄洗淨去皮，切成小丁；芹菜洗淨去葉，切成小段。將小番茄、芹菜放入果汁機中榨汁，倒入杯中，加檸檬汁調味即可。

功效：富含維生素A、C，穩定血管能使血管暢通，強化血管壁彈性。

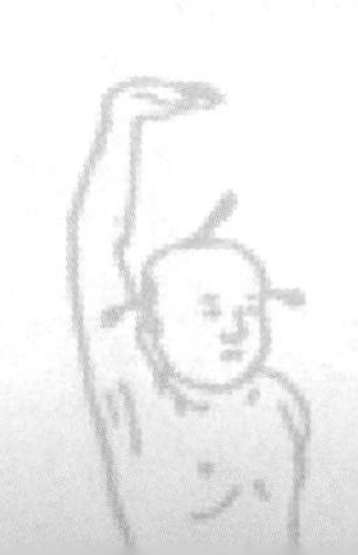

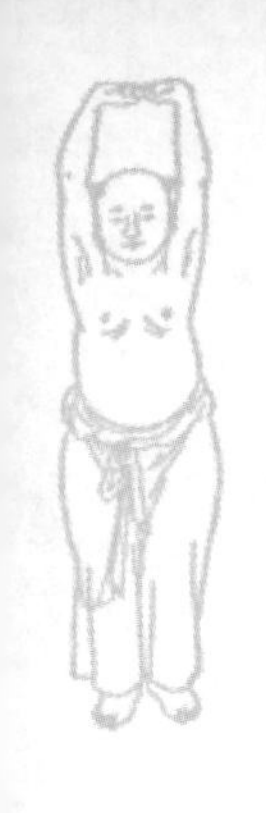

零基礎也不怕 Point 2
把舌體變健康，就可以化瘀了

【先瞭解】

望診中的舌診，舌的顏色分為正常的淡紅舌，比淡紅舌白的是淡白舌。正常的舌是伸縮自如、運動靈活的，要它伸出來就可以伸出來，可在口腔裡靈活運動，說明臟腑旺盛，氣血調和。

從舌頭看到瘀症，心開竅於舌，心跟腦之間叫做舌，除了有關心臟功能之外，還包含了腦的部分。一旦我們生氣的時候，舌頭是硬的，想罵人才能放鬆，這叫氣滯血瘀，而時間久了之後，就導致未來的氣弱了，免疫系統下降了，經常生氣的結果，百病就形成了。

從舌質顏色的變化可以探究氣血的狀態，譬如青、紫、斑點、紅點，這代表脈阻塞在舌頭，氣血瘀滯之後，舌下的靜脈會曲張，表層會產生斑點，脈相會細、澀、沉、結。

長久下來，瘀血在體內，就會變成了氣虛、氣滯、血寒或血熱。如果有氣虛血寒或是血熱的人，到最後都會變瘀，瘀了之後，口腔就會口乾舌燥，這種現象如果你吃錯東西了，發現到口腔裡的唾液出不來了，整個舌體就會表現出病相。

舌下兩側的大脈絡的形色變化直接反映出機體氣血的運行變化。正常人舌下兩根大脈絡僅隱約現於舌下，長度不超過舌尖至舌下的 3/5，其顏色為淡紫色，脈絡無擴張、彎曲。

舌下青紫，脈形粗脹、彎曲或結節者，為氣血瘀滯。

舌下淡紫，脈形直而緊束者，為寒凝血瘀。

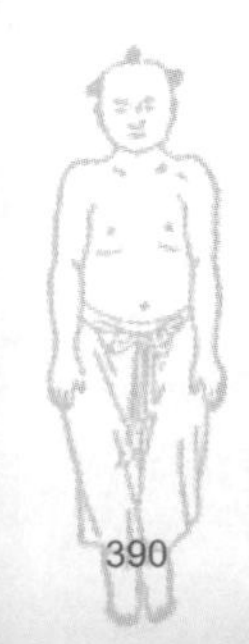

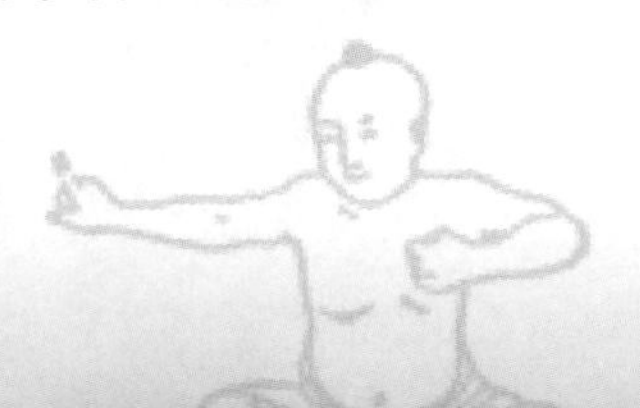

有很多中風、插鼻胃管、吞嚥非常困難的人，想吃食物都很辛苦，因為口中都沒有水了，必須透過電流刺激肌肉的收縮，來協助他有吞嚥的動作……這些現象就代表他的舌頭出現異常了。

舌頭引發周邊所有的脈絡，經過臉部的所有脈絡，往內走到了舌根，往上走到眼根，往旁走到了耳根，往下走到了胸、頸、肩，這些全部跟唾液有關聯。

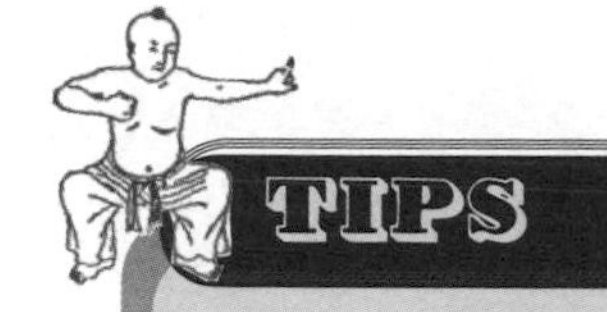

TIPS

提醒，如果你的家屬有曾經做過鼻胃管的人，那麼他的下一代以後也比較容易插鼻胃管，這通常都跟口中的唾液有關聯，希望你可以來認識本堂課。如果把舌體變健康了，那我們就可以化瘀了。

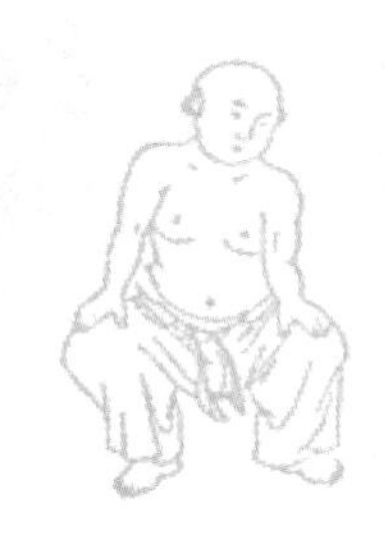

零基礎也不怕 Point 3
中風前的徵兆

中風之前，一定有幾個症狀會先出現，首先，口乾舌燥、聲音出不來，這是必然的，但只要偶爾喝個水，吃個東西，就沒問題了，這很容易被忽

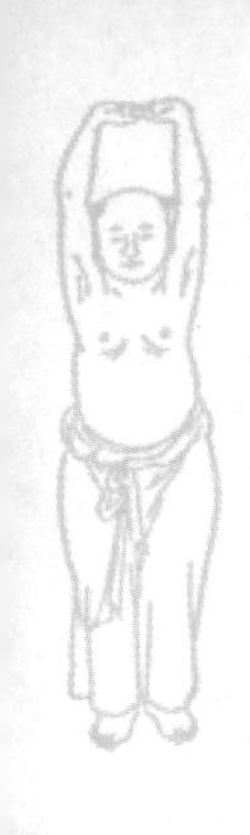

視。

當你發現到手會麻，這才開始要注意，手麻的問題，有可能就是左腦右腦有異常，頸椎體、椎間盤發生壓迫，建議睡硬的枕頭，就可以預防。

如果你一直慣用右手做事情，建議也要多使用左手，就可以獲得平衡，就可以預防中風。看一下自己的手背，是不是有很多青筋，當手高於心臟時，青筋如果還浮著，那代表已經阻塞了，手只要高於心臟，青筋就不浮了，就代表是健康的。

零基礎也不怕 Point 4
按摩關元出唾液，可活血化瘀

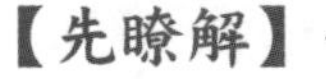

唾液可以促進消化液之分泌，分成二至三口徐徐嚥下，對健康或安定情緒都有幫助。

唾液是神經反射，受大腦皮層和神經系統的調節。進食時由於食物刺激口腔黏膜的感覺神經，傳到腦的唾液中樞，並隨即使唾液腺分泌唾液。透過大腦皮層的條件反射作用，也能分泌唾液。但焦慮時會抑制唾液的分泌，而有口乾舌躁的感覺。

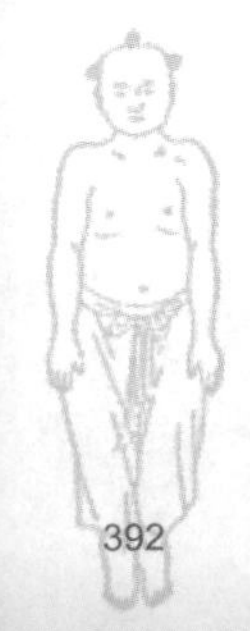

血液最容易在頭部這些遠離心臟的位置堆積，所以應該常做頭部、舌頭按摩，來消散瘀血。舌頭是身體最軟的，同時也是最硬的，試著將舌頭

往後捲到極致，捲進去打到上顎，你就會感覺到舌頭裡面有多硬。

「舌為心之苗」，包括一個人的情緒狀態。刺激舌頭最簡單的方法就是捲舌運動，只要將上下唇閉合，舌尖可抵上顎，以舌頭用力頂刮上顎做「捲曲直」，攪海生津直到感覺口腔內生出唾液為止。此唾液為「回春抗老仙液」。

皮膚各處有青色的斑、臉頰有血絲、全身各個關節附近會疼痛、有黑眼圈、臉上有各個斑點……這些都是瘀，有很多六十多歲的人，記憶力衰退，嘴唇不是很紅潤，唇色都是暗紫黑，未來都一定會面臨血瘀體質，如腦中風、心腦血管疾病。在這種情況下，口腔裡面的水液乾涸，說穿了就是沒有水了，硬化了，早晚有一天會沒有辦法飲食，最後全部都要插鼻胃管，因為他沒有辦法吞嚥，他舌頭硬掉了，看起來不是胃弱，而是整個口腔的液體不見了，所以聲音出不來，聲音沙沙的，最後容易罹患中風。

【宣師說】

當牙齒出現冰涼感，舌頭出現了僵硬感，這時口腔唾液沒有了。必須活血化瘀，透過口中的「十二經水」，透過嘴巴產生了唾液，可以治療身體的整個十二條經絡的循環。

經絡按摩可幫助人體疏通經絡、調和氣血，從根本上解決身體部位的病痛。經絡按摩會有脹痛感，但是一定的療程過後，就會有煥然一新的感覺。

【這樣做】

常按摩關元穴，也可疏通體內瘀血。關元穴位於下腹部，前正中線上，當臍中下三寸，為任脈上的主要穴道之一，是足三陰經和任脈交會的地方，常按揉能培補元氣。堅持兩個月，就會使人精神煥發，精力充沛。

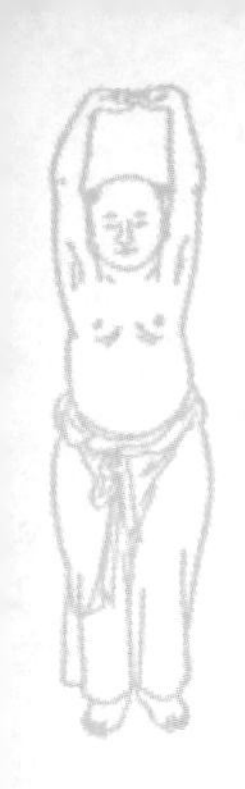

TIPS

三種唾液腺的結構特點

A. 腮腺 為純漿液性腺，閏管長，紋狀管較短。分泌物含唾液澱粉 多，黏液少。

B. 下頜下腺為混合腺，漿液性腺泡多，黏液性和混合性腺泡少。閏管短，紋狀管發達。分泌物含唾液澱粉 較少，黏液較多。

C舌下腺 為混合腺或偏黏液腺，以黏液和混合性腺泡為主，半月較多，無閏管，紋狀管也較短。分泌物以黏液為主。

資料來源：醫學百科

零基礎也不怕 Point 5
子午流注在十二個「靈骨穴」

【先瞭解】

口腔「十二經水」的來源，不是來自於舌頭，是來自於手部的「靈骨穴」。子午流注在十根指頭的靈骨之間。

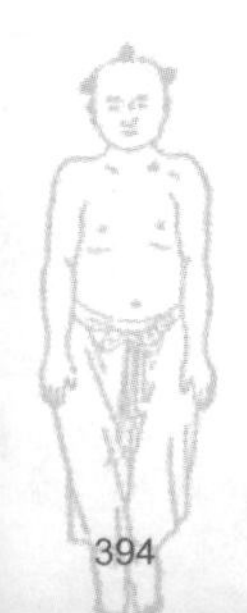

在每根手指之間達到底部，不是兩關節的地方，是關節再推到底的

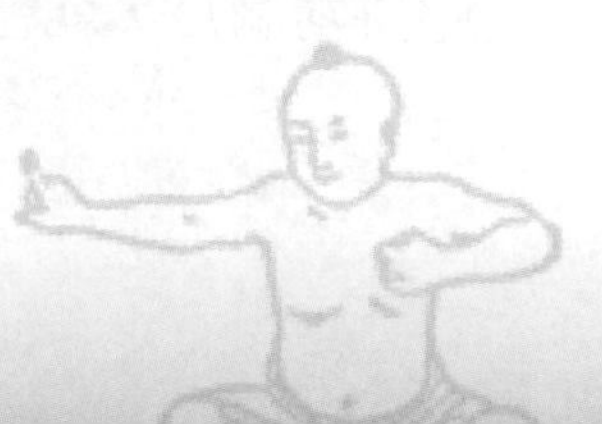

根，這個點再往內，最深的點，我們稱為「靈骨」。 取穴：握拳取穴，在掌骨與掌骨接合處，就在每個掌骨跟掌骨之間接合的底部區，這底部區都充滿了靜脈的起點，都充滿了神經，不管是橈神經，或者是手臂的神經、正中神經，這些不僅連結到舌頭，也連結到腦神經。

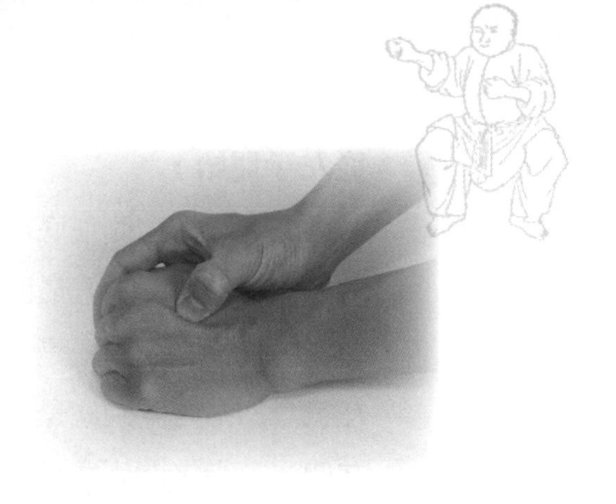

如果你沒有把骨縫弄開，骨和骨之間就萎縮了，再不治療，腦神經容易萎縮。

十二個靈骨穴，全部都是為了補氣、補血，最後化為液體出去，送往全身的十二經脈，可改善動脈硬化。按按靈骨穴馬上感覺到肩膀鬆開了，頸椎鬆開了，心肺舒服，活腦氣血就很好了，連坐骨神經，連腰痠背痛都全部改善了。

【這樣做】

如果肩膀舉不起來，耳朵聽力不夠了，膝蓋沒力了，背痛了，其實就從靈骨下手。

靈骨就是「最底部」，多年研究發現，中風、偏頭痛、三叉神經疼痛、顏面神經、腦性麻痺、斜視，通通都是卡在「靈骨穴」這裡。

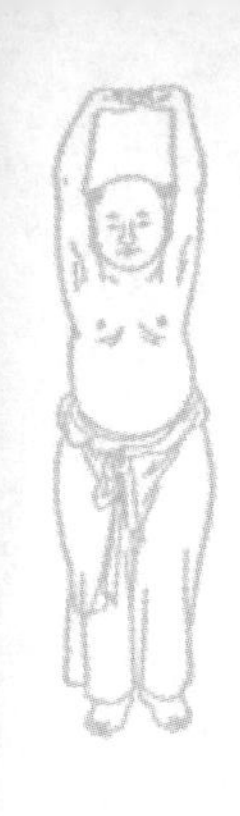

從左手開始，

左手的大拇指內側最底部的地方是「靈骨一」叫肺經水，

在一、二指之間到底最凹點（不是虎口）是「靈骨二」叫大腸經水，

在二、三指之間到底是「靈骨三」叫胃經水，

在三、四指之間到底是「靈骨四」叫脾經水，

在四、五指之間到底是「靈骨五」叫心經水，

在第五指外側推到最底是「靈骨六」叫小腸經。

再從右手開始

在右手的第五指外側到底是「靈骨七」叫膀胱經水，

在四、五指之間到底是「靈骨八」叫腎經水，

在三、四指之間到底是「靈骨九」叫心包經水，

在二、三指之間到底是「靈骨十」叫三焦經水，

在一、二指之間到底是「靈骨十一」叫膽經水，

在拇指推到底是「靈骨十二」叫肝經水，就是「子午流注法」。

【這樣做】

靈骨揉開後，舌頭開始繞，第一個是十二點鐘方向，是肝經，往左上方的一點鐘方向，是肺經，兩點鐘方向是大腸經，就按照時間點開始移動，舌頭一邊繞，同時按著靈骨的點，從左手的大拇指開始，跑到了末端的小腸經，再從右手的小指開始，一直走到最後右手拇指的部位，這個部份叫全身循環，就是「子午流注法」。

在繞十二經水時，請縮肛，讓唾液不要往下流太快，氣往上調動上來，讓自己能夠保持繞的動作，同時再點壓，口腔的水就會非常多，哪個地方特別痠，就特別加強，特別來回操作。

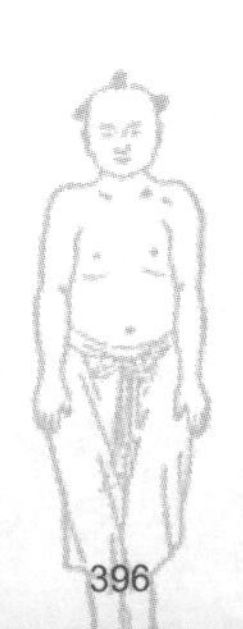

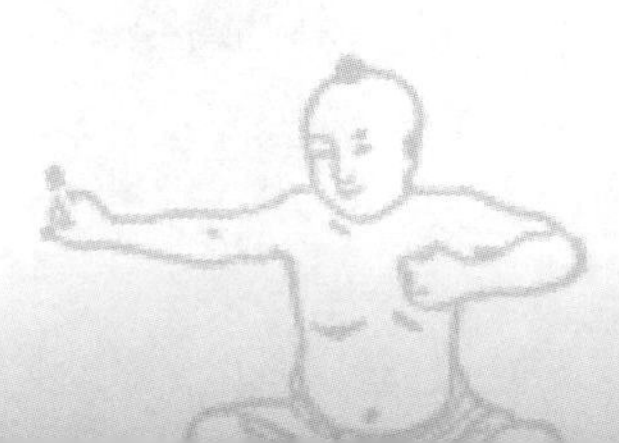

口腔做完之後，舌頭就往內打，柔軟有力，這個時候聲音就出來了，聲音就很順了。

操作完畢之後，會發現整個身體非常快活，可以改善好多問題，包含了中耳炎、鼻腔問題、口腔問題、臉部的顏面神經問題，還包含了整個脊柱的體液循環，就開始改變了，這樣的改變之後，就可以推動全身的氣循環、血循環、淋巴循環，這三個大循環全部搞定了，最後會發現到整個身體不容易歪斜，當骨底歪斜無法支撐臟腑，長久來看，身體就會扭曲變形，包含肥胖，包含硬化。

透過「子午流注法」的鍛鍊，水分夠了，全身循環比較不會有問題，同時皮膚也變得漂亮，而且達到美容的效果，讓全身的血管再度年輕起來。

零基礎也不怕 Point 6
「當歸酒」舒緩更年期

法國人比較少中風與經痛，因為他們睡覺前會喝紅葡萄酒。氣血好，頭髮就會健康有光澤，女孩子每月都會失血，現在鼓勵大家在睡前喝點熱熱的「野生當歸酒」，慢慢調養自己的血氣。

西藥副作用較多，常用的雌性荷爾蒙容易導致乳癌，當歸酒可以較溫和的方式調理身體，同樣達到舒緩效果，甚至做得更好。

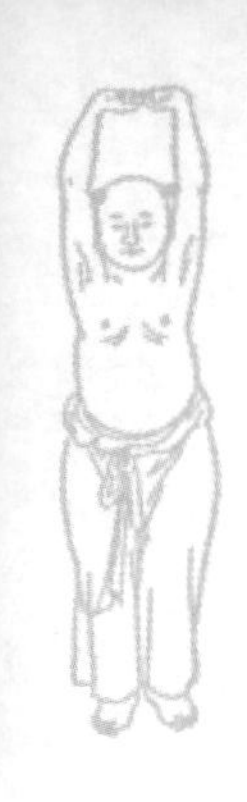

【這樣做】

當歸補血、川芎化瘀、黃耆補氣、桂枝活血，把藥材用米酒稍微洗一下去雜質，就直接放入米酒瓶內泡在米酒內，泡個二十一天就可以拿出來用。生理期、便祕先不喝。睡前喝 10cc 野生當歸酒，進補時可拿來出用。

當歸酒可釋放更多當歸的有效成分，令補血功效增加三成。用紹興酒效果也很好，能舒緩更年期症狀及治療骨質疏鬆症。或吃二～三顆的有機葡萄乾，在嘴裡咀嚼，再喝口水，其實和葡萄酒的效果是一樣的。

瘀血的人，不要吃太鹹，吃得越鹹越會增加血液黏稠度；不可吃會脹氣的芋頭、地瓜，也不要吃太油膩，包含油炸品，因為阻塞就容易卡住，奶油、蟹黃，這些都不要吃。

另外，薑黃，可以消炎、預防老化、調節心血管的膽固醇；紅麴，是臺灣最早期、最原始的健康食品，是用在婦女坐月子排瘀用的；將薑黃、黑胡椒粉和紅麴這三個東西混合在一起，再搭配紅花粉，就是活血化瘀最好的食物。

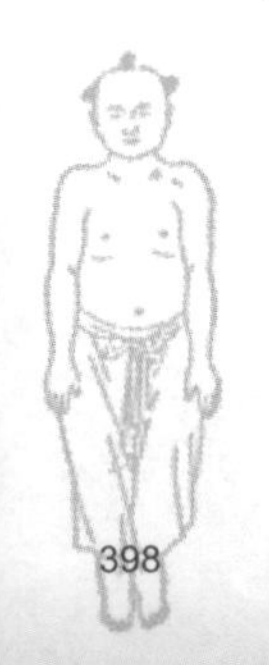

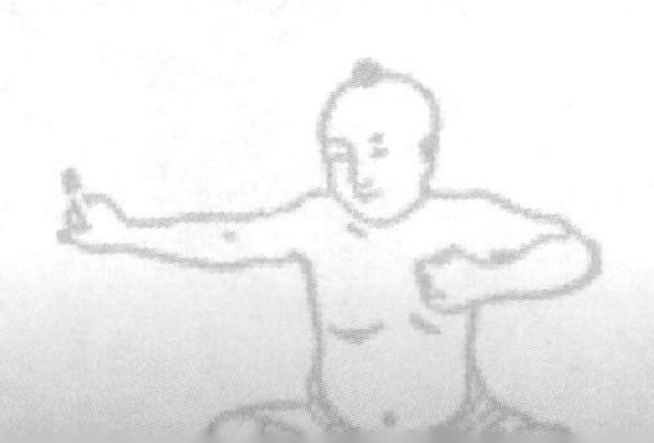

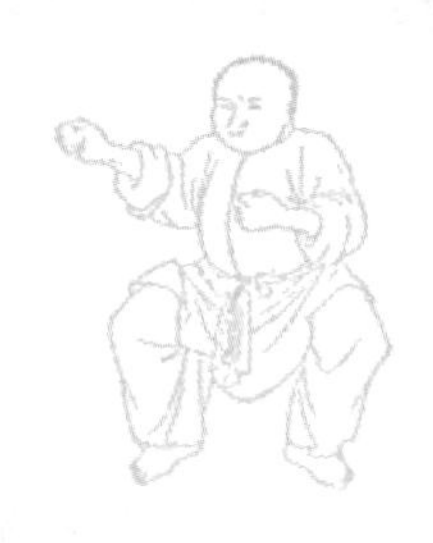

經絡拳教室

你什麼時候隨緣，什麼時候就順利。經絡拳的所有權，不屬於你個人的，是屬於全人類所共享的，同時它是來自於老天爺的恩賜。經絡拳師只不過是老天爺的傳播工具，這是一個公共財，理應公開分享給世人。如果不公開，你就違背天理，一切所為不會如願以償。

凡能得到功名富貴、考取功名者，都是祖上有陰德所致。學經絡拳，也可累積佈施者自身陰德。當你無所求時，才會無所不有。

如果沒有陰德，而只是透過調整陰宅、陽宅來取得富貴榮華，必會有災禍報在自身或子孫身上，反而不如不得到為好。因此做人不要只是來累積你的財產，財產叫做陽產，我們要累積無形的、看不見的，要把所學的東西奉獻出來，成為「公共財」。

經絡拳循序漸進調整改善疼痛點，並進行全面性的療癒修復，讓血管能夠有彈性、有活力。希望每個學經絡拳的人，提升自己的靈魂，找到生命的出口，希望你投入經絡拳「自助」運動，感受到天助與人助。因為自己幫助自己的人，其他的人一定也會來幫助你。儒家更說：「人必自助，而後人助。」

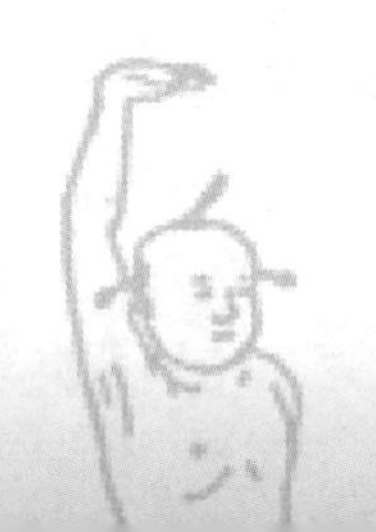

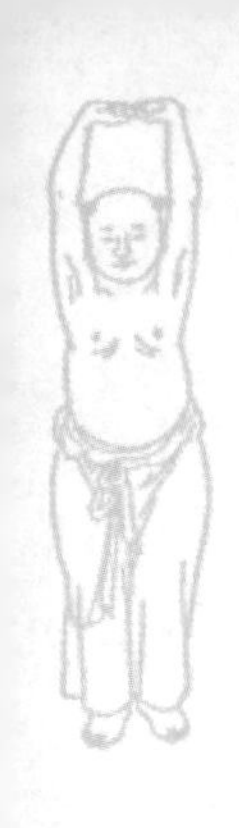

25

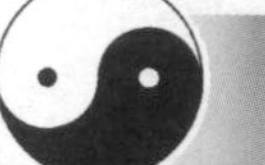

啟動排寒出口─「足趾功」根治「身體過敏源」

起床後，如果你有以下幾種症狀：

覺得天旋地轉、頭暈目眩、身體有點冷冷的、流鼻涕、打噴嚏，

感覺到有點無力感、很想再回到床上睡覺，

動不動就流鼻水、咳嗽、排便非常軟弱無力……

這些症狀，在西醫的角度就叫做「過敏」，

在經絡拳的角度就是在「排寒」。

零基礎也不怕 Point 1

寒氣後遺症：硬厚的後背與大腿

【先瞭解】

寒氣，指人體受寒時降低體表的溫度。

寒氣可能是液態的也可能是固態的，如頭痛、肩背痛、胃痛、腹痛等。

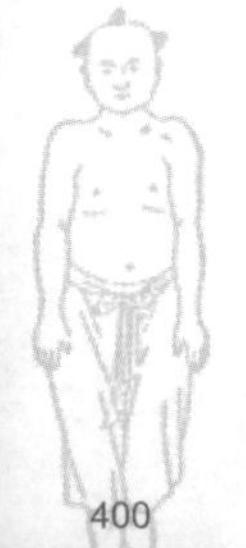

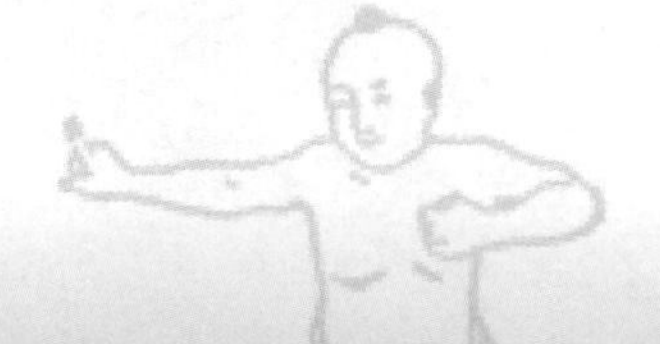

若再與其他病因裡應外合，如與濕邪結合，就會使疾病更加複雜難治。

因此，寒氣是萬病之源，寒氣可能會出現在各個不同的部位，針對各個不同部位寒氣的處理方法都不相同，於是形成了各種不同症狀的風寒感冒。

【宣師說】

由於寒氣會阻礙經絡的流通，女人多數堆在大腿外側，男人則大多堆在小腿肚上。

胃經在大腿正面是最容易積存寒氣的經絡，會使大腿形成硬厚組織，使寒氣堆積垃圾無法排出，寒氣累積多了，就會使大腿特別胖，使得大腿緊繃，因而造成行動不便。

「排寒」是透過頭暈或者是透過流鼻水時進行，如果經常用藥物去治療，這樣就會造成身體的不舒服。

本單元教大家啓動排寒的出口，來根治所有身體的過敏源。

西藥都是無機物，是寒性的，寒就會傷腎，長期服用西藥的人，寒到身體經常過敏，導致未來的關節炎或者類風濕關節炎。長期吃藥後，寒氣最後會積存在膀胱經中。

當身體有了「寒」，身體就漸漸轉弱了，長期的堆積會在背後形成一層厚厚的脂肪，用手按壓時應該是硬硬的感覺。

寒氣堆積多了，會形成一層海綿似的。堆積更多寒氣就衍生出骨質增生，用固態的形式積存。

胃經有寒氣時的外在表現就是－鼻子過敏、眼睛癢，最後會導致月經失調、量很少、生理期不順。

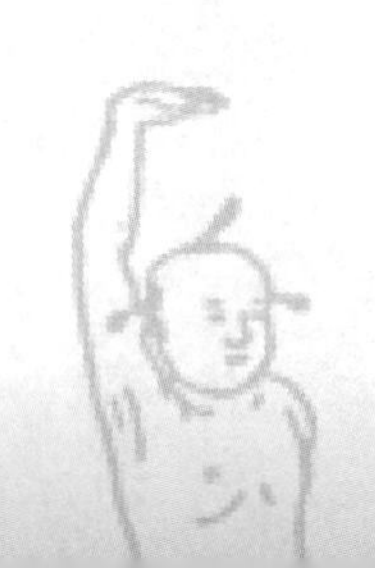

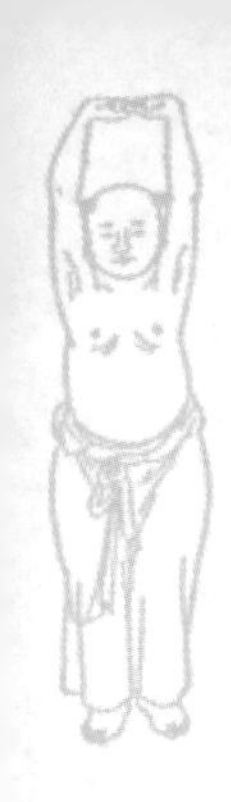

【這樣做】

如果你常運動走路，大腿上的寒氣所形成的垃圾會往下流動，轉而堆積到小腿肚上。

建議你每晚用熱水泡腳，可從內臟保養到頭皮，徹底保養全身！故「春天泡腳升陽固脫，夏天泡腳暑濕乃除，秋天泡腳肺腑潤育，冬天泡腳丹田暖和。」

人體腳上有六條經絡，胃經、膽經、膀胱經的終止點，和脾經、肝經、腎經的起始點，都在腳上，其中腎經行循足底，腎為人之根本，這不僅能使腳部溫度上升，腿部末梢微小血管擴張，促進全身血液循環，還可增強細胞膜的通透性，提高新陳代謝，達到健身祛痰。

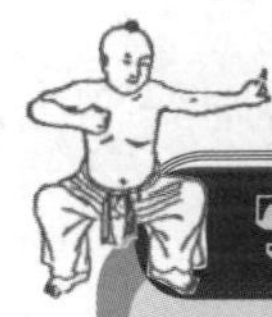

TIPS

泡腳不僅可祛寒防病，容易打通湧泉穴，足上經脈一通，全身經絡就通，會睡得很香，又可提高人體的免疫力。以攝氏45度的水泡腳至淹沒小腿肚的高度，浸浴二十分鐘，期間可加入熱水以維持溫度。

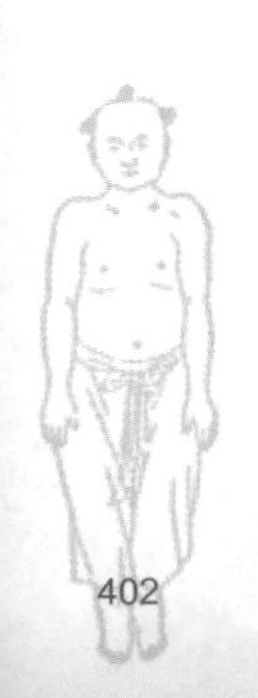

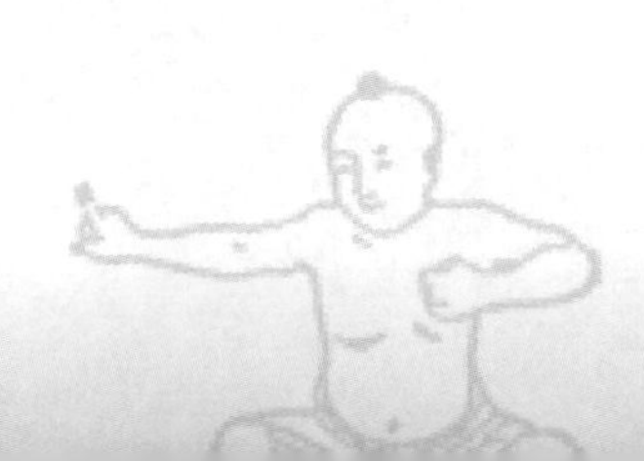

零基礎也不怕 Point 2
身體過敏！不是食物問題而是身體「寒了」

【先瞭解】

現在的健檢診所有推出一種檢驗，叫做「慢性食物過敏原檢測」，彷彿只要透過檢測免疫球蛋白 IgG，找出不該吃哪些食物，就可以解決從過敏到過動的所有問題。

事實上，正統免疫醫學裡並沒有「慢性過敏」一說。

在食物過敏源裡，通常第一名是牛奶、乳酪，豆類如花生、黃豆……也不能吃。

其實牛奶本身沒有所謂的不好，而是針對有過敏體質，或腸胃不好的人，並非每個人喝牛奶會引發過敏反應，或是腸道消化不完全。

IgG 檢驗系統其實是西醫把戲！異位性皮膚炎、濕疹、蕁麻疹、黑眼圈、關節炎、類風濕關節炎、頭痛、情緒不穩定，全部來自於慢性的食物過敏源，這個沒有錯，但是，這不是食物有問題，是身體的能量出了問題。

你千萬不要認為你只要不吃這種東西，就穩妥了。

你會出現身體過敏源的問題，就是身體裡面吃了一些寒性的食物，比方說生機飲食吃多了，或是在冷氣房待太久了。身體汗流浹背時，吹冷氣或吹到冷風進了身體，你就寒了。

免疫系統變得敵我不分，其實這與腸道有關，人體百分之 70%的淋巴在腸道上。

如果你生冷不忌，每天吃冰棒會傷腸道，累積起來，最後你就沒有辦法把寒給逼出去。所以女生如果常吃冰品，最後就是子宮肌瘤，留在身體

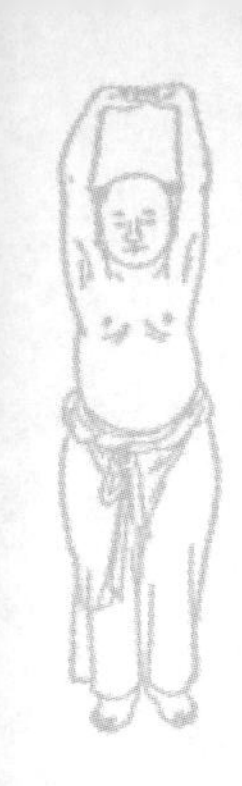

裡面，逼不出來了。

因為「癌症」就是先「體寒」，凍起來了，就變硬了。

【這樣做】

打氣太陽穴：兩手拇指在太陽穴以畫圓按揉三十二次，讓太陽穴發熱。穴在於眉尾與眼尾端中間點之凹陷處，可預防鼻炎，打通阻塞的鼻子。易鼻塞者，切勿以嘴巴呼吸，有需要時戴口罩，可減少溫差。

【宣師說】

經絡拳的角度跟西醫的角度是不一樣的。我們認為「蛋」是最營養的食物，煎蛋和溫熱牛奶可以增加身體能量，幫助身體排寒，當你把身體的寒給解除時，你就可以大膽地吃營養食物。

TIPS

身體過敏！不是做 IgG 檢測，應諮詢過敏免疫專科醫師，才不會道聽塗說，讓自己營養不良。因為，IgG 無法用來判斷有沒有食物過敏，反而是評估食物過敏是否改善的重要指標。

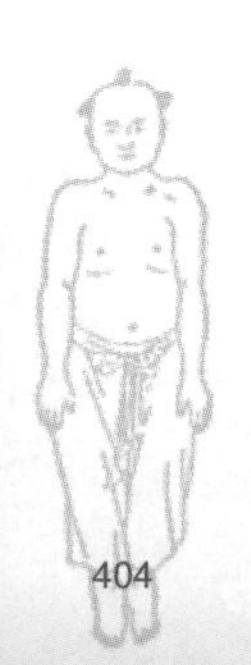

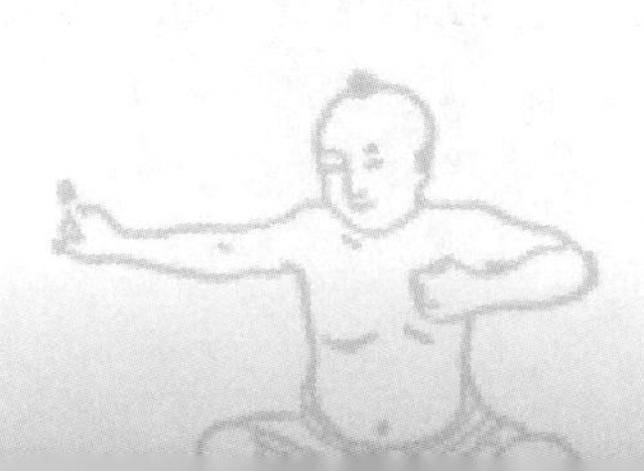

零基礎也不怕 Point 3
小孩過動、老年癡呆，也是身體過敏！

【先瞭解】

有關於過動兒，是腎氣弱就會形成肝腎虧損，精氣無法上來，腎主骨，病變在腦，所以腦部精氣神渙散，骨不能生髓，髓不能生腦，髓屬腎經，腎經虛弱，就會開始功能失調。

有關於老年癡呆、過動兒問題，這全都是「身體過敏」而已。一開始是鼻子過敏，後來嚴重就是老年癡呆，或者是自閉或過動兒。

很多孩子在出生時，就註定是過動兒，或者以後變成老年癡呆，原因就是在出生的環境當中，飲食用錯，導致孩子出生時就已經受寒了。

這個年代所出生的孩子，幾乎 90% 都是寒性體質，孩子轉弱容易過敏、皮膚、眼睛、牙齒、多汗……全身都是寒性的感覺，所以女人月子做不好，以後也會有以上這些問題。

零基礎也不怕 Point 4
皮膚癢！其實是在排寒氣！！

【宣師說】

現代人是「移動冰箱」的體質偏寒，許多治不好毛病，大部分是由寒

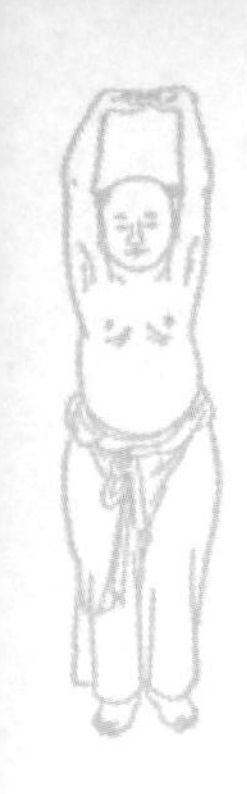

性體質所致，你要注意睡覺時不要把頭和腳正對冷氣口。

【先瞭解】

皮膚癢！其實每一個人對「癢」的耐受力均不相同，甚至差異極大。通常年紀較大、皮膚乾燥是導致皮膚搔癢的主因之一。但造成皮膚癢的原因至今仍尚未有定論，可能是多種因素造成的，學派認為陽氣不足、寒氣堆積所導致的現象。

天熱，人體就該多出汗，但有了空調，長期在空調房內，汗液無法排出，這寒氣從頭部、四肢侵入身體，久而久之會損傷人體陽氣，從而讓體質偏寒。如果你是雙腳容易冰冷的人，睡覺時不妨穿上襪子，小孩則要注意保護肚臍，避免腹部受涼。

身體的寒如果沒有出去，停留在皮膚表層，就叫癢，有了風，就吹進了寒，有了寒在身體裡就產生了過敏源，風寒一家親，癢其實也是在排寒。

另外劇烈運動後大汗淋漓，陽氣隨汗外泄，寒氣可能趁虛而入。一旦受了風寒，最簡單的辦法就是熬碗老薑黑糖湯來喝，發點汗便可以把寒氣去除。

現代人飲食複雜，發生食物過敏的機率提高，加上外食隨興，造成食物過敏的比例很高，最忌諱的是，在月經及產褥期間洗頭，常吃燒烤、油炸、還有吃冰。

【這樣做】

啟動排寒模式：拍熱十二皮部。拍氣時請把每根手指與腳趾頭都分離，打得越開，說明你的經絡越通暢。打通手部和腿部各六條經絡，每晚睡前五分鐘，通經絡又保健。

當身體有足夠能量「陽氣上來」，讓身體廢棄物不再堆積「皮部末

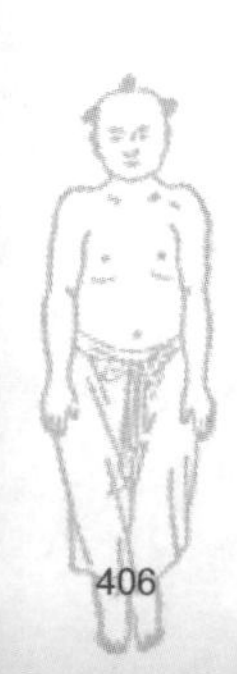

梢」，自然就開始排寒。皮部是體表的皮膚按經絡循行分布區，是十二經脈反映體表的部位，也是絡脈之氣的所在，有抵禦外邪和反映症狀作用。

TIPS

一般皮膚癢藥物包括抗組織胺、鎮靜劑用來治搔癢症，但其止癢效果有限，對嚴重搔癢幾乎是無效。其實身體癢，用薑片輕刮並設法發汗即可。

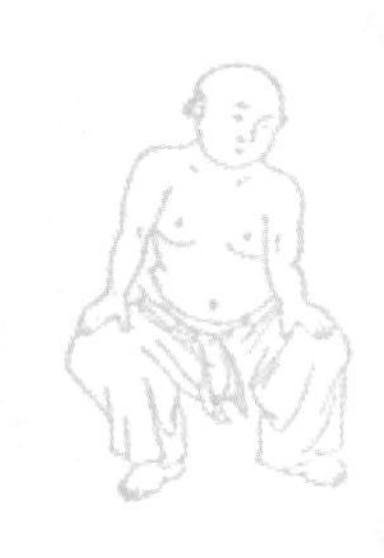

零基礎也不怕 Point 5
排寒能力最強的部分：臀部與腳部

【先瞭解】

受寒問題，出現在臀部經絡！因為常坐缺乏運動和受寒，導致臀部寒、濕和瘀，出現了盆腔瘀血綜合症，臀部有三條經，前路是大腿的胃經，中路是大腿外側的膽經，後路是大腿後側的膀胱經。臀下肌群的寒氣太重，肛門、泌尿就會出現問題，以後就會有尿失禁的問題。

【這樣做】

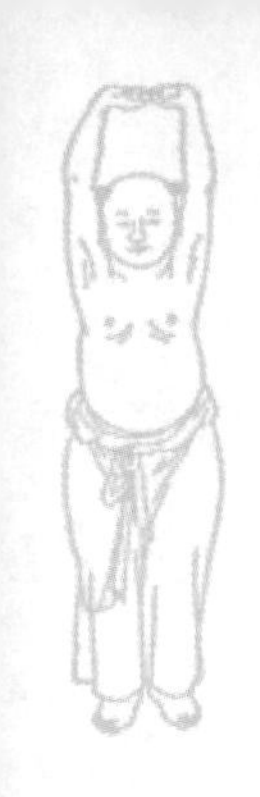

臀部萎縮，用導氣棒把兩邊臀部經絡打熱，大約二十下，溫通紓壓，這一團積聚的寒氣，慢慢分解，找出口散開，有熱就可讓臀部三條經放鬆，透過打嗝、放屁……寒氣就會慢慢地釋放掉。

經絡在腳掌分布如下：足底是腎經，大拇趾的外側是肝經，內側是脾經，第二趾是胃經，第四趾是膽經，第五趾是膀胱經，小趾原本是要圓圓滾滾的，如果呈現三角形，就是萎縮，就表示寒已經在這邊形成了，第五根小趾是膀胱經，也屬於腎經，當小趾這邊萎縮時，就代表臀部也萎縮了，小趾圓圓潤潤時，臀部也會圓圓潤潤的。

身體所有的重量有一半以上都在腿部，十足趾支撐了整個腿部重量，如果腿的力量大、粗、結實，是來自於這十個趾腹的力量，這十個趾腹的力量是很重要的。足趾的經絡反射區在鼻孔，趾腹的抓地力如果能夠活化，鼻子就能暢通，氣就能夠吸進來，貫穿到整個腿部，氣要從鼻子進去，從腿部出去，寒氣才能夠出去，排寒才有效果。

風寒邪氣入身，必然需要引而散之，導而出之而不是壓制，沒有症狀並不代表邪氣消除，反而迫使它轉進或伏藏。有些寒氣會從耳竅出，耳鳴、耳癢都很正常，而排寒管道能力最強部分是「腳部經絡」，逐經一條條發出，「蕁麻疹」是最常見的排寒方式。

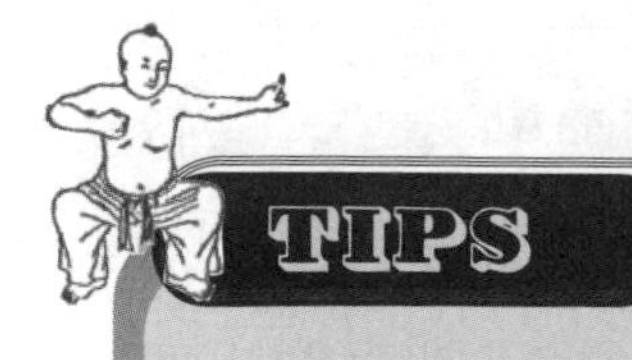

臀部的力量鞏固好了，腿部力量好了，全身血液的網路就開始流動了，血液就能夠從下半身打到上半身，達到全身的循環，就不會有寒性的體質了。

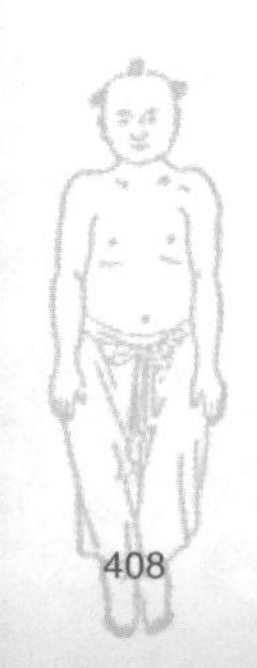

零基礎也不怕 Point 6
十足趾有力，可改善過敏

身體的血管、經絡、神經網絡、肌肉、骨骼和血液，有一半以上都在腿部，如果沒有把兩隻腳管好，沒有把它鍛鍊好，讓氣血能夠支撐身體的重量，那麼身體的整個下半身就全部都掛了。

站樁時，有人用膝蓋的力量，或是用胯下的力量，這都是錯誤的，站樁的力量，其實是要從趾腹開始，經絡拳研究這幾千年來的經絡，想告訴各位，兩隻腳的能量如果夠強，不是只有大腿的力量而已，是在於十足趾有力量，往上帶動就可以了。

腿的力量，來自於「十足趾」有力。足趾的力量，最重要部分是大拇趾和第二趾，但是診斷的點，是在第五趾。

有些人經常練習跑步，跑到後來，過敏並沒有得到改善，因為跑完流汗之後，邪風就會進來，經常運動的人，不見得可以改善身體的過敏，如果能讓「十根腳趾頭」有力，就可改善過敏體質。

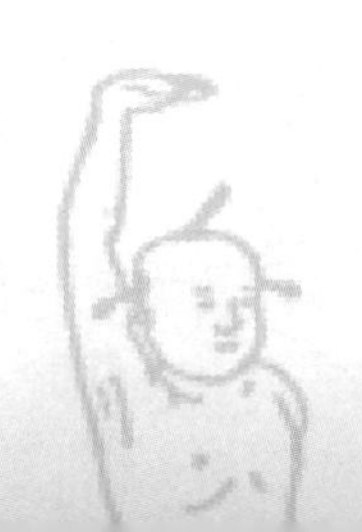

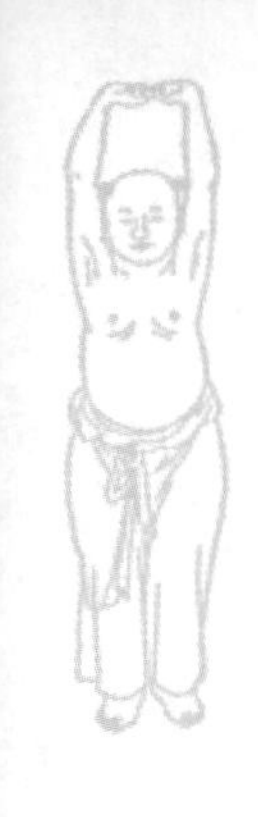

零基礎也不怕 Point 7
練足趾功！排寒氣最有效

【先瞭解】

人不能只是盲目地鍛鍊腿部，以為蹲馬步就可以了，必須要針對經絡的末梢，也就是腿部六條經的末梢，因為我們吃進去的任何寒性的東西，以及入侵的寒氣，最後都是往下走，所以臀部是寒氣區塊，足踝膝蓋也是寒氣區塊。

練習足趾功走路，可以帶動整個身體的全息反射，足根就是生殖器，趾腹在壓的過程中，剛好是腦垂腺，促進內分泌的調節，左右兩邊在拉的過程，也帶動身體器官，包含肺部，整個鼻腔、眼睛活絡。

當足底的氣足了，才能夠排出身體沉積已久的舊寒、老寒和新寒，當然也包含心中的寒氣，心寒寒涼涼的，久了就會產生氣血瘀傷，人顏色就會暗，很多臉暗的人、黑的人，都是因為寒氣所導致的。

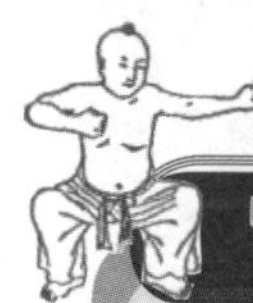

TIPS

如果只是做瑜珈的動作，沒有鍛鍊足趾功，沒有鍛鍊腳趾的力量，寒氣最後就會累積在臀部和腿部，時間久了就會越來越麻煩。

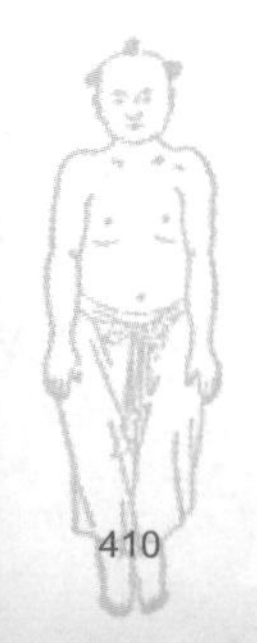

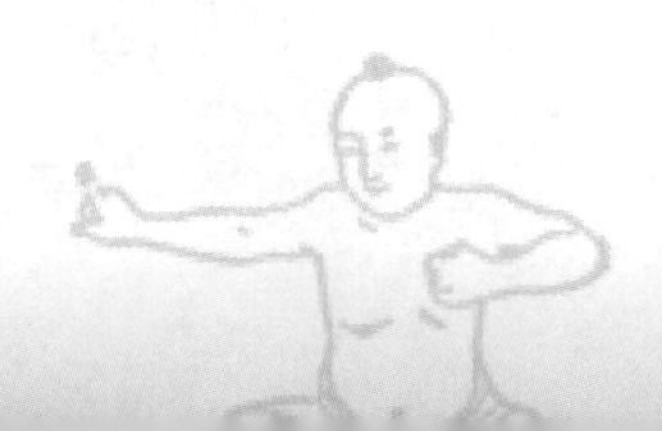

【這樣做】

練習足趾功不能踩在太潮濕的地板上，木頭是最好的，如果有抹上筋膜液就會更好。

準備工具：把晶鑽放入薑裡頭，加入當歸酒，微波一下，熱熱的就開始塗抹。

(1) 把薑和晶鑽療法，點揉一下趾腹的頭部，就是指甲正上方，指腹的地方 (不是指甲的兩側)，去點揉，去理一理，反覆搓熱。

(2) 按揉整個趾腹的前端，和趾腹的下端按揉、點揉。

(3) 進行內踝關節的轉動，和外踝關節轉動，至少一百圈，因為這是寒邪必存留的地方，這邊的靜脈青筋浮現很多，這也是會血瘀氣滯的區塊，這地方如果沒辦法把它鬆開，就沒有辦法達到很好的治療效果。

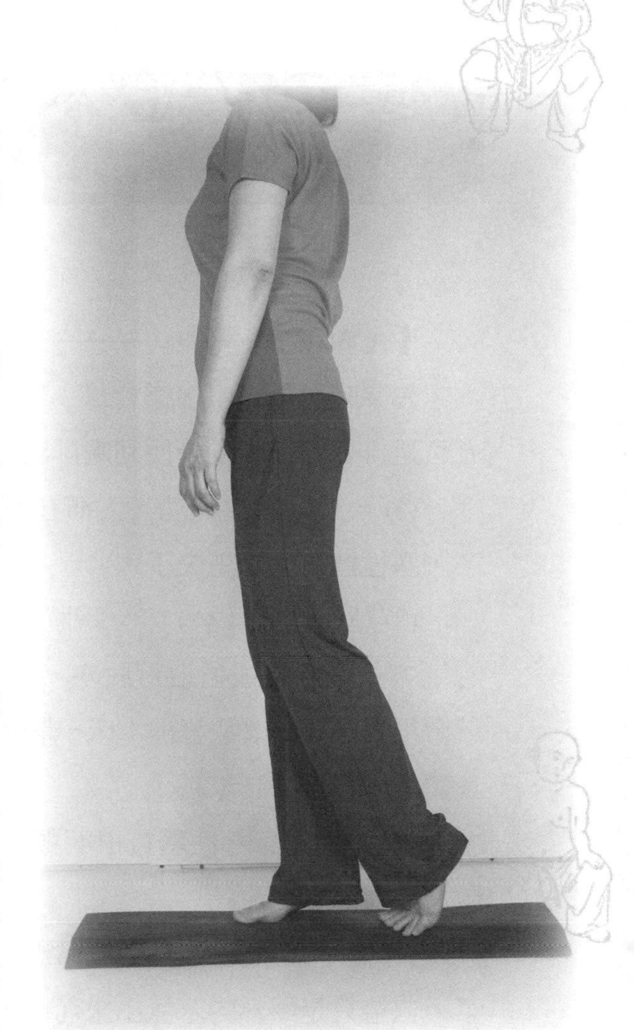

(4) 腳趾活絡之後，開始練習用腳趾去走路。

(5) 雙腳跪地，雙手抱著頭頂，把頭部固定，臀部上抬支撐，頭部貼地足背貼地，用導氣棒打打臀部，讓它變熱，這是很好的排寒動作，做過後，才真正體會到「放鬆的感覺」！請不要接觸太涼的地板。

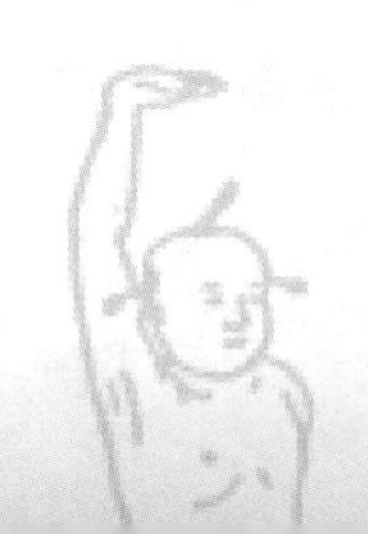

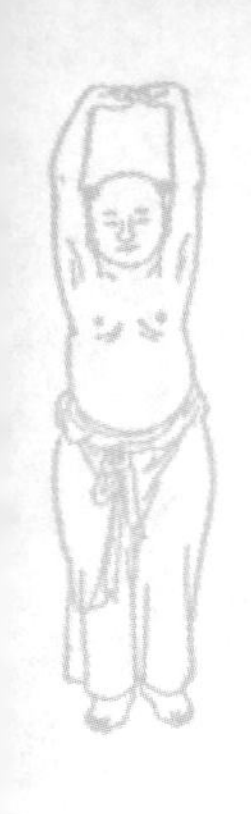

零基礎也不怕 Point 8
對「排寒族」的建議

【先瞭解】

寒氣是一股能量，常會以「氣」的形式，在體內堆積、流竄到全身，五官是排寒管道，從最便利處排出。

(1) 一旦開始要練功，大概在夏季最好，就是一整個夏季，三個月左右，寒性體質就會消失了。

(2) 睡神木（原木）床：膀胱經是聚集寒氣的地方，把膀胱經拍拍可散寒，也可散熱，人就會很舒服。建議躺著神木床，幫膀胱經排寒，身體的寒氣就會越來越少。

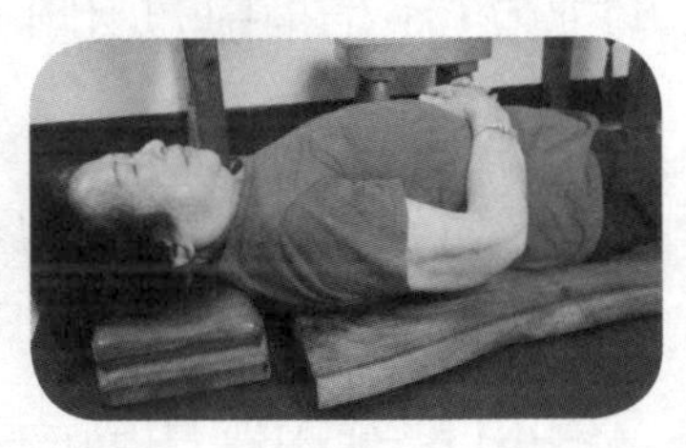

(3) 如果本身寒性體質很明顯，不要認為生機飲食是最好的，寧可微微加熱會比較好。

(4) 推一推並揉一揉大椎、風池，後頸馬上就覺得熱，寒氣就逼出來了。但這只是頭部的寒氣出來而已，只要練習足趾功，或輕柔地轉動足趾即可。書中介紹的方法都很簡單，現在就能立刻實踐！

(5) 平時睡前進行泡腳，體力上來後，寒氣就會完全消失，常咳嗽、常感冒、有痰的現象就會改善很多。

(6) 排寒反應：剛開始排寒時，從膚表排寒氣，起床後起紅疹很像蕁麻疹，區塊整片紅腫且奇癢無比，發作部位從頸部到胯下，有時在手腳及臉上出現，尤其是腳趾縫間奇癢難忍。有時在原皮膚上，再長出一層厚厚的新皮，有時舊傷浮出，有時身體突然感覺冷、流鼻水、打噴涕。

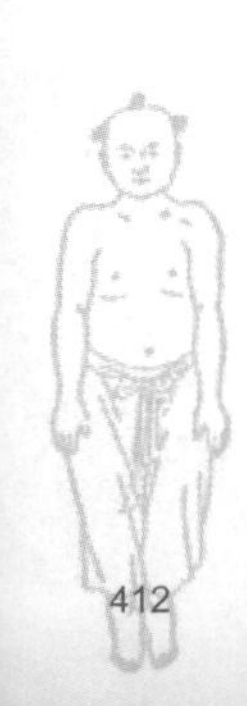

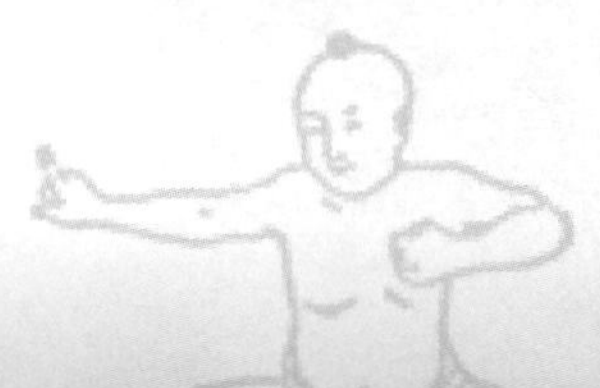

零基礎也不怕 Point 9
逼寒氣的食療：薑蔥湯

日本人是第一個發現清酒加熱對身體有幫助。建議在鍛鍊足趾功之前，喝一杯當歸酒。將 10cc 的當歸酒，沖泡 200cc 的熱開水飲用，喝下去之後全身再動一下，寒氣就逼出來了。孕婦如果在懷孕階段就經常喝當歸酒，孩子就會紅潤漂亮。

【先瞭解】

吃過多的藥不僅讓脾胃受損，還會加重你體內的寒濕，損傷陽氣。特別是女性們，更應該減少攝入寒涼的蔬果和各種不必要的藥物。

【這樣做】

宣院提供一個逼寒氣很好的食療：薑蔥湯。把兩包老薑粉和四根帶鬚的蔥白，加水一起燉，一根蔥白兌 150cc 的水，四根蔥白，就是 150cc 乘以 4 倍，等於 600cc 的水，放在電鍋燉是最好的，或用小火去微燉，燉到微爛，約三十分鐘之後就可以喝了。可加入兩湯匙的肉桂粉，溫體驅寒。寒氣逼出來後，手臂的皮膚都會出紅疹，紅疹也是把寒氣慢慢拉出來的方法之一。

肉桂粉的能量是很強的，如果月經期間不舒服，也可以加肉桂粉。

吃薑能把汗逼出來，接下來陽氣衰退，薑會把氣散掉，全身筋骨痠痛。薑不是萬靈丹，很多人搞不清楚，一窩蜂以為薑是最好，其實並非如此。

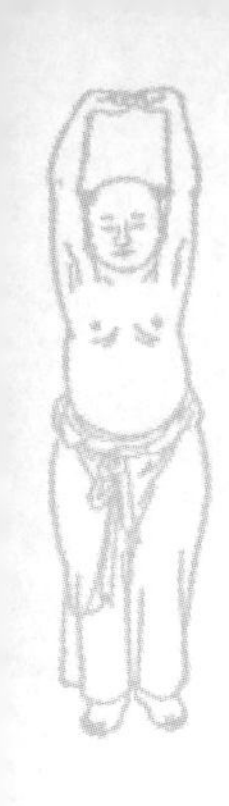

【宣師說】

建議早上吃薑或喝薑汁效果最好。因為早晨正是氣血流注胃經之時，此時吃薑，正好生發胃氣，促進消化。而且薑性辛溫，能加快血液流動，有提神的功效。

薑是去皮吃還是帶皮吃，要根據具體情況來決定。薑肉性熱，薑皮性涼。薑肉發汗，薑皮止汗。理解這個原理，自然就知道什麼時候「去皮吃」或「帶皮吃」。提醒；受了風寒，喝薑湯發汗，自然是去皮較好。做菜用薑是帶皮吃，以免偏熱性。

經絡拳教室

身體問題，不要看表象，不要被外在所迷惘。身體的排毒現象「咳嗽」等，不要把「症」變成「病」來治，最後就真的變成一種病名了，千萬不要給自己添麻煩。

咳嗽就是寒氣一直逼不出來，所以就要一直猛咳，咳出來就好了。咳嗽不是病，是一種自救，如果你服用了止咳藥，最後就會變成心臟衰竭死亡、肺臟衰竭死亡。

身體不舒服，不要隨便就吞下西藥，造成寒性體質，也不要隨便吃來路不明的食品，要吃比較溫和的食材，須避免刺激和油膩的食物，烹調方法以蒸煮為佳，才能加速胃部復元。

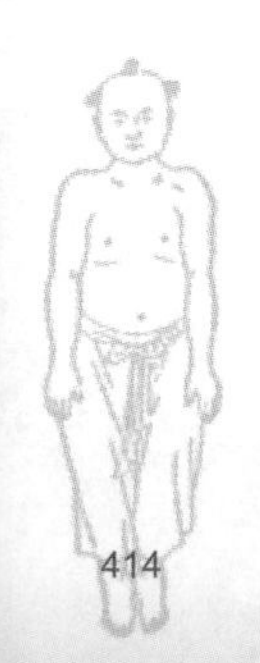

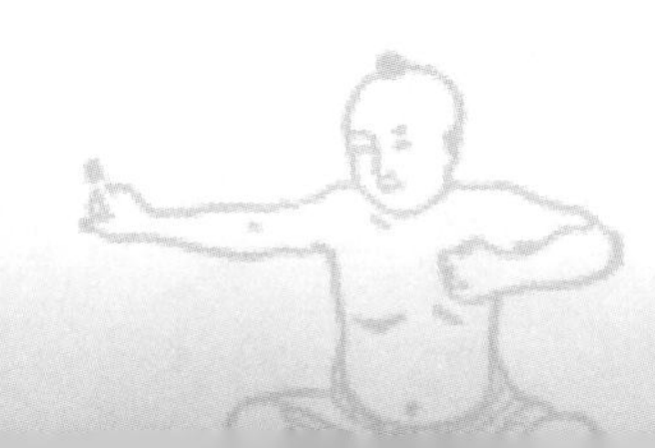

26

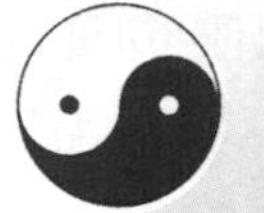

快速燃燒體脂肪—「彈力胎綁風市」膀胱經趴趴走

經絡拳的輕運動！

胖瘦七分靠自己，三分天註定，透過伸筋的彈力胎，

來幫助大家改善體脂肪、控制體重，避免造成慢性病，

讓肥肉不容易上身，是提升基礎代謝率、消耗熱量最棒的方法。

只要操作十五分鐘，休息兩個小時之後，

可以感覺燃燒的卡路里超過五百卡左右，

很棒而且不累，可以減少復胖的機率，維持減重的效果。

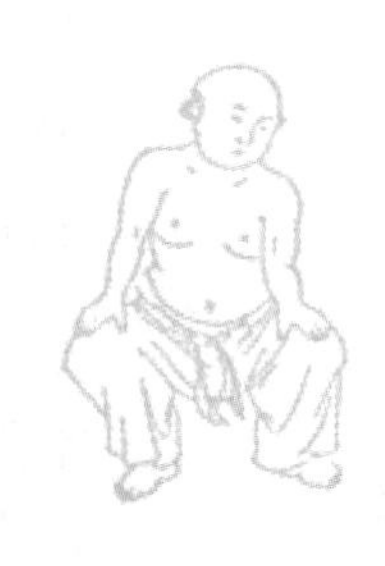

零基礎也不怕 Point 1
打膽經刮肝經！減掉危害健康的體脂肪

【先瞭解】

身上的體脂肪：包括皮下脂肪、內臟脂肪、血脂。其中「內臟脂肪」

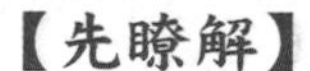

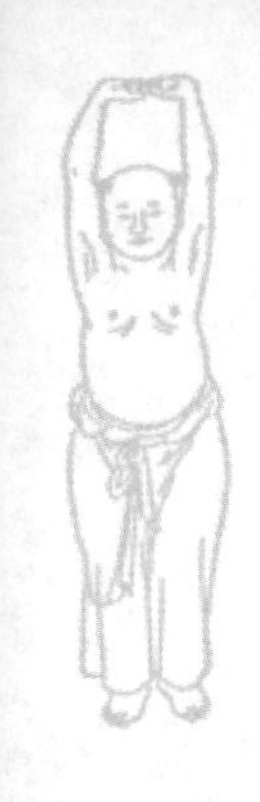

是人體必需脂肪，主要存在腹腔，能儲存熱量、保護內臟。如果內臟脂肪過少，會危害身體健康。不過內臟脂肪可不是越多越好，通常內臟脂肪囤積過多，脂肪就會溢向血管，在代謝過程中產生毒素，會讓代謝遲緩、內臟機能異常，如心臟病、高血壓等心腦血管疾病，危害將遠遠大於皮下脂肪的過量囤積。

【宣師說】

實際上運動無助於減少內臟脂肪，運動只能消除皮下脂肪。但輕度運動「打氣膽經」，有助體重控制及改善肥胖造成的慢性病。

當你老是減重不成功，通常只是透過嘴巴在控制節食，結果減了又復胖，再減又更胖，因為飢餓減肥法反而會讓你身體衰弱得快、復胖更快，結果瘦的是肌肉，然後「氣血不足」，最後「體脂肪」就越來越高，所以很多瘦子的體脂是高得不得。因此一套完整的低 GI 的飲食規劃，與輕度運動「打氣膽經」，才是根本解決的方式。

通常男生的體脂超過 25%，女生的體脂超過 30%以上，就到了所謂肥胖。正常的男生體脂肪大概在 23%以下，當然也不能太低，不要低於 15%，女生大概在 18%～ 28%之間，女生的脂肪本來就比較多一點，若體重在標準以下，但體脂肪佔 30% 以上，叫肥胖。

很多人的減肥沒什麼效果，是因為他的生活沒改變，飲食沒改變，通常皮下脂肪不算高，但身上的「內臟脂肪」卻特別高。

【這樣做】

體脂肪診斷法：照鏡子看看是否有瞳孔大小不均。瞳孔與眼睛最怕的是「一大一小」，可能有腦血管問題。另外黑眼珠外圈有一圈灰色的環，有可能體脂肪過高，要小心。另外一個最簡單判斷體脂肪的地方，就是大腿外側是凸出來，還是瘦的，「膽經」凸出來，就是體脂肪有過高的嫌疑。

【這樣做】

經絡拳減肥，並不是要減體重，而是要減掉危害身體健康的體脂肪，「打膽經刮肝經」運動，是將肝醣燃燒，將脂肪酸代謝掉，轉換能為能量，增加骨骼肌的含量，骨骼肌含量越高，脂肪囤積就越不易，體脂肪減輕之後，對於基礎代謝有幫助，骨骼肌越高，新陳代謝越好，而且吃什麼東西都能夠飽足。

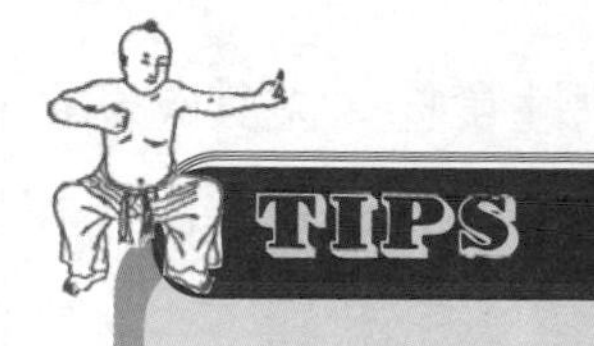

TIPS

內臟脂肪含量過高的人常有長期便祕，體內毒素無法排出，自然會給身體帶來負擔。因此保持排便通暢定期排毒，對減掉多餘內臟脂肪有一定幫助。

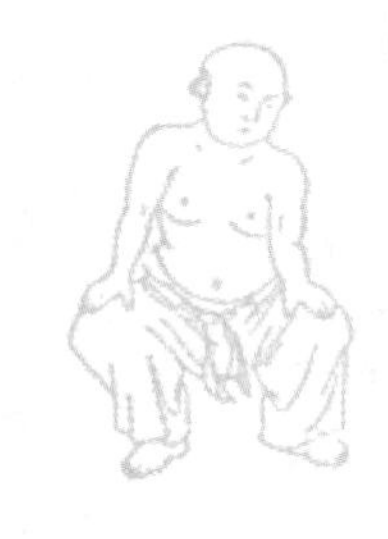

零基礎也不怕 Point 2
體脂肪運動！啟動膀胱經和膽經

長期的壓力會促使可體松分泌，它會促進胃酸分泌，讓人容易餓，食

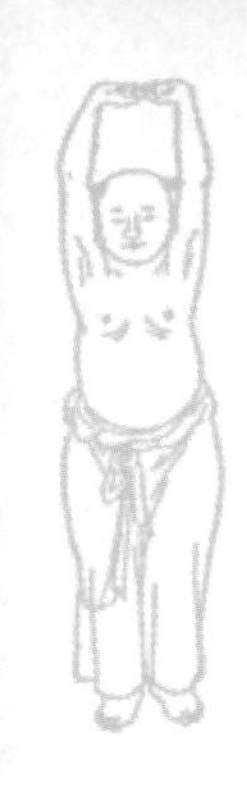

慾變得特別好；你容易爆胖。請你摸摸臀腿交界兩側，你是摸到骨頭還是肉呢？如果是肉，那該進行體脂肪運動了！

【先瞭解】

如果你的大腿很粗，又充滿軟軟的脂肪肥肉，你的大腿通常合不起來，因為骨盆腔下滑，或者生過孩子的女性容易復胖，都是壓迫坐骨神經，下壓到膀胱經和膽經，會導致從下背部蔓延到髖關節和腿部的疼痛，容易有一坨橘皮組織，累積了很多毒素，造成腰痛，肌肉、神經會互相牽引，容易發生疼痛的惡性循環。

當身體受到寒涼時，比方說冷氣、吃冰涼或寒性食物，尤其吃寒性食物是最糟糕的，吃多後，皮下脂肪就累積很多代謝不掉的寒邪，儲存在膀胱經。一旦末梢循環不好，易在體內堆積代謝廢物，寒邪代謝不走，寒氣引發濁氣，而排除濁氣是膽經的工作，膽經是個淨化臟腑，膽經間接可以引流身上的濁，濁就是亂、髒，引流到腳底去。

減肥一直失敗，主要原因是膀胱經和膽經不通之後，不但很容易臉色憔悴、沒有精神，而且會把水分和脂肪累積在體內，即使瘦了，人也是乾枯的，脂肪還是留著，因為代謝不掉。膽經出問題，身體上因寒氣而累積的所有垃圾變成了脂肪，然後形成硬塊凍結，所以，膽經的風市穴很容易把賊風所引發的垃圾、脂肪在大腿外側累積成一坨，因此，所有長壽族的大腿外側是不會膨脹成一坨的。體脂肪的運動，就是啟動了膀胱經和膽經，將彈力胎綁在風市穴這個地方，就可以把骨盆腔矯正，一旦矯正，胰島素就開始分泌正常。把整個氣往下貫穿，在振動的過程當中，讓骨盆部位突出的骨盆閉合完整，往內縮就開始燃燒脂肪，說穿了，就是血液裡有足夠葡萄糖，刺激胰島素分泌，開始進入身體吃體內的脂肪，一直吃。

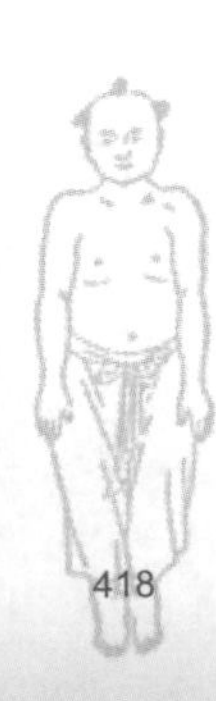

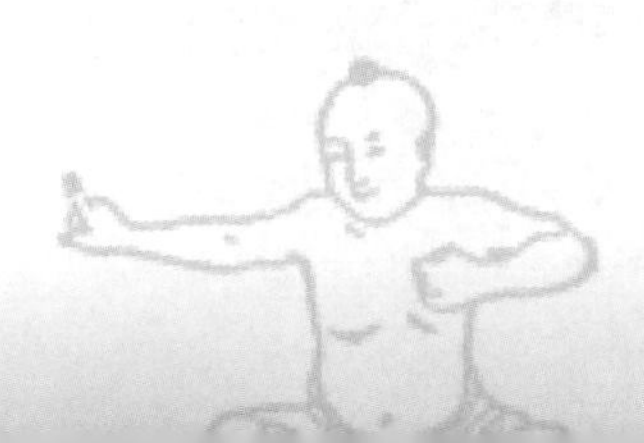

零基礎也不怕 Point 3
膽經的風市，可以解決身體很多的問題

【先瞭解】

膽經的「風市穴」是所有風邪匯集的地方，風邪，是百病最難治療之源，這個源會跑來跑去，眼皮經常會跳、身體痙攣、口眼歪斜、口眼抽動、頸部抽動，從「風市穴」下手，整個人就可以改善。身體上反覆發生的症狀，也是從「風市穴」下手，比方說肥胖，瘦了又胖，瘦了又更胖，頭痛好了又痛，反覆的過程就是從風市穴著手，要把風邪給去掉，這個穴道可進可出。

【這樣做】

用彈力胎綁在風市穴。風市穴綁緊之後，整個臀部就集中了，不會往外擴，靠腳刀的力量去趴趴走，往左走八步、往右走八步，左右兩邊臀部帶動，像跳國標舞一樣。如果沒有綁彈力胎，光側面走路，容易拐筋，得不償失，所以不綁不行。

綁住風市穴之後，水分就開始燃燒了，整個賊風也消失了，腿從象腿變得漂亮的直筒腿，像模特兒一樣，下半身比較不麻而且舒服，所以有關身體的痙攣、緊張、抽蓄等問題，「綁風市穴」非常好用。

睡覺時候可以綁著「風市穴」，早上起來會發現腿變長了，而且走起路來感覺更好了，還可以做跨腿運動，做抬腿運動，會發現到好像可以把內側的邪肉代謝掉。邪肉就是病邪的肉，就是造成三高的問題，內側肉是最難治療的，外側的是髒肉，會變成以後的血栓，內側病邪肉是比髒肉還

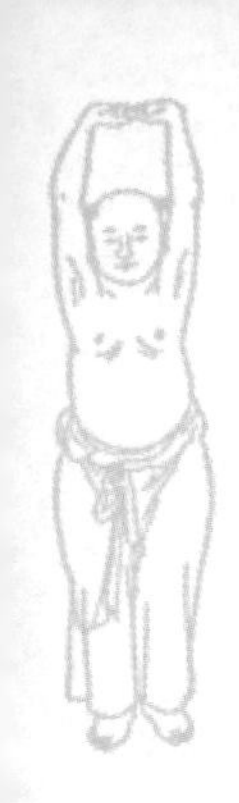

厲害，是屬於脾肝腎的問題，複雜度比較高。

【宣師說】

有婦科疾病的人，或是生完產要做好月子的女人，只要簡單的一個動作！綁一條彈力胎在風市穴，還有另一條彈力胎要綁在環跳穴上，做旋轉動作，一百二十秒鐘就可以解除腰痠、肩痠背痛、肩膀僵硬、手腳冰冷。

TIPS

在綁上彈力胎之前，用導氣棒或矯正棒打一打風市穴，效果非常好。

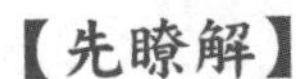

零基礎也不怕 Point 4
縮骨盆的運動！彈力胎綁風市

【先瞭解】

妳骨盆歪了嗎？歪了！妳的屁股容易變大，腰腹部就會容易囤積脂肪，臟器活力較差時，其相應經絡的活力也相對較差。骨盆腔在人躺下時會自然開合，或是從女生常穿的高跟鞋最容易看出，鞋跟磨損情形可知道

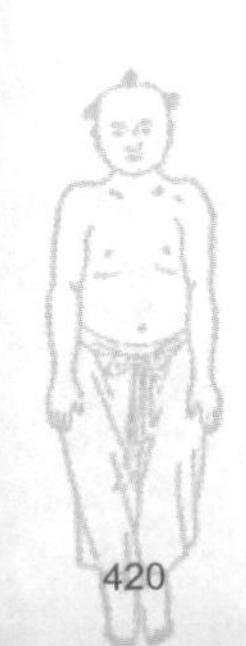

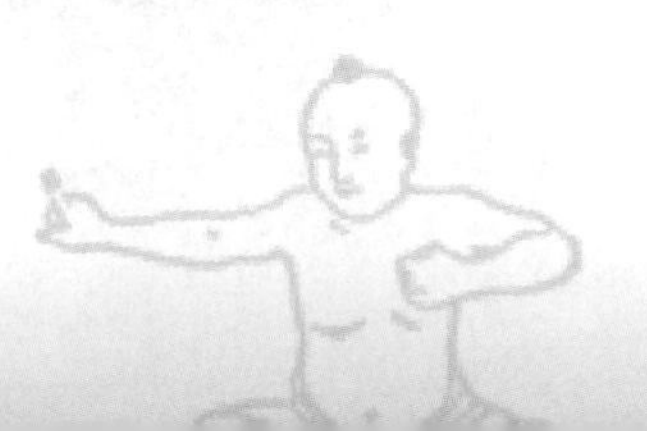

歪到哪一邊。若平常翹腳、包包常背同一邊，這些都是導致骨盆歪斜的元兇。

彈力胎綁大腿風市穴，第一趾和第二趾是引動全身力量的來源，第四趾和第五趾是身體代謝的來源。第一趾和第二趾把能量往上送到頭部，第四趾和第五趾把能量下移到尿道，到腳底的湧泉穴，到排便區。

【這樣做】

「縮骨盆運動」！躺下將兩腳屈起，用彈力胎綁住兩腳的小腿肚，不用綁太緊，過大約二十分鐘，可以有矯正骨盆腔的功效！

對準兩腳風市穴高度，用彈力胎從前面包到後面，再從後面拉回來，繞了兩圈固定住，綁好之後，練習用腳刀，用第四和第五兩根趾頭側面走路，屁股左右兩邊扭動。只要能夠用腳刀，用第四和第五兩根趾頭側面走路時，基礎代謝增高，就開始燃燒脂肪，一直流汗，而且沒有任何負擔。

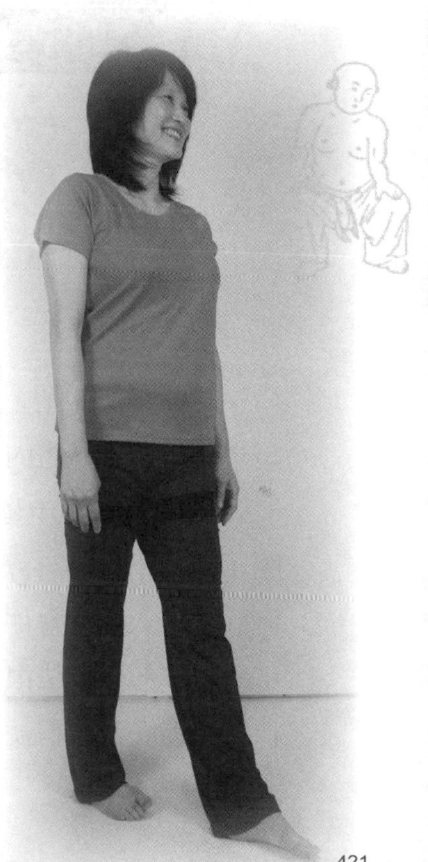

※ 這個方法不論是大人、老人、小孩都可以，孕婦更可以操作。年紀大的人，膝蓋不好的話，還要綁一條在膝蓋，膝蓋才不會受傷。

※ 建議每天飯後四十五分鐘就可以操作，效果最好，不要飯後超過一個小時才操作，也不要提前三十分鐘，因為沒有足夠的胰島素去把脂肪給吃掉，脂肪又被吸收進去了。最好能在早上時間是最好，下午時間也可以操作，晚上的時間比較會興奮。

※ 操作時盡量不開空調，因為身體會一直流汗，毛孔吸收到寒性是不行的，有一點通風就可以了。

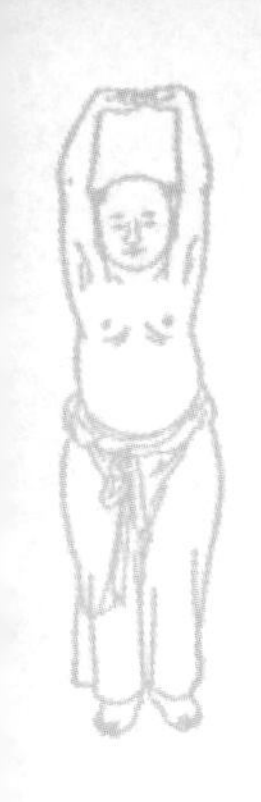

※ 如果在操作時腳會痛，就稍微泡個腳，可以加一包泡腳鹽，讓腳行氣。要切記，腳一定要讓它熱起來再走，會比較好一點，千萬不要走在磁磚地板上，最好是在原木上。草皮的水氣太重也不行，要到下午去踩比較沒有問題，土也要等午時過後再去踩。如果能夠使用排毒床最好的，可以把問題給吸附掉，這是最自然的方法。

※ 彈力胎綁風市穴的運動，用途非常廣，不僅可以改善肥胖，對於預防心臟病、糖尿病、骨質疏鬆、壓抑症都有幫助，還可以幫助中風復健，對於下肢麻痿痛、半身不遂都可以改善，做完之後，腿就很有力量，就可以打經絡拳的九段錦，還有減肥專用的伸筋操。

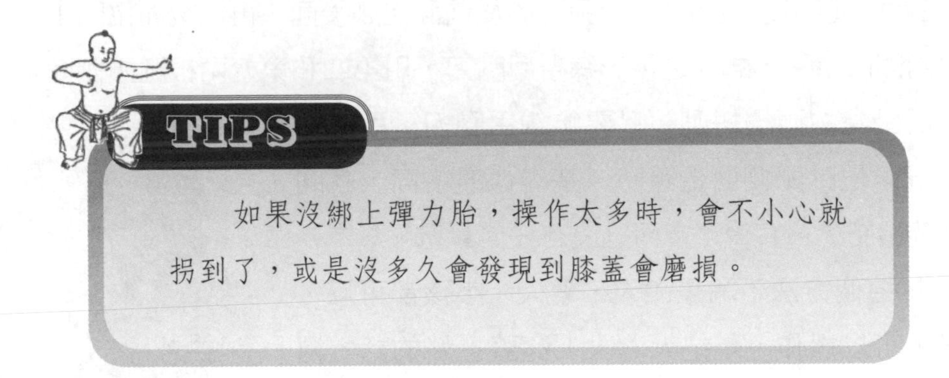

如果沒綁上彈力胎，操作太多時，會不小心就拐到了，或是沒多久會發現到膝蓋會磨損。

原地走八字型，可高速的燃燒脂肪，而且不是在燃燒外在的脂肪，而是燃燒真正留在體內那些危害健康的體脂肪。

彈力胎綁風市運動，瘦身速度很快的關鍵是：不會餓。當人在餓，腸子是往下拉的，會拉警報。現在風市穴擠壓下去，骨盆腔一鎖緊後，整個肚子的大腸不會往下掉，大腸就往上縮，胃不會往下拉，肚子就不會餓了，所以這個方法很好。風市穴是膽經氣的聚集地方，能更好的向你傳達信號，避免腦部信號傳遞過慢，造成了進食過量。膽經掌管頭部的左右兩

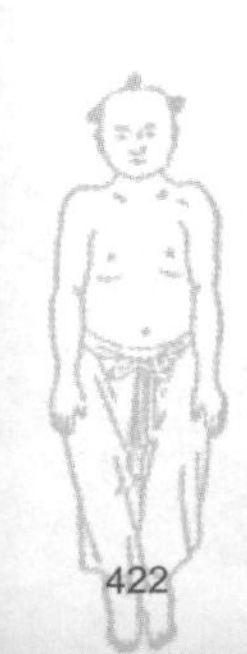

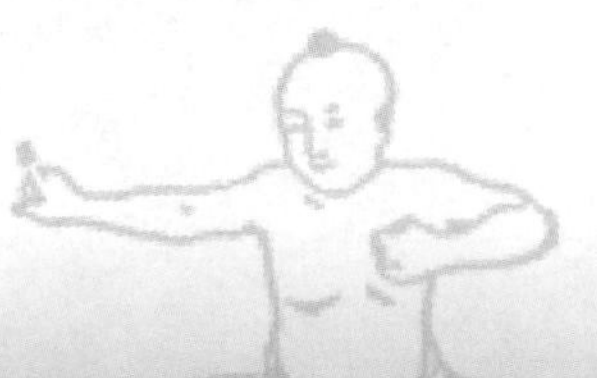

邊，左腦和右腦都是膽經控制的，肚子餓是從大腦發布的，迷走神經發布，然後釋放胃痠，就開始餓了。「風市穴」一放鬆後，腦部就處在不餓的情況。如果腳的第四趾和第五趾沒有力量的時候，風市穴的氣是排不掉的，就無法代謝身體多餘的熱量，所以得訓練腳趾的力量。

【這樣做】

觀察一下第五趾末端的指關節周邊，是否有很多的結節，要把它揉開、理開，在理揉的過程，不要踩在地磚上，因為腳是會接寒氣的，也盡量不要穿襪子，否則氣會散不掉，要藉由木板，最好是踩在「排毒床」上，效果特別好。過程中可以噴一噴「筋膜液」，避免受傷發炎。

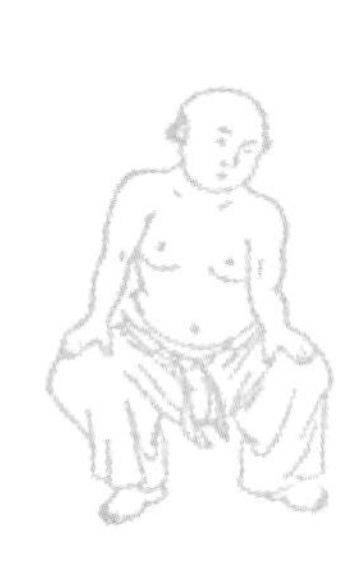

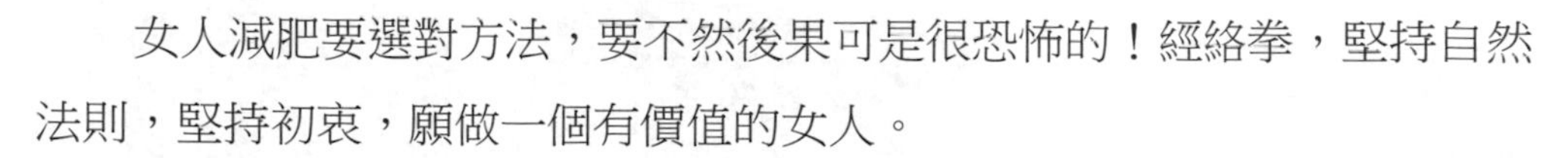

零基礎也不怕 Point 5
三脘療法：加快脂肪燃燒的速度

女人減肥要選對方法，要不然後果可是很恐怖的！經絡拳，堅持自然法則，堅持初衷，願做一個有價值的女人。

妳只要有「心」，人人都可以是美麗的女人，因為這世界上沒有醜女人，只有懶女人，由於生產時容易骨盆腔用力不當，造成骨盆腔鬆弛的情形，且孕程吃吃喝喝，若缺乏產後骨盆運動都可能加重骨盆腔鬆弛的問題，導致尿失禁、子宮脫垂等！建議妳用三脘穴來加快脂肪燃燒的速度。

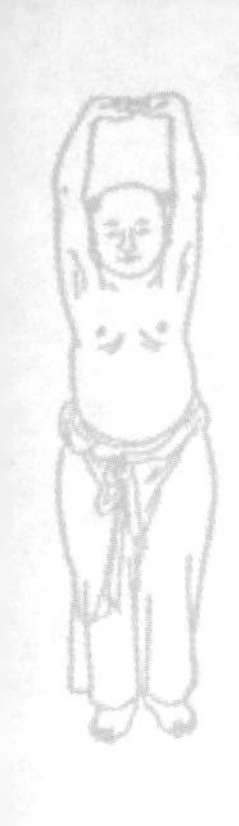

【先瞭解】

上脘穴、中脘穴、下脘穴這三個穴位和風市穴的關係很密切，風市穴連動這三脘，如果這三個穴位消風了，肚子就小了，就沒有上腹、中腹和下腹的問題，當三脘穴若氣卡住了，也會造成大小腿肥胖，當大腿外側肥胖，是膽的功能欠佳，而且你是不喜好運動，近一步影響到脾胃的吸收消化，很容易造成肥胖，通常減肥會以疏通肝膽經為主，搭配「三脘穴療法」來治療，加快脂肪燃燒的速度。

上脘穴是胃的賁門，有消化不良、胃下垂、胃炎的人，可以治療上脘穴。中脘穴可以治療消化障礙、食慾不振，或是胃火上升導致青春痘、嘔吐、胃酸過多。下脘穴是屬於最下端幽門的地方，專門治療慢性胃病、嘔吐和消化不良。

【這樣做】

上脘穴、中脘穴、下脘穴為「三脘」，隨時有空就要搓熱。手掌對搓至手心熱，上下按摩「三脘穴」至有熱感為止，能加速脂肪燃燒的速度，可早晚各一遍，每遍約一百次。也可以用「灸療球」滾動這三個穴位，滾一滾就通了，可以把腹部中間滾出一條漂亮的線出來。

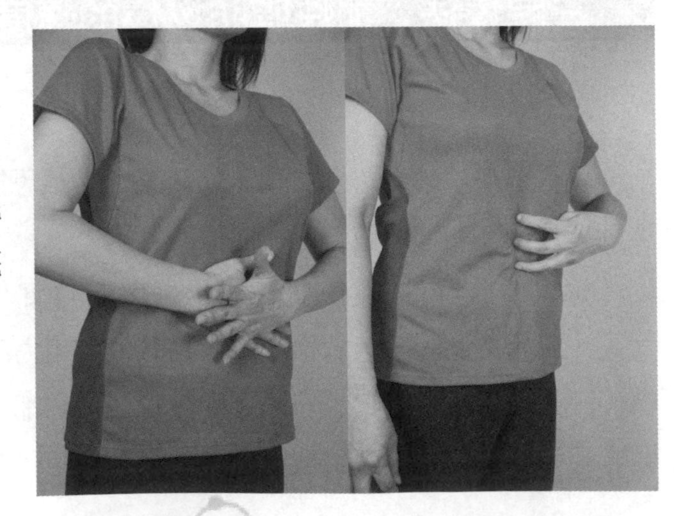

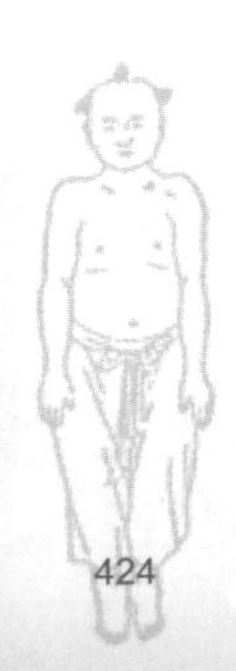

零基礎也不怕 Point 6
食療：「薑黃粉」抗發炎，「葡萄汁」瘦身消腫

(1) 薑黃粉

在古印度及中醫都使用薑黃來治療發炎性疾病、保護肝臟、皮膚疾病及創傷，現代醫學研究後也證實它主要具有抗氧化及抗發炎，也是最好的減肥食品。我的臨床經驗在痛風前常有發炎反應，吃薑黃粉能快速抑制發炎。薑黃素是脂溶性，因此飯後服用吸收率會較高。

(2) 葡萄汁

法國人愛喝葡萄汁，富含了大量的抗氧物質和維生素，能使你身體健康苗條。減肥喝新鮮的葡萄汁能夠幫助你瘦身，因為葡萄含有高鉀，鉀過多可以吸附鈉，鈉就是鹽，所以可以消腫，幫助體內排除多餘的鈉，達到鉀鈉的平衡，葡萄是抗氧化物中最好的花青素之一。

(3) 常吃茄子

可清熱、消腫止痛，富含維生素P可軟化血管，防治動脈硬化；茄子性寒，孕婦不宜多吃，以免流產。烹煮茄子時也最好不要用油炸方式，以免維生素P流失。茄子能吸油，減重最好的料理方法是清蒸，加一點醬油和泡椒就很好吃，如果要帶一點甜，可放一點柳橙汁，如果要加一點酸性，就用檸檬。茄子放置過久，會產生對人體有害的茄素，最好不要吃。

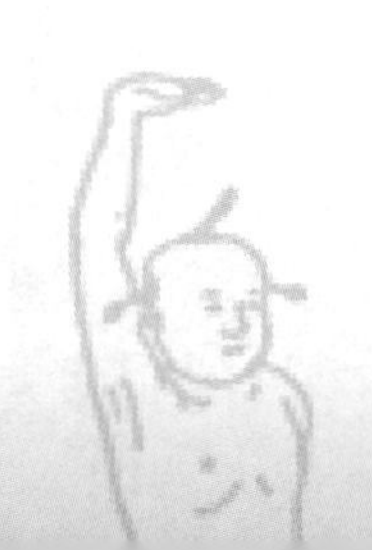

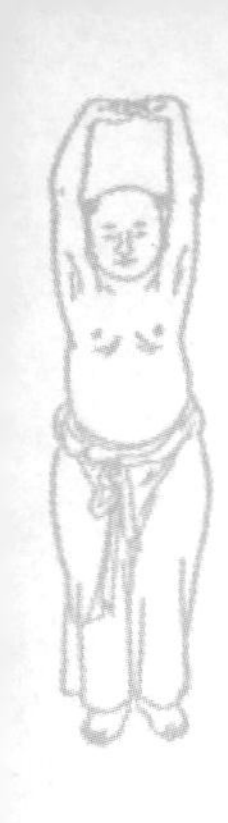

經絡拳教室

你身上所有的病，根源都是不相信你自己。因為你不相信自己，所以會盡信他人；當你對自己沒有看法，就會在乎別人怎麼看；當你不瞭解自己，就會不知道自己的需求，你只等待別人把健康、快樂交到自己的手上。

「經絡拳 .com」＝你自己就是品牌！

經絡拳終其一生「堅持如一」，步驟：一、學習經絡拳；二、複習經絡拳；三、使用經絡拳；四、分享經絡拳！聚集你所有的時間在一件事情上，年復一年，就會有所成就！只有專注集中，才能把「相對弱勢」變為「相對優勢」，並堅持到底的努力，每天只做一件事情：「創造出自己想要的生活」。

「你自己就是品牌」的信念！認識自己比認識人重要。每天早晨自我暗示目標，培養自信。當你寫下每條價值觀，並採取實際行動去做時，那麼你每天都可以獲得想要的感覺，讓你不斷成長進步，將所有力量施於一點，才能超越自己，取得非凡而持久的成就。

經絡拳秉持愛心、正心，良心，「三心」幫助每一個人學會最原始、最健康、沒有負擔的方法，希望每一個人一定要用自己一生的力量，來幫助自己健康，當然也幫助家人，還有眾人健康，我們大家來一起努力！

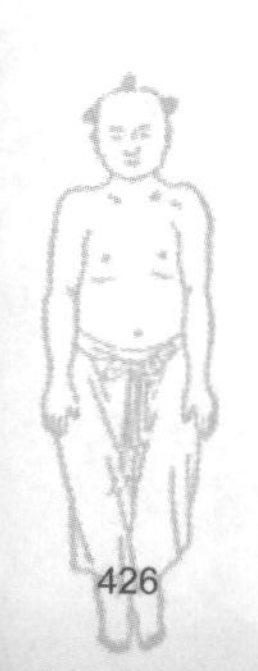

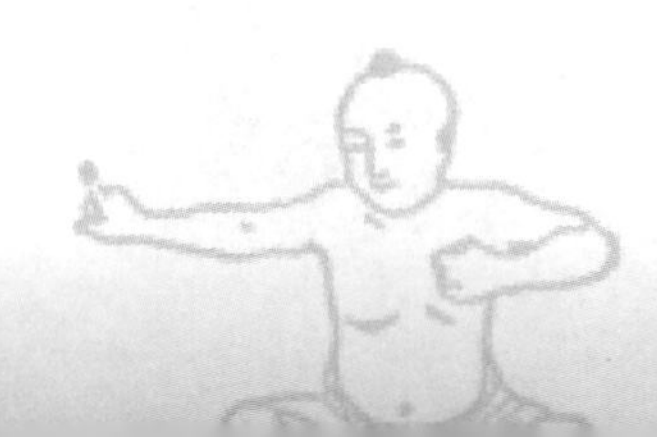

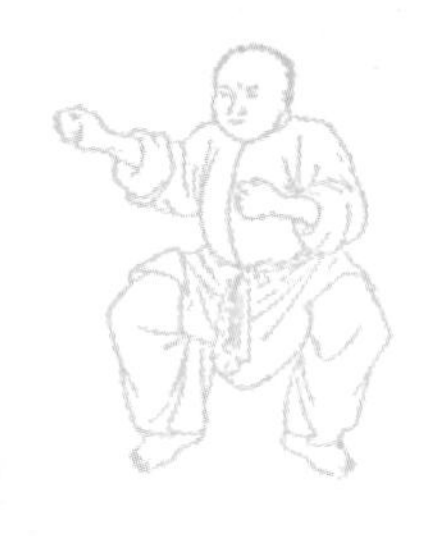

27

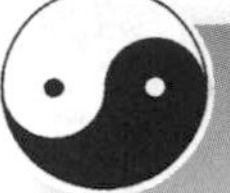

晶鑽療法—三十秒「經絡拳急救點」

任何人都可以靠自己的力量改變現狀，自我療癒！

宣院在 1993 年之間所創立的一套經絡平衡理論，

遠距離療法「晶鑽療法」按一下，手特別有竄氣的感覺，

這套理論比傳統針灸更容易學且沒有侵入性，

如果你手上沒有晶鑽可用，可以「手揉撥筋」就好。

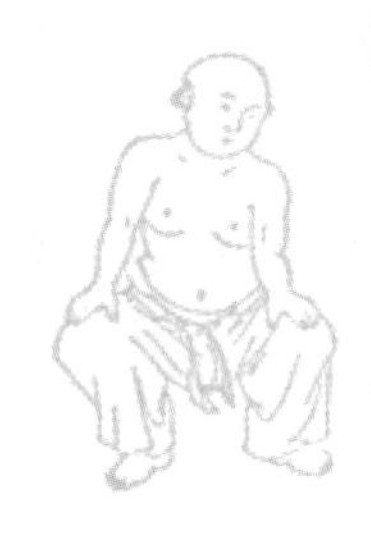

零基礎也不怕 Point 1
打經絡拳，到底還要不要吃藥？

「晶鑽療法」就是遠距離的經絡平衡法，小小一顆「晶鑽」，輕巧不佔空間，外出旅行、運動比賽都可以帶著它，讓它當成你養生保健的好夥伴！

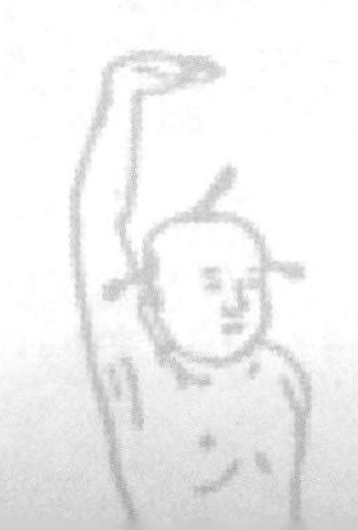

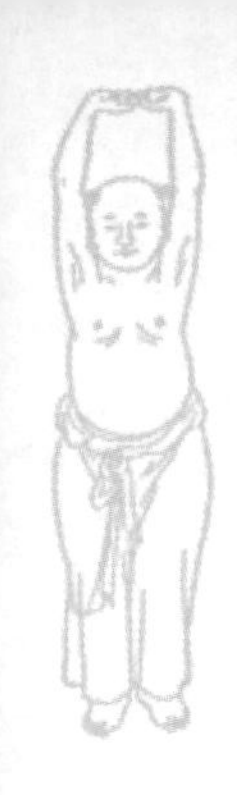

【先瞭解】

常常有經絡拳的學生在問：現在我打經絡拳了，我還要不要吃藥？關於這個問題，那要看你有沒有能量？有些人生病的時候，不用看病、不用吃藥也可以好，有些人生病了，能量不足了，他就得吃藥。

以下是經絡拳的能量敏感度測試，測試你有沒有能量？

【這麼做】

把一顆晶鑽放在手掌心的勞宮穴，用兩個手掌按著，用力地順時鐘搓三十六下，再逆時鐘搓三十六下，搓完之後，腰不要靠椅背，雙手自然放在大腿上方，挺直放鬆，看看有沒有氣在竄？

※ 如果你的手完全沒有在竄氣，那很抱歉，你還是得吃藥，甚至你的藥物可能要再吃多一點，因為你打經絡拳的時候，你的氣沒有流動。

※ 如果你的掌心開始有麻、脹、熱的時候，代表你的藥量差不多可以接受，代表你的身體有氣的存在。

※ 如果指尖會麻麻的、會脹痛的，你的藥量就可以開始減量了，如果氣能夠從手竄到腦、到腳、到背、到全身各地，那恭喜你了，你的藥可以減少很多，甚至以後就可以不用吃藥了。

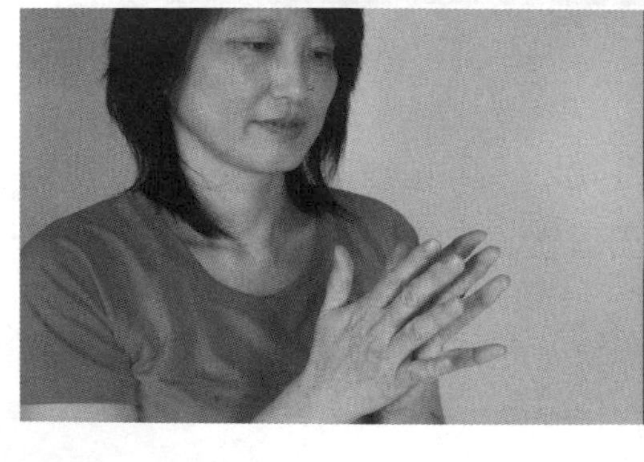

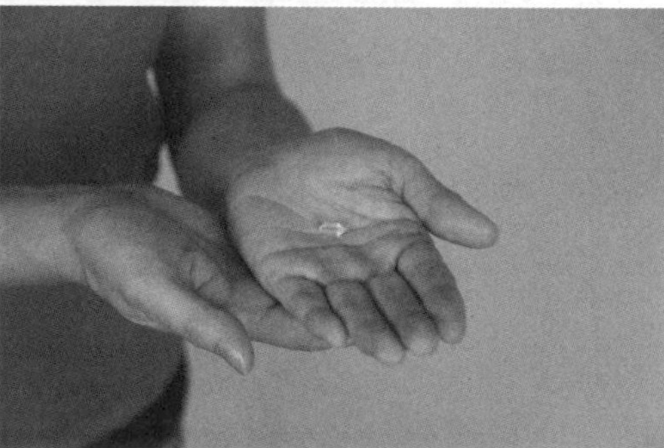

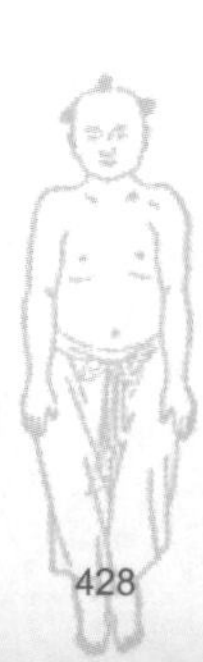

如果你能感受到晶鑽刺激，在身體裡產生能量的流動，你就可以借力使力。因此你要確定自己的雙手有沒有能量，不管怎麼樣就先把雙手搓熱，搓到很熱的時候再來幫助別人。

零基礎也不怕 Point 2
上病下醫、下病上醫、左病右治、右病左治

病開始時，邪從皮毛腠理而入，再循經脈深入臟腑，發病過程有特定規律。人的老化與陽明脈衰有關，通常在四十歲後，面容老化、氣血虛弱都可能陸續出現。

【宣師說】

我曾經碰到一個被截肢的患者，他說他的腳還在痛，但是他已經沒有腳了，他的腳卻還在痛！這個時候，讓我開始重新思考經絡結構的問題，也打開了經絡拳的新世界。

【先瞭解】

在人體外觀所看到的「腳」，在經絡學的名稱叫做足三陽和足三陰，

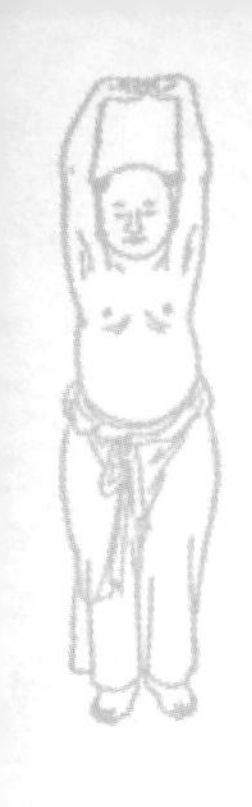

「腳」只是線路裡面的一個組織的名稱而已。例如，當腳的第二趾不舒服時，第二趾是足陽明胃經，治療點並不是在胃經，其實在手部和足部都有陽明經，手陽明是大腸經，和足陽明的胃經是相通的。陽者，熱也，明者顯著也。

根據六經辨證的症狀特點，劃分為六個證型階段，分別為太陽病、陽明病、少陽病、太陰病、少陰病、厥陰病。故手陽明是大腸經，足陽明叫做胃經，所以胃經痛，只要治療手的大腸經就可以了。

根據《黃帝內經》繆刺論的「上病下醫、下病上醫、左病右治、右病左治」之論理而來，可治各種難症。絕對不是「頭痛打頭，腳痛打腳」！臨床上更多使用「以右治左，以左治右」，「病在上者，下取之；病在下者，高取之」的整體觀念。

截肢病人會感覺到那個不存在的手或腳還會發生疼痛，這種現象被稱做幻肢痛。臨床上發現，截肢病人會叫別人在他們那個「空空的」幻肢部位「按摩」，以減輕他們的幻肢疼痛，在「幻肢」部位的經絡與穴道可能還存在著，且扮演著與身體溝通的角色。

經絡與「幻肢」仍存在著連結與溝通。人體在看不見的地方確實還存在著影響人體的因素，如同截肢者所描述，能感受到已經截掉的手或腳還在原位，有些還能控制「幻肢」的移動、轉動。

打氣胃經，會感覺到足二趾會抽痛感；打氣膀胱經，腳趾的第五趾會感覺不舒服……因為手部有相同的陽經和陰經，跟腿部相對應的。萬一手腳在手術中切除，可在十二對腦神經撥筋，不管怎麼樣的把它割除，它都會永遠存在。

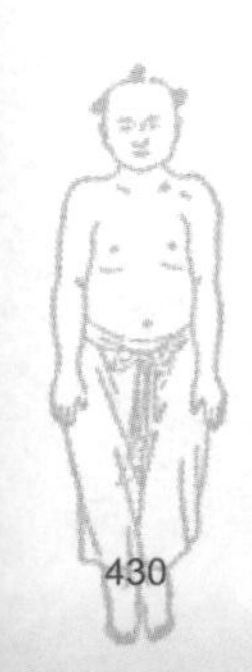

1. **撥筋嗅神經：受氣位於鼻腔黏膜，主司嗅覺。**

2. **撥筋視神經：受氣位於眼睛的視網膜，主司視覺。**

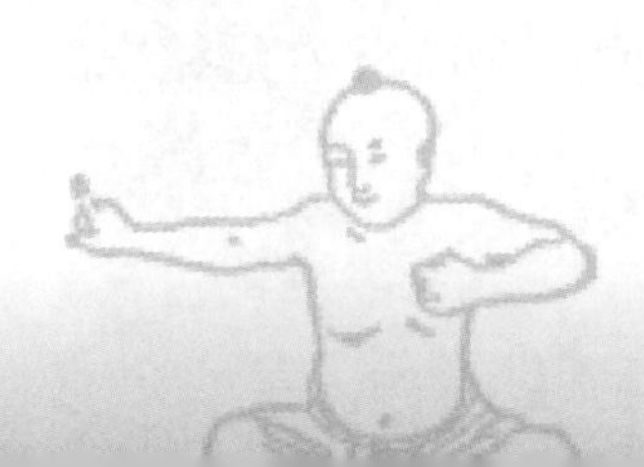

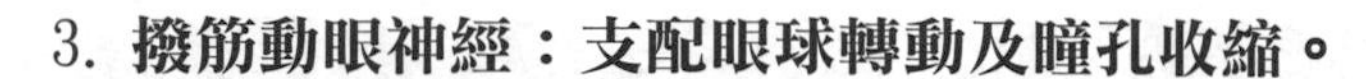

3. **撥筋動眼神經：支配眼球轉動及瞳孔收縮。**

4. **撥筋滑車神經：支配眼睛的上斜肌。**

5. **撥筋三叉神經：傳送臉部皮膚和黏膜的感覺，支配咀嚼肌及嘴巴底部的肌肉。**

6. **撥筋外旋神經：支配眼外直肌。**

7. **撥筋顏面神經：支配顏面肌，感覺神經傳送舌前部的味覺，另有自主神經調節唾液。**

8. **撥筋前庭耳蝸神經：分為兩部分：一是耳蝸神經，傳送聽覺訊息；一是前庭神經，主司平衡。**

9. **撥筋舌咽神經：傳送舌後味覺及咽部的感覺，並與迷走神經一起調節動脈壓和心跳。**

10. **撥筋迷走神經：支配咽部肌肉及聲門，傳送內耳道及內臟黏膜的訊息。**

11. **撥筋副神經：支配頸部肌肉。**

12. **撥筋舌下神經：支配舌肌與傳送其的感覺。**

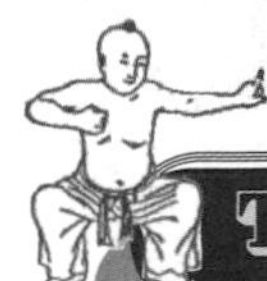

TIPS

當身體平衡才能平穩正常地運轉！不平衡就會出現飲食失調問題、情緒失調問題、人際關係失調問題等破壞，其實是給身體最好的警報器，告訴你哪裡失衡了，該做什麼修正。如果你忽略情緒，就會離平衡越來越遠，最後身心靈都會生病。

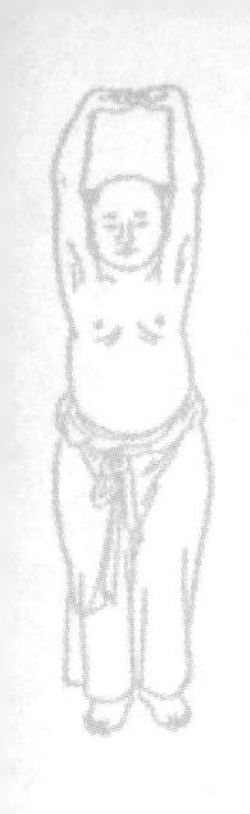

零基礎也不怕 Point 3

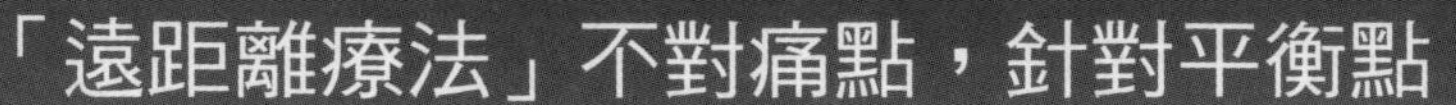

「遠距離療法」不對痛點，針對平衡點

「晶鑽療法」體現「本體能量療法」的神奇力量，不受任何療癒形式的限制，容易學，輕鬆又好用。透過天然的、幾億年的礦物「晶鑽」，來刺激經絡的不平衡點，來達到身體的平衡，晶鑽的點揉效果像針刺一樣。

許多疾病都和身體失去平衡有關，如過敏、自律神經失調，一切都是因為「經絡不平衡」，手腳之間和頭部之間，經常是交叉理論，「交叉」是一個平衡的概念！手和腳能交叉做運動是很健康的，如果同手同腳，代表不平衡了，中風就是典型的同手同腳的現象。一般中風之後所做的復健，只能避免肌肉的萎縮和鬆弛，包含預防退化，但是對整體機能是很難大突破的，甚至是無濟於事的。

【先瞭解】

經絡拳的遠距離治療，就是不對痛點，針對平衡點。「遠距離療法」扮演了身體平衡的重要角色，不管是免疫力低落或是不平衡都可能產生疾病，若想要過不生病的生活，就要提高人體的自癒能力，讓免疫功能協調。

舉個例子：白內障很難治療，因為蛋白會不斷地變性，到最後變模糊了，因為裡面沒有神經血管，所以根本沒有藥物可以打到裡面去，最後只能開刀動手術，目前在診治白內障唯一的方法都是摘除，很多人用了替代的晶體，時間久了還是一直要換，最後有可能會出問題。

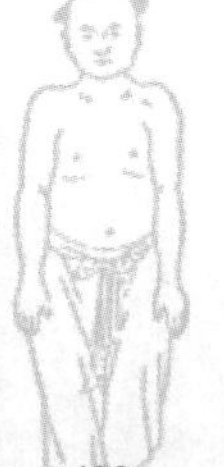

【這麼做】

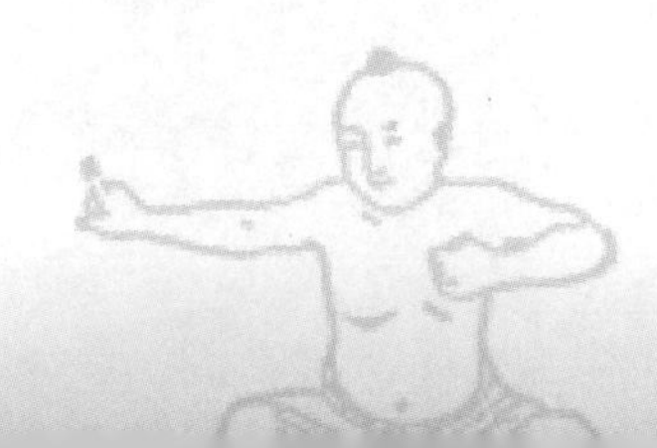

針對白內障最好的治療，就是從手、從腳來治療，「內障」就是它障礙了，氣壓在裡面下不來，整個爆在那裡，沒有循環。依據「上病下醫」的概念，試看看，刺激腳拇趾，一直壓著，眼睛就鬆了，刺激手的拇指，眼睛也會鬆的，這叫做遠端治療，得找到平衡點，問題才可以改善。

找到眼睛遠端不平衡的部位，尤其是肝經會影響眼睛，分為近端和遠端穴位，在眼睛周圍為近端穴位；在四肢等部位的穴位稱為遠端穴位。

近端穴位有四白穴、承泣穴、攢竹穴、魚腰穴、絲竹空穴等。攢竹穴在兩眉頭凹陷中；魚腰穴在眉毛中點凹陷處；眉毛盡處則是絲竹空穴。

遠端穴位有合谷穴、足三里穴和湧泉穴。合谷穴位於一、二掌骨中點，可治療目赤乾澀腫痛，緩解視力疲勞。足三里穴幫助人體氣血旺盛，雙目自然炯炯有神。湧泉穴位於足掌前三分之一，屈足掌凹陷處，對眼保健來說，可穩固眼壁周圍結構，三大遠端穴位能改善視力，就不用動手術了。

【宣師說】

經絡平衡理論，維持人體正負電位平衡，調節、促進經絡的暢通無阻，如感冒多喝水、多休息就能恢復的。然而這世上沒有包治百病的！能

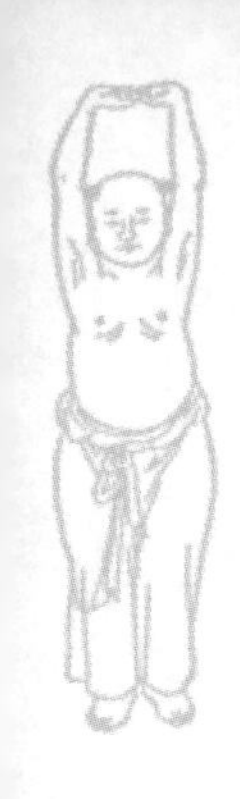

治療百病的方法，以前沒有，現在沒有，以後也不會有。所以，從電視網路媒體上、生活中接觸的，說是能包治百病的，不是騙子就是騙子。

零基礎也不怕 Point 4
透過指甲，斷定你現在的能量區塊

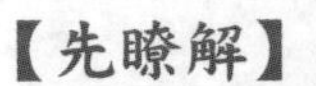

指甲的末梢是代表血液循環的末端，如果器官出了問題，當指甲上開始出現白斑、白點，這代表現在的肝臟功能減弱了，貧血或氣血不足，內分泌混亂。有些人指甲會增厚，越來越厚會出現血液循環障礙、硬化了，代表血管硬化，也會產生問題，所以透過指甲就可以斷定你現在的能量區塊，末梢循環是不是還能夠幫忙啟動。

宣印學派發現「晶鑽」會產生某一種共振，達到所需的振盪，像幫浦一樣，改善身體不平衡的問題，提升裡面氧氣的循環，增加它的營養，活化組織的功能，整體而言，能提升身體的治癒力。

「經絡拳急救點」是集合了內經理論，宣印學派將近三十年的研究，一個全新治療的新理論，透過經絡拳急救點—晶鑽療法，開創了新的治療法，身體全息反射的經絡系統，這種全息律的穴位遍布全身，頭、耳朵、手掌、大腿、小腿、腹部、臉部，身體的健康反映在雙手穴道的反射區，在人體皮膚上選擇對症部位多用晶鑽揉，當經脈隨著晶鑽「揉反射點」而

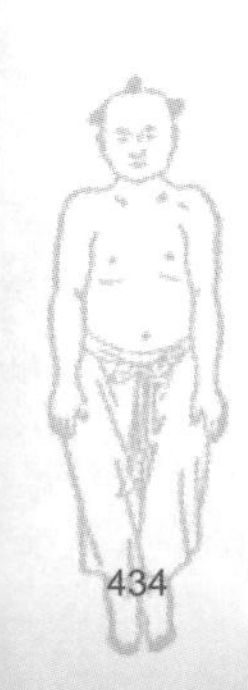

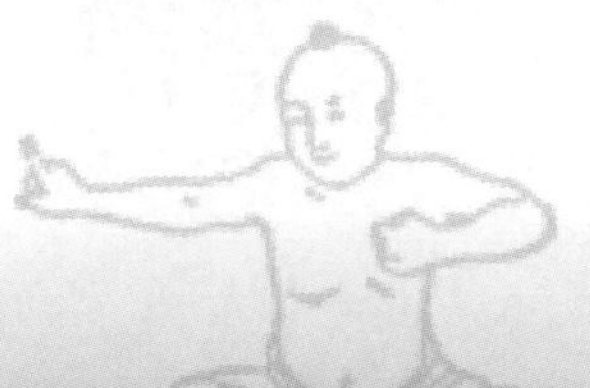

通暢後，就能解除病痛，即「通則不痛」！

※看看自己身體有沒有能量！看看自己的手指甲，有沒有半月牙，一般健康的人是六個，最健康的人是八個，在六個以下就開始偏弱，兩個就是比較弱，沒有人是十個的，十個是有病的，太過陽也不行，通常小指是不可能有的，這個部分就是身體能量的表現。半月牙的弧度越小，通常能量比較弱一點，大一點會比較好，但是不能過大，顏色是乳白色的，是比較健康，如果顏色不夠亮，就有問題。

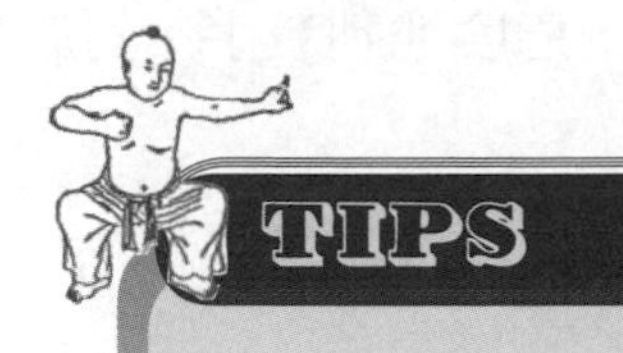

TIPS

這是宣印學派多年的臨床經驗，身體氣弱的人建議你使用晶鑽，如果半月牙超過六個以上，就不用晶鑽了，用手就可以，因為你的手太有能量了。

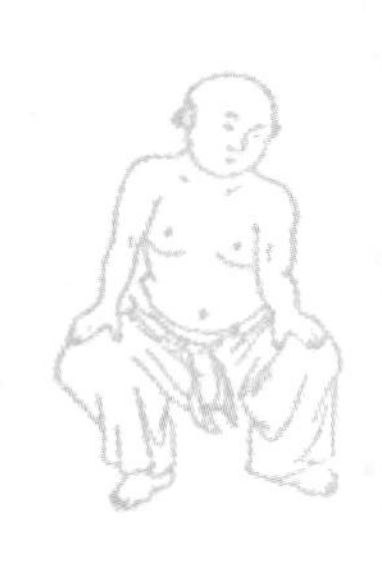

零基礎也不怕 Point5
經絡拳急救點：手是臟腑的反射區

手部是人體整體的縮影，整體臟腑的所有組織，在手部這個地方都有相對應，根據宣印學派多年的研究，從手部可以做出一套完整的無痛手療

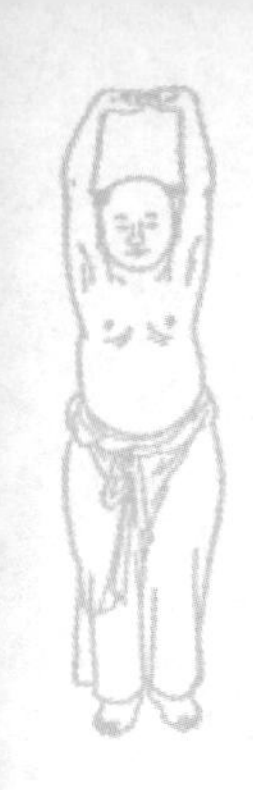

方式，找到臟腑的定位之後，可以獲得一些具體的改善，人們可以透過手去掌控自己的健康，手的治療點，可以改善身體很多的症候群。手掌有很多的地方都可以透過晶鑽去點揉、去推，效果是很不錯的。比方：推一推第二指的末梢，對氣管喉嚨很不錯；點揉第四指，對於生殖器，以及女性子宮卵巢很好，這裡也是一個反射治療區。

※ 手指末稍

人體手指的末梢，在手指的尖端，是陽經和陰經交換的地方，稱為精氣之所出和經氣之所入。從現代醫學的角度來看，適度地刺激手，對於腦部整個細胞能夠達到活化和活絡。

【這樣做】

中指是頭頂的百會穴，刺激中指的末梢時，會發現到百會穴的跳動比較強，如果把中指往下的第一節，用力揉一揉、推一推，會發現到脖子的頸部這一塊，已經可以鬆了，不用怕移位了，就像尾椎骨的那一段用七星棒打完之後，頸椎的緊繃也不見了。治療方法很多，就看什麼方式比較方便。

※ 手掌

整個手掌，說穿了都是一個臟腑區，整個手背都是脊柱區，包含背部區，我們可以從這個角度去找，以中指來看，頭部和五官都是可以治療的，其他四指都是肢體的所有治療區，食指和無名指就是兩隻腳，大拇指和小指就是兩個手臂。

【這樣做】

在拇指內側下緣，不是魚際穴，而是在魚際穴偏下緣的地方，這個

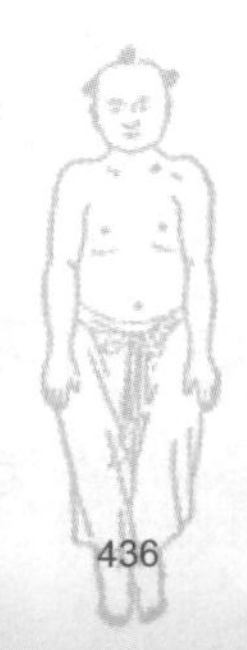

點是一個開關，以及下來旁邊有個叫做「太淵穴」，把這兩個點揉開、理開之後，會發現手部力量開始能夠出去了，在打經絡拳的時候手比較有力量。

這兩個點就是一個不平衡的地方，叫做痙攣點，當它痙攣之後，傷害了我們原本的力量，所以每次到這邊產生了虛功，我們稱為耗能，耗能之後就會變成一種拉扯。

手腕所有的區塊，全部都是婦科的問題，大拇指是比較靠近頭部，食指是肺和胃的問題，中指是心和脾的問題，無名指是肝膽的問題，小指是腎和膀胱，這裡指的是反射、全息的概念，是有一定的效果的。

【宣師說】

我們透過晶鑽的刺激，產生生物能的訊息，向身體傳遞了某一種訊息之後，就改變裡面的內分泌神經，讓它開始做調解，開始讓身體產生氣血循環，改變它的量。

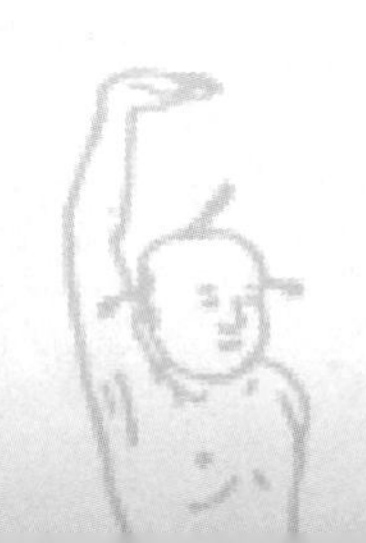

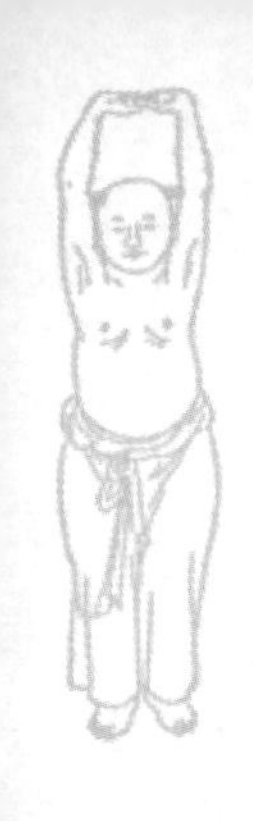

零基礎也不怕 Point 6

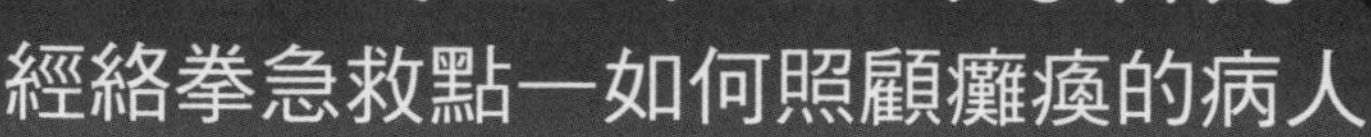

經絡拳急救點—如何照顧癱瘓的病人

【先瞭解】

針對長期癱瘓的病人，必須要給予適當的照顧，如果不幫助他，當病邪在肉時，整個肌膚就會開始緊繃；如果病邪在筋，身體就會感覺很沉重，提不起勁；如果病邪在腑，患者的腦意識就會開始昏厥；如果病邪到了臟之後，就開始不能講話了，人就快死了。

針對中風體質的人，家屬要怎麼照顧癱瘓的人？在頭部有幾個開關點，把它理開之後，就比較不容易惡化。

【這樣做】

先把內心平靜下來，手柔軟下來，做到「心空手鬆」，調理身體、釋放情緒，達到身心和諧，讓人家的心靈得以平和。

(1) 把「腦戶穴」揉一揉、理開，該穴主督脈氣血的寒濕水氣，能緩解頭重、失眠、癲癇等，把它點揉看看，這個區塊會很刺痛，從這一點把它揉一揉，就不會惡化了，效果是不錯的。

(2) 把「攢竹穴」揉一揉、理開，會發現到非常刺痛，可以改善有關中風之後的後遺症，對於身體病症的改善是很強大的。

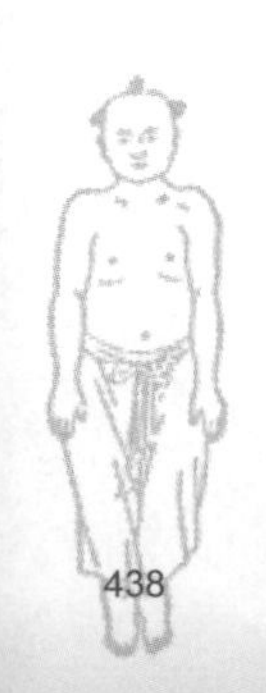

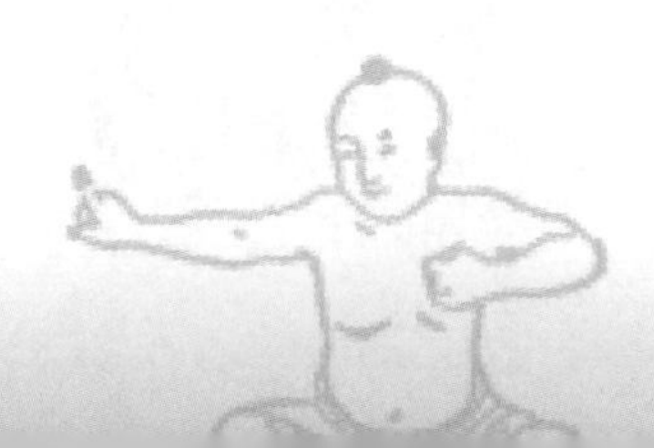

零基礎也不怕 Point 7

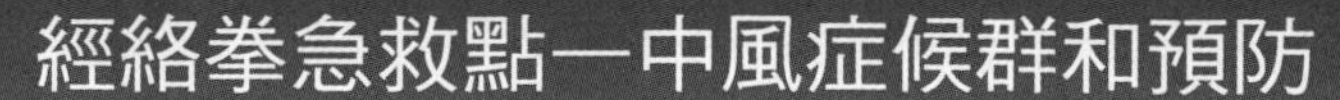

經絡拳急救點—中風症候群和預防

【先瞭解】

手部十指的十宣，還有八風、八邪的地方，都是身體的末梢，如果能夠把末梢循環改善了，頭部就能夠活化了。如果頭部已經不舒服，頭部有開過刀的人，不能按頭，但至少手是可以刺激的。

【這麼做】

中風體質，造成孔竅閉鎖、經脈阻塞、氣血凝滯，因而產生頭暈頭痛、胸悶氣結等症狀，此為病邪之「痧」。這瘀痧在手背五指掌骨間，即掌骨與掌骨接合處，共八個區，專門在治療所有中風的症候群和預防，比十宣還厲害，這瘀痧使得人體皮表出現各種紫黑的痧點，這些大多是邪氣閉塞不能宣洩所致，可依此來幫助診治。

看看你的手，你是不是中風體質？請你看四根指頭就好，第二、三、四和第五指，指甲下緣大概0.5公分的那一塊，是什麼顏色？粉紅的，好。黑的，那就麻煩，代表腦部有問題。蒼白代表腦部經常缺氧，會變成癡呆。

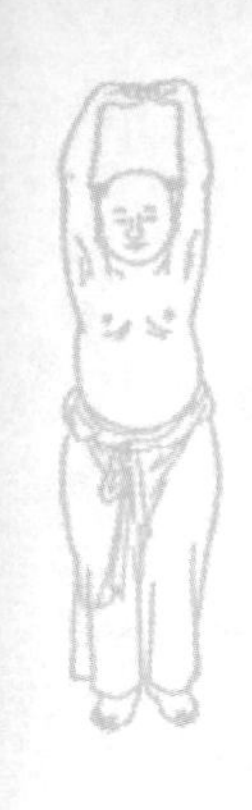

零基礎也不怕 Point 8
經絡拳急救點—頭痛

【宣師說】

提醒長期打經絡拳的人摸摸頭蓋骨，會發現頭骨上方產生凹陷，正在百會穴上，接著有的人在頭骨後方會產生凹陷，稱為「後囟」，這表示骨縫鬆開，同時代表提供腦部接收更多訊息的機會，因為頭蓋骨的阻隔會影響訊號的接收與常常頭痛。

練經絡拳的人會變得較為敏感。氣血在不同部位的滯留，長時間得不到紓解就會形成瘀滯而成為病灶。各器官都可以是人體的縮影，內臟在體表器官上都可找到相應的反映點。經絡拳透過刺激這些反映點，就可以達到治療疾病的效果。

治療不能有勇無謀，要講求謀略，要講究技巧，光有蠻勁是不行的。其中頭痛的「反映痛點」如同是地球上的經線和緯線，是人類為了地圖定位的方便，有了經緯線的發明，人類交通的發展也更加蓬勃了。

如同身體上的經線和緯線也是相通的，頭痛在哪一點，對過來的後面那一點，就是治療點，也就是平衡點。

【這麼做】

頭痛，就是從後面的部位，從耳後的地方就開始點揉，全部都可以點，如果痛的是中間，就點正中線的後方，頭骨後方有一小顆摸起來像頭骨的東西，比較接近膀胱經的地方，依此類推，對準過來就可以了，點揉三十秒鐘，做三次。

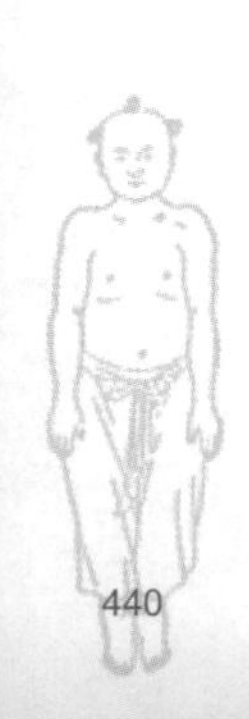

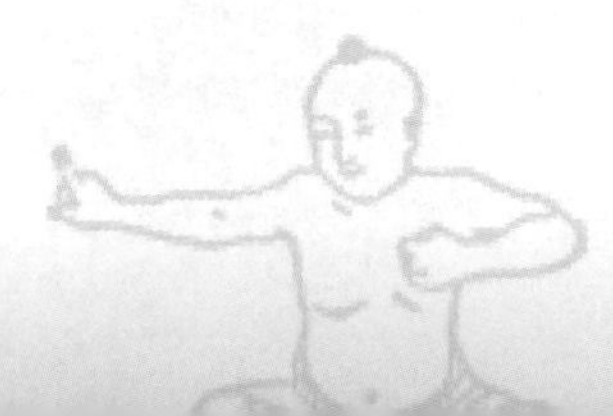

零基礎也不怕 Point 9
經絡拳急救點—心臟病、胸悶

【先瞭解】

現代人手機拿久了，或是女生做家事過勞了，二頭肌每天都弓著，氣血都會卡在二頭肌的地方，不要以為這只是心包經而已，這是個區塊，不是一個點，叫「心肌梗塞平衡點」。萬一現在瞬間心臟麻痺了、衰弱了，感覺正在心絞痛，或是胸悶，解不開時，該怎麼治療？

【這麼做】

把手肘微彎，在心包經放鬆時，有一條經會弓出來，不要去在乎這是不是一條經，重要的是這條經的裡面，兩個拇指如果有力的話，就直接按進去，開始點揉，用手不斷地按壓，不斷地往下打氣，心臟馬上就開了，心臟就不缺氧了，馬上就急救成功。如果手沒有力，就用晶鑽按下去，馬上會感覺到心臟舒服了。一次打氣三十下。

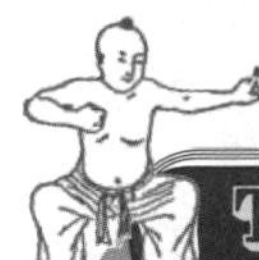

TIPS

再強調一次，得把手指摳進那一個點，此部位不是尺澤穴，也不是曲澤穴。一摳進去之後，你會發現很痠，此點連結所有這裡的精氣，這裡的神經叢管心臟缺氧，胸悶的時候請快操作，打右手右肺就舒服了，打左手左肺就舒服了，只要三十秒。

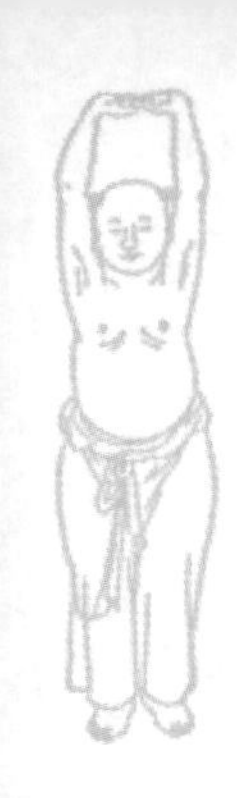

【宣師說】

提醒大家，卡在肺經和大腸經的交會點，三頭肌下的凹點，先不要管這是什麼穴位，越強壯的人這一點會痛得不得了，經常用力過頭的人，容易導致心肌梗塞而死。

零基礎也不怕 Point 10
經絡拳急救點－耳朵的應用

【先瞭解】

晶鑽使用在末梢循環裡，其實最多使用在耳朵，耳朵是非常管用的地方，功用實在是太多了，對於帕金森氏症、癲癇等症狀，腦壓過高、腦神經不自主會亂放電的人，都可以得到改善。

【這麼做】

當腦部有一點點神經發作的時候，用晶鑽按耳輪這兩個點：一個是在耳輪最下緣，靠近耳珠的地方，另一點在耳輪的外面，在耳廓的凹點，可以讓整個頸部以上及頭部全部放鬆。

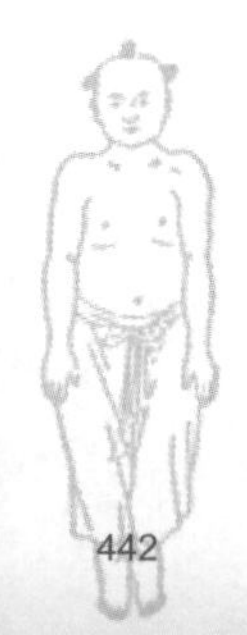

【這麼做】

耳朵不舒服時，在耳門穴、聽宮穴附近，找到一個最痛的痛點，把它

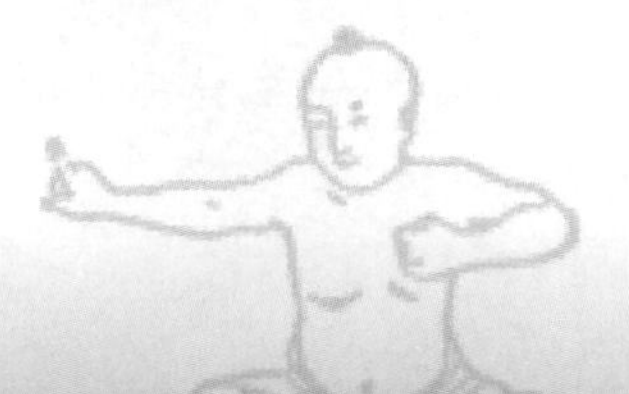

點揉開來，然後嘴巴用力地開閉、開閉，耳朵馬上就會有很清晰的頻率出來，當頷骨這個地方糾結在一起時，到了五十歲以上就會開始耳鳴，所以要趕快治療。

零基礎也不怕 Point 11
經絡拳急救點－眼睛問題

現代人長期看電腦、看手機，眼睛很容易不舒服、沒力了，晶鑽對於眼睛的任何問題，包含白內障或是青光眼，能夠起到一定的幫助。

【這麼做】

從耳珠往眼睛的方向對過來，在中線旁開大概 0.5 公分的區塊，上下也大概三公分的區塊，找到一個不平衡點，把晶鑽貼上去，或是直接按著揉一揉，眼睛神經馬上就恢復了，疲勞馬上就改善了。也可以在晚上睡覺的時候，把晶鑽貼上去即可。

【這麼做】

老花眼的問題，要看大拇指下緣這個地方，尤其是兩側到整個指甲下緣這一段，按揉之後，會發現到眼睛好像亮起來了，而且挺舒服的，手和眼是交叉的，所以要治療左眼，就要處理右手，要治右眼，就處理左手。

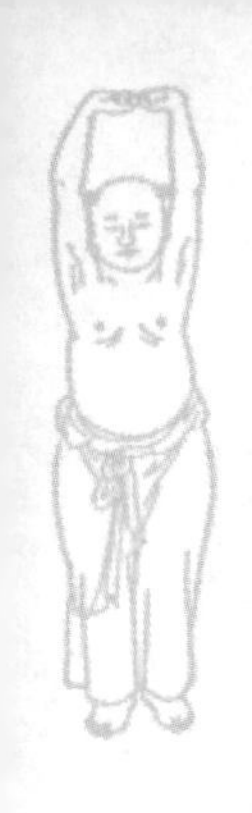

零基礎也不怕 Point 12
經絡拳急救點—頸椎問題

頸椎位於頸部區域，一共有七塊頸椎骨。在每個椎體間是由特別的軟骨將椎體分開，稱為椎間盤；由這些椎骨、椎間盤彼此連接排列形成頸椎。每個頸部關節四周，是由韌帶、肌肉、關節囊等軟組織所包圍。

【這麼做】

改善肩膀痠痛僵硬最快、最簡單的方法，合谷穴的效果雖然不錯，但平衡點是在合谷穴底下的地方，叫靈骨穴，在這個地方深按進去，揉一揉之後，肩膀就舒服了。如果是右肩不舒服，就按左手，左肩不舒服，就按右手，用交叉理論，按進去點揉三十秒鐘，效果好。

【這麼做】

落枕的問題，用晶鑽在小指的兩側，左右兩邊旋轉就鬆了，哪一邊不舒服，用交叉理論把不平衡點放掉就能放鬆了，這是最快的方法，也可以打氣小腸經，這裡全部都是治療腦神經的問題。

【這麼做】

當脖子不舒服，指頸椎這七節繃得很緊不舒服，把中指理開，放鬆中指的每個節骨接合處的地方。當頸部左右歪斜、緊繃得不舒服，要趕快處理的是接近拇指的「列缺穴」附近，把手指翹上來，翹上來之後會摸到骨

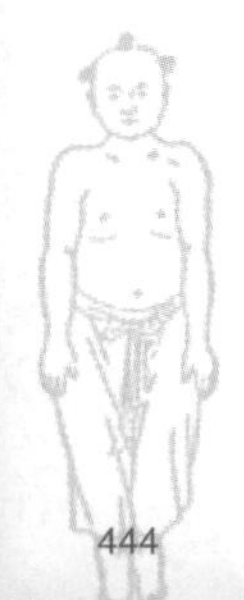

頭有鼓筋的地方，把這區域的筋給理開，左右兩邊理一理，讓筋慢慢從大條變小條，頸部的整個椎體就沒有互相拉扯了。

零基礎也不怕 Point 13
經絡拳急救點—膝蓋問題

膝蓋問題，是整個脊椎骨的神經叢沒有力量支撐，所以就會往下，只要把中指的每一節，左右兩邊找到痛點，有些在末端，有些在中間，有些在後端，把中指的地方理一理之後，就可以馬上獲得改善。左膝不舒服，就處理左手的中指。

TIPS

交叉理論交叉刺激，讓全身肌筋膜可以因此不斷微調而逐漸放鬆。肩膀以上的問題，就處理手腳交叉法就可以了。肩膀以下的問題，就處理同一邊，同手同腳就可以了。

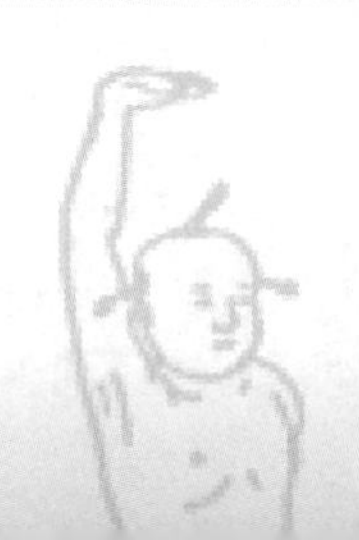

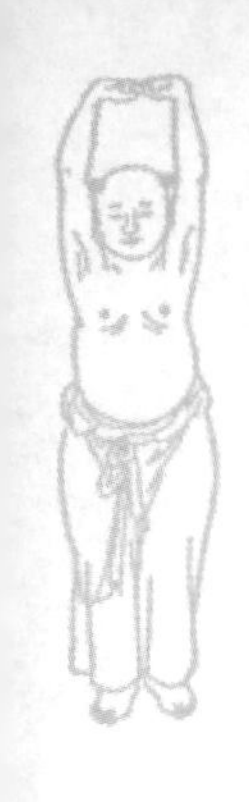

零基礎也不怕 Point 14

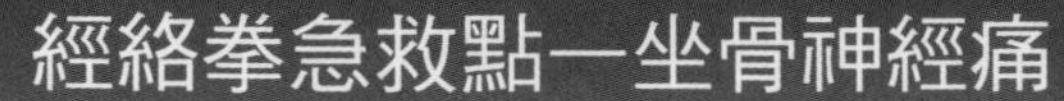

經絡拳急救點—坐骨神經痛

【先瞭解】

坐骨神經是人體最長神經，只要被壓迫到就會造成坐骨神經痛，骨刺、腰椎滑脫、椎間盤突出等，都會造成坐骨神經痛。

而通常中年人大多是因為腰椎退化、長骨刺引起，其他的則是常搬重物，或姿勢不正確造成腰椎滑脫或椎間盤突出所導致。

坐骨神經痛的問題，急救點在手肘上下的區塊，裡面的拉扯產生了坐骨神經疼痛。

舉例說明：在搬東西時，用的就是手肘這邊的力量，手用力縮起來，搬起來之後，最後也要放下來，在搬和放的過程中，其實手力並沒有完全放掉，力量還存在著。

【這麼做】

就在手肘上下大概三公分左右，通常在下面比較嚴重。

所以把這邊點揉開來，比較接近「手三里穴」的位置，也包含上面這一段，把它理開之後，很神奇的，坐骨就鬆了，就不會不平衡了。

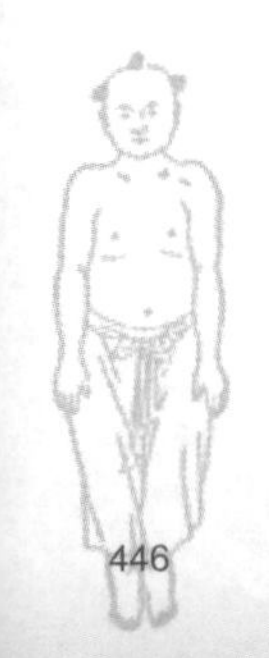

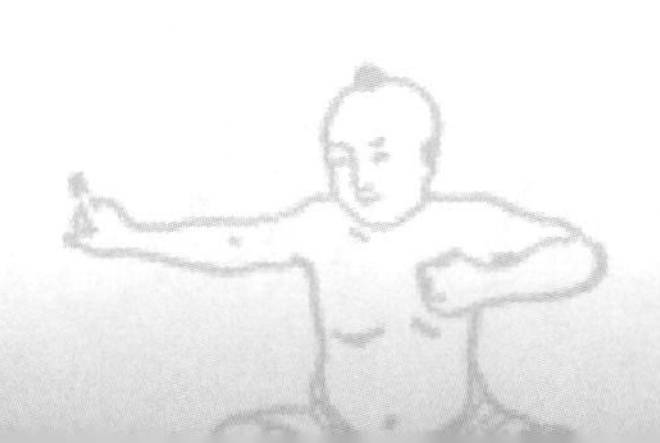

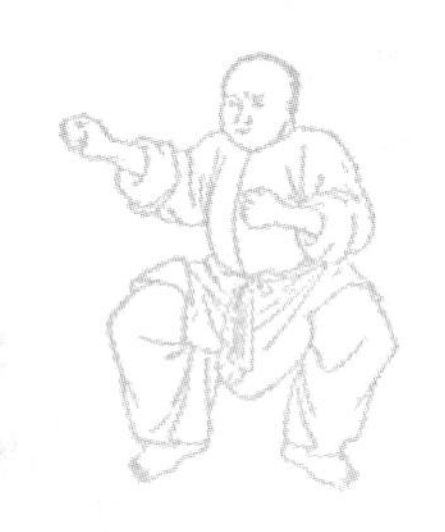

TIPS

所謂的不平衡，就是力學不平衡，就是用力不平衡所導致的後遺症。避免久坐久站、搬重物等，坐時腳底板要剛好平踏在地板上，膝蓋後方要呈90度，且眼睛應目視前方，與螢幕呈水平狀，才不會使背部往前傾。

零基礎也不怕 Point 15
經絡拳急救點—心肺功能問題

心肺功能問題易導致呼吸困難或呼吸急促。臨床上，對於心肺功能、咳嗽、心絞痛等症狀，都是從「內關」下手，內關穴是重要的穴位，屬手厥陰心包經的絡穴，為經氣與絡氣交會樞紐。手腕橫紋正中，沿著兩條筋的中間往上兩寸（約三手指寬）處。

宣印學派發現，現代人因為在工作過程中使用滑鼠，內關穴本身的筋都歪掉了，左手和右手的內關穴位置不一樣。手掌向上，從橫紋正中往手肘方向兩寸，約三橫指距離，在兩筋之間，介於尺骨、橈骨間，握拳時，兩筋之間凹陷明顯，按凹陷處會出現痠脹麻感。

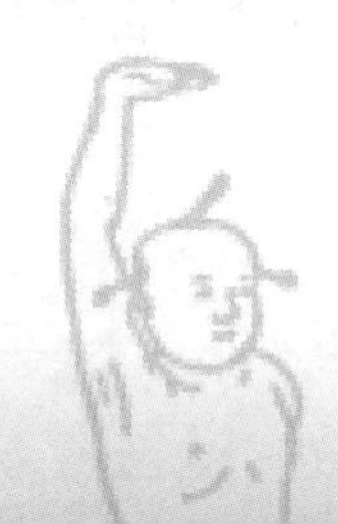

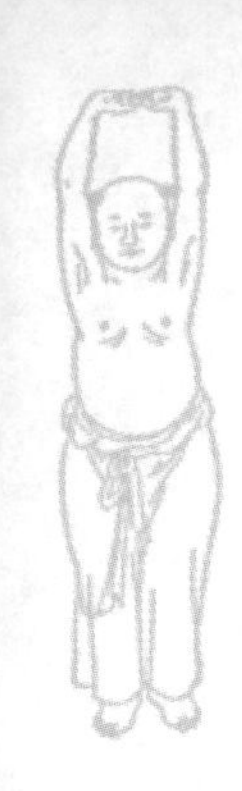

【這麼做】

握拳時，把拳頭擺正，扣進內關穴點附近的痛點，浮出來最痠痛的痛點，按著內關之後握住拳頭去轉動，然後用力地把手打開，再握緊，再打開，就可以改善心肺功能問題了。

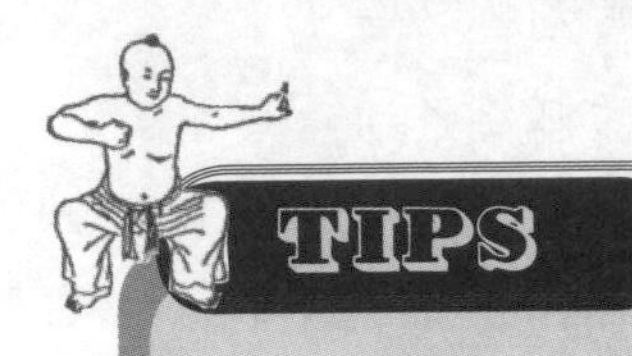

出現胸痛、出大汗等急性心肌缺血症狀時，這種方法無任何救治意義。突發心肌梗塞的患者應休息，舌下含服硝酸甘油，盡快就醫，絕不宜採取咳嗽的方法。如果是心肌梗塞，口含硝酸甘油基本是無效的。

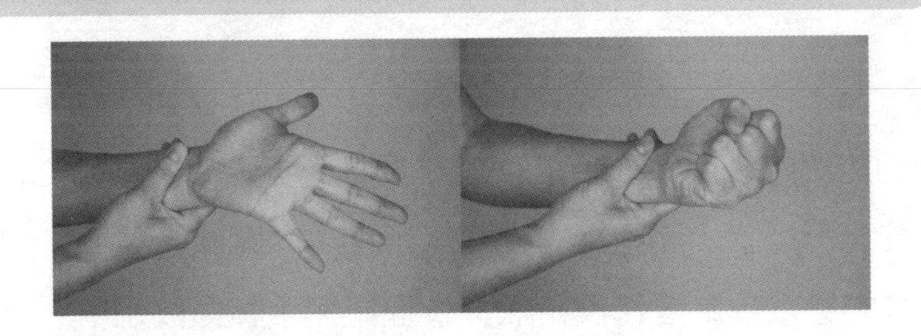

【宣師說】

當心肌梗塞發生時，首先要盡量減少心臟的耗氧，控制好情緒，讓自己鎮靜，同時馬上減少體力活動，趕緊打電話通知醫院出診，不要自行去醫院，因為救護車是有急救措施的，遇到塞車封路等情況，救護車可以先行行駛，並有醫護人員監護。平常多食用杏仁、百合，杏仁有降氣、解除氣管痙攣的效果。

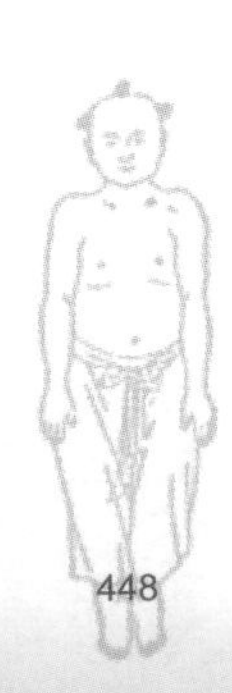

零基礎也不怕 Point 16
經絡拳急救點一五十肩

【先瞭解】

人體有許多低電阻點形成的「良導絡」。例如：肩膀抬不起來、五十肩、肩痛的問題，就是經絡開關不平衡所造成，其實都是因為小腸經瞬間產生某一種收縮痙攣。小腸經是手部的膽經，也是最複雜的經絡曲線，若變成一坨硬結在那邊，這些不平衡，將會導致肩膀舉不起來。

關於肩膀以上的任何症候群，很多地方的不舒服，包含脖子歪一邊、卡住的時候，在肩胛骨上面哪一條線，有凹陷的地方，很容易糾結。肩胛骨專門在治療整個頭部以上的沉重感，而且改善手麻的效果很好，手脹也很有用。

【這麼做】

把肩胛骨變柔軟，才能有效消除肩頸痠痛，改善五十肩。針對肩胛骨凹陷的地方，用四指法理筋，按住最痛點；以一手的四指按住另一側的肩胛骨進行撥筋，同時旋轉該側的肩臂，使該最痛點轉變為不痛或微痛時，拇指向下、向外輕柔地平推數下，再找出最痛點，如此反覆多次，直至痛點消除。

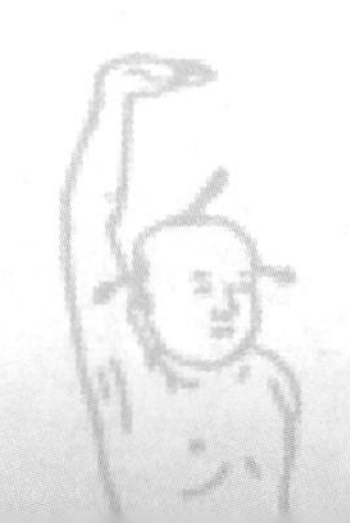

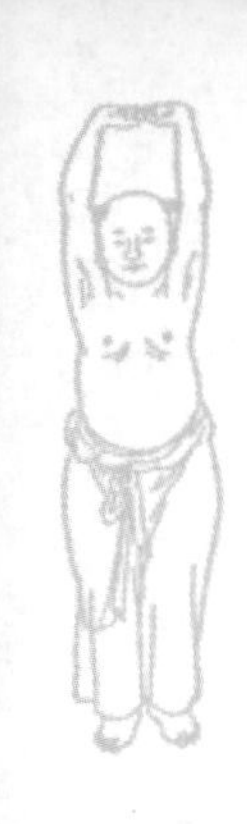

TIPS

透過按摩小腸經與淋巴結促進淋巴循環，加快肌膚的新陳代謝。平日將手掌繞到背後，在背後合掌。當肩胛骨四周肌肉柔軟，便可以把手舉到脖子根部附近，也能改善失眠、頭痛或手腳麻等症狀。

經絡拳教室

希望透過三十秒鐘的「經絡拳急救點」，不是治病用的，而是幫助人瞭解病與人的關係，幫助生病的人找回錯位的人生，回歸健康生活的道路。

我們不以疾病為敵人，相反，透過疾病聽懂身體的語言，聆聽身體發出的訊息，瞭解身體處於疾病狀態的必要和必然，透過疾病，來瞭解身體、幫助身體。

同時把每一次生病當作親人一樣，以病為師、以人為本。用經絡拳找到自己、瞭解自己、相信自己，也因此能找到屬於你自己的健康與快樂。當你幫助一個人，就是等於幫助一個家庭了。

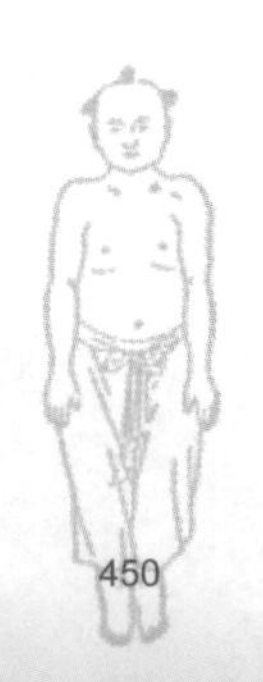

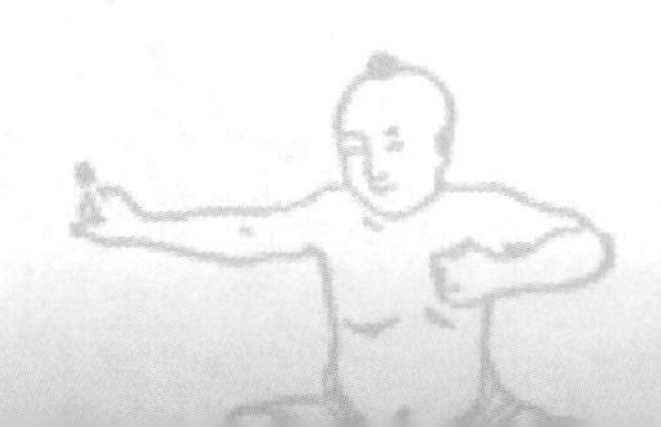

28

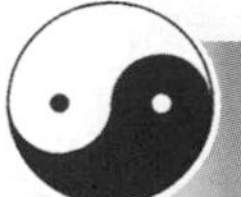

無效療法—有病去醫院！經絡拳不是神醫！

經絡拳並不能治百病，它推廣的是「打氣不打瘀」，
是「醫痛不醫病」，最多只能貢獻環保、低碳這個部分。
天道在變，健康產業也在醞釀一場醫學上的新革命，
經絡拳請你學習黃帝內經的基本養生原則，把最自然、最健康，
而且沒有任何保留的，給全世界的所有人類。

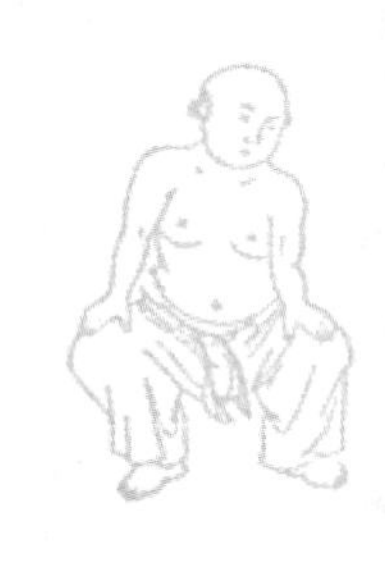

零基礎也不怕 Point 1
面對疼痛、感謝疼痛

【先瞭解】

現在很多人有了痛，到醫院長期接受醫療體系的一些治療，有可能最

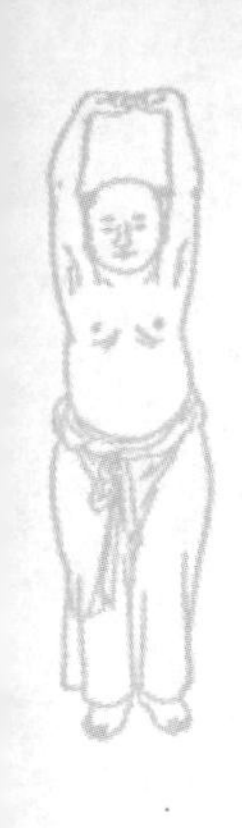

後換了膝蓋、人工關節，或者是在血管安裝了支架，或者已經確診有高血壓、糖尿病的人，被叮嚀告誡必須終生服用藥物。

其實這些部分，它形成了整個自身系統新的麻煩，甚至會排擠，也就是會把身體比較好的免疫系統給排除，長久來看，雖然生命維持住了，但是整個健康的狀態不見得很好。

【宣師說】

研究發現：如果能夠把氣送往體內，促進了微循環之後，體內累積很久的臟腑疾病，就可以慢慢的代謝出來。

對於疼痛，經絡拳是拒絕吃藥、拒絕打針的，其實經絡拳是非常感謝疼痛的，疼痛給了人們一種提醒，所以生病，是一種能力，疾病本身，更是身體保護自己的一種需要！

「手隨痛走」，經絡拳選擇面對疼痛，甚至加以運用疼痛，使氣血暢通，起到破瘀生新、祛邪扶正的作用。

現在的醫學講求科學，談的是治「果」的概念，例如今天感冒咳嗽了，就到醫院拿藥來治療咳嗽感冒的病，來讓自己整個的鼻涕不流、咳嗽不咳了，但是會讓它的「因」發生改變，經絡可能會不通，身體裡面會過寒。

經絡拳是直接處理這個「因」，不談「果」，不談病的問題，追求的是經絡平衡，解決身體的痛、過寒過熱的問題。

經絡拳是非常溫和的養生方式，要讓大家認識自己的疼痛，學會如何來養生。

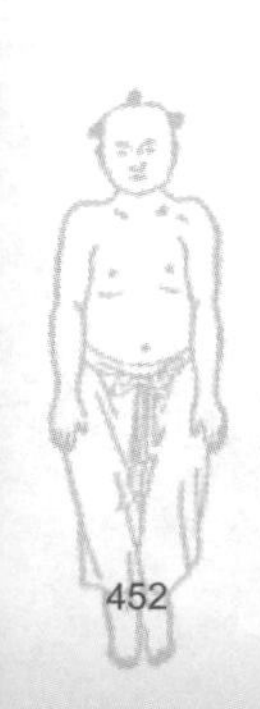

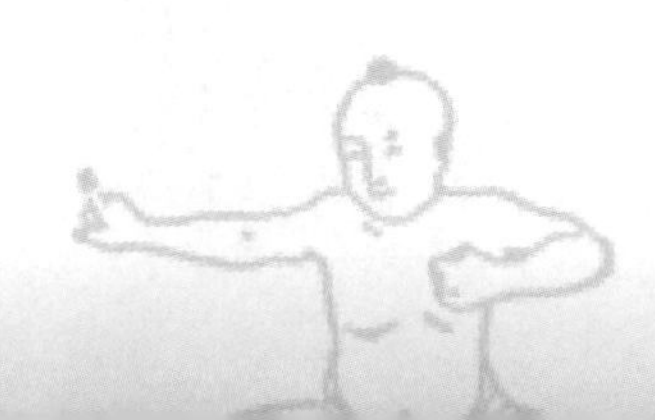

零基礎也不怕 Point 2
管住嘴，好好鍛鍊身體

【先瞭解】

現代人因為生活不規律，病已經走入到年輕化，很多的年輕人得到了中年病，中年人就得到老年病，人在這種情況下，心理會產生一種恐慌，接下來，就會想要養生，就會去找食療，找有生機的、找新鮮的、趕流行，因為恐慌，讓人們開始重視養生。

現代科學正在玩弄病人，透過很多不同的、新的病名，發展出不同的藥物，和不同的醫療檢驗方式，這不是為了人類的健康，而是為了銷售藥物和醫療器材。近幾年來，有太多人自稱為神醫，或者是氣功大師，聲稱自己可以隔空治病，擁有很多的獨門配方，甚至可透過不斷地拍打，把瘀血改善，獲得身體的健康，其實這都是假借非常強大的心理訴求，都打著自然療法、中醫的大旗，說出很多自我可以改善疾病的道理，表現出有如神醫一般。

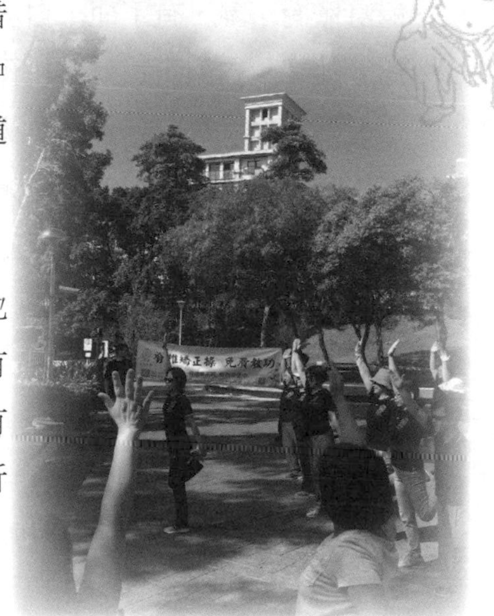

生病是身體的選擇，而非身體的過錯，更非身體的失敗。如果人們只要透過不斷地拍拍打打，或是不斷地吃什麼就可以把所有的病改善了，我覺得這是一個騙術，現在有好多人不願意被西醫折騰，卻找了神醫來折騰自己。

健康與疾病都是相對概念，嚴格說來，

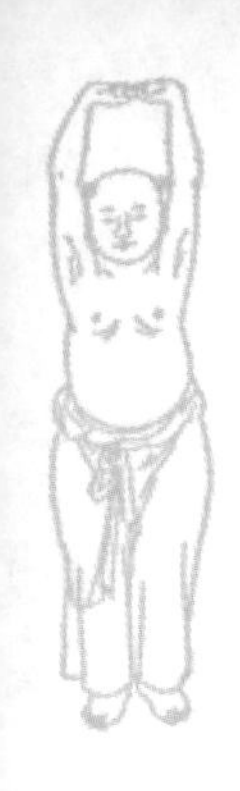

不存在健康概念，也不存在疾病概念，有的只是動態的變化。關於養生，真的沒有任何祕訣，其實你只要每天認真地嚴格控制你的嘴巴，然後再好好的做經絡鍛鍊，相信你就會越來越健康了，想要解決自己的問題，真的不用花太多時間去學有的沒有的。

零基礎也不怕 Point 3
沒有任何一種方法，可以治百病

其實所有的病，我們都沒辦法可以把它治好，病之所以能治好，是透過身體有了氣、有了血，自己本身的系統去把病給併攏、併吞，甚至把它給驅離了，自然而然就可以預防很多的病痛。

說穿了，沒有任何一種方法，可以治百病、治千病、治萬病，真的沒有，但是人們很奇怪的，就是很容易相信自稱可以治萬病的東西，或是相信沒有任何醫療根據的專業知識，甚至沒有專業背景資格的人。

【宣師說】

我們的內心世界就是我們的病人，病人才是專家，也就是說，日常所說的病人才是專家，如果你自稱自己的療法、方法可以治萬病，這是一種很嚴重的詐騙行為，這就利用人的恐懼心態所創造出來的。

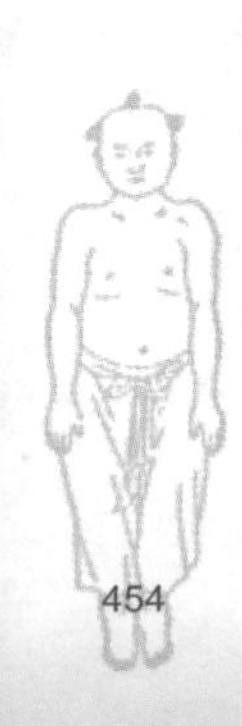

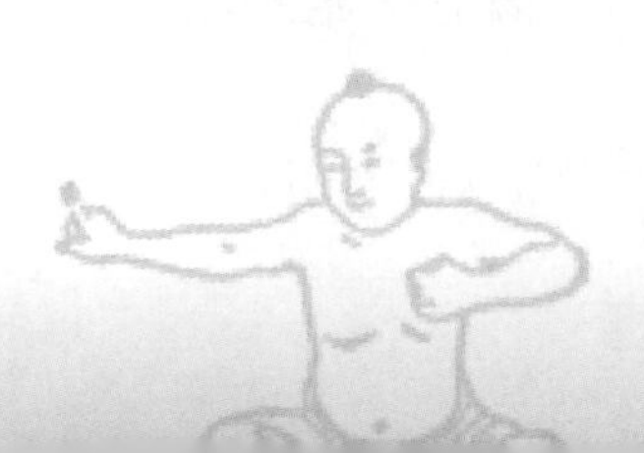

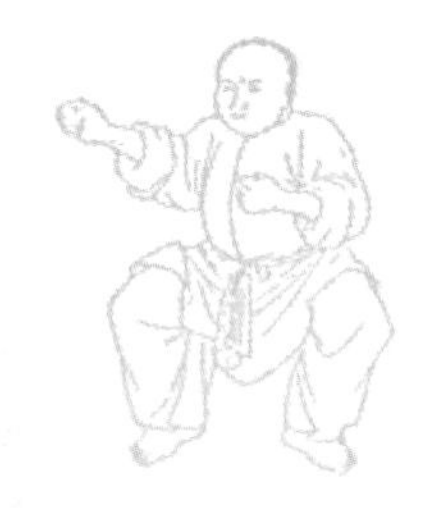

TIPS

一顆清淨的心可通達宇宙；一雙純淨的手可去掉身心疾病。

零基礎也不怕 Point 4
不要過度渲染《內經》有多麼厲害

科學這個東西，也可能是一種反科學，或是偽科學，整個科學的發展，都含有一些未知領域的哲學，在這科學的邊上，另外一邊就是尋啟的大本營，人們一點一點地在開拓科學這個東西。

學習經絡拳，只要說自己改善了什麼，印證了什麼，只要說自己親身感受的部分就好了，其他不是自己的部分，就不說了，因為那些我們不瞭解，我們沒辦法說什麼，這不是否定科學，而是保留玄學的情況，在科學的領域裡面，去感受玄學領域的部分，黃帝內經也有很多的玄學，因此也不要過度渲染內經有多麼厲害。

有很多看起來仙風道骨的人，其實說穿了，有時候都是透過自己創造出來的玄學，然後再和科學攀上了親戚，就會創造出一些特別的方法、祖傳祕方或是特殊的療法。

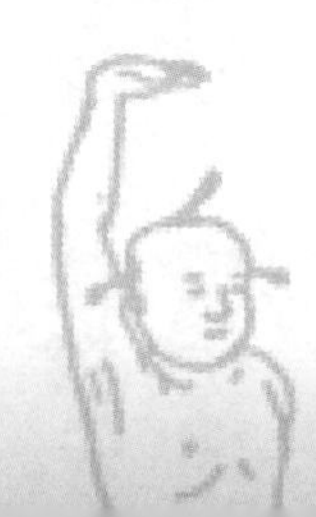

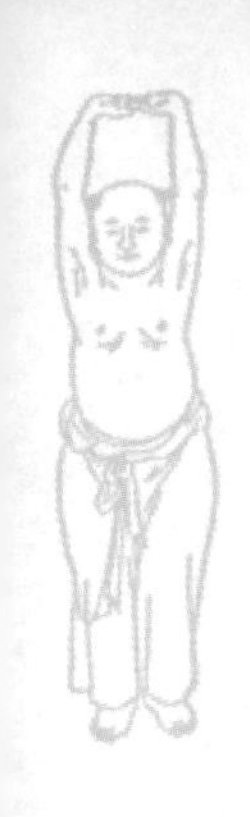

【宣師說】

經絡拳是自我負責，是一種態度，一種讓自己重生的態度；沒有這種態度，任何一種疾病，都可以是不治之症。

零基礎也不怕 Point 5
「病」請找西醫、找中醫，「痛」可以找經絡拳

現在的醫學，是為了龐大的利益去運轉，走的是一種市場的醫學，現在的醫學是一種信仰，你得信仰它，所以醫生怎麼說，你就怎麼配合。所謂的科學醫學，事實上是不存在的，希望大家能夠用點常識去看，如果你能把病治好，醫院就不存在了，醫院越來越多，就代表它治不好病。

經絡拳是沒有療效的，經絡拳不是神醫，經絡拳可以讓你的痛舒緩改善，讓你的氣多一點，關於病痛、疾病，可以去找西醫、找中醫，痛，可以來找經絡拳，經絡拳反對用痛治痛，反對吃痛了痛。

【宣師說】

十五年前以為「痛」是可以了脫的，後來發現這是錯誤的，現在必須告訴各位，痛，有可能會更痛，它會破壞原有的健康平衡，經絡拳希望透過痛的釋放，慢慢地轉移，找到了更深層的痛點，調整我們的自癒力，經絡平衡之後，就可以戰勝我們的痛，痛戰勝好了，緣分改變了，有可能這

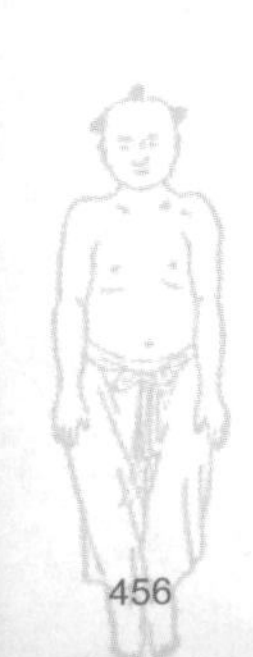

個病是透過了你的身體機制，而獲得改善。

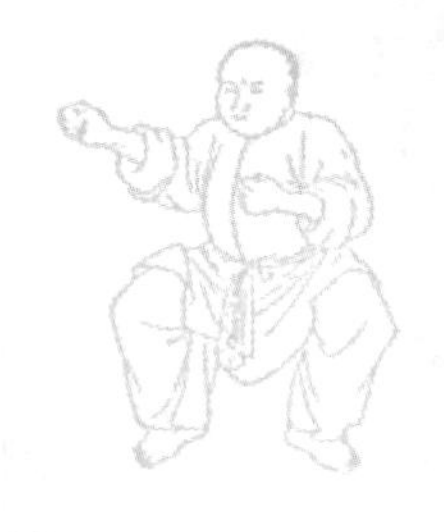

TIPS

當我們缺乏了運動，加上飲食又不當，當然整個筋就會處在一種緊縮狀態，引發內心裡面的緊張和身體筋的緊縮，心縮、筋縮，就經絡不通，情緒就不穩定，累積了很多的垃圾、瘀血，代謝就會比較差，透過經絡拳的打氣，能讓細胞充滿了能量，就可以獲得一定的改善。

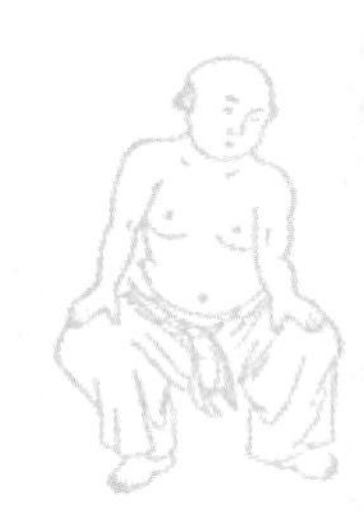

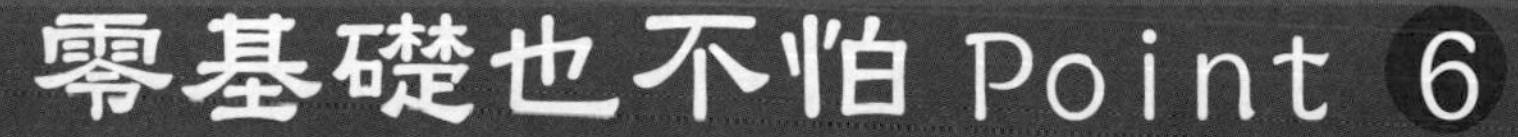

零基礎也不怕 Point 6
經絡拳的打氣，強調的是提升身體的微循環

【先瞭解】

經常有人提到，他心臟很不舒服，到醫院檢查卻查不出原因，住院住了幾個禮拜之後，做了各式各樣的檢查也搞不清楚，最後清楚之後，心血管可能阻塞了一條，但是他永遠離不開藥了，終生要服藥。一旦進入體檢，就可能進入到另一個陷阱，好多人在這個時候就開始去找各式各樣的醫生。

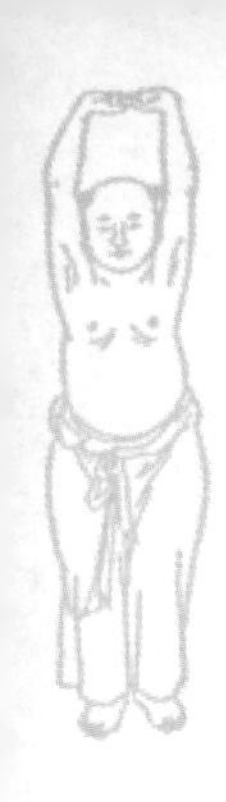

【這麼做】

其實只要打打心包經，把手部的經絡打打氣，把氣理一理，打完後血液循環更好了，氣就更順了，自然而然很快地就可以慢慢停止吃藥物，甚至就不用開刀，適度再做一些九段錦、八錦操等運動，打氣不打瘀之後，微血管就活化了。

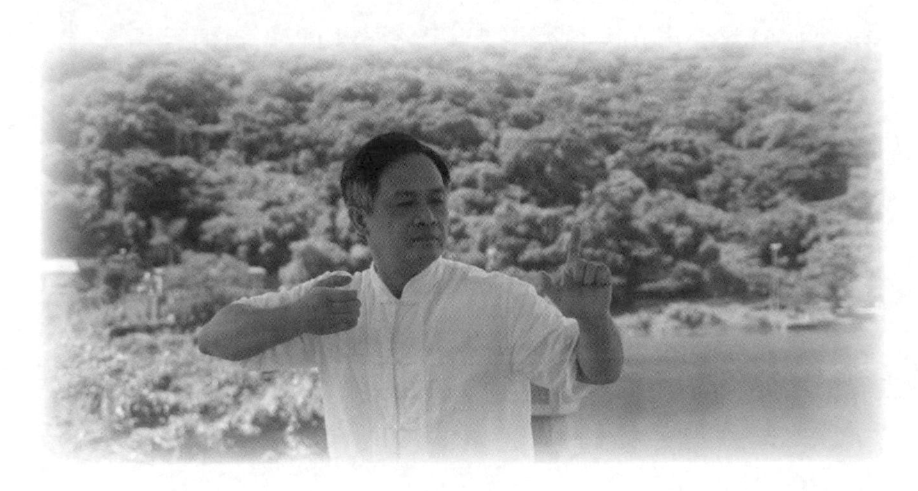

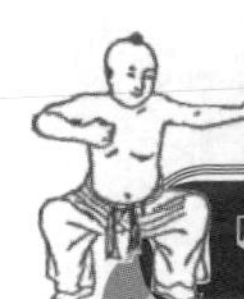

TIPS

萬一打過重了，微血管破裂了，它是可以再生的，但是要看每個人的再生能力，不見得每個人都是可以用力的，不見得要一直打瘀，也可以用手切一切，手切法也是打氣，只要切一切，就會發現很舒服，很多人就這樣打心包經，心臟就好了，也不用開刀，也不用吃藥。

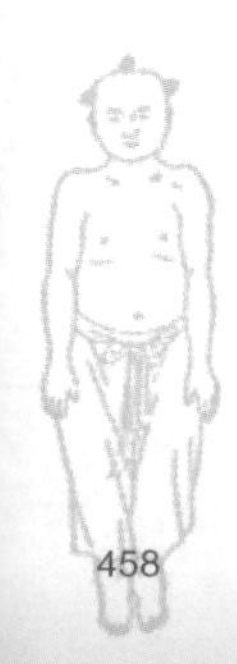

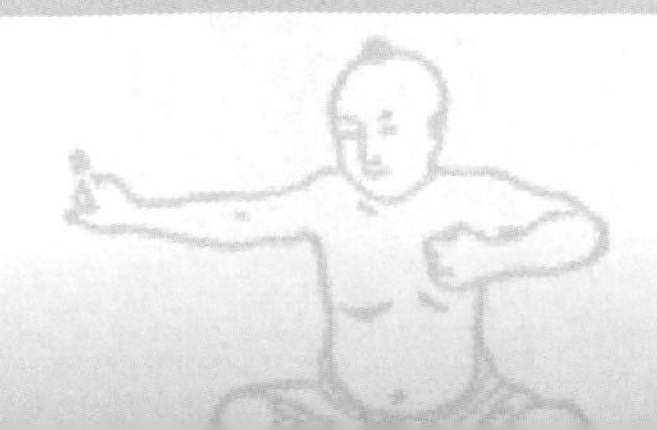

身體上有很多的垃圾，可能已經阻礙到我們的微循環，可能在主動脈或是大靜脈，或者是一些動脈和靜脈之間。

可能查不出它的阻塞，但是在整個微動脈和微靜脈之間的血液循環，可能出現了問題，裡面有累積了很多的廢物，或是瘀血、氣滯的部分，會影響到整個物質的交換和能量的輸送。透過經絡拳的打氣，可以提升體內的溫度，也增加血液的回流量，回到心臟去。

經絡拳的打氣，強調的是一種微循環，強調雙手是你的第二顆心臟，你給它一個適度的能量，透過不同的拳法，不斷地打，慢慢讓這個氣變成一種自癒力，也變成一種免疫力、再生力、內分泌的調節力，內分泌和調節力就會創造出各種激素。

這激素裡面包含了腎上腺素、胰島素、甲狀腺素、腦下垂體……等等，在這個過程當中，身體會製造出來「酶」這種酵素，這個酶，是一種天然的藥劑。

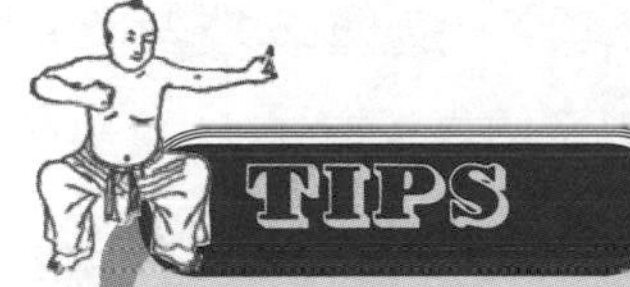

內經提到：「上醫治未病，調心為上，調經為中，外治為下」，所謂外治，就是用藥物。

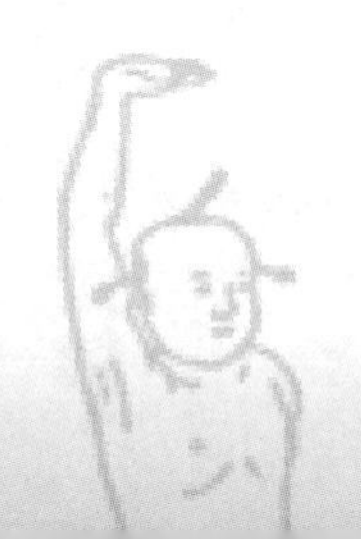

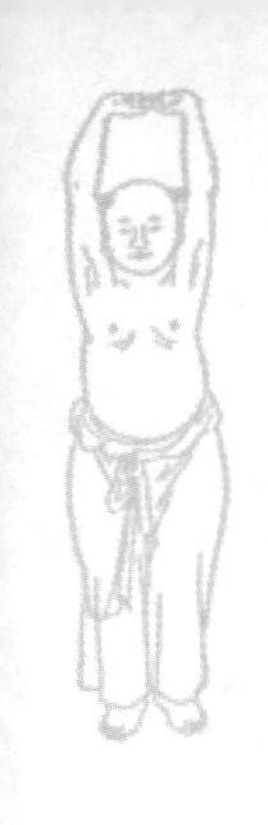

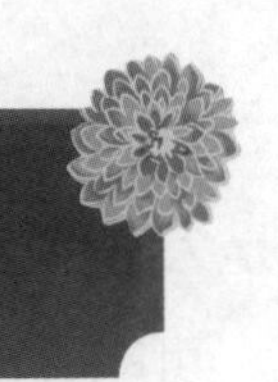

零基礎也不怕 Point 7
打氣不打瘀，用優雅的方式來養生

飲食無度，起居無常，身體的氣就會產生毒素，累積在脈絡裡面，脈絡裡面因為血是滯留的，就會掛在整個微血管上，形成了一種類似血色的毒素，但是它不是血液，它是掛在周邊的。要把這種毒素化掉，不見得一定要拍到瘀出來。

靜脈本身有滲透壓，透過靜脈管就可以代謝掉了，肝也可以代謝，腎也可以代謝，肺也可以代謝，這種垃圾在體內就能夠自然而然地像眼屎、鼻屎、吐痰、尿液、排便一樣，身體的七竅也都可以排，皮膚也是其中之一，不要把自己搞得很恐怖，全身瘀腫，如果瘀腫過頭了，萬一風一來，那就是賊風，又會衍生出感冒。

經絡拳不希望你的微血管一直破裂，長久來看，這種破裂對身體而言，它是一種對身體組織的破壞，而不是建設性的，因為是否為建設的是因人而異的，四十歲以下的人復原力強可以是建設性的，但對於六十歲以上的人，體內不見得有足夠的營養素，如：蛋白質、脂肪還有礦物質等，可以充足的供給細胞，進行遭破壞組織的重新修復。

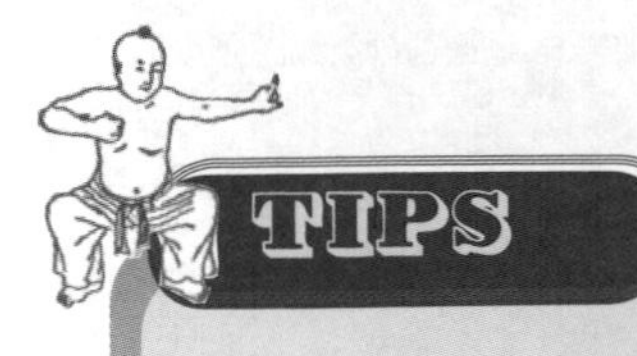

TIPS

養生，可以用優雅的、高貴的方式來進行，不見得一定要拍到瘀出來。

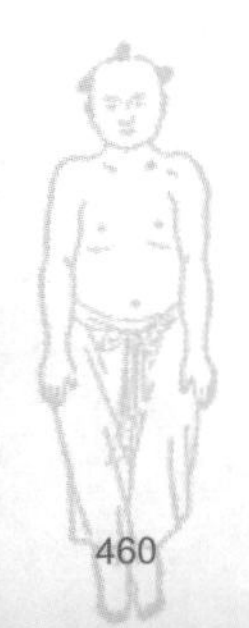

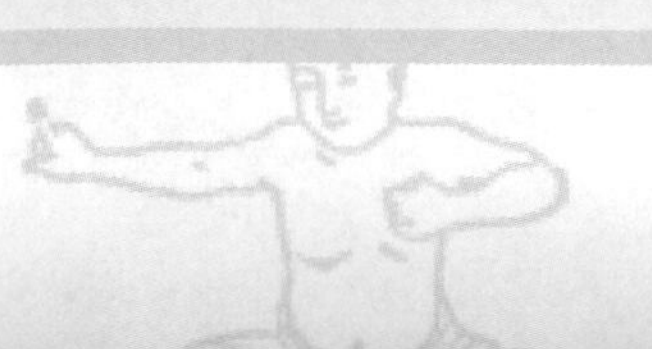

零基礎也不怕 Point 8
啟動自己的雙手，來帶動全身的平衡

如果你是個用右腦過多的人，那你的左手就很強，相對的，如果你是非常有邏輯的人，擅長讀書、考試、背記，習慣用右手的話，那可能你的左腦就比較強。90% 以上的人都是右手強，左手弱，這是不行的，會容易中風。

經絡拳重視平衡，左手在打，是強化右腦，右手在打，是強化左腦，當兩個拳頭打的頻率一樣、磅數一樣，打的情況一樣、感受一樣，恭喜你了，你的經絡拳學得真好！經絡平衡就達到了微循環平衡。

打經絡拳就是強化你的心臟，等於是多安裝了兩顆心臟在左手和右手，透過左右手的振盪，推動了血液，就是增加了運輸系統，就能平衡體質，身體就不會過寒或過熱，身體就會越來越健康。

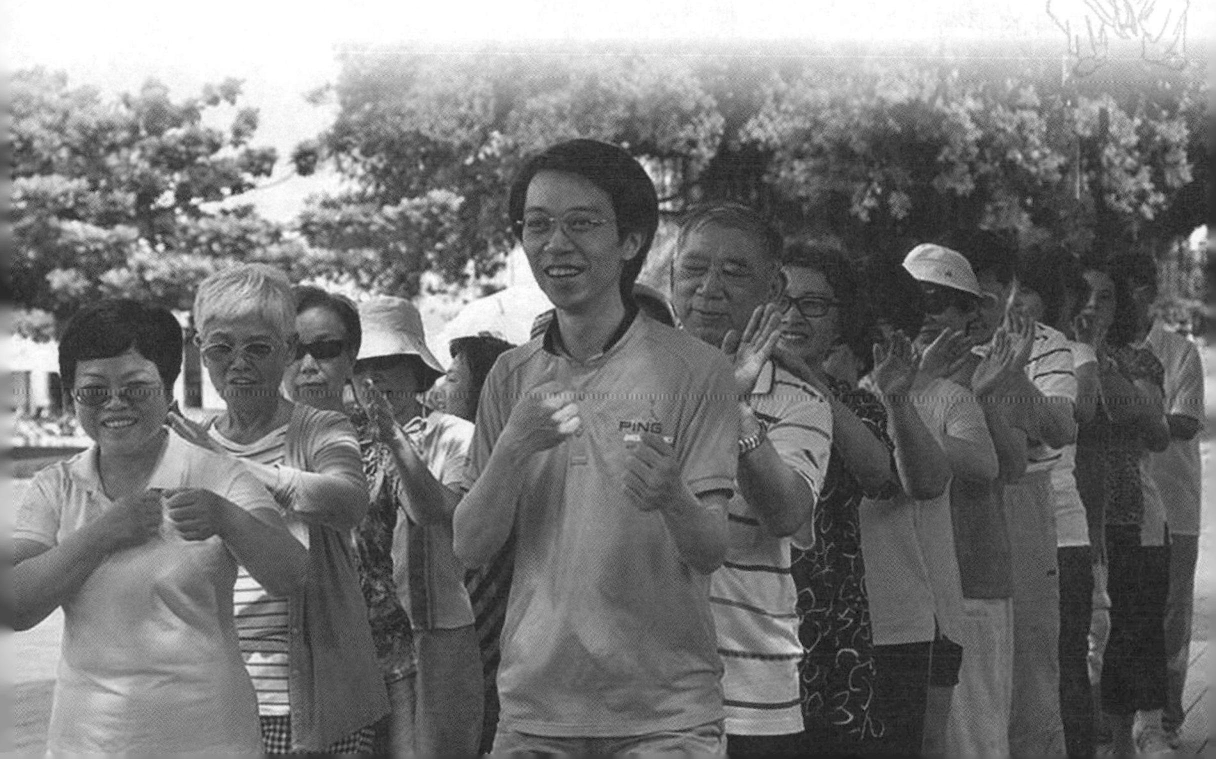

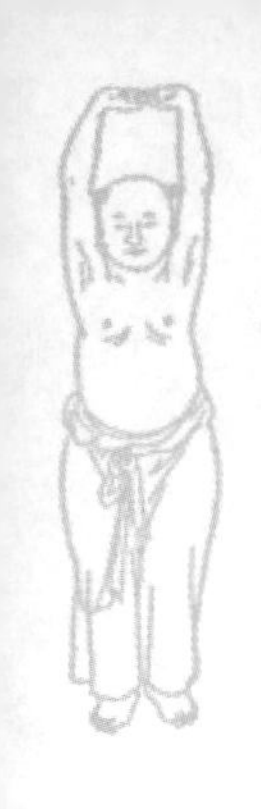

零基礎也不怕 Point 9
常識就是最好的科學

在這個世界當中，什麼東西是真？什麼東西是假？在生活中，請睜大你的眼睛，有些是基本常識的判斷。

常識告訴我們，人的病是累積而來的，可能累積了三十年、五十年，怎麼可以一個招術，或是手拍一拍，一下子就可以把病治好，你不覺得這違背常識了嗎？很多情況之下病會好，是因為給了自己信心，是自己本身的改善，是你的氣增強了，那是靠你自己的，絕對不是經絡拳打得有多厲害。經絡拳是一種很直接、很經濟，還不錯的方法，希望大家在學到經絡拳之後，能一天天的練習，在過程當中，讓經脈的表層、中層的經筋和裡層的經脈，都能達到氣的順暢運轉，讓身體過多的風、寒、暑、燥、熱、濕的現象，逐漸透過氣的運轉代謝出去，啟動身體上的兩隻手，來帶動全身的平衡。

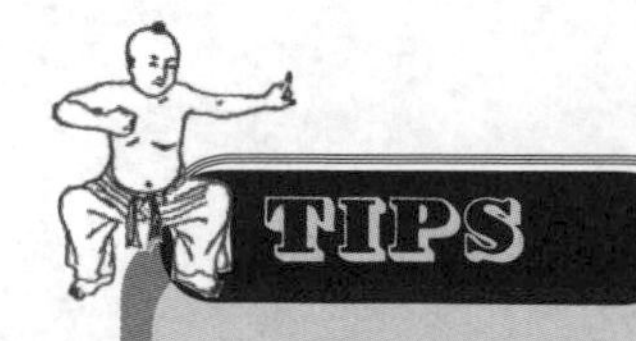

常識是最好的科學，當一個人真的有病的時候，不能延礙治病的法則，一定要到正規的醫院去就診，去做健康檢查和瞭解狀況，至於要不要有更進一步的作為，自己再做決定，不要不分究理迷信經絡拳一定可以幫你治療什麼，這真的沒辦法。

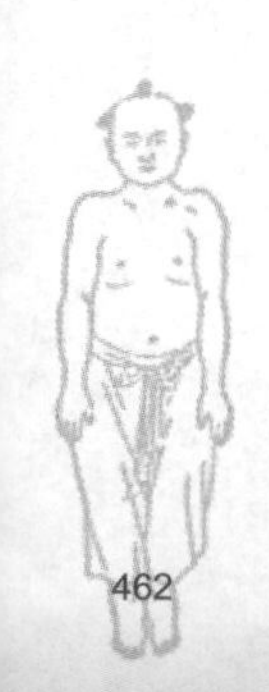

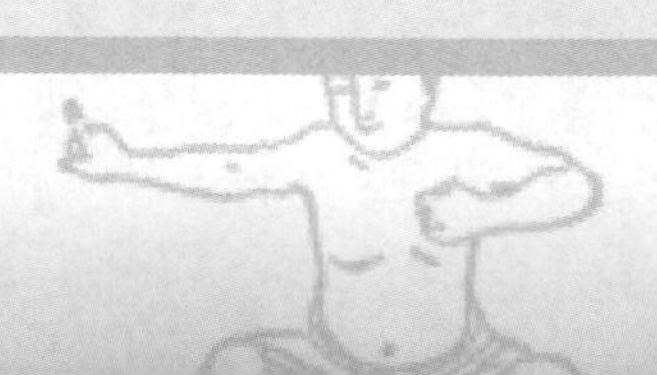

零基礎也不怕 Point 10
簡單飲食！經絡拳淨身月

僵硬的身體最容易堵塞，導致經絡與血管硬化，神經分泌出一堆毒素來。

宇宙是自動轉換的物理現象。每年的四月到六月，是經絡拳的淨身月，學會跟身體對話，讓身體的細胞能夠放鬆，調整生活的習慣，讓自己學會透過簡單飲食，幫助自己脫胎換骨。

淨身月的簡單飲食，快速啟動全身細胞，給細胞充足的能量，身心開始恢復平靜，身心就會越來越愉悅。

透過經絡拳的概念、食物的概念、生活的改變，讓自己用一個簡單的飲食態度、自然的態度，以及自己不斷地在家練習四肢的運動，包含了運氣和動作，達到人文和社會，和大自然的和諧。

如果你的生活作息不健康，當然就會有三高的問題，會常發生疾病。

建議大家都能夠來參與淨身月，只要給自己一個月的時間，讓體內的毒素都減少了，裡面的氣多了，自然而然就可以把造成身體阻塞的毒素慢慢地排出去。

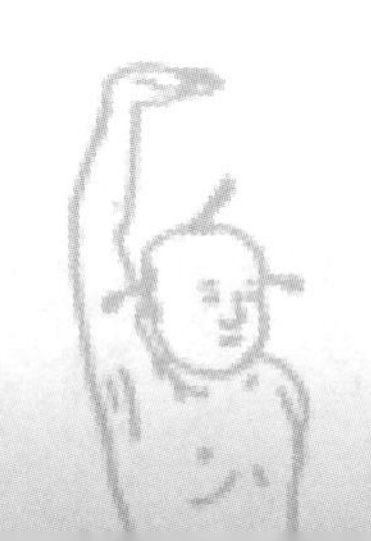

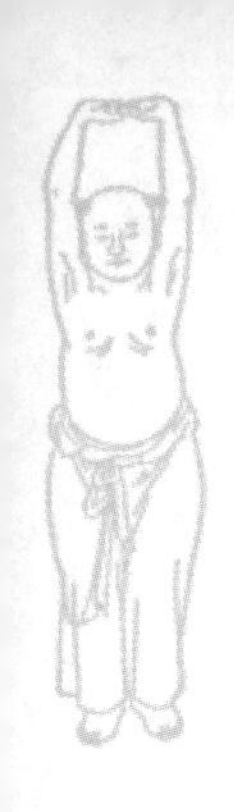

TIPS

　　惡性腫瘤！是因為怨恨的情緒存在經絡裡，只要疏通全身經絡，讓情緒之氣渲洩出去，掌控好自己的情緒，身心自然就健康了。請試著過一個月的「開心」生活，甚至一個禮拜能斷食一天，盡量少吃，吃一點流質的食物，喝一點對人體有幫助的檸檬、桑黃、野生蜂蜜，對人體都有幫助。

經絡拳教室

　　打經絡拳，普傳人類、照顧天下，這是人間的正道。打氣的根本理念：治病是醫生的事情，但是，「健康是病人的事情」，更深地講，生病是身體的一種策略，也是身體自我管理方式。

　　如果每個人按照這樣的想法去試著做做看，我們一定可以降低醫院、醫院設備、藥物在地球上過多、過剩的問題，希望它能夠越來越少，人類的健康就能夠越來越提升，人類的生命也可以達到進化，文明也會再提升。

　　你我不僅在創造自己的健康，也是在創造自己的新生命，也是在創造歷史，經絡拳希望創造的不是一個神醫「騙」地的時代，是在創造一個有愛的、健康的、和諧的社會和喜悅的世界。

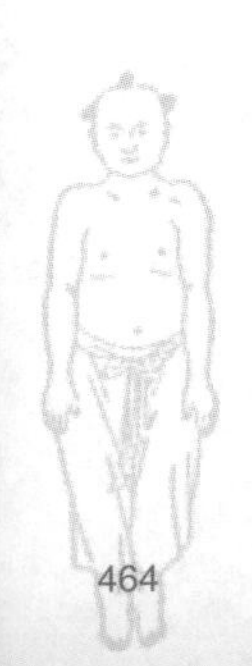

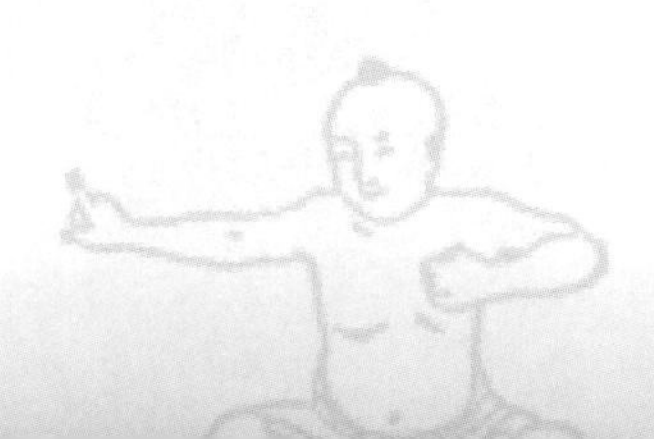

29

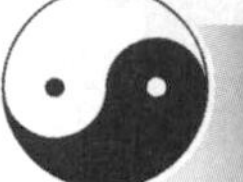

經絡拳九段錦—增強肌力！幫助久治不癒的慢性病人

「經絡拳九段錦」是在八段錦的基礎之下，
研創出來的一種更深層的肌力訓練，能夠舒緩全身的肌肉，
對全身經絡的伸展，達到一定的幫助，
對氣和血的平衡，有強烈的效果，
可以減緩關節的痠痛，避免運動傷害，
甚至能夠讓肌肉線條更加美麗。

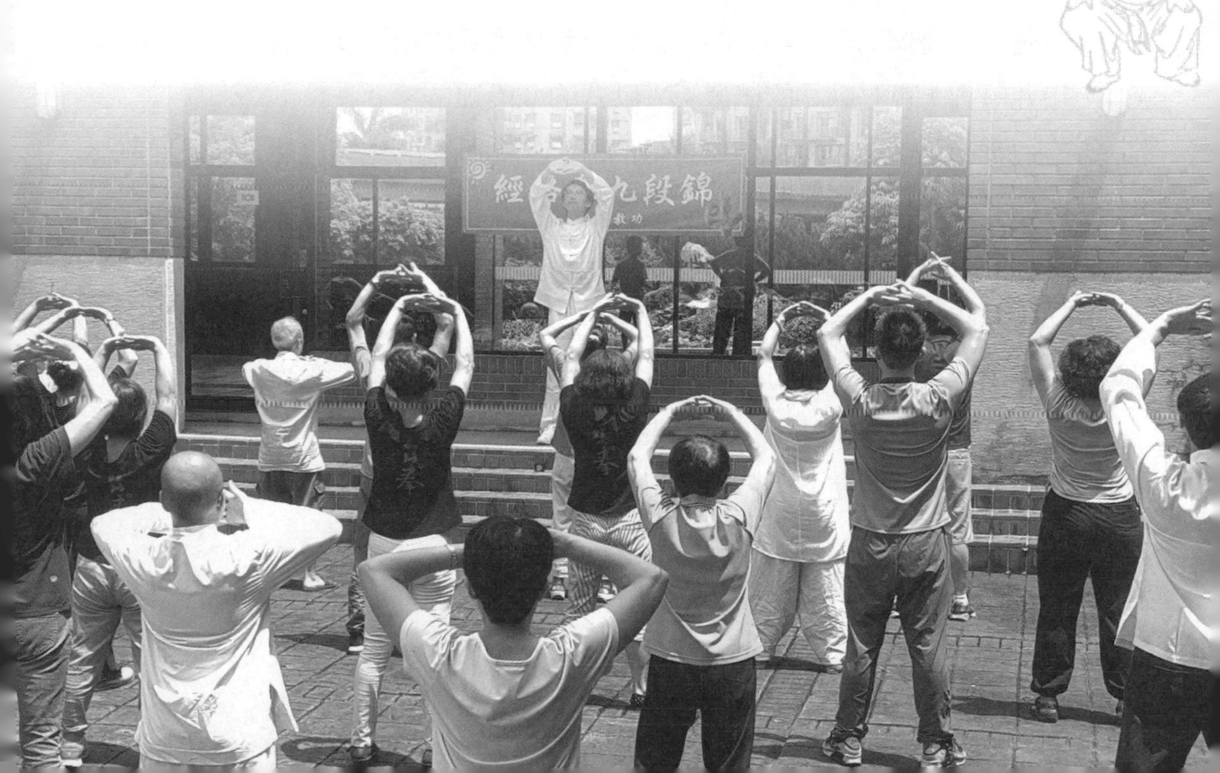

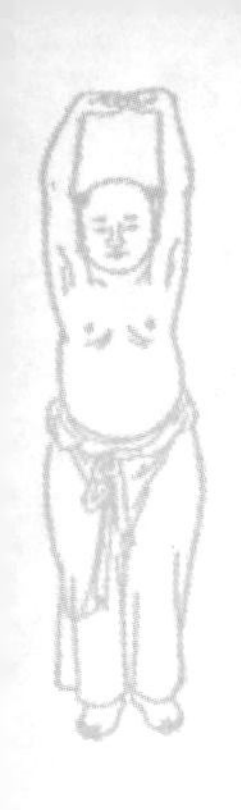

零基礎也不怕 Point 1

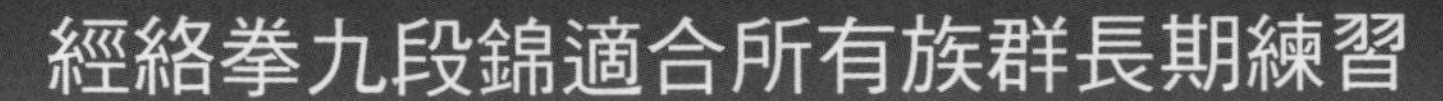

經絡拳九段錦適合所有族群長期練習

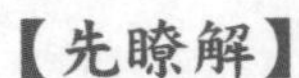

【先瞭解】

在健身房運動的族群，為了訓練三角肌、腹肌、背肌等肌群，可能會使用到啞鈴，或做一些平舉的訓練動作，但這些動作不見得每個年紀大的人都適合，經絡拳推廣的九段錦，分成三種不同的練功方法，分成站式、坐式和臥式三類，適合所有的人，不論是青年、壯年、中年、老年都適合，這個功法是可以長期練習的。

經絡拳推廣的九段錦是跨時代的新革命，不論是站、坐、臥都可以增加肌力。「站式的九段錦」，可以針對女性最在意的部位來訓練，可以揮別大腿的肥肉、象腿、蘿蔔腿，甚至是蝴蝶袖，也可以把水桶腰改善。已經生病的、體質衰弱的，甚至腳部不方便的人，「坐式的九段錦」是最好的選擇。身體弱的、年老的人，晚年想要過好的銀髮族生活，最簡單的睡起九段錦，就是臥功的概念：「臥式的九段錦」。

從練習經絡拳九段錦體會氣的流動，和動作的流暢自然，是一種悠然自在的平靜境界。希望大家練習到最後，身體一定要有力量，有手力，也有腳力，身體有力量，經絡就能夠通暢，氣血就能夠流動。

當你有力量的時候，走路就穩，坐著也輕鬆，站著也沒問題，對於腦力付出過多的人，是可以增加大腦的供氧量，思維能力夠強就不會老人癡呆，若能經常保持練習，有助人體陰陽互動平衡，能行、能立、能坐、能睡，動靜合一，使氣血和暢，似發火燒，通身皆熱，百病不生。

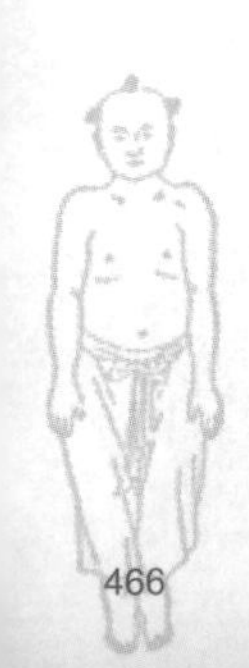

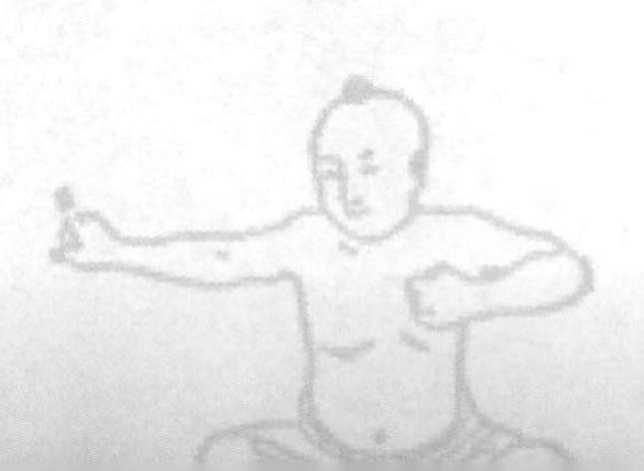

零基礎也不怕 Point 2
練習經絡拳九段錦的好處

經絡拳九段錦，簡單、易學、易懂！可以強化體質，而且可以讓經絡的氣血運行更順、更強，鼓勵大家盡可能早上起床之後，就來練習九段錦，一方面可以讓大腦皮質層馬上甦醒，解除睡眠的狀態，同時可以讓所有的器官瞬間就恢復起來，對一早的心肺功能有一定的幫忙，操作完畢之後再出門，人會比較有活力。

經絡拳九段錦的每個動作，都有明確的健身價值，每個動作都會對某些臟腑有幫助，也可以預防一些疾病。

很多人的久病不癒，就是氣不夠、血不足，這種慢性病人，其實鍛鍊一下九段錦，就可以讓整個身體的肌力達到最佳狀態，達到剛柔相濟，達到了一種意隨形成，形又隨著意轉，意氣相隨之後，達到形神能夠合一，這個部分體現到內經《生氣通天論》所要表達的，人生命的運行和大自然息息相關，早上一起床的時候，體內已經運轉到所謂的陽經，陽經就像太陽一樣，如果我們有接受太陽，身體就有陽氣，人就不容易生病。

練習九段錦的目的，除了平衡身體之外，最重要還能夠激發自己內在的陽氣，是一種更深層的肌力訓練，女性的肌肉力量本來就比較不足，練習九段錦之後，身材會更加的緊實，可以維持健美的體態，還可以保持健康的體質，和很好的體力，所以建議每個女性要養成練習九段錦運動的好習慣，一年之後應該可以達到瘦身、健康美的狀態。

養生！不見得一定要到健身房，健身房的環境不一定衛生，萬一疫情感染的時候，可能就不太方便了，九段錦在家就可以做，在家附近的公園，

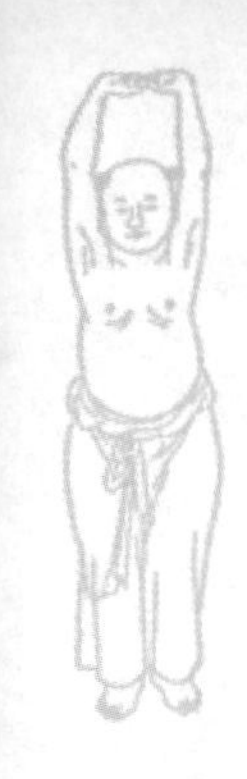

或者是後花園、陽臺都可以練習。

零基礎也不怕 Point 3
練功前的注意事項

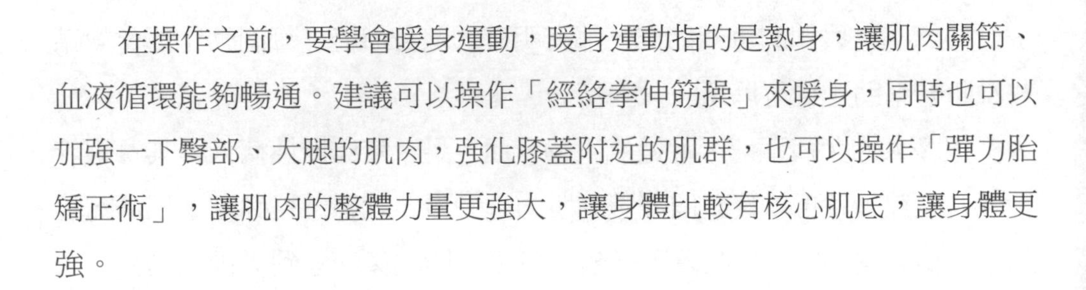

在操作之前，要學會暖身運動，暖身運動指的是熱身，讓肌肉關節、血液循環能夠暢通。建議可以操作「經絡拳伸筋操」來暖身，同時也可以加強一下臀部、大腿的肌肉，強化膝蓋附近的肌群，也可以操作「彈力胎矯正術」，讓肌肉的整體力量更強大，讓身體比較有核心肌底，讓身體更強。

【宣師說】

在所有運動當中「熱身」是最重要的，運動前要熱身，運動後身體要降溫，這樣的概念才能讓身體獲得新陳代謝，也就是說，整個心跳的運轉，一開始稍微高一點，到最後要放緩一點；高，可以避免運動傷害，緩，可以排除乳酸，這樣整個肌肉就能夠恢復有力，不會產生過度的痠痛，讓肌肉對於蛋白質的吸收更佳，就會更有能量。

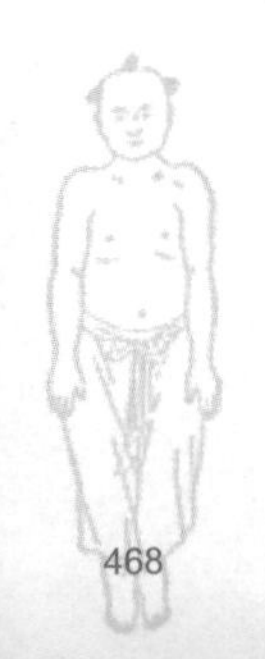

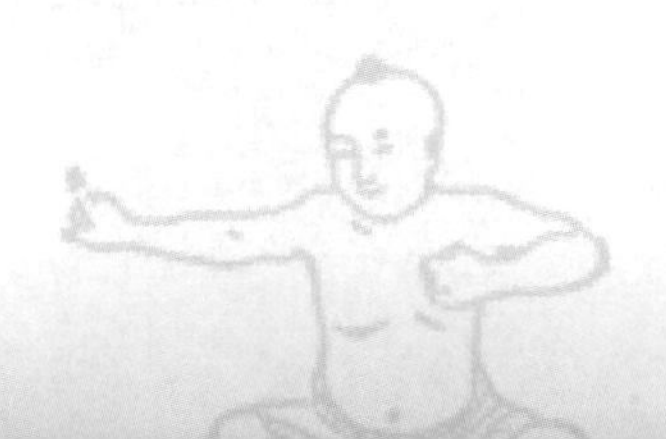

TIPS

開始練習前，喝「排毒免疫茶」，有老薑、黑胡椒、枸杞這三個元素，在運動的過程中就會揮汗如雨，把身體上累積的寒、濁給釋放出去。

零基礎也不怕 Point 4
在練習前要先瞭解自己，有沒有條件可以練習

【先瞭解】

經絡拳九段錦並不是站著練習一定是最好的，在運動前要先瞭解自己，有沒有條件可以站著好好練習。

首先，兩腳併攏，身體自然往前彎，看看能不能摸到腳趾，如果你能夠摸到腳趾，並且停留五個深呼吸，一吸一呼，代表你現在可以練習站式，沒問題，如果你不夠柔軟，先不要練站式，可以先練坐式或臥式，這是一個觀念，並不是要硬來。

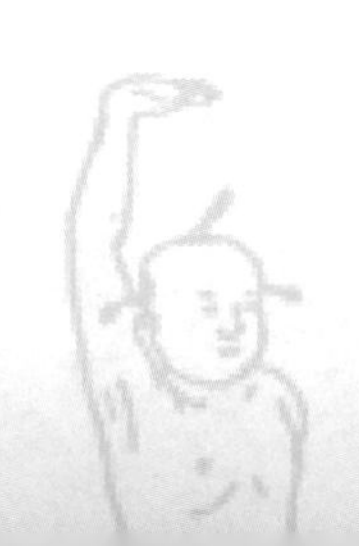

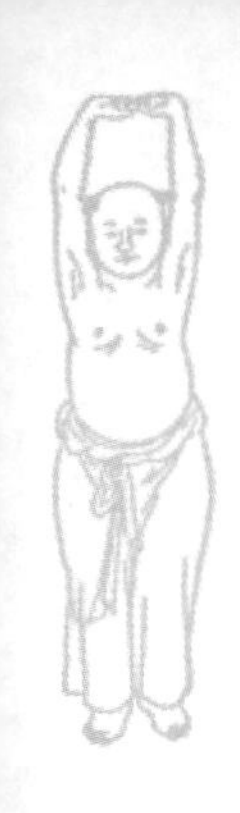

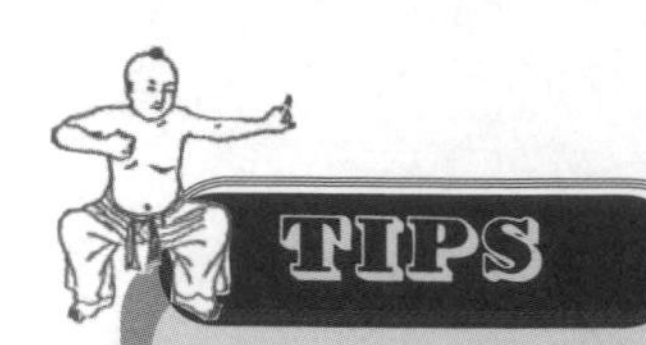

TIPS

當腹部肌群不夠有力時，腰就沒有力，腰沒力時，整個髖骨附近的肌群，就不能往下帶，整個背部還有髖關節附近，包含關節囊附近的筋膜，可能都比較緊，在練習的過程當中，對於血壓會有影響。手如果能碰到腳趾，能深層呼吸，代表薦椎的狀態應該沒問題，反過來，手無法碰觸腳趾，髖關節功能異常，這時有可能骨盆腔已經往前傾了，腹腔內已經有壓力了，這時核心肌群不穩，練習是沒意義的，到最後要付出更多的代價。

【這樣做】

請先練臀推的動作，來練腰，當髂腰肌的深層肌肉能夠鍛鍊到，雙手才能夠碰到腳，才可以開始練習站立的九段錦。

躺平之後以坐骨兩邊的臀部肌肉為支撐點，兩腳離開地面，雙手自然靠近小腿的骨頭，保持 V 字型，如果可以維持三十秒，多做幾次之後，才進階練習站立的九段錦。

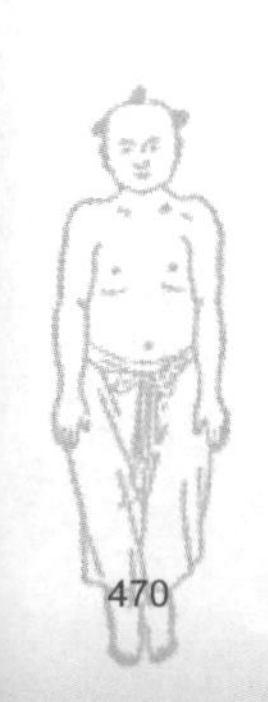

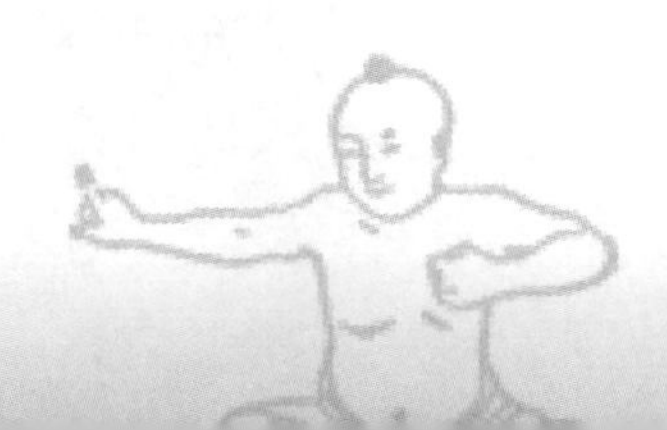

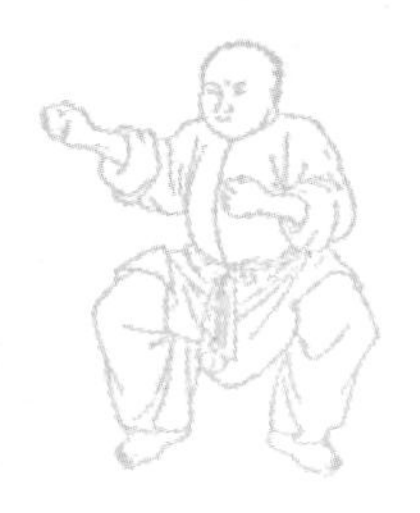

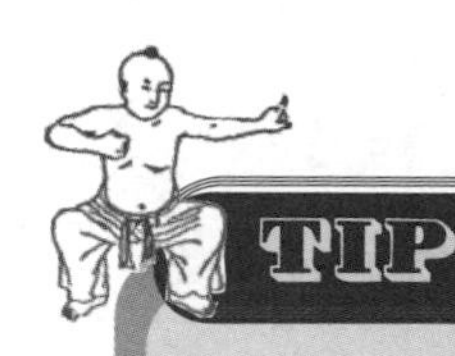

TIPS

當你的關節囊不夠靈活時，請不要練習，練到最後不見得對你比較好，而且會受傷，另外肩膀受傷或腰椎受傷的人，請暫時不要練。

零基礎也不怕 Point 5
經絡拳九段錦一站功

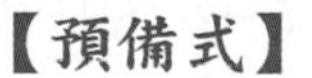

【預備式】

喜悅丹田

喜悅丹田，講的就是核心肌群的力量。

站立，兩手自然放在身體兩側，眼睛注視正前方，左腳向左邊跨步，兩腳與肩同寬，兩手臂內旋之後，雙手抱氣，好像抱一顆球，把小腹區塊內縮，臀部胯下往前收縮，有一點微微往前傾，這個時候自然而然地，氣就會集中在腹部肌群，這邊就會微微發熱。

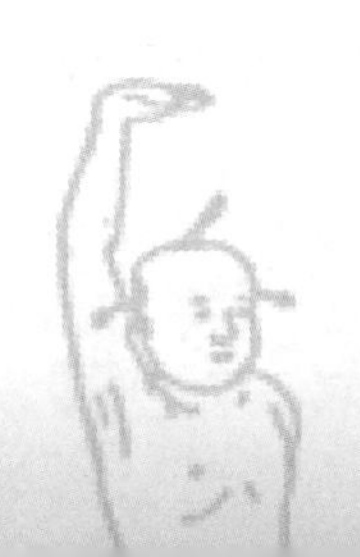

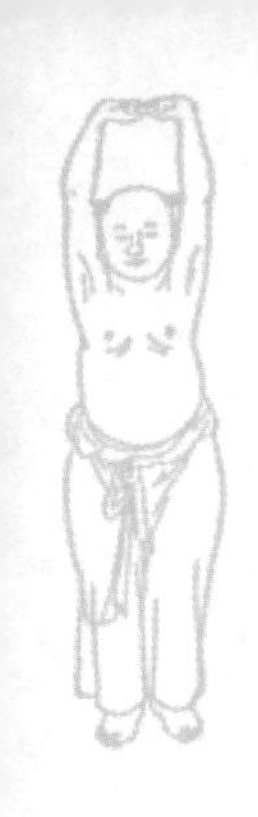

請記得要沉肩、要垂肘，雙手在抱氣的過程中，指尖是相對的，收腹時，命門是放鬆的，兩腳平行站立，不要有八字腳，另外，膝關節不能超過腳尖。

【第一段】：兩手托天理三焦

「兩手托天理三焦」是發內勁的，裡面要有勁，但是外表看不出來，內在的整個力量，要從腳開始竄起來，有腰以下的力量，還有腰到膻中的力量，以及膻中到頭部的力量，以這三種力量在運行。

在整個理三焦的過程，兩手掌五指反轉，掌心向上，到最後兩臂內旋往上托，掌心向上的時候，要抬頭目視這兩掌，緊接著下巴內縮，雙手自然下落時，兩腳膝蓋微彎，如此反覆練習，一般練習都是六次，也可以減少次數，練四次。

【第二段】：左右開弓似射鵰

左腿跨步站立之後，兩掌交叉於胸前，左掌在外時，右掌變成五爪，左掌呈現出八字掌推出去，右手往右拉到肩脇，眼睛看著八字掌的正中，就是靶心，肩、肘、手呈一條線。腿部很重要，馬步動作是微蹲的，馬步要寬過於肩，不能小於肩。重心往右移的時候，兩手自然的打開，右手向右邊畫弧，跟肩膀同寬，眼睛拉回來，重心從右移轉回來，左腳也收回來，

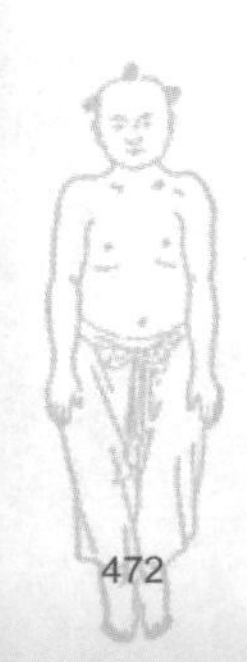

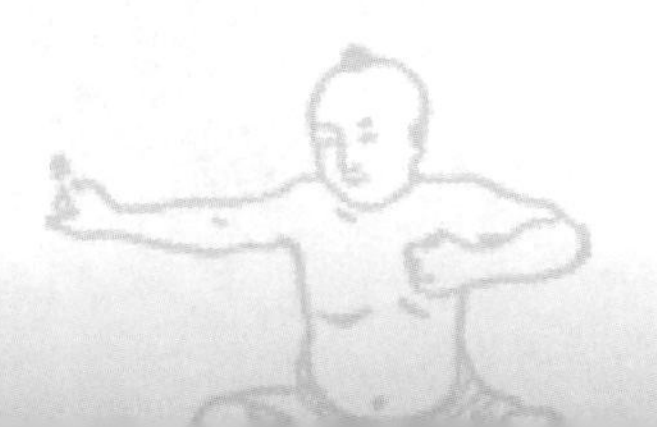

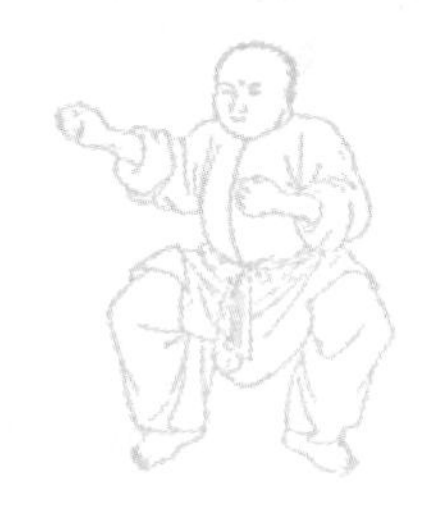

這個動作反覆操作，左右各一次，總共加起來就是六次。

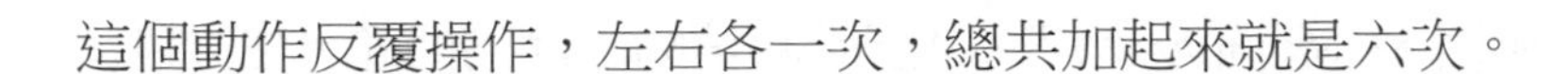

【第三段】：調理脾胃須單舉

這個動作是S型的，就是有上有下，有上有下身體才會循環，這一式很簡單，但是對人體的幫助是很巨大的。S就是旋肩，要把肩旋開，當手上舉到頭部以上，比方左手往上托天，右手掌往下的時候，往下按是在右邊的髖骨旁，指尖是朝前的，在旋肩的過程中，身體要夠挺直，氣最後是立在掌根，整個身體是完全施展開來的，記得肘關節是有彎曲的，肩關節也彎曲，胯關節也稍微一點點拉開，才能讓整個脾胃打開，因為兩胯就是脾的病氣累積的地方，所以這地方把它拉開，效果會更好。

左右兩邊在交換時，雙手在腹部的上脘到下脘這邊，做一個抱氣迴繞、旋轉、交叉上下，在轉換的過程中，腹部稍微配合旋轉一下，效果會更好。

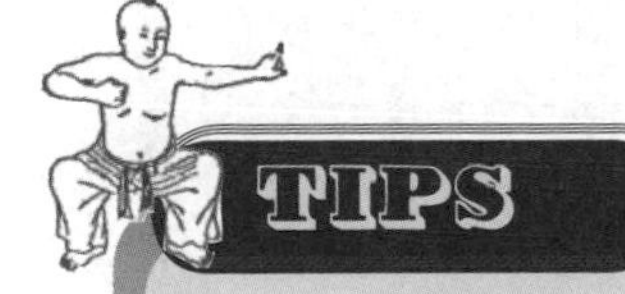

TIPS

在旋肩的過程中，膝蓋是微彎的，氣才會下，力量才能從腳發布，如果膝蓋沒彎，那整個身體可能就從手發力，從手發力是錯誤的。

【第四段】：五癆七傷往後瞧

心、肝、脾、肺、腎五臟之傷就是五癆，七傷就是喜、怒、憂、傷、

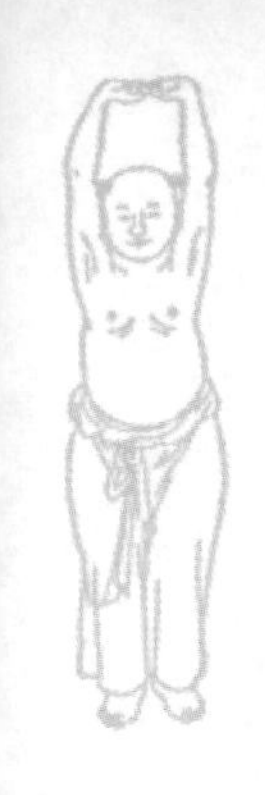

悲、恐、驚七情無度，這裡面涉及到的是五臟和情緒之間的問題，往後瞧，就是叫你要放輕鬆一下，往後瞧，就是往後看一看，意思就是人生不要一直往前看，往前看，有時會給自己添麻煩，有時候往後看一下子，退一步海闊天空，不要一直太躁進，往後，也是在調整自己身體上心腎不交的問題。

當兩腳把膝蓋挺直之後，重心抬起來之後，手臂也是上來的，這時手臂在旋轉的過程，兩個掌心一前一後，頭向左時，目視到左斜後方，左手變成扭毛巾的旋轉。在後瞧中把腰痠背痛的後背，整個脊柱深層地釋放它的內壓，然後再收回。兩手臂再內旋，按於髖骨之前。同樣的再向右邊做一次，左右各一次算一回，總共做三回就是六次。

操作時，兩腳微彎，兩手捧於腹前，不要低頭的轉脊柱，肩要放鬆，轉頭時只要轉頭不可轉脊，轉脊就錯誤了，在過程中，肩膀稍微往後打開，不要內縮。

【第五段】：搖頭擺尾去心火

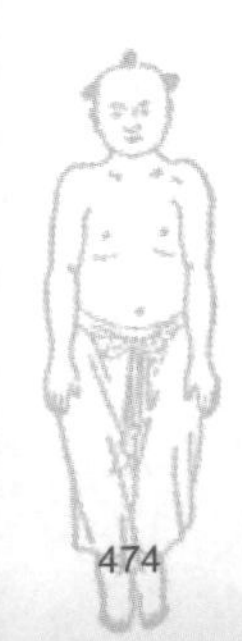

這個動作的中心點以脊柱為主，重心先左移之後，右腳向右跨步站立，兩手上托之後，慢慢下來，屈膝半蹲成馬步，雙手下落在兩側鼠蹊處，身體重心向上帶起。

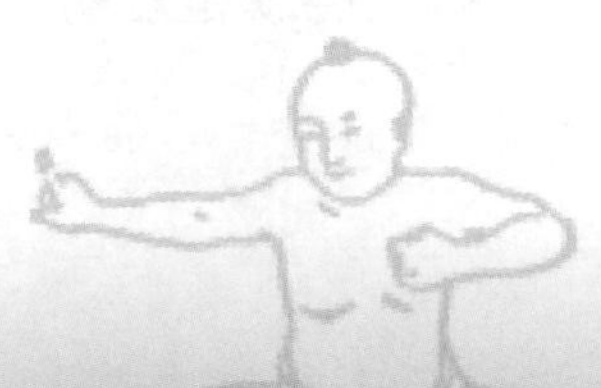

不管是向左或向右移動，是相對的拉力，下巴微收，在轉的過程，動作稍微慢一點，當臀線和頭部延展出去時，達到極致化。

在搖頭擺尾過程中，眼睛自然看前方，馬步下蹲時，要收髖、收臀。

TIPS

成功之處在身體要保持中正，轉動時不可歪掉。

身體中正時，脊椎就拉直，所以在搖頭擺尾時，跟尾閭是對拉伸長的，動作越緩慢時，身體在繞圓時更連貫，而且更漂亮，這個部分有鍛鍊的空間。

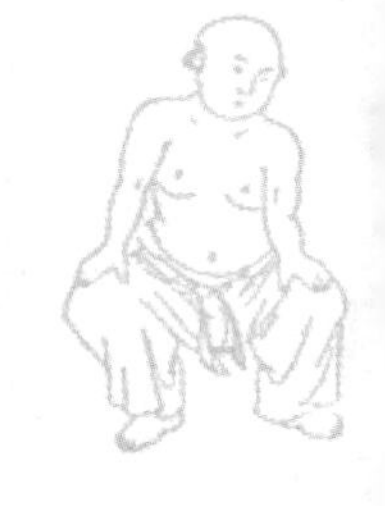

【第六段】：兩手攀足固腎腰

一開始兩腳打直，膝蓋要挺直，氣才能帶上去。

身體站立往上帶時，兩手先往上一推，手掌下來時，在胸前往後轉太極，手掌搓熱腰、膝、踝關節後，置於足背，背拉直。

兩臂帶上來時，指尖朝前，掌心向下，帶到身體呈垂直線時，用腿力帶到腰力，腰力再轉到身體，感受到最道地的從腳發力帶上來。

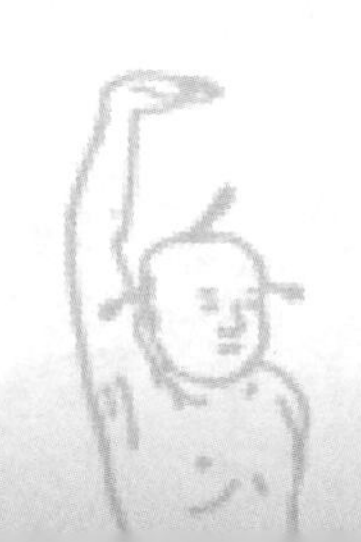

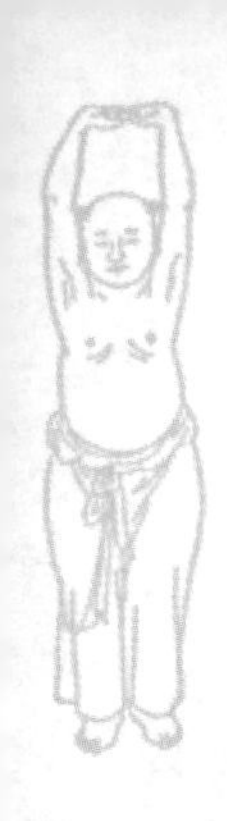

TIPS

兩手臂關節往上帶時，越慢越好，效果越強，血壓偏低、偏高的人都不適合操作，這是一個比較吃力的功夫，需要時間來練習。如果沒有腰力，手碰不到腳的話，練了會容易受傷，第六式很多人做不到，就請他先休息，先去做其他的。

【第七段】：攢拳怒目增氣力

「握固」就是握肝氣，肝是魂，人要有魂，拳要有力。微蹲，兩拳在側腰時，往前推，大拇指是握固的，拳眼朝上，目視正前方，衝拳往上沖出去，拳眼向上，在哪個地方旋轉 360 度，虎口朝前、朝外旋轉之後，握固回來，在收回時，屈肘，用肘帶進來，手肘不可外旋，要沉肩墜肘收回到腰側。出拳時，拳眼向上，目視正前方，稍微瞪一下。

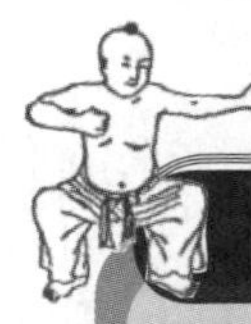

TIPS

這個動作的力量要展現出來，在衝拳出去時，是怒目的，怒目的意思是眼睛要撐開，此時五腳趾要抓地，因為肝，其華在爪，爪包含指甲、足甲，腳趾抓地，可以把力量兩邊集中，透過腰力瞬間爆發，送往四肢末稍，力氣才能夠出去。

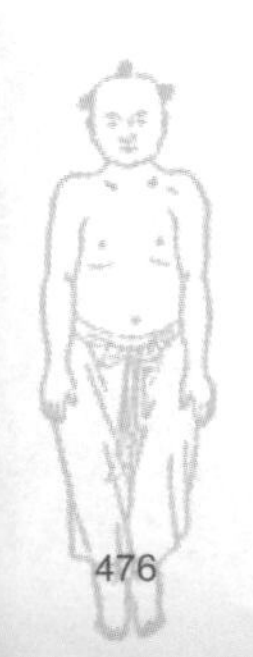

【第八段】：後背七顛百病消

兩腳跟抬起時，頭要往上一頂，頭要正，有懸吊的感覺，似乎有一條線把頭頂帶上去，眼睛看正前方。兩腳準備要落下，要振動之前，拉到極致的時候，全身準備要放鬆，腳一振下去時，手要連續晃七下，此時氣才能到腳底出去，可以到手出去，可以把手部的六條經和足部的六條經的濁氣給放掉。

TIPS

腳跟上提時，頭頂的百會是上提的，腳趾是抓地的，平衡一定要做得很好，往下的那一刻，是準備放鬆的，是精神的放鬆，沉肩一放，整個氣放下來，只有提肛縮腹不放，氣才能送往四肢的末稍，包括掌心的勞宮穴和足心的湧泉穴，還包含了手的十宣及腳的十印，全部把氣送出去。

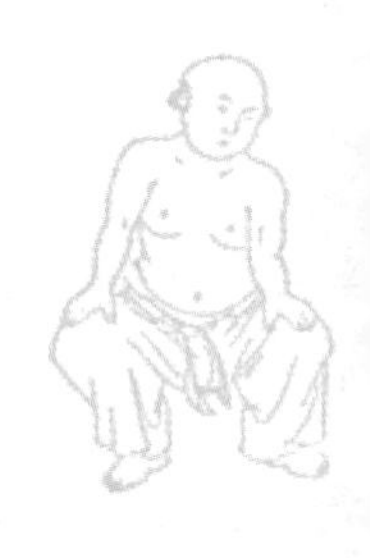

【第九段】：三焦拳調氣臟腑

這一段是增強肌力訓練最代表性的動作，過去的八段錦最後獲得平衡，平衡之後就會鬆鬆垮垮的沒有力，很適合老年人，現在年輕人要鍛鍊，就需要強化三焦經，三焦拳往下、往左右、往上，很像啞鈴、槓鈴的概念，可以把肌肉的潛力給激發出來，它在不斷地擴大你的胸肌、腹肌，讓你的整個上胸肌群徹底打開，讓線條更加飽滿。三焦拳就是在練習胸肌、腹肌，

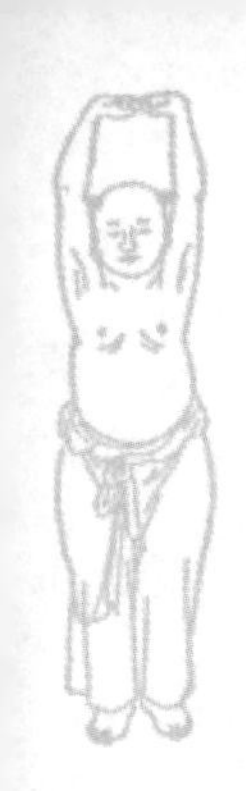

乃至背肌的力量。

打三焦拳時，有一鼓熱氣隨著拳走動，而雙手和身體的動作都是自然流暢，做出整套動作，是無須大腦指揮動作，那個時候很能體會心神協調的狀態。

TIPS

這個動作很簡單，發力過程要不斷地練習，要有力量，要從很核心的肌群去發力，在推力的過程中，不管上胸、下胸、腹部、背部，都可以被訓練，往內回來的時候，又有夾胸的觀念，能夠集中，所以不用到健身房，就可以鍛鍊腹肌、胸肌、背肌，讓你越來越健美，越來越健康。

【收功】：氣沉丹田

兩手臂內旋，往上抬起來，往上曲肘，兩掌相對到腹前，自然地練習，兩掌最後也可內外交疊放於勞宮，不分男女，不管左右手都可以，最後氣沉丹田，調氣放鬆，靜靜地讓自己安詳地、穩穩地站著，調氣，把內在的氣運行，要調一次、兩次、三次都沒關係，最重要是要氣沉丹田，安靜地站著，整個人全身是有力量的。還可以雙手搓一搓臉部，關節放鬆一下，抖一抖，都行。

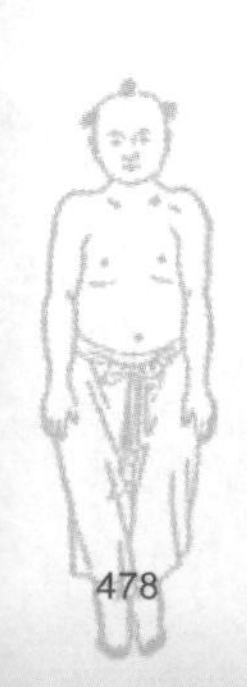

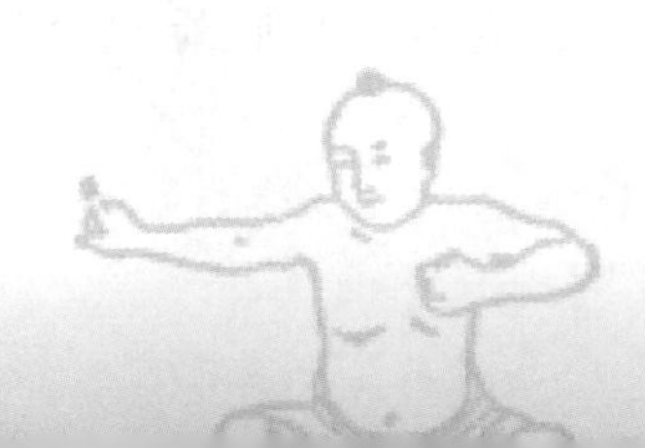

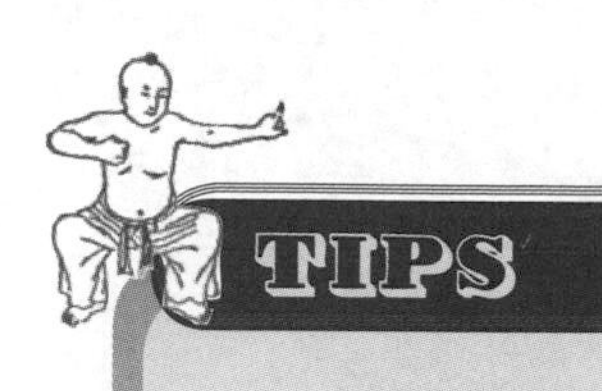
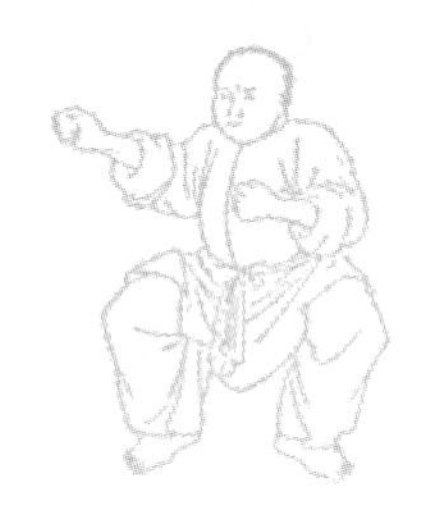

TIPS

站功，最後的力量要送往四肢所有的肌群裡面，鞏固骨骼，鞏固自己的力量，這才是最好完整的訓練。

零基礎也不怕 Point 6
經絡拳九段錦一坐功

【先瞭解】

坐功的九段錦，對於已經生病的人、腿部不方便的人、身體比較弱的人最適合。

對於很少運動的人、血壓偏低的人，也可以用這個方法。透過呼吸及內在的觀想，感覺自己在一座高山或是在大自然之下做一種很自然的舒展，一樣可以讓氣血周流全身，百脈通暢。

坐功的九段錦，很像在打坐一樣，坐者練習手的部分，用手把氣血調動到五臟六腑和腦部之間，讓腳暫時休息。

這個方法是一個傳統修行人必須要練習的，由達摩時代流傳到現在，動作簡單、明確，而且易學、易練、易懂，一樣可以柔筋健骨，坐功對於腹腔和胸腔的臟腑，有達到調和的作用，對神經系統、免疫系統、呼吸系

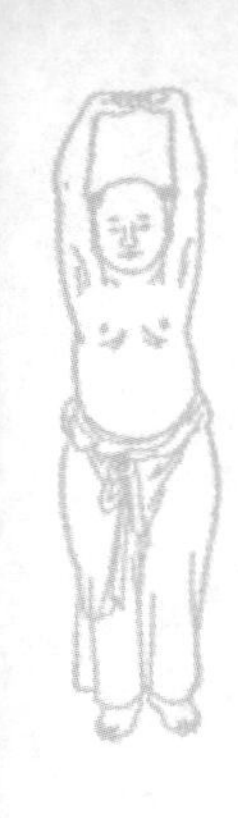

統、心血管系統都有很好的幫助。

操作坐功時，坐在木板比較好，如果溫度太冰了，可以鋪上軟地毯、瑜珈墊。

【這樣做】

坐功的動作和站功一樣，動作沒什麼變化，只不過沒站著練。

※左右開弓似射鵰：如果要做到左右開弓，單打也可以，雙打也可以，只不過盡量把腰稍微挺直，集中在腰力，所以操作之前把腰搓一搓，把帶脈打一打，特別加強這一段就可以。

※ 調理脾胃須單舉、五癆七傷往後瞧、搖頭擺尾去心火、攢拳怒目增氣力：盤腳，上半身的動作和站式一樣。

※ 兩手攀足固腎腰：把膝蓋整個撐直，兩腳往前蹬，就可以了。

※ 後背七顛百病消：坐功時，這個動作要把雙腳打直，腳背拉直，腳跟上提，身體頂上來，縮臀部，縮腹，手在兩側拉高，放的時候，手跟著放下來，頭部到脊椎，整個掉下來，這時腳跟下按，腳跟往下。

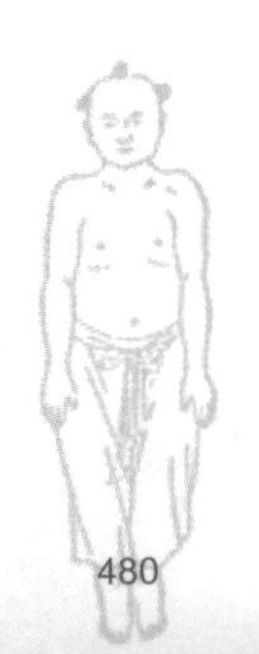

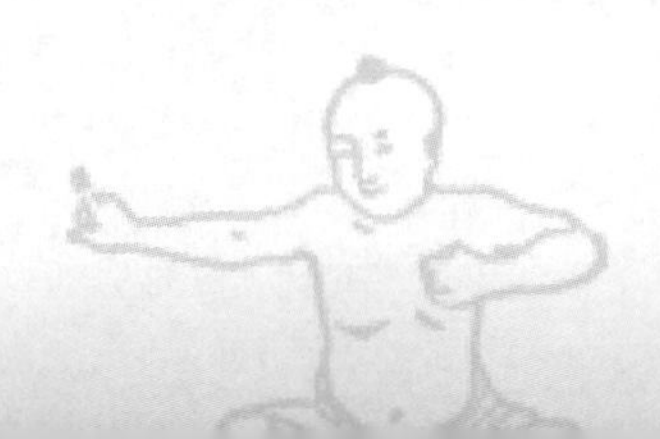

零基礎也不怕 Point 7
經絡拳九段錦—臥功

【先瞭解】

臥功是讓年紀大的人、體弱比較不方便的人、坐著也會腰痠背痛的人，可以躺著操作，對於要做復健的人、嚴重的慢性病患者，也可以多做臥功，臥式反而是更多人群可練習的。

初次練習九段錦的人，操作臥功其實挺不錯的，一樣可以流汗，而且身體會覺得很舒服，沒負擔，練習完後的肺活量會不錯，心臟也不錯，強筋骨也很好。

【這樣做】

臥功在練習上，躺著隨時都可以練習操作。

在練習時不要穿太厚重的衣服，要輕薄點，在躺之前可以用矯正棒打一打湧泉，讓腳更有力、氣更順，也可以把手心的勞宮拍一拍，腳心打一打，腹部往下推一推，讓身體的氣比較順，氣在體內運轉的速度更快，永遠不傷關節、不傷肌肉、不傷脊椎。

臥功的動作也挺大的，動作和站功一模一樣，沒什麼變，前面四段強調的是下肢，後面四段強調的是上肢，最後理三焦經，強調是整個身體的軀幹為主，發力到四肢末稍，同時也可以讓身體有勁道。

第一到第四段，腳力要夠強，要有勁道，後面四段，上肢以提氣為主，氣要往上帶，最後的三焦拳調氣臟腑，要把氣送到軀幹去。

在操作臥功時，要閉目去練習，舌抵上顎，操作完畢之後，扣齒，舌

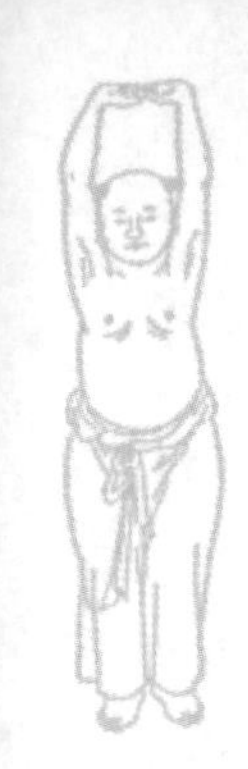

頭繞一繞，讓裡面產生唾液，將唾液往下送，可以分三次嚥下去，送往臍輪。

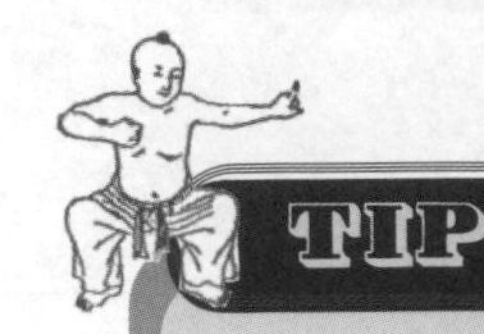

TIPS

操作臥功時，要縮腹和提肛，氣在發動的時候比較不會散掉，因為躺著就很放鬆，腰沒力時練習會很危險。並用舌攪口腔，再鼓漱三十六次，分三口嚥下。嚥下要有聲，能使百脈調勻。

零基礎也不怕 Point 8
九段錦的小叮嚀

【先瞭解】

要知道自己適合用什麼方法來練習，腳沒力的人，可以練坐功，腰沒力的人，可以練臥功，如果要讓氣能夠發出去，必須要有深蹲的能力，要能深蹲五十下。

要有這種條件，才可以真正強化到整個力量往上，再送往另一個層次，身體的力量是永無止境，可以不斷地發展的。

九段錦是終生堅持的運動，由起床至運動完結，都講求規律、專心、

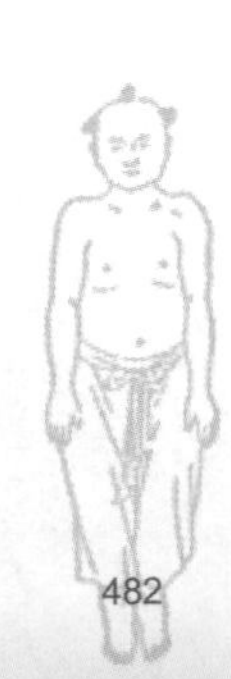

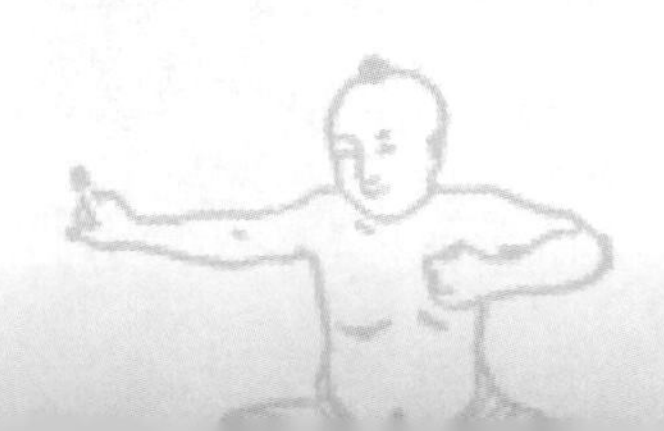

寧靜，使運動達到「聚精」、「積氣」、「凝神」的境界。方法由簡單進入複雜，循序漸進。如第一式重覆做到掌握了，才進入到第二式，如此類推，按部就班。

你可以選擇性地跳著練習，透過不斷地鍛鍊就能夠防病強身，改善身體。

練習經絡拳九段錦，如果沒有一個很專業的經絡拳教練來指導，在運動過程當中一旦有所偏頗或是受傷，有時的運動傷害是沒救的，之後就很麻煩。

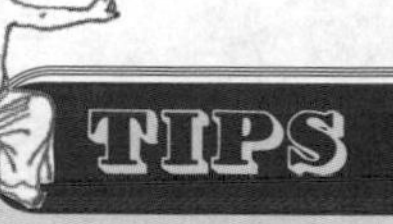

TIPS

在練習九段錦的過程中體會呼吸節奏、平衡協調，帶到生活上，心情樂觀，情緒穩定，對人寬容，疾病減少，練九段錦能幫助自己擁有一種豁達情懷。

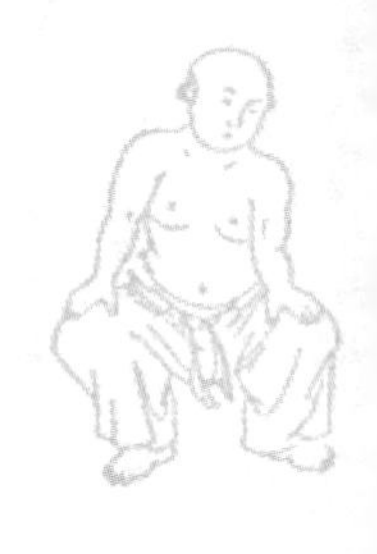

經絡拳教室

學習經絡拳，透過了九段錦的鍛鍊，可以讓大腦充分休息，透過筋骨的活躍，氣血的流動，增強體力，也算是大腦的放鬆劑，在大自然的環境之下，進行休閒養生、健身。

人的大腦在大自然之下，可以獲得神經的放鬆，乃至於興奮的提升，

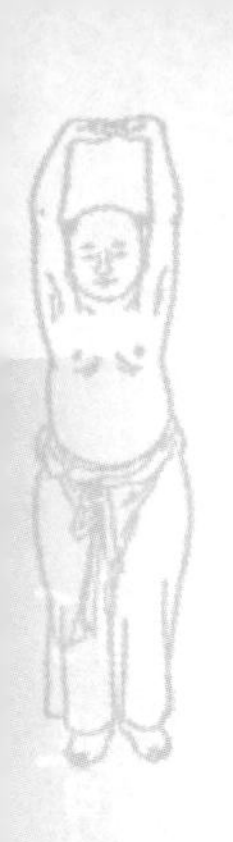

看到了花草、樹木、陽光，看到了身體的流動，年紀大、身體轉弱的人，透過大自然會讓身體慢慢復原，而且能夠延年益壽。

經絡拳除了傳授九段錦之外，也有教其他功法，目標都是要凝聚你的這顆心、你的身體，乃至於你的靈魂，把它凝聚在一起，重新帶給你一個心動的身體節奏，教你如何學習跟自己的身體相處。

練習九段錦過程中，用溫柔的角度看待自己。

在放鬆過程中，留心一下自己的經絡哪些地方不通，哪個關節受傷，或者哪幾條肌群沒力，然後慢慢地、一步步地加以理解探索，加以鍛鍊，就會讓自己從逆境中找到順境。

希望每個練習者在這裡可以找到新的方向，重新發現那些久病不癒的問題！

其實說穿了，就是因為身體沒力，經絡不通，氣血不夠，練九段錦帶給你重新的健康，用全新的力量發現新的自己。

打經絡拳 大道至
普傳人類 造福天

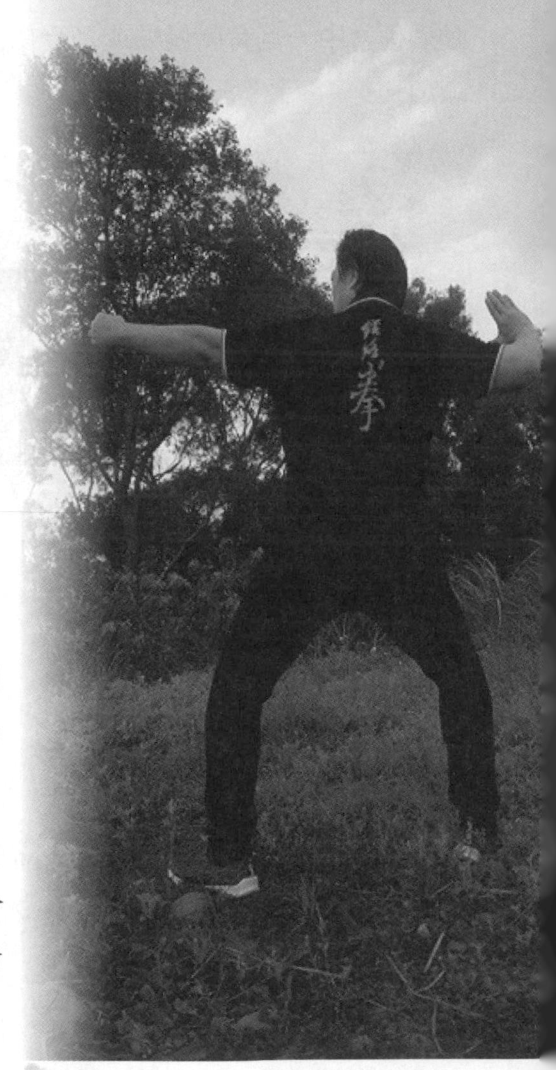

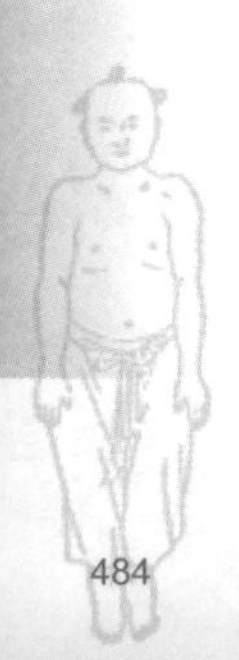

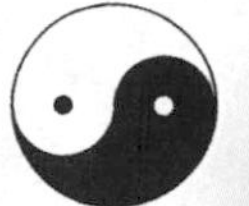

30

輕鬆做「拳瑜珈」—別讓「瑜珈」毀了脊椎與健康！

宣印學派是要幫助每個人獲得身心靈的和諧與健康，

透過了「經絡拳」來瞭解自己的體質，

同時來規劃一套適合自己改善體質、改變體態的保養方法，

透過了「拳瑜珈」來做深層的、廣度的練習，

先「拉筋」，再來做「體位」，會比較安全。

讓每個人用對的方法來伸展身體，

舒展心靈，幫助自己獲得身心靈的和諧。

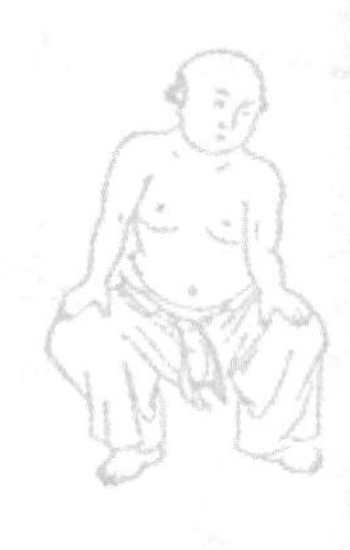

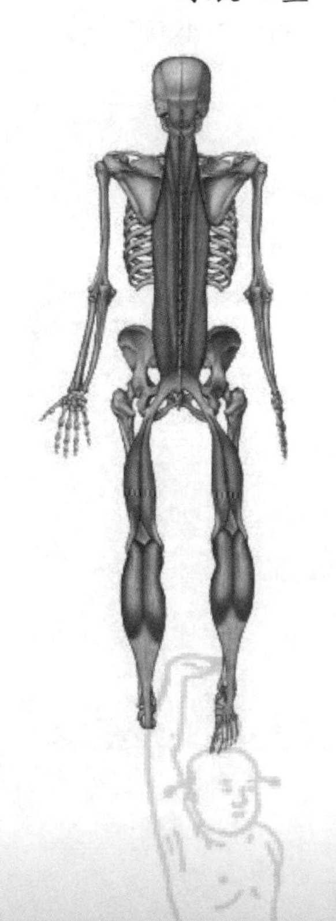

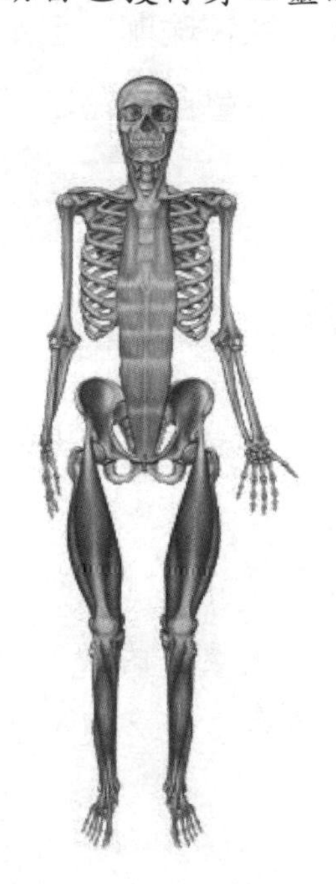

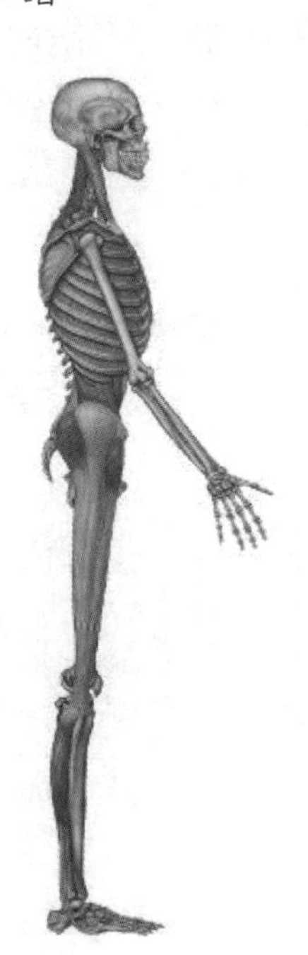

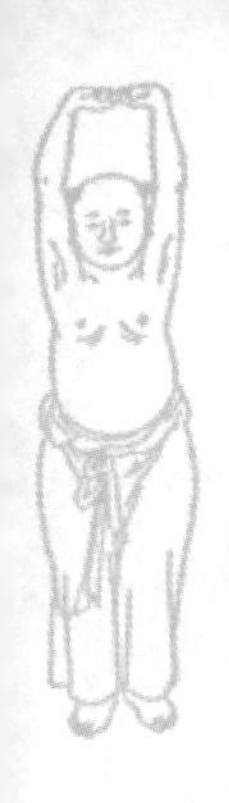

零基礎也不怕 Point 1

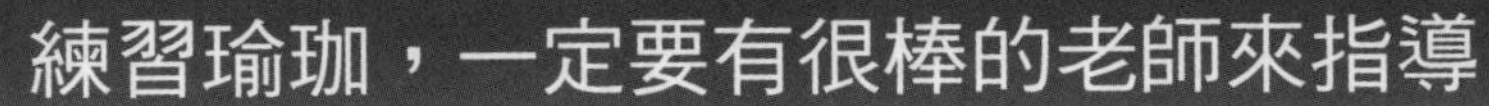

練習瑜珈，一定要有很棒的老師來指導

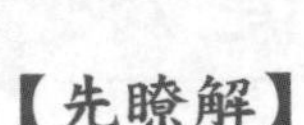

【先瞭解】

身體是有限的，並不是萬能的，拚命的拉扯全身的肌肉韌帶，一不小心，就很容易出現運動傷害。瑜珈很多動作都是身體的極致伸展，這種看來很溫柔緩和的運動，要當心運動傷害，因為很多動作都過度彎曲身體，過程當中一定要非常的緩和。很多練習瑜珈的人，尤其是有多年經驗的人，最後都會開始追求動作的完美，而忘記了安全性，就一定會超出自己的體力範圍，最後因為不當的肌肉拉扯，脊椎的扭轉、前傾、後傾，造成周邊的肌肉僵化，甚至壓迫神經，產生了很多身體莫名其妙的痠痛。

有四成練習瑜珈的人都受過傷，因此初學者一定要在教練指導下，才能練習瑜珈。經絡拳建議，練習瑜珈一定要有很好的、很棒的老師，甚至要有好老師在旁邊指導，才不會自以為自己是對的。

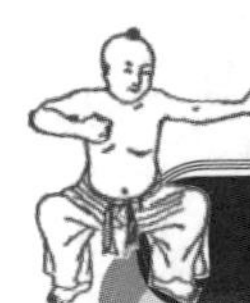

TIPS

一個好的瑜珈老師，他是要從一個硬硬的、全身僵化的情況，慢慢地練到柔軟的那種人，而且是柔軟、很健康的，有些經驗可以向他學習，如果你是碰到一個天生很柔軟的人，他用他的角度來教你的話，那你可能沒多久之後，經常就要去復健了。

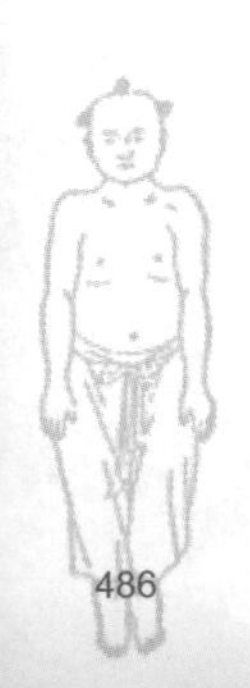

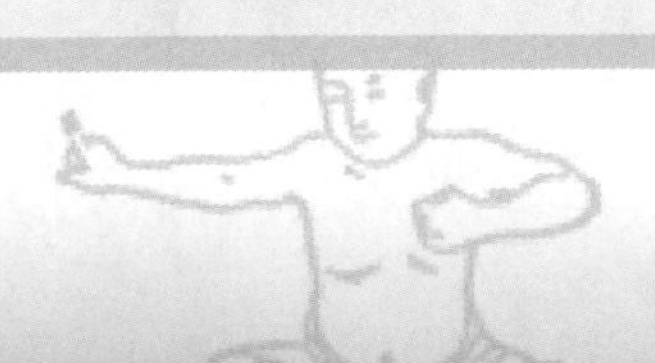

零基礎也不怕 Point 2
做瑜珈，不見得一定要去瑜珈教室

做瑜珈不見得一定要去所謂的瑜珈教室，做瑜珈最好的環境，就是在水中。

其實在水裡面走路，就是一種瑜珈，在水裡伸展身體的所有姿勢，也是一種阻力的訓練。

因為水溫比體溫低，在做阻力的時候，就可以燃燒體內的卡路里和脂肪。

大概二十～三十分鐘，就會發現到身體非常的舒服。如果能讓孩子從小游泳，這個孩子以後的筋骨就會比較柔暢。

【宣師說】

建議想要學瑜珈的人，先在游泳池裡練習鴨子走路、在暖身操結束後，利用水的阻力加強雙腳肌力，健美大腿，可以在淺水中行走，或者穿著救生衣在深水處行走。

練習走路、蹲跳、伸展抬腿……不管做什麼動作，不會因為過度地刺激而產生了腎上腺素或甲狀腺的亢進，可以維持內分泌的系統，對防止老化有一定的作用。

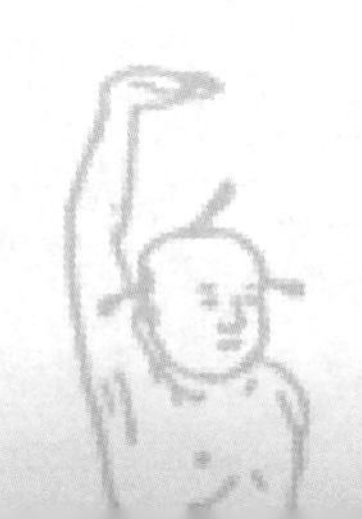

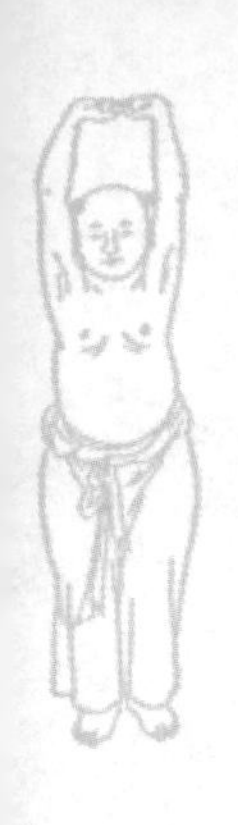

零基礎也不怕 Point ③

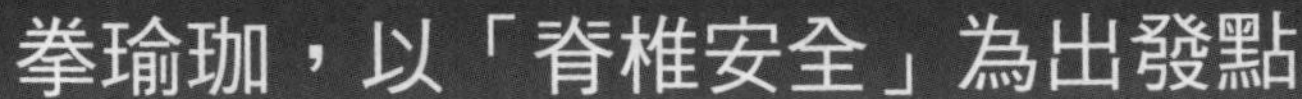

拳瑜珈，以「脊椎安全」為出發點

【先瞭解】

根據國外的研究，瑜珈在運動死亡率的排行是第二名，排行第一的運動是釣魚。

釣魚死亡的原因，是因為站在礁石上面釣魚，被大浪給捲走了，而做瑜珈的致死原因，是因為脊椎的受傷，所以脊椎受損問題是很要命的，必須學會如何讓韌帶不要被拉傷，韌帶拉傷就容易造成腦部損傷，就會造成慢性關節炎，有些人練到最後視網膜剝離、破裂，還有整個髖關節受傷、龜裂，或是身體的某些部位錯位之後，引發未來必須要動手術，甚至癱瘓了，這些案例在媒體上都可以看到。

「拳瑜珈」不僅可以減肥，也可以保健，也是平常的休閒養生方，透過打氣經脈淨化血液，有效地消除多餘的脂肪，達到一種平衡，對於過瘦的人，也可以稍微增重。

拳瑜珈是脊椎的動力課程，是以生物力學的角度，來看骨骼、肌肉、肌腱，在伸展的過程中，讓經絡系統收縮，讓肌肉傳導，讓神經傳導，讓經絡傳導。

一切的動作都是以脊椎為出發點，如果在練習的過程中，有任何會傷害到脊椎的動作，全部都必須要放棄。拳瑜珈的概念，就是在調整脊椎，要讓脊椎保持一個力量，不要做完後讓脊椎發生了問題。

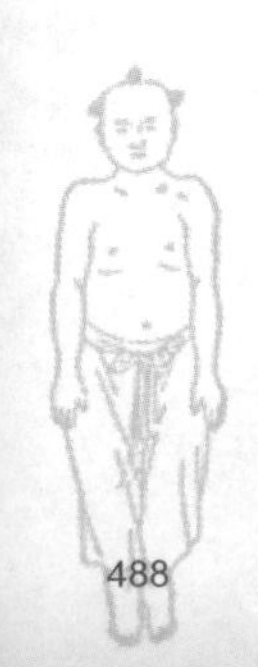

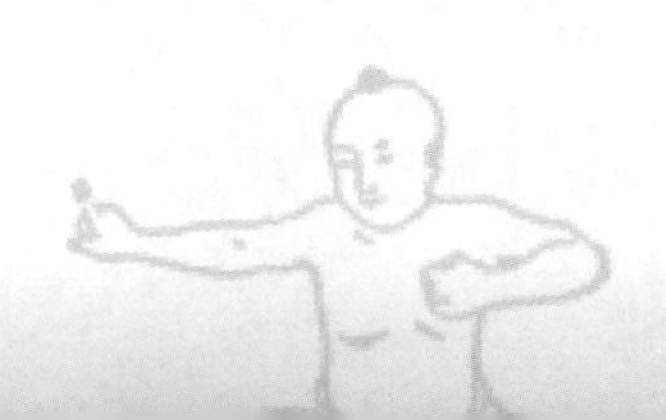

在操作的過程中，膀胱經和督脈一定要能夠鬆開 如果不鬆開，那就很危險。如果有一個拉筋器，直接先把督脈兩側拉一拉、推一推，受傷的機會就會越來越少了。

零基礎也不怕 Point 4
在「拉筋」之前，要先「鬆筋」

當身體長期處在不良的姿勢，已經不在健康正常的狀態了，這個時候關節周遭、經絡組織、肌肉群比較脆弱，在這種衰弱的狀態下，如果馬上就進行拉筋，關節很容易受傷。

如果你的全身是僵化的，通常關節是比較少動的，肌肉又很僵硬的，如果一直練習拉筋，那麼你的整個肌肉關節就會越來越僵化，你就會永遠不斷地跟身體的痠痛拔河，當身體的僵化嚴重時，你就去拉筋，拉了有好一點，當發現又緊繃了，就又去拉，幾年下來，每天在拉筋，你反而會越來越痠痛。

經絡拳建議，在「拉筋」之前，要先「鬆筋」，「經絡拳」是處在一種鬆筋狀態，「拳瑜珈」是處在拉筋狀態，兩者共同的焦點是放在如何地

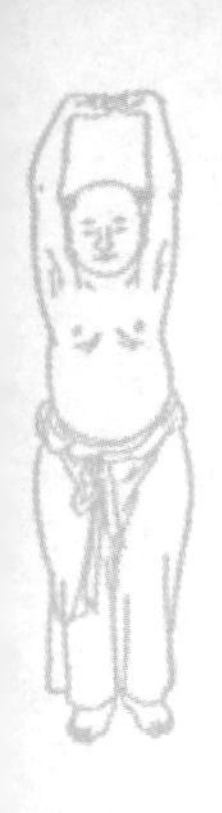

調氣和換氣。打經絡拳時，在打的那一刻，是以吐氣為主，是在鬆筋，吸氣是在健筋，是在強化筋骨；做拳瑜珈在準備的時候，是在吸氣，在拉筋時是以吐氣為主，可以避免運動傷害。

零基礎也不怕 Point 5
容易受傷的瑜珈動作

◆雙手展開 180 度，做轉體動作

雙手只要打開 180 度，兩個肩胛的肌肉就會擠在一起，所以這個手的動作當中，一下子紓解，一下子又緊繃，只要手展開到 180 度，做任何轉體的動作，就會傷到頸椎。所以手部最標準的動作是「垂肩沉肘」！垂肩沉肘時，兩手前後擺動，不要過肩膀，不要超過 90 度，簡單做前後伸展，或是拍手也好，你就會發現到，肩膀永遠都是鬆的。

◆兩腳打開小於肩膀寬度

如果兩腳打開的寬度小於肩膀時，身體會超過腳拇趾、肘關節，連膝蓋也會超過，身體就會承受關節上的受傷，根據宣印學院的研究發現，必須把兩腳打開將近 160 度左右，也就是兩腳打開到 180 度時，兩邊各縮 10 度角回來，就變成 160 度，這個時候，兩腳大於肩膀，此時身體微蹲、再蹲，永遠不可能讓膝蓋超過拇趾。所以兩腳在做任何轉體的過程當中，腳

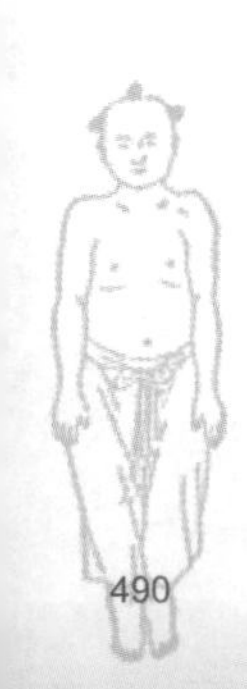

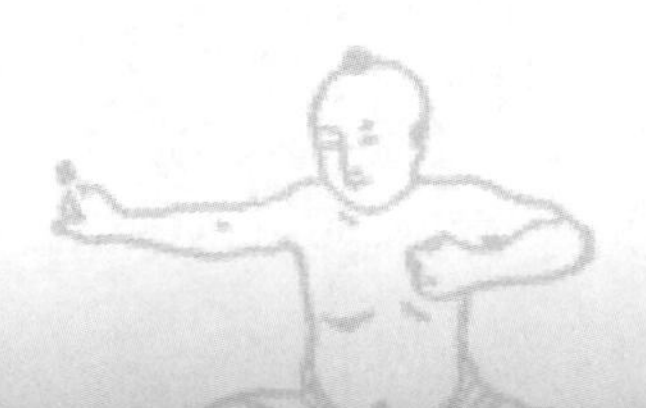

跟必須大於肩膀，這是標準的姿勢。

◆肚子沒有往內凹

根據宣印學派的研究，在做瑜珈的過程中，如果肚子沒有往內凹，任何的瑜珈你都不能做，因為你沒有把整個脊柱的力量鞏固好，小腹這塊的力量要縮，肚臍要微微地往內凹，鞏固好肌群的力量，在做任何動作的時候，脊椎就不會受傷。就拳瑜珈的角度而言，「核心肌群」就是一個內部的、丹田的力量，就是小腹收縮的力量。

◆頭過度往上仰

在做任何運動的時候，頭如果過度往上仰，就會折到頸部，這是很危險的，會不容易換氣，所以，頭要稍微內縮。

◆忽略調氣

在做任何動作的時候，一定要記得換氣一下，讓呼吸量變大，才不會越做臉色越蒼白，甚至變黑了，所以調氣的過程是很重要的。很多人在做運動的過程當中，氣不足了！這是很危險的。做瑜珈的時候，如果本身的氣不夠，可以喊「嘿」！「吼」！ 把氣喊出來，就代表在換氣，偶爾要稍微喊一下，有在換氣，對身體就有幫助。

◆超越身體的極限

學瑜珈一定會經過很多的酸甜苦辣，難免會受傷，一般的老師通常都會鼓勵你不用害怕，只要你超越就可以了，要不斷地超越，再超越……其實這樣的說法是錯誤的。事實上健康是要越輕鬆越好，有時候超越你的極限，甚至超越人體身體的範圍之外，這是很危險的，只要一不小心，就可能要終生復健。

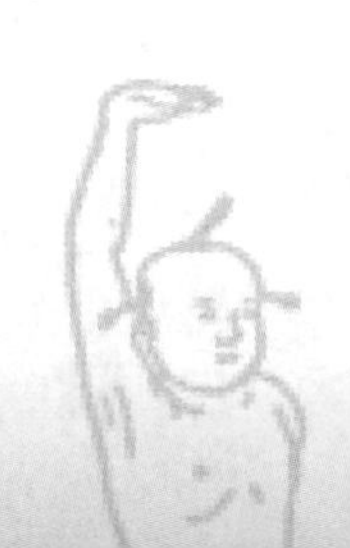

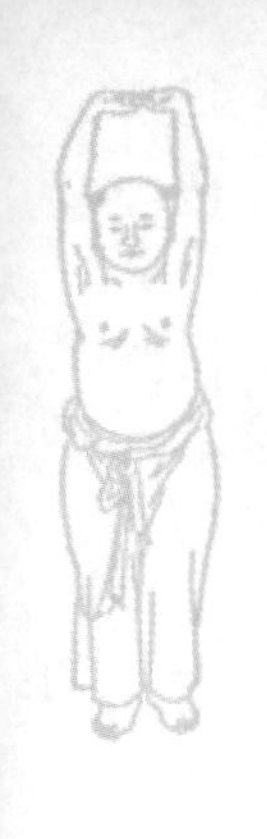

零基礎也不怕 Point 6
早上做「拳瑜珈」運動，晚上打「經絡拳」運動

做任何瑜珈動作時，一定要讓身體處在放鬆的狀態才能夠做，建議在起床時做拳瑜珈是最好的，起床之後身體絕對是放鬆的，適合去做任何的伸展。所以最適合早上做的運動是拳瑜珈，晚上則是做經絡拳運動。

在早上做適度的伸展，甚至還可以用冷毛巾搓一搓，效果會更好。晚上就進行經絡拳的一個快打快走的運動，一邊快走，一邊快打，快，就能夠達到深層的釋放壓力。

零基礎也不怕 Point 7
練習拳瑜珈，舒服原則、培養氣感

學過瑜珈的人，每四個人裡面就會有一～兩個人曾經受過傷，但是學經絡拳的人並沒有這項紀錄，可能連 1% ～ 5% 都不到，這就是經絡拳的價值。現在會容易受傷的人，都是在工商社會中的上班族，想要解除壓力來做瑜珈，「拳瑜珈」是比較像瑜珈的氛圍，但是用經絡拳的方法來改進問題，所謂的瑜珈氛圍，就是以舒服為原則。

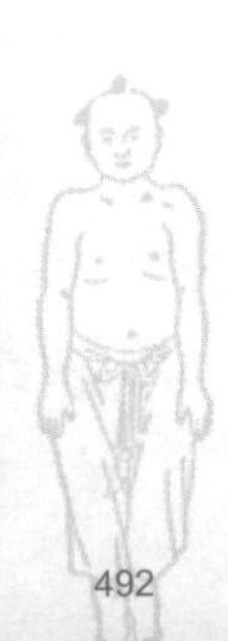

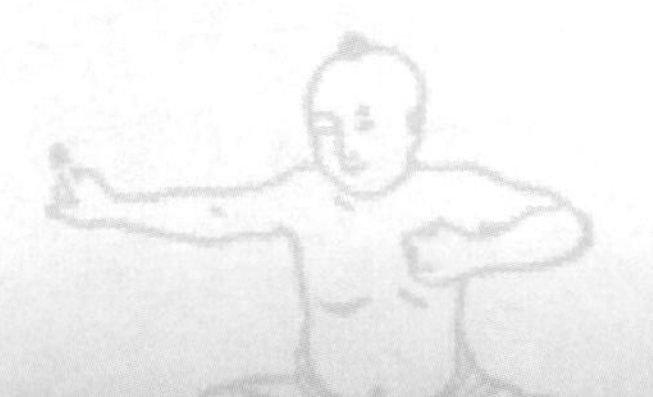

人有了氣，再來做瑜珈，就會感覺到很容易做，而且不容易受傷。雙手掌心相對在「膻中穴」，兩手最近的距離差不多是十五公分，往外拉開的時候，距離將近一公尺，往內集中變成十五公分的球，慢慢地打開、集中、打開、集中，這是一個氣感。往下時，集中在「丹田」，往上時，集中在「印堂」，練習這幾個動作，你會感覺到自己的氣感越來越強。

零基礎也不怕 Point 8
拳瑜珈舒服操

有關於拳瑜珈的操作，跟大家介紹一個將伸展、拉筋、瑜珈、氣功，全部融合在一起的「瑜珈操」，能夠讓身體獲得完整的健康。

◆舒服頸部瑜珈操

低頭往下，下巴畫一個半弧上來，眼睛往上瞄一眼，然後再畫一個半弧下來。

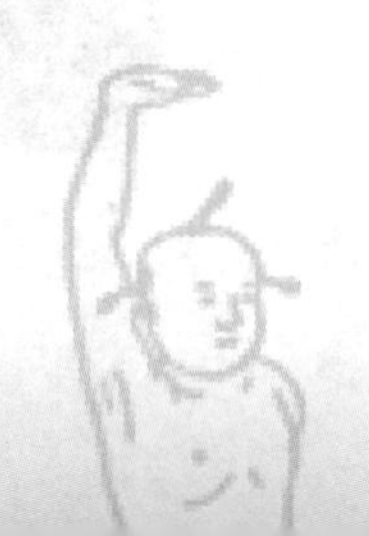

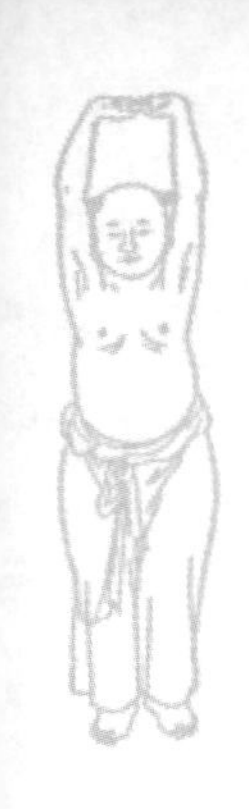

放鬆頸部的概念，就是畫半圓而已，是頸椎最好的伸展方法，是學長頸鹿往後旋轉，往後看一下，也就是經絡拳九段錦中的「五癆七傷往後瞧」。然後再換另外一邊，這樣就夠了，頸部不需要一直繞，那是沒有用的。

◆舒服腕關節瑜珈操

腕關節的緊繃、手臂的緊繃，影響到的是腦部的緊繃，影響到椎體的重量。用右手扣住腕關節，然後往前推，掌心有一點點往外旋開，旋轉、推一下、旋轉、推一下，掌心是朝外的。用拇指兜住右手的小指，然後用四根指頭兜住右手的拇指，再把它轉到掌心朝外，五指是朝前的。操作這個動作，手腕就鬆了，臉部也鬆了。

表情不好的人，手腕就很硬。在拉的過程中，如果拉不過去，可以用拉筋器拉一拉，效果還挺不錯的，這種外旋的力量是挺好的。

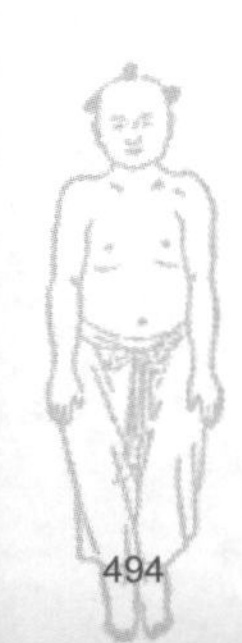

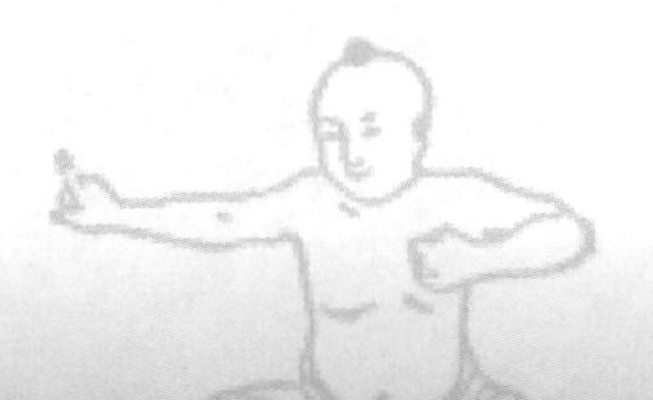

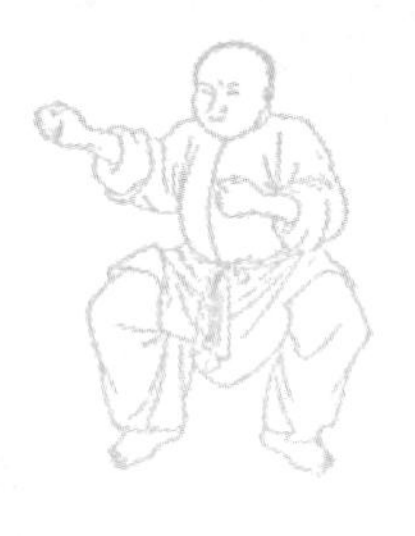

以經絡拳的角度，最重要的部分是「三焦經」和「心包經」，這兩條經要先處理。

◆**舒服腿部瑜珈操**

(1) 一隻腳曲膝下蹲，另外一隻腳往外打開，整個貼地面，感覺就像是單腳打開，像氣動腎經一樣，一隻手壓在蹲著的膝蓋，另一隻手是壓在壓向地面的膝蓋，兩隻手要支撐著膝蓋才有用，把腿部的肌肉伸展，再換另外一隻腳操作。

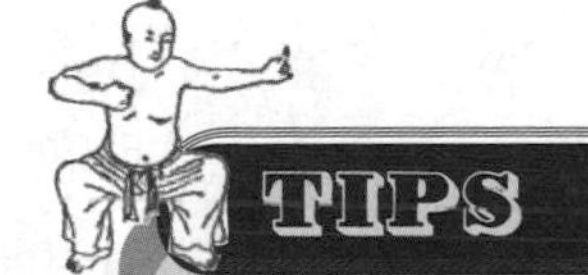

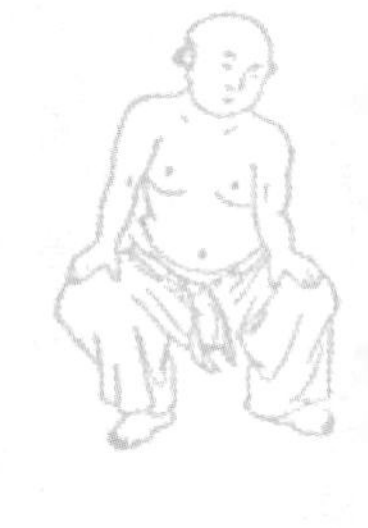

這個動作如果不能做的人，建議你先不要做瑜珈，因為整個腿力是支撐腹部力量的來源，如果腿力沒有的話，就不能做瑜珈。

(2) 兩腳呈弓箭步，雙手有點像在推牆，用兩隻手的力量，往上再往左邊推開，瞬間就好像在推一面牆一樣，這樣才有拉到另一邊的胸側。身體回正之後，再換另外一隻腳弓箭步，把兩邊的整個側身都轉開，可以獲

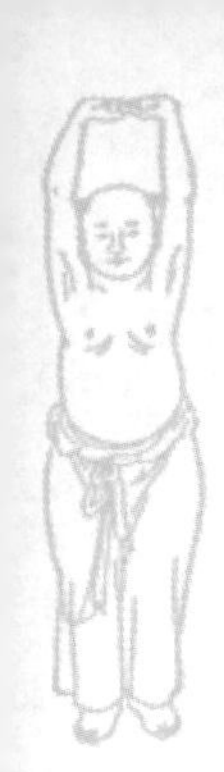

得一定的效果。

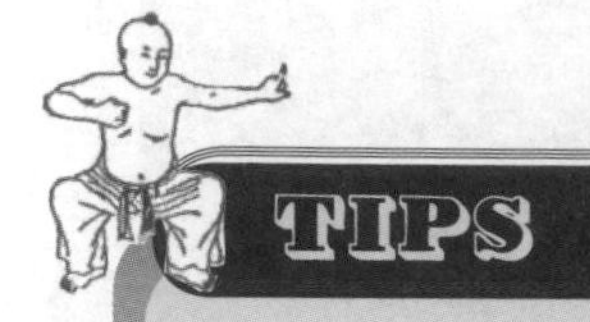

TIPS

兩邊腳可以用金雞獨立的姿勢，伸展一下腿部的胃經。

◆舒服骨盆腔瑜珈操

把彈力胎綁住整個小腹區的地方，雙腳大於肩膀，腳尖微微朝前，可以有點向外打開，手部打開，臀部開始往左右晃，扭動臀部，扭動整個肩骨、坐骨、髂骨，全部都扭動，看衣服皺褶有沒有拉得很厲害，拉得越厲害，代表你有動，如果沒有拉得很厲害，就代表不夠，還要看你的胸部、腹部有沒有振動得很厲害，如果有，就代表好，如果都卡住了，就代表你現在沒有資格做瑜珈動作。

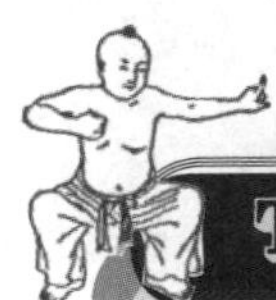

TIPS

如果你沒有能量，就不能做瑜珈，要有能量才能夠做「舒服拳瑜珈」，不只是體位，而是有能量的拉筋。

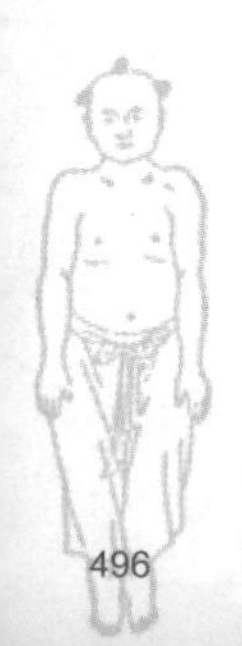

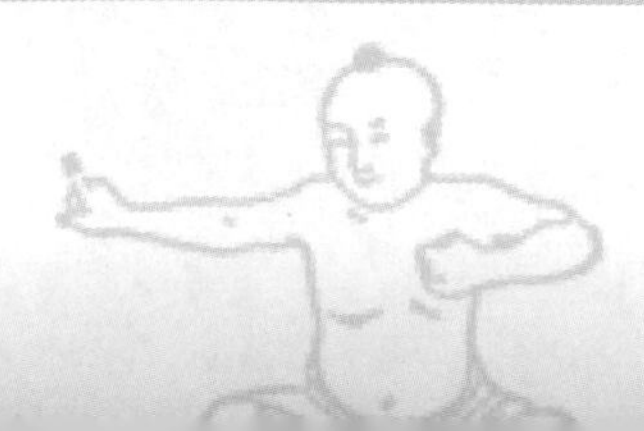

◆操作完畢之後，要讓身體放鬆

操作完畢之後，要讓氣血送往全身，請把雙手搓熱，用雙手去搓全身的皮膚，在搓的過程當中，身體會有一種放鬆狀態。找一個值得信任的人，請對方幫你搓全身，就用雙手的熱去傳導就好了，這就是最好的冥想和放鬆，也是幫助內分泌調節最好的方法，搓就對了。

零基礎也不怕 Point 9
拳瑜珈，不會痛，也毋須用力

拳瑜珈不要有任何受傷的可能性，尤其是椎體的部分，也希望身體的膝蓋、全身的關節，都不會有磨損，這樣人才會健康。

做什麼體位都不重要，能夠拉筋才是真的，當身體的筋拉不動的時候，用體位法去硬拉，筋受傷了，人就會轉弱。

拳瑜珈主張，當體位法做不到的地方，就不要動，就用拉筋器把筋一拉就好了，事實上會比較有效，所以根本就不用做什麼特別的體位法，你不是畜生，你不需要去模仿什麼。

拳瑜珈的特色，不會痛，也毋須用力，它只要讓身體獲得平衡，然後做一些動作、扭轉，再做一個螺旋性的伸展，伸展完之後就感覺到自己很放鬆，如果身體過不了，就用拉筋器拉一拉，如果痛的地方，就用矯正棒切一切筋，調整一下，就覺得很容易、很舒服。

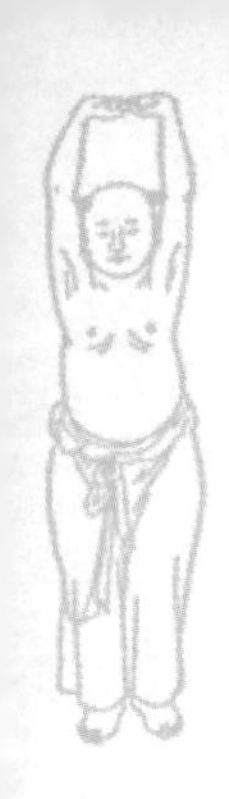

只要適度地刺激，就可以刺激甲狀腺素，刺激腎上腺素，這樣就可以防止老化。

零基礎也不怕 Point 10
拳瑜珈，是一個互動的瑜珈

現代人學瑜珈，是學個人的，很難碰到一個靈魂伴侶，但如果你學拳瑜珈，你會碰到另外一個拳瑜珈的伴侶，因為他會重視共修，他會幫你把硬的地方打一打，人在這種互動的過程當中，比較容易接受自己的痛苦，會放下，會比較容易改善自己。所以拳瑜珈不是一個單一性的瑜珈動作，而是一個互動的瑜珈，拳瑜珈不是個別做瑜珈，它不需要做瑜珈，它沒有招式，只要互相把筋給放鬆了，拉一拉即可。

學瑜珈是自我認識、自我修練，學習接受眼前所有可能自己不能認同的部分，不批判別人，也不批判自己，這種過程，透過經絡拳的共振頻率，可以幫助我們自我療癒，可以幫助我們自我突破，所以學拳瑜珈是可以幫助別人的，可以幫助別人避免受傷，同時也可以透過「拳」把能量送給對方，這種感覺是很愉快的。

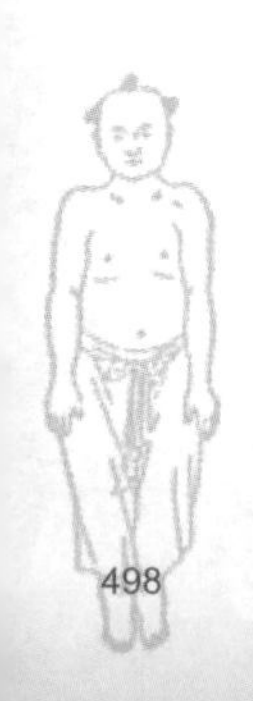

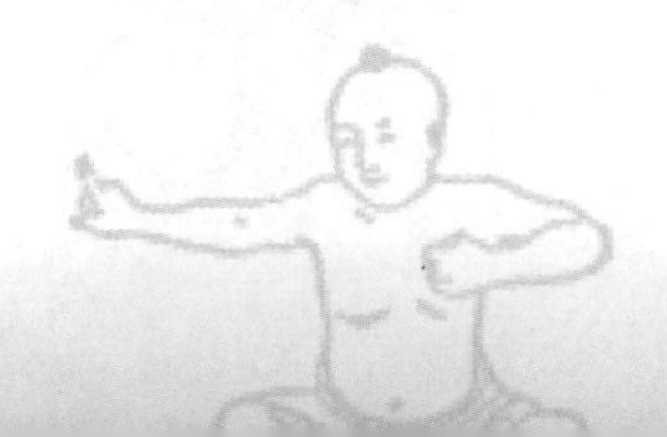

零基礎也不怕 Point 11
練習拳瑜珈的禁忌

第一點，任何方法都可能受傷， 所以當你沒有能量、沒有力的時候，不要練瑜珈。

第二點，身體拍一下就瘀血的，碰到冷水的時候，就會全身變紫色，你的血液有凝固的問題，你可能有心臟或血管的疾病，循環系統不好，瑜珈可能暫時不適合你。測試一下，碰到冰水的時候，皮膚會不會變得很紫色？或者身體拍一拍就瘀血的人，就不要做瑜珈了。

第三點，不要吃太飽，否則，久而久之消化功能會下降，腸胃功能出現障礙，進而引起腸胃疾病，胃炎、胃潰瘍、腸炎等，這是大家都知道的。

第四點，做瑜珈後，關節會無力，肌肉會痠痛，建議你不要練習了。不要認為是因為練得不夠，就要越練，要衝過去，千萬不要有這種錯誤的想法，日後你有可能就變成需要急救的病患了。不要鍛鍊到最後，肌腱正在發炎了！你還要再練。請休息一下吧！

第五點，練瑜珈時，如果眼壓會過高，你的姿勢練過多了，接下來你就會更嚴重、更麻煩。因此有眼壓過高、高度近視的人，不建議練習。另外椎管狹窄或脊髓壓迫，仰頭易誘發出神經症狀，所以頸椎病特別嚴重者，不練習過多仰頭姿勢！有一些人練瑜珈練到最後，大腦皮質受損，最後變成癲癇症，尤其是傷到頸椎，這是很嚴重的。

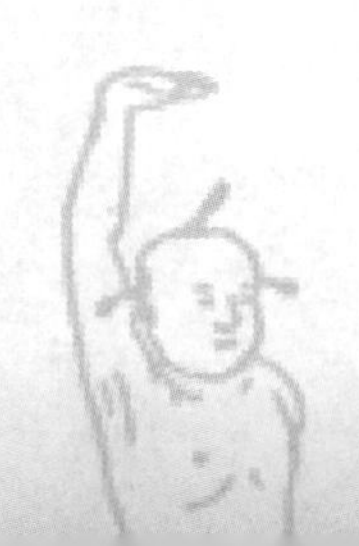

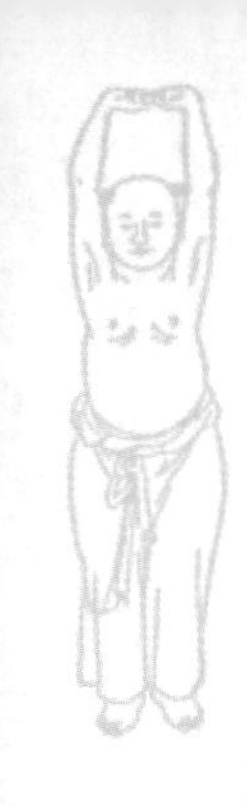

經絡拳教室

練習拳瑜珈，除了外在看得到整個身線的改變，也是一種內在深層的感受之外，能夠讓你活在你的身體當中，讓你愛你的身體，愛你現在所居住的地方，愛地球，能夠讓你愛你現在所做的一切事情，跟所有的人，能夠讓你體驗到真正的幸福。

拳瑜珈希望每個人學會如何好好的愛自己、迷戀自己、陪伴自己，每次在互相共修之前，我們都會跟對方說出「I love you」，當彼此說出「我愛你」，此時的內心，就會把渾濁的、沉重的、憤怒的、恐懼的、悲傷的，全部給釋放掉，轉變成更謙虛的、更溫柔的、更美好的、更美麗的、更真誠的自己。

經絡平衡是經絡拳的理論，學拳瑜珈，是要能夠讓你的身心靈合一，境界沒有對立，當別人做得好，你做得不好，這不代表什麼，當你做得好，別人做得不好，也不代表你特別好，拳瑜珈要讓大家知道，你只要享受在過程當中，感受到你是被愛的，而且愛是在你心靈裡面的，你就會感覺到身體健康。

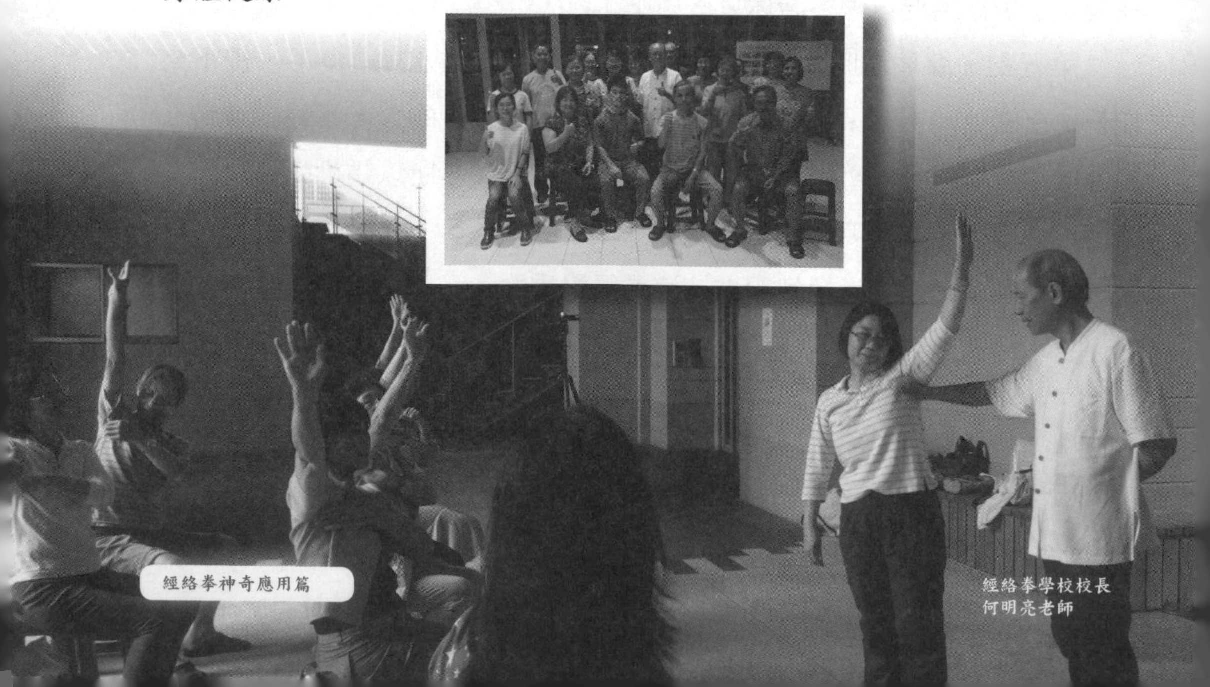

經絡拳學校校長
何明亮老師

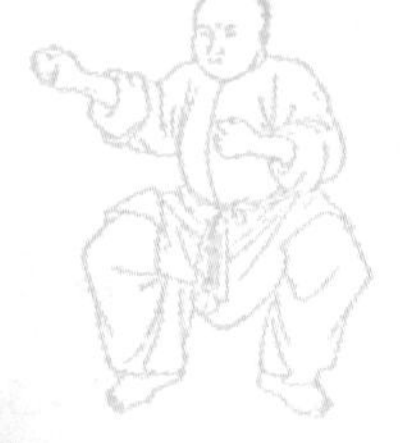

31

「灸療」身體硬化的「冰點穴」─當場瞬間見效！

現代人的體溫都偏低了！
平均體溫下降超過 0.5 ～ 0.8 度，
正常腋下體溫在 35.8 ～ 37.1 度左右，
很多不孕的人、生病的人的腋下體溫是不夠的，
可能在 35 ～ 36.4 度左右，就是身體的寒症，
容易身體硬化，進一步地硬化、再硬化，百病叢生，
這是一個全身血液循環惡化的問題，很難治療。

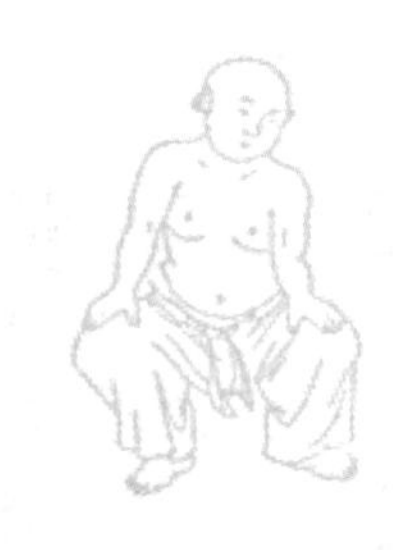

零基礎也不怕 Point 1
只有熱，才能解決身體硬化的問題

【先瞭解】

長期吃藥，會讓身體變冷！當身體發生疼痛的時候，請不要馬上吃止

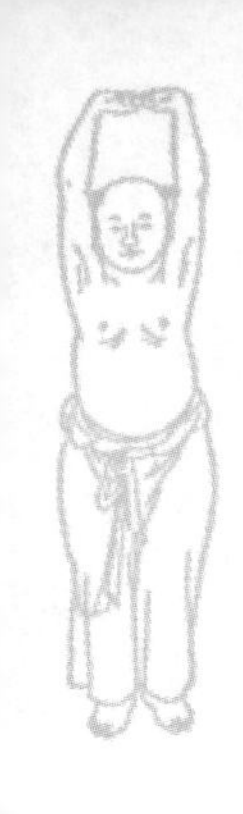

痛藥，因為止痛藥的特徵，就是在解熱，解熱就會讓身體降溫，身體就會僵化，再三強調，並不是藥不好，而是要適可而止。

為什麼身體的熱沒了、硬了？是因為你的肌肉減少了、沒有肌力了，當身體的肌力不夠，身體就會變硬，慢慢地時間久了，所有的行住坐臥睡，都會開始轉弱。人體的所有熱能，40%以上全部是由肌肉發生的，當你的肌肉衰退時，那就沒救了，所以肌肉要給它熱源。

如同好的住家，首要條件是採光要好，要有光線進來，方方正正的格局，空氣要能夠流通。身體就是房子，當房子潮濕時，身體是不會好的，沒多久之後，寒氣就進來了，身體就會開始變冰涼、潮濕，慢慢地，本來沒事的你，可能身體就會形成肌瘤要開刀。所以不要讓陽光遠離你，不要讓寒氣、濕氣進入到你的體內。

年紀越大的人，動不動就容易跌倒，因為他的身體變硬了，不聽使喚了，長期臥病不起的人、心血管疾病的人、年紀越大的人，身體都會硬，因為身體的能量變得越來越弱了，關節動作非常地緩慢，走路只能小碎步，沒辦法跨步，更不用說跳躍了。

寒症的問題如果拖得越越久，色素會沈澱，皮膚就會有很多的斑點、或是乾燥、濕疹，皮膚一直癢，其實皮膚的問題，不管擦什麼都不能長久，要有熱才可以。

身體在硬化之前，是寒症，寒只是代表身體沒有熱源，不見得是外面的寒，有時是自己本身的能源不夠，這包含了亂吃東西，亂服用偏方等，都有可能。如果你現在硬化了，你會失去平衡，要怎麼讓它活化？不要只光打氣而已，還要給它熱，只有熱才能解決身體硬化的問題。

人體經絡存放了很深層的風、濕、寒，時間久了以後，如果寒症在體內沒有代謝出來，在裡面就會變成僵化和引發疼痛，身體就會越來越硬，

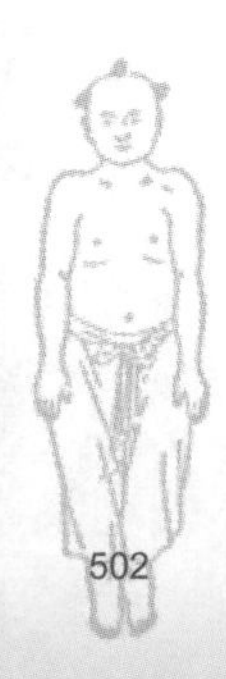

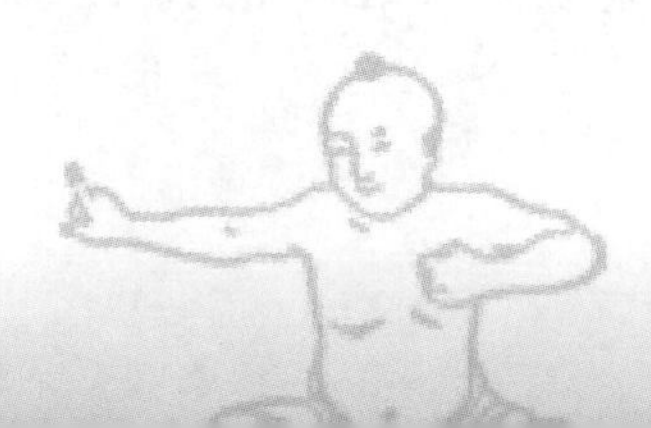

疼痛就越來越嚴重，身體在硬化的狀態，就會形成未來的疾病，最嚴重就是癌症。

【這樣做】

灸療！可以避免寒氣入侵，可以消除身體僵化的問題，達到消炎化瘀，把身體的寒、濕邪全部給代謝掉，同時又能把元氣調動上來，身體就會越來越好。

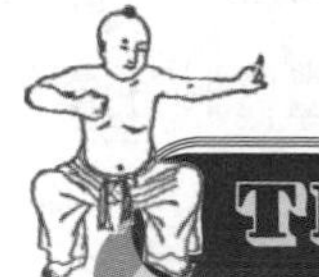

TIPS

所謂的「針灸」，「針」就是「打氣」，是刺激，「灸」就是「熱療」，不要小看灸療的系統，它的功用佔了80%，身體先有熱，體溫要夠，之後再來打氣，才有效。

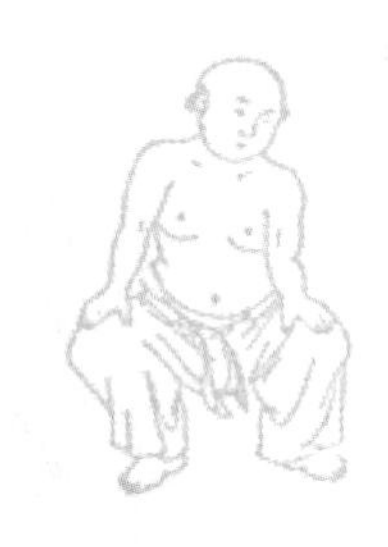

零基礎也不怕 Point 2
灸療法：利用大自然的熱源

【先瞭解】

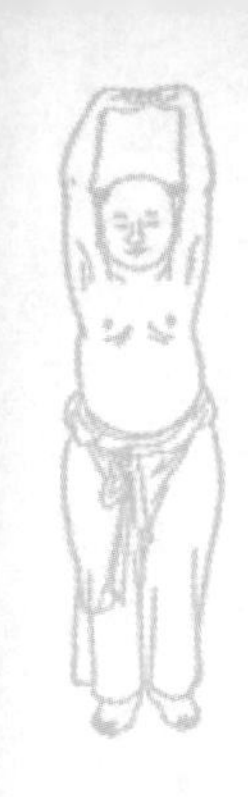

人類用來緩解自身病痛的方法——灸療，在體表穴位上薰熨的治病、防病療法。有溫通經脈、調和氣血、增強抵抗力等防治疾病的功能。

據史料記載，灸法最早見於《黃帝內經》。灸療法在日常生活當中被廣泛應用，比如：「艾灸」、「火罐」、「熱敷」，還有「泡腳」等，則是在灸療原理上的延伸。

傳統灸療的做法，是把艾草曬成乾，製成艾條，燃燒艾草產生熱度。灸療也可以用老薑，它會產生熱，可以祛寒；辣椒，可以化開硬度。養生堂將老薑、辣椒、艾草等一起浸泡當歸酒，製成筋膜液，可加熱，也可以不加熱，直接用毛巾就可以進行熱療。另外，泡熱水澡，身體會特別舒服，會感覺到僵化問題的減輕。

【這樣做】

在長期的實踐中累積發現，可利用大自然的熱源，從遠古時代靠近燒熱的石頭，使用熨、燙、敷、灸等方法。現在就是用幾億年的「晶鹽燈」、天然玉的「灸療球」、天然原木的「點穴球」等，這些東西都可以提升人體的溫度。

灸療禁忌：熱症、血症、五官疾病等，皆少做。

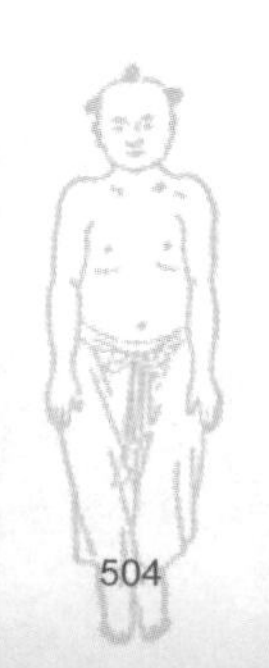

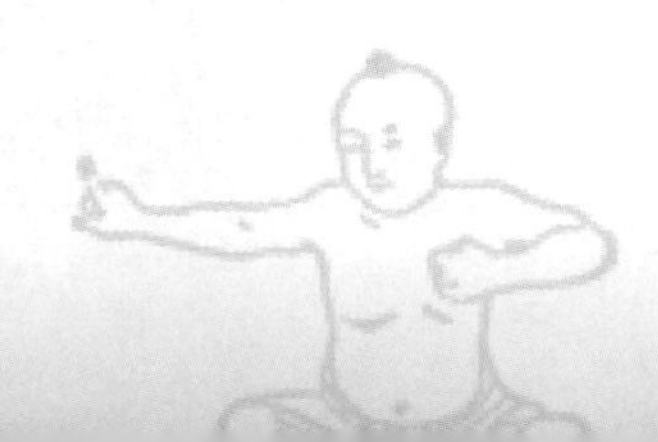

零基礎也不怕 Point 3
冰點穴的應用

【先瞭解】

宣印學派發現，現代人的體溫越來越偏低，「全身都冰冰冷冷的」，穴位會出現一種寒涼現象，簡稱「冰點穴」。尤其是女性，肌肉比男性少，虛胖、脂肪過多的人也較多，女性多體溫低、體質寒涼。

體質寒涼的人，紅血球數量較少，容易「紅血球」不足，也就是貧血。紅血球把吸進肺部的氧氣，輸送到全身。一旦貧血，易造成心悸、呼吸困難、膚色比較白、易有白頭髮等現象。

當腰部正在痛的時候，摸摸你的後腰，看腰是不是冰的，再摸摸有脂肪塊的地方，摸起來都是冰的，全身出問題的地方，都會出現寒涼現象，而這個冰點會讓身體越來越嚴重，尤其是膝蓋關節正在疼痛的時候，摸摸膝眼的地方，是冰凍得不得了。

所謂的「冰點穴」，講的就是身體硬化的問題，如果能把冰點穴活化，讓肌肉有彈性，經絡可以伸展，就不會產生萎縮，這時再去做瑜珈，或是拉筋的動作，會比較安全、有效，對關節會更好。

※ 熱療「冰點穴」有治療的效果：

膀胱發炎時：湧泉穴、中極穴、關元穴。

腦溢血、中風：湧泉穴、肩井穴。

氣喘：大椎穴底下、後方肩胛內側的整區

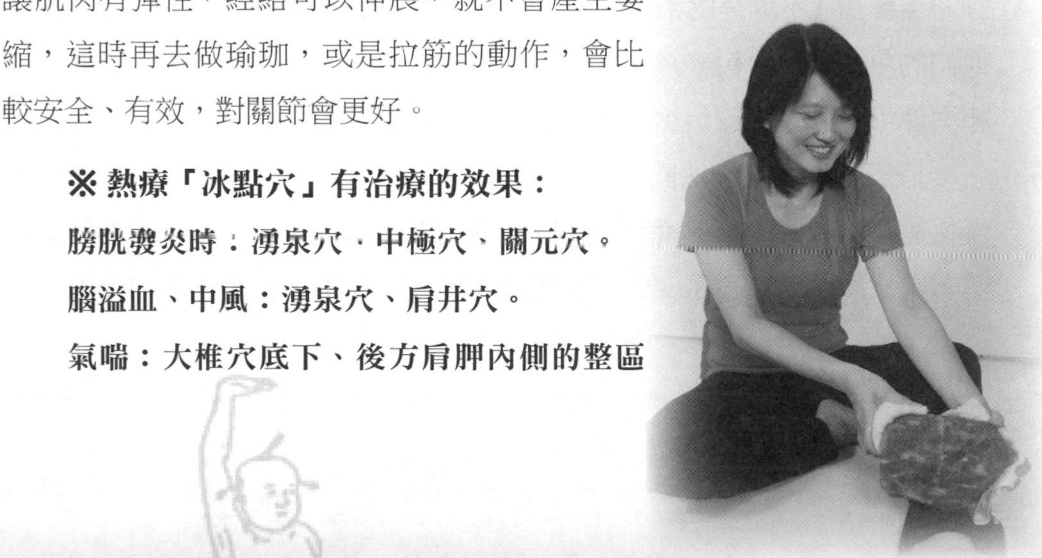

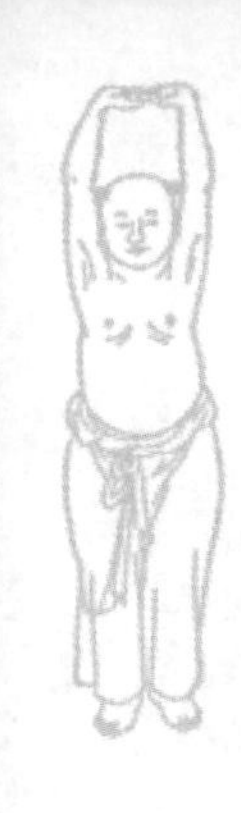

俞穴。

胃發炎：中脘穴、足三里穴。

女性月經痛：三陰交穴、內關穴。

拉肚子：天樞穴。

痔瘡：承山穴。

零基礎也不怕 Point 4
熱療「冰點穴」後，練習「蹲功」

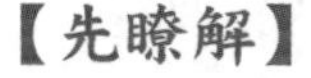

【先瞭解】

依據歐洲的統計數據，僅有1%的百歲人瑞能存活至一百一十歲。宣師曾經到武夷山觀察人瑞生活，除了不藏心事、沒煩惱！也發現到他們的腳非常輕盈，不論是喝茶、種菜，都是用蹲的方式，蹲著工作，蹲著吃飯，他們的生活方式，蹲多於坐，要不然就是站，其他就是走路，所以他們的腿力都很強，心臟回流度很高，所以一生當中很少生病。

假設你的血液無法回流上來，整個新陳代謝會下降，脂肪無法燃燒，慢慢就會變成肥胖，身體越來越多的脂肪堆積起來，就會形成心血管疾病。當皮膚越來越差了、乾了、皺紋多了，說穿了，就是冰寒的現象。

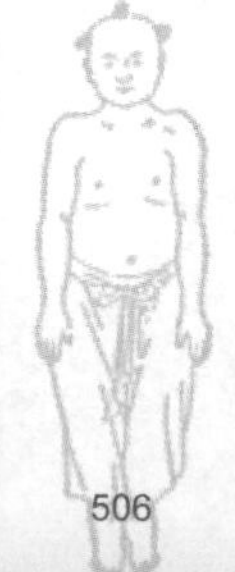

【宣師說】

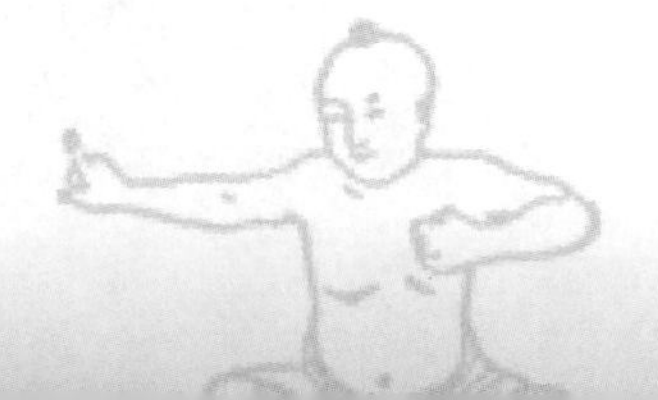

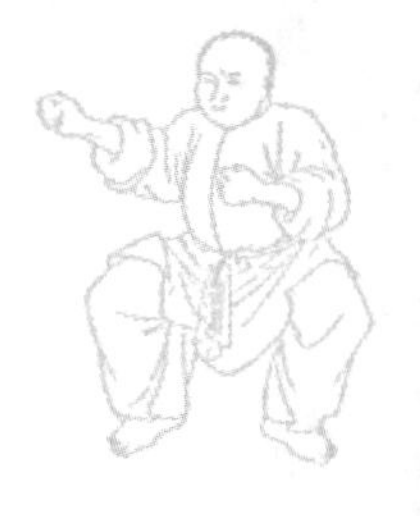

建議大家，熱療之後，進行一個很重要的工作，就是「蹲功」。

【這樣做】

練習「蹲功」沒有場地的限制，每次約進行五～十分鐘就可以了。蹲的時候，腳趾要稍微抓個力量，舌頭抵住上齒齦，在膝蓋彎的過程中，稍微停頓一個時間點，因人而異，從全蹲的 90 度，或蹲 60 度，蹲 45 度，自己去調整，每一個節奏可以控制在五秒鐘，讓自己舒服最重要。

練習蹲功時，雙手還可以上舉，會更好。如果可以，還可以上來的時候，雙手掌心朝上，「雙手托天理三焦」，可以達到心包經和三焦經的啟動串聯。一天可以做五十～一百次，可以好好地練習。

現代人畢竟不是在鄉下生活，全蹲可能會傷到膝蓋，只要稍微做蹲的姿勢就好了，就會感覺到整個身體的血液流量及速度增加，體溫會上升。

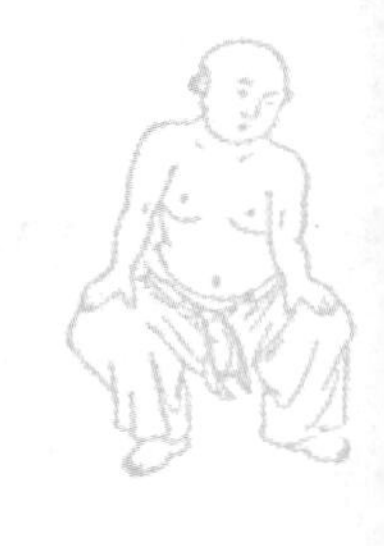

◆練習蹲功的好處

蹲，就像在子宮裡面的胎兒一樣，可以讓整個血液循環的速度變得更快，心肺的血液流量會比較足，所以不容易會有冠心病，對心臟和全身循環是有利的。

蹲，當身體產生一個摺疊狀態時，其實血管是被擠壓收縮的，在一

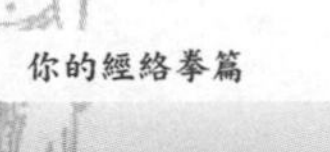

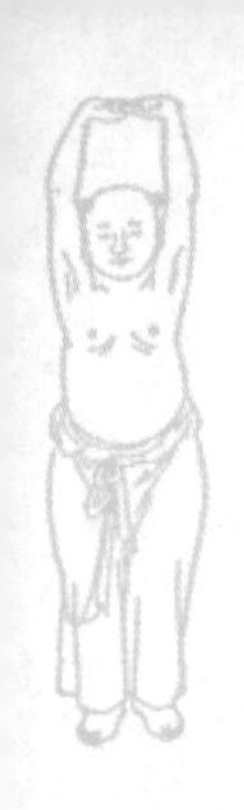

蹲、一起的過程中，就好像一壓、一放，氣產生了循行，上下沖洗的感覺，血管就會柔化，血液就會加速，自然而然對於有毒的代謝物，就能夠加以排除。所以對於身體有強大的幫助，尤其對於延緩關節的老化，有很好的效果。

蹲，是非常好的全身增溫的有氧運動，讓心臟送出去的血液，從左心室、主動脈，到全身各個部位的動脈，到達微血管裡面，做能量、氣體的交換後，從動脈轉換為靜脈，這個轉換的部分就是經絡組織，透過打打拍拍轉換速度就會更快，送往靜脈微血管之後，再從靜脈把二氧化碳，還有乳酸代謝物，全部再送往大靜脈，再到右心房。當氣血循環、代謝順暢之後，可以讓你運動的能力更好，可以讓你的雙腿更有力，可以讓你全身上下的肌肉合成更有效率。

◆練習蹲功的條件

如果在蹲的過程中，發現到肌肉的力量是不夠的，腿沒有力量上來，永遠要記得，用熱療的效果是很好的。小腿是一個幫浦，委中穴、委陽穴下來的承筋穴、承山穴那一個區塊，是最好的灸點，在這邊一直熱療，會發現自己能蹲，當你比較能蹲時，就能促進遠端靜脈回流，往上送往心臟，馬上就會讓心臟輕鬆愉快，心臟就不會累。

有很多人蹲了之後，整個人會暈眩，身體很虛弱，氣好像上不來，那就不適合，就先不要蹲了。問題就在膀胱經出現了很多的冰點穴，包含了承筋穴、承山穴，有些人還包含了陽陵泉穴、陰陵泉穴，膝蓋有問題的人，還包含了足三里穴、三陰交穴、豐隆穴這幾個點，可以用「玉球」加熱後去推揉，在治療上，氣引流的速度會比泡腳更快，而且更深層。

【這樣做】

練習「蹲功」，大腿跟地面保持水平，腳尖的位置微微外開，保持背部打直，眼睛直視前方，以免眼睛往下看，挺胸，腹部用力收縮，把重心放在髖關節，不要放在膝蓋，保持姿勢的穩定。

先處理好冰點穴再蹲。在家蹲，一定要穿鞋子，千萬不要打赤腳，可以預防小腿過度前傾，造成膝蓋跟脊椎不正確的受力，容易造成傷害。

零基礎也不怕 Point 5
灸療「冰點穴」的應用筆記

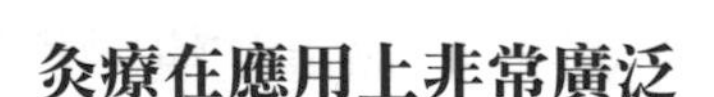

灸療在應用上非常廣泛

◆**化痰：**灸療、推一推「肺俞穴」，痰就能化開。

◆**止在流鼻血時：**灸療頸椎第五、六、七節，把它熱一熱，馬上鼻血就不流了。

◆**牙痛很厲害時：**灸療「迎香穴」到「頰車穴」這個地方，就可以舒

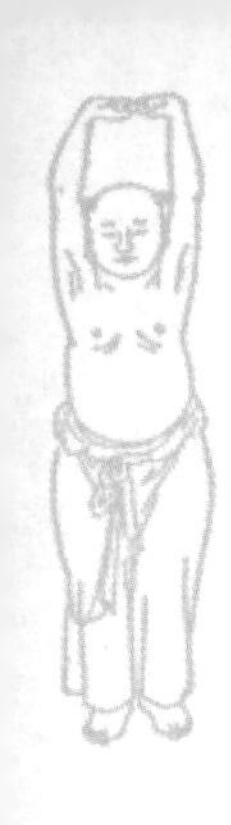

服多了。

◆咳嗽很厲害時：灸療「天突穴」。

◆打嗝：灸療「氣舍穴」。

◆穿高跟鞋很累時：在「足臨泣穴」熱療，馬上腳就不累了，一直散步腳都沒問題。

◆胃燒心時：熱療「中脘穴」和「厲兌穴」，就可以舒服許多。

◆更年期障礙：更年期的問題，在醫理上叫內分泌失調，表面上，熱是往上沖，其實底下全部是冰凍的，這是腎功能開始轉弱了，叫腎虛症，這個時候，只要把整條「腎經」變熱就好。

◆婦科問題：婦科的問題非常多，像陰道發炎、子宮頸癌、外陰部發癢……都是冰寒症的問題。要趕快給它溫度，身體稍微蹲一下，有了熱源之後，開始去推「肝經、脾經和腎經」，碰到比較冰涼的重要穴位，點揉一分鐘之後，就整個解開了。

◆肥胖贅肉問題：其冰點，全部都在「腰椎的第一到第五節」，全部都冰凍了，這裡的神經叢失調讓腹部無法代謝順暢，把這邊推熱，贅肉就可以燃燒得較快。

◆當孩子發育不良時：沒辦法長得很高時，在小孩子的發育期間，用個熱源，用可以滾動的球，或是晶鹽燈，在後背的「身柱穴」一直推，就可以幫助孩子身體挺起來。

◆身體乾瘦：如果脾胃俞沒有活化，變冰點了，人就會乾瘦，怎麼吃都卡住，只要把脾胃俞溫熱推開就好了。

◆皺紋：眼睛的「瞳子髎穴」如果沒有把冰點穴點開了，皺紋就會形成。

◆臀部乾扁：在「承扶穴」熱療的效果不錯。

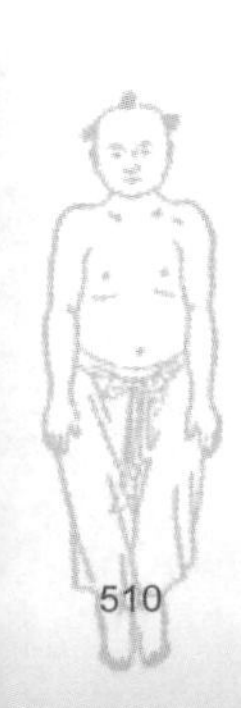

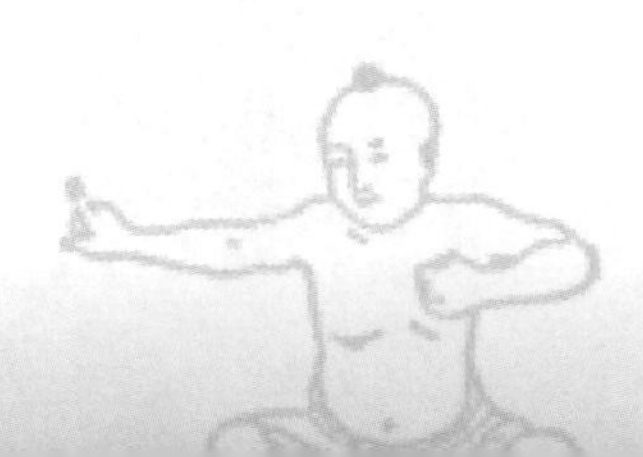

胸部外擴、下垂：「膻中穴」冰凍時，整個胸腺就會萎縮，把膻中穴活化起來，胸部才會活化。

氣上不來：胸窩的「鳩尾穴」如果冰凍了，人的氣會上不來，上氣接不了下氣，用熱療推一推之後，可以瞬間解決任何疲勞，氣就順了。

五官累、眼睛鈍鈍的、身體沒有精神、記憶力不集中：把灸療球直接放在耳朵後方的「翳風穴」，推一推、揉一揉之後，馬上輕鬆舒服許多。

勞累、疲倦時：灸療整個頭髮的邊緣，即髮際，從頭頂、前額到耳側、耳後，全部繞一圈，馬上腦筋就好了，這是專門在治療神經衰弱的地方。

◆憂鬱症的問題：就是在「肩井穴」這個地方全部都是冰凍的，把「肩井穴」到「缺盆穴」這邊活化之後，就很好了。所以經常被拍拍肩膀，被打打氣的時候，比較不容易憂鬱。

鼻子很乾、不舒服、過敏、蓄膿：可以用熱球直接在印堂熱敷，揉一揉，三天之後，就不會乾了，不長膿了。

◆便祕、排便不良的人：都是經常久坐的人，壓迫的點在第四和五腰椎，把所連貫的周邊都解熱之後，排便就順暢了。

有白內障、老花眼的人：熱療推推太陽穴很重要，「太陽穴」是眼睛能量的供應站，直接送陽氣給眼睛，能調動血液，讓睫狀肌收縮，位於眼睛內部的平滑肌，作用是改變晶體的形狀，以向近或遠距離的東西對焦。因此只要把太陽穴揉一揉，眼睛就會舒服了。

更年期是血的問題：是膝蓋附近的「血海穴」冰凍了，膝蓋也會沒力，走路就會僵僵的，經常將雙手搓熱，再去搓血海穴，就沒有更午期障礙了。

血壓低時：是因為「百會穴」根本沒有能源上來，將雙手搓熱，用

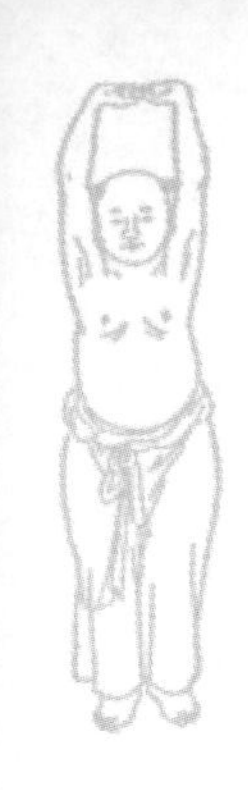

灸療球推一推，百會穴的氣就上來了。

◆鼻塞時：冰點穴在「尺澤穴」附近，熱療處理後就會好很多。

零基礎也不怕 Point 6
準備懷孕的女性，要先灸療

【先瞭解】

為何想懷孕卻懷不了，有可能是因為子宮、卵巢功能退化。現代人身體耗損五臟六腑的元氣，女性子宮偏寒且虛冷，身體的氣不足，因此想懷孕的女性，先藉由灸療子宮調養好後，再懷孕，母胎中的寶寶能得到好氣血。奉勸各位女性，一定要在懷孕前，把子宮調得溫暖一點，再生孩子，否則胎兒在還沒有出生時，就住在冰宮裡面，這個寶寶是不會健康的。摸摸看自己的乳房硬不硬？硬的話，怎麼會有乳汁？摸摸看子宮溫不溫暖？不溫暖代表自己的情緒緊張，生出來的孩子情緒會很壞。

因此；適度的產前灸療，可協助身心放鬆，增加體內氣血循環，保持良好的精神狀態。

【這樣做】

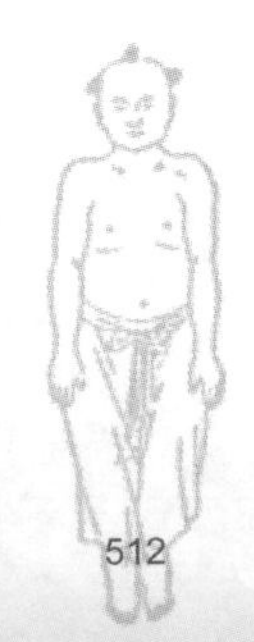

在孩子誕生之前，請準備懷孕的女性在「丹田」附近灸療，以及灸療「三陰交穴」附近、整個大腿內側的肝經，還有「八髎穴」附近，請老公

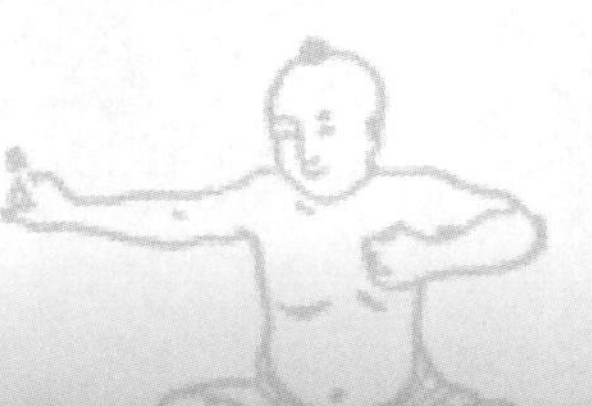

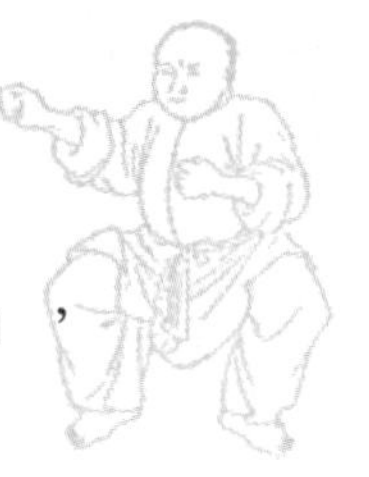

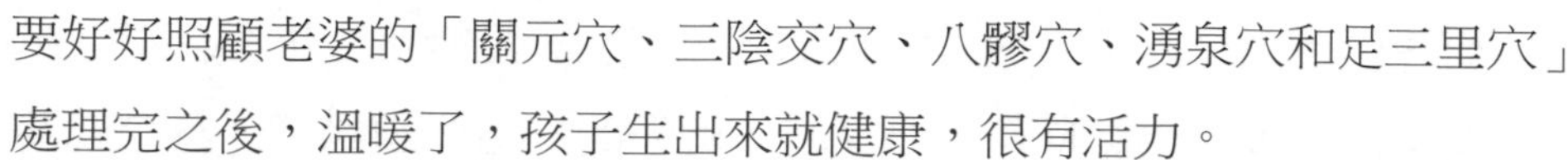

要好好照顧老婆的「關元穴、三陰交穴、八髎穴、湧泉穴和足三里穴」，處理完之後，溫暖了，孩子生出來就健康，很有活力。

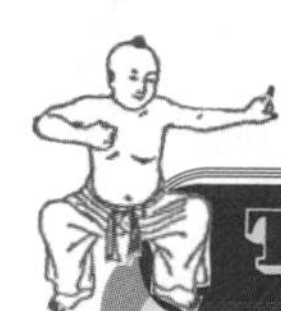

TIPS

有些長輩會特別準備麻油雞給想懷孕的媳婦或女兒吃。但太頻繁地食用薑酒的麻油雞，反而會口乾舌燥，甚至還會長滿臉痘痘。所以要注重平衡飲食，太冷太熱都不合適。

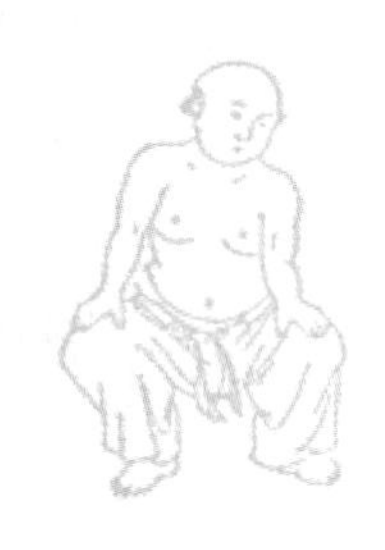

零基礎也不怕 Point 7
食療─野生靈芝、桑黃、牛樟芝

如果身體已經硬化到硬掉的時候，例如即將要進入到化療的階段，化療對身體是一個很大的障礙，所以身體必須要有很好的能量。野生靈芝、桑黃和牛樟芝，可以提升身體的免疫力，吃了之後，身體就會有足夠的能量去應付。靈芝、桑黃含有大量的鍺，具有鎮定作用，可以讓人更有信心，更有力量，長期適度食用，身體會更有能量。建議最好是食用野生的，最好是子實體的會比較有效果，不要用菌絲體的。

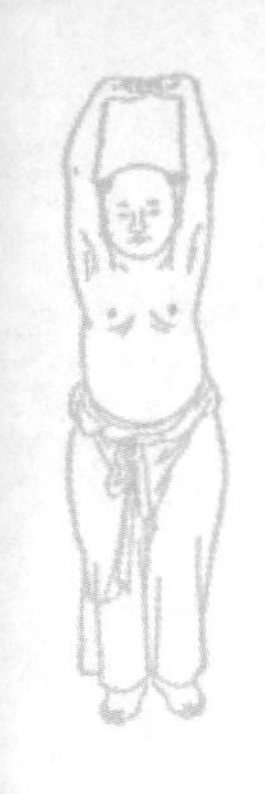

將野生靈芝煮完冷卻之後，如果怕苦，就加一點蜂蜜，也可以浸泡米酒。因為米酒好吸收，當身體變寒涼時，就瞬間把這杯酒喝了，身體就熱起來了。當人在勞累時，只要喝桑黃、靈芝和牛樟芝的搭配組合，整個身體的能量就瞬間變強，整個氣血就行動起來了，神經衰弱的問題也會越來越好，比較不容易過敏，因為陽氣旺了。

經絡拳教室

身體，是健康革命最重要的本錢，一定要愛惜你的本錢，不要隨便地踐踏它，你想要翻本，就要強化你的身體，要有能源存在，不是吃薑就好，有些人吃薑身體會一直過敏，會變成高血壓。

其實讓腿變溫暖是最重要的，這對心臟有幫助，經絡拳打氣學是講求科學、醫學，不是講感覺的。

當你愁眉不展的時候，就是你氣滯了，氣的運行變慢了，就是寒涼症。當冰點穴在身體超過三十個點，導致你的愁眉不展，你的情緒就開始惡化了。

因此，你可能要透過發飆，帶動你的熱能上來，你生氣，氣才能宣發出來，問題是，生氣久了，就會形成未來更多的疾病，有些人不生氣，就會變成憂鬱症，就變成氣瘀。透過了灸療，身體慢慢就會有氣，有了元氣，經絡就暢通了，你就不用生氣，也不用悶住氣。

希望各位不僅是內在有溫度，傳給下一代也有溫度，下一代就會更健康，從內而外健康又美麗，心情變得更好。

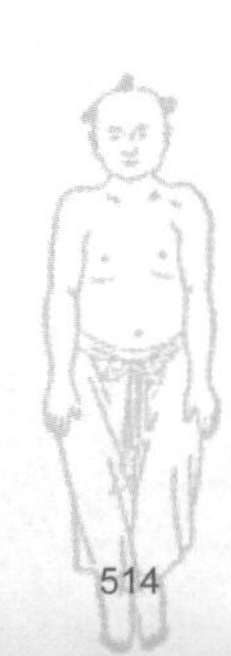

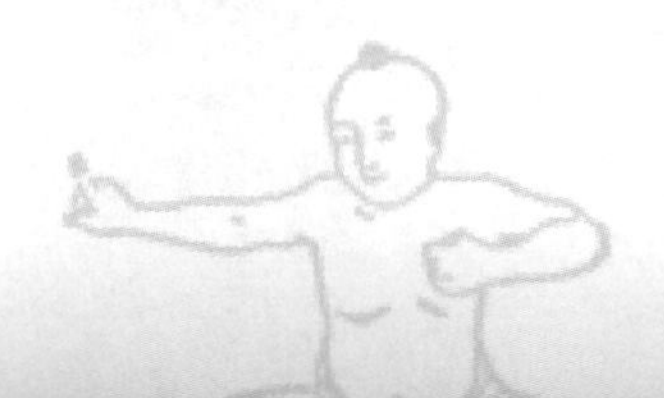

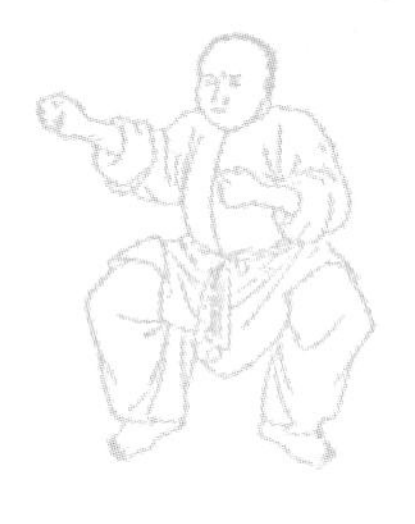

32

每晚「輕打氣」快步走！排毒，甩掉心血管疾病

建議你每天晚上「快步走」，大概三十分鐘至一小時，
同時用雙手「輕打氣」身體上主要的脈絡點，
可以把臟腑周邊的血管壁彈力下降的狀況，慢慢地改善，
可改善過高膽固醇或血脂，並且預防心腦血管的疾病。
減少鈣的流失，預防骨質疏鬆，從而使骨骼變得強健。

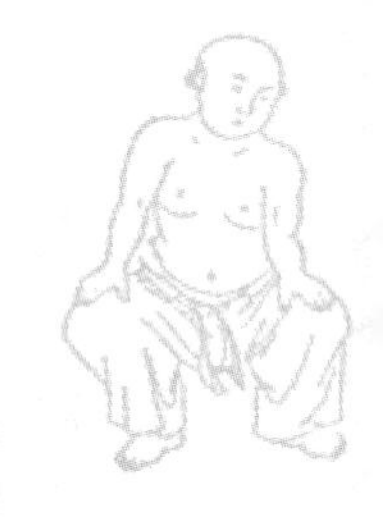

零基礎也不怕 Point 1
晚上運動，加強身體的代謝

【先瞭解】

現代人長期坐在辦公室，或者是經常久坐，自然而然就沒辦法讓動脈那麼活化、讓靜脈有柔軟度，就產生了一種阻塞和硬化。經絡拳建議你每天晚上「快步走」，用雙手「輕打氣」身體上主要的脈絡點，可以預防心

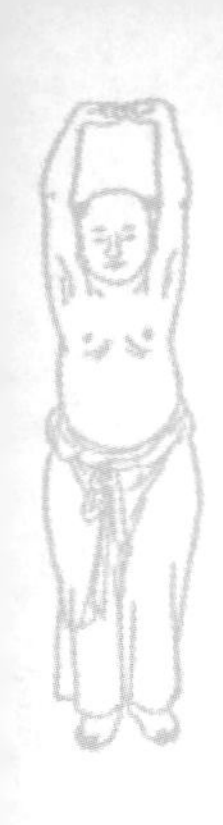

腦血管的疾病。

人有心臟，有肌肉，有骨骼，它的平衡度和氣血分布，必須要有足夠的能量才能獲得健康，現代人因為用腦過多、長期久坐，腿部的血液無法送往大腦，血液一直停留在下肢，沒有上來，久而久之，頭部就會越來無法獲得足夠的氧氣和血液。

經絡的循行運作，早上的三點到五點是肺，五點到七點是大腸，晚上的五點到七點是腎，再來就是心包和三焦，晚上的時間是讓全身循環，而且提升腎功能，心腎相交之後，整個人就會很好入睡，所以晚上時間的運動相當重要，晚上運動的目的，就是要加強身體的代謝，不要讓它堵住。

晚上只要微微地流一點汗就可以了，不要把自己搞到體能透支，不能刺激過多的交感神經，讓它興奮，當它興奮之後，血壓就會升高，不要破壞它整個規則規律。

【這樣做】

晚上進行輕拍打氣是最好的，而且還不能重拍，得輕拍，一重拍血液就達不到腦部，又停留在腿部了，頂多送往臟腑而已，所以得輕拍。

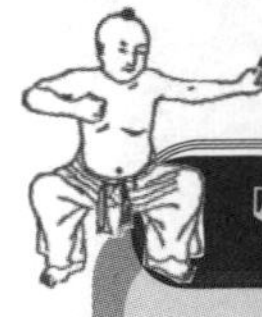

TIPS

快步走是最簡便的有氧代謝運動，可以增強心肺功能，改善血液循環，預防動脈硬化等心血管疾病，可提高夜間睡眠品質，以及預防感冒等呼吸道疾病。

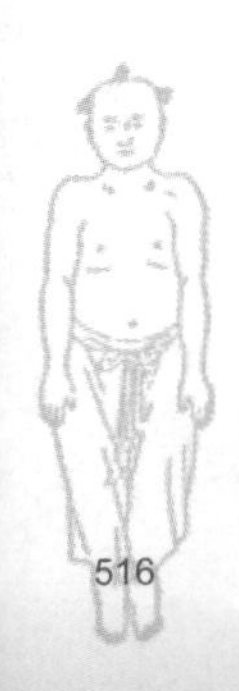

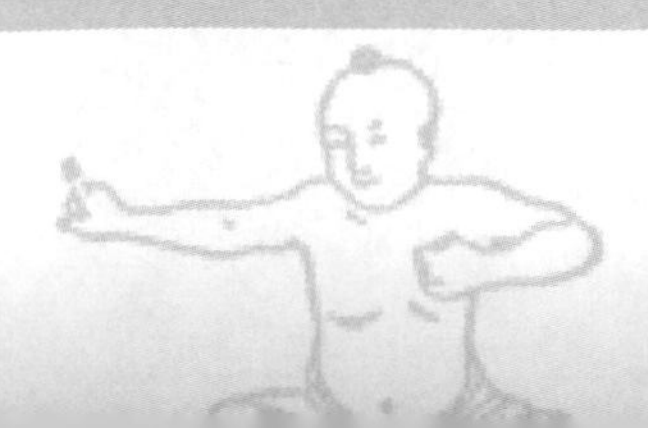

零基礎也不怕 Point 2
毛孔阻塞！要「輕打氣」

【先瞭解】

「輕打氣」有助於緩解壓力和解除憂慮，使大腦思維活動變得更加清晰、活躍，有利於提高工作效率。

輕打氣的目的，就是要把身上的毒素，包含痰、濁、瘀這些東西給代謝掉。這些毒背後的元素，就是堆積已久的、從外環境進來的，或自己內部的細胞產生的，例如：肌肉產生的像乳酸、尿酸、自由基、壞死的細胞，還有那些沒用的脂肪，這些東西都必須要把它代謝掉。

晚上輕輕地拍，反而讓血液自然的流動後，慢慢的把血液裡面的血栓給活化，慢慢地、自然而然地、輕輕地代謝掉，血液流動加速的時候，就會自然而然地更有彈性、更有活力。

當毛孔油脂過多、毛孔阻塞時，應該要輕拍，皮膚油脂過多時，如果用力打，打到最後，油脂會更多，最後會全部黏住了。

「輕打氣」油脂會慢慢減少，輕打對於毛孔很重要。如果連毛孔的部分都打不開，越去打它，肌肉就鍛鍊成肌力，就永遠變肥胖、硬塊。喜歡重拍打的嚴重後果，毛孔沒辦法宣洩，造成毛孔緊縮，肌肉緊繃，就會卡住經絡。

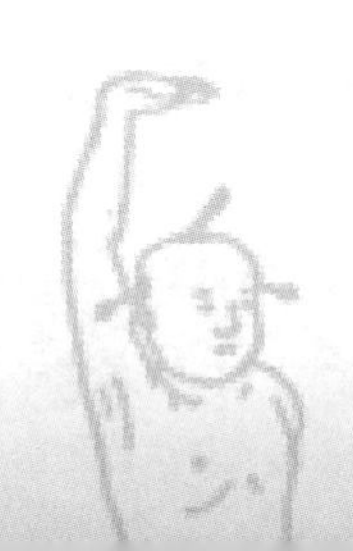

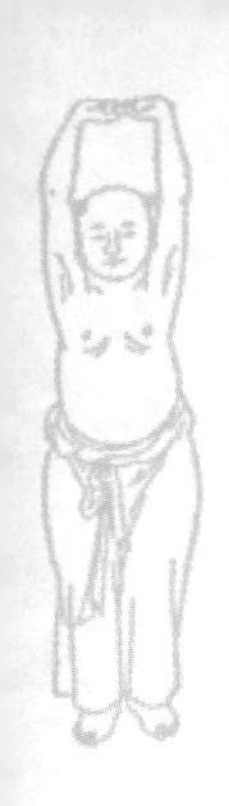

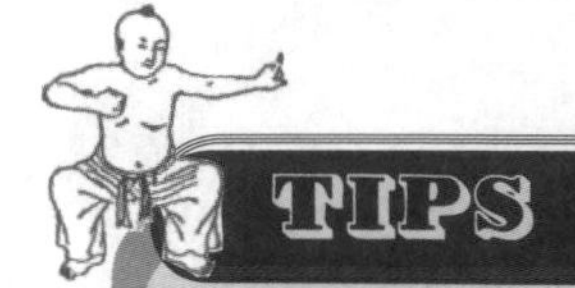

TIPS

在晚上的時間，要給身體輕拍，要讓腎，要讓整個心包、三焦，完整的放鬆，所以晚上是屬於SPA的時間，白天可以重一點沒關係，但身體有血塊或血栓的部分，不建議重拍。若需建議重拍經絡，先塗抹「鬆筋液」，主成分是老薑汁，能清除自由基，讓體脂肪不易堆積。

零基礎也不怕 Point 3
皮膚癢！輕拍的流汗運動

很多皮膚癢的症狀，不是抹什麼就好了，一定要輕輕拍拍，把它給代謝掉，讓汗腺不要堵住，一旦堵住之後很危險，裡面的東西出不來，一不小心，抵抗力下降之後，風寒就進去，就容易感冒，一直咳嗽。

如果皮膚癢、紅腫的症狀，在晚上五點到七點的時間是在腿部，在晚上七點到九點之間是在軀幹部，在晚上九點到十一點之間是在手部，對於癢的部分，只要輕輕拍就會發現不見了，因為剛好它的時間新陳代謝會比較強一點。

皮膚也需要一點時間來做代謝，所以不要一直大汗淋漓，而是要適度

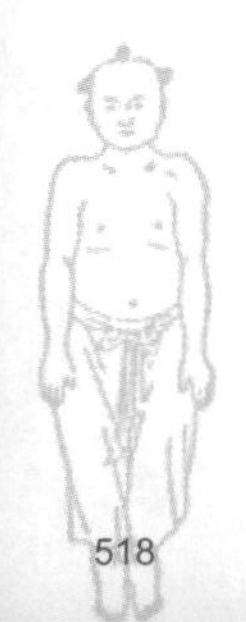

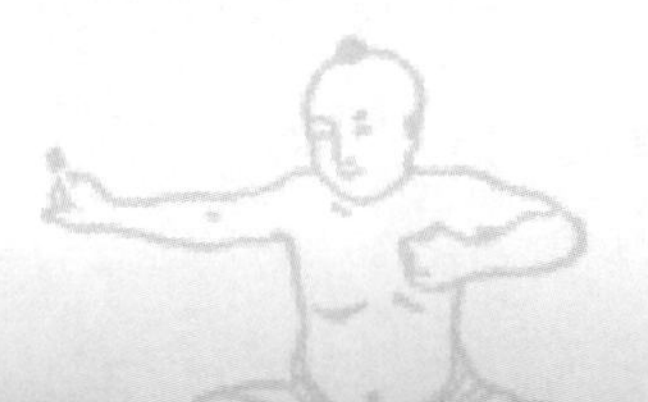

地微微的出汗，快走和泡腳就是流汗運動。排汗是人體一種散熱的表現，透過流汗把體內溫度降低，不方便快走的人，可以先泡泡腳，再來輕拍。

在排毒的概念裡，有一些毒，並不是很容易透過某一種藥，或是簡單的一種食療，就可以成為排毒、養顏的有效保證。

【這樣做】

真正的排毒，一定是流汗運動！中暑就是體內溫度過高，汗又排不出來的表現。在運動過程中促進身體的代謝作用，如果汗流出來了，喝的水才有用，吃的東西才有用，如果你沒有動，光靠排便來排毒是沒有辦法的，要靠全身的皮膚才更有用。因此流汗是很舒服的一件事，加上透過流汗對排除體內一些毒素也很有幫助。

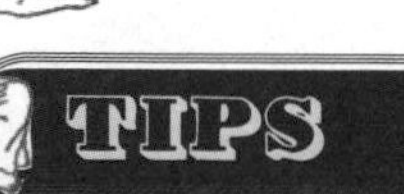

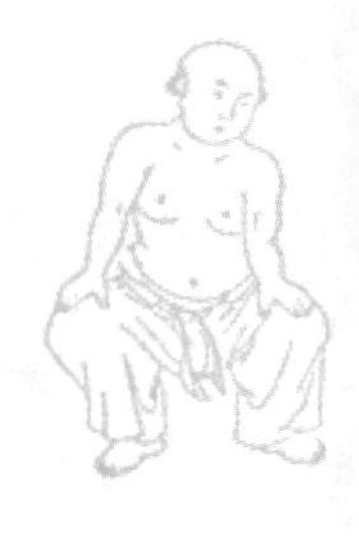

當你吃好、睡好、心情好，能夠練功，什麼功都能練，這就代表你排毒成功了。

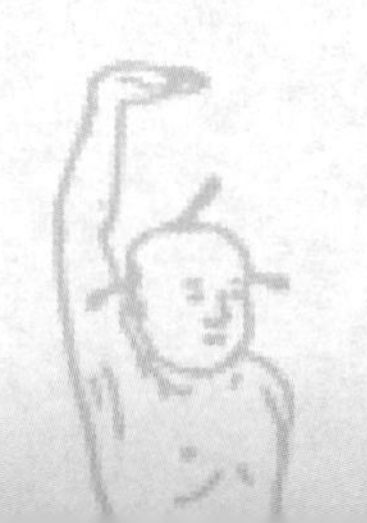

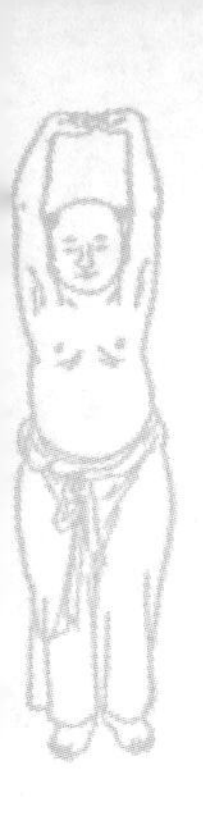

零基礎也不怕 Point 4
快走時間：三十分鐘到一個小時

經絡不是在談器官，而是人體的整個系統，例如：呼吸系統、新陳代謝系統，它是無形的，運行了整個身體的新陳代謝，如果能輕拍打氣，又快走，手腳都在動的過程中，就是幫整個器官堵住的地方打開，稱為排毒。

※ 快走的場地：利用晚上做快走鍛鍊，可以在學校操場，因為它是圓的，走起路來不傷到骨骼，比較能夠平衡，或者在自己的社區，或是在屋子周邊的走廊裡，都可以做快走鍛鍊。

【宣師說】

因為我們從小養成靠右走的習慣，所以，在操場快走時，一般人都是「逆時鐘」方向繞圈子，從右走到左，這對左撇子可以。我們建議要「順時鐘」方向繞圈子，從左走到右「逆」向的走，因為大部分的人都是右撇子，透過「逆」向走路調整平衡身體的慣性，所以採「順時鐘」方向，繞圈子走會比較好。

右撇子對主宰語言、數理邏輯、分析能力較強，左腦半葉較發達。

左撇子對空間、藝術、解析能力較強，動作反應較快，右腦半葉較發達。

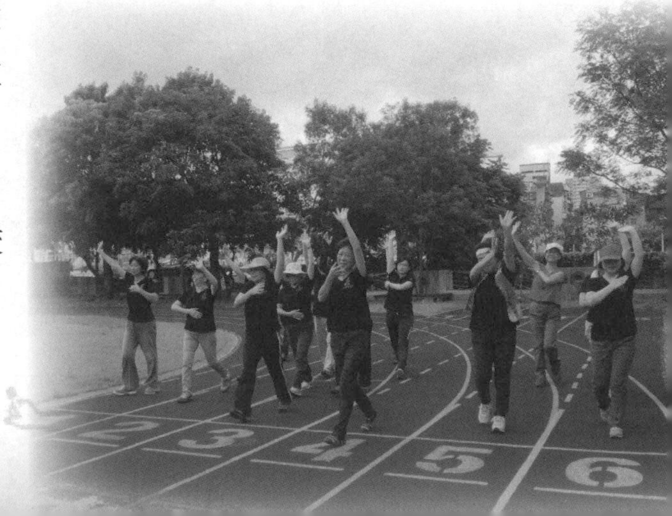

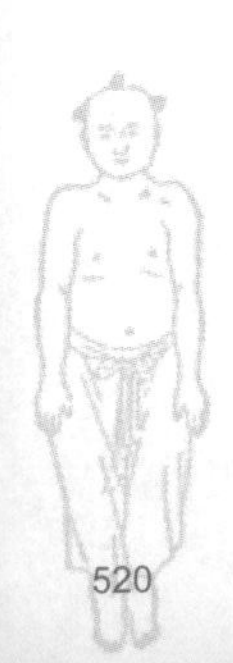

【這樣做】

快走的速度和時間，能夠在八分鐘左右走完一千公尺，就達到快走的標準，最慢不要超過十分鐘。晚上快走的時間，最完整的是三十分鐘到一個小時，太久就不行了，越接近睡覺前，時間就要越短，能量太強會睡不著。

※呼吸法：快走時，最好用科學性的呼吸方法，會達到更強大的排毒，甩掉心血管疾病。根據我們研究，在進行快走運動時，用鼻子吸氣大概三秒，憋氣七秒，吐氣約五～十秒，身體會得到深層的放鬆，不會累，而且晚上睡覺很好入眠。

這調氣方法，讓臟腑的氣血充足之後，達到很好的效果。要記得，呼一定要大過於吸，憋的時候一定要到七秒鐘，這樣子就能達到一個很深層的氧氣進入到肺，肺就有足夠的氣，就不胸悶了，就會得到整個交感神經的放鬆，進入到腦部的 α 波。

TIPS

初期，快走三分，然後慢走七分，慢慢練習到完全可以快走，而且身上沒有任何不舒服的痠痛點。

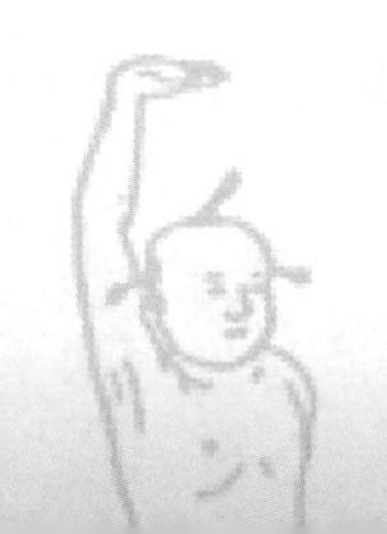

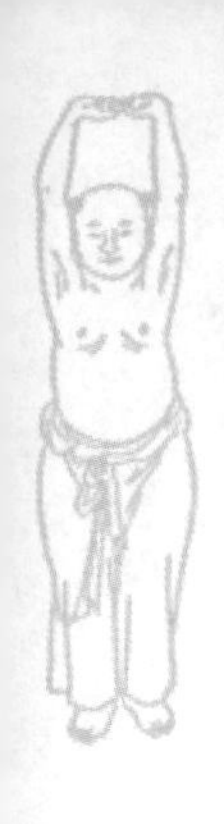

零基礎也不怕 Point 5
快走好處：減肥效果特別好

【先瞭解】

毒素很多的人、水分代謝不多的人，很適合快走，這是腎功能的問題。

排便不良時，代表毒素一定很多，這時就要想盡一切辦法讓毒素代謝掉，否則腸道堵塞之後，腸道裡面的毒素會被靜脈管再吸收，毒素在腸壁殘留越久，久而久之就會罹患所謂的腫瘤。

如果經常會打嗝、腹脹，這就是典型有排便不良的問題，這種現象，透過快走，就等於是幫五臟六腑深層地去做按摩，或者幫它洗澡，讓它徹徹底底的排毒，讓整個身體變乾淨了，所以會微微地流汗出來。

快走的目標，就是讓小腿的肌肉更加地收縮，更有力，這樣的好處是心臟有力，腦部就會更好，能夠增加整個身體的循環、含氧量，還有增進身體上血液的流動，以及心臟的動力。腿部在有能量的情況下，都很好入睡。當膝蓋不好的時候，人的生活品質、身體能量，會造成很嚴重的落差，人好像會過得很不耐煩。

快走，可以燃燒很多的贅肉，很快的啤酒肚就小很多了，而且也能燃燒臀部、腿部的贅肉，對身體的減肥效果特別好。

【這樣做】

快走盡可能跨大步伐，眼睛自然地直視正前方，上半身挺直，不要前傾，肩膀自然放鬆，收小腹。輕輕握拳，配合步伐向後擺動，擺動手臂帶

動整個身體的節奏。感覺臀部的肌肉也被牽動到。踏出時腳跟先著地，再把重心移到腳掌處。

快走不需要器材，只要穿上運動服裝立即可以開始。若遇到雨天，也能移到室內用跑步機進行。如果是往上走，例如：爬樓梯，對大腿的肌力是訓練的，爬樓梯的往上走，一定要大步走；如果是走下坡的，就要快步走，能夠讓腿更加有力，整個肌肉的線條會更好、更有力。

TIPS

減肥快不得。如果快速節食，基礎代謝率將會趨緩，最終只能越吃越少，體重卻不會下降。

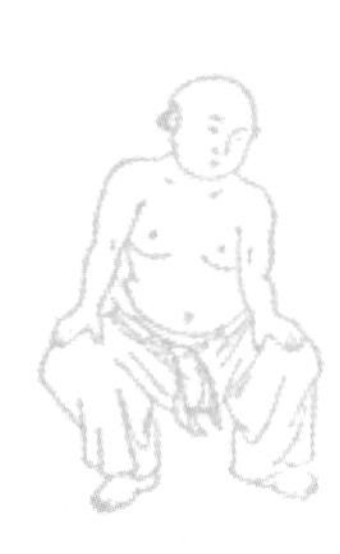

零基礎也不怕 Point 6
拍手快走！比較不容易生氣

【先瞭解】

拍手快走帶動身體循環，再透過微循環，再局部的循環，全部都顧到了。快走一定要抬頭挺胸，手臂要自然揮出去，手不是不變的，除了甩甩，還要拍手，抬腳走和拍是同步的。

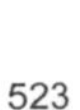

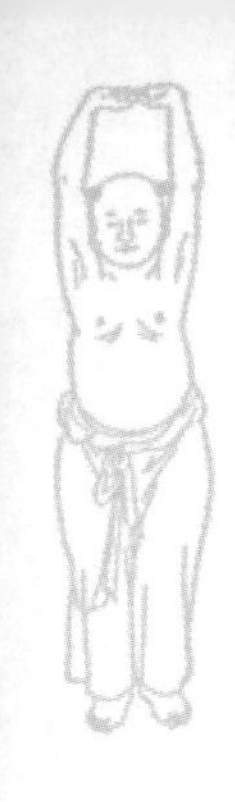

【這樣做】

拍肚臍以上的部位：一隻手掌心朝上，氣動心經，另一手輕拍胸腔和上腹區。拍肚臍以下的部位：一隻手輕拍下腹部，另一手五指拉開，掌心朝下，氣動肺經，往下引流，往下引流是手三陰的動作，往上引流是手三陽的部分。一手拍，另一手上下繞圈子拉筋，然後再換另一手繞圈子拉筋，另一隻手拍，而且要快走，瘦了就換另一邊。拍的感覺是沒有痛感的，只有振動，沒有痛感，一痛就不對。

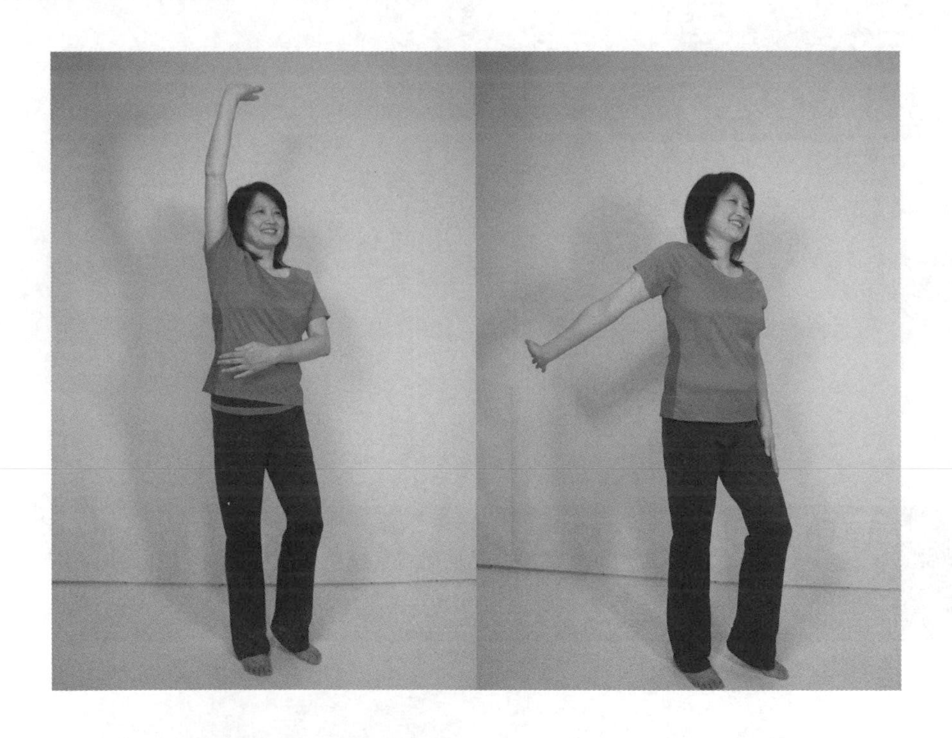

快走時，小腹一定要同時收縮，才不會導致以後的腰瘦背痛，還有膝蓋磨損。腳出去的時候，是腳跟先點到，腳跟到了之後，再碰到了腳前板的湧泉，出去的點是拇趾和第二趾，就是從脾經、肝經和胃經這三條經出去的，這樣的能量是最強，而且最容易把能量往上帶動的。如果想把能量

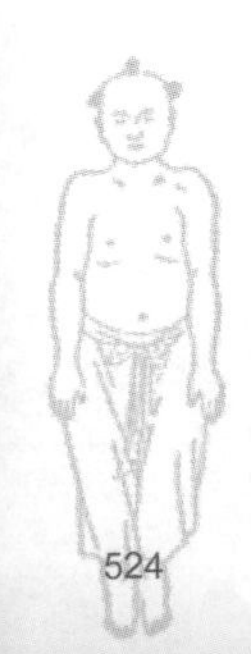

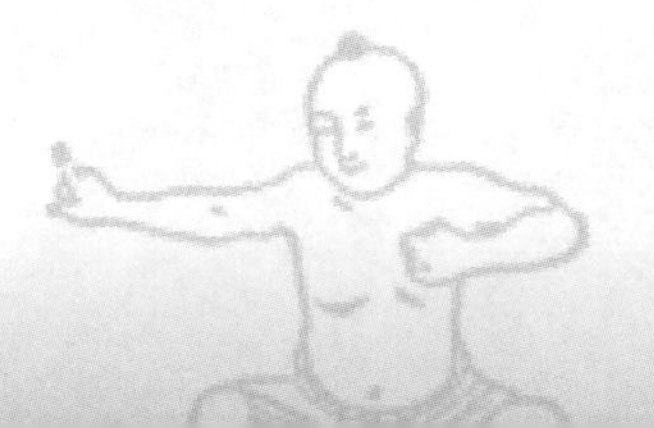

往下排，比方說血壓偏高，從腳跟腳掌出去的地方在第四趾和第五趾。

腳出去要輕，如果太重，只要聽到拍地的聲音，膝蓋一定會磨損。膝蓋走時稍微繃直，可以鍛鍊膝蓋的韌帶，和腿部肌肉的線條，腿會更漂亮，就不會產生蘿蔔腿，還有象腿。

失眠，而且胸悶，狀況很多的人，快走時，就盡量打上半身，一隻手往上，另一手打心包經，很像投籃球一樣，整個人就會很好睡，手不痠了，血液回流下來，就好了。

經痛、頭痛的人，都跟肝有關係的，快走的時候，就可以多拍拍腿部的肝經，在抬腳的過程，一邊走，一邊拍內側，就可以送達到肝經去了，或是手往上抬，打上半身，就不會頭痛，因為肝會到頭部。

一邊拍手，一邊快走，有個好處，人比較不會那麼著急，比較不容易生氣，情緒比較容易釋放，當人的身體在動，似乎心情就穩定了。

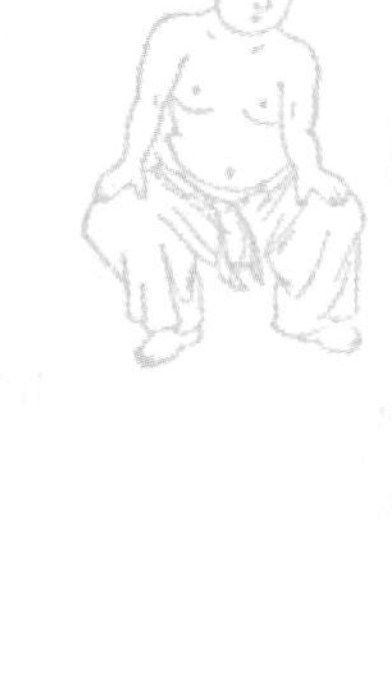

TIPS

在「拍手」快步走的運動中，因為手部在打，是手部的六條經，腳在動，是腳部的六條經，剛好是十二條經絡的運行和排毒，氣脈和血管就不容易堵塞，心臟的血液就會流動，就比較不容易罹患高血壓和糖尿病了，也可以預防老年的疾病。

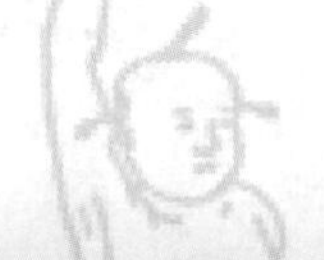

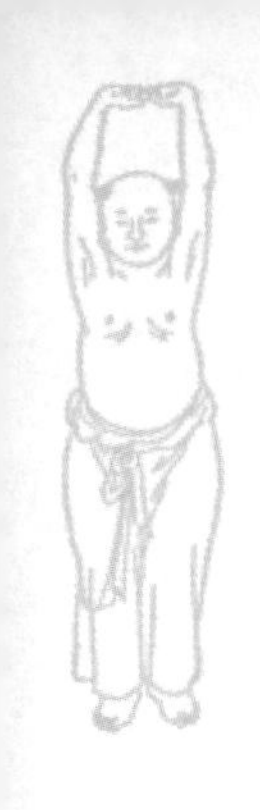

零基礎也不怕 Point 7

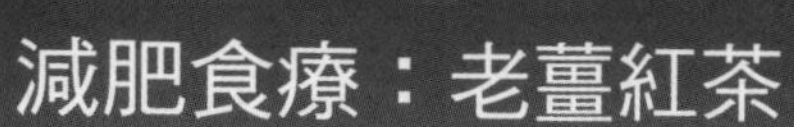

減肥食療：老薑紅茶

【先瞭解】

老薑紅茶能促進血液循環、保暖身體，溶解排出多餘油脂，消除浮腫，美化肌膚。想要強烈減肥的人，建議食療是「老薑紅茶」，能有效地控制體重。紅茶的咖啡因和兒茶素，有助於改善心肺，最重要的是對減肥有更大的幫助，並且搭配老薑可以溫熱身體、促進代謝。

建議加「烏梅」。想要改善心臟，要稍微吃點苦味，想要改善肝臟，要吃點微酸，或者是綠色食物都不錯。有酸可以入肝、入脾胃，可以強化消化道，把吃進去的東西強烈地分解出來。將老薑紅茶泡出來的水，再加入烏梅一起飲用，可以加強把脂肪裡的痰、濕、熱給代謝掉。

皮膚暗沉，一定跟肺有關係，肺弱時，整個氣就動不了，整個身體就會暗沉，因為肺和大腸是表裡關係，所以排便也會比較不夠。建議快走時，多拍胸腔和後背，在食物方面，多選擇白色食物，例如白木耳、百合、白蘿蔔。

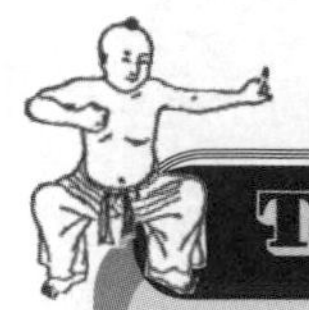

TIPS

排毒的食療有很多，就看你怎麼運用，但最重要的是，你要透過運動把它抖出來，不動是不行的。

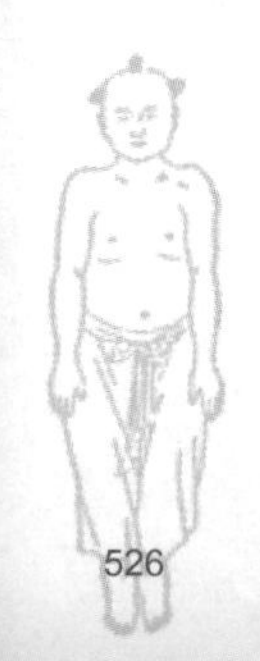

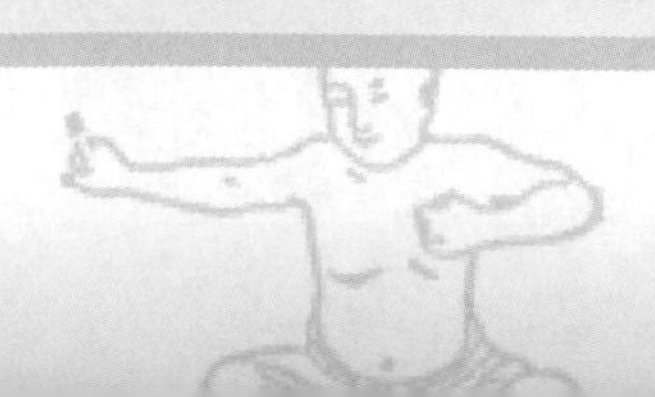

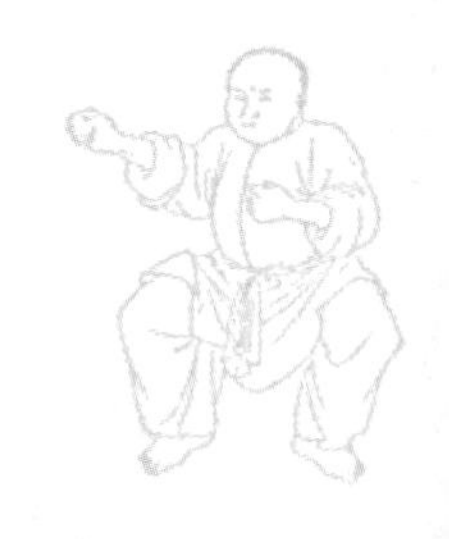

經絡拳教室

運動的最高境界，是要能放鬆，不是更緊繃，現在的運動有些太緊張了，那不行，只要你運動完之後，能夠好睡，那代表今天晚上的輕拍快走運動太好了，這是個很好的有氧運動。

快走運動，心情要好一點。因為，喜傷心、怒傷肝、悲傷肺、恐傷腎、思傷脾，所以快走時，什麼都不想，就是快走欣賞風景，如果心情不好，就要想盡辦法讓自己開懷大笑再去走，心情好，然後快走，就能達到真正的排毒。

情緒的毒是最難排的，毒排完後就不會有腫瘤。每天愁眉苦臉，卡在一個心結的人，身體裡面就會產生硬塊。當感到不愉快、不舒服的時候要想盡辦法把那些堵塞的東西給鬆了。

輕拍快走運動，讓大家可以把經絡拳運用在生活上，如果你真的走不出去，沒辦法走，可以泡腳，然後輕拍，一手排一手拍會覺得變年輕了，身體變得更好了，你要鼓勵爸爸媽媽一起來快步走，一起來排毒，如果晚上沒時間，可以在早上操作。

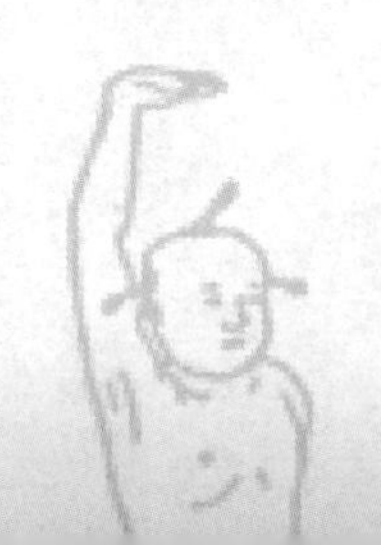

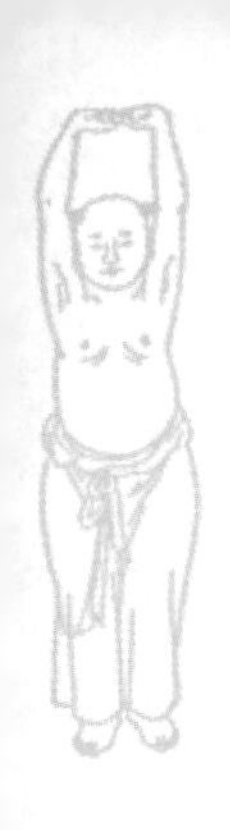

33

每早薑灸「十二穴」！防治所有疾病

經絡拳建議大家每天早上運動二十分鐘，

練功之前先薑灸十二穴「薑灸刺激法」。

薑灸溫通身體的十二經絡，補元氣，讓臉色發紅，

讓身體達到真正的防病，而且還能夠治病。

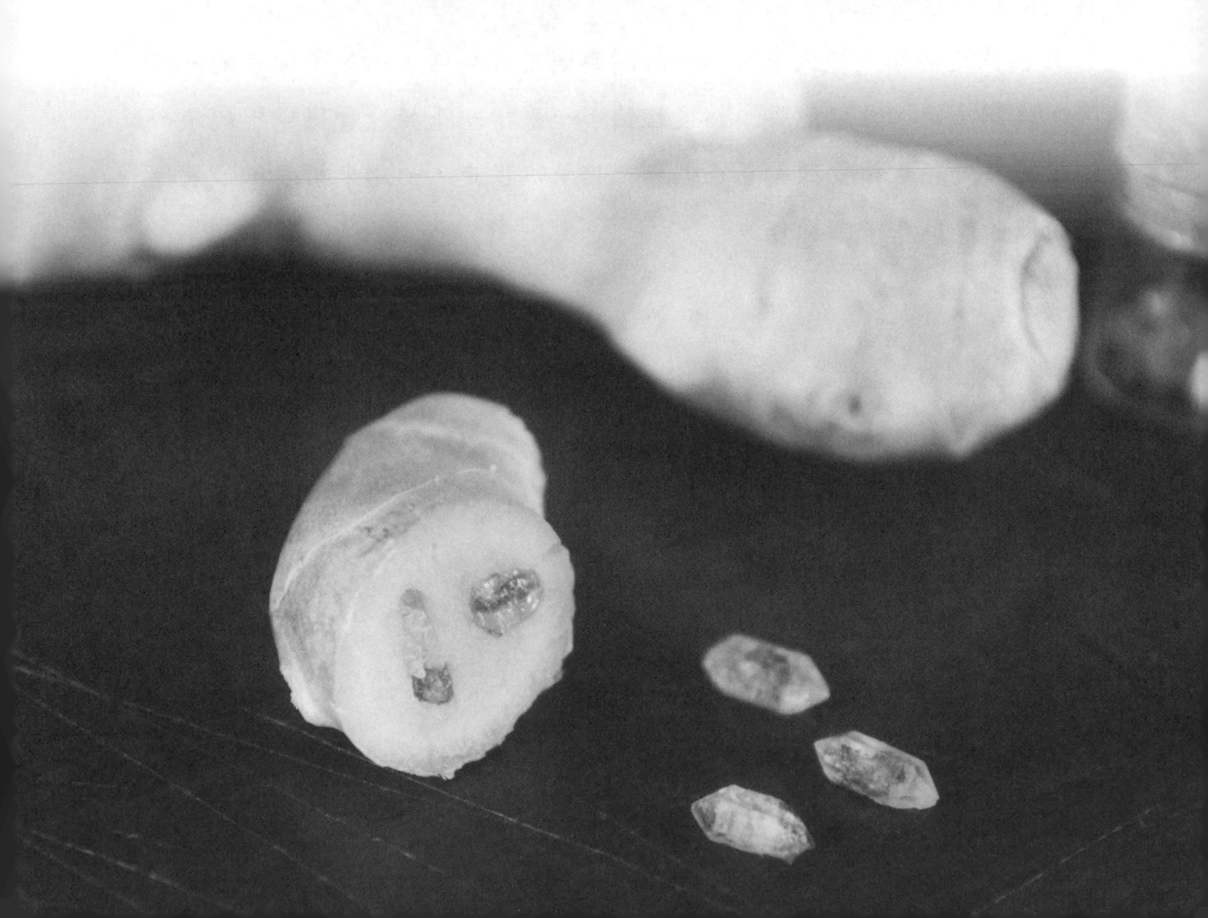

零基礎也不怕 Point 1
每早「薑灸」能防病與治病

【先瞭解】

現代人經常會有所謂的頭痛、傷風感冒，或是腰痠背痛，身體裡面都有一點寒氣，這是因為現在的生活當中，很容易接觸到空調，吹空調不是看吹的時間有多久，而是看身體的毛孔的強弱，如果毛孔的氣不足，人只要吹十秒鐘，身體也會有問題，也不是完全不吹空調就不會有問題，只要是吹涼風，突然感到有瞬間寒意的，那就來不及了。

日常鍛鍊的時間，通常是在清晨，還有晚飯過後，這兩種力量的作用是不一樣的，早上鍛鍊可以讓身體充滿活力，還能防病與治病，晚上飯後一小時的快走，能促進新陳代謝，讓身體能夠輕鬆睡眠。

身體上的經絡如同水道，一旦堵住了，身體廢物排不出去，就會產生細菌。如果身體有火、有濕、有熱、有寒，久了之後沒有把它代謝掉，就會形成風濕性的關節炎，在喉嚨附近，喉嚨就會發炎，在肛門附近，就會內痔、外痔，在口腔就會潰爛，在眼睛就會紅腫，身體的很多地方就會出現問題。

【這麼做】

一早起床時，先把手肘揉一揉、推一推，按揉一下，手肘這邊有肺經、心包經、心經，揉一揉，這裡如果很痠痛，就代表睡覺的過程中，這邊沒有完全放鬆，可能頭部有壓迫到頸椎……等等，輕輕地拍一拍，呼吸會變得比較輕鬆，所以先把手肘、手腕、腋下拍一拍，但仍以手肘為主。

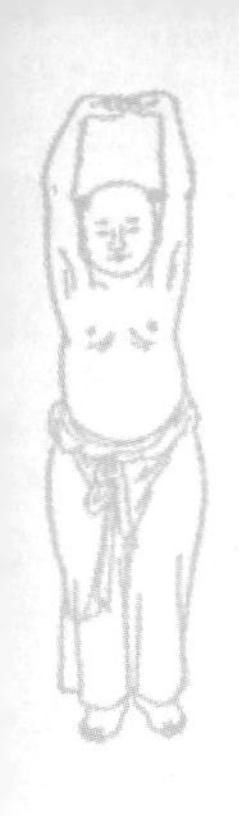

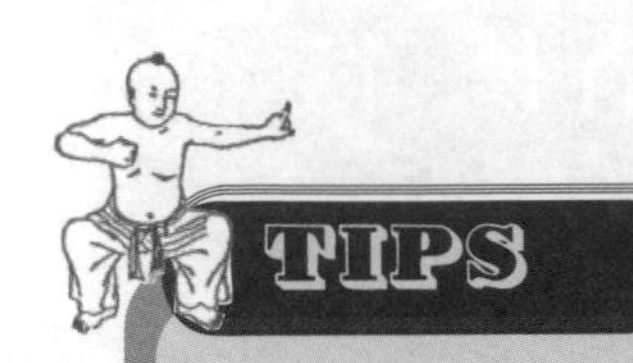

什麼人需要每早「薑灸」

※大腸有問題的人，就是一直在放屁的人，他的腸道有問題，臉色就會暗沉，皮膚就會粗糙，就要趕快練習操作薑灸，針對大腸經的部分要特別加強。

※失眠睡不好的人，是因為心包經、心經出了問題，也要趕快處理。

※脂肪堆積很多，肥胖症的人，是脾胃經的問題，而且臉部也會長很多的斑點。

※有腫瘤問題，包含乳腺增生或子宮肌瘤，或情緒非常不穩定，是肝經的問題，太衝穴尤其要特別加強。

※肺經系統出問題時，通常容易便祕，容易多愁善感，也容易感冒，肺經要多處理。

※關於月經不順、量不穩定的情況，膀胱經是主要的治療經絡。

※全身沒力量、很疲倦、很累、沒胃口，是膽經，要多運動，多走路，就會動到膽經，臀部到陽陵泉這一塊是很重要的。

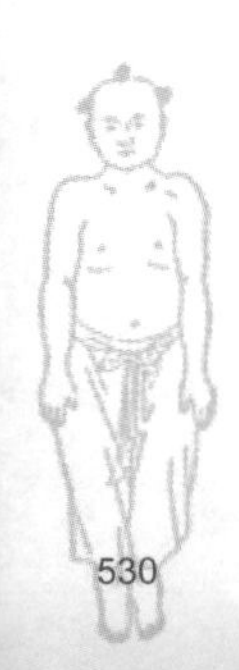

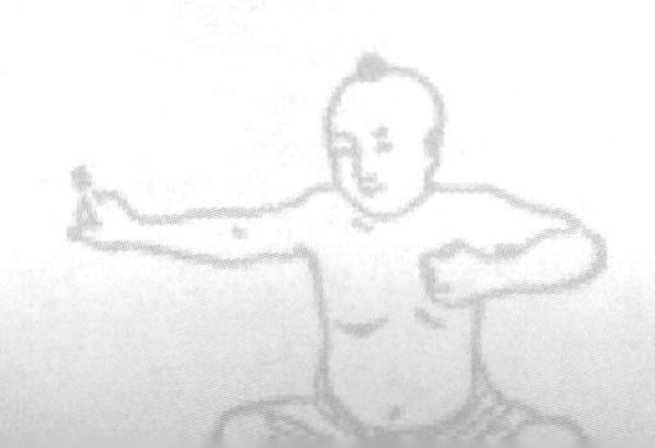

零基礎也不怕 Point 2
經絡拳針灸法＝薑灸刺激法

【先瞭解】

一日之計在於晨，早上的空氣比較新鮮，晨練對身體是有幫助的。經絡拳建議大家每天早上的運動，就是二十分鐘而已，練功之前先薑灸十二穴，全名叫「經絡拳的針灸法」，也就是「薑灸刺激法」。

老薑，是在老化的時候才採收的，外皮呈現灰土色，老薑比較辣，祛風寒的功力比較夠。老薑，可以祛寒、健胃、消炎，改善消化不良，有發汗解表、解毒的作用，可以預防一般的寒涼症。薑皮很好用，可以化解很多問題，包含化解皮膚的問題，化解身體整個消化不良的問題，薑皮才有用，薑裡面的肉醫療價值沒有那麼高。

人一旦有寒氣時，喝一下老薑對身體是有幫助的，比方說中暑時，人昏昏的，老薑粉一喝下去，人很快就甦醒，因為老薑有解表的作用，可以把整個身體的熱邪驅趕出去，驅寒、驅熱都可以解表的。

小叮嚀：薑是屬於刺激物質，並非全部用於治療上，也不能一直多吃，老人家多屬於陰虛內熱，只要眼睛正在乾澀，越喝就會越乾澀，而且喉嚨會越不舒服，所以吃老薑是要看個人的身體狀況。

薑灸的目的，就是全面地來溫通身體的十二經絡，補元氣，讓臉色發紅，讓身體達到真正的防病，而且還能夠治病。用筋膜液取代艾條，不僅溫感比較強，而且還可起到按揉的作用。「薑灸刺激法」把針、灸、刮痧，同時連在一起，一氣呵成，不用浪費時間，每天就只要用一塊薑，一天用完之後就把它給丟了，經濟實惠又很好用。

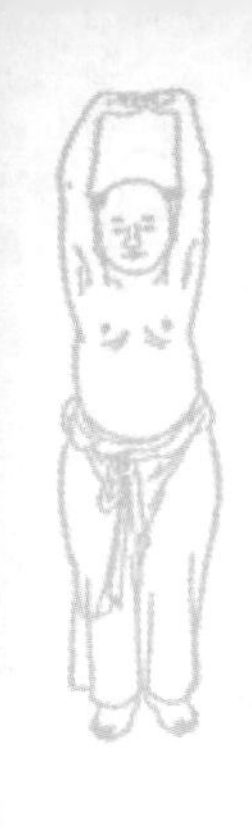

準備工具：老薑、晶鑽、筋膜液。

※ 老薑，要帶皮，切成一個方塊，大約比拇指大一點。

※ 晶鑽，是地球上最老的結晶物質，少則就是二十億～三十億年，可以強力地傳遞地球上的某種能量，幫助身體釋放很深層的問題。越結晶越天然，不要有切割過的原礦。

※ 筋膜液，是用老薑、紅花、艾草、當歸酒泡製一年的藥酒，加熱水使用。

「薑灸刺激法」的元素就是植物、礦物和人體，植物就是老薑，礦物就是晶鑽，大自然的東西接觸到皮膚，會很容易吸收，而且容易把身體的濕氣改善。

【這麼做】

當身體有風、有火、有濕、有瘀、有寒時，拿薑把晶鑽放進去，並加熱水使用，或微波薑灸，直接進行薑灸讓氣血循環得更快，點揉完後，紅紅的通體舒暢！常用在手上的勞宮穴、合谷穴、內關穴等。薑灸療效明顯、安全性較好，取材簡便易於操作、適宜推廣。

勞宮穴：在手掌心，握拳屈指時中指指尖觸及之處。有清心、安神，解心痛煩悶、疲倦之效。

合谷穴：在手掌第一、二掌骨間，當第二掌骨僥側的中點。可治頭痛、牙齦痛、眼睛疲勞、青春痘、感冒。

內關穴：距離手腕橫紋處約兩寸處，會摸到兩條筋，介於其間。可治胸悶、心悸、失眠、腹痛。

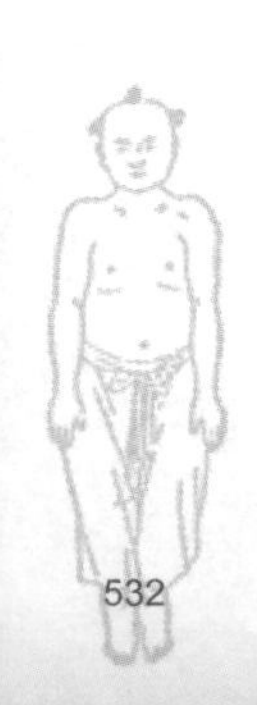

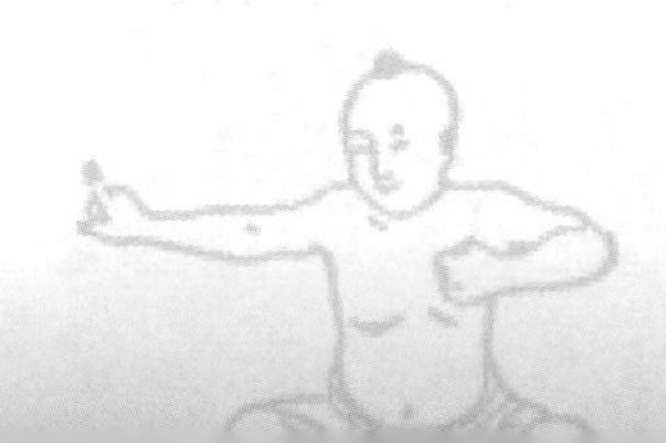

零基礎也不怕 Point 3
薑灸揉揉「十二穴」

【先瞭解】

十二穴的全名叫做「馬丹陽天星十二穴」，這是截取自《針灸大成》，在明朝有一位醫生體驗出，如果能夠在十二條經絡上，找到十二個穴，進行「補」和「洩」，那就什麼病都可以治療了，有很多人用了這個方法之後，很明顯地改善身體的問題。

這「十二穴」，有八個在腳上，大部分都在臀部到足部，另外四個在手部，在肘部到腕部，基本上就是末稍循環的地方。這些穴位對人體的幫助，可以做到全身性疾病的防治，宣印學派希望對於現在的慢性病，能夠有所控制和改善，如果沒有時間打十二經絡的人，可以直接從十二個點下手，功效一定很好。

【這麼做】

在操作上，可以先刮，然後再推、再旋轉，在穴位上面的十公分，推到這個穴位，也可以從這個穴位，往下推十公分，簡單地說，都是往外側推，都是往四肢末稍推。

不要早上一起床就薑灸，一定要吃點早餐，有了能量之後，再來操作會比較好。

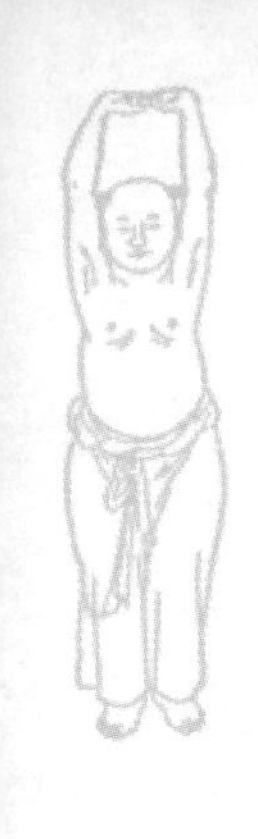

第 1 招　薑灸曲池、合谷

手部的曲池穴，是大腸經的合穴，可以解熱，對於全身性的蕁痲疹有效，對於熱病有幫助，對腦部的循行，也有放鬆的作用，尤其是喉嚨卡住、聲音出不來，這時候曲池穴的幫助很大。

合谷穴俗稱虎口，可鎮靜止痛，增加身體抵抗力，對臉部疾病療效佳，將拇指與食指併攏，肌肉最高處即是合谷穴。對於大腸經循行之處的不適和疾病，有一定療效。

針炙大腸經的曲池穴和合谷穴，這兩個點就是扁擔理論、平衡理論，這兩個穴位要同時治療才有效，同時補和洩。建議先操作左手，再操作右手。

第 2 招　薑灸通里、列缺

通里穴，屬於心經的絡脈，通里就是通到裡面。你的心裡有什麼問題，通里穴都知道，通里穴一痠痛時，人大概有心結、會心悶，很多東西就卡住了。當人打針打久了，沒有胃口，就是因為通里穴被破壞了，所以把針管拔掉之後，在通里穴這邊按揉，揉一揉後，氣就上來了，所以，臉色蒼白、黯然的人，通里穴不能透紅，要趕快薑灸這個地方。

列缺穴，屬肺經的絡脈，列缺穴在橈骨莖突上方，腕橫紋上一寸處，對於全身性的、半身不遂、麻痺、整個口卡住了、頸椎疾病、癱瘓狀態，列缺穴是很好用的，治療半邊的問題很好用，比方像偏頭痛，都很有效果。

通里穴和列缺穴，一個在內，一個在外，這叫絡脈。這兩個點很重要，一個是心經，一個是肺經，心肺功能疏通了，人就會覺得很舒服。通里穴還可以治療聲音沙啞的問題，列缺穴是治療整個頭部卡住的地方。

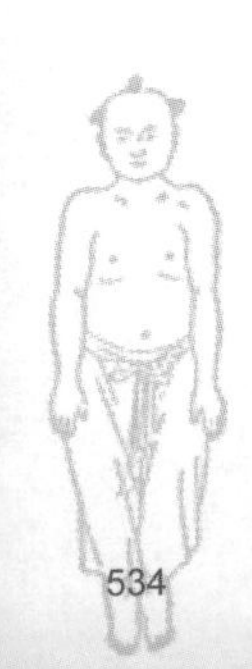

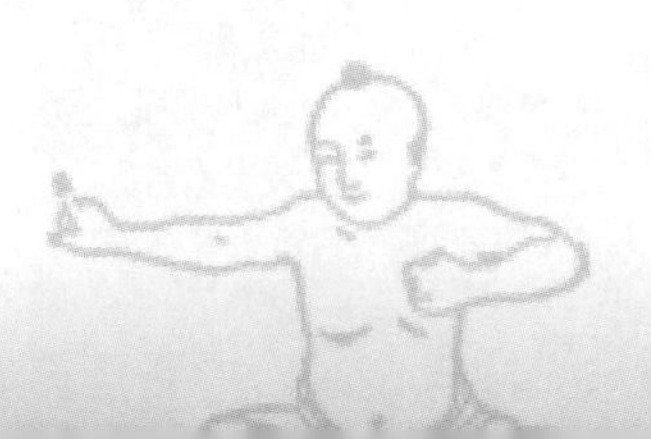

第 3 招　薑灸環跳、陽陵泉

環跳穴，屬膽經，位在臀部兩側的正中點處。是一個超級大的穴位，久坐之後環跳穴會非常厚，這一點卡住之後，整個骨盆腔都老化了。比方說有很多人的腰是沒辦法彎的，整個身體是硬的，這個狀態是因為臀部是萎縮的，臀部一旦萎縮、乾扁，人就老化了，影響到腳抽筋，如果環跳穴沒有弄鬆，晚年坐輪椅的機會是相當高的。

陽陵泉穴，屬膽經，位於小腿外側，當腓骨小頭前下方凹陷處。是身體所有的筋會合之地，走路歪斜、中風、膝蓋不舒服容易扭傷、筋膜的問題，都跟陽陵泉穴有關係。陰部為足厥陰肝經所經過，肝與膽經互為表裡，本穴有祛熱除濕作用。建議先用矯正棒從環跳穴切到陽陵泉穴，筋通了，扭腰擺臀就很輕鬆很自在。

第 4 招　薑灸委中、承山

委中穴，屬膀胱經的合穴，在膝蓋正後方，這個點很容易造成血液凝固，造成以後腰沒力、膝蓋磨損，甚至要換人工關節，尤其寒氣特別重，操作此穴效果特別好，特別有張力。

承山穴，屬膀胱經，位於腓腸肌兩側肌腹分肉的交界，形狀如山。治背痛，受風寒濕氣引起背痛。治腰痛、腰痠軟無力，因過勞或受寒氣入侵。承山穴通的人，腿力沒問題，排便力量強，心臟有力，肺功能強，腳部回流速度快。

第 5 招　薑灸足三里、內庭

足三里穴，屬胃經的合穴，對胃的寒涼和氣脹很有幫助。常灸足三里穴，可以增強體質，預防疾病。也是最重要的長壽穴之一。足三里穴位於

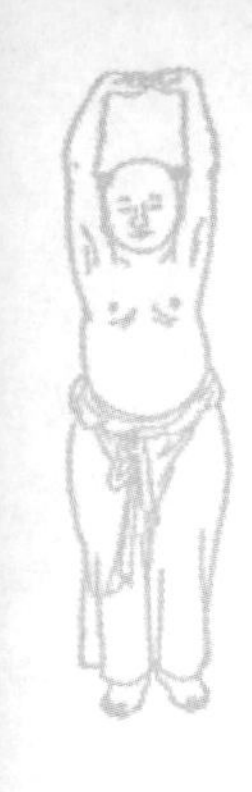

小腿上，當腿彎曲時，可以看到在膝關節外側有一塊小骨頭，就是外膝眼直下四横指處便是。

內庭穴，屬胃經，從本穴開始形成小流而為滎穴。在腳的第二與第三趾骨之間的凹陷處。動不動就打哈欠、缺氧，只要臉色暗沉的人，都容易打哈欠，這是胃氣上不去，內庭是把氣往上打的，整個人就會往上挺直，內庭好，牙齒也比較健康。

第 6 招　薑灸崑崙、太衝

崑崙穴，屬膀胱經，位於腳踝外側，外踝頂點與腳跟相連線的中央點，當外踝尖與跟腱之間的凹陷處。專治腳部以上到腰臀這個地方所有的疼痛，往上治療到氣喘，所以治療點範圍非常廣泛。人老了以後還可以後空翻，就是崑崙穴，整個身體就會很流暢。

太衝穴，屬肝經原穴。腳的大拇趾和第二趾趾縫間，往上一寸。當人的生命垂危，比方說癲癇或口吐白沫，或是整個人的氣往上沖，下不來，可以用太衝穴來急救；當眼睛看前方一片模糊，整個人好累，好像有內壓存在，無法釋放，用太衝就可以改善；有時候左邊的腳癱了，沒氣了，要特別灸一下右邊的太衝穴，同樣的道理，右邊癱瘓了，要灸的是左邊，交叉來治療，效果才會很好。

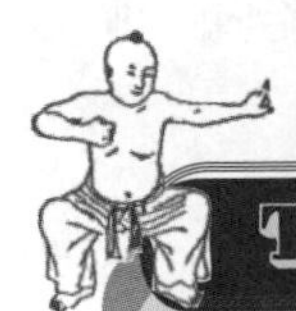

TIPS

古時以此穴診生死，太衝穴有動脈應手，生病的人有此脈者易治，無此脈者死。請按照組合順序操作，最後以太衝穴為最後的收尾。

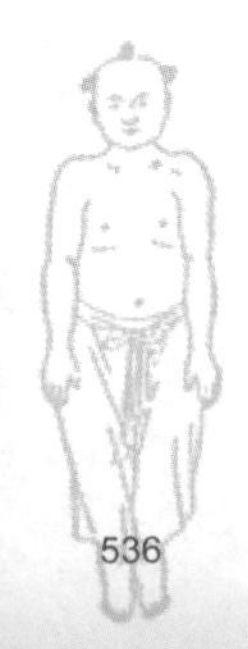

零基礎也不怕 Point 4
打通十二穴，享受魚水之歡

當十二穴通了以後，可以透過所謂的魚水之歡，讓整個身體的血液循環，在身體發熱的過程中，也是在梳理整個經絡的循行，可以讓身體曲線更好、更長壽、更健康，可以提升身體免疫球蛋白，當然也可以預防心臟病和中風。

建議年紀越大的人，在十二穴打開之後，關於房事生活、魚水之歡的生活，不要在晚上，在早上是最適合的，因為早上陽氣起來，十二穴打通之後，男性陰莖是會勃起的，這代表心血管沒問題。

銀髮族把十二穴打通了，可以獲得這方面的能力，可能一週一次或兩次，有規律的性生活，會比一般沒有性生活的人，還年輕十歲到三十歲。

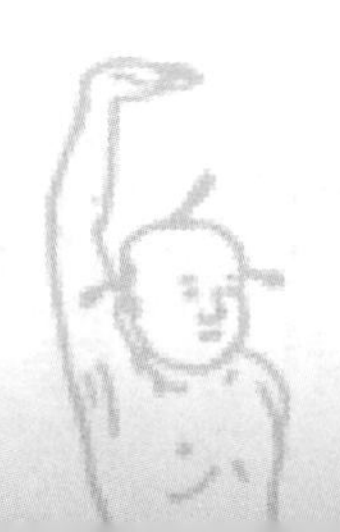

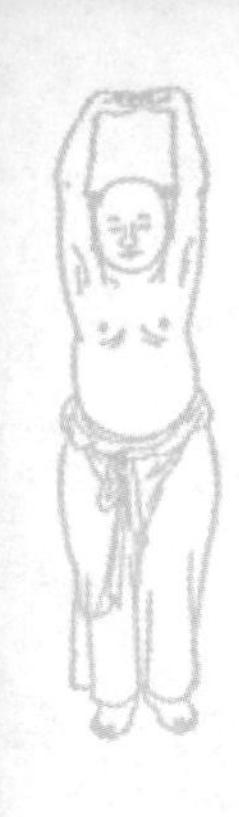

經絡拳教室

《黃帝內經》皇帝問岐伯，為何上古真人都能活一百二十歲才歸天，而晚年筋骨照樣強健，現在的人為何天年未到就早衰了？

岐伯答道，上古之真人「法於陰陽，和於術數…恬淡虛無，真氣從之，精神內守，病安從來！」懂得將自己的生活完全符合宇宙陰陽運行的法則。

宣印學派研究發現，早上的魚水之歡能防治疾病，把十二穴打開了可改善性功能，因此規律的性生活能夠使人長壽，也能降低乳腺癌發病率，讓人變得年輕，看上去要比實際年齡年輕。希望透過這樣的研究，對各位的健康很有幫助。

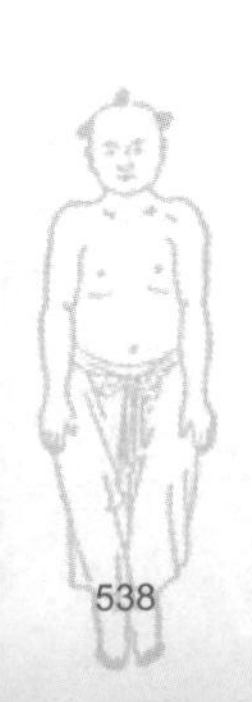

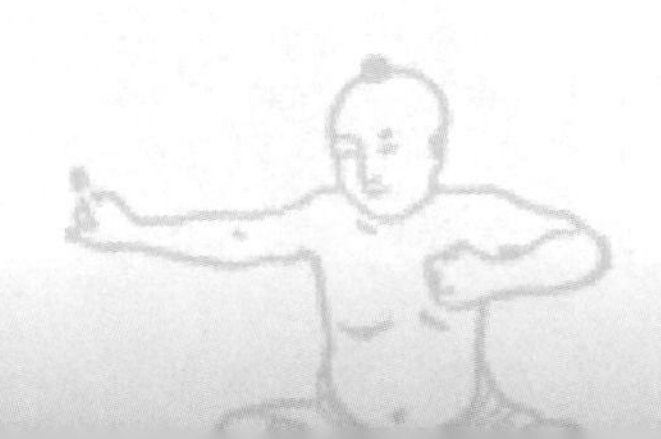

34

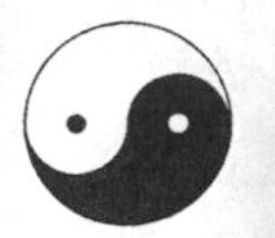

結語：有症狀「自己醫」！有病名「找醫生」！

經絡不通，有八成以上都是潛在的寒症所導致的，

寒症的症狀以女性來說，就是在月經前有一些症候群，

從頭痛、胃痛、四肢冰冷，還有情緒不穩定，

以及往後的肌瘤、子宮的內膜炎，甚至更年期的問題。

以上的症狀，學習做「自醫」開始，小妙招只可以暫緩症狀。

打經絡拳是要學會如何把「氣」能送進去，而不是把「力量」送進去！

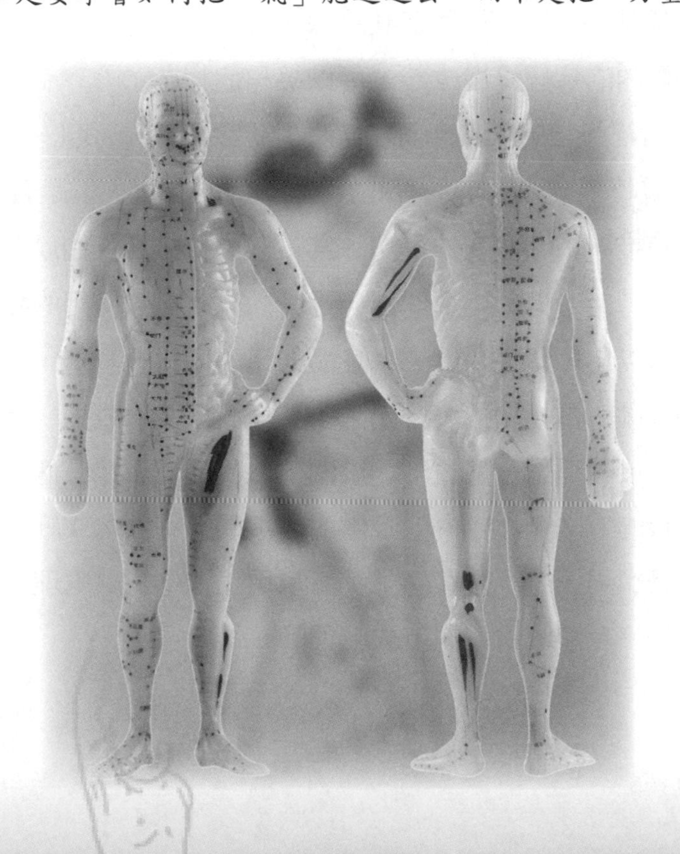

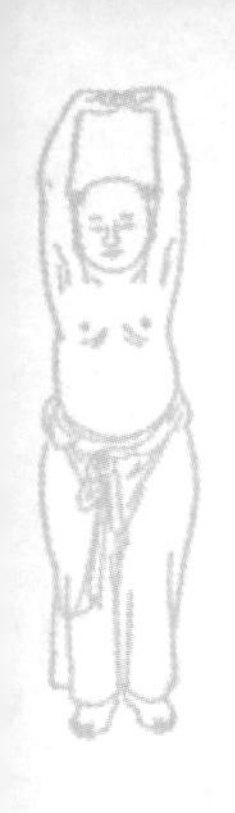

零基礎也不怕 Point 1
激烈拍打功，打瘀來打瘀去到最後還是「瘀血」

【先瞭解】

經絡的發展歷史，有文字的紀錄大概三千年左右，但是經絡應用在人類的歷史，已經超過了三萬年，從古人就已經開始進行身體的自我療癒。因此經絡在人類的歷史上，扮演著重要的角色。當你有症狀的時候，經絡就變成一種食物。當你有一種疾病的時候，經絡就變成是一種藥物。變成藥物時，就要精準地知道哪一條經出了問題。

打經絡拳，重視的是「線」，然後慢慢地推敲出個人的「點」，每一個人的點都不一樣，有些人是「冰凍點」，有些人是「痠痛點」，有些人是潛在的「潛伏點」，只要打對了經絡線，打對了「經絡點」，用對了方法，就可以把體內的疾病慢慢改善，可以緩和症狀。

但目前針對經絡這方面，市面上有太多的聲音了，我們在 1989 年推廣經絡拳時，當時很多人對於經絡的概念不是很理解，但是直到了 1990 年後，就有人在推廣很激烈的拍打功，其實激烈拍打法我們以前用過「吃痛了痛、吃苦了苦」，但覺得那個部分是少數人才可以使用的獨特方法，並不是多數人可以用來養生保健的。身體如果過度地一直打，打得很猛，會導致氣場的混亂，拍打功把瘀排出來了，裡面還會形成另一種瘀，打瘀來打瘀去，到最後，還是「瘀血」。試問，以長期來看，一個人到了九十歲時，用了這樣的方法，你覺得他身體的修復能力好嗎？或許，壯年人是可以的，或許是猛男，或許是女漢子，可以用這樣的方式處理，但畢竟多數人是寒症，是沒有辦法用這個方式處理的。

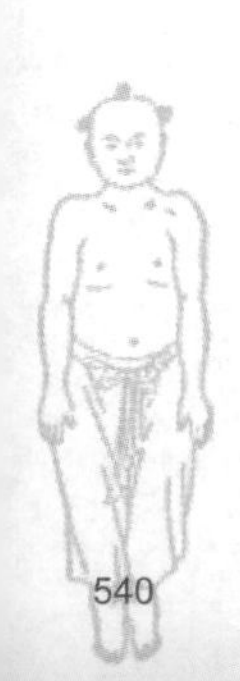

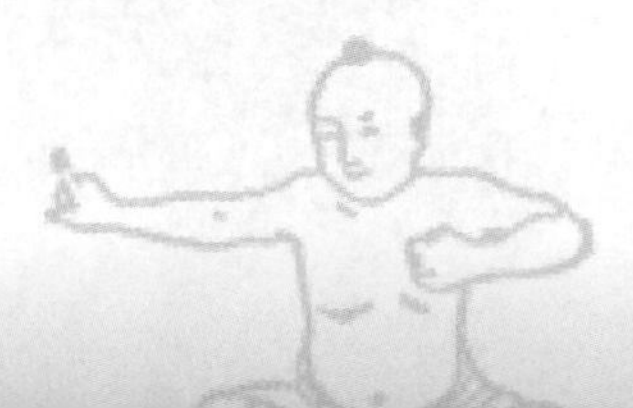

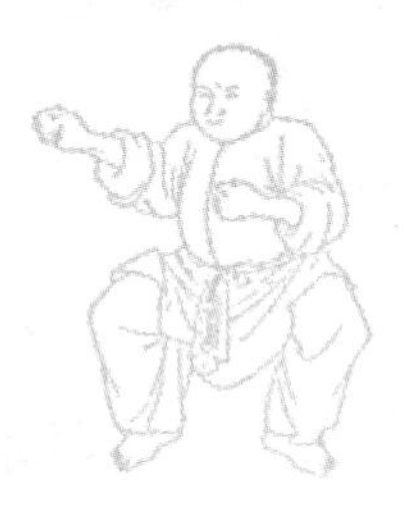

TIPS

經絡拳，是打氣不打瘀的。人有了氣，瘀自然會化開，打經絡拳是要學會如何把「氣」能送進去，而不是把「力量」送進去，更不是用力地想盡辦法把自己打傷了。

如果經絡拳變成是一種美學暴力，建議你不要去學經絡拳，如果你誤以為經絡拳就是拍打，那你就犯了大忌。

零基礎也不怕 Point 2
經絡不通，八成以上都是潛在的寒症所導致的

【先瞭解】

所謂的經絡不通，有八成以上都是潛在的「寒症」所導致的，以女性來說，就是月經前症候群，頭痛、胃痛、四肢冰冷，情緒不穩定，以及往後的子宮肌瘤、更年期的問題。

寒症的人體重會不斷地在增加，一年增加了十、二十公斤，然後沒多

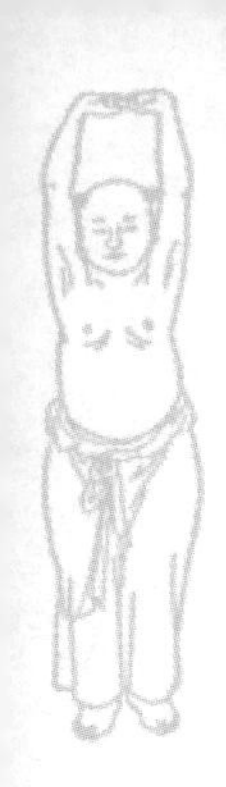

久，皮膚一直過敏，一直發炎，整個頭腦的記憶力開始衰退，視力也開始模糊了，身體從表層的脂肪瘤，到裡面可能潛藏的瘤。

當寒症越來越嚴重，身體會越來越僵化，甚至僵化到無法生育下一代，因為腿軟了，身體上沒有動力送出，也沒有動力接收，容易流產。腰椎容易疲倦，所以椎間盤容易形成骨刺，也容易產生突出、滑脫。

「寒症」絕對不是指身體的畏寒和手腳冰冷，這是錯誤的，寒症是身體混亂的問題，不是單純透過食療或泡腳就可改善的，絕對不是身體熱了就好了，如果對抗寒症這麼簡單，那就不會有人有心臟病、有風濕病的問題了。

寒症的問題，是處在這個時代的人們，身心混亂所呈現出經絡不通的現象。現在有很多人房子買不起，孩子生了養不起，也不知道怎麼教………拼命努力也沒有未來，不知道該怎麼活下去。情緒低落，往往是對人生充滿了焦慮，講話沒力量，這種「內心的寒」要比身體的寒還嚴重，這種寒症並不是把衣服穿多一點，或者是每天喝一點薑，身心就溫暖的。

零基礎也不怕 Point 3
經絡拳的「喜悅文化」，讓人有溫度

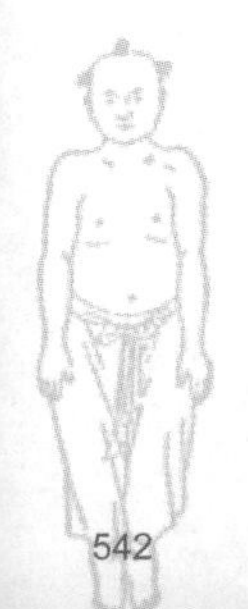

經絡拳的教室文化，學員們經常兩兩相對，手結感恩印，互道「身心喜悅」，並且將雙手打開，擁抱對方後背肩胛的膏肓穴，然後輕輕地說出

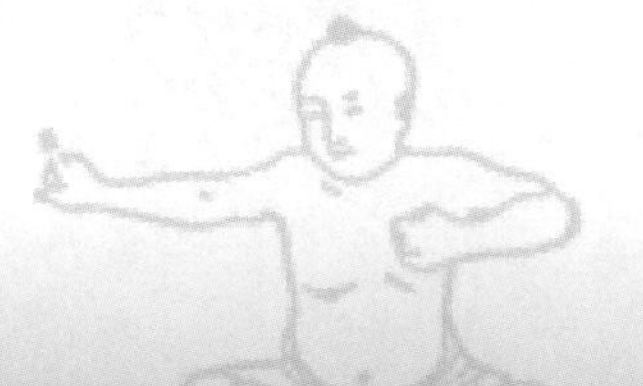

「I love you」，這給人一種溫暖的感覺，當人跟人之間有了溫度，很多病痛就可以逐漸改善了。

【先瞭解】

經絡拳希望把「喜悅文化」送回到你的家庭、家族，或者是自己與他人的互動關係，這樣的話，你的人生就會越來越處在一個健康的環境和氛圍，在一種溫度裡。

人如果從內心角度開始變寒了，身體就會開始沒有節制，身體開始從外在的胖，到內在血管的肥厚增生，包含增生物，這些物質都會形成所謂的慢性病。所以減肥是從心裡去減，呼籲你接受放慢速度的緩慢運動，減掉自己本身冷漠的部分，提升自己熱情的部分。

零基礎也不怕 Point 4
身體的「十二口井」，幫你的六臟六腑排毒

【先瞭解】

打開雙手，看看大拇指下方的魚際穴，如果青筋特別重，就是內部的寒氣重，連濕氣也重，可能容易有腰痠背痛的問題。如果十指的青筋是非常深的，說明了消化功能也不好，中指的青筋，是心臟所引發的，甚至會有頭暈的問題，無名指有青筋，有可能會全身筋骨痠痛，小指的青筋，跟

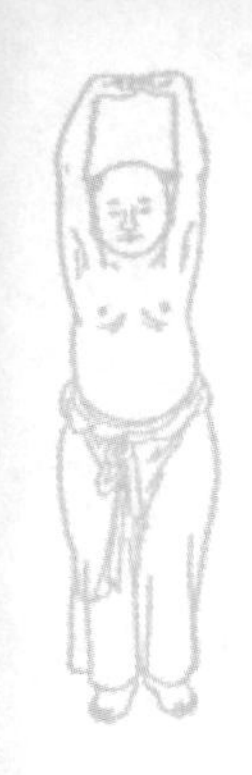

腎有關，記得不能吃太鹹，也不能吃過多藥，否則以後有可能要洗腎。

用手觸摸，去發掘井穴的異常，按按每一根手指，如果按的時候發現到好痛，顏色發白或者發紅，觸摸上有結節，出現異常敏感的疼痛，基本就可以判斷某條經絡存在異常，可能有寒在身體裡。

【這麼做】

按按手指有刺痛感，找一下是哪一條經出了問題，找到冰凍點，建議捏或刮五根指頭的井穴，身體的「12口井」，可洞悉身體內部的健康問題，有效預防和治療疾病。位於手足末端的腧穴統稱為「井穴」，人有十二經，就對應有十二個井穴。有的是經絡起點，有的是經絡終點。

當五根指頭是僵化的，會動不動就感覺到氣上不來，處理完之後，會覺得一點痛都沒有。恭喜你！這時你的身體有溫度了，末稍循環好，代表五臟六腑都沒問題，代表腦部也能夠放鬆、放下。

TIPS

握拳打經絡拳時，五根指頭都在不斷地振動，在擠壓的過程，也能夠讓寒氣離開。當左手比較差的時候，代表右腦不好，可以讓左手多打兩下，透過不斷地鍛鍊，讓自己平衡一下，當兩手的重力一樣時，就永遠不會中風了，而且到老的時候，腦筋都能活得很清楚，而且越來越年輕，這是腦神經本身不斷地在活化。

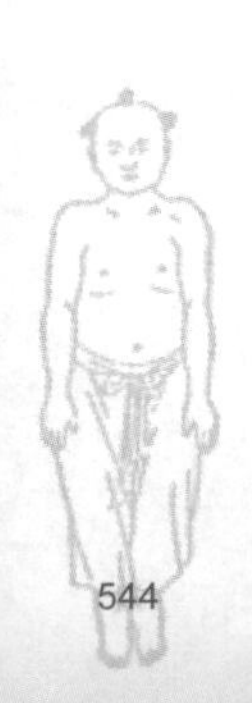

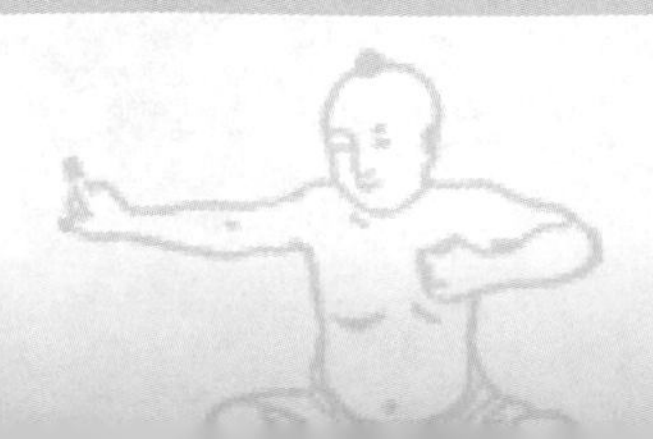

零基礎也不怕 Point 5
不要做寒人，做神人

「天天打經絡拳！不要做寒人，做神人」，什麼叫神人？

有症狀自己醫，有病去找醫生，醫生如果說沒事，還是把它列成症狀，自己醫。

經絡拳不是要大家放棄醫院，也不是認為醫生不對。

醫生需要執行他的任務，而我們需要藉由醫療，用科學來瞭解自己。

【先瞭解】

當自己面臨的是一種需要用藥物長期控制的病，你可以評估一下，是不是可以給自己一個月的時間，用經絡的角度來調整看看，如果有一天你把這個病改善了，你就很驕傲地告訴自己，我好神喔！

因為相信自己，所以可以治好自己。

同時可以開始宣揚經絡拳，把自己治好的那一部分，分享給大家，這就是在積陰德。

主動去幫忙別人，叫功德，同時也幫你的基因改變了，讓你的下一代越來越好。

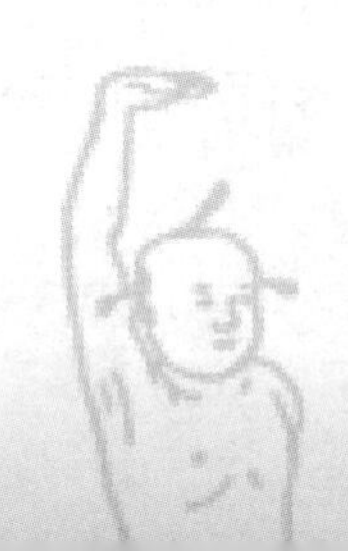

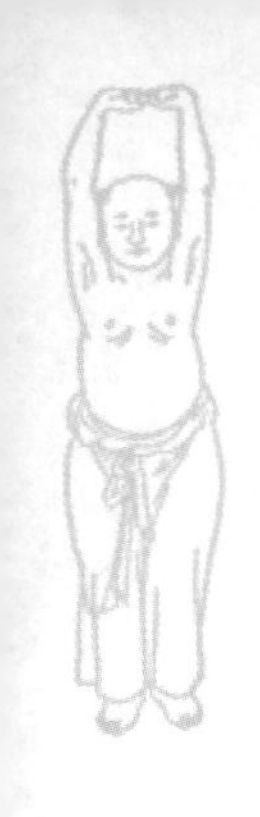

零基礎也不怕 Point 6
你沒有辦法治療自己—手太寒

【先瞭解】

手，可以反映人的健康，《黃帝內經》提到：掌中熱者，腑中熱，掌中寒者，腑中寒。熱與寒之間，我們要的不是寒，也不是熱，而是溫度平衡。十二條經絡的穴位，都反射在手部的掌心和手背，因此用手進行診治就可獲得改善。

雙手所傳遞的，並不只是健康而已，也包含了身體上的某一種能量，這個能量，我們稱為「喜悅能量」，當你的手有能量，事實上你的手就可以治療一切了。

經絡拳用更科學的角度，來啓動我們的大腦，用雙手增加經絡的傳導和傳遞，做好神經、內分泌、淋巴、骨骼和肌肉之間的雙向調節，手，實在是太好用的，大家一定要好好運用。

當你沒有辦法治療自己，當你的手太寒，你的拳打得不夠好，你不太會自己發力，你的肩胛卡住了，脊椎壓迫了，腰力又不夠，整個氣打不出去的時候………如果你的手沒有能量的時候，你得要使用一些工具，像導氣棒、拉筋器等，未來宣印學院會全面地開放，讓大家租借去使用，體驗自己沒有辦法處理的部分。

【先瞭解】

根據宣印學派多年的研究發現，人活在這個地球上，一定要用科學角度，善用比人類存活更久的元素，例如：一百多年的神木、幾億年的水

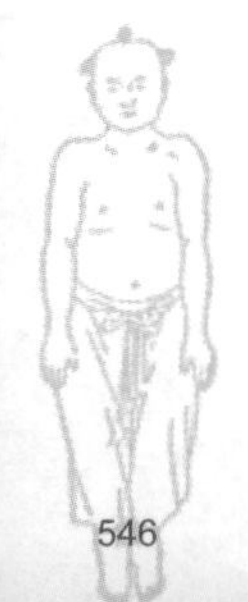

晶，還有生活上可以吃的食物，例如：薑，把這些元素都應用在身體的經絡和經穴上。原始時代的人，就是用石頭、用木頭、用水晶……等，現代人經常碰觸的高科技的文明產品，用久了，手和高科技產品之間容易產生負能，因此讓雙手去接觸大自然的東西，它會吸附、消除你體內的負能。

宣印學派建立的這套系統，實用又有效，全身打氣療法，從歷代醫學家，從過去最原始的石針、砭石，到針灸，以及到了近代的氣功、推拿，經絡拳的打氣理論，是最實用的系統之一。

【這麼做】

推薦你要使用「灸療球」，把兩顆灸療球用熱水加溫之後，用螺旋的方式旋轉，在三焦經的原穴「陽池穴」揉一揉，用力地旋轉，把熱能推進去，反覆推一百下，全身就開始出汗，慢慢乾爽之後，緊接著沒多久，就會感覺到身體好像整個熱起來了。處理陽池時，五指是握拳的，拇指內凹，四指包住，叫做握固拳。這個方法可以讓雙手變得更有能量。

【這麼做】

在無名指和中指的指縫，靠近手腕處那個凹陷的地方，用手按的效果不好，用兩顆灸療球按完之後，再用手腕的旋轉力量產生動力，這個過程，

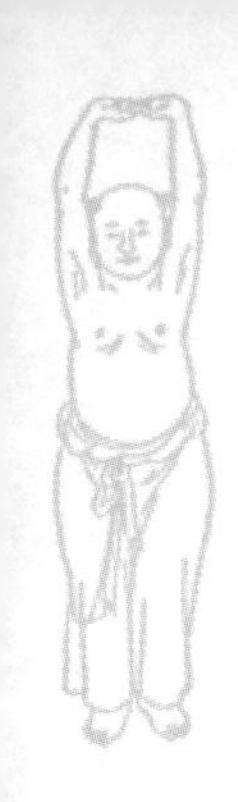

可以慢慢地練習到手的抓力、耐力、腕力，最後還可以變成臂力傳導，起到左腦和右腦之間的平衡和校正。

在睡覺前，兩隻手不斷地練習，熱熱地練習，會很好入睡，而且會睡得很香甜，起床之後手也不會麻，大概操作五分鐘就能起到一定的作用，可以兩邊各操作兩分半鐘，正轉和逆轉各一半的時間，就可以達到很好的效果。

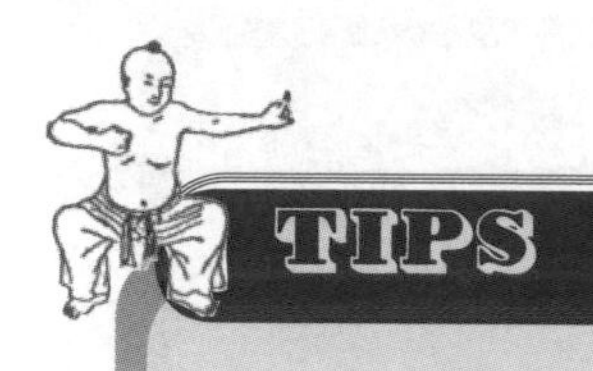

特別強調，一定要用天然的東西去練習，五指之間的循環和氣，才會越來越好，手腦並用，才會讓你的人生成為真正的贏家。

零基礎也不怕 Point 7
爆發力運動！身體的寒就會不見了

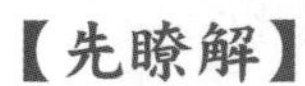

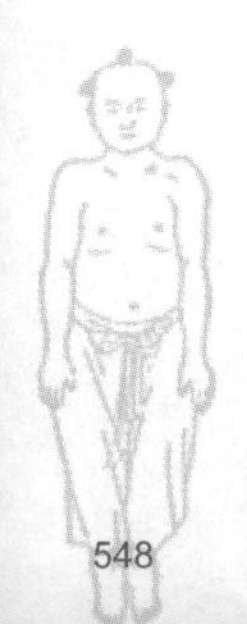

要證明經絡拳對自己有沒有效果，不僅僅是把症狀改善而已，如果未來的你，連功法都打不出來，這代表你的經絡是不通的，你的氣是無法發

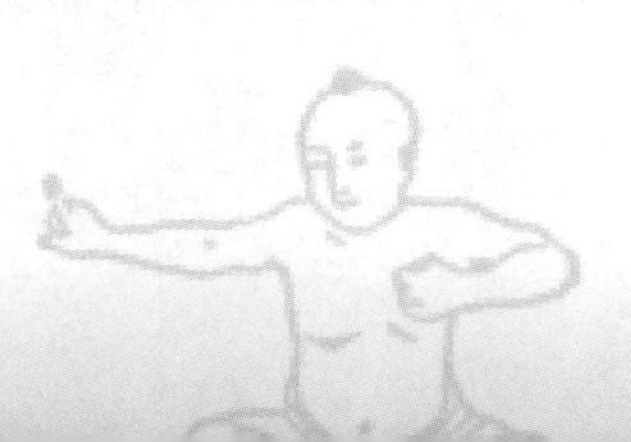

動的。

想要養生，身體要有足夠的能量送往四肢，要能夠像年輕人一樣做爆發性的運動，只要做三十秒鐘的爆發力運動，身體上的寒就會不見了。

做爆發力的測試，可以知道自己夠不夠年輕，骨骼肌力是否足夠，當臟腑的代謝正常，身體的脂肪含量少，很快就可以證明身體沒有體寒了。

【這樣做】

爆發力的運動，核心價值就是把雙腳彈高，跳躍上來，讓雙手去碰觸到雙腳的血海、梁丘，打下彈上，打上彈下，操作三十秒之後，就會感覺到身體熱起來了；又或者做伏地挺身，推上來之後，能夠往內，又能夠往外，能夠在地上像青蛙一樣。

零基礎也不怕 Point 8
脊椎矯正：自己的脊椎，自己矯正

脊椎是否越來越有能力去支撐身體的重量？這個問題很重要！如果今天談的經絡拳，最後不能鞏固你的整個椎體，它就沒有辦法支撐整個腦部，那麼你打經絡拳事實上只是在打一個病弱的身體，如果能夠讓整個脊椎變得有力量，而且能夠把偏移的回到正位，鞏固之後，自然而然身體的力量越來越強，也就越來越健康了。

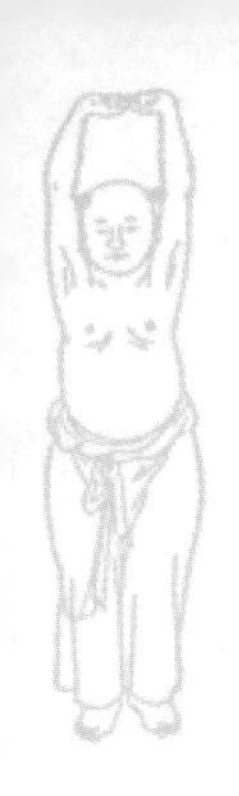

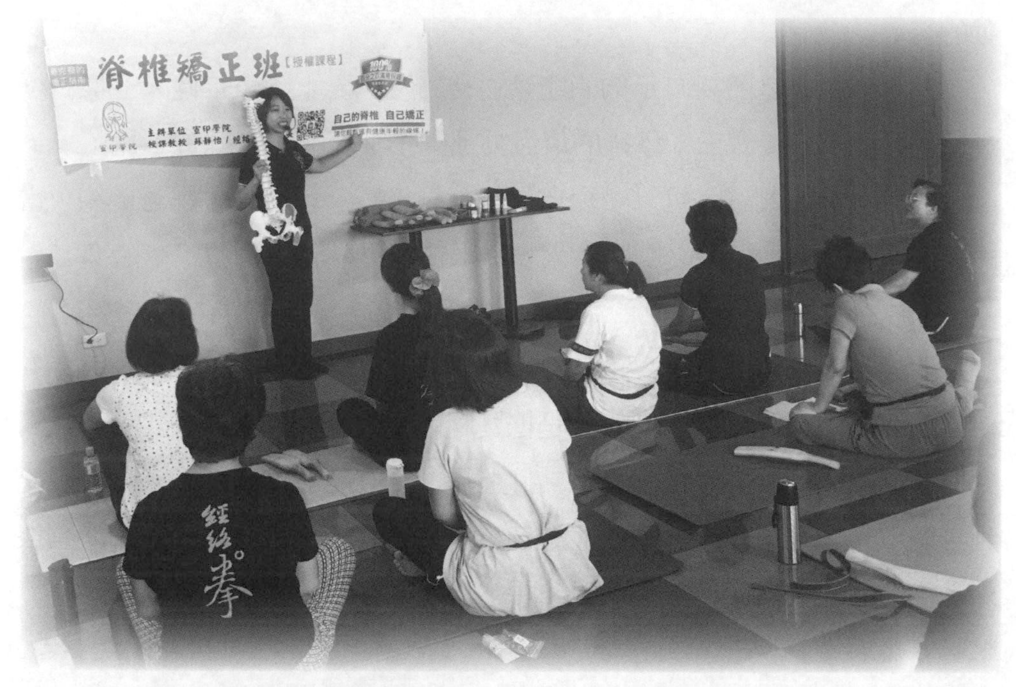

「經絡拳脊椎矯正班」的目標，就是讓中樞神經都保持暢通，交感和副交感獲得平衡，提高溫度解除腰痠背痛、坐骨神經疼痛、更年期障礙、三高的問題、月經障礙的問題，或者是風濕性關節炎，肩頸、腰椎、膝蓋，全身很多地方的問題，都可以慢慢獲得改善。

脊椎本身是一條龍，腰胯是一隻虎，如果能夠讓你的腰胯成為一隻猛虎，自然而然，你的勁就會在脊椎裡面，像一條龍一樣，「經絡拳脊椎矯正班」想盡辦法讓你的骨盆腔矯正、變正，讓你的腰椎變靈活了，這樣的情況之下，你的腰椎就形成了一種有力的龍虎特質。

經絡拳的「彈力胎矯正術」可以保護脊椎，是個特殊的、自我的康復運動，可以把錯位的脊椎矯正回到正位。

現代有很多人因為長期穿高跟鞋，導致整個骨盆腔前傾，有些人因為長期久坐，而導致骨盆腔後傾，這該怎麼辦？

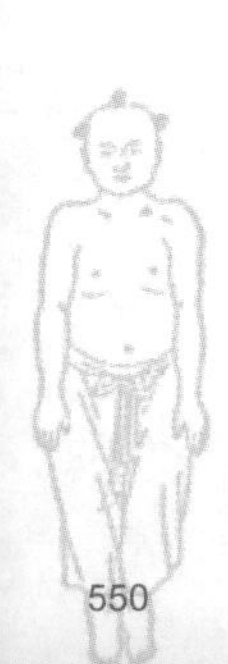

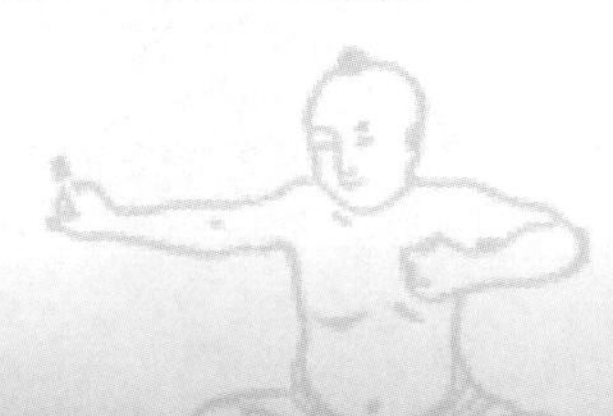

【這樣做】

將「彈力胎」綁在腰部帶脈一圈，站姿，兩腳打開與肩同寬，身體微微地向前傾，前傾之後，五根腳趾頭抓地，兩手用力撐上去，就是兩手托天理三焦的姿勢，手掌心往上撐上去，以脊椎為中心，用兩胯來帶動整個臀部，從左邊推出去，從左邊繞到後方，尾閭往上收腹，再繞右邊停住，再從右邊繞到後方，閭尾再擺正，記得身體要往上拉開，再到左邊擺正，做八下後，再往前 180 度，在往前的過程中，是從左邊開始，一樣從左邊繞到正前方，再繞到後方。

在推臀中，為了不要把肚子挺出去，造成脊椎的錯位，所以需要用「彈力胎」綁住帶脈，請記得，手定位，腳定位，只有腰在動而已，身體不動，在操作過程中，要提肛才會達到很好的效果。左右兩邊前後 180 度各八下，休息片刻後，就會感覺到身體非常地快活。

希望你來體驗經絡拳授權課程「脊椎矯正班」，隨時都可以來報名參加，希望你能夠學會自我脊椎矯正的技術，讓自已的脊椎越來越年輕，又保持彈性。

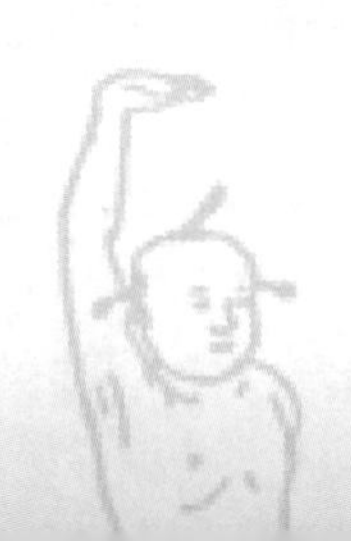

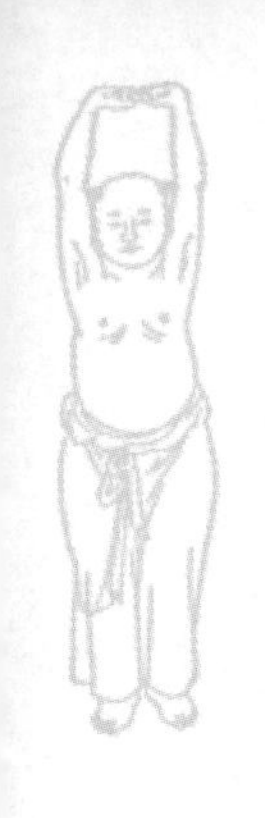

零基礎也不怕 Point 9
善用《筋絡拳無痛手療》這本工具書

本書最大的特色，就是實用性、生活化，還追求哲學性和科學化的角度，盡量以生活出發，然後把實際的症狀加以改善。在出書之前，宣印學院在劍潭辦了多場的「現場療癒」，有時一天就有二十幾位當場的見證分享。這絕對是一本可以讓你健康、長壽和無疾善終的好書，既然你跟它相遇了，希望你不要錯過，希望你能把《筋絡拳無痛手療》帶著，成為傳家之寶，平常利用空檔翻一翻，學一兩招，做自醫，一定可以遠離病痛、症狀。

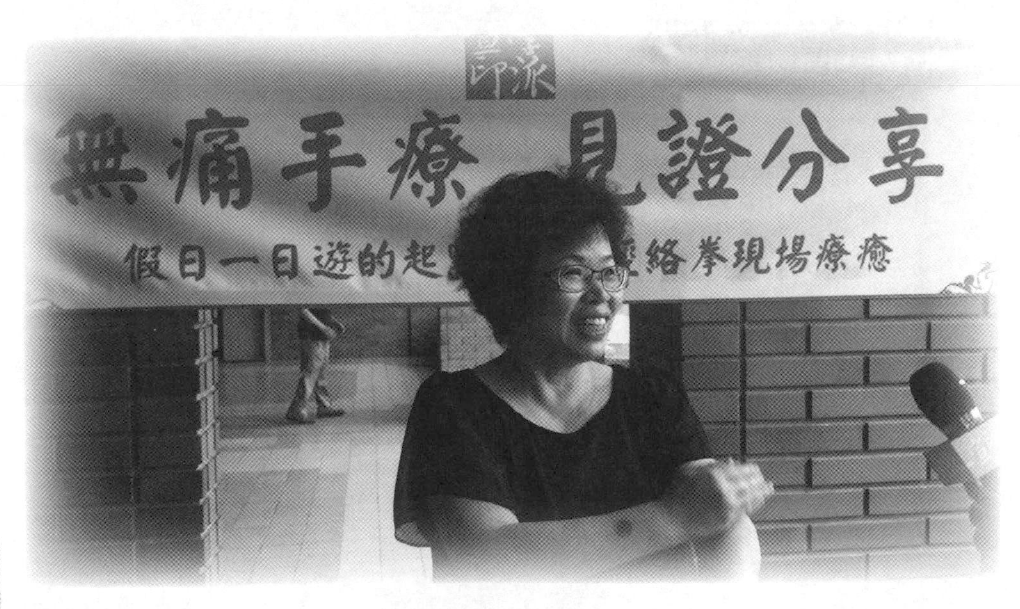

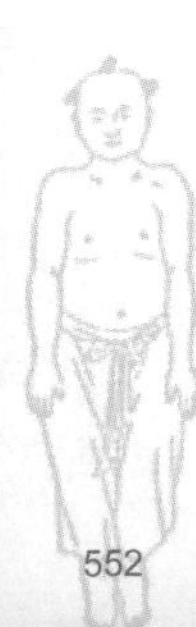
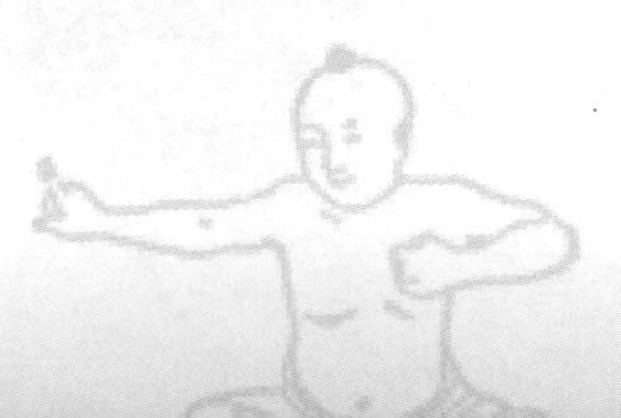

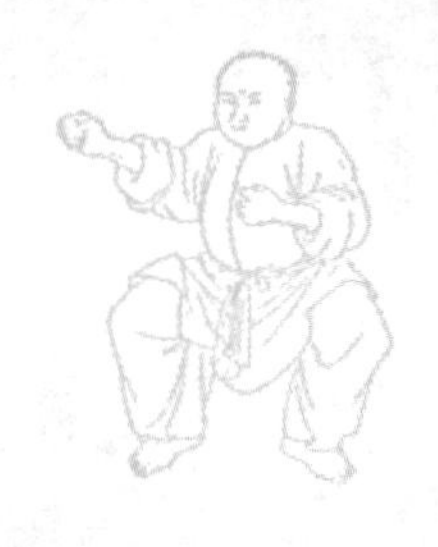

經絡拳教室

這本書只是提供了多年的見證經驗，來實現內經所說的：「上工治未病，中工治已病。」衷心希望能為大家解決身體上的小毛病，同時擁有健康。經絡拳教你如何成為自己的醫師（自醫），當你願意當自己的醫師，能夠把症狀改善了，那一刻開始，你就成為神人了，當你成為神人的時候，或許你就不要找神醫了。記得，經絡拳不是神醫，經絡拳就是你的雙手。

最後，送給大家一句小小自我勉勵的話：「年輕的時候，如果你沒有時間來打氣養生，那麼以後你就得花更多的時間去花錢養病。」

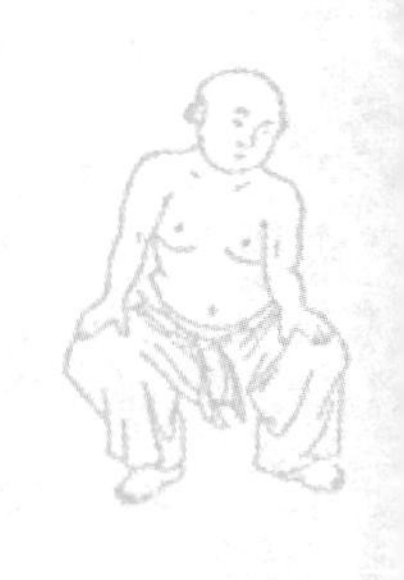

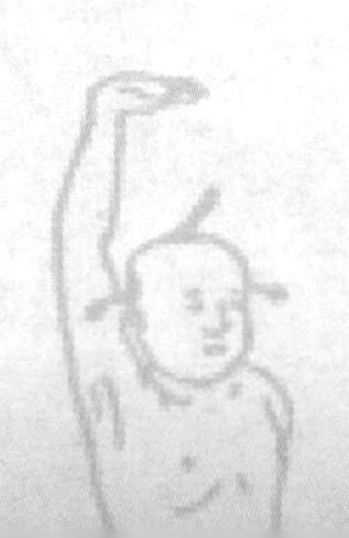

九段錦練功篇

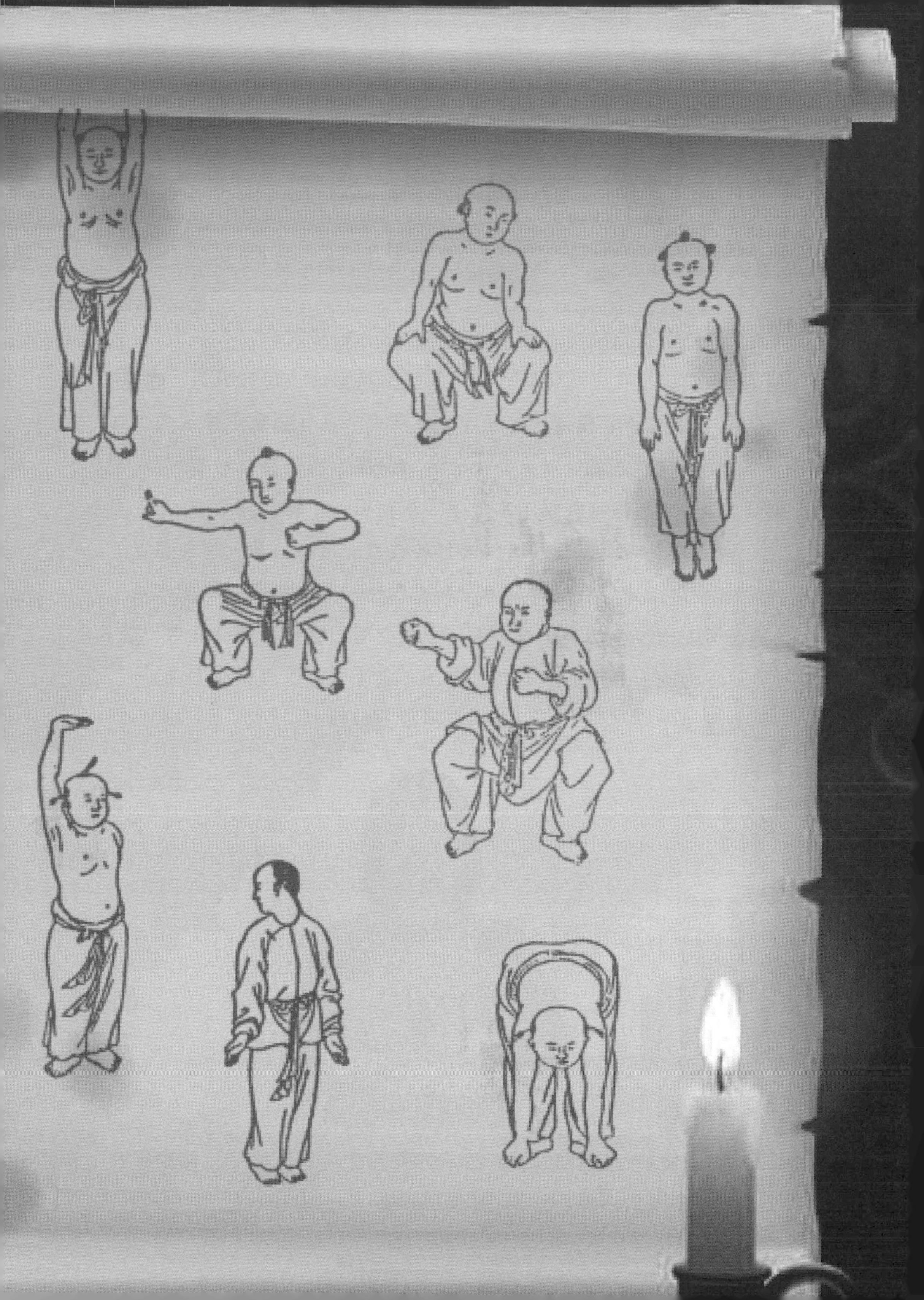

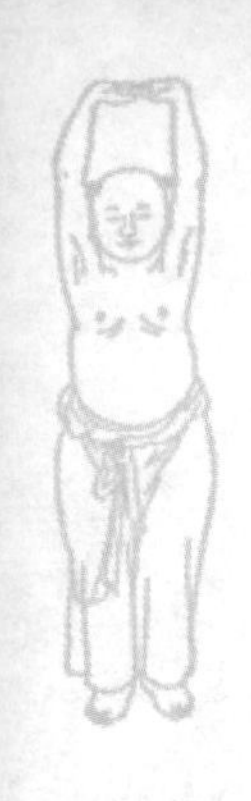

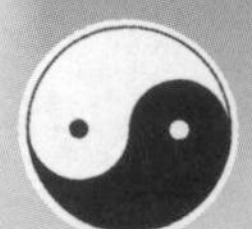

九段錦練功篇

經絡拳九段錦功法特點，動作力求「經絡氣血」左右平衡，
是對起源於北宋的傳統八段錦基礎上編創的，便於現代人練習。
可連貫練習預備式、九式、收功式，也可側重多練某式，
以腰為主軸增大脊柱的活功幅度，增強健身功效。
肌肉保持放鬆，不僵硬，不軟塌，才能氣貫全身，
以氣養神，氣血通暢，從而舒展肢體，活絡筋骨，增強體質，
可明顯鍛鍊脊柱肌群的力量和柔韌性，還能提高心血管機能。
適合男女老少各個年齡層，用一平方空間，讓自己神清氣爽一整天！
做到一日兩回，一回三次，一次十分鐘。再循序漸進。
特別適合辦公室白領。

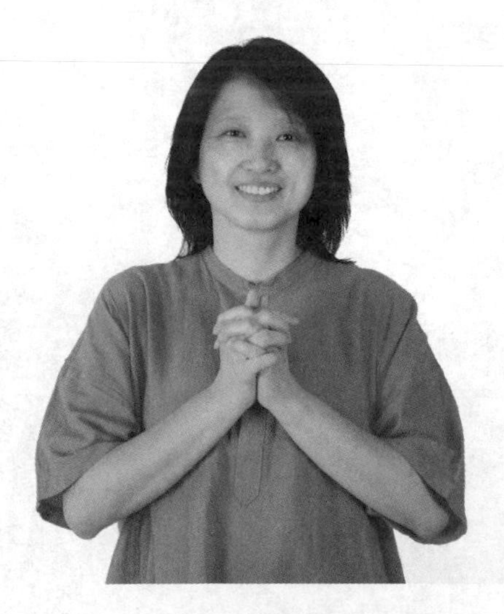

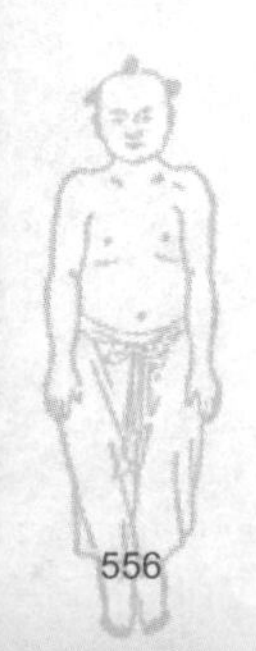

示範老師 笪冬馥 / 自 2006 年新店崇光社大學習經絡拳至今

預備式：喜悅丹田

改善了睡眠，一覺睡到天亮！

功效

提升副交感神經，減輕肌肉痠痛。通調經絡，梳理氣機。

動作

先吐氣乾淨，再深吸一口氣，雙腳併隴，閉氣提肛。左腳開步，與肩同寬，屈膝下蹲，兩手抱掌，呼吸自然，意守丹田，連續九下。

重點

閉氣提肛，姿勢端正，兩腳平行站立，膝關節不超過腳尖，沉肩垂肘，指尖微微相對。連續九下時，收髖、收臀、收腹，但是命門放鬆，自然而然氣就會集中在我們的腹部肌群，慢慢就會微微發熱。氣通則不痛。

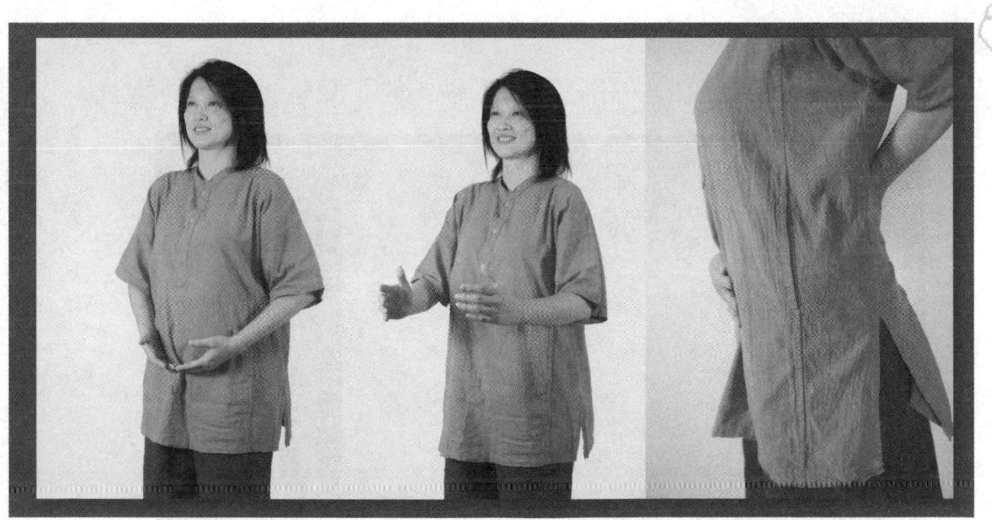

練功要領：收臀、收腹，尾閭擺正，同時氣歸丹田，減少疲勞感。

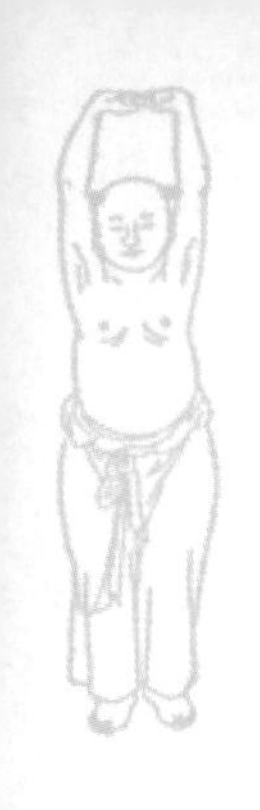

第一式：雙手托天理三焦

改善脊椎側彎！

功效

端正姿勢，改善駝背，防治肩頸痠痛。通三焦經、心包經，促進全身氣血循環，改善各種慢性病症狀。

動作

先吐氣乾淨，再深吸一口氣，雙腳併攏，閉氣提肛，將雙手高舉過頭。自腰部以下力量發動，到膻中、頭部，三種力量運行，即是「理三焦」，引動身體內勁。上托時，兩手掌五指反轉，掌心向上，看前方到最後往上托，兩臂內旋往上托起來的時候，掌心向上，抬頭目視著兩掌，上托後下巴內縮。下落時，雙手打開自然而然下落，兩腳膝蓋微彎，再反覆練習。

重點

閉氣提肛，集中肌力。閉氣五～十秒。放下雙手，吐氣到乾淨。

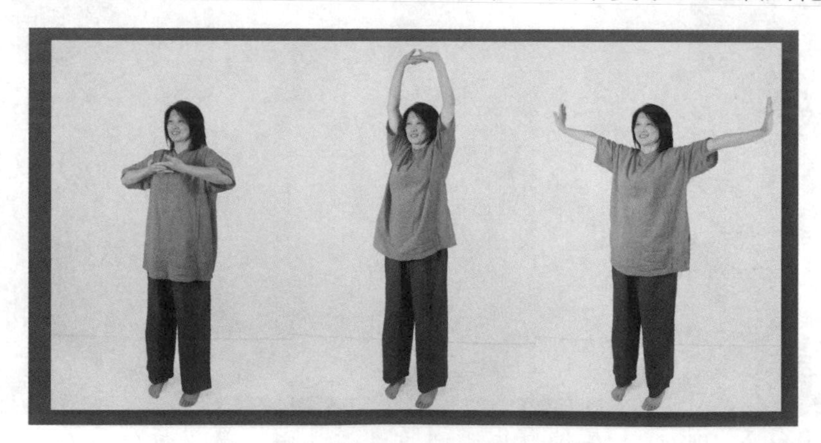

練功要領：姿勢端正，雙手用力向上推勁，好像天要掉下來一樣。

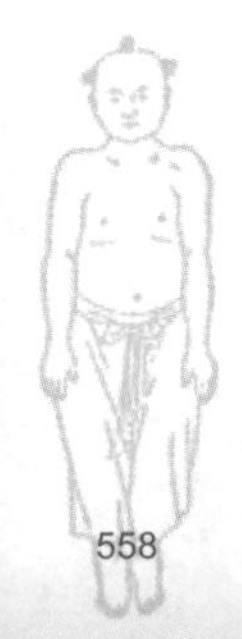

第二式：左右開弓似射鵰
改善駝背，增進肺活量！

功效

疏通肺經，同時改善腰腿、手臂、頭頸部等疾病。

動作

自然站立，左腳向左側橫開一步。先左開弓後右開弓。搭腕時，重心一開始是右移，左腳開步站立之後，雙手兩掌交叉於胸前，左掌在外。開弓時，開始向左拉出去，右掌成五爪，往右拉到肩脅，左掌呈現出八字掌推出去，眼睛看的是拇指、食指連線的正中點，肩、肘、手成一條線，這個線要多練習，拉直了就不會有五十肩了。

重點

腳很重要，呈現微蹲的馬步，要過於肩，重心往左移的時候，斜中亦正，重心拉回來變成正中心。併步時，兩手自然的打開，右手向右邊畫孤，掌心對外，眼睛從左邊拉回來，重心從左移轉回來，左腳也收回，換邊操作。

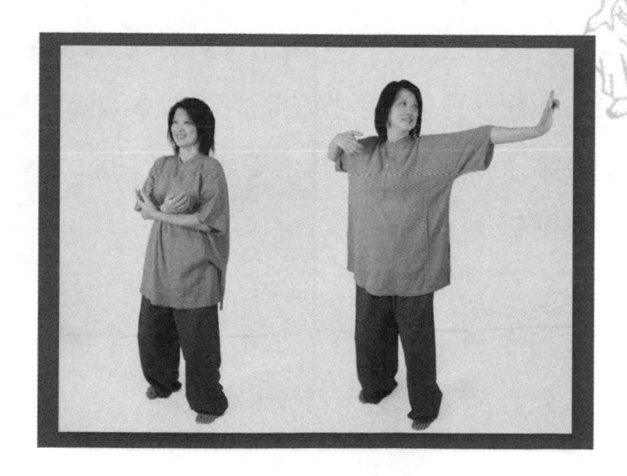

練功要領：搭腕與馬步開弓為大呼吸，並步與上肢畫弧為小呼吸。

本節呼吸以上肢動作為主。

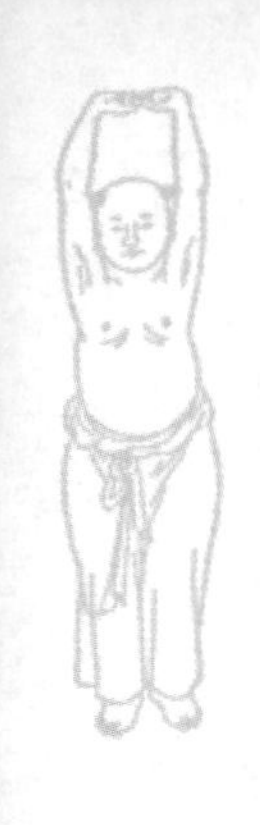

第三式：調理脾胃需單舉

調節肝功能，疏泄濁氣！

功效

導引內氣一升一降，並調和脾胃升降功能，增強人體正氣，主治脾胃不和之症。

動作

伸拉兩脅，吸入清氣，呼出濁氣。上舉右手往上托天，左手掌往下按，在左邊的髖骨旁，指尖朝前，膝蓋微彎。身體挺直，兩手後旋，肘關節、肩關節彎曲，髖關節也稍微拉開。下落時，雙手交換在腹部，約上脘到下脘之間，兩手抱氣、旋轉，上下交叉，換邊操作。

重點

左臂上舉，心包經、心經、肺經受到充分的梳理，與此三陰經相表裡的大腸、三焦、小腸功能均得到調理。左臂上舉力達掌根上撐。右臂沉肩，手掌下按於右髖旁時，能調節肝功能，向下疏泄體內的濁氣。在右掌下按達掌根。

練功要領：左臂內旋上舉，右臂下按時，湧泉穴打開，注意命門穴放鬆。

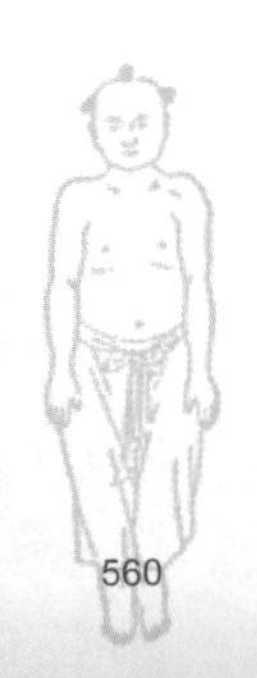

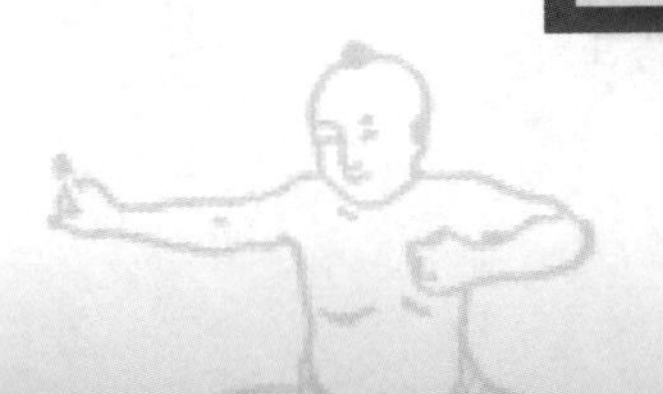

第四式：五癆七傷往後瞧

提升免疫力，適合病後健身！

功效

治療勞損引起的頸椎和腰椎疾病，提升免疫力，適合大病後的健身運動。

動作

先操作向左後方瞧，後瞧轉動頸部大椎，展肩勁達脊背，再操作向右後方瞧。

起身時，兩腳膝蓋挺直，重心上抬、手臂上抬打開平舉。

後瞧時，向左邊目視左斜後方，掌心一前一後如扭毛巾的旋轉。

頭上頂，轉頸，肩要沉放鬆下來，轉頭不轉脊，旋臂時，肩膀稍微往後打開，不要內縮。轉正時，收兩手臂，換邊操作。

重點

「五勞」即指久視傷血，久臥傷氣，久坐傷肉，久立傷骨，久行傷筋。「七傷」即指喜傷心、怒傷肝、悲傷肺、憂思傷脾、驚恐傷腎。

所以這「勞」和「傷」隱藏在日常生活的「視、臥、坐、立、行」之中，如果平日能練九段錦「五癆七傷往後瞧」能百脈暢，氣血行，體自健，可讓生命充滿活力。

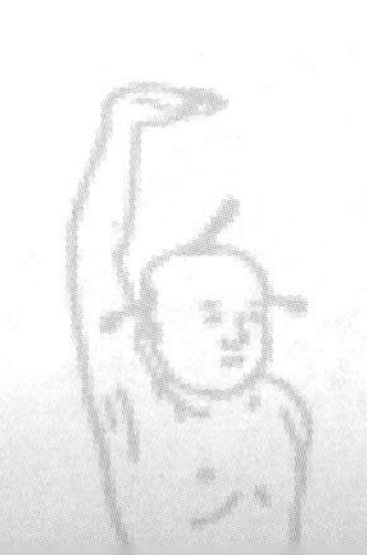

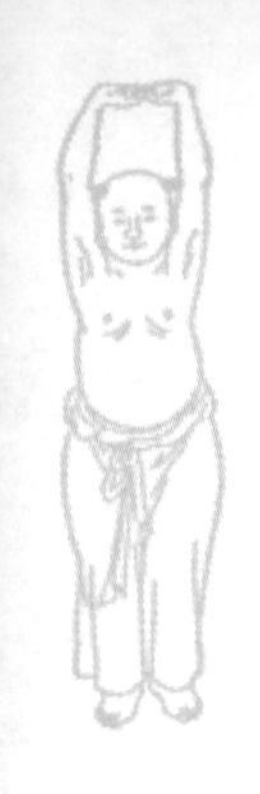

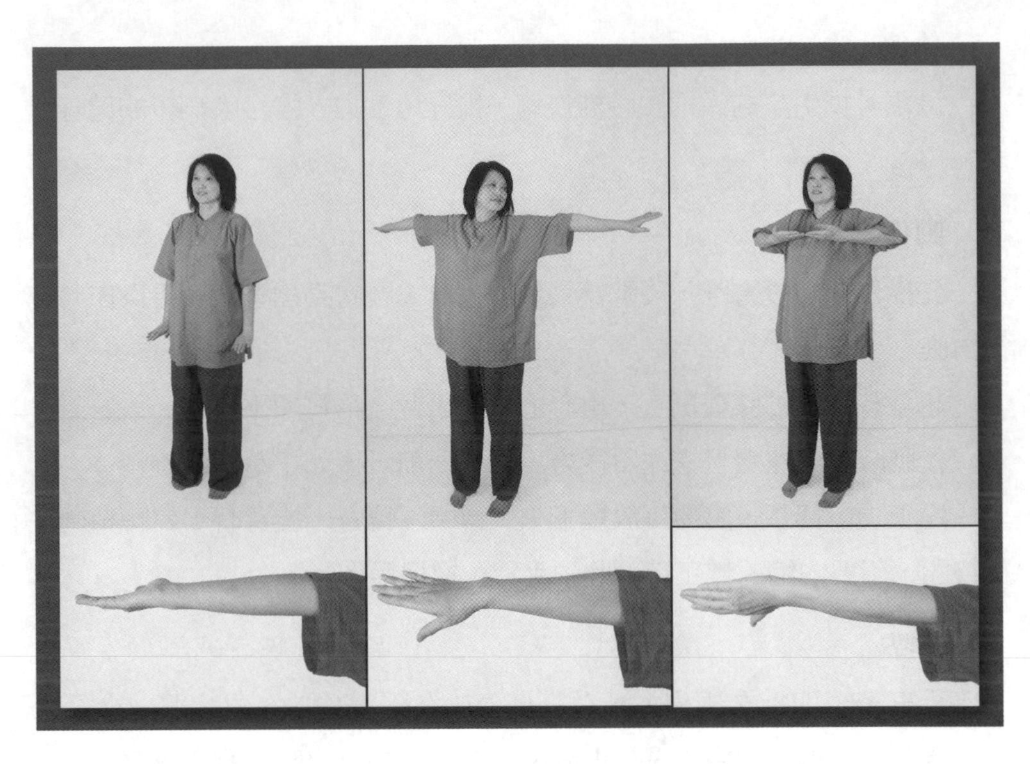

練功要領：左後瞧時，左手拇指下壓轉臂到極致，右手小指上旋轉臂到極致。

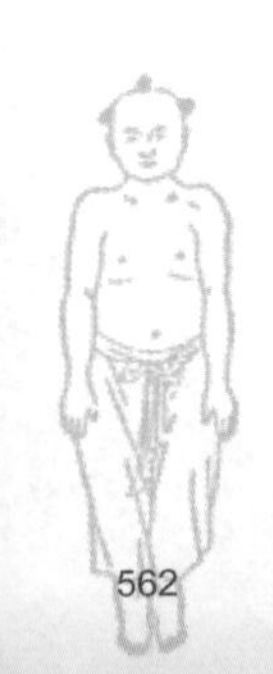

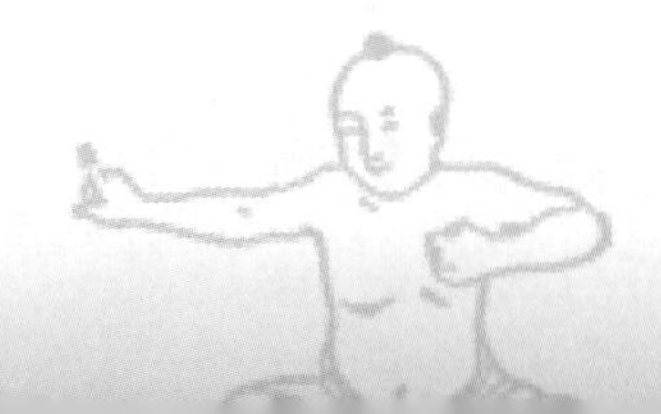

第五式：搖頭擺尾去心火

促進新陳代謝和血液循環！

功效

增強腰力和腿力，可以有效改善下背痛與腰痛，活化組織、促進新陳代謝和血液循環。轉動骨盆，改善腸胃消化，轉動脊椎，疾病能自行痊癒。

動作

先向右傾，再操作左傾。上托時，以脊椎為中心點，左跨步重心左移後，雙手上托擊掌。

下按時，雙手慢慢下來，屈膝半蹲成馬步，雙手下落在兩側鼠蹊處。

右傾時，微抬右肩，身體向左轉，達到臀線與頭部極致延展。

搖頭擺尾時，眼睛看前方，馬步下蹲時要收髖、收臀，身體回到中正，脊椎拉直，換邊操作。

收功時，雙手向外畫圓回到正中，同時收腳。

重點

搖頭放鬆大椎，擺尾轉動尾閭，呼吸取其自然，意念守在湧泉。為了要順暢地轉動脊椎和骨盆，雙腳跨大馬步，膝蓋要對齊腳尖。

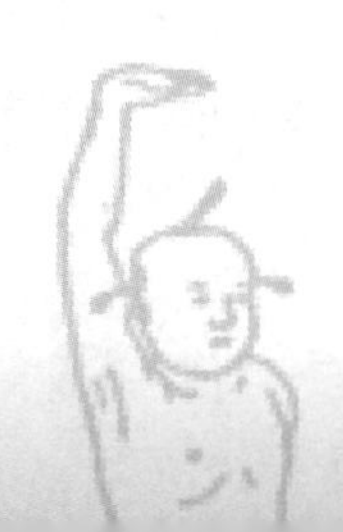

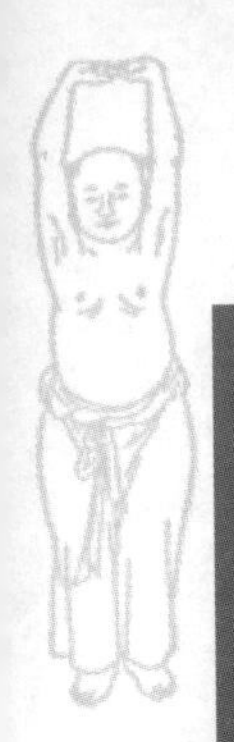

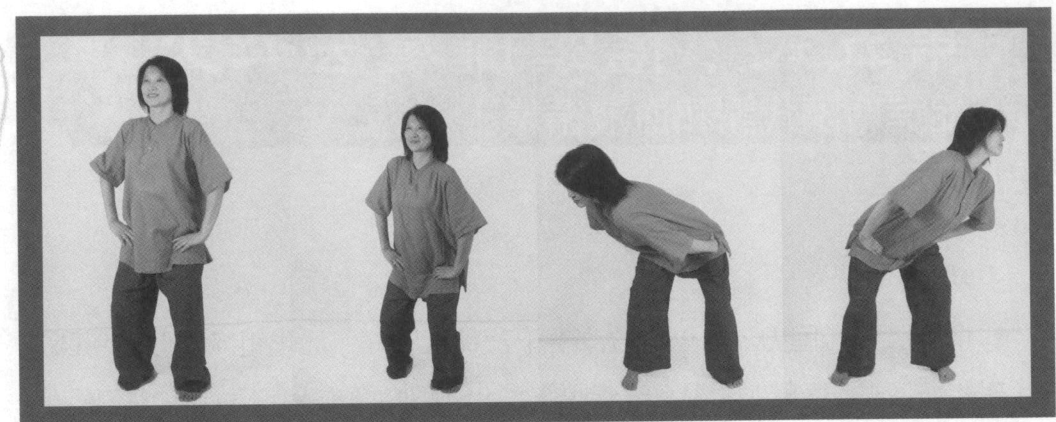

練功要領：吸氣時上半身挺起，打開胸膛，將氧氣供給至體內，往下彎時隨著吐氣時把心火往外散出，請緩緩地調整髖關節。

第六式：兩手攀足固腎腰

提高腰腿力，防止坐骨神經痛！

功效

透過脊柱大幅度的前屈後伸，充分伸展腰腹肌群；雙手攀足能提高腰腿柔韌性，防止腰肌勞傷和坐骨神經痛等病狀。

動作

上舉時，兩腳膝蓋挺直，兩手往上帶。下按時，兩手掌心下壓至胸前。反穿時，兩手掌往後轉太極，搓熱腰、膝、踝。攀足時，兩手按壓足背並

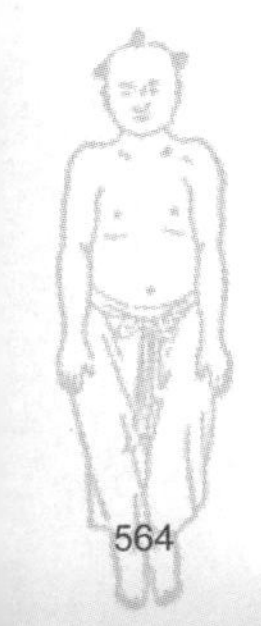

抬頭。再次上舉時，指尖朝前手心向下，將兩臂帶上來，腰打直帶到身體與雙腳成垂直，從腳發力帶上來。意念守在命門，氣息沉至丹田。

重點

站立前俯時從頸椎、胸椎、腰椎、骶椎，一節一節從上往下彎曲，細心體會脊柱每節椎骨鬆開彎曲的感覺；直立時從下往上，將骶椎、腰椎、胸椎、頸椎一節一節由彎曲而豎直，細心體會每節椎骨由彎曲而變豎直的感覺，切不可彎曲膝關節。

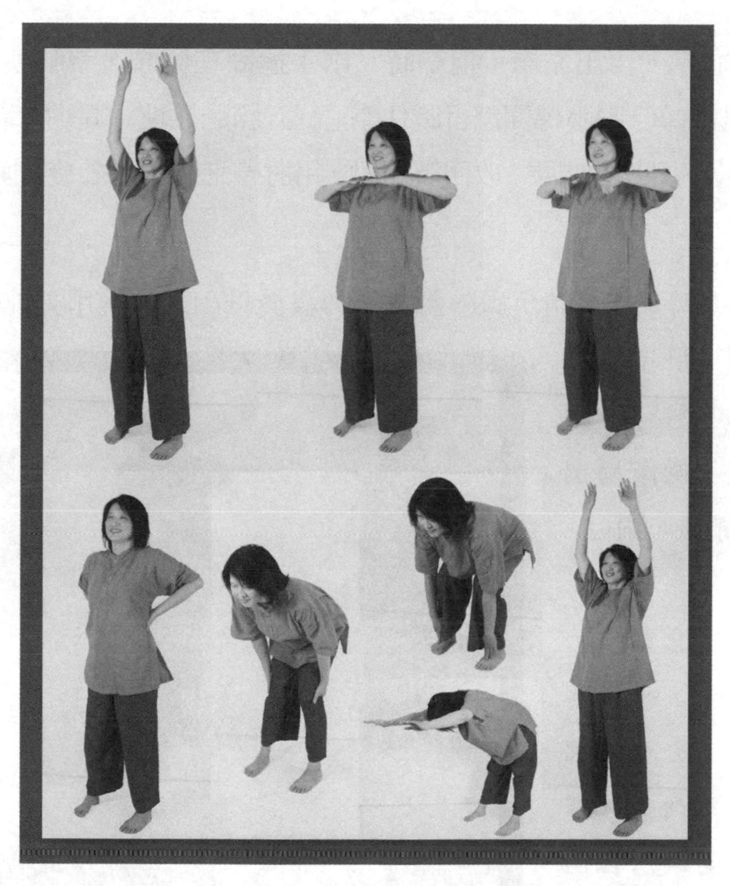

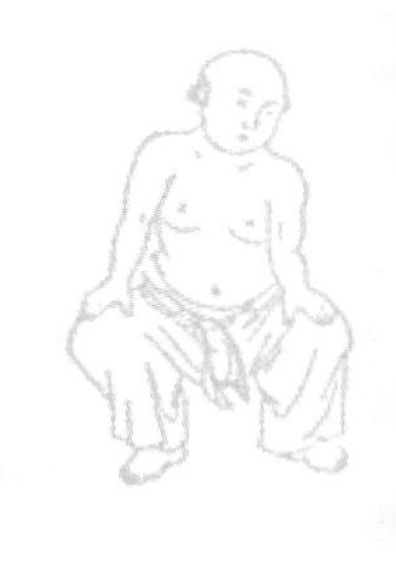

練功要領：會感到腰部溫暖發熱，整條脊柱輕鬆通暢而陽氣充沛。前俯時呼氣，直立時吸氣，呼吸緩慢柔和。切記越慢越好。

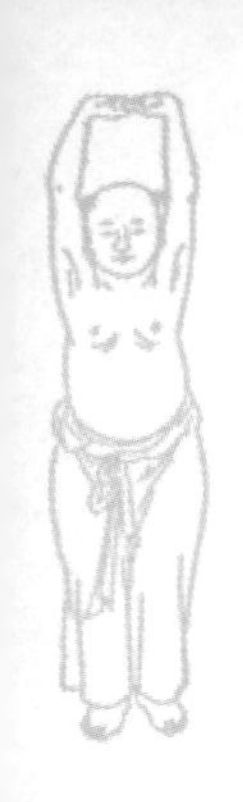

第七式：攢拳怒目增氣力

增強肺氣，強筋健骨！

功效

怒目瞪眼刺激肝經，使肝血充盈，肝氣疏泄，強健筋骨。對長期臥床氣血淤滯，尤為適宜。

動作

先出右拳，再出左拳。抱拳時，兩手握固在側腰，拳眼朝上。攢拳怒目時，出右拳，眼睛撐開怒目瞪住拳心，五腳趾抓地。順勢開掌畫太極，抓握大拇指，回收到側腰。收回時屈肘，用肘帶進來不可外旋，換邊操作。

重點

左右擰轉脊柱，請沉肩墜肘，氣力發於丹田，旋腕用力抓握，兩眼怒目睜圓。肝主筋，開竅於目。意守丹田或命門穴。操作易出現聳肩、塌腰、閉目。

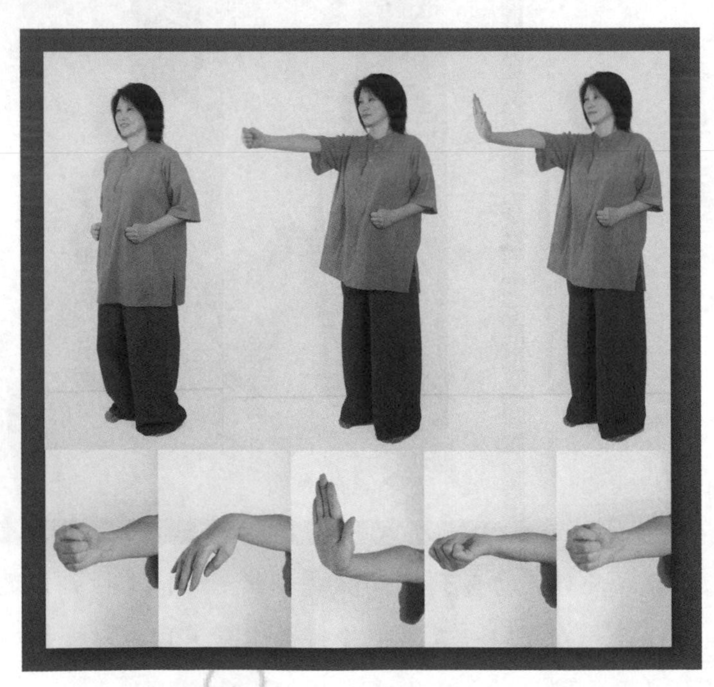

練功要領：出拳時，拳頭要握緊，丹田要用力，全身力量彷彿都透過出拳的動作釋放出去。兩眼怒目向前平視。

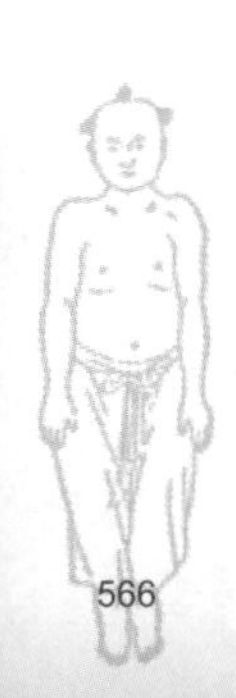

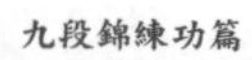

第八式：後背七顛百病消
促進下身循環，預防更年期綜合症！

功效

促進下身的血液循環，預防子宮肌瘤、更年期綜合症、靜脈曲張、前列腺疾病。

動作

直立，兩臂下垂，兩膝伸直。

吸氣時兩足跟抬起離地，腳趾抓地，兩腳跟盡量抬高，頭向後仰吸氣。

「踮」兩腳跟，準備落下時全身放鬆，「振」時手臂自然搖晃。吸氣時收腹，呼氣時脹腹。

注意！身體重心在落地時一定保留在腳尖上，身體才會處在穩定狀態。

重點

腳趾用力抓地，百會向上虛領，放鬆肢體下顛。

舌尖頂上齶，吸氣，會陰沿後背向上直達頭頂的百會穴。

腳後跟抬得越高越好，身體越直越好。然後踮足，腳跟回落，同時吐氣一定要吐淨。

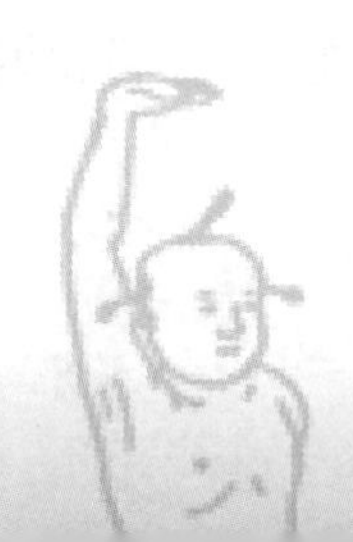

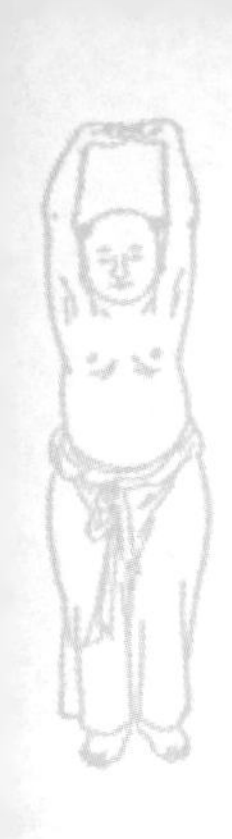

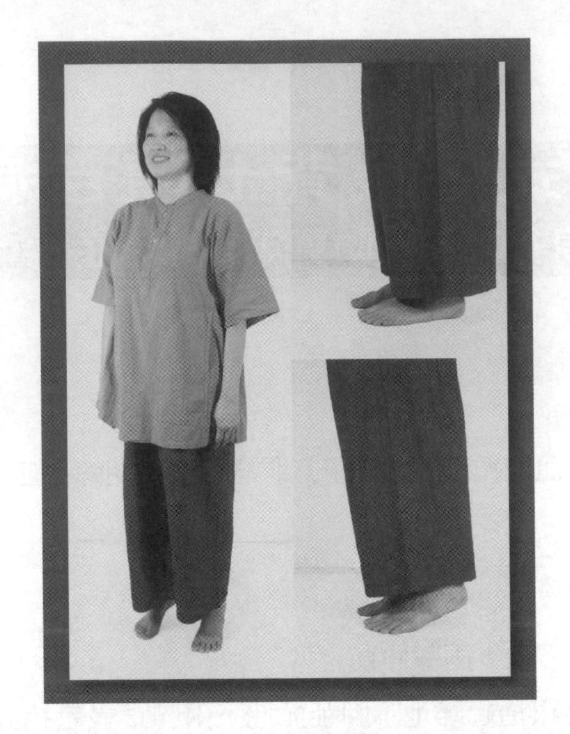

練功要領：踮腳時要先慢慢收腹，腳後跟緩緩抬起，吸氣時要做到緊而不僵，呼氣時要做到鬆而不垮。提醒足跟分段下壓，維持身體穩定，引氣到四肢的末稍。

第九式：三焦拳調氣臟腑

加強遠端血液循環，提振陽氣！

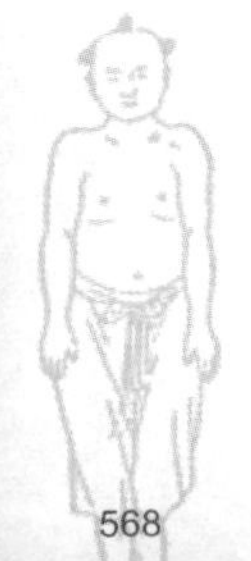

功效

本功法特別對平時活動較少的鍛鍊，以達到加強遠端血液微循環的目

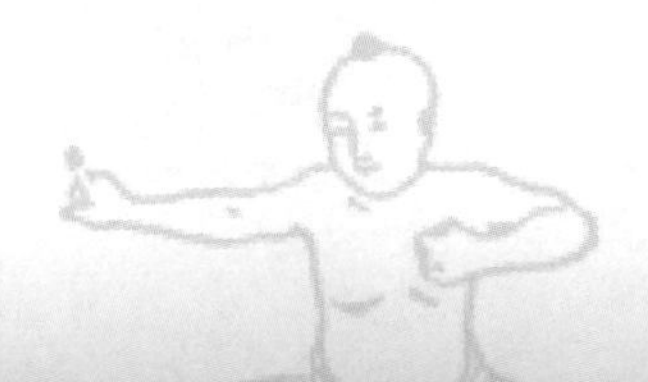

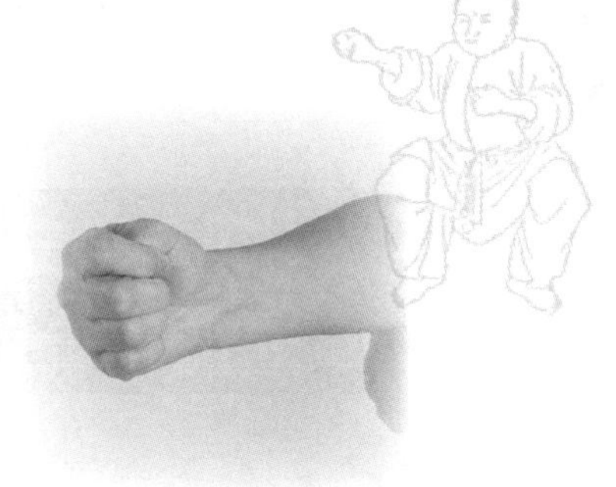

的。以「腰」為主軸，用「拳」為樞紐，帶動上、下肢向各個方向運功，以增大脊柱的活功幅度，調暢體內氣血和調順呼吸之氣。

動作

握拳時，中指尖的中衝穴正好點按在勞宮穴上，兩手握固在側腰，拳眼朝外。出拳時，從核心肌群發力，下焦拳雙拳下推，中焦拳開胸夾住後肩胛，上焦拳上推抬足跟引伸肢體，動諸關節。

重點

本功法體現了身體軀幹的全方位運動，提落、縮放等各種不同的姿勢，對頸椎、胸椎、腰椎等部位進行了有效的鍛鍊。

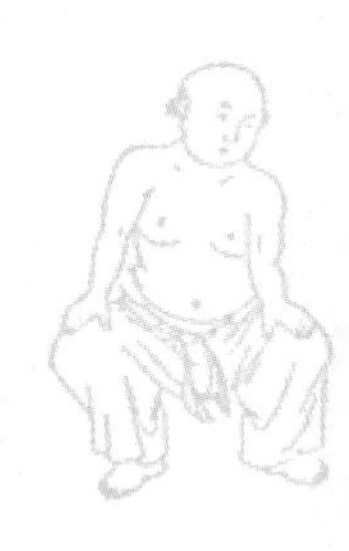

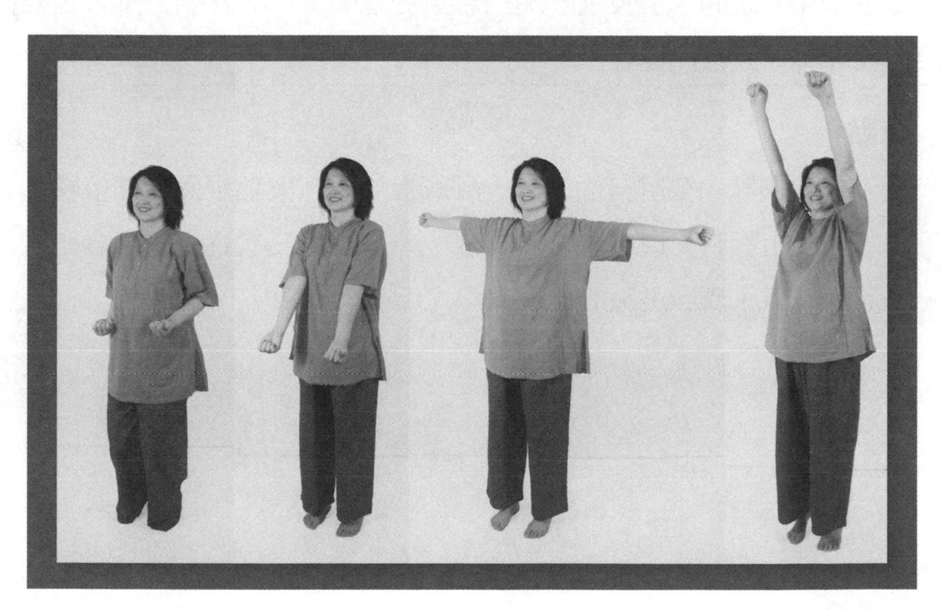

練功要領：握拳時，肌肉盡量保持放鬆，才能做到以意引氣，氣貫全身，以氣養神，氣血通暢，從而保健臟腑，延年益壽。

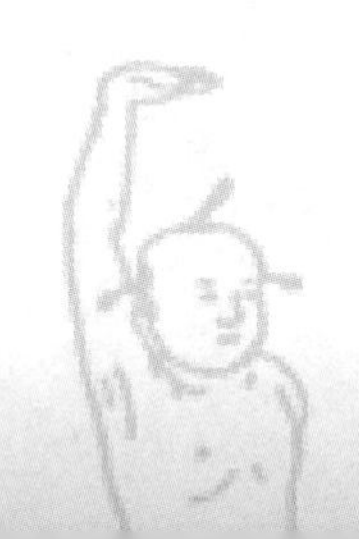

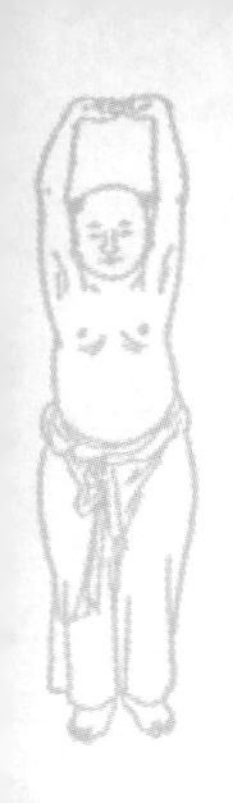

收功式：甘露丹田

活血化氣，滋潤十二經脈！

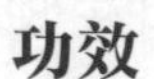

功效

收功消化好、吸收好、臉色紅潤、精力充沛。收功式是鞏固練功效益，避免引起副作用，如氣滯血瘀引起痠痛或頭暈，甚至站立不穩而暈倒。

動作

兩掌置於腹前，體態端正，全身放鬆，呼吸均勻，氣沉丹田時，雙手在丹田、膻中穴之間，上吸下吐調三息，雙手順勢打開畫圓下按，輕輕握固後，放開雙拳，自然挺直。

重點

雙手做抱腹狀，雙腳自然站立，腳底板湧泉穴與地平面自然接觸，意守丹田。舌舐上顎時，口中會充滿口水，一口水做三次吞，用意念送入丹田，具活血化氣、潤經滋脈的作用。

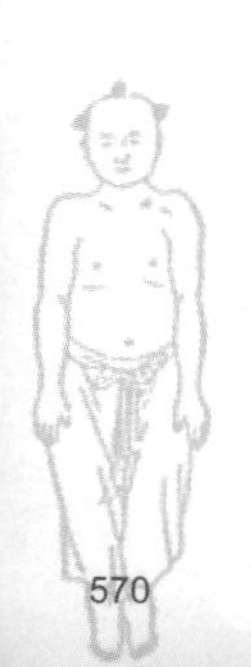

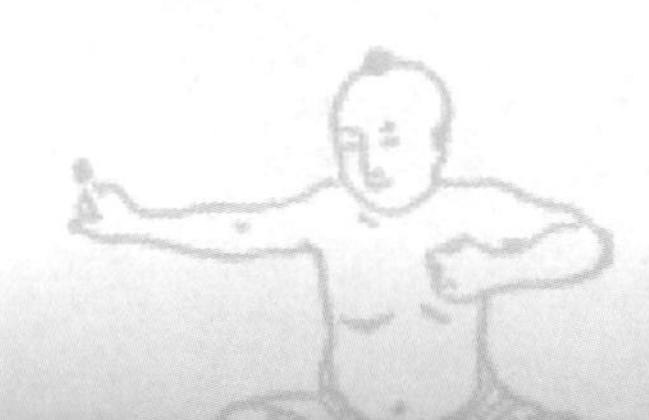

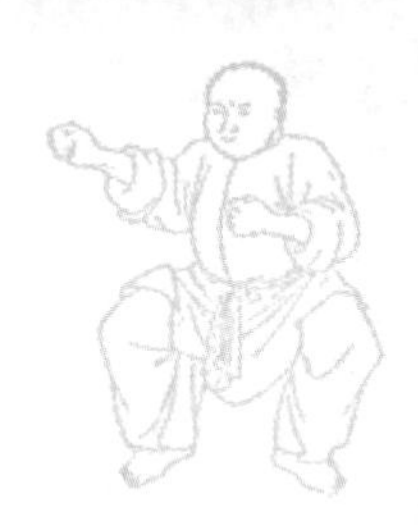

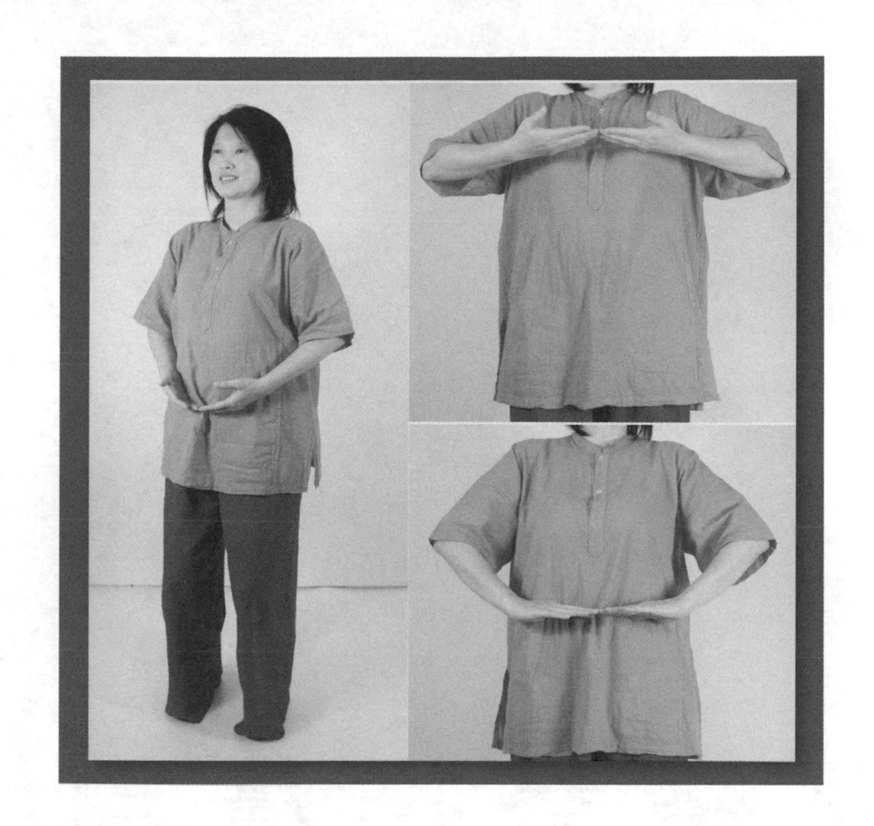

練功要領：練功完成時，一定要做收功的動作，將氣與能量儲存在丹田裡，增強人體的潛能。嗾津法後，慢慢睜開雙眼，始告結束收功功法。

結語

練習九段錦能修身養性，運動量較為適中，屬有氧訓練，你可根據自身情況調節每式動作的運動幅度和強度，每一動作無論是動姿或靜態，都有內勁貫注於動作的變化之中，眼神要隨手而動，帶動頭部的仰俯變化。待動作熟練後，還可按照起吸落呼的規律進行鍛鍊。習練者可根據自己的身體條件和健康狀況，循序漸進，平時要多多瞭解經絡拳九段錦練習法，才會更加有效！

經絡拳推廣篇

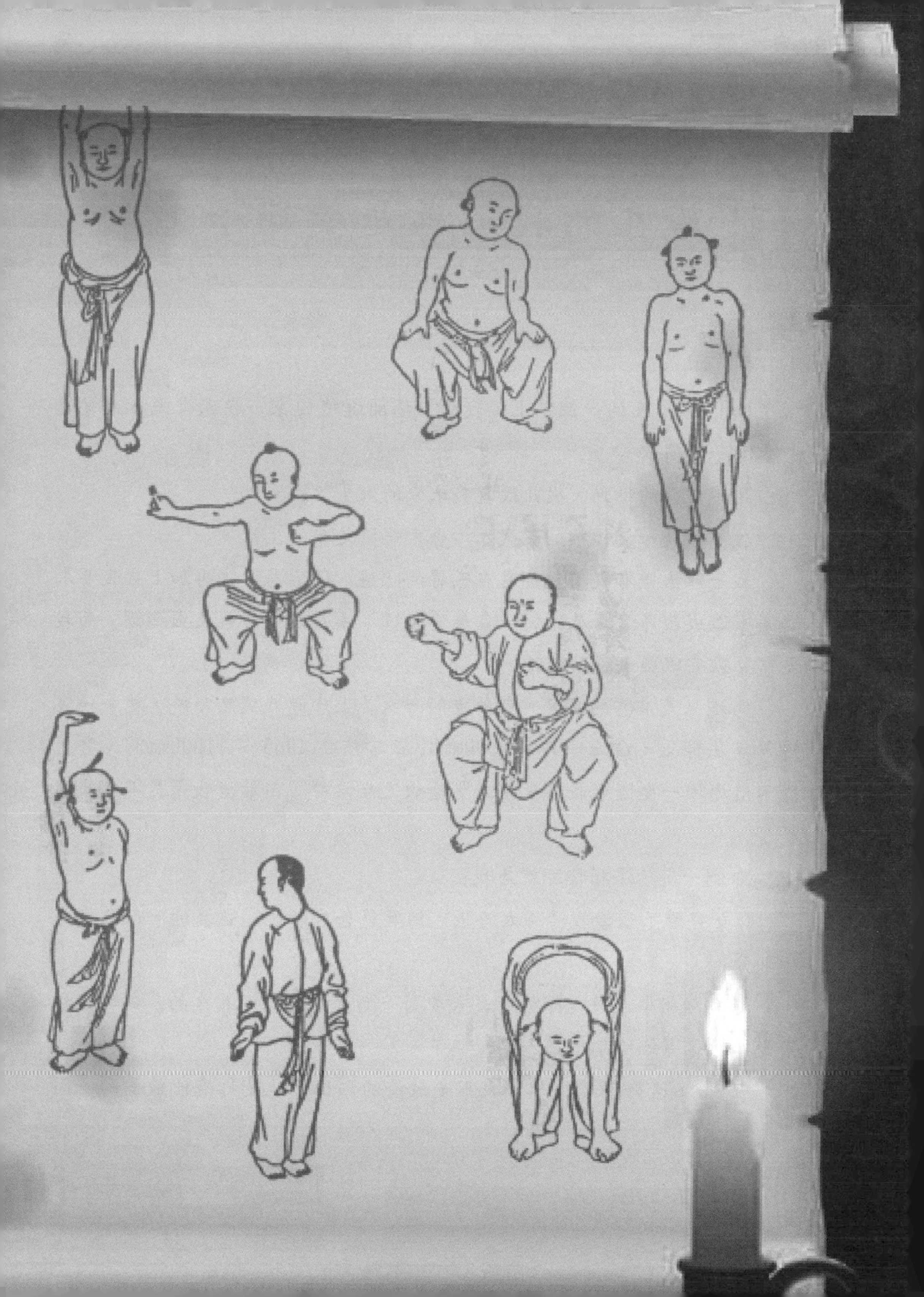

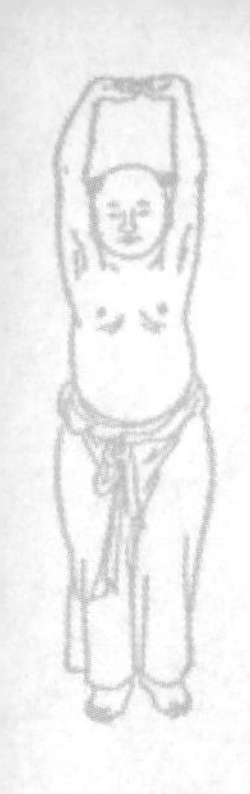
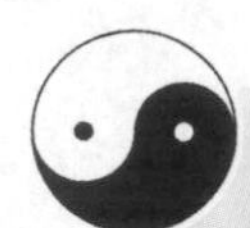

重生的我！「現在的我不再是藥罐子！」

1995 年夏天的一個早上，我從市場閒逛後回家，經過崇光社大彎進去拿了一份簡章。

此不經意的舉動，從此改變我未來的人生。

我曾經是一個標準的現代人，每天吃藥是我的生活。

我一年大概有九個月都處在感冒的狀態，因容易緊張再加上自我要求過高，造成我胃潰瘍及腹瀉一直無法痊癒，須長期吃胃藥及止瀉劑，而我更需要靠安眠藥來幫助入睡。

而這只是常態的狀況，最嚴重的一次是上班時我突然發燒，雙手一直抖動無法停止，白血球只剩 2900mm3(正常值為 4000 ～ 11000mm3)，醫生找不出原因一度懷疑我得了後天免疫缺乏症候群，但最後我還是不知我怎麼了。

你們一定無法相信那就是我。

（女兒看了感覺我寫得太誇張，但她爸爸告訴她這是真的，而且只是一部分。）

遇到經絡拳或許是緣分，我未曾對一個學習有這麼長久的熱誠，我在崇光社大學習經絡拳已邁入第九期了。

在 Mars 老師的學生中，我不是最優的，但可能是打擾他最多的，因

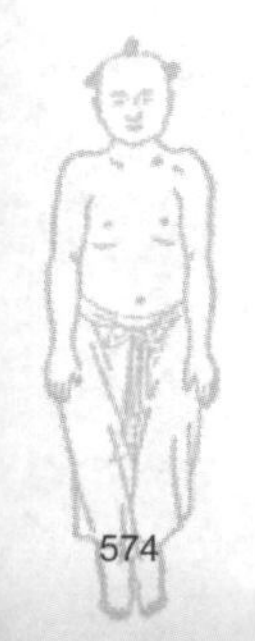
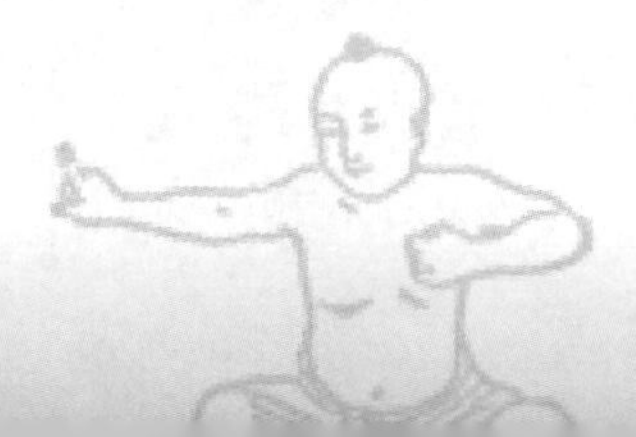

不斷地打擾學習，現在的我不再是藥罐子，離上次吃藥已是一年以前的事，我透過我的雙手改變我身體的問題，也透過我的雙手改變我家人的問題。

現在我最常與小孩的對話是「媽媽幫你調一下」，很專業吧！(感冒、拉肚子及腳臭我已可以自行處理，其他項目尚在學習中)

見證奇蹟的人

笪 冬 馥

還有更多經絡拳師生好評心得～族繁不及備載

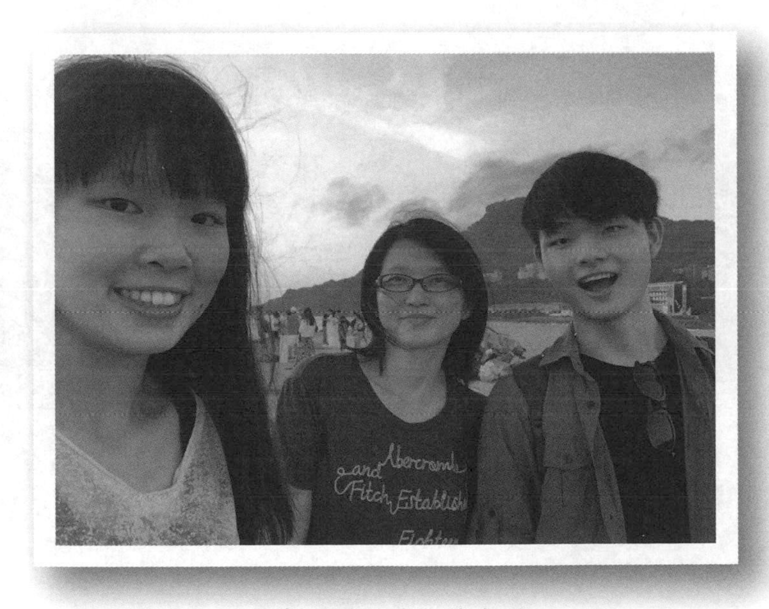

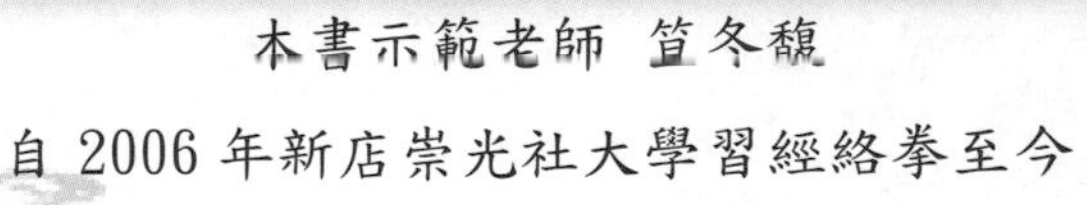
本書示範老師 笪冬馥

自 2006 年新店崇光社大學習經絡拳至今

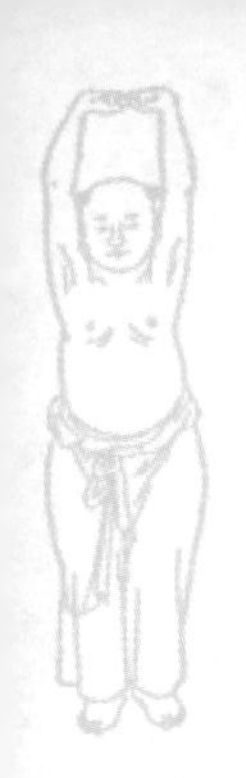

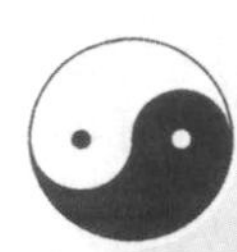

你就是「經絡拳打氣師」

我是打氣師，打氣鬆筋骨，
舒筋又活血，排毒解身心，
你問何處緣，源名經絡拳！

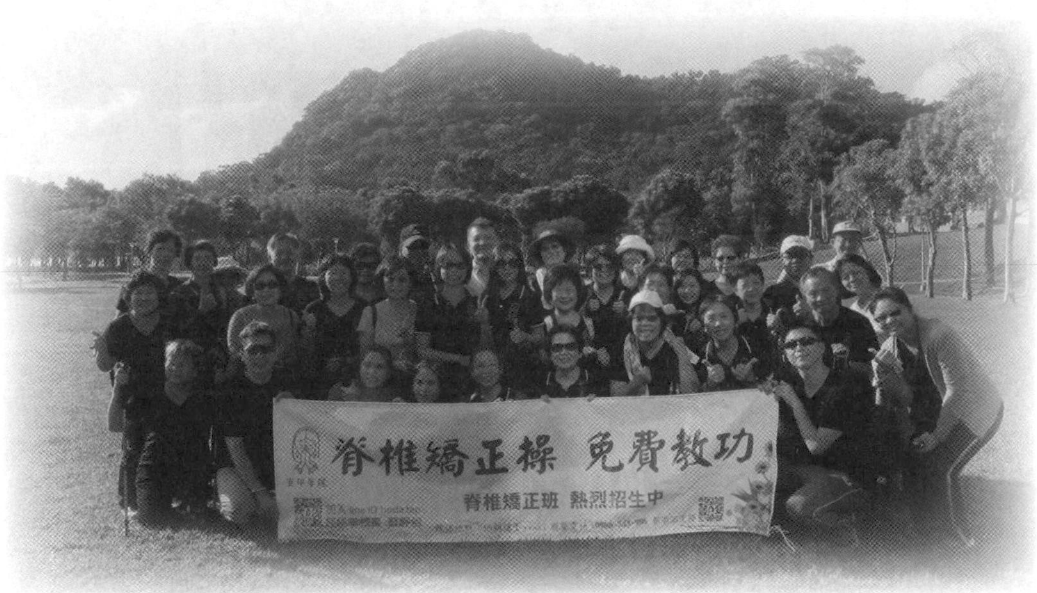

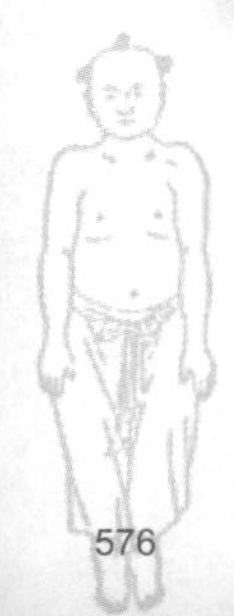

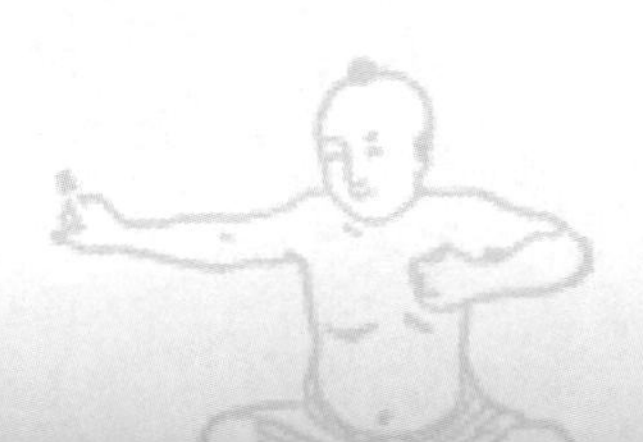

宣印學院正在打造健康產業，大家不用去認識「宣印學院」，但一定要認識「經絡拳」就是「打氣療法」創造健康，症狀自然會消失！

這「打氣療法」如果使用棉花掌，讓身心放鬆！如果使用金鋼拳，讓你入骨入髓達到固本培元，這種感覺就在釋放更深層的情境！透過純粹的振動頻率，從頭、臉、眼、肩、頸、胸、腹、背、四肢與曲線雕塑，皆有奇妙神效。

健康的新觀念已經慢慢地展開！年紀越大不見得越會生病，只要你懂得打氣療法！

打氣大概七天左右，容光煥發、神采奕奕，這種簡單又有效的自然方法，叫做「打氣療法」。幫助你發現未來的病，提早發現、提早即時處理，診治合一，能立刻打通化瘀、紓解身體上垃圾，同時也排除毒素。

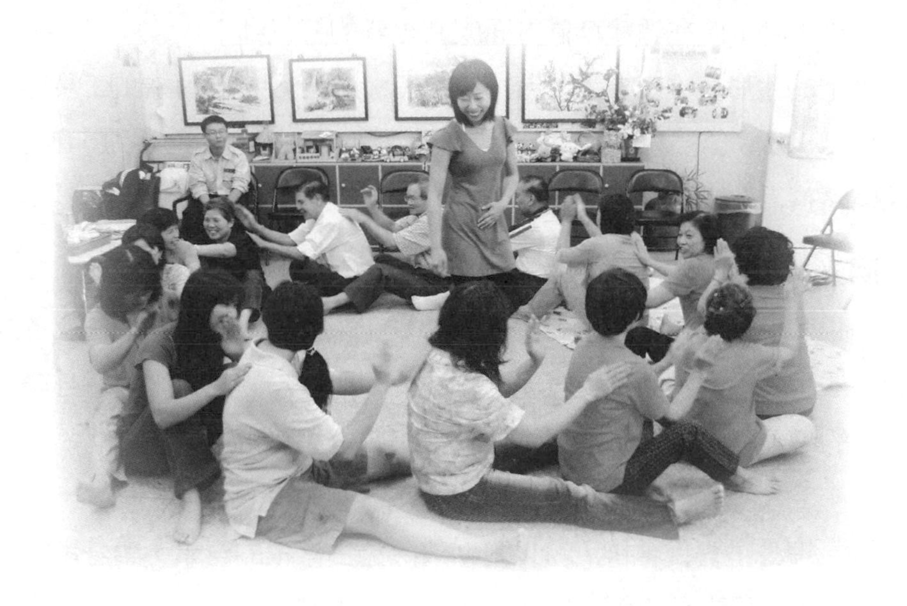

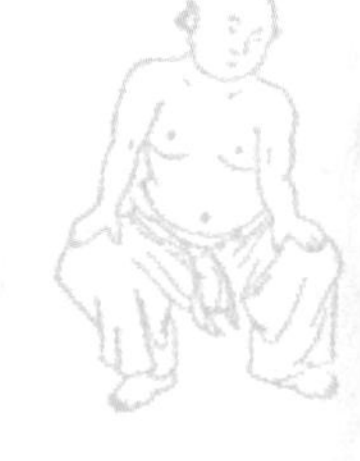

打氣！學會如何正確有效率的使用你的身體，這並非只是預防病痛而已，而是超越預防到達「創造」永續健康。～蘇靜怡

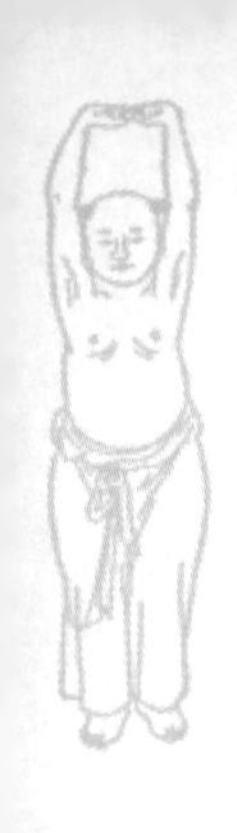

三樂精神：健康、家人、財富

經絡拳的創辦人「宣印」，提出三樂精神：「養生快樂化，養心快樂化，學習快樂化」。希望每一個人都可以感受「三樂生活」，正是經絡拳的打氣宗旨：「自救救人、修身齊家」，或者是我們常說的「身心喜悅，世界一家！」

經絡拳的幸福理念，就是「健康、家人、財富」，這是一個全新的生活方式，學習打氣師就是在投資自己，投資自己的人生，我們一起來邁進身心喜悅財富的人生。

社會老年化，但經絡拳幫助每個老人有價值，因為學會「打氣療法」，我們的品牌「經絡拳」，我們的單位「宣印學院」，在脊椎矯正方面成為專業的矯正師！而在調養打氣方面成為專業的打氣師！

世上的生命基本三要素「陽光、空氣、水」，現在是幸福的三要素「健康、家人、財富」，要有這三種力量支持你！讓人有生命的活力、創造力，可以輕鬆獲得健康和幸福。

陽光＝健康！

如果我們能夠早上起床有陽光的時候，來練習一下經絡拳功或各式各樣的功法，我們就開始享受日光的療法，利用太陽的晨光來照射身體，透過身體的導氣、導引練氣甚至推氣或禪打、推手都可以防止致病、促進康復。

打氣理念是喜悅精神，可以幫助清除過去累積的毒素，讓身體的生命煥然一新，比過去更年輕，脂肪更少、身體更輕，所以在復原的時候，需要的是像陽光般的一個健康方法，這就是「打氣療法」。

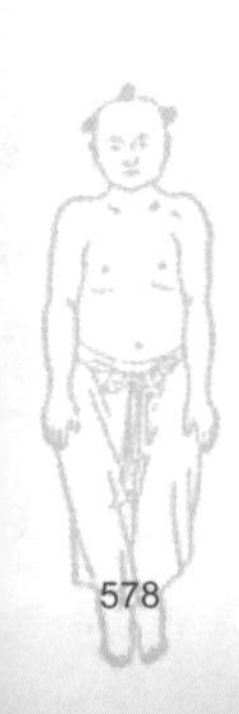

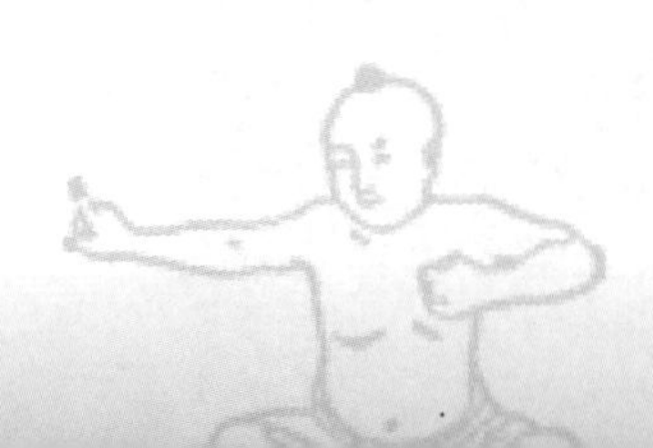

空氣＝家人！

空氣所探討的是你給家人的氣氛是什麼？你怎麼創造一個新鮮空氣，讓呼吸是美好幸福合諧的，而不是污染對立的矛盾！家人就是「喜悅心」，是用一個喜悅心的態度，來停止不必要的負面思維。

喜悅心！當人清靜了，放下、放鬆，念頭一轉什麼病都好了！如果能夠做到無念，那就是清靜、就是喜悅心，自動的一切疾病就改善了。我們有很多的家人和朋友，打不僅是氣色好、情緒穩定之外，也不太愛生氣了，然後家人也來接受打氣師的調養！

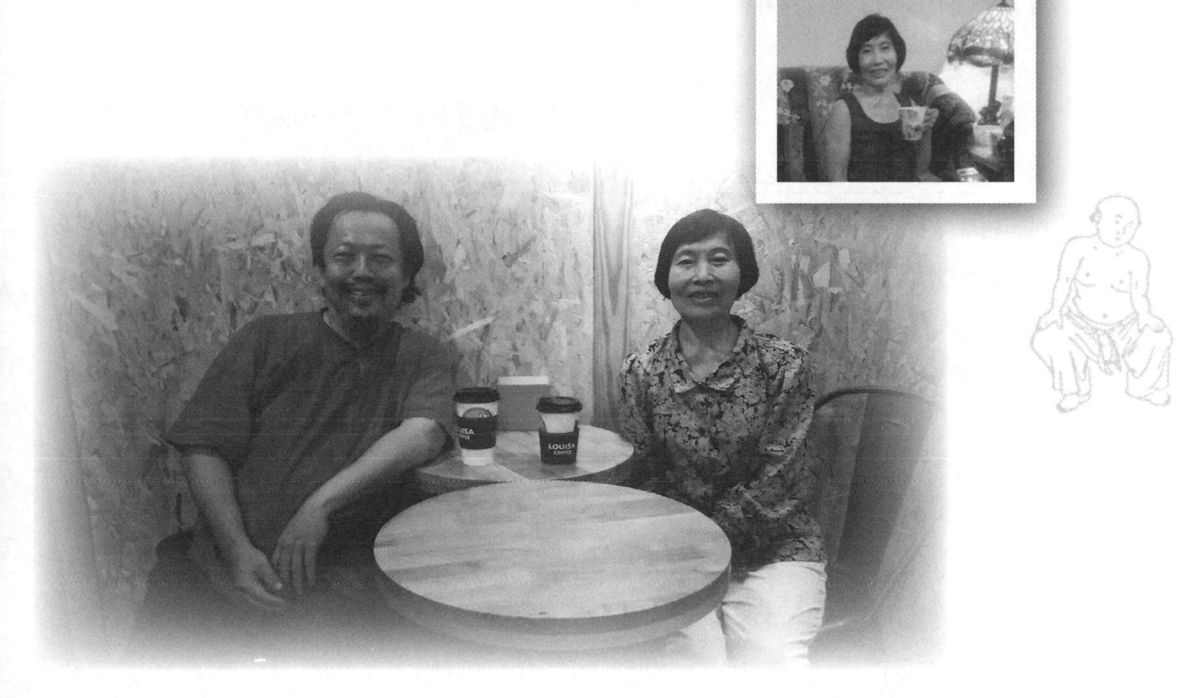

宣印的母親已經七十多歲了！從年輕打到老，充滿活力。

水＝財！

第三個生命的要素是水，也叫做財富，而財富就是每一天生活上所需

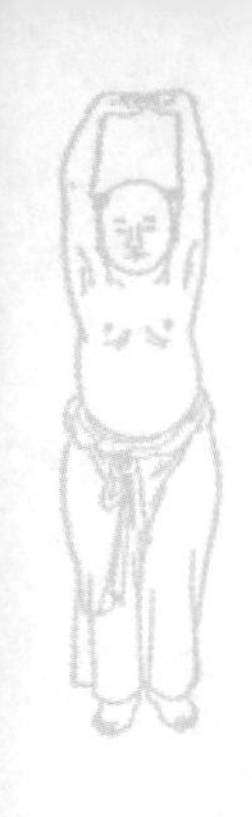

的，是跟水一樣，而水就是財，水也代表一個流動。

身體要有流動，要保持水分流動，要保留有一定錢的收入，不能沒有收入，有收入代表新的「水」注入到身體裡面，變成清澈的河流。水有形的是錢，無形的是心，心保持富有，叫「自我成長、自我學習、自我教育」，這個就叫做富。也就是經常自我教育，經常上課、自我學習的人，所累積的無形財富是很可觀的，自己先累積無形財富，時間到了自然就有財富。

打氣師！打通淤堵「百病不生」

當眼睛疲勞了，經脈淤堵了，我們就用氣打通，讓血液再重新給眼睛輸送營養，眼睛自然就不疲勞了。怎麼做呢？打氣，兩掌相對搓熱，將掌心貼壓在雙眼，停五秒鐘，並點揉絲竹空、魚腰、攢竹、承泣、四白、睛明、太陽各十下，能打通經絡啟動細胞，轉眼球後再向最前方遠眺五分鐘，效果更好。平常能用五分鐘解決的眼睛疲勞，千萬不要等到將來用後半輩子的全部精力來解決老花眼。

「打氣師」就是你身體垃圾的搬運工，讓你獲得修復能力，不會再被病痛所折磨，教你如何練習經絡拳各式各樣功法，伸筋操、九段錦、五禽戲、六禽戲、八段錦、經絡拳基本功等等，目的就是要讓身體有氣，才能讓內部的組織再生而達到活血化瘀，經絡拳「打氣療法」。

打氣師不是醫師也不是神醫，經絡拳是屬於古老的古中醫，是最原始古人的智慧結晶，學會打氣穴道，隨手除病邪。古人發現了經絡淤堵，必然會在某部位產生疼痛感，那麼找到疼痛的地方，努力讓它變得不痛，自然就能「百病不生」了。

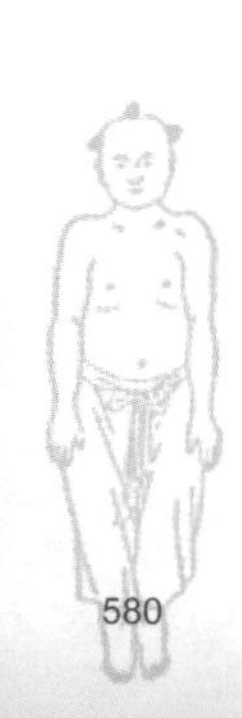

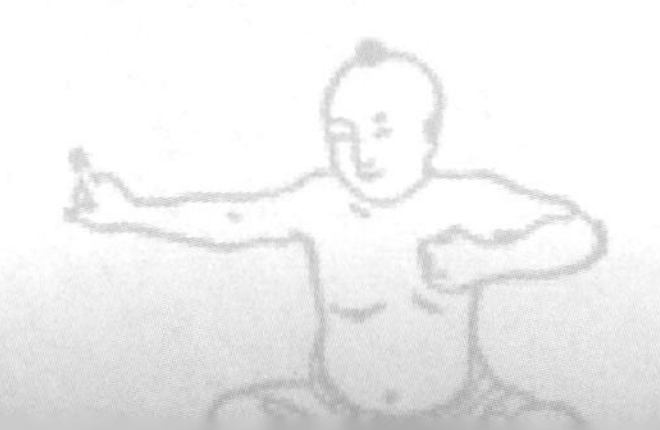

打氣師是修養生心的修行人，讓來接受打氣的人放心，而且給予信心、給予力量！讓每一個人都能體驗到「我本來就是一個健康人，只不過是暫時性的經絡不通，我稍微把氣加滿一下，氣灌進去之後就會感覺到又恢復正常」！

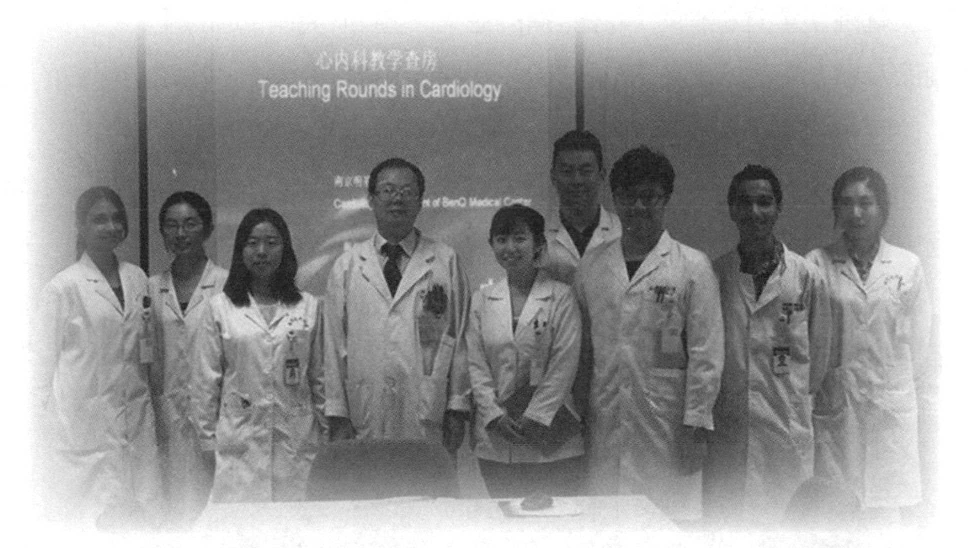

宣印的女兒，書榕Tiffany(正中)，也是追隨父親從醫的初衷與熱情。

經絡拳健行會免費提供「健行棒」

古人在沒有任何醫療體系的情況，到底是怎麼自救的？古人用腳力鍛鍊出來之後，然後把能量轉移到臀部來，如果腳不能跑跳，身體就沒有力量。因此雙腳沒有去走路爬山，雙手是沒有能量的，因此我們今年起開始推廣經絡拳健行會，鼓勵每一個人來參與利用「健行棒」，年輕人拿了可以減重強身，老年人使用可以保命防跌。

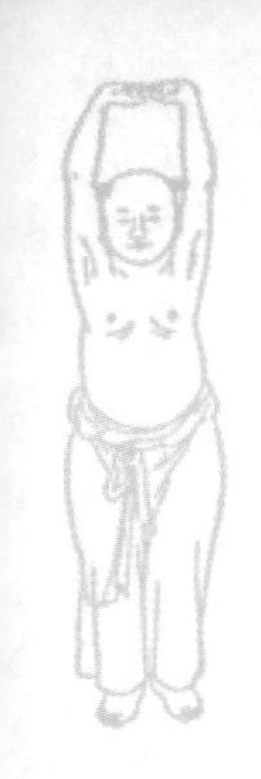

經絡拳健行會推廣逆齡回春術，全身性，老少咸宜的全民運動「脊椎健走法」。凡是參與授權課程本會將免費提供「健行棒」幫你能吃、能睡、排泄自然順暢、生命活動感到輕鬆有活力。

用健行棒雙手出力走路，讓全身肌肉均衡結實，身子有種說不出的硬朗感，就連嚴重脊椎側彎與膝蓋痛的患者，重新得到行走的能力，可以減輕關節及膝蓋壓力，雖然每次健走一小時，但都沒有膝、髖關節痠痛的問題；使腰桿挺直，減輕下肢負擔，抬頭挺胸快步走，還更有力氣。

藉著「健行棒」使下肢的負擔減輕，並養成平常走路抬頭挺胸，不知不覺中健實了身體的肌群組織，也甩脫了多餘的脂肪，達到健康減重。同時，讓膝蓋手術的也用得比傳統的四腳助行器更能方便。願每位經絡拳家人都能每天走路，一路平安，健康活到一百二。

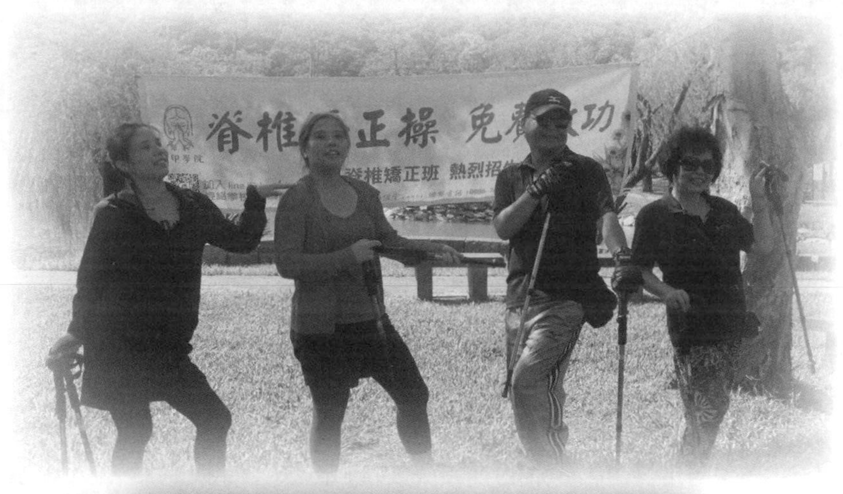

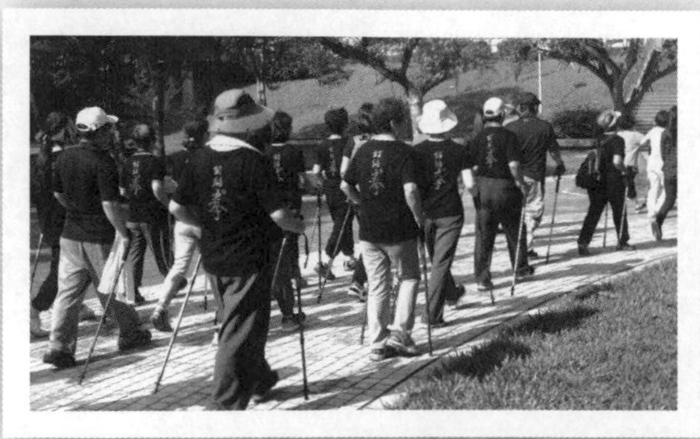

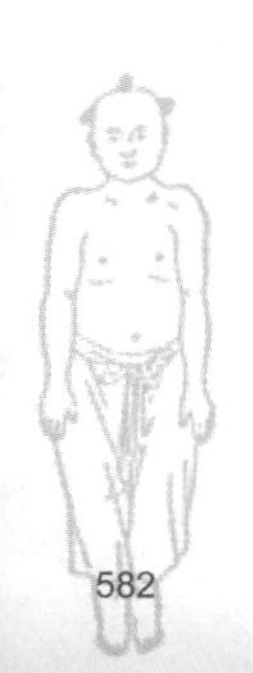

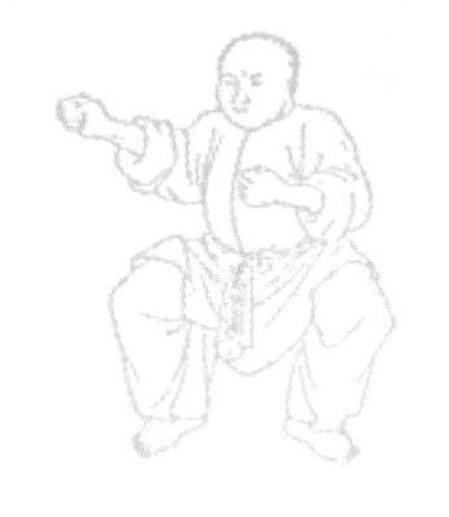

「身體」是一個很好學習的老師

人體的第二心臟是什麼！大家以為是腳，其實是「經絡系統」，本身就是一個微循環！

身體上所有細胞所吸收的養分還有排除毒素，全部都得靠微循環！

微循環的系統就是遍布全身的經絡絡脈，因為有百分之七十以上的病痛，都是微循環系統阻礙。而百分之三十有病名的，就會用藥物控制。

用內力把勁道打進去，這血液裡面就充滿氧氣！

把「氣」打到血液裡，能加強自身修復力，有關於阻塞的地方就比較能夠暢通起來。

如你是怕痛的或是本身就有情緒疾病的，可以試著打氣而不是試著拍打，你可以來接受專業的打氣！

這專業的打氣是從腳發力，從腰、肩發力送出去，藉由臂力把氣貫進去裡面，就會造成你身體的放鬆。

以辨證論治來看，「身體」是一個很好學習的老師！

當人生活工作壓力大，精神處於高度緊張的狀態，沿著經筋的循行路線容易「筋結」，產生痠、麻、脹、痛等現象。經筋病累積一段時間後將影響臟腑，形成病症。

攣縮、牽拉或失去平衡時，內部就會產生擠壓、攣縮、黏連，迫使經筋性內循環系統產生阻礙，致筋路受阻，形成惡性循環，導致臨床經筋病症。

在正常狀態下，筋摸起來很柔和，不僵硬，但是如果出現僵硬，在醫學上就叫做「筋結」，好比繩子打了結而微循環不良。我們打氣師其實不處理你的疾病，只負責協助你創造健康了，「筋結」症狀就會不見了。

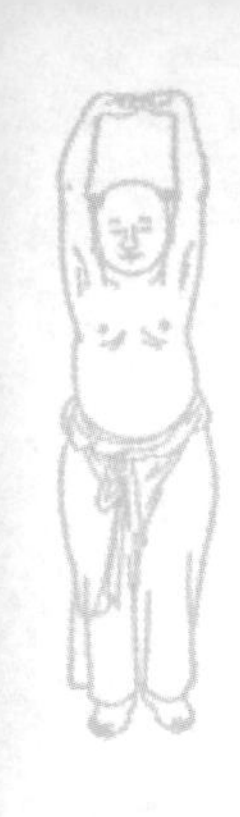

不樂不通，快樂則通

毒素透過肝臟、腎臟來解毒。如果有些毒素很多，肝、腎沒有辦法來解毒的時候，可以透過經絡打氣來清除垃圾！共振會產生自律運動，會讓微循環產生波浪形的推運，在經絡拳共修課程中，一邊灌入然後一邊波動，在灌入、波動當中就可以推往全身。氣足了，脊椎就正了，脊椎正了氣就會旺。

現在的醫生都偏重藥物治療，比較忽略身體，而我們重視的是你如何讓自己學會「我就是自己的醫生，我自己就可以治好我身體」！

疾病本身是心病，來自於情緒「喜、怒、憂、傷、悲、恐、驚」，這樣的狀況就會讓你的整個肌群、脈絡緊繃，氣就開不了，打氣師的目地就是要讓你快樂化！

要健康就要快樂，你不快樂就緊張，快樂就放鬆了，快樂放鬆基本上生不了什麼大病，所有的病都是不快樂，因為不快樂沒辦法改變磁場，因為你沒有氣！

打氣能消除身體痠痛與兼具美容保健的方法。打氣不是「讓你痛」而是「讓你樂」，一般拍打的痛是暫時的釋放，但是快樂可以激發你的心，打通心結，調動正氣，所以「樂就是藥」，這叫做「心藥」。

我們要學會快樂，這是後天的禮物，上天可能是給你人生的病痛，但是你要學會如何快樂，這是後天學的，而打氣學就是教你如何快樂！你不快樂就會疼痛阻塞，每次打氣共修都是手結感恩印「身心喜悅，I love you」，這叫做快樂，因此你要快樂打氣，有「不樂不通，快樂則通」的新觀念！

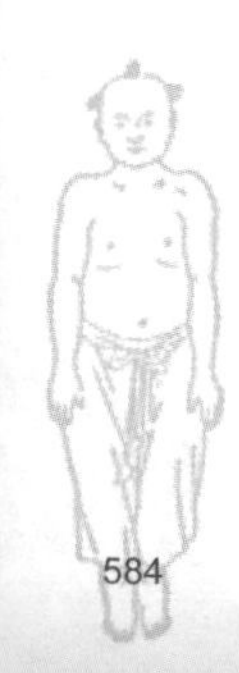

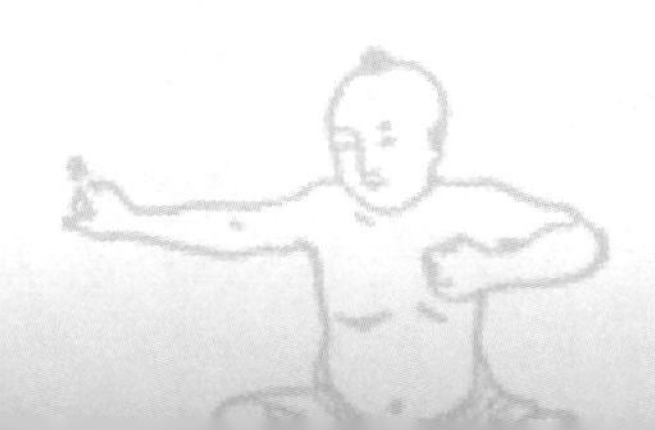

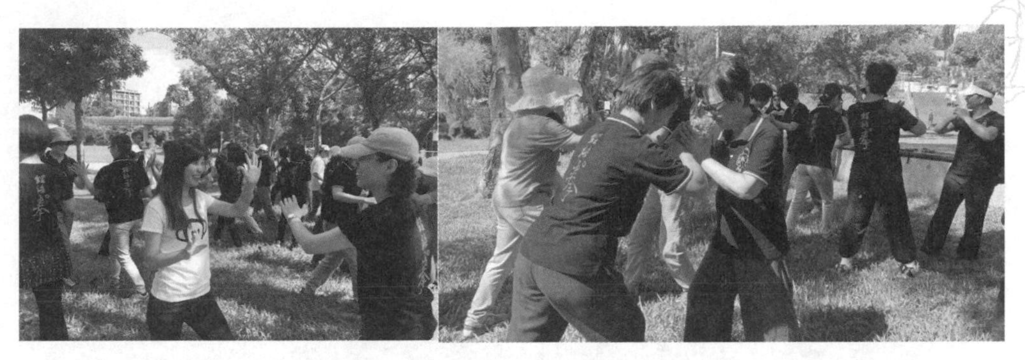

經絡拳共修課程 禪打功　推手功

結語 成為經絡拳打氣師

人到中年後，除了安逸生活外，就是成為經絡拳打氣師，打氣讓五臟六腑的循環氣血通暢，達到百病不侵，又可美容養生、延緩老化的目的。

打氣師從點線面，由內而外的方式，改善身體的各個問題。讓自己變健康，也幫助別人健康，助己也助人的一個美好起點。

打氣師透過快樂過程釋放疼痛，快樂比藥物還重要！打氣師讓心臟的動力比過去多 N 倍的力量，而這個力量越強的時候，就是正氣盛邪氣而「邪不可干」，讓你人不老、百病消！打氣師「重新」認識自己的身體，找回天然的自癒能力，不限性別、年齡，人人都可以靠自己讓病痛消失。容易實行，不必花大錢吃藥看醫生，在家就能跟著做。

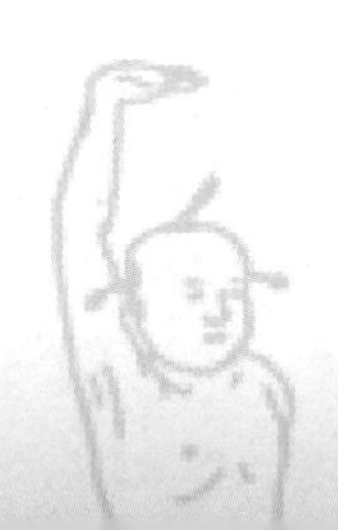

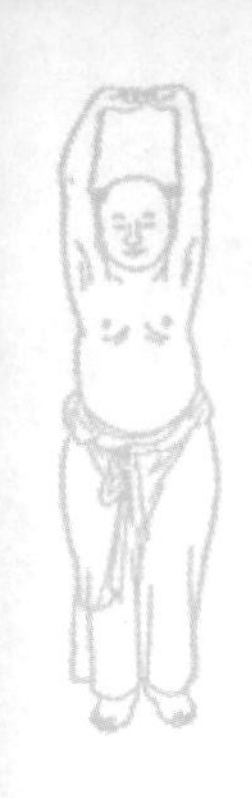

希望能把「氣」是身體智慧的能量方法與大家分享！此課程就是有病痛的人或無病痛者都應該來上的課，請別懷疑，來上課就對了！祝福大家平安健康，身心喜悅。

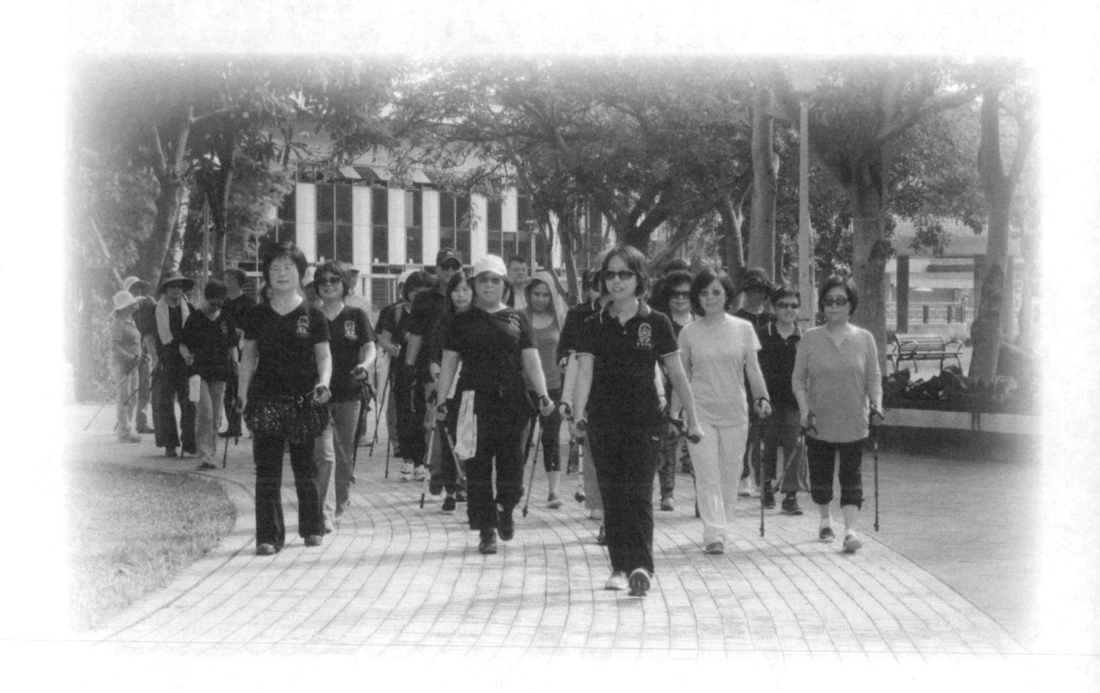

我們鼓勵經絡拳人，

歡迎您加入「經絡拳健行會」成為經絡拳打氣師！

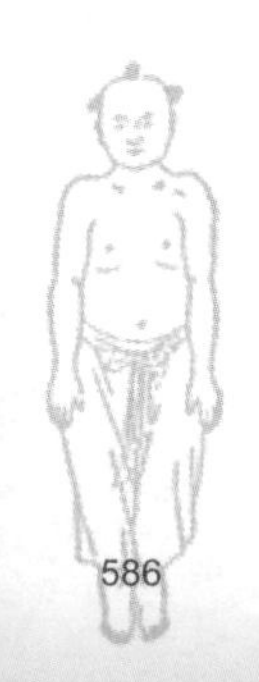

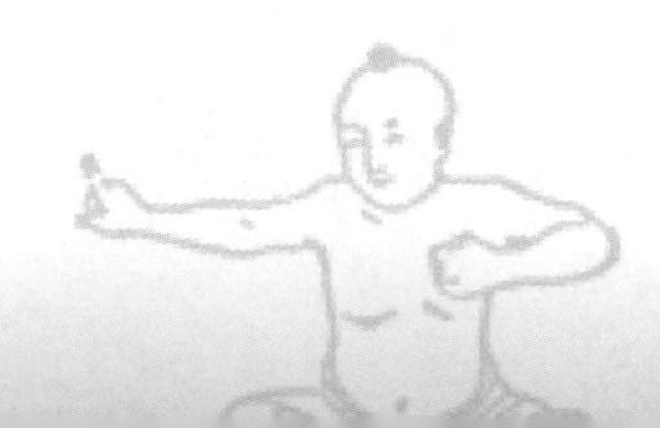

國家圖書館出版品預行編目資料

學會經絡拳－無痛手療／宣印著.
－－第一版－－臺北市：宇河文化 出版；
紅螞蟻圖書發行，2016.12
面 ； 公分－－(Lohas；16)
ISBN 978-986-456-074-5（平裝）

1.經絡療法 2.運動健康

413.915 105023710

Lohas 16
學會經絡拳－無痛手療
作　　者／宣 印
發 行 人／賴秀珍
總 編 輯／何南輝
校　　對／周英嬌、宣印
美術構成／沙海潛行
封面設計／引子設計
出　　版／宇河文化出版有限公司
發　　行／紅螞蟻圖書有限公司
地　　址／台北市內湖區舊宗路二段121巷19號(紅螞蟻資訊大樓)
網　　站／www.e-redant.com
郵撥帳號／1604621-1 紅螞蟻圖書有限公司
電　　話／(02)2795-3656（代表號）
傳　　真／(02)2795-4100
登 記 證／局版北市業字第1446號
法律顧問／許晏賓律師
印 刷 廠／卡樂彩色製版印刷有限公司
出版日期／2016年 12 月　第一版第一刷

定價 450 元　港幣 150 元

ISBN 978-986-456-074-5　Printed in Taiwan